Fundamentos de bioestatística

TRADUÇÃO DA 8ª EDIÇÃO NORTE-AMERICANA

Dados Internacionais de Catalogação na Publicação (CIP)

```
R822f  Rosner, Bernard.
          Fundamentos de bioestatística / Bernard Rosner ;
       tradução: Noveritis do Brasil ; revisão técnica: Magda
       Pires. - São Paulo, SP : Cengage Learning, 2016.
          480 p. : il. ; 28 cm.

          Inclui índice e apêndice.
          Tradução de: Fundamentals of biostatistics (8.
       ed.).
          ISBN 978-85-221-2553-1


          1. Bioestatística. 2. Biometria. I. Pires, Magda.
       II. Título.

                                                CDU 57.087.1
                                                CDD 570.15195
```

Índice para catálogo sistemático:
1. Bioestatística 57.087.1

(Bibliotecária responsável: Sabrina Leal Araujo - CRB 10/1507)

Fundamentos de bioestatística

TRADUÇÃO DA 8ª EDIÇÃO NORTE-AMERICANA

Bernard Rosner
Universidade de Harvard

Tradução
Noveritis do Brasil

Revisão técnica
Magda Carvalho Pires
Professora do Departamento de Estatística da Universidade Federal de Minas Gerais (UFMG)
Bacharel, mestre e doutora em Estatística pela UFMG

CENGAGE Learning

Austrália • Brasil • Japão • Coreia • México • Cingapura • Espanha • Reino Unido • Estados Unidos

CENGAGE Learning

Fundamentos de Bioestatística
Tradução da 8ª edição norte-americana
Bernard Rosner

Gerente editorial: Noelma Brocanelli

Editora de desenvolvimento: Salete Del Guerra

Editora de aquisição: Guacira Simonelli

Supervisora de produção gráfica: Fabiana Alencar Albuquerque

Produtora gráfica: Raquel Braik Pedreira

Especialista em direitos autorais: Jenis Oh

Título original: *Fundamentals of bioestatistics, 8th edition*

ISBN-13: 978-1-305-26892-0

ISBN-10: 1-305-26892-X

Tradução: Noveritis do Brasil

Revisão técnica: Magda Carvalho Pires

Copidesque: Queni Winters

Revisões: Vero Verbo e Denise Bolanho

Diagramação: Crayon Editorial

Projeto de capa: Alberto Mateus

Imagem da capa: fotomontagem Crayon Editorial

© 2017 Cengage Learning Edições Ltda.
© 2016, 2011, 2006 Cengage Learning.

Todos os direitos reservados. Nenhuma parte deste livro poderá ser reproduzida, sejam quais forem os meios empregados, sem a permissão por escrito da Editora. Aos infratores aplicam-se as sanções previstas nos artigos 102, 104, 106, 107 da Lei nº 9.610, de 19 de fevereiro de 1998.

Esta editora empenhou-se em contatar os responsáveis pelos direitos autorais de todas as imagens e de outros materiais utilizados neste livro. Se porventura for constatada a omissão involuntária na identificação de algum deles, dispomo-nos a efetuar, futuramente, os possíveis acertos.

A Editora não se responsabiliza pelo funcionamento dos links contidos neste livro que possam estar suspensos.

Para informações sobre nossos produtos, entre em contato pelo telefone **0800 11 19 39**

Para permissão de uso de material desta obra, envie pedido para **direitosautorais@cengage.com**

© 2017 Cengage Learning. Todos os direitos reservados.

ISBN 13: 978-85-221-2553-1
ISBN 10: 85-221-2553-8

Cengage Learning
Condomínio E-Business Park
Rua Werner Siemens, 111 – Prédio 11 – Torre A – Conjunto 12
Lapa de Baixo – CEP 05069-900 – São Paulo – SP
Tel.: (11) 3665-9900 Fax: 3665-9901
SAC: 0800 11 19 39

Para suas soluções de curso e aprendizado, visite
www.cengage.com.br

Impresso no Brasil
Printed in Brazil
1 2 3   18 17 16

*Este livro é dedicado à minha esposa, Cynthia,
e aos meus filhos, Sarah, David e Laura.*

PREFÁCIO

Este texto de bioestatística em nível introdutório é voltado para estudantes de graduação, pós-graduação em medicina ou outras áreas relacionadas à saúde. Não são necessários conhecimentos em estatística e seu nível matemático presume apenas noções de álgebra.

Fundamentos de bioestatística foi desenvolvido a partir de notas de aula que utilizei em um curso de bioestatística para alunos de graduação da Universidade de Harvard, Harvard Medical School e Harvard School of Public Health nos últimos 30 anos. Escrevi este livro para motivar os alunos a dominar os métodos estatísticos mais utilizados na literatura médica. Do ponto de vista do estudante, é importante que os exemplos descritos para desenvolver esses métodos representem o que realmente existe na literatura. Portanto, os exemplos e os exercícios deste livro baseiam-se, em sua maioria, tanto em artigos reais da literatura médica como em problemas reais de pesquisa clínica que encontrei ao longo de minha experiência em consultoria na Harvard Medical School.

A Abordagem

A maioria dos textos introdutórios de estatística utiliza uma abordagem não matemática ou desenvolve o material em uma estrutura matemática rigorosa e sofisticada. Neste livro, no entanto, adoto um curso intermediário, minimizando a quantidade de formulações matemáticas, mas fornecendo explicações completas sobre todos os conceitos importantes. Cada novo conceito é desenvolvido de maneira sistemática por meio de exemplos completamente trabalhados de problemas de pesquisa clínica atual. Além disso, apresento resultados computacionais, quando apropriado, para ilustrar esses conceitos.

Inicialmente, escrevi este texto para o curso introdutório de bioestatística. Contudo, esse campo mudou muito ao longo dos últimos 30 anos; em virtude do aumento da capacidade dos novos softwares estatísticos, podemos agora realizar análises de dados mais sofisticadas do que nunca. Portanto, um segundo objetivo deste texto é apresentar essas novas *técnicas em um nível introdutório* para que os alunos possam se familiarizar com elas sem ter de percorrer textos estatísticos especializados (e, normalmente, mais avançados).

Aos Professores e Alunos

Esta obra conta com mais de mil exercícios com dados e resultados de pesquisa clínica atualizados. Alguns deles, marcados com asterisco (*), têm soluções breves no final do livro.

As respostas de todos os problemas apresentados no final de cada capítulo estão disponíveis, em inglês, apenas para os professores, no site da Cengage Learning (www.cengage.com.br), na página do livro.

Também no site, alunos e professores podem encontrar os conjuntos de dados em um número amplo de formatos, incluindo Excel, Formatos Minitab®, SPSS, JMP, SAS, Stata, R e ASCII. Eles estão indicados pelo símbolo ᴫᴫ.

Método de Cálculo

Todos os resultados intermediários são realizados com precisão total (mais de 10 dígitos significativos), mesmo que eles sejam apresentados com menos dígitos significativos (geralmente 2 ou 3) no texto. Assim, em alguns casos, os resultados intermediários podem parecer inconsistentes com os resultados finais; no entanto, não é o que acontece.

Organização

Esta edição de *Fundamentos de bioestatística* é organizada da seguinte forma:

O **Capítulo 1** é *introdutório* e contém o esboço do desenvolvimento de um estudo clínico real com o qual eu estava envolvido. Ele fornece a percepção única do papel da bioestatística na pesquisa clínica.

O **Capítulo 2** aborda a *estatística descritiva* e apresenta as principais ferramentas numéricas e gráficas utilizadas para a exibição de dados clínicos. Este capítulo é especialmente importante para consumidores e produtores de literatura médica porque muitas informações costumam ser divulgadas por meio de material descritivo.

Os **Capítulos 3 a 5** discutem *probabilidade*. Desenvolvemos os princípios básicos de probabilidade e apresentamos as distribuições de probabilidades mais comuns, como a binomial e a normal. Essas distribuições são utilizadas extensivamente nos capítulos posteriores. Os conceitos de probabilidade *a priori* e probabilidade *a posteriori* também são apresentados.

Os **Capítulos 6 a 10** abrangem alguns dos métodos básicos de *estatística inferencial*.

O **Capítulo 6** apresenta o conceito de amostras aleatórias das populações. Desenvolvemos a difícil noção de distribuição amostral e incluímos uma introdução para as distribuições amostrais mais comuns, como t e qui-quadrado. Apresentamos os métodos básicos de estimação, incluindo uma ampla discussão sobre intervalos de confiança. *Além disso, discute-se o método bootstrap para obter os limites de confiança.*

Os **Capítulos 7 e 8** contêm os princípios básicos de *testes de hipóteses*. Discutimos amplamente os testes de hipóteses mais elementares para dados distribuídos normalmente, como o teste *t*, para resolver problemas de uma e duas amostras.

O **Capítulo 9** aborda os princípios básicos de *estatística não paramétrica*. Os pressupostos de normalidade são relaxados e testes análogos livres de distribuição são desenvolvidos para os testes dos Capítulos 7 e 8. O teste de permutação, amplamente utilizado em estudos genéticos, é apresentado.

O **Capítulo 10** contém os conceitos básicos de *testes de hipóteses* quando aplicados a dados categóricos, incluindo alguns dos procedimentos estatísticos mais utilizados, como o teste qui-quadrado e o teste exato de Fisher.

Ao longo do texto, discuto os elementos do planejamento de estudo, incluindo os conceitos de pareamento, estudos de coorte, estudos de caso-controle, estudos retrospectivos, estudos prospectivos, bem como sensibilidade, especificidade e valor preditivo dos testes diagnósticos. Esses planos são apresentados no contexto de amostras reais. Além disso, os Capítulos 7, 8 e 10 contêm seções específicas sobre cálculo do tamanho da amostra para diferentes situações em estatística.

A obtenção de fórmulas mais complexas é realizada após enunciar uma equação ou em seções separadas no final do capítulo, a fim de permitir que os alunos vejam os principais resultados nas equações de maneira mais imediata. Além disso, há inúmeras subseções intituladas *"Utilização do computador para realizar um teste específico"* para destacar mais claramente o uso do computador para implementar muitos dos métodos apresentados no texto.

Nos Capítulos 7, 8 e 10 são apresentados fluxogramas de métodos adequados de inferência estatística, como um guia de referência útil para os métodos desenvolvidos no livro, a fim de fornecer uma perspectiva de como os métodos discutidos em determinado capítulo se ajustam com os outros métodos apresentados neste livro.

Agradecimentos

Tenho uma dívida de gratidão com Debra Sheldon, Marie Sheehan (*in memoriam*) e Harry Taplin, pela inestimável ajuda ao digitar o texto; Dale Rinkel, pela ajuda na digitação de soluções de problemas; e Marion McPhee, por ajudar a preparar os conjuntos de dados. Também sou grato a Roland Matsouaka, por atualizar soluções para os problemas. Além disso, gostaria de agradecer aos revisores de texto, entre eles Shouhao Zhou, Daniela Szatmari-Voicu, Jianying Gu, Raid Amin, Claus Wilke, Glen Johnson, Kara Zografos e Hui Zhao.

Muito obrigado a Spencer Arritt e Jay Campbell, cujas participações foram fundamentais na prestação de consultoria editorial e na preparação do texto.

Meus agradecimentos aos colegas do Laboratório Channing – especialmente Edward Kass (*in memoriam*), Frank Speizer, Charles Hennekens, Frank Polk (*in memoriam*), Ira Tager, Jerome Klein, James Taylor, Stephen Zinner, Scott Weiss, Frank Sacks, Walter Willett, Alvaro Munoz, Graham Colditz e Susan Hankinson – e aos meus outros colegas da Harvard Medical School, principalmente Frederick Mosteller (*in memoriam*), Eliot Berson, Robert Ackerman, Mark Abelson, Arthur Garvey, Leo Chylack, Eugene Braunwald e Arthur Dempster, que me inspiraram a escrever este livro. Expresso minha gratidão a John Hopper e Philip Landrigan por fornecerem os dados para os nossos estudos de caso.

Por fim, gostaria de agradecer a Leslie Miller, Andrea Wagner, Itamar Jotkowitz, Loren Fishman e Frank Santopietro, cuja ajuda clínica tornou possível esta edição.

Bernard Rosner

SOBRE O AUTOR

Bernard Rosner é professor de medicina (bioestatística) na Harvard Medical School e professor de bioestatística da Harvard School of Public Health. Ele recebeu título de B.A. em matemática pela Universidade de Columbia em 1967, M.S. em estatística pela Universidade de Stanford em 1968 e Ph.D. em estatística pela Universidade de Harvard em 1971.

Tem mais de 30 anos de experiência em consultoria de bioestatística com outros pesquisadores da Harvard Medical School. As áreas especiais de interesse incluem doenças cardiovasculares, hipertensão, câncer de mama e oftalmologia. Muitos dos exemplos e dos exercícios utilizados no texto refletem os dados recolhidos de estudos reais em conjunto com a sua experiência em consultoria. Além disso, ele desenvolveu novos métodos bioestatísticos, principalmente nas áreas de análise de dados longitudinais, análise de dados agrupados (como dados coletados em famílias ou de sistemas orgânicos pareados na mesma pessoa), métodos para erros de medição e métodos de detecção de *outlier*. Você verá alguns desses métodos neste livro em um nível elementar. Casou-se em 1972 com Cynthia, com quem tem três filhos, Sarah, David e Laura, cada um dos quais teve uma parcela de contribuição para a concretização deste livro.

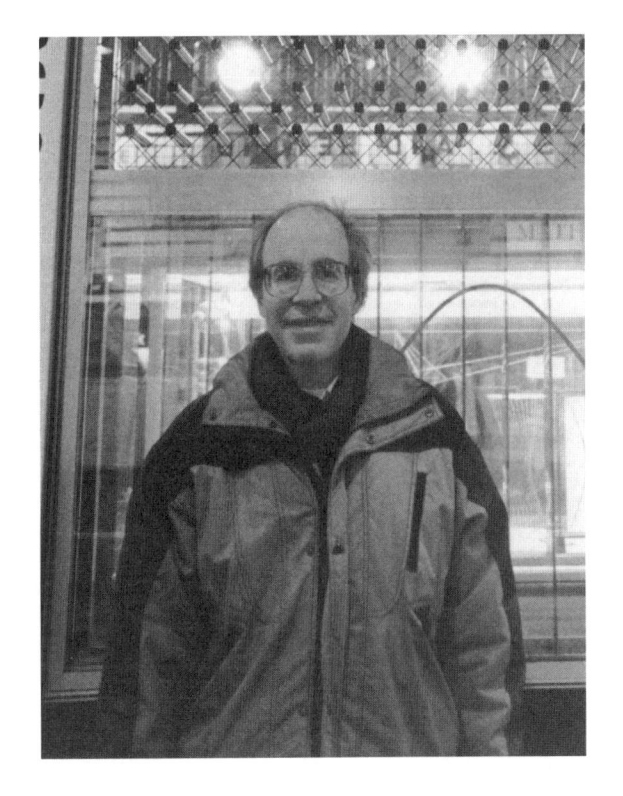

SUMÁRIO

CAPÍTULO 1
Visão Geral / 1

CAPÍTULO 2
Estatística Descritiva / 5

2.1 Introdução / 5
2.2 Medidas de Localização / 6
2.3 Algumas Propriedades da Média Aritmética / 13
2.4 Medidas de Dispersão / 15
2.5 Algumas Propriedades de Variância e Desvio-Padrão / 19
2.6 Coeficiente de Variação / 21
2.7 Dados Agrupados / 22
2.8 Métodos Gráficos / 25
2.9 Estudo de Caso 1: Efeitos da Exposição ao Chumbo na Função Neurológica e Psicológica em Crianças / 30
2.10 Estudo de Caso 2: Efeitos do Uso do Tabaco na Densidade Mineral Óssea em Mulheres de Meia-Idade / 31
2.11 Obtendo a Análise Descritiva no Computador / 33
2.12 Resumo / 33

Problemas / 33

CAPÍTULO 3
Probabilidade / 39

3.1 Introdução / 39
3.2 Definição de Probabilidade / 40
3.3 Algumas Notações Probabilísticas Úteis / 41
3.4 A Lei da Multiplicação da Probabilidade / 43
3.5 A Lei da Adição da Probabilidade / 45
3.6 Probabilidade Condicional / 47
3.7 Teorema de Bayes e Testes de Triagem / 51
3.8 Inferência Bayesiana / 56
3.9 Curvas ROC / 57
3.10 Prevalência e Incidência / 59
3.11 Resumo / 60

Problemas / 61

CAPÍTULO 4

Distribuições Discretas de Probabilidade / 73

- 4.1 Introdução / 73
- 4.2 Variáveis Aleatórias / 74
- 4.3 A Função Massa de Probabilidade para uma Variável Aleatória Discreta / 74
- 4.4 O Valor Esperado de uma Variável Aleatória Discreta / 76
- 4.5 A Variância de uma Variável Aleatória Discreta / 78
- 4.6 A Função de Distribuição Acumulada de uma Variável Aleatória Discreta / 79
- 4.7 Permutações e Combinações / 81
- 4.8 A Distribuição Binomial / 85
- 4.9 Valor Esperado e Variância da Distribuição Binomial / 90
- 4.10 A Distribuição de Poisson / 92
- 4.11 Cálculo de Probabilidades de Poisson / 95
- 4.12 Valor Esperado e Variância da Distribuição de Poisson / 96
- 4.13 Aproximação de Poisson para a Distribuição Binomial / 98
- 4.14 Resumo / 100

Problemas / 101

CAPÍTULO 5

Distribuições Contínuas de Probabilidade / 109

- 5.1 Introdução / 109
- 5.2 Conceitos Gerais / 109
- 5.3 A Distribuição Normal / 111
- 5.4 Propriedades da Distribuição Normal Padrão / 114
- 5.5 Conversão de uma Distribuição $N(\mu, \sigma^2)$ para uma Distribuição $N(0,1)$ / 120
- 5.6 Combinações Lineares de Variáveis Aleatórias / 124
- 5.7 Aproximação Normal para a Distribuição Binomial / 126
- 5.8 Aproximação Normal para a Distribuição de Poisson / 131
- 5.9 Resumo / 133

Problemas / 134

CAPÍTULO 6

Estimação / 147

- 6.1 Introdução / 147
- 6.2 A Relação entre População e Amostra / 148
- 6.3 Tabelas de Número Aleatório / 150
- 6.4 Ensaios Clínicos Aleatorizados / 153
- 6.5 Estimação da Média de uma Distribuição / 157
- 6.6 Estudo de Caso: Efeitos do Uso do Tabaco na Densidade Mineral Óssea (DMO) em Mulheres de Meia-Idade / 171
- 6.7 Estimação da Variância de uma Distribuição / 172
- 6.8 Estimação para a Distribuição Binomial / 177
- 6.9 Estimação para a Distribuição de Poisson / 183
- 6.10 Intervalos de Confiança Unilateral / 186
- 6.11 Bootstrap / 188
- 6.12 Resumo / 191

Problemas / 192

CAPÍTULO 7
Testes de Hipóteses: Inferência para uma Amostra / 201

7.1 Introdução / 201
7.2 Conceitos Gerais / 201
7.3 Teste para a Média de uma Distribuição Normal: Testes Unilaterais / 204
7.4 Teste para a Média de uma Distribuição Normal: Testes Bilaterais / 211
7.5 Relação entre os Testes de Hipóteses e os Intervalos de Confiança / 217
7.6 Poder de um Teste / 220
7.7 Determinação do Tamanho da Amostra / 226
7.8 Teste χ^2 para a Variância de uma Distribuição Normal / 232
7.9 Inferência para a Distribuição Binomial com base em uma Amostra / 235
7.10 Inferência para a Distribuição de Poisson com base em uma Amostra / 244
7.11 Estudo de Caso: Efeitos do Uso do Tabaco na Densidade Mineral Óssea em Mulheres de Meia-Idade / 249
7.12 Obtenção de Fórmulas Selecionadas / 250
7.13 Resumo / 251
Problemas / 252

CAPÍTULO 8
Teste de Hipóteses: Inferência baseada em Duas Amostras / 263

8.1 Introdução / 263
8.2 Teste t Pareado / 265
8.3 Estimação por Intervalo para a Comparação de Médias de Duas Amostras Pareadas / 268
8.4 Teste t para Duas Amostras Independentes com Variâncias Iguais / 270
8.5 Estimação por Intervalo para a Comparação das Médias de Duas Amostras Independentes (Caso das Variâncias Iguais) / 273
8.6 Testando a Igualdade de Duas Variâncias / 275
8.7 Teste t para Duas Amostras Independentes com Variâncias Diferentes / 280
8.8 Estudo de Caso: Efeitos da Exposição ao Chumbo nas Funções Neurológicas e Psicológicas de Crianças / 286
8.9 Determinação do Tamanho da Amostra e Poder para Comparação de Duas Médias / 288
8.10 O Tratamento de *Outliers* / 292
8.11 Obtenção da Equação 8.13 / 299
8.12 Resumo / 300
Problemas / 300

CAPÍTULO 9
Métodos Não Paramétricos / 319

9.1 Introdução / 319
9.2 O Teste do Sinal / 321
9.3 O Teste de Postos com Sinais de Wilcoxon / 326
9.4 Teste da Soma de Postos de Wilcoxon / 332
9.5 Estudo de Caso: Efeitos da Exposição ao Chumbo nas Funções Neurológicas e Psicológicas em Crianças / 337
9.6 Testes de Permutação / 339
9.7 Resumo / 343
Problemas / 344

CAPÍTULO 10

Teste de Hipóteses: Dados Categóricos / 351

10.1 Introdução / 351

10.2 Teste para Duas Proporções Binomiais / 352

10.3 Teste Exato de Fisher / 364

10.4 Teste para Duas Proporções Binomiais para Dados Pareados (Teste de McNemar) / 371

10.5 Determinação do Tamanho da Amostra e Poder para Comparar Duas Proporções Binomiais / 378

10.6 Tabelas de Contingência $R \times C$ / 388

10.7 Teste Qui-Quadrado de Qualidade do Ajuste / 399

10.8 A Estatística Kappa / 404

10.9 Obtenção de Fórmulas Selecionadas / 409

10.10 Resumo / 409

Problemas / 411

APÊNDICE

Tabelas / 429

1 Probabilidades binomiais $Pr(X = k) = \binom{n}{k} p^k q^{n-k}$ / 429

2 Probabilidades de Poisson $Pr(X = k) = \dfrac{e^{-\mu}\mu^k}{k!}$ / 433

3 Distribuição normal / 436

4 Tabela de 1.000 dígitos aleatórios / 440

5 Percentis da distribuição t $(t_{d,u})^a$ / 440

6 Percentis da distribuição qui-quadrado $(\chi^2_{d,u})^a$ / 441

7 Limites de confiança para a média de uma variável Poisson (μ) / 442

8 Percentis da distribuição F $(F_{d_1,d_2,p})$ / 443

9 Valores críticos para a estatística DSE (Desvio Studentizado Extremo) ($DSE_{n,1-\alpha}$, $\alpha = .05, .01$) / 445

10 Valores críticos para o teste de sinais de Wilcoxon bilateral / 446

11 Valores bicaudais críticos para o teste de soma de pontos Wilcoxon / 446

Respostas para Problemas Selecionados / 449

Índice do Software Estatístico / 451

Índice Remissivo / 455

Visão geral

Estatística é a ciência por meio da qual se faz inferências sobre um fenômeno aleatório específico com base em uma amostra relativamente limitada. A área de estatística tem duas subáreas: estatística matemática e estatística aplicada. A estatística matemática preocupa-se com o desenvolvimento de novos métodos de inferência estatística e requer conhecimento detalhado de matemática complexa para a sua execução. A estatística aplicada envolve a aplicação dos métodos de estatística matemática em assuntos específicos, como economia, psicologia e saúde pública. A bioestatística é uma ramificação da estatística aplicada que utiliza métodos estatísticos para problemas biológicos e médicos. Evidentemente, essas áreas da estatística se sobrepõem de alguma maneira. Em alguns casos, por exemplo, em razão de uma aplicação da bioestatística, os métodos padrão não se aplicam e devem ser modificados. Nessas situações, os bioestatísticos empenham-se para desenvolver novos métodos.

Uma boa maneira de aprender bioestatística e seu papel no processo de pesquisa é seguir o fluxo de uma pesquisa desde o início do estágio de planejamento até a conclusão, momento em que geralmente a pesquisa com os resultados alcançados é publicada. Descreverei como exemplo uma pesquisa da qual participei.

Certa manhã, um amigo me ligou e, no decorrer da conversa, mencionou que havia recentemente utilizado um novo dispositivo de verificação de pressão sanguínea digital, do tipo que pode ser visto em bancos, hotéis e lojas de departamentos nos Estados Unidos. A leitura mais alta que o aparelho havia feito de sua pressão arterial foi de 130 mmHg e a média em várias ocasiões era de 115 mmHg. Fiquei preocupado porque, se essas leituras fossem exatas, meu amigo estaria em iminente perigo de ter um acidente vascular cerebral ou desenvolver alguma doença cardiovascular. Eu o encaminhei a um médico, colega meu, que, utilizando o aparelho de pressão arterial manual, verificou que sua pressão sanguínea era de 90 mmHg. O contraste entre as leituras despertou meu interesse e eu comecei a anotar as leituras do display digital todas as vezes que eu passava no meu banco, que dispunha do aparelho. Tive a impressão de que uma larga porcentagem de leituras registradas era de hipertensão. Embora se espere que pessoas hipertensas sejam mais propensas a utilizar esse tipo de aparelho com regularidade, eu ainda acreditava que as leituras da pressão sanguínea registradas pelo dispositivo podiam não ser comparáveis com as obtidas ao se utilizar os métodos padrão de mensuração de pressão sanguínea. Falei sobre minhas suspeitas com o dr. B. Frank Polk, médico da Harvard Medical School interessado em estudos sobre hipertensão, e consegui despertar seu interesse em avaliar, em uma pequena escala, esses aparelhos. Decidimos então enviar vários desses aparelhos a um especialista em técnicas de mensuração de pressão arterial, que faria observações. Ele ofereceria uma quantia em dinheiro aos participantes pela utilização dos aparelhos, se eles concordassem em preencher um pequeno questionário e permitissem a verificação da pressão arterial tanto pelo observador quanto pelo aparelho.

Nesse estágio, precisávamos tomar várias decisões importantes, cada uma das quais provava ser vital para o sucesso do estudo. Essas decisões baseavam-se nas seguintes perguntas:

(1) Quantos aparelhos deveríamos testar?

(2) Quantos participantes deveríamos testar em cada aparelho?

(3) Em qual ordem deveríamos considerar as medidas? Deveríamos considerar primeiro a do observador ou a do aparelho? Sob circunstâncias ideais, teríamos de considerar ambas as leituras, do observador e do aparelho simultaneamente, mas isso era logicamente impossível.

(4) Que dados deveríamos coletar no questionário que poderiam influenciar a comparação entre os dois?

(5) Como deveríamos registrar os dados para facilitar a digitalização posterior?

(6) Como deveríamos verificar a acurácia dos dados digitalizados?

Resolvemos essas questões da seguinte forma.

(1) e (2) Como não tínhamos certeza de que todos os aparelhos de pressão arterial eram iguais em qualidade, decidimos testar quatro deles. No entanto, selecionamos amostras suficientes de pessoas utilizando cada aparelho a fim de obtermos uma comparação rigorosa dos métodos padrão e automatizado para cada máquina. Tentamos prever quão grande poderia ser a discrepância entre os dois métodos. Utilizando os métodos de determinação do tamanho da amostra discutidos neste livro, calculamos que precisaríamos de 100 participantes em cada local para fazer a comparação exata.

(3) Então, tivemos que decidir em que ordem consideraríamos a mensuração de cada pessoa. De acordo com alguns relatos, um problema em obter mensurações de pressão sanguínea repetidas é que as pessoas ficam mais tensas durante a mensuração inicial, o que ocasiona leituras mais elevadas. Assim, nem sempre usaríamos o método manual ou o digital primeiro, porque o efeito do método seria confundido com o efeito da ordem das medidas. A técnica convencional que utilizamos foi aleatorizar a ordem na qual as mensurações eram realizadas, de modo que para qualquer pessoa fosse igualmente provável que o aparelho ou o pesquisador realizasse a primeira medição. Esse padrão poderia ser definido no cara ou coroa, ou, mais provavelmente, por uma tabela de **números aleatórios**, similar à Tabela 4 do Apêndice Tabelas.

(4) Acreditávamos que o principal fator externo que poderia influenciar os resultados seria o tamanho do corpo (poderíamos ter mais dificuldade em conseguir leituras precisas de pessoas com braços mais grossos do que com braços mais finos). Queríamos também ter uma ideia do tipo de pessoa que usa essas máquinas. Consideramos então a idade, o gênero e o histórico prévio de hipertensão.

(5) Para registrar os dados, desenvolvemos uma forma de codificação que pudesse ser preenchida no local a partir do qual os dados seriam facilmente digitalizados para posterior análise. Atribuiu-se um número único de identificação (ID) para cada pessoa do estudo, por meio do qual o computador poderia identificá-la. Os dados da codificação foram então digitados e verificados, ou seja, a mesma forma de codificação foi digitada duas vezes e os dois registros foram comparados para garantir que eram os mesmos. Se os registros não correspondessem, a codificação era redigitada.

(6) Checar cada item de cada codificação era impossível em razão da grande quantidade de dados envolvidos. Em vez disso, após a entrada dos dados, utilizávamos algum programa de edição para assegurar que os dados eram precisos. Esses programas verificavam se os valores para as variáveis individuais caíam dentro dos intervalos específicos e mostravam valores discrepantes para a checagem manual. Por exemplo, determinamos que as leituras de pressão sanguínea seriam de, no mínimo, 50 mmHg e, no máximo, 300 mmHg, e imprimimos todas as leituras que estavam fora desse intervalo. Também utilizamos programas para detectar aspectos discrepantes que discutiremos mais adiante.

Depois de concluir as fases de coleta, entrada e edição de dados, estávamos prontos para analisar os resultados do estudo. O primeiro passo desse processo foi tirar uma impressão dos dados, resumindo as informações na forma de várias estatísticas descritivas. Esse material descritivo pode estar na forma numérica ou gráfica. Na forma numérica, pode ser algum resumo estatístico apresentado na forma tabular ou, como alternativa, sob a forma de distribuição de frequência, que lista cada valor dos dados e quão frequentemente este ocorre. Na forma gráfica, os dados são resumidos graficamente e podem ser apresentados por um ou mais números. O tipo apropriado de material descritivo a ser utilizado varia com o tipo de distribuição considerado. Se a distribuição for contínua – isto é, se houver essencialmente um número infinito de valores possíveis, como seria o caso da pressão sanguínea –, então médias e desvios-padrão poderão ser as estatísticas descritivas apropriadas. Entretanto, se a distribuição for discreta – isto é, se houver apenas alguns valores possíveis, como seria o caso do gênero –, as percentagens das pessoas consideradas para cada valor serão as medidas descritivas apropriadas. Em alguns casos, os dois tipos de estatística descritiva são utilizados para distribuições contínuas, condensando a gama de possíveis valores para alguns grupos e dando o percentual de pessoas que caem em cada grupo (por exemplo, as porcentagens de pessoas que têm pressão arterial entre 120 e 129 mmHg, entre 130 e 139 mmHg, e assim por diante).

Nesse estudo, decidimos primeiro analisar a pressão arterial média de cada método em cada um dos quatro locais. A Tabela 1.1 resume essas informações [1].

É possível notar nessa tabela, que não obtivemos dados significativos de todas as 100 pessoas entrevistadas em cada local, uma vez que não pudemos obter leituras válidas do aparelho para muitas pessoas. Esse problema de perda de dados é muito comum em bioestatística e deve ser considerado antecipadamente no estágio de planejamento, quando se determina o tamanho da amostra (o que não foi feito nesse estudo).

TABELA 1.1 Pressão sanguínea média e diferenças entre o aparelho e as leituras do observador em quatro localizações

Localização	Número de pessoas	Pressão sanguínea sistólica (mmHg)					
		Aparelho		Observador		Diferença	
		Média	Desvio-padrão	Média	Desvio-padrão	Média	Desvio-padrão
A	98	142,5	21,0	142,0	18,1	0,5	11,2
B	84	134,1	22,5	133,6	23,2	0,5	12,1
C	98	147,9	20,3	133,9	18,3	14,0	11,7
D	62	135,4	16,7	128,5	19,0	6,9	13,6

Fonte: Baseada na American Heart Association, Inc.

Nosso próximo passo nesse estudo era determinar se as diferenças aparentes na pressão sanguínea entre as medições do aparelho e as medições feitas por pessoas em duas localizações (C, D) eram "reais" em algum sentido ou eram "decorrentes do acaso". Esse tipo de questão se enquadra na área de **estatística inferencial**. Percebemos que, embora houvesse uma diferença de 14 mmHg na pressão sanguínea sistólica média entre os dois métodos para as 98 pessoas que entrevistamos no local C, essa diferença poderia não acontecer se entrevistássemos outras 98 pessoas nesse local em momentos diferentes, e queríamos ter ideia do **erro na estimativa** de 14 mmHg. Na linguagem estatística, esse grupo de 98 pessoas representa uma **amostra da população** de todas as pessoas que podem usar o aparelho. Estávamos interessados na população e queríamos utilizar a amostra para nos ajudar a saber algo sobre a população. Em particular, queríamos saber o quanto a **diferença média estimada** de 14 mmHg em nossa amostra podia ser proveniente da **diferença média verdadeira** na população de todas as pessoas que utilizaram esse dispositivo. Mais especificamente, queríamos saber se ainda era possível que não houvesse nenhuma diferença subjacente entre os dois métodos e os resultados decorrentes do acaso. A diferença de 14 mmHg em nosso grupo de 98 pessoas é chamada de **estimativa** da diferença média verdadeira (*d*) na população. O problema de inferir características da população com base em uma amostra é a preocupação central da estatística inferencial e constitui o tema principal deste texto. Para concluir esse objetivo, precisávamos desenvolver um **modelo de probabilidade** que nos diria quão provável seria obter uma diferença de 14 mmHg entre os dois métodos em uma amostra de 98 pessoas se não houvesse diferença real entre os dois métodos no total da população de usuários do dispositivo. Se essa probabilidade fosse suficientemente pequena, começaríamos a acreditar em uma diferença real existente entre os dois métodos. Nesse caso em particular, utilizando o modelo de probabilidade fundamentado na distribuição *t*, concluímos que essa probabilidade foi de menos de 1 em 1.000 para cada um dos aparelhos nos locais C e D. Essa probabilidade foi suficientemente pequena para que concluíssemos que havia uma diferença real entre os métodos manual e digital de verificação da pressão arterial para dois dos quatro aparelhos testados.

Utilizamos um pacote estatístico para executar a análise dos dados precedentes. Um pacote é uma série de programas de estatística que descreve os dados e executa vários testes estatísticos desses dados. No momento, os pacotes mais amplamente utilizados são SAS, SPSS, Stata, R, Minitab e Excel.

A etapa final desse estudo, após concluir a análise de dados, foi compilar os resultados e publicar o manuscrito. Inevitavelmente, em razão das considerações de espaço, eliminamos muito do material desenvolvido durante a fase de análise de dados e apresentamos apenas os itens essenciais para a publicação.

Essa avaliação do nosso estudo da pressão arterial deve dar-lhe uma ideia do que é a pesquisa clínica e o papel da bioestatística nesse processo. O material deste texto equivale à descrição da fase de análise de dados do estudo. O Capítulo 2 resume os diferentes tipos de estatística descritiva. Os Capítulos 3 a 5 apresentam alguns princípios básicos de probabilidade e vários modelos de probabilidade para utilização em discussões posteriores sobre estatística inferencial. A partir do Capítulo 6, discutem-se os principais tópicos sobre estatística inferencial quando utilizada na prática biomédica. Questões de planejamento de estudo ou coleta de dados são abordadas apenas quando se relacionam com outros temas discutidos no texto.

REFERÊNCIAS

[1] Polk, B. F.; Rosner, B.; Feudo, R.; Vandenburgh, M. An evaluation of the Vita-Stat automatic blood pressure measuring device. *Hypertension*, v. 2, n. 2, 1980, p. 221-227.

Estatística descritiva

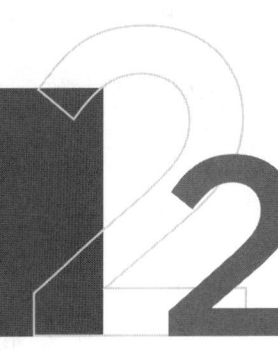

2.1 INTRODUÇÃO

O primeiro passo ao observar os dados é descrevê-los de maneira concisa. Em estudos menores, esse passo pode ser concluído listando-se cada ponto dos dados. Em geral, entretanto, esse procedimento é trabalhoso ou impossível e, ainda que fosse possível, não propiciaria uma visão geral do que os dados são.

EXEMPLO 2.1 **Câncer, Nutrição** Alguns pesquisadores propuseram que o consumo de vitamina A previne o câncer. Para testar essa teoria, poderia ser usado um questionário de nutrição para coletar dados sobre o consumo de vitamina A entre 200 pacientes de câncer hospitalizados (casos) e 200 controles. Os controles seriam pareados considerando idade e gênero com os casos de câncer e seriam realizados nos hospitais ao mesmo tempo para o caso de doença não relatada. O que deveria ser feito com esses dados depois de serem coletados?

Antes que se formule qualquer tentativa formal de responder a essa pergunta, deve-se descrever o consumo de vitamina A entre os casos e os controles. Considere a Figura 2.1. Os **gráficos de barras** mostram que os controles consomem mais vitamina A que os casos, em especial os níveis de consumo que excedem a ingestão diária recomendada (IDR).

EXEMPLO 2.2 **Doença Pulmonar** Pesquisadores clínicos frequentemente suspeitam que fumantes passivos – pessoas que não fumam, mas vivem ou trabalham em ambiente no qual outras pessoas fumam – poderiam ter comprometimento da função pulmonar. Em 1980, um grupo de pesquisadores de San Diego publicou resultados que indicavam que fumantes passivos têm, na verdade, uma função pulmonar significativamente inferior em comparação aos não fumantes que não trabalham em ambientes impregnados de fumaça [1]. Como evidência, os autores mensuraram as concentrações de monóxido de carbono (CO) nos ambientes de trabalho de fumantes passivos e de não fumantes cujas empresas não permitiam que se fumasse no local de trabalho, para verificar se a concentração relativa de CO se alterava ao longo do dia. Esses resultados são apresentados no **gráfico de dispersão** da Figura 2.2.

A Figura 2.2 mostra claramente que as concentrações de CO nos ambientes de trabalho são quase as mesmas nas primeiras horas do dia, mas divergem amplamente no meio do dia e então convergem novamente depois que o expediente termina às 19 horas.

Os gráficos ilustram o importante papel da estatística descritiva, que é exibir rapidamente os dados para dar uma pista ao pesquisador sobre as principais tendências destes e sugerir onde poderia valer a pena uma visão mais detalhada dos dados, utilizando os métodos de estatística inferencial. As estatísticas descritivas são também cruciais para transmitir os resultados dos estudos em publicações impressas. A menos que seja um dos interesses principais, os leitores não dispõem de tempo para avaliar criticamente o trabalho de outros, mas serão influenciados principalmente pela estatística descritiva apresentada.

FIGURA 2.1   Consumo diário de vitamina A entre casos de câncer e controles

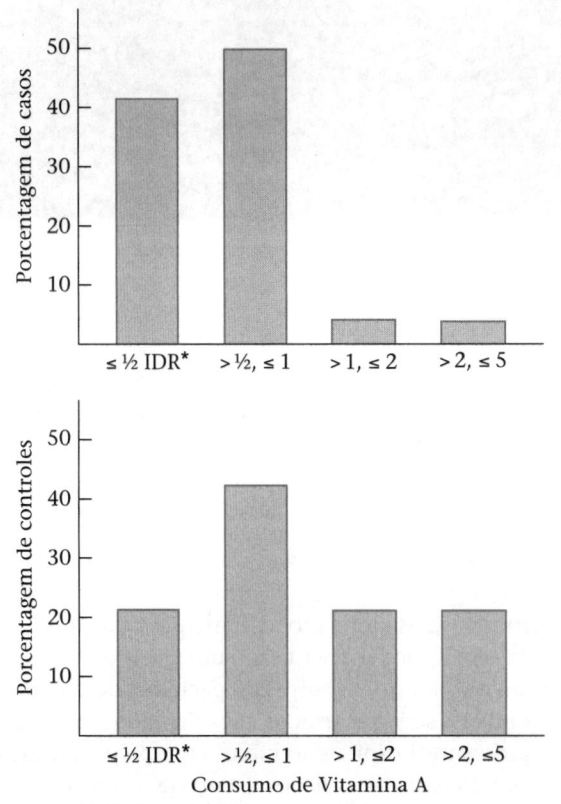

*IDR = ingestão diária recomendada.

O que faz um gráfico ou um resumo numérico ser bom? A principal orientação é que o material deve ser o mais autoexplicativo possível e ser compreendido sem que haja a necessidade de ler o texto. Esses atributos exigem classificação clara. As legendas, as unidades e os eixos dos gráficos devem ser claramente identificados, e os termos estatísticos utilizados em tabelas e figuras devem ser bem definidos. A quantidade de material apresentada tem a mesma importância. Ao fazer um gráfico de barras, deve-se tomar o cuidado de não mostrar nem grupos demais nem de menos. Isso também vale para o material disposto em tabelas.

Muitos métodos estão disponíveis para resumir dados de forma numérica ou gráfica. Neste capítulo, esses métodos estão resumidos e suas vantagens e desvantagens são apresentadas.

2.2 MEDIDAS DE LOCALIZAÇÃO[1]

O problema básico de estatística pode ser demonstrado da seguinte maneira: considere a amostra de dados $x_1, ..., x_n$, em que x_1 corresponde à primeira observação da amostra e x_n corresponde à n-ésima observação da amostra. Assumindo-se que a amostra foi retirada de alguma população P, quais inferências ou conclusões são possíveis fazer a respeito de P com base na amostra?

---

1. Também chamadas de medidas de locação ou posição. Manteremos o termo localização por ser a tradução indicada pelo Glossário Inglês-Português de Estatística da Sociedade Portuguesa de Estatística e da Associação Brasileira de Estatística. (N.R.T.)

FIGURA 2.2   Média de concentração de monóxido de carbono (± erro padrão) pela hora do dia mensurada em ambiente de trabalho de fumantes passivos e de não fumantes que trabalham em um ambiente livre de cigarros

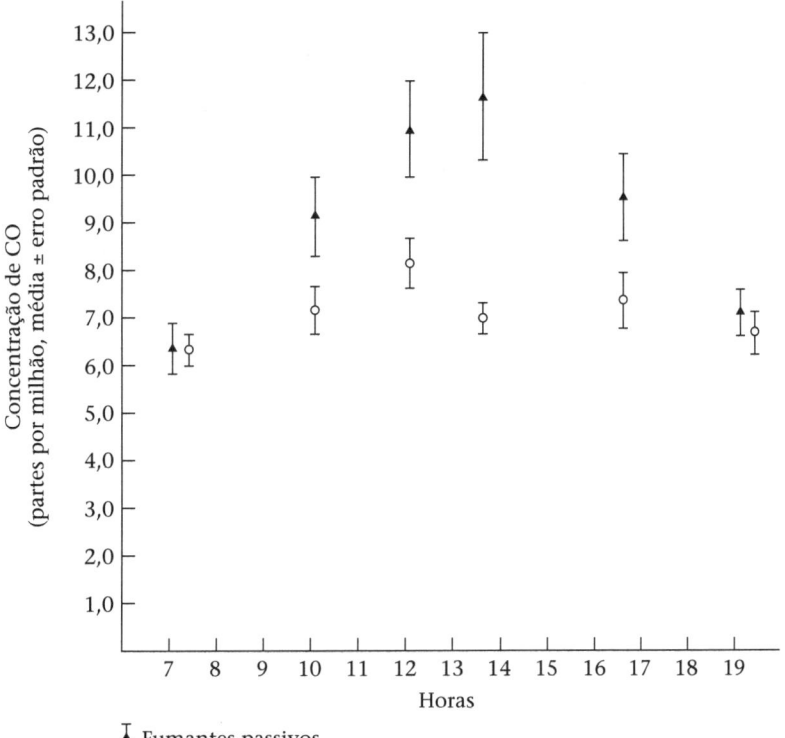

[Gráfico: Concentração de CO (partes por milhão, média ± erro padrão) vs. Horas (7–19), comparando Fumantes passivos e Não fumantes que trabalham em ambientes livres de cigarros]

Fonte: Com base em *The New England Journal of Medicine*, 302, 720-723, 1980.

Antes que essa pergunta possa ser respondida, os dados devem ser resumidos da forma mais sucinta possível, uma vez que o número de observações na amostra é frequentemente grande, e é fácil perder a noção do quadro geral quando se olha para observações amostrais individuais. Um tipo de medida útil para resumir dados define o centro ou o meio da amostra. Esse tipo de medida é uma **medida de localização**.

Média Aritmética

Pode parecer óbvio definir o meio de uma amostra, mas quanto mais se pensa a respeito, menos óbvio se torna. Suponhamos que a amostra consista nos pesos ao nascer de todos os nascidos vivos de um hospital particular em San Diego, Califórnia, durante o período de uma semana. A Tabela 2.1 apresenta a amostra.

Uma medida de localização para essa amostra é a média aritmética (coloquialmente chamada de média). A média aritmética (ou média ou média amostral) é geralmente chamada de $\bar{x}$.

CAPÍTULO 2 Estatística descritiva

TABELA 2.1 Amostra do peso ao nascer (g) dos nascidos vivos de um hospital particular em San Diego, Califórnia, durante o período de uma semana

i	x_i	i	x_i	i	x_i	i	x_i
1	3.265	6	3.323	11	2.581	16	2.759
2	3.260	7	3.649	12	2.841	17	3.248
3	3.245	8	3.200	13	3.609	18	3.314
4	3.484	9	3.031	14	2.838	19	3.101
5	4.146	10	2.069	15	3.541	20	2.834

DEFINIÇÃO 2.1 A média aritmética é a soma de todas as observações divididas pelo número de observações. Ela é escrita, em termos estatísticos, como

$$\bar{x} = \frac{1}{n}\sum_{i=1}^{n} x_i$$

O símbolo Σ (sigma) na Definição 2.1 é um símbolo de somatório. A expressão

$$\sum_{i=1}^{n} x_i$$

é simplesmente uma maneira abreviada de escrever a quantidade $(x_1 + x_2 + \cdots + x_n)$.

Se a e b são números inteiros, em que $a < b$, então

$$\sum_{i=a}^{b} x_i$$

significa $x_a + x_{a+1} + \cdots + x_b$.

Se $a = b$, então $\sum_{i=a}^{b} x_i = x_a$. Uma propriedade do somatório é que, se cada termo da soma é um múltiplo da mesma constante c, então c pode ser movido para fora do somatório, ou seja,

$$\sum_{i=1}^{n} cx_i = c\left(\sum_{i=1}^{n} x_i\right)$$

EXEMPLO 2.3 Se $x_1 = 2$ $x_2 = 5$ $x_3 = -4$

encontre $\sum_{i=1}^{3} x_i$ $\sum_{i=2}^{3} x_i$ $\sum_{i=1}^{3} x_i^2$ $\sum_{i=1}^{3} 2x_i$

Resolução:

$$\sum_{i=1}^{3} x_i = 2 + 5 - 4 = 3 \quad \sum_{i=2}^{3} x_i = 5 - 4 = 1$$

$$\sum_{i=1}^{3} x_i^2 = 4 + 25 + 16 = 45 \quad \sum_{i=1}^{3} 2x_i = 2\sum_{i=1}^{3} x_i = 6$$

É importante familiarizar-se com o símbolo de somatório porque ele é utilizado extensivamente ao longo do texto.

EXEMPLO 2.4 Qual é a média aritmética para a amostra do peso ao nascer da Tabela 2.1?

$\bar{x} = (3.265 + 3.260 + \cdots + 2.834)/20 = 3.166{,}9$ g

Em geral, a média aritmética é uma medida muito natural de localização. Uma das principais limitações, no entanto, é o fato de ela ser muito sensível a valores extremos. Dessa forma, poderá não representar a localização da grande maioria dos pontos amostrais. Por exemplo, se a primeira criança da Tabela 2.1 fosse prematura e tivesse um peso de 500 gramas em vez de 3.265 gramas, então a média aritmética cairia para 3.028,7 gramas. Nesse caso, 7 dos pesos ao nascer seriam menores que a média aritmética e 13 seriam maiores que a média aritmética. É possível em casos extremos para todos exceto para um dos pontos amostrais estar em um lado da média aritmética. Nesses tipos de amostra, a média aritmética é uma medida de localização central precária porque não reflete o centro da amostra. Mesmo assim, ela é, de longe, a medida de localização central mais utilizada.

Mediana

Uma medida de localização alternativa, talvez a segunda em popularidade em relação à média aritmética, é a **mediana** ou, mais precisamente, **mediana empírica**.

Suponhamos que haja n observações em uma amostra. Se essas observações estiverem listadas em ordem crescente, então a mediana será definida da seguinte maneira:

DEFINIÇÃO 2.2 A **mediana empírica** é

(1) A $\left(\dfrac{n+1}{2}\right)^a$ maior observação se n for ímpar

(2) A média de $\left(\dfrac{n}{2}\right)^a$ e $\left(\dfrac{n}{2}+1\right)^a$ maior observação se n for par

O fundamento dessas definições é assegurar um mesmo número de pontos de amostra dos dois lados da mediana empírica. A mediana é definida de maneira diferente quando n é par e ímpar porque é impossível alcançar essa meta com uma definição uniforme. Amostras de tamanho amostral ímpar têm um ponto central único; por exemplo, para amostras de tamanho 7, o quarto maior ponto é o central uma vez que 3 pontos são menores que ele e 3 pontos são maiores. Amostras de tamanho par não têm um único ponto central e deve-se calcular a média de dois valores centrais. Assim, para amostras de tamanho 8, a média do quarto e o quinto maiores pontos deveria ser calculada para obter-se a mediana.

EXEMPLO 2.5 Calcule a mediana para a amostra na Tabela 2.1.

Resolução: Primeiro, coloque a amostra na ordem ascendente:

2069, 2581, 2759, 2834, 2838, 2841, 3031, 3101, 3200, 3245, 3248, 3260, 3265, 3314, 3323, 3484, 3541, 3609, 3649, 4146

Como n é par,

Mediana empírica = média da 10ª e 11ª maiores observações
= (3245 + 3248)/2 = 3246,5 gramas

Podemos também usar um software para calcular a média e a mediana. Utilizamos o programa de computador R para esse fim. Primeiro entramos com os dados da Tabela 2.1 e os salvamos como arquivo texto com os nomes das variáveis (nesse caso, duas variáveis chamadas de id e de birthwt) na primeira linha. Então lemos os dados no R usando o leitor de comando read.xlsx e atribuímos o conjunto de dados com o nome bwt. A seguir usamos o comando attach para nos referir às variáveis no conjunto de dados pelo nome. Utilizamos o comando names para determinar os nomes das variáveis que estão no conjunto de dados. Por fim, utilizamos os comandos mean e median para calcular a média aritmética e a mediana, respectivamente. Os resultados estão na Tabela 2.2.

TABELA 2.2 Uso do R para calcular a média e a mediana dos dados de peso ao nascer da Tabela 2.1

```
> bwt<-read.xlsx("E:/Rosner/DataCh2/fob.8thedition.
table2.1.xlsx",2, header=TRUE)
> attach(bwt)
> names(bwt)
[1]  "id"     "birthwt"
> birthwt
[1]  3265  3260  3245  3484  4146  3323  3649  3200  3031  2069  2581  2841
     3609  2838  3541
[16] 2759  3248  3314  3101  2834
> mean(birthwt)
[1] 3166,9
> median(birthwt)
[1] 3246,5
```

EXEMPLO 2.6 **Doença Infecciosa** Considere o conjunto de dados da Tabela 2.3, que consiste na contagem de leucócitos obtida na coleta de sangue no momento da admissão de todos os pacientes que deram entrada em um pequeno hospital em Allentown, Pensilvânia, em determinado dia. Calcule a mediana da contagem de leucócitos.

TABELA 2.3 Amostra da contagem de leucócitos na admissão ($\times$ 1.000) para todos os pacientes que deram entrada em um hospital em Allentown, Pensilvânia, em determinado dia

i	x_i	i	x_i
1	7	6	3
2	35	7	10
3	5	8	12
4	9	9	8
5	8		

Resolução: Primeiro, coloque a amostra em ordem da seguinte maneira: 3, 5, 7, 8, 8, 9, 10, 12, 35. Como n é ímpar, a mediana empírica é dada pelo quinto maior ponto, que é igual a 8 ou 8000 na escala original.

A principal vantagem da mediana empírica é ser insensível a valores muito grandes ou muito pequenos. Em especial, se o segundo paciente da Tabela 2.3 tivesse uma contagem de leucócitos de 65.000 em vez de 35.000, a mediana empírica seria a mesma porque o quinto valor maior ainda é 8.000. De maneira recíproca, a média aritmética aumentaria drasticamente de 10.778 na amostra original para 14.111 na amostra nova. A principal desvantagem da mediana empírica é ser determinada sobretudo pelos pontos médios em uma amostra e ser menos sensível aos valores numéricos reais dos pontos de dados restantes.

Comparação da Média Aritmética e da Mediana

Se a distribuição é **simétrica**, a posição relativa dos pontos em cada lado da mediana empírica é a mesma. Um exemplo de distribuição em que se espera ter uma simetria aproximada é a distribuição da pressão arterial sistólica de todos os trabalhadores de fábrica de 30 a 39 anos de idade em determinado local de trabalho (Figura 2.3a).

Se uma distribuição está **positivamente assimétrica** (assimétrica para a direita), os pontos acima da média tendem a ser mais distantes da mediana em valor absoluto do que os pontos abaixo dela. Um exemplo de distribuição assimétrica de forma positiva é a do número de anos do uso de contraceptivo oral entre um grupo de mulheres com idade entre 20 e 29 anos (Figura 2.3b). De maneira similar, se a distribuição for **negativamente assimétrica** (assimétrica para a esquerda), os pontos abaixo da mediana tenderão a estar mais distantes da mediana em valor absoluto do que os pontos acima dela. Um exemplo de distribuição negativamente assimétrica é o das umidades relativas do ar observadas no clima úmido na mesma hora do dia ao longo de alguns dias. Nesse caso, a maioria das umidades estará em 100% ou quase, e poucas vezes haverá umidade muito baixa em dias secos (Figura 2.3c).

FIGURA 2.3   Gráficos de distribuição (a) simétrica, (b) positivamente assimétrica e (c) negativamente assimétrica

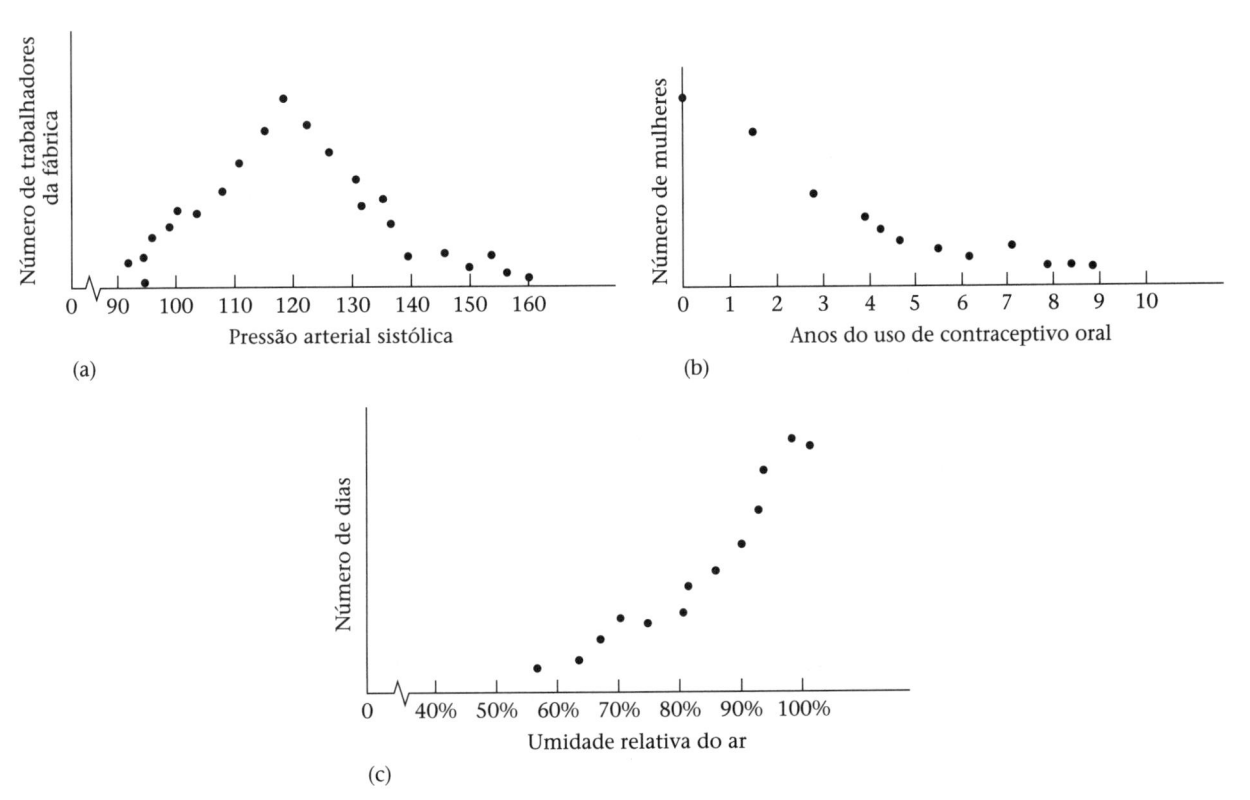

Em muitas amostras, a relação entre a média aritmética e a mediana empírica pode ser utilizada para avaliar a simetria da distribuição. Em especial, para as distribuições simétricas, a média aritmética é aproximadamente a mesma que a mediana. Para distribuições positivamente assimétricas, a média aritmética tende a ser maior que a mediana; para as negativamente assimétricas, a média aritmética tende a ser menor que a mediana.

Moda

Outra medida de localização amplamente utilizada é a moda.

DEFINIÇÃO 2.3   A **moda** é o valor que ocorre com mais frequência entre todas as observações de uma amostra.

EXEMPLO 2.7   **Ginecologia**   Considere a amostra de intervalos de tempo entre períodos menstruais sucessivos para um grupo de 500 universitárias entre 18 e 21 anos de idade, mostrada na Tabela 2.4. A coluna de frequência dá o número de mulheres que relataram cada uma das respectivas durações. A moda é 28 porque é o valor mais recorrente.

TABELA 2.4 Amostra de intervalos de tempo entre períodos menstruais sucessivos (dias) de universitárias

Valor	Frequência	Valor	Frequência	Valor	Frequência
24	5	29	96	34	7
25	10	30	63	35	3
26	28	31	24	36	2
27	64	32	9	37	1
28	185	33	2	38	1

EXEMPLO 2.8 Calcule a moda da distribuição da Tabela 2.3.

Resolução: A moda é 8.000 porque ocorre mais frequentemente que qualquer outra contagem de leucócitos.

Algumas distribuições possuem mais de uma moda. De fato, um método útil de classificação de uma distribuição é pelo número de modas presentes. A distribuição com uma moda é chamada de **unimodal**; duas modas, **bimodal**; três modas, **trimodal**, e assim por diante.

EXEMPLO 2.9 Calcule a moda da distribuição da Tabela 2.1.

Resolução: Não há moda porque todos os valores ocorrem exatamente uma vez.

O Exemplo 2.9 ilustra um problema comum com a moda: não é uma medida útil de localização quando há grande número de valores possíveis, cada um ocorrendo com pouca frequência. Nesses casos, a moda estará longe do centro da amostra ou, em casos extremos, não existirá, como mostra o Exemplo 2.9.

Média Geométrica

Muitos tipos de dados laboratoriais, especificamente de dados sob a forma de concentrações de uma substância em outra, tal como avaliado por técnicas de diluição em série, podem ser expressos como múltiplos de 2 ou como uma constante multiplicada por uma potência de 2, isto é, os resultados só podem ser da forma $2^k c$, $k = 0, 1, ...$, para alguma constante c. Por exemplo, os dados na Tabela 2.5 representam a concentração inibitória mínima de penicilina G na urina para *N. gonorrhoeae* em 74 pacientes [2]. A média aritmética não é apropriada como medida de localização nessa situação porque a distribuição é muito assimétrica.

No entanto, os dados têm certo padrão, pois os únicos valores possíveis são da forma 2^k (0,03125) para $k = 0, 1, 2, ...$ Uma solução é trabalhar com a distribuição dos logs das concentrações. As concentrações de log têm a propriedade de que sucessivas concentrações possíveis diferem por uma constante, ou seja, $\log(2^{k+1}c) - \log(2^k c) = \log(2^{k+1}) + \log c - \log(2^k) - \log c = (k+1) \log 2 - k \log 2 = \log 2$. Assim, as concentrações de log estão igualmente afastadas uma da outra, e a distribuição resultante não é agora tão assimétrica como as concentrações em si. A média aritmética pode então ser calculada na escala de log, isto é,

TABELA 2.5 Distribuição da concentração inibitória mínima de penicilina G para *N. gonorrhoeae*

Concentração (µg/mL)	Frequência	Concentração (µg/mL)	Frequência
0,03125 = 2^0(0,03125)	21	0,250 = 2^3(0,03125)	19
0,0625 = 2^1(0,03125)	6	0,50 = 2^4(0,03125)	17
0,125 = 2^2(0,03125)	8	1,0 = 2^5(0,03125)	3

Fonte: Com base em *JAMA*, 220, 205-208, 1972.

$$\overline{\log x} = \frac{1}{n}\sum_{i=1}^{n}\log x_i$$

e utilizada como medida de localização. No entanto, é geralmente preferível trabalhar na escala original, tomando o antilogaritmo de $\overline{\log x}$ para formar a média geométrica, o que leva à seguinte definição:

DEFINIÇÃO 2.4   A **média geométrica** é o antilogaritmo de $\overline{\log x}$, em que

$$\overline{\log x} = \frac{1}{n}\sum_{i=1}^{n}\log x_i$$

Qualquer base pode ser usada para calcular logaritmos para a média geométrica. A média geométrica é a mesma, independentemente de qual base é utilizada. A única exigência é que os logs e os antilogs da Definição 2.4 devem estar na mesma base. Bases frequentemente utilizadas na prática são base 10 e base e.

EXEMPLO 2.10   **Doenças Infecciosas**   Calcule a média geométrica para a amostra na Tabela 2.5.

Resolução: (1) Por conveniência, use a base 10 para calcular os logs e os antilogs neste exemplo.

(2) Calcule

$$\overline{\log x} = \left[\begin{array}{l} 21\log_{10}(0{,}03125) + 6\log_{10}(0{,}0625) + 8\log_{10}(0{,}125) \\ + 19\log_{10}(0{,}250) + 17\log_{10}(0{,}50) + 3\log_{10}(1{,}0) \end{array}\right]\Big/74 = -0{,}846$$

(3) A média geométrica = antilogaritmo de $-0{,}846 = 10^{-0{,}846} = 0{,}143$.

Da mesma forma, também podemos realizar esses cálculos no R como se segue:

```
> mic<-na.omit(read.xlsx("E:/Rosner/DataCh2/fob.8thedition.
table2.4.xlsx",1, header=TRUE))
> names(mic)
[1] "Concentration" "Frequency"
> logs<-sum(mic$Frequency*log10(mic$Concentration))/ sum(mic$Frequency)
> geo_mean=10*logs
> geo_mean
[1] 0,1425153
```

2.3 ALGUMAS PROPRIEDADES DA MÉDIA ARITMÉTICA

Considere uma amostra $x_1, ..., x_n$, que será chamada de amostra original. Para criar uma **amostra transladada**[2] $x_1 + c, ..., x_n + c$, adicione uma constante c para cada ponto de dados. Seja $y_i = x_i + c$, $i = 1, ..., n$. Suponha que queiramos calcular a média aritmética da amostra transladada. Podemos mostrar que a seguinte relação ocorre:

EQUAÇÃO 2.1   Se $y_i = x_i + c$, $i = 1, ..., n$
então $\overline{y} = \overline{x} + c$

---

[2] Transladar no sentido de mudar, transferir para outro lugar. Uma amostra transladada é aquela que foi deslocada, sofreu alteração de locação. (N.R.T.)

Portanto, para encontrar a média aritmética de y, calcule a média aritmética de x e adicione a constante c.

Este princípio é útil porque, às vezes, é conveniente mudar a "origem" dos dados, ou seja, é preciso calcular a média aritmética após a translação e, em seguida, transformar de volta para a sua origem.

EXEMPLO 2.11 Para calcular a média aritmética do intervalo de tempo entre os períodos menstruais na Tabela 2.4, é mais conveniente trabalhar com números perto de zero do que com números perto de 28. Assim, uma amostra transladada poderia ser criada subtraindo-se 28 dias de cada resultado da Tabela 2.4. Pode-se encontrar a média aritmética da amostra transladada e adicionar 28 para obter a média aritmética real. Os cálculos estão ilustrados na Tabela 2.6.

TABELA 2.6 Amostra de intervalos de tempo entre períodos menstruais sucessivos de mulheres em idade universitária

Valor	Frequência	Valor	Frequência	Valor	Frequência
−4	5	1	96	6	7
−3	10	2	63	7	3
−2	28	3	24	8	2
−1	64	4	9	9	1
0	185	5	2	10	1

Observação: $\bar{y} = [(-4)(5) + (-3)(10) + \ldots + (10)(1)]/500 = 0{,}54$

$\bar{x} = \bar{y} + 28 = 0{,}54 + 28 = 28{,}54$ dias

Da mesma forma, as pontuações de pressão arterial sistólica são geralmente entre 100 e 200. Portanto, para obter a média da amostra original, é mais fácil subtrair 100 de cada pontuação da pressão arterial para encontrar a média da amostra transladada e adicionar 100.

O que acontece com a média aritmética quando as unidades ou a escala com a qual se está trabalhando apresenta mudanças? Uma **amostra reescalada**[3] pode ser criada:

$y_i = cx_i, i = 1, \ldots, n$

O seguinte resultado é válido:

EQUAÇÃO 2.2 Se $y_i = cx_i, i = 1, \ldots, n$

então $\bar{y} = c\bar{x}$

Portanto, para encontrar a média aritmética de y, calcule a média aritmética de x e multiplique pela constante c.

EXEMPLO 2.12 Expresse o peso médio ao nascer da Tabela 2.1 em onças em vez de gramas.

Resolução: Sabemos que 1 oz = 28,35 gramas e que $\bar{x} = 3166{,}9$ g. Assim, se os dados estiverem em onças,

$$c = \frac{1}{28{,}35} \quad \text{e} \quad \bar{y} = \frac{1}{28{,}35}(3.166{,}9) = 111{,}71 \text{ oz}$$

Às vezes, queremos mudar a origem e a escala dos dados ao mesmo tempo. Para isso, aplicamos as Equações 2.1 e 2.2 como a seguir:

---

3. Reescalar no sentido de mudar a escala dos dados para outra unidade de medida. (N.R.T.)

EQUAÇÃO 2.3 Seja $x_1, ..., x_n$ a amostra original dos dados e $y_i = c_1 x_i + c_2$, $i = 1, ..., n$ representa a amostra transformada que foi obtida pela multiplicação de cada ponto da amostra original pelo fator c_1 e então deslocada por uma constante c_2.

Se $y_i = c_1 x_i + c_2$, $\quad i = 1, ..., n$

então $\bar{y} = c_1 \bar{x} + c_2$

EXEMPLO 2.13 Se tivermos uma amostra de temperaturas em °C, com uma média aritmética de 11,75 °C, qual é a média aritmética em °F?

Resolução: Seja y_i a temperatura em °F que corresponde a uma temperatura em °C x_i. A transformação necessária para converter os dados para °F seria

$$y_i = \frac{9}{5} x_i + 32, \quad i = 1, \ldots, n$$

de forma que a média aritmética seria

$$\bar{y} = \frac{9}{5}(11{,}75) + 32 = 53{,}15 \text{ °F}$$

2.4 MEDIDAS DE DISPERSÃO

Considere a Figura 2.4, que representa duas amostras de colesterol, cada uma medida na mesma pessoa, mas usando diferentes técnicas de medição. As amostras parecem ter quase o mesmo centro e qualquer que seja a medida da localização central usada, ela é quase a mesma nas duas amostras. Na verdade, as médias aritméticas são ambas 200 mg/dL. Visualmente, no entanto, as duas amostras parecem radicalmente diferentes. Essa diferença é devida à maior **variabilidade**, ou **dispersão**, do método Autoanalisador relativo ao método Microenzimático. Nesta seção, a noção de variabilidade é quantificada. Muitas amostras podem ser bem descritas pela combinação de uma medida de localização e uma medida de dispersão.

A Amplitude

Várias medidas diferentes podem ser utilizadas para descrever a variabilidade de uma amostra. Talvez a medida mais simples seja a amplitude.

DEFINIÇÃO 2.5 A **amplitude** é a diferença entre observação maior e a menor em uma amostra.

FIGURA 2.4 Duas amostras de medidas de colesterol em certa pessoa utilizando os métodos de mensuração Autoanalisador e Microenzimático

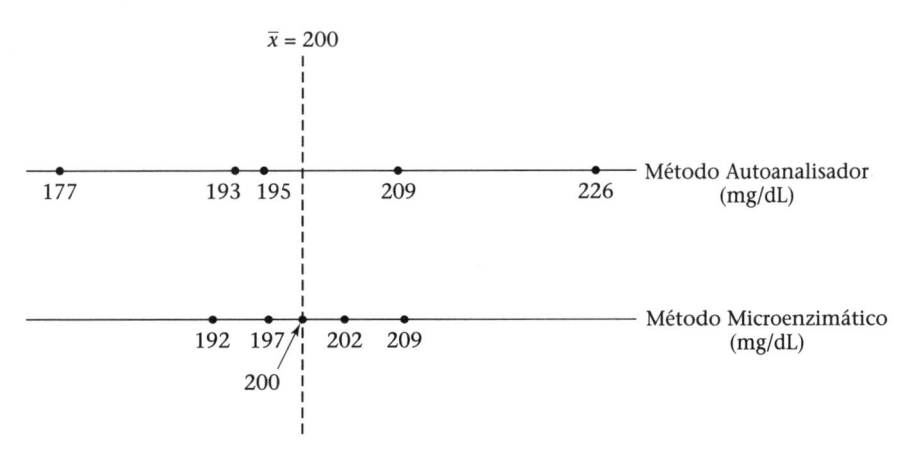

$\bar{x} = 200$

Método Autoanalisador (mg/dL): 177, 193, 195, 209, 226

Método Microenzimático (mg/dL): 192, 197, 200, 202, 209

EXEMPLO 2.14 A amplitude na amostra de peso ao nascer da Tabela 2.1 é

4.146 − 2.069 = 2.077 gramas

EXEMPLO 2.15 Calcule as amplitudes para os dados dos métodos Autoanalisador e Microenzimático da Figura 2.4 e compare a variabilidade dos dois métodos.

Resolução: A amplitude para o método Autoanalisador = 226 − 177 = 49 mg/dL. A amplitude para o método Microenzimático = 209 − 192 = 17 mg/dL. Claramente o método Autoanalisador parece mais variável.

Uma vantagem da amplitude é ela ser muito fácil de calcular, uma vez que as observações da amostra estão ordenadas. Uma desvantagem notável é ela ser muito sensível às observações extremas. Assim, se a criança mais leve na Tabela 2.1 pesava 500 gramas, em vez de 2.069 gramas, a amplitude aumentaria drasticamente para 4.146 − 500 = 3.646 gramas. Outra desvantagem da amplitude é que ela depende do tamanho da amostra (n). Quanto maior for n, maior tende a ser a amplitude. Torna-se, por isso, difícil comparar intervalos de conjuntos de dados de tamanhos diferentes.

Quantis

Outra abordagem que resolve algumas das deficiências da amplitude em quantificar a dispersão em um conjunto de dados é a utilização de **quantis** e **percentis**. Intuitivamente, o p-ésimo percentil é o valor V_p tal qual p por cento das observações da amostra são menores ou iguais a V_p. A mediana, sendo o percentil 50º, é um caso especial de um quantil. Como no caso da mediana, é necessária uma definição diferente para o p-ésimo percentil, dependendo de $np/100$ ser um número inteiro ou não.

DEFINIÇÃO 2.6 O pº **percentil** é definido pelo

(1) $(k + 1)$-ésimo maior do ponto amostral se $np/100$ não for um número inteiro (em que k é o maior número inteiro inferior a $np/100$).

(2) A média da $(np/100)^a$ e $(np/100 + 1)^a$ maior observação se $np/100$ for um número inteiro. Percentis são algumas vezes chamados de **quantis**.

A dispersão de uma distribuição pode ser caracterizada pela especificação de vários percentis. Por exemplo, o 10º e 90º percentis são frequentemente utilizados para caracterizar a dispersão. Os percentis têm vantagem sobre a amplitude por serem menos sensíveis às observações discrepantes e não serem grandemente afetados pelo tamanho da amostra (n).

EXEMPLO 2.16 Calcule os 10º e 90º percentis para os dados de peso ao nascer da Tabela 2.1.

Resolução: Como 20 × 0,1 = 2 e 20 × 0,9 = 18 são números inteiros, os 10º e 90º percentis são definidos por

10º percentil: média do segundo e do terceiro maiores valores
= (2.581 + 2.759)/2 = 2.670 gramas
90º percentil: média do 18º e do 19º maiores valores
= (3.609 + 3.649)/2 = 3.629 gramas

Estimaríamos que 80% dos pesos ao nascer cairiam entre 2.670 e 3.629 gramas, o que dá uma ideia geral da dispersão da distribuição.

EXEMPLO 2.17 Calcule o 20º percentil para os dados de contagem de leucócitos da Tabela 2.3.

Resolução: Como $np/100 = 9 \times 0{,}2 = 1{,}8$ não é um número inteiro, o 20º percentil é definido pelo $(1 + 1)$-ésimo maior valor = segundo maior valor = 5.000.

Para calcular percentis, as observações amostrais devem estar em ordem crescente. Isso pode ser difícil se n for um número par moderadamente grande. Uma maneira fácil para fazer isso é utilizar um diagrama de ramo-e-folha (veja a Seção 2.8) ou um programa de computador.

Utilizamos o comando quantile do R para calcular os percentis 10º e 90º dos dados de peso ao nascer na Tabela 2.1 e o percentil 20º dos dados de contagem de leucócitos da Tabela 2.3. Os resultados estão na Tabela 2.7.

TABELA 2.7 Uso do R para calcular quantis amostrais nos Exemplos 2.16 e 2.17

```
> quantile(birthwt,probs = c(0.1, 0.9),na.rm = TRUE, type = 2)
10%    90%
2670   3629
> quantile(white.count, probs = 0.2, na.rm = TRUE, type = 2)
20%
5
```

Os resultados são os mesmos dos exemplos 2.16 e 2.17. A opção na.rm = TRUE significa que os valores que faltam são excluídos do cálculo de quantis. Note que há diversos (9) algoritmos diferentes no R para calcular quantis que são obtidos especificando tipo = 1, ..., tipo = 9. A opção tipo = 2 é, na minha opinião, a mais comum e converge para a Definição 2.6.

Não há limite para o número de percentis que pode ser calculado. Os percentis mais úteis são frequentemente determinados pelo tamanho da amostra e pelas considerações em termos de sujeitos-pesquisa. Os percentis mais comumente utilizados são tercis (33º e 67º percentis), quartis (25º, 50º e 75º percentis), quintis (20º, 40º, 60º e 80º percentis) e decis (10º, 20º, ..., 90º percentis). É quase sempre instrutivo analisar alguns dos quantis para ter uma impressão completa da dispersão e da forma geral de uma distribuição.

Variância e Desvio-padrão

A principal diferença entre os dados de método Autoanalisador e Microenzimático da Figura 2.4 é que os valores do método Microenzimático estão mais próximos do centro da amostra do que os valores do método Autoanalisador. Se o centro da amostra é definido como a média aritmética, torna-se necessária uma medida que possa resumir a diferença (ou desvio) entre as observações amostrais individuais e a média aritmética, isto é,

$$x_1 - \bar{x}, x_2 - \bar{x}, \ldots, x_n - \bar{x}$$

Uma medida simples que parece alcançar esse objetivo é

$$d = \frac{\sum_{i=1}^{n}(x_i - \bar{x})}{n}$$

Infelizmente, essa medida não funcionará, em razão do princípio a seguir.

EQUAÇÃO 2.4 A soma dos desvios das observações individuais de uma amostra em relação à média da amostra é sempre zero.

EXEMPLO 2.18 Calcule a soma dos desvios em relação à média para os dados dos métodos Autoanalisador e Microenzimático da Figura 2.4.

Resolução: Para os dados do método Autoanalisador,

$$d = (177 - 200) + (193 - 200) + (195 - 200) + (209 - 200) + (226 - 200)$$
$$= -23 - 7 - 5 + 9 + 26 = 0$$

Para os dados do método Microenzimático,

$$d = (192 - 200) + (197 - 200) + (200 - 200) + (202 - 200) + (209 - 200)$$
$$= -8 - 3 + 0 + 2 + 9 = 0$$

Assim, d não ajuda a distinguir a diferença de dispersões entre os dois métodos.

Uma segunda medida possível é

$$\sum_{i=1}^{n} |x_i - \bar{x}|/n$$

que é chamada de **desvio médio**. O desvio médio é uma medida razoável de dispersão, mas não caracteriza a distribuição tão bem quanto o desvio-padrão (veja Definição 2.8) se a distribuição for em forma de sino.

Uma terceira ideia consiste em utilizar a média dos quadrados dos desvios em relação à média amostral, em vez dos próprios desvios. A medida de dispersão resultante, indicada por s^2, é

$$s^2 = \frac{\sum_{i=1}^{n}(x_i - \bar{x})^2}{n}$$

A forma mais comum para essa medida é feita com $n - 1$ no denominador em vez de n. A medida resultante é chamada de *variância amostral* (ou *variância*).

DEFINIÇÃO 2.7 A **variância amostral**, ou **variância**, é definida como:

$$s^2 = \frac{\sum_{i=1}^{n}(x_i - \bar{x})^2}{n-1}$$

Uma justificativa para o uso de $n - 1$ no denominador em vez de n é apresentada na discussão sobre estimação no Capítulo 6.

Outra medida de dispersão comumente utilizada é o desvio-padrão amostral.

DEFINIÇÃO 2.8 O **desvio-padrão amostral**, ou **desvio-padrão**, é definido como:

$$s = \sqrt{\frac{\sum_{i=1}^{n}(x_i - \bar{x})^2}{n-1}} = \sqrt{\text{variância amostral}}$$

EXEMPLO 2.19 Calcule a variância e o desvio-padrão para os dados dos métodos Autoanalisador e Microenzimático da Figura 2.4.

Resolução: Método Autoanalisador

$$s^2 = \left[(177-200)^2 + (193-200)^2 + (195-200)^2 + (209-200)^2 + (226-200)^2\right]/4$$
$$= (529 + 49 + 25 + 81 + 676)/4 = 1.360/4 = 340$$
$$s = \sqrt{340} = 18,4$$

Método Microenzimático

$$s^2 = \left[(192-200)^2 + (197-200)^2 + (200-200)^2 + (202-200)^2 + (209-200)^2\right]/4$$
$$= (64+9+0+4+81)/4 = 158/4 = 39,5$$
$$s = \sqrt{39,5} = 6,3$$

Assim, o método Autoanalisador tem um desvio-padrão aproximadamente três vezes maior que o do método Microenzimático.

EXEMPLO 2.20 Utilize o Microsoft Excel para calcular a média e o desvio-padrão para os dados dos métodos Autoanalisador e Microenzimático na Figura 2.4.

Resolução: Entramos com os dados Autoanalisador e Microenzimático nas células B3-B7 e C3-C7, respectivamente. Em seguida, utilizamos as funções média e desvpad para avaliar a média e o desvio-padrão como mostramos a seguir:

	Método Autoanalisador	Método Microenzimático
	177	192
	193	197
	195	200
	209	202
	226	209
Média	200	200
Desvio-padrão	18,4	6,3

No Excel, se fizermos B8 a célula ativa e escrevermos =Média(B3:B7) nessa célula, a média dos valores nas células B3, B4, ..., B7 aparecerá na célula B8. Do mesmo modo, a especificação =Desvpad(B3:B7) resultará no desvio-padrão dos dados do método Autoanalisador a ser colocado na célula ativa da planilha.

2.5 ALGUMAS PROPRIEDADES DE VARIÂNCIA E DESVIO-PADRÃO

A mesma pergunta pode ser feita sobre a variância, o desvio-padrão e a média aritmética: como eles são afetados por uma mudança na localização ou nas unidades com as quais se trabalhou? Suponha que exista uma amostra $x_1, ..., x_n$ e que todas as observações da amostra sejam deslocadas por uma constante c, isto é, uma nova amostra $y_1, ..., y_n$ é criada tal que $y_i = x_i + c$, $i = 1, ..., n$.

Na Figura 2.5, espera-se claramente que a variância e o desvio-padrão se mantenham os mesmos, pois a relação das observações da amostra em comparação com a outra se mantém a mesma. Essa propriedade é ilustrada a seguir:

FIGURA 2.5 Comparação das variâncias de duas amostras, em que uma tem uma localização deslocada em relação a outra

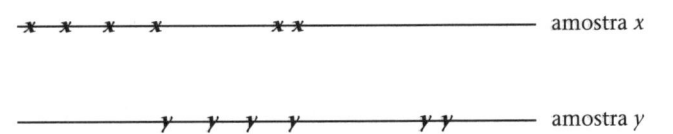

EQUAÇÃO 2.5

Suponha que existam duas amostras

$$x_1, ..., x_n \quad \text{e} \quad y_1, ..., y_n$$

em que $y_1 = x_1 + c, \ i = 1, ..., n$

Se as respectivas variâncias das duas amostras são indicadas por

$$s_x^2 \text{ e } s_y^2$$

então $s_y^2 = s_x^2$

EXEMPLO 2.21 Compare as variâncias e os desvios-padrão para os dados do período menstrual das Tabelas 2.4 e 2.6.

Resolução: A variância e o desvio-padrão das duas amostras são os mesmos porque a segunda amostra foi obtida da primeira subtraindo-se 28 dias de cada valor dos dados, isto é,

$$y_i = x_i - 28$$

Suponha que as unidades fossem modificadas para que uma nova amostra, $y_1, ..., y_n$, seja formulada tal que $y_i = cx_i, i = 1, ..., n$. A relação entre variâncias amostrais a seguir é válida.

EQUAÇÃO 2.6

Suponha que existam duas amostras

$$x_1, ..., x_n \text{ e } y_1, ..., y_n$$

em que $y_i = cx_i, i = 1, ..., n, c > 0$

Então $s_y^2 = c^2 s_x^2 \quad s_y = cs_x$

Isso pode ser mostrado observando que

$$s_y^2 = \frac{\sum_{i=1}^n (y_i - \bar{y})^2}{n-1} = \frac{\sum_{i=1}^n (cx_i - c\bar{x})^2}{n-1}$$

$$= \frac{\sum_{i=1}^n [c(x_i - \bar{x})]^2}{n-1} = \frac{\sum_{i=1}^n c^2(x_i - \bar{x})^2}{n-1}$$

$$= \frac{c^2 \sum_{i=1}^n (x_i - \bar{x})^2}{n-1} = c^2 s_x^2$$

$$s_y = \sqrt{c^2 s_x^2} = cs_x$$

EXEMPLO 2.22 Calcule a variância e o desvio-padrão dos dados de peso ao nascer da Tabela 2.1 em gramas e em onças.

Resolução: Os dados originais são dados em gramas, então calcule primeiro a variância e o desvio-padrão nessa unidade.

$$s^2 = \frac{(3.265 - 3.166,9)^2 + \cdots + (2.834 - 3.166,9)^2}{19}$$

$$= 3.768.147,8/19 = 198.323,6 \text{ g}^2$$

$$s = 445,3 \text{ g}$$

Para calcular a variância e o desvio-padrão em onças, observe que

$$1 \text{ oz} = 28,35 \text{ g} \quad \text{ou} \quad y_i = \frac{1}{28,35} x_i$$

Assim, $s^2(\text{oz}) = \dfrac{1}{28{,}35^2} s^2(\text{g}) = 246{,}8 \text{ oz}^2$

$s(\text{oz}) = \dfrac{1}{28{,}35} s(\text{g}) = 15{,}7 \text{ oz}$

Assim, se os pontos da amostra mudam na escala através de uma constante *c*, as variâncias alteram com a constante c^2 e o padrão derivado muda por um fator de *c*. Esta relação é a principal razão pela qual o desvio-padrão é mais frequentemente utilizado em relação à variância como uma medida de dispersão: o desvio-padrão e a média aritmética estão nas mesmas unidades, ao passo que a variância e a média aritmética, não. Diante disso, como está ilustrado nos Exemplos 2.12 e 2.22, tanto a média como o desvio-padrão mudam pela constante de 1/28,35 nos dados de peso ao nascer da Tabela 2.1, quando as unidades estão expressas em onças em vez de gramas.

A média e o desvio-padrão são as medidas de localização e dispersão mais amplamente utilizadas na literatura. Uma das principais razões para isso é que a distribuição normal (ou em forma de sino) é definida explicitamente em termos desses dois parâmetros, e essa distribuição tem ampla aplicabilidade em muitos contextos biológicos e médicos. A distribuição normal será discutida extensivamente no Capítulo 5.

2.6 COEFICIENTE DE VARIAÇÃO

É útil relacionar a média aritmética e o desvio-padrão porque, por exemplo, um desvio-padrão de 10 significa algo conceitualmente diferente se a média aritmética for 10 ou se for 1.000. Uma medida especial, o coeficiente de variação, é frequentemente utilizada para esse propósito.

DEFINIÇÃO 2.9 O **coeficiente de variação** (CV) é definido por

$(s/\bar{x}) \times 100\%$

Essa medida se mantém a mesma independentemente de quais unidades estão sendo utilizadas, pois, se as unidades mudam com uma constante *c*, tanto a média quanto o desvio-padrão se alteram pela constante *c*, ao passo que CV, que é a relação entre eles, mantém-se inalterado.

EXEMPLO 2.23 Calcule o coeficiente de variação para os dados da Tabela 2.1 quando o peso ao nascer está expresso em gramas ou onças.

Resolução: $CV = (s/\bar{x}) \times 100\% = (445{,}3 \text{ g}/3.166{,}9 \text{ g}) \times 100\% = 14{,}1\%$

Se os dados forem expressos em onças, então

$CV = (15{,}7 \text{ oz}/111{,}71 \text{ oz}) \times 100\% = 14{,}1\%$

O CV é mais útil na comparação da variabilidade de diferentes amostras, cada uma com diferentes médias aritméticas. Isso ocorre porque uma variabilidade mais elevada é geralmente esperada quando a média aumenta, e o CV é uma medida que considera essa variabilidade. Assim, se conduzimos um estudo em que a poluição do ar é medida em vários locais e queremos comparar a variabilidade do dia a dia nos diferentes locais, poderíamos esperar mais variabilidade para os lugares mais altamente poluídos. Poder-se-ia fazer uma comparação mais precisa comparando CVs em diferentes locais do que comparando desvios-padrão.

O CV é também útil para comparar a reprodutibilidade de diferentes variáveis. Considere, por exemplo, os dados do *Bogalusa Heart Study*, um amplo estudo de fatores de risco cardiovascular em crianças [3], que começou na década de 1970 e está em andamento até hoje.

Em intervalos de aproximadamente 3 anos, fatores de risco cardiovasculares, como pressão arterial, peso e níveis de colesterol, foram medidos em cada uma das crianças no estudo. Em 1978, obtiveram-se as medidas replicadas para um subconjunto das crianças, num curto período de tempo para além de medidas de fatores de risco regularmente programadas. A Tabela 2.8 apresenta os dados de reprodutibilidade de um subconjunto selecionado de fatores de risco cardiovasculares. Nota-se que o CV varia de 0,2% para a altura para 10,4% para colesterol HDL. Os desvios-padrão relatados aqui são desvios-padrão intrassujeitos com base em avaliações repetidas da mesma criança.

TABELA 2.8 Reprodutibilidade de fatores de risco cardiovasculares em crianças (*Bogalusa Heart Study*, 1978-1979)

	n	Média	dp[a]	CV(%)
Altura (cm)	364	142,6	0,31	0,2
Peso (kg)	365	39,5	0,77	1,9
Prega cutânea do tríceps (mm)	362	15,2	0,51	3,4
Pressão arterial sistólica (mmHg)	337	104,0	4,97	4,8
Pressão arterial diastólica (mmHg)	337	64,0	4,57	7,1
Colesterol total (mg/dL)	395	160,4	3,44	2,1
Colesterol HDL (mg/dL)	349	56,9	5,89	10,4

a. desvio-padrão

QUESTÕES DE REVISÃO 2A

1 Quando é apropriado usar a média aritmética ao invés da mediana?

2 Qual é a diferença entre a média geométrica e a média aritmética? Para que tipo de dados a média geométrica é utilizada?

3 Qual é a diferença entre o desvio-padrão e o CV? Quando é apropriado utilizar cada uma dessas medidas?

2.7 DADOS AGRUPADOS

Por vezes, o tamanho da amostra é demasiadamente grande para exibir todos os dados brutos. Além disso, com frequência, os dados são coletados de forma agrupada, porque, muitas vezes, não há o grau necessário de acurácia para medir a quantidade exata em razão de erros de medição ou porque o paciente não tem uma lembrança precisa. Por exemplo, medições de pressão arterial sistólica verificadas com o esfigmomanômetro padrão são geralmente especificadas para o mais próximo 2 mmHg, pois avaliá-las com mais precisão é difícil quando se utiliza esse instrumento. Assim, uma medição indicada de 120 mmHg, na verdade, pode implicar que a leitura seja algum número ≥119 mmHg e <121 mmHg. Similarmente, pelo fato de a lembrança de hábitos alimentares não ser muito precisa, a estimativa exata de consumo de peixe pode ser considerada da seguinte forma: 2 a 3 porções por dia, 1 porção por dia, 5 a 6 porções por semana, 2 a 4 porções por semana, 1 porção por semana, <1 porção por semana, ≥1 porção por mês ou nunca.

Considere os dados da Tabela 2.9, que representam o peso ao nascer de 100 partos consecutivos em um hospital de Boston. Suponha que desejássemos publicar esses dados. Como faríamos isso? A forma mais simples de mostrar os dados é gerar uma distribuição de frequência utilizando um programa de estatística.

DEFINIÇÃO 2.10 A **distribuição de frequência** é uma exibição ordenada de cada valor em um conjunto de dados junto com a **frequência**, isto é, o número de vezes que o valor ocorre no conjunto de dados. Além disso, a porcentagem de observações da amostra que assumem um valor particular é também tipicamente fornecida.

A distribuição de frequência da amostra de 100 pesos ao nascer da Tabela 2.9, gerada pelo software SAS, está ilustrada na Tabela 2.10.

O procedimento do SAS FREQ fornece a Frequência, frequência relativa (Percentual), a Frequência Acumulada e o Percentual Acumulado para cada peso ao nascer presente na amostra. Para qualquer peso ao nascer b, a Frequência Cumulativa é o número de pesos ao nascer da amostra que são menores ou iguais a b. O Percentual = Frequência × 100/n, enquanto o Percentual Acumulado = Frequência Acumulada × 100/n = a porcentagem de peso ao nascer menor ou igual a b.

TABELA 2.9 Amostra de pesos ao nascer (oz) de 100 partos consecutivos em um hospital de Boston

58	118	92	108	132	32	140	138	96	161
120	86	115	118	95	83	112	128	127	124
123	134	94	67	124	155	105	100	112	141
104	132	98	146	132	93	85	94	116	113
121	68	107	122	126	88	89	108	115	85
111	121	124	104	125	102	122	137	110	101
91	122	138	99	115	104	98	89	119	109
104	115	138	105	144	87	88	103	108	109
128	106	125	108	98	133	104	122	124	110
133	115	127	135	89	121	112	135	115	64

TABELA 2.10 Distribuição de frequência dos dados de pesos ao nascer da Tabela 2.9 utilizando o procedimento FREQ do SAS

Peso ao nascer	Frequência	Percentual	Frequência acumulada	Percentual acumulado
32	1	1,00	1	1,00
58	1	1,00	2	2,00
64	1	1,00	3	3,00
67	1	1,00	4	4,00
68	1	1,00	5	5,00
83	1	1,00	6	6,00
85	2	2,00	8	8,00
86	1	1,00	9	9,00
87	1	1,00	10	10,00
88	2	2,00	12	12,00
89	3	3,00	15	15,00
91	1	1,00	16	16,00
92	1	1,00	17	17,00
93	1	1,00	18	18,00
94	2	2,00	20	20,00
95	1	1,00	21	21,00
96	1	1,00	22	22,00
98	3	3,00	25	25,00
99	1	1,00	26	26,00
100	1	1,00	27	27,00

101	1	1,00	28	28,00
102	1	1,00	29	29,00
103	1	1,00	30	30,00
104	5	5,00	35	35,00
105	2	2,00	37	37,00
106	1	1,00	38	38,00
107	1	1,00	39	39,00
108	4	4,00	43	43,00
109	2	2,00	45	45,00
110	2	2,00	47	47,00
111	1	1,00	48	48,00
112	3	3,00	51	51,00
113	1	1,00	52	52,00
115	6	6,00	58	58,00
116	1	1,00	59	59,00
118	2	2,00	61	61,00
119	1	1,00	62	62,00
120	1	1,00	63	63,00
121	3	3,00	66	66,00
122	4	4,00	70	70,00
123	1	1,00	71	71,00
124	4	4,00	75	75,00
125	2	2,00	77	77,00
126	1	1,00	78	78,00
127	2	2,00	80	80,00
128	2	2,00	82	82,00
132	3	3,00	85	85,00
133	2	2,00	87	87,00
134	1	1,00	88	88,00
135	2	2,00	90	90,00
137	1	1,00	91	91,00
138	3	3,00	94	94,00
140	1	1,00	95	95,00
141	1	1,00	96	96,00
144	1	1,00	97	97,00
146	1	1,00	98	98,00
155	1	1,00	99	99,00
161	1	1,00	100	100,00

Se o número de valores únicos de uma amostra é grande, então a distribuição de frequência ainda pode ser um resumo detalhado demais para fins de publicação. Em vez disso, os dados poderiam ser agrupados em categorias mais amplas. Seguem-se algumas instruções gerais para categorizar os dados:

(1) Subdivida os dados em intervalos k começando em algum limite mais baixo de y_1 e terminando em algum limite acima de y_{k+1}.

(2) O primeiro intervalo advém de y_1 inclusive para y_2 exclusive; o segundo intervalo é de y_2 inclusive para y_3 exclusive; ...; o k-ésimo e o último intervalo é de y_k inclusive para y_{k+1} exclusive. A justificativa para essa representação é fazer com que determinados intervalos do grupo incluam todos os possíveis valores e não se sobreponham. Em alguns trabalhos publicados, os dados agrupados são apresentados, mas os limites de grupo são ambíguos (por exemplo, 0-5, 5-10 etc.).

(3) Os intervalos do grupo são geralmente escolhidos para serem iguais, embora a adequação de grupos de tamanhos iguais devesse ser ditada mais pelas considerações em termos de sujeito-pesquisa. Assim, intervalos iguais poderiam ser apropriados para os dados de pressão arterial e peso ao nascer, mas não para dados relacionados a hábitos alimentares dietéticos, em que a natureza dos dados dita tamanhos de grupos diferentes que correspondem a quanto as pessoas lembram-se do que comeram.

(4) Faz-se uma contagem do número de unidades que se enquadram em cada intervalo, que é designado pela frequência dentro daquele intervalo.

(5) Por fim, os intervalos do grupo e suas frequências, f_i, são então demonstrados de maneira concisa como a Tabela 2.11.

Por exemplo, os dados brutos da Tabela 2.10 poderiam ser mostrados de forma agrupada, como ilustrado na Tabela 2.12.

TABELA 2.11 Esboço geral de dados agrupados

Intervalo do grupo	Frequência
$y_1 \le x < y_2$	f_1
$y_2 \le x < y_3$	f_2
.	.
.	.
.	.
$y_i \le x < y_{i+1}$	f_i
.	.
.	.
$y_k \le x < y_{k+1}$	f_k

TABELA 2.12 Distribuição de frequência agrupada do peso ao nascer (oz) de 100 partos consecutivos

	Procedimento FREQ			
Intervalo do grupo	Frequência	Percentual	Frequência acumulada	Percentual acumulado
29,5 $\le x <$ 69,5	5	5,00	5	5,00
69,5 $\le x <$ 89,5	10	10,00	15	15,00
89,5 $\le x <$ 99,5	11	11,00	26	26,00
99,5 $\le x <$ 109,5	19	19,00	45	45,00
109,5 $\le x <$ 119,5	17	17,00	62	62,00
119,5 $\le x <$ 129,5	20	20,00	82	82,00
129,5 $\le x <$ 139,5	12	12,00	94	94,00
139,5 $\le x <$ 169,5	6	6,00	100	100,00

2.8 MÉTODOS GRÁFICOS

Nas Seções 2.1 a 2.7 nos concentramos em métodos para descrever dados de forma numérica e tabular. Nesta seção, essas técnicas são complementadas pela apresentação de determinados métodos gráficos comumente usados para a exibição de dados. O objetivo de usar gráficos é conceder uma impressão geral rápida dos dados, algumas vezes difícil de obter com medidas numéricas.

Gráficos de Barras

Um dos métodos mais amplamente utilizados para mostrar dados agrupados é o gráfico de barras.

> Um **gráfico de barras** pode ser elaborado da seguinte forma:
>
> (1) Os dados são divididos em um número de grupos utilizando as diretrizes fornecidas na Seção 2.7.
>
> (2) Para cada grupo, constrói-se um retângulo com uma base de largura constante e uma altura proporcional à frequência dentro de cada grupo.
>
> (3) Os retângulos em geral não são contíguos e são igualmente espaçados uns dos outros.

Um gráfico de barras de consumo diário de vitamina A entre 200 casos de câncer e 200 controles pareados por idade e gênero foi mostrado na Figura 2.1.

Diagrama de Ramo-e-Folha

Dois problemas com gráficos de barras são que (1) a definição dos grupos é um tanto quanto arbitrária e (2) a percepção de quais observações amostrais estão dentro dos respectivos grupos é perdida. Um tipo de exibição gráfica que supera esses problemas é o diagrama de ramo-e-folha.

> Um diagrama de **ramo-e-folha** pode ser elaborado da seguinte forma:
>
> (1) Separe cada dígito dos dados entre o ramo e a folha, respectivamente, de modo que os dados do ramo sejam os números formados por todos os dígitos, exceto pelo da direita, e a folha consista no dígito que fica à direita. Assim, o ramo do número 483 é 48 e a folha é 3.
>
> (2) O menor ramo do conjunto de dados fica acima do canto superior esquerdo do diagrama.
>
> (3) O segundo ramo, que corresponde ao primeiro +1, mostra-se abaixo do primeiro ramo.
>
> (4) O procedimento no passo 3 é repetido até que o maior ramo do conjunto de dados seja alcançado.
>
> (5) Uma barra vertical fica à direita da coluna de ramos.
>
> (6) Para cada número do conjunto de dados, o ramo adequado é encontrado e as folhas são mostradas à direita da barra vertical.

O conjunto de folhas assim formado assume a forma geral da distribuição das observações da amostra. Além disso, os valores reais da amostra são preservados e ainda há a exibição agrupada dos dados, o que constitui nítida vantagem sobre o gráfico de barras.

Por fim, é também fácil calcular a mediana e outros quantis com base no diagrama de ramo-e-folha. A Figura 2.6 representa um diagrama de ramo-e-folha utilizando o R para os dados de peso ao nascer da Tabela 2.9. Assim, o dígito 5 | 8 representa 58, 11 | 8 representa 118, e assim por diante. Observe como esse diagrama dá uma visão geral para a distribuição sem perder os valores individuais. Além disso, a soma da frequência relativa acumulada advinda tanto do menor quanto do maior valor aparece na primeira coluna. Para o ramo 11, a soma absoluta é dada entre parênteses (17) em vez do total acumulativo, uma vez que o valor menor ou maior excederia 50% (50).

Em algumas variações de diagramas de ramo-e-folha, a folha pode ser constituída por mais de um dígito. Isso pode ser adequado para os dados de peso ao nascer da Tabela 2.1 porque o número de ramo de três dígitos exigido seria muito grande em relação ao número de observações. Nesse caso, a folha seria composta de dois dígitos à direita e o ramo de dois

FIGURA 2.6 Diagrama de ramo-e-folha para os dados de peso ao nascer (oz) da Tabela 2.9 utilizando o R

> stem.leaf(bwt$birthweight, unit=1, trim.outliers=FALSE)

1 | 2: representa 12

leaf unit: 1

           n: 100

1	3	2
	4	
2	5	8
5	6	478
	7	
15	8	3556788999
26	9	12344568889
45	10	0123444445567888899
(17)	11	00122235555556889
38	12	01112222344445567788
18	13	222334557888
6	14	0146
2	15	5
1	16	1

FIGURA 2.7 Diagrama de ramo-e-folha para os dados de peso ao nascer (g) da Tabela 2.1

20	69
21	
22	
23	
24	
25	81
26	
27	59
28	41 38 34
29	
30	31
31	01
32	65 60 45 00 48
33	23 14
34	84
35	41
36	49 09
37	
38	
39	
40	
41	46

à esquerda, e os pares de dígitos à direita da barra vertical seriam sublinhados para fazer a distinção entre duas folhas diferentes. A exibição do ramo e da folha para os dados da Tabela 2.1 está ilustrada na Figura 2.7.

Outra variação comum do usual diagrama de ramo-e-folha é se o número de folhas for grande a ponto de permitir mais de uma linha para cada ramo. Da mesma maneira, pode-se posicionar o ramo maior no topo do diagrama e o menor na base do diagrama. Na Figura 2.8, alguns gráficos que utilizam o procedimento SAS UNIVARIATE ilustram essa técnica.

Note que é permitido utilizar duas linhas para cada ramo com as folhas 5 a 9 na linha superior e as folhas 0 a 4 na linha inferior. Além disso, as folhas estão ordenadas em cada linha e a soma do número de folhas de cada linha é dada sob a coluna # a fim de facilitar o cálculo da mediana e de outros quantis. Então, o número 7 na coluna # na linha superior do ramo 12 indica que há 7 pesos ao nascer de 125 a 129 oz na amostra, ao passo que o número 13 indica que há 13 pesos ao nascer de 120 a 124 oz. Por fim, o fator de multiplicação (m) na base do exemplo permite representar os números decimais em forma de ramo-e-folha. Em particular, se nenhum m estiver presente, assume-se que todos os números têm o valor real ramo.folha; se m estiver presente, assume-se que o valor real do número é ramo.folha $\times 10^m$. Assim, por exemplo, como o fator de multiplicação é 10^1, o valor 6 | 4 do diagrama de ramo-e-folha representa o número $6,4 \times 10^1 = 64$ oz.

Diagrama de Caixas

Na seção 2.2, discutimos a comparação da média aritmética e da mediana como método para analisar a assimetria da distribuição. Esse objetivo também pode ser alcançado por uma técnica gráfica conhecida como **diagrama de caixas**, que utiliza a relação entre a mediana e os quartis superior e inferior para descrever a assimetria da distribuição.

Os quartis superior e inferior podem ser pensados, conceitualmente, como o 75º e 25º percentis aproximados da amostra, isto é, os pontos de 3/4 e 1/4 ao longo da amostra ordenada.

Como a mediana e os quartis superior e inferior podem ser utilizados para definir a simetria de uma distribuição?

(1) Se a distribuição é simétrica, os quartis superior e inferior devem estar aproximadamente à mesma distância da mediana.

(2) Se o quartil superior estiver mais distante da mediana que o inferior, a distribuição está assimétrica positivamente.

(3) Se o quartil inferior estiver mais distante que o superior, a distribuição está assimétrica negativamente.

Essas relações são ilustradas graficamente em um diagrama de caixa. Na Figura 2.8, a parte de cima da caixa corresponde ao quartil superior, enquanto a base da caixa corresponde ao quartil inferior. Uma linha horizontal é desenhada no valor mediano. Além disso, na construção do diagrama de caixa no SAS, a média empírica é indicada por um sinal de + diferente das bordas da caixa.

EXEMPLO 2.24 O que podemos saber sobre as propriedades de simetria da distribuição de pesos ao nascer referentes ao diagrama de caixa da Figura 2.8?

Resolução: Na Figura 2.8, pelo fato de o quartil inferior estar mais distante da mediana que o superior, a distribuição está ligeiramente assimétrica negativamente. Esse padrão é verdadeiro para muitas das distribuições de peso ao nascer.

Além de exibir as propriedades de simetria da amostra, um diagrama de caixa pode também ser utilizado para descrever visualmente a dispersão da amostra e ajudar a identificar possíveis *outliers* — ou seja, valores que parecem inconsistentes com as demais observações da amostra. No contexto de diagrama de caixas, os *outliers* são caracterizados da seguinte forma:

DEFINIÇÃO 2.11 Um *outlier* é um valor x tal que

(1) $x >$ quartil superior $+ 1,5 \times$ (quartil superior $-$ quartil inferior) ou
(2) $x <$ quartil inferior $- 1,5 \times$ (quartil superior $-$ quartil inferior)

FIGURA 2.8   Diagramas de ramo-e-folha e de caixa para os dados de peso ao nascer da Tabela 2.9, gerados pelo Univariate Procedure do SAS

Procedimento UNIVARIATE
Variável: peso ao nascer (birthweight)

```
Stem | Leaf                    #       Boxplot
  16 | 1                       1          |
  15 | 5                       1          |
  15 |                                    |
  14 | 6                       1          |
  14 | 014                     3          |
  13 | 557888                  6          |
  13 | 222334                  6          |
  12 | 5567788                 7          |
  12 | 0111222234444          13       +-----+
  11 | 5555556889             10       |     |
  11 | 0012223                 7       *--+--*
  10 | 5567888899             10       |     |
  10 | 012344444               9       |     |
   9 | 568889                  6       +-----+
   9 | 12344                   5          |
   8 | 556788999               9          |
   8 | 3                       1          |
   7 |                                    |
   7 |                                    |
   6 | 78                      2          |
   6 | 4                       1          |
   5 | 8                       1          0
   5 |
   4 |
   4 |
   3 |
   3 | 2                       1          0
     ----+----+----+----+
Multiply Stem.Leaf by 10**+1
```

DEFINIÇÃO 2.12   Um *outlier* **extremo**[4] é um valor x tal que

(1) $x >$ quartil superior $+ 3{,}0 \times$ (quartil superior − quartil inferior) ou

(2) $x <$ quartil inferior $- 3{,}0 \times$ (quartil superior − quartil inferior)

Então completa-se o diagrama de caixa

(1)   Desenhando-se uma barra vertical do quartil superior até o maior valor não *outlier* da amostra

(2)   Desenhando-se uma barra vertical do quartil inferior até o menor valor não *outlier* da amostra

(3)   Identificando-se individualmente *outliers* e *outliers* extremos da amostra com zeros (0) e asteriscos (*), respectivamente

---

EXEMPLO 2.25   Utilizando o diagrama de caixa da Figura 2.8, comente a dispersão da amostra da Tabela 2.9 e a presença de *outliers*.

Resolução: Pode-se ver, pela Definição 2.6, que os quartis superior e inferior são 124,5 e 98,5 oz, respectivamente. Assim, um *outlier* x deve satisfazer às seguintes relações:

---

4. Também conhecido como "valor extremo". (N.R.T.)

$x > 124{,}5 + 1{,}5 \times (124{,}5 - 98{,}5) = 124{,}5 + 39{,}0 = 163{,}5$
ou $x < 98{,}5 - 1{,}5 \times (124{,}5 - 98{,}5) = 98{,}5 - 39{,}0 = 59{,}5$

Da mesma forma, um *outlier* extremo x deve satisfazer às seguintes relações:

$x > 124{,}5 + 3{,}0 \times (124{,}5 - 98{,}5) = 124{,}5 + 78{,}0 = 202{,}5$
ou $x < 98{,}5 - 3{,}0 \times (124{,}5 - 98{,}5) = 98{,}5 - 78{,}0 = 20{,}5$

Assim, os valores 32 e 58 oz são *outliers*, mas não *outliers* extremos. Esses valores são identificados por zeros no diagrama de caixa. Uma barra vertical estende-se de 64 oz (o menor valor não *outlier*) até o quartil inferior e de 161 oz (o maior valor não *outlier* = o maior valor da amostra) até o quartil superior. A acurácia dos dois *outliers* identificados deve ser provavelmente checada.

Os métodos utilizados para identificar os *outliers* nas Definições 2.11 e 2.12 são descritivos e infelizmente sensíveis ao tamanho da amostra, com mais *outliers* detectados para tamanhos maiores de amostras. Métodos alternativos para identificar *outliers* com base em uma estrutura de teste de hipótese são ilustrados no Capítulo 8.

Mais detalhes sobre diagrama de ramo-e-folha, diagrama de caixa e outros métodos exploratórios de dados são apresentados em Tukey [4].

QUESTÕES DE REVISÃO 2B

1 O que é um diagrama de ramo-e-folha? Qual a diferença entre ele e o gráfico de barras?

2 Considere o gráfico de barras na Figura 2.1. É possível construir um diagrama de ramo-e-folha com os dados apresentados? Se sim, construa-o.

3 Considere o diagrama de ramo-e-folha na Figura 2.6. É possível construir um gráfico de barras com os dados apresentados? Se sim, construa-o.

4 O que é um diagrama de caixa? Que informação adicional esse tipo de gráfico fornece que não está disponível nem no gráfico de barras nem no diagrama de ramo-e-folha?

2.9 ESTUDO DE CASO 1: EFEITOS DA EXPOSIÇÃO AO CHUMBO NA FUNÇÃO NEUROLÓGICA E PSICOLÓGICA EM CRIANÇAS

Estudaram-se os efeitos da exposição ao chumbo no bem-estar neurológico e psicológico de crianças [5]. Os dados brutos completos para esse estudo estão em Data Set LEAD.DAT e a documentação para esse arquivo estão em Data Set LEAD.DOC. O dr. Philip Landrigan, do Centro Médico Mount Sinai, em Nova York, forneceu esse conjunto de dados.

Em resumo, os níveis de chumbo no sangue foram medidos em um grupo de crianças que viviam perto de uma fundição de chumbo em El Paso, Texas. Em 1972, foram identificadas 46 crianças com níveis de chumbo no sangue ≥ 40 $\mu g/mL$ (algumas crianças foram identificadas em 1973); define-se esse grupo pela variável GRUP=2. Em 1972 e 1973, identificou-se um grupo controle composto de 78 crianças com níveis de chumbo no sangue < 40 $\mu g/mL$; define-se esse grupo pela variável GRUP=1. Todas as crianças moravam perto da fundição de chumbo.

Duas importantes variáveis para avaliar os efeitos neurológicos e psicológicos da exposição ao chumbo foram estudadas: (1) o número de toques com o dedo indicador da mão dominante (uma medida de função neurológica) e (2) o escore de inteligência de Wechsler. Para explorar a relação entre a exposição ao chumbo e as variáveis de interesse, usamos o Minitab para obter diagramas de caixa para essas duas variáveis das crianças nos grupos exposto e controle. Esses diagramas de caixa são mostrados nas Figuras 2.9 e 2.10, respectivamente. Considerando-se a impossibilidade de identificar a mão dominante no banco de dados, utilizamos maiores contagens de toque com o dedo indicador das mãos

FIGURA 2.9 Número de toques com o dedo indicador da mão dominante para grupos expostos e de controle (*El Paso Lead Study*)

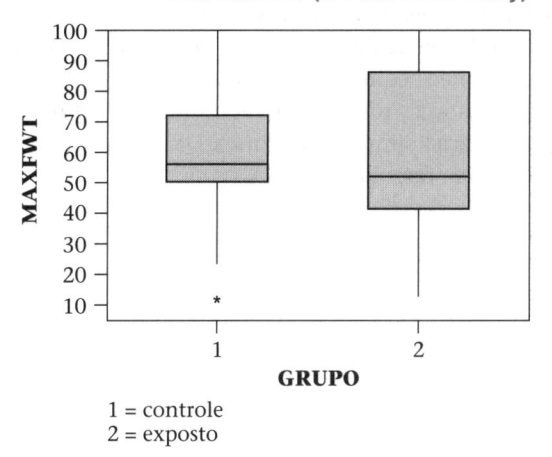

1 = controle
2 = exposto

FIGURA 2.10 Escores da escala de inteligência de Wechsler dos grupos exposto e de controle (*El Paso Lead Study*)

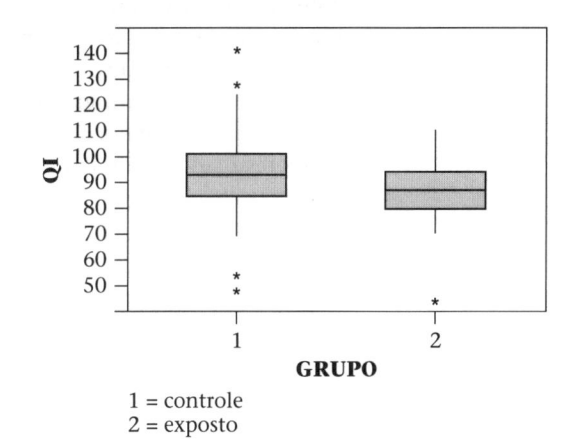

1 = controle
2 = exposto

direita e esquerda como o número representativo dos toques com o dedo indicador da mão dominante.

Observamos que, embora houvesse dispersão considerável dentro de cada grupo, tanto as contagens de toques com o dedo indicador (MAXFWT) e de QI em escala completa (QIF) parecem sutilmente mais inferiores no grupo exposto do que no grupo controle. Analisaremos esses dados com mais detalhes nos próximos capítulos, utilizando testes *t*.

2.10 ESTUDO DE CASO 2: EFEITOS DO USO DO TABACO NA DENSIDADE MINERAL ÓSSEA EM MULHERES DE MEIA-IDADE

Um estudo com gêmeos foi realizado com o objetivo de verificar a relação entre a densidade mineral óssea (DMO) e o consumo de cigarro [6]. Quarenta e um pares de gêmeos do sexo feminino de meia-idade, discordantes quanto ao consumo de tabaco (tinham histórias diferentes de tabagismo), participaram de um estudo na Austrália e foram convidados a visitar um hospital em Victoria, Austrália, para mensuração da DMO. Foram obtidas outras informações dos participantes por meio de questionários, que incluíam detalhes do uso de tabaco; consumo de álcool, café e chá; ingestão de cálcio advindo de produtos lácteos; histórico de fraturas, sistema reprodutor e menopausa; uso de contraceptivos orais ou terapia de reposição de estrógeno; e avaliação da atividade física. O dr. John Hopper, da Faculdade de Saúde Pública da Universidade de Melbourne, na Austrália, forneceu o conjunto de dados para esse estudo, disponível no site da Cengage Learning, na página do livro sob o nome de arquivo BONEDEN.DAT com documentação em BONEDEN.DOC.

O consumo de tabaco foi expresso em maços-ano. Um maço-ano define-se como 1 maço de cigarros por dia (geralmente 20 cigarros por maço) consumidos em 1 ano. A vantagem da utilização de gêmeos em um estudo como esse é que as influências hereditárias são inerentemente controladas. Para analisar os dados, os pesquisadores primeiro identificaram os gêmeos que fumavam mais e os que fumavam menos em termos de maços-ano. O que fumava menos geralmente tinha 0 maço-ano (indicando que nunca havia fumado) ou ocasionalmente fumado poucos cigarros por dia e/ou por apenas um curto período. Os pesquisadores então observaram a diferença na DMO (calculada subtraindo-se a DMO do gêmeo que fumava menos da DMO do que fumava mais, expressa em porcentagem da média da densidade óssea dos dois) como uma função da diferença do uso de tabaco (calculado em maços-ano do gêmeo mais fumante menos os maços-ano do menos fumante).

A DMO foi avaliada separadamente em três locais: o eixo femoral (fêmur), o colo femoral (quadril) e a coluna lombar (região lombar). Um gráfico de dispersão e a relação entre a diferença em DMO *versus* a diferença em uso de tabaco estão ilustrados na Figura 2.11.

Note que, para a coluna lombar, uma relação inversa aparece entre a diferença em DMO e a diferença no uso de tabaco (uma tendência de queda). Praticamente todas as diferenças na DMO são inferiores a 0, em especial para gêmeos com grande diferença no uso do tabaco (≥30 maços-ano), indicando que os gêmeos mais fumantes tiveram uma DMO mais baixa que os gêmeos menos fumantes. Uma relação similar vale para a DMO no colo do fêmur. Os resultados são menos nítidos para o eixo femoral.

FIGURA 2.11 Diferenças em relação ao par na densidade óssea do eixo femoral, do colo femoral e da coluna lombar como função das diferenças em relação ao par em maços-ano de uso de tabaco em 41 pares de gêmeos do sexo feminino. Gêmeos monozigóticos (idênticos) estão representados por quadrados e dizigóticos (fraternais) por triângulos. A diferença em densidade óssea entre os membros de um par está expressa em porcentagem de densidade óssea média para o par.

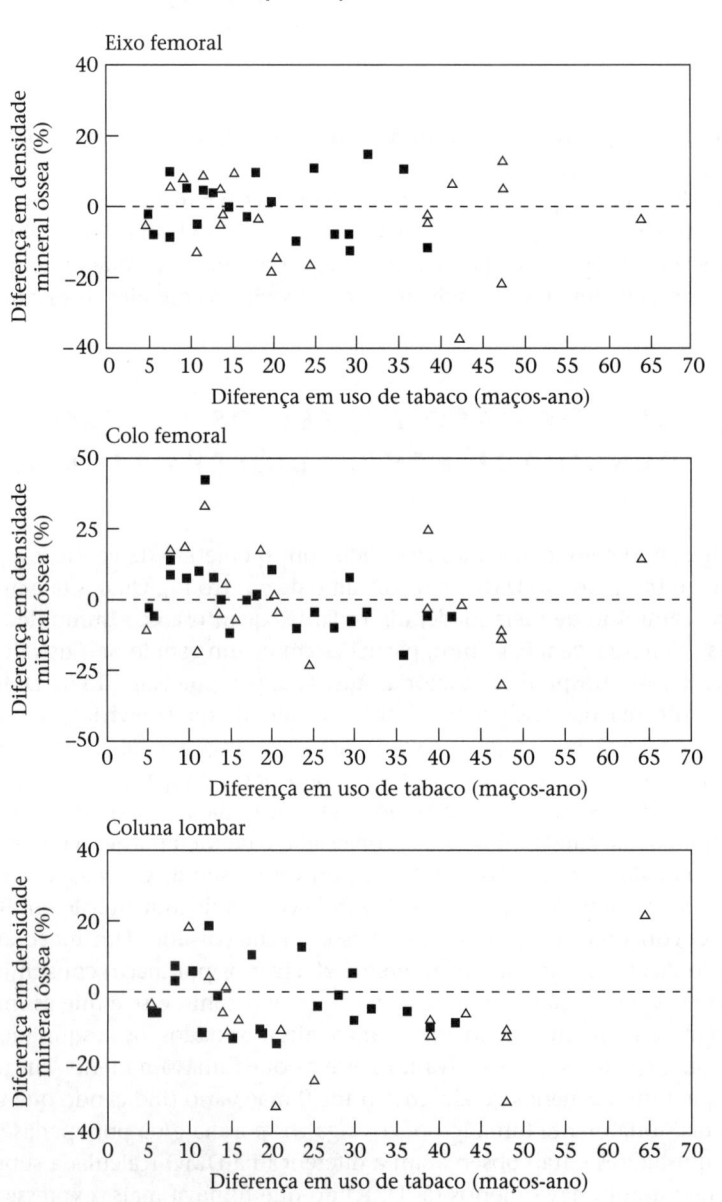

Fonte: Com base em "The bone density of female twins discordant for tobacco use", de J. H. Hopper e E. Seeman, 1994, *The New England Journal of Medicine*, 330, 387-392.

Esse é um exemplo clássico de *estudo de pares combinados*, que discutiremos com detalhes a partir do Capítulo 8. Para esse estudo, o exposto (gêmeo mais fumante) e o controle (gêmeo menos fumante) são combinados em outras características relacionadas ao resultado (DMO). Nesse caso, a combinação baseia-se na semelhança genética. Analisaremos esse conjunto de dados com mais detalhes nos próximos capítulos, usando métodos com base em distribuição binomial e testes *t*.

2.11 OBTENDO A ANÁLISE DESCRITIVA NO COMPUTADOR

Vários programas de estatística podem ser utilizados com o intuito de obter estatísticas descritivas, bem como outras funções estatísticas usadas em probabilidade, estimações e teste de hipóteses discutidos posteriormente neste livro.

2.12 RESUMO

Este capítulo apresentou vários **métodos gráficos e numéricos para descrever dados**. Essas técnicas são usadas para

(1) resumir rapidamente um conjunto de dados

(2) apresentar resultados a outrem

Em geral, um conjunto de dados pode ser descrito numericamente em termos de **medida de localização** e **medida de dispersão**. Foram apresentadas várias alternativas, incluindo **média aritmética, mediana, moda** e **média geométrica**, como possíveis escolhas para medidas de localização, além de **desvio-padrão, quantis** e **amplitude** como possíveis escolhas para medidas de dispersão. Foram discutidos critérios para escolher as medidas mais apropriadas em determinadas circunstâncias. Apresentamos várias técnicas gráficas cujo objetivo é resumir dados, incluindo métodos tradicionais, como **gráfico de barras**, e métodos mais modernos característicos de análise de dados exploratória (ADE), como **diagrama de ramo-e-folha** e **diagrama de caixa**.

Como os métodos descritivos neste capítulo se encaixam com os métodos de estatística inferencial discutidos posteriormente neste livro? Especificamente, se com base em algumas hipóteses pré-específicas algumas tendências interessantes podem ser encontradas usando os métodos descritivos, então precisamos de alguns critérios para julgar quão "significativas" essas tendências são. Para esse propósito, vários **modelos de probabilidade** comumente utilizados são apresentados nos Capítulos 3 a 5, e as abordagens para testar a validade desses modelos usando os métodos de estatística inferencial são exploradas nos Capítulos 6 a 10.

PROBLEMAS

Doença Infecciosa

Os dados da Tabela 2.13 são uma amostra de um conjunto de dados maior colhidos a respeito de pessoas que receberam alta de um hospital da Pensilvânia selecionados como parte da revisão retrospectiva do uso de antibióticos em hospitais [7]. Os dados também são fornecidos em Data Set HOSPITAL.DAT com documentação em HOSPITAL.DOC no site da Cengage Learning, na página do livro. Cada conjunto de dados do site está disponível nos formatos: ASCII, Minitab, Excel, SPSS e Stata, além de um arquivo de texto (formato R).

2.1 Calcule a média e a mediana da duração da hospitalização para os 25 pacientes.

2.2 Calcule o desvio-padrão e a amplitude da duração da hospitalização para os 25 pacientes.

2.3 É de interesse clínico saber se a duração da hospitalização é influenciada pelo fato de o paciente receber ou não antibióticos. Responda a esta pergunta de forma descritiva, utilizando métodos numéricos ou gráficos.

Suponha que a escala de um conjunto de dados seja alterada pela multiplicação de cada observação por uma constante positiva.

*2.4 Qual é o efeito na mediana?

*2.5 Qual é o efeito na moda?

TABELA 2.13 Dados da hospitalização

Nº ID	Duração da hospitalização	Idade	Sexo 1 = M 2 = F	Primeira temperatura após a internação (°C)	Primeiro hemograma ($\times 10^3$) após a internação	Recebeu antibiótico? 1 = sim 2 = não	Recebeu cultura bacteriana? 1 = sim 2 = não	Atendimento 1 = clínico 2 = cirúrgico
1	5	30	2	37,2	8	2	2	1
2	10	73	2	36,6	5	2	1	1
3	6	40	2	37,2	12	2	2	2
4	11	47	2	36,7	4	2	2	2
5	5	25	2	36,9	11	2	2	2
6	14	82	1	36,0	6	1	2	2
7	30	60	1	37,5	8	1	1	1
8	11	56	2	37,0	7	2	2	1
9	17	43	2	36,6	7	2	2	1
10	3	50	1	36,6	12	2	1	2
11	9	59	2	36,4	7	2	1	1
12	3	4	1	36,5	3	2	2	2
13	8	22	2	37,5	11	1	2	2
14	8	33	2	36,8	14	1	1	2
15	5	20	2	36,8	11	2	1	2
16	5	32	1	37,2	9	2	2	2
17	7	36	1	37,3	6	1	2	2
18	4	69	1	36,6	6	2	2	2
19	3	47	1	36,1	5	1	2	1
20	7	22	1	36,7	6	2	2	2
21	9	11	1	36,7	10	2	2	2
22	11	19	1	37,0	14	1	2	2
23	11	67	2	36,4	4	2	2	1
24	9	43	2	37,0	5	2	2	2
25	4	41	2	36,6	5	2	2	1

*2.6 Qual é o efeito na média geométrica?

*2.7 Qual é o efeito na amplitude?

* O asterisco indica que uma breve resposta ao problema está na seção de respostas no final do livro.

Promoção da Saúde

Um homem corre aproximadamente 1,5 km uma vez por semana. Ele registra seu tempo ao longo de 18 semanas. Os tempos são apresentados na Tabela 2.14.

2.8 Qual é o tempo médio de percurso de 1,5 km ao longo das 18 semanas?

2.9 Qual é o desvio-padrão do tempo de percurso de 1,5 km ao longo das 18 semanas?

Suponha que construímos uma nova variável chamada tempo_100 = 100 × tempo (por exemplo, para a semana 1, tempo_100 = 1.280).

2.10 Quais são a média e o desvio-padrão de tempo_100?

2.11 Construa um gráfico de ramo-e-folha do tempo_100 usando os três primeiros dígitos mais significativos para o ramo e o dígito menos significativo para a folha. Assim, para a semana 1, tempo_100 = 1.280, que tem um ramo = 128 e uma folha = 0.

TABELA 2.14 Tempo de percurso de 1,5 km para um indivíduo ao longo de 18 semanas

Semana	Tempo (min)(x_1)	Semana	Tempo (min)(x_1)
1	12,80	10	11,57
2	12,20	11	11,73
3	12,25	12	12,67
4	12,18	13	11,92
5	11,53	14	11,67
6	12,47	15	11,80
7	12,30	16	12,33
8	12,08	17	12,55
9	11,72	18	11,83

2.12 Suponha que o homem não corre por 6 meses durante o inverno por causa da neve no chão. Ele volta a correr uma vez por semana na primavera e registra um tempo de percurso = 12,97 minutos na primeira semana.

Esse é um *outlier* em relação à distribuição dos tempos de percurso registrados no ano anterior na Tabela 2.14? Por quê?

Sugestão: Construa um gráfico de caixa com base nos dados da Tabela 2.14 e avalie se esse novo ponto é um *outlier* com base na Definição 2.11.

Doença Cardiovascular

Os dados da Tabela 2.15 são uma amostra dos níveis de colesterol de 24 funcionários do hospital que estavam em uma dieta americana padrão e que concordaram em adotar uma dieta vegetariana por um mês. As medições de colesterol (colesterol.xml) foram feitas antes de adotar a dieta e um mês após.

TABELA 2.15 Níveis de colesterol (mg/dL) antes e depois da dieta vegetariana

Sujeito	Antes	Depois	Diferença[a]
1	195	146	49
2	145	155	−10
3	205	178	27
4	159	146	13
5	244	208	36
6	166	147	19
7	250	202	48
8	236	215	21
9	192	184	8
10	224	208	16
11	238	206	32
12	197	169	28
13	169	182	−13
14	158	127	31
15	151	149	2
16	197	178	19
17	180	161	19
18	222	187	35
19	168	176	−8
20	168	145	23
21	167	154	13
22	161	153	8
23	178	137	41
24	137	125	12

a. Antes − depois.

*2.13 Calcule a mudança na média do colesterol.

*2.14 Calcule o desvio-padrão da mudança dos níveis de colesterol.

2.15 Construa um diagrama de ramo-e-folha das alterações dos níveis de colesterol.

*2.16 Calcule a alteração na mediana do colesterol.

2.17 Construa um diagrama de caixa das mudanças dos níveis de colesterol à direita do diagrama de ramo-e-folha.

2.18 Alguns pesquisadores acreditam que os efeitos da dieta sobre o colesterol são mais evidentes em pessoas com níveis elevados do que em pessoas com níveis baixos. Se você dividir os dados da Tabela 2.15 de acordo com o nível de colesterol antes da dieta acima ou abaixo da mediana, você consegue comentar essa questão de forma descritiva?

Hipertensão

Em um experimento que analisou o efeito da posição do corpo na medição da pressão arterial [8], 32 participantes tiveram a pressão arterial medida enquanto estavam deitados, com os braços ao lado do corpo, e novamente de pé com os braços apoiados na altura do coração. Os dados são apresentados na Tabela 2.16.

2.19 Calcule a média aritmética e a mediana para a diferença na pressão arterial sistólica e diastólica, respectivamente, tomadas em diferentes posições (deitada menos em pé).

2.20 Construa os diagramas de ramo-e-folha e de caixa para as pontuações das diferenças para cada tipo de pressão arterial.

2.21 Com base em suas respostas aos Problemas 2.19 e 2.20, comente o efeito da posição do corpo sobre os níveis de pressão arterial sistólica e diastólica.

2.22 A hipertensão ortostática às vezes é definida com base em uma mudança incomum na pressão arterial após mudança de posição. Suponha que definimos um intervalo normal para alteração na pressão arterial sistólica (PAS) com base na variação da PAS da posição deitada à posição em pé na Tabela 2.16, que está entre o decil superior e o inferior. Que intervalo deveria ser o normal?

Doença Pulmonar

O volume expiratório forçado (VEF) é um índice da função pulmonar que mensura o volume de ar expelido depois de 1 segundo de esforço constante. Os dados, disponíveis em FEV.DAT, em www.cengagebrain.com, contêm medidas de VEF de 1980 em 654 crianças de 3 a 19 anos, que eram assistidas em um estudo de doença respiratória infantil (DRI) na região leste de Boston, Massachusetts. Esses dados fazem parte de um estudo longitudinal que tinha como objetivo acompanhar a mudança na função pulmonar em crianças ao longo do tempo [9].

Os dados da Tabela 2.17 estão disponíveis para cada criança.

2.23 Para cada variável (exceto ID), obtenha a estatística descritiva adequada (numérica e gráfica).

2.24 Utilize as medidas numéricas e gráficas para avaliar a relação de VEF para idade, altura e status de fumante. (Faça isso separadamente para meninos e meninas.)

2.25 Compare o padrão de desenvolvimento de VEF por faixa etária em meninos e meninas. Há alguma semelhança? Alguma diferença?

Sugestão: Calcule a média de VEF por faixa etária (3-4/5-9/10-14/15-19) separadamente para meninos e meninas e trace o VEF médio por faixa etária.

Nutrição

O Questionário de Frequência Alimentar (QFA) é um instrumento frequentemente utilizado em epidemiologia dietética

TABELA 2.16 Efeito postural em relação à pressão arterial

Participante	Pressão arterial (mmHg)			
	Reclinada, braços ao longo do corpo		Em pé, braços no nível do coração	
B. R. A.	99[a]	71[b]	105[a]	79[b]
J. A. B.	126	74	124	76
F. L. B.	108	72	102	68
V. P. B.	122	68	114	72
M. F. B.	104	64	96	62
E. H. B.	108	60	96	56
G. C.	116	70	106	70
M. M. C.	106	74	106	76
T. J. F.	118	82	120	90
R. R. F.	92	58	88	60
C. R. F.	110	78	102	80
E. W. G.	138	80	124	76
T. F. H.	120	70	118	84
E. J. H.	142	88	136	90
H. B. H.	118	58	92	58
R. T. K.	134	76	126	68
W. E. L.	118	72	108	68
R. L. L.	126	78	114	76
H. S. M.	108	78	94	70
V. J. M.	136	86	144	88
R. H. P.	110	78	100	64
R. C. R.	120	74	106	70
J. A. R.	108	74	94	74
A. K. R.	132	92	128	88
T. H. S.	102	68	96	64
O. E. S.	118	70	102	68
R. E. S.	116	76	88	60
E. C. T.	118	80	100	84
J. H. T.	110	74	96	70
F. P. V.	122	72	118	78
P. F. W.	106	62	94	56
W. J. W.	146	90	138	94

a. Pressão arterial sistólica
b. Pressão arterial diastólica

Fonte: C. E. Kossman (1946), "Relative importance of certain variables in the clinical determination of blood pressure", *American Journal of Medicine*, 1, 464-467.

TABELA 2.17 Formato para FEV.DAT

Coluna	Variável	Formato ou código
1-5	Número ID	
7-8	Idade (em anos)	
10-15	VEF (litros)	X.XXX
17-20	Altura (em polegadas)	XX.X
22	Sexo	0 = feminino/ 1 = masculino
24	Status fumante	0 = fumante passivo/ 1 = fumante ativo

para avaliar o consumo de alimentos específicos. Uma pessoa é convidada a anotar o número de porções individuais diárias de mais de 100 itens alimentares tipicamente ingeridos no ano anterior. Uma tabela de consumo alimentar é então utilizada para calcular a ingestão de nutrientes (proteína, gordura etc.) que se baseia nas respostas agregantes de alimentos individuais. O QFA é barato para administrar, mas é considerado menos preciso que o registro de dieta (RD) (o padrão ouro de epidemiologia da dieta). Para o RD, o participante anota a quantidade de cada alimento específico ingerido na semana anterior em um diário alimentar e a nutricionista, usando um programa de computador especial, calcula o consumo diário de nutrientes dos alimentos. Esse é um método muito mais caro de registro dietético. Para validar o QFA, 173 enfermeiros participantes do Nurses' Health Study completaram 4 semanas de registro de dietas mais ou menos igualmente espaçadas ao longo de um período de 12 meses e um QFA no final do registro [10]. Os dados são apresentados em VALID.DAT para gordura saturada, gordura total, consumo de álcool, ingestão calórica total para RD e QFA. Para o RD, a ingestão média de nutrientes foi computada ao longo de 4 semanas de registro da dieta. A Tabela 2.18 mostra o formato desse arquivo.

TABELA 2.18 Formato para VALID.DAT

Variável	Formato ou código
Número ID	XXXXX.XX
Gordura saturada – RD (g)	XXXXX.XX
Gordura saturada – QFA (g)	XXXXX.XX
Gordura total – RD (g)	XXXXX.XX
Gordura total – QFA (g)	XXXXX.XX
Consumo de álcool – RD (oz)	XXXXX.XX
Consumo de álcool – QFA (oz)	XXXXX.XX
Calorias totais – RD (Kcal)	XXXXXX.XX
Calorias totais – QFA (Kcal)	XXXXXX.XX

2.26 Calcule estatísticas descritivas apropriadas para cada nutriente para RD e QFA, usando tanto as medidas numéricas quanto as gráficas.

2.27 Use estatísticas descritivas para relacionar a ingestão de nutrientes para RD e QFA. Você considera que o QFA é uma aproximação razoavelmente precisa para o RD? Por quê?

2.28 Um método frequentemente utilizado para quantificar o consumo alimentar é na forma de quintis. Calcule quintis para cada nutriente e cada método de registro e relacione a composição de nutrientes para a RD e QFA usando a escala quintil. (De que maneira a categoria com base no quintil RD se relaciona com a categoria com base no quintil QFA para o mesmo indivíduo?) Você tem a mesma impressão sobre a concordância entre RD e QFA usando quintis como no Problema 2.27, em que a ingestão bruta (não agrupada) de nutrientes é considerada?

Em epidemiologia nutricional, é habitual avaliar a ingestão de nutrientes em relação ao total de ingestão calórica. Uma medida utilizada para isso é a densidade de nutrientes, definida em (ingestão calórica de um nutriente/ingestão calórica total) × 100%. Para a ingestão de gordura, 1g de gordura equivale a 9 calorias.

2.29 Calcule a densidade de nutrientes para gordura total de RD e QFA e obtenha estatísticas descritivas adequadas para essa variável. De que modo elas se comparam?

2.30 Relacione a densidade de nutrientes para gordura total de RD *versus* QFA utilizando a abordagem de quintil do Problema 2.28. A concordância entre a gordura total para RD e QFA é mais forte, mais fraca ou a mesma quando a gordura total é expressa em termos de densidade de nutrientes em oposição ao nutriente bruto?

Saúde Ambiental, Pediatria

Na Seção 2.9, descrevemos os dados fornecidos em LEAD.DAT (em www.cengagebrain.com) sobre o efeito da exposição ao chumbo sobre as funções neurológicas e psicológicas em crianças.

2.31 Compare os grupos exposto e controle em relação a idade e sexo, usando medidas descritivas numéricas e gráficas apropriadas.

2.32 Compare os grupos exposto e controle em relação ao QI verbal e de desempenho, utilizando medidas descritivas numéricas e gráficas apropriadas.

Doença Cardiovascular

A resistência à proteína C ativada (PCA) é um marcador sorológico associado à trombose (formação de coágulos de sangue que frequentemente causam ataques cardíacos) entre adultos. Um estudo avaliou esse fator de risco em adolescentes. Para avaliar a reprodutibilidade do ensaio, utilizou-se uma técnica de amostra dividida, na qual uma amostra de sangue foi fornecida por 10 pessoas; cada amostra foi dividida em duas alíquotas (subamostras) e cada uma delas foi avaliada separadamente. A Tabela 2.19 mostra os resultados.

2.33 Para avaliar a variabilidade do ensaio, os pesquisadores precisam calcular o coeficiente de variação. Calcule o coeficiente de variação (CV) para cada sujeito da pesquisa obtendo a média e o desvio-padrão das duas replicações para cada sujeito.

2.34 Calcule a média de CVs sobre os 10 sujeitos da pesquisa como uma medida total de variabilidade do ensaio. Em geral, um CV média <10% é considerado excelente, ≥10% e <20% é considerado bom, ≥20% e <30% é considerado regular e ≥30% é considerado ruim.

Como você caracterizaria a confiabilidade do ensaio sobre a PCA com base nesses critérios?

Microbiologia

Realizou-se um estudo com o objetivo de demonstrar que os grãos de soja inoculados com bactérias fixadoras de nitrogênio rendem mais e crescem adequadamente sem a utilização de fertilizantes sintetizados caros e ambientalmente nocivos. O experimento foi conduzido sob condições controladas com quantidades uniformes de solo. A hipótese inicial era de que plantas inoculadas superariam os homólogos não inoculados. Essa suposição é baseada nos fatos de que as plantas precisam de nitrogênio para produzir proteínas vitais e aminoácidos e que as bactérias fixadoras de nitrogênio disponibilizariam mais dessa substância para as plantas, aumentando o tamanho e o rendimento delas. Havia 8 plantas inoculadas (I) e 8 não inoculadas (U). A produtividade medida em peso para cada planta é dada na Tabela 2.20.

TABELA 2.19 Dados da amostra dividida de resistência à PCA

Número da amostra	A	B	A – B
1	2,22	1,88	0,34
2	3,42	3,59	–0,17
3	3,68	3,01	0,67
4	2,64	2,37	0,27
5	2,68	2,26	0,42
6	3,29	3,04	0,25
7	3,85	3,57	0,28
8	2,24	2,29	–0,05
9	3,25	3,39	–0,14
10	3,30	3,16	0,14

TABELA 2.20 Peso (g) de plantas inoculadas (I) e não inoculadas (U)

Número de amostras	I	U
1	1,76	0,49
2	1,45	0,85
3	1,03	1,00
4	1,53	1,54
5	2,34	1,01
6	1,96	0,75
7	1,79	2,11
8	1,21	0,92

Observação: Os dados para este problema foram fornecidos por David Rosner.

2.35 Calcule a estatística descritiva apropriada para plantas I e U.

2.36 Use os métodos gráficos para comparar os dois grupos.

2.37 Qual é a sua impressão geral em relação ao peso nos dois grupos?

Endocrinologia

Na Seção 2.10, descrevemos os dados fornecidos em BONEDEN.DAT (em www.cengagebrain.com) em relação ao efeito do uso de tabaco na DMO.

2.38 Para cada par de gêmeos, calcule o seguinte em relação à coluna lombar:

A = DMO para os gêmeos que fumam mais – DMO para os que fumam menos = $x_1 - x_2$
B = média de DMO para gemelar = $(x_1 + x_2)/2$
C = (A/B) × 100%

Encontre estatísticas descritivas adequadas para C para toda a população de estudo.

2.39 Suponha que agrupamos os pares de gêmeos de acordo com a diferença no uso de tabaco expressa em grupos que fumavam 10 maços-ano (0-9,9 maços-ano/10-19,9 maços-ano/20-29,9 maços-ano/30-39,9 maços-ano/mais de 40 maços-ano). Calcule estatísticas descritivas apropriadas e forneça um gráfico de dispersão para C agrupado pela diferença no uso do tabaco em maços-ano.

2.40 Que impressão você tem da relação entre a DMO e o uso de tabaco com base no Problema 2.39?

2.41-2.43 Responda aos Problemas 2.38 a 2.40 considerando a DMO do colo femoral.

2.44-2.46 Responda aos Problemas 2.38 a 2.40 considerando a DMO do eixo femoral.

Doença Cardiovascular

O índice de massa ventricular esquerda (IMVE) é uma medida do alargamento do lado esquerdo do coração e é expresso nas unidades grama/altura(metro)^{2,7}. Valores altos podem predizer doença cardiovascular em crianças quando tornam-se mais velhas (Urbina et al., [11]). Fez-se um estudo para relacionar o nível de IMVE à categoria de pressão arterial em crianças e adolescentes entre 10 e 18 anos de idade. O nível de pressão arterial das crianças foi categorizado como Normal (PA cat = 1 ou PA percentil < 80% para determinada idade, sexo e altura), pré-hipertensivo (PA cat = 2 ou PA percentil ≥80% e PA percentil < 90%) ou hipertensivo (PA cat = 3 ou PA percentil ≥90%). Dados estão disponíveis em LVM.XLS.

2.47 Qual é a média aritmética de IMVE por grupo de pressão arterial?

2.48 Qual é a média geométrica de IMVE por grupo de pressão arterial?

2.49 Construa um diagrama de caixa para IMVE por grupo de pressão arterial.

2.50 Com base no diagrama de caixa, a média aritmética ou a geométrica fornece uma medida mais apropriada de localização para esse tipo de dados?

REFERÊNCIAS

[1] White, J. R.; Froeb, H. E. Small-airways dysfunction in nonsmokers chronically exposed to tobacco smoke. *New England Journal of Medicine*, n. 302, v. 33, 1980, p. 720-723.

[2] Pedersen, A.; et al. Spectinomycin and penicillin G in the treatment of gonorrhea. *Journal of the American Medical Association*, n. 220, v. 2, 1972, p. 205-208.

[3] Foster, T. A.; Berenson, G. Measurement error and reliability in four pediatric cross-sectional surveys of cardiovascular disease risk factor variables—the Bogalusa Heart Study. *Journal of Chronic Diseases*, n. 40, v. 1, 1987, p. 13-21.

[4] Tukey, J. *Exploratory data analysis*. Reading, MA: Addison-Wesley, 1977.

[5] Landrigan, P. J. et al. Neuropsychological dysfunction in children with chronic low-level lead absorption. *The Lancet*, n. 1, 1975, March 29, p. 708-715.

[6] Hopper, J. H.; Seeman, E. The bone density of female twins discordant for tobacco use. *New England Journal of Medicine*, 330, 1994, p. 387-392.

[7] Townsend, T. R.; et al. Use of antimicrobial drugs in general hospitals. I. Description of population and definition of methods. *Journal of Infectious Diseases*, n. 139, v. 6, 1979, p. 688-697.

[8] Kossmann, C. E. Relative importance of certain variables in clinical determination of blood pressure. *American Journal of Medicine*, 1, 1946, p. 464-467.

[9] Tager, I. B.; et al. Effect of parental cigarette smoking on pulmonary function in children. *American Journal of Epidemiology*, 110, 1979, p. 15-26.

[10] Willett, W. C. et al. Reproducibility and validity of a semi-quantitative food frequency questionnaire. *American Journal of Epidemiology*, 122, 1985, p. 51-65.

[11] Urbina, E. M. et al. Effect of body size, ponderosity, and blood pressure on left ventricular growth in children and young adults in the Bogalusa Heart Study. *Circulation*, n. 91, v. 9, 1995, p. 2400-2406.

Probabilidade

3.1 INTRODUÇÃO

O Capítulo 2 abordou várias técnicas para descrever dados de maneira concisa. Entretanto, queremos fazer mais com os dados do que apenas descrevê-los. Queremos, em especial, testar certas inferências específicas em termos de comportamento dos dados.

EXEMPLO 3.1 Câncer Uma teoria concernente à etiologia do câncer de mama afirma que mulheres de uma dada faixa etária que dão à luz o seu primeiro filho em um momento tardio da vida (depois dos 30 anos) têm maior risco de desenvolver a doença depois de certo tempo t do que mulheres que dão à luz o seu primeiro filho em um momento precoce da vida (antes dos 20 anos). Considerando que mulheres de classes sociais mais altas tendem a postergar a gravidez, essa teoria tem sido usada para explicar por que essas mulheres têm um risco mais alto de desenvolver câncer de mama do que as mulheres de classes sociais mais baixas. Para testar essa hipótese, conseguimos identificar 2.000 mulheres na pós-menopausa, com base em determinado setor censitário, que tinham, naquele momento, idade entre 45 e 54 anos e que nunca tinham tido câncer de mama. Dentre elas, 1.000 haviam tido seus primeiros filhos antes dos 20 anos (chamamos esse grupo de grupo A) e 1.000 depois dos 30 anos (grupo B). Essas 2.000 mulheres foram acompanhadas por 5 anos com o objetivo de avaliar se haviam desenvolvido câncer de mama durante aquele período. Suponha que haja quatro novos casos de câncer no grupo A e cinco no grupo B.

Essa evidência é suficiente para confirmar a diferença em termos de risco entre os dois grupos? A maioria das pessoas se sentiria desconfortável com uma conclusão baseada em uma quantidade de dados tão limitada.

Suponha que tivéssemos um plano mais ambicioso e uma amostragem de 10.000 mulheres na pós-menopausa em cada grupo e, no acompanhamento, encontrássemos 40 novos casos no grupo A e 50 no grupo B, e fizéssemos a mesma pergunta. Embora pudéssemos ficar mais confortáveis com a conclusão em virtude do tamanho maior da amostragem, teríamos de admitir que essa aparente diferença na proporção poderia ser devida ao acaso.

O problema é que precisamos de um quadro conceitual para tomar essas decisões, mas não especificamos de maneira explícita que quadro é esse. Esse quadro é fornecido pelo conceito de **probabilidade**. Neste capítulo, definiremos probabilidade e apresentaremos algumas regras para trabalhar com ela. Entender probabilidade é essencial para calcular e interpretar os valores-p nos testes estatísticos dos próximos capítulos, além de permitir a discussão sobre sensibilidade, especificidade e valores preditivos dos testes de triagem da Seção 3.7.

3.2 DEFINIÇÃO DE PROBABILIDADE

EXEMPLO 3.2 **Obstetrícia** Os dados da Tabela 3.1 mostram a proporção de mulheres em idade reprodutiva (15 a 44 anos) que deram à luz no ano anterior, divididas por estado civil e período. [1] A taxa de natalidade parece ter diminuído ao longo do tempo em mulheres casadas, mas aumentou em mulheres solteiras. Contudo, essas probabilidades empíricas basearam-se em uma quantidade finita de dados. Em princípio, pode-se expandir o tamanho da amostra indefinidamente e obter uma estimativa mais precisa da probabilidade.

TABELA 3.1 Proporção de mulheres em idade reprodutiva que deram à luz no ano anterior

Ano	Solteiras	Casadas
1980	0,029	0,097
1990	0,044	0,093
2000	0,044	0,087
2010	0,048	0,084

Esse princípio conduz à seguinte definição de probabilidade:

DEFINIÇÃO 3.1 O **espaço amostral** é o conjunto de todos os possíveis resultados. Em se tratando de probabilidade de eventos, um **evento** é qualquer conjunto de resultados de interesse. A **probabilidade** de um evento é a frequência relativa desse conjunto de resultados ao longo de um número de tentativas indefinidamente grande (ou infinito).

EXEMPLO 3.3 **Doença Pulmonar** O teste tuberculínico é um teste de triagem de rotina utilizado para diagnosticar a tuberculose. Os resultados desse teste podem ser negativos, positivos ou indefinidos. Se a probabilidade de um resultado positivo for 0,1, significa que, se um grande número desses testes fosse executado, aproximadamente 10% seriam positivos. A porcentagem real de testes positivos será cada vez mais próxima de 0,1 quanto maior for o número de testes realizados.

EXEMPLO 3.4 **Câncer** A probabilidade de desenvolver câncer de mama após os 40 anos em mulheres de 30 anos que nunca tiveram câncer de mama é aproximadamente de 1/11. Essa probabilidade significa que, em uma amostra grande de mulheres de 30 anos que nunca tiveram câncer de mama, aproximadamente 1 em 11 desenvolverá a doença por volta dos 70 anos, sendo essa proporção cada vez mais próxima de 1 em 11 à medida que o número de mulheres da amostra aumentar.

Em uma situação real, não é possível executar experimentos infinitas vezes. Em vez disso, as probabilidades de eventos são estimadas com base nas probabilidades empíricas obtidas de amostras grandes (como nos Exemplos 3.2 a 3.4). Em outros casos, os modelos de probabilidade teóricos são construídos com base nas probabilidades de muitos diferentes tipos de eventos que podem ser calculadas. Uma questão importante em inferência estatística é comparar as probabilidades empíricas com as teóricas – isto é, avaliar os ajustes de modelos de probabilidade. Este tópico será discutido na seção 10.7.

EXEMPLO 3.5 **Câncer** A probabilidade de desenvolver câncer de estômago em um período de 1 ano em mulheres de 45 a 49 anos, com base nos dados do Registro de Tumores SEER (Surveillance, Epidemiology, and End Results Program dos Estados Unidos, de 2002 a 2006, é de 3,7 por 100.000 [2]. Suponha que estudemos as taxas de câncer em um pequeno grupo de enfermeiras norte-americanas durante esse período e queiramos comparar quão perto as taxas dessa amostra limitada estão dos números de registros de tumores. O valor 3,7 por 100.000 seria a melhor estimativa da probabilidade antes de coletar quaisquer dados, e veríamos quão próximo o resultado dos novos dados amostrais estariam dessa probabilidade.

Com a Definição 3.1 e os exemplos anteriores, podemos deduzir que as probabilidades têm as seguintes propriedades básicas:

EQUAÇÃO 3.1
(1) A probabilidade de um evento E, denotado por $Pr(E)$, sempre satisfaz $0 \leq Pr(E) \leq 1$.
(2) Se os resultados A e B são dois eventos que não podem acontecer ao mesmo tempo, então $Pr(A$ ou B ocorrer$) = Pr(A) + Pr(B)$.

EXEMPLO 3.6 **Hipertensão** Seja A um evento no qual uma pessoa tenha pressão arterial diastólica normal (PAD) < 90 e B uma pessoa cuja PAD seja limítrofe (90 ≤ PAD < 95). Suponha que $Pr(A) = 0,7$ e $Pr(B) = 0,1$. Seja Z o evento no qual uma pessoa tenha PAD < 95. Então,

$$Pr(Z) = Pr(A) + Pr(B) = 0,8$$

porque os eventos A e B não podem ocorrer ao mesmo tempo.

DEFINIÇÃO 3.2 Os dois eventos A e B são **mutuamente exclusivos** se não podem ambos acontecer ao mesmo tempo.

Diante disso, os eventos A e B no Exemplo 3.6 são mutuamente exclusivos.

EXEMPLO 3.7 **Hipertensão** Considere X como PAD, C como o evento $X \geq 90$ e D como o evento $75 \leq X \leq 100$. Os eventos C e D *não* são mutuamente exclusivos porque ambos ocorrem quando $90 \leq X \leq 100$.

3.3 ALGUMAS NOTAÇÕES PROBABILÍSTICAS ÚTEIS

DEFINIÇÃO 3.3 O símbolo { } é utilizado para abreviar o termo "o evento".

DEFINIÇÃO 3.4 $A \cup B$ é o evento no qual ou A ou B ocorrem, ou ambos ocorrem.

A Figura 3.1 ilustra em forma de diagrama $A \cup B$ tanto para o evento no qual A e B quanto para o evento no qual A e B não são mutuamente exclusivos.

EXEMPLO 3.8 **Hipertensão** Considere os eventos A e B como definidos no Exemplo 3.6: $A = \{X < 90\}$, $B = \{90 \leq X < 95\}$, em que X = PAD. Então $A \cup B = \{X < 95\}$.

EXEMPLO 3.9 **Hipertensão** Considere os eventos C e D como definidos no Exemplo 3.7:

$$C = \{X \geq 90\} \quad D = \{75 \leq X \leq 100\}$$

Então $C \cup D = \{X \geq 75\}$

FIGURA 3.1 Representação diagramática de $A \cup B$: (a) A e B mutuamente exclusivos; (b) A e B não mutuamente exclusivos

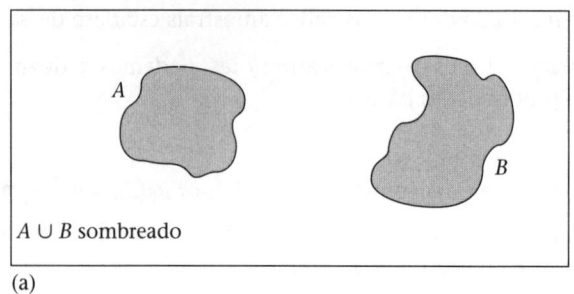

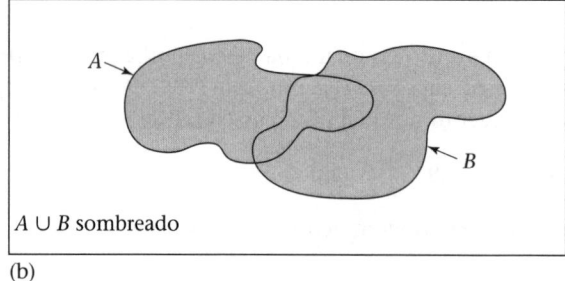

$A \cup B$ sombreado

(a)

$A \cup B$ sombreado

(b)

DEFINIÇÃO 3.5 $A \cap B$ é o evento em que A e B ocorrem simultaneamente. $A \cap B$ está ilustrado em forma de diagrama na Figura 3.2.

EXEMPLO 3.10 **Hipertensão** Considere os eventos C e D como definidos no Exemplo 3.7; ou seja,

$$C = \{X \geq 90\} \quad D = \{75 \leq X \leq 100\}$$

Então $C \cap D = \{90 \leq X \leq 100\}$

Note que $A \cap B$ não está bem definido pelos eventos A e B no Exemplo 3.6 porque A e B não podem acontecer simultaneamente. Isso vale para quaisquer eventos mutuamente exclusivos.

FIGURA 3.2 Representação diagramática de $A \cap B$

$A \cap B$ sombreado

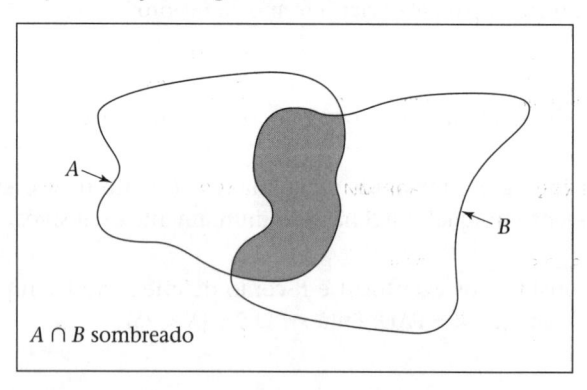

FIGURA 3.3   Representação diagramática de $\bar{A}$

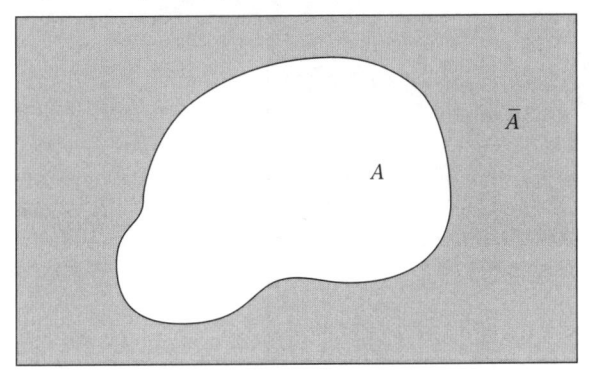

DEFINIÇÃO 3.6 $\bar{A}$ é o evento em que A não ocorre. É chamado de **complemento** de A. Observe que $Pr(\bar{A}) = 1 - Pr(A)$, porque $\bar{A}$ ocorre apenas quando A não ocorre. O evento $\bar{A}$ está ilustrado em forma de diagrama na Figura 3.3.

EXEMPLO 3.11   **Hipertensão**   Considere os eventos A e C definidos como nos Exemplos 3.6 e 3.7; ou seja,

$$A = \{X < 90\} \quad C = \{X \geq 90\}$$

Então $C = \bar{A}$, porque C pode ocorrer apenas quando A não ocorre. Note que

$$Pr(C) = Pr(\bar{A}) = 1 - 0,7 = 0,3$$

Assim, se 70% das pessoas têm PAD < 90, então 30% das pessoas devem ter PAD ≥ 90.

3.4 A LEI DA MULTIPLICAÇÃO DA PROBABILIDADE

Na seção anterior, descrevemos os eventos em geral. Nesta seção, discutiremos certos tipos de eventos específicos.

EXEMPLO 3.12   **Hipertensão, Genética**   Suponha que estejamos conduzindo um programa domiciliar de triagem de hipertensão. Considere todos os possíveis pares de mensurações de PAD do pai e da mãe de uma família, assumindo que não exista relação genética entre eles. Esse espaço amostral consiste em todos os pares de números da forma (X, Y) onde $X > 0$, $Y > 0$. Certos eventos específicos poderiam ser de interesse nesse contexto. Em particular, poderíamos estar interessados em saber se a mãe ou o pai é hipertenso, o que se descreve, respectivamente, pelos eventos $A = \{\text{PAD da mãe} \geq 90\}$, $B = \{\text{PAD do pai} \geq 90\}$. Esses eventos estão diagramados na Figura 3.4.

Suponha que saibamos que $Pr(A) = 0,1$ e $Pr(B) = 0,2$. O que podemos dizer sobre $Pr(A \cap B) = Pr(\text{PAD da mãe} \geq 90 \text{ e PAD do pai} \geq 90) = Pr(\text{mãe e pai são hipertensos})$? Não podemos dizer nada, a menos que estejamos dispostos a fazer algumas suposições.

DEFINIÇÃO 3.7   Dois eventos A e B são chamados de eventos **independentes** se

$$Pr(A \cap B) = Pr(A) \times Pr(B)$$

FIGURA 3.4 Possíveis mensurações de pressão arterial diastólica da mãe e do pai de determinada família

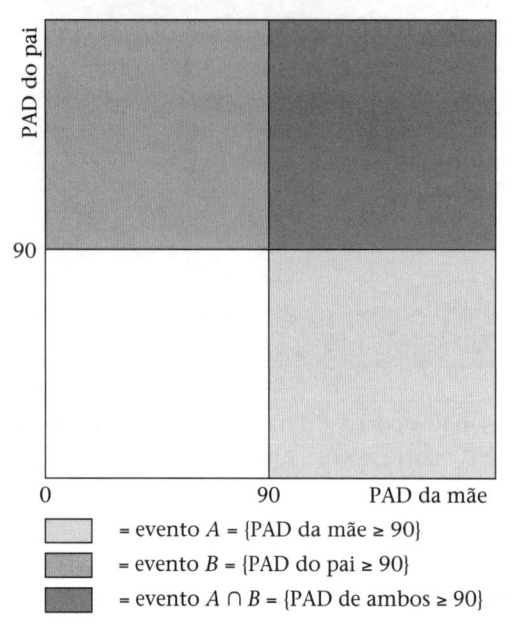

- = evento A = {PAD da mãe ≥ 90}
- = evento B = {PAD do pai ≥ 90}
- = evento $A \cap B$ = {PAD de ambos ≥ 90}

EXEMPLO 3.13 **Hipertensão, Genética** Calcule a probabilidade em que os dois, mãe e pai, são hipertensos, caso os eventos no Exemplo 3.12 sejam independentes.

Solução: Se A e B são eventos independentes, então

$$Pr(A \cap B) = Pr(A) \times Pr(B) = 0{,}1(0{,}2) = 0{,}02$$

Uma maneira de interpretar esse exemplo é assumir que o estado hipertensivo da mãe não depende, de forma nenhuma, do estado hipertensivo do pai. Assim, se esses eventos são independentes, então, em 10% de todas as famílias nas quais o pai é hipertenso, a mãe também é hipertensa, e em 10% de todas as famílias nas quais o pai *não* é hipertenso a mãe é hipertensa. Seria de esperar que esses dois eventos fossem independentes se os principais determinantes da elevação da pressão arterial fossem genéticos. No entanto, se os principais determinantes da elevação da pressão arterial fossem, em certa medida, ambientais, seria esperado que a mãe fosse mais propensa a ter pressão arterial elevada (A verdadeiro) se o pai tivesse pressão arterial elevada (B verdadeiro) do que se o pai não tivesse pressão arterial elevada (B não verdadeiro). Neste último caso, os eventos não seriam independentes. As implicações dessa falta de independência serão discutidas neste capítulo.

Se dois eventos não são independentes, diz-se que eles são dependentes.

DEFINIÇÃO 3.8 Dois eventos A e B são **dependentes** se

$$Pr(A \cap B) \neq Pr(A) \times Pr(B)$$

O Exemplo 3.14 é um clássico de eventos dependentes.

EXEMPLO 3.14 **Hipertensão, Genética** Considere todas as possíveis mensurações de PAD de uma mãe e seu primogênito. Seja

A = {PAD da mãe ≥ 90} B = {PAD do primogênito ≥ 80}

Suponha $Pr(A \cap B) = 0{,}05$ $Pr(A) = 0{,}1$ $Pr(B) = 0{,}2$

Então $Pr(A \cap B) = 0{,}05 > Pr(A) \times Pr(B) = 0{,}02$

e os eventos A e B seriam dependentes.

Espera-se esse resultado porque a mãe e o filho primogênito compartilham o mesmo ambiente e estão relacionados geneticamente. Em outras palavras, o primogênito é mais propenso a ter uma pressão arterial elevada em famílias nas quais a mãe é hipertensa do que naquelas nas quais a mãe não é hipertensa.

EXEMPLO 3.15 **Doença Sexualmente Transmissível** Suponha que dois médicos, A e B, submetam a exame todos os pacientes admitidos em uma clínica com diagnóstico de sífilis. Sejam os eventos A^+ = {médico A faz um diagnóstico positivo} e B^+ = {médico B faz um diagnóstico positivo}. Suponha que o médico A diagnostique 10% de todos os pacientes como positivos, o médico B diagnostique 17% de todos os pacientes como positivos, e ambos diagnostiquem 8% de todos os pacientes como positivos. Os eventos A^+ e B^+ são independentes?

Solução: Tem-se que

$$Pr(A^+) = 0{,}1 \quad Pr(B^+) = 0{,}17 \quad Pr(A^+ \cap B^+) = 0{,}08$$

Assim, $Pr(A^+ \cap B^+) = 0{,}08 > Pr(A^+) \times Pr(B^+) = 0{,}1(0{,}17) = 0{,}017$

e os eventos são dependentes. Esse resultado é esperado porque deve haver uma semelhança como os dois médicos diagnosticam os pacientes quanto à sífilis.

A Definição 3.7 pode ser generalizada para o caso de eventos independentes de $k(>2)$. Isso é frequentemente chamado de *lei da multiplicação da probabilidade*.

EQUAÇÃO 3.2 **A Lei da Multiplicação da Probabilidade**

Se $A_1, ..., A_k$ são eventos mutuamente independentes,

então $Pr(A_1 \cap A_2 \cap ... \cap A_k) = Pr(A_1) \times Pr(A_2) \times ... \times Pr(A_k)$

3.5 A LEI DA ADIÇÃO DA PROBABILIDADE

Vimos com a definição de probabilidade que, se A e B são eventos mutuamente exclusivos, $Pr(A \cup B) = Pr(A) + Pr(B)$. Uma fórmula mais geral para $Pr(A \cup B)$ pode ser desenvolvida quando eventos A e B não são necessariamente mutuamente exclusivos. Essa fórmula, a *lei da adição da probabilidade*, é demonstrada a seguir.

EQUAÇÃO 3.3 **Lei da Adição da Probabilidade**

Se A e B são eventos quaisquer,

então $Pr(A \cup B) = Pr(A) + Pr(B) - Pr(A \cap B)$

Esse princípio está ilustrado em diagrama na Figura 3.5. Assim, para calcular $Pr(A \cup B)$, adicione as probabilidades de A e B separadamente e então subtraia a sobreposição, que é $Pr(A \cap B)$.

EXEMPLO 3.16 **Doença Sexualmente Transmissível** Considere os dados do Exemplo 3.15. Suponha que um paciente seja encaminhado para outros testes de laboratório se o médico A ou B fizer um diagnóstico positivo. Qual é a probabilidade de um paciente ser encaminhado para outros testes de laboratório?

Solução: O evento em que um dos médicos diagnostica como positivo pode ser representado por $A^+ \cup B^+$. Sabe-se que

$$Pr(A^+) = 0{,}1 \quad Pr(B^+) = 0{,}17 \quad Pr(A^+ \cap B^+) = 0{,}08$$

FIGURA 3.5 Representação diagramática da lei da adição da probabilidade

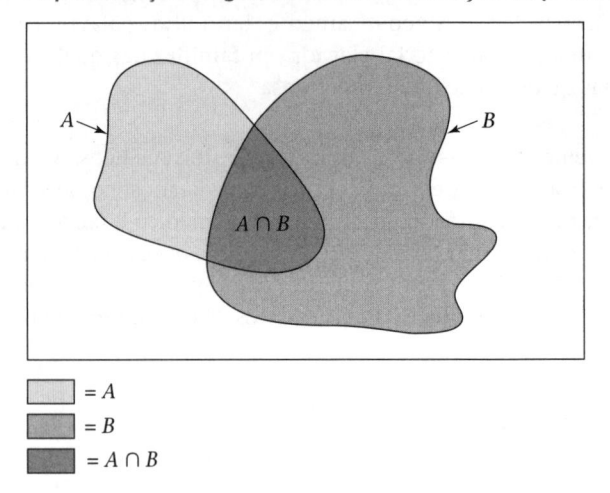

[Diagrama de Venn com conjuntos A e B e interseção A ∩ B]

☐ = A
▨ = B
■ = A ∩ B

Portanto, com base na lei da adição da probabilidade,

$$Pr(A^+ \cup B^+) = Pr(A^+) + Pr(B^+) - Pr(A^+ \cap B^+) = 0{,}1 + 0{,}17 - 0{,}08 = 0{,}19$$

Assim, 19% de todos os pacientes são encaminhados para outros testes de laboratório.

Veja a
EQUAÇÃO 3.1

Casos especiais da lei da adição são de interesse. Primeiramente, se os eventos A e B são *mutuamente exclusivos*, então $Pr(A \cap B) = 0$, e a lei da adição reduz para $Pr(A \cup B) = Pr(A) + Pr(B)$. Essa propriedade está ilustrada na Equação 3.1 para probabilidades sobre quaisquer dois eventos mutuamente exclusivos. Em segundo lugar, se os eventos A e B são *independentes*, então, pela definição, $Pr(A \cap B) = Pr(A) \times Pr(B)$ e $Pr(A \cup B)$ pode ser reescrito como $Pr(A) + Pr(B) - Pr(A) \times Pr(B)$. Isso conduz ao importante caso especial da lei da adição.

EQUAÇÃO 3.4 | **Lei da Adição da Probabilidade**

Se A e B são eventos independentes, então

$$Pr(A \cup B) = Pr(A) + Pr(B) \times [1 - Pr(A)]$$

Esse caso especial de lei da adição pode ser interpretado da seguinte maneira: o evento $A \cup B$ pode ser separado em dois eventos mutuamente exclusivos, {A ocorre} e {B ocorre e A não ocorre}. Além disso, em virtude da independência de A e B, a probabilidade do último evento pode ser escrita como $Pr(B) \times [1 - Pr(A)]$. Essa probabilidade está ilustrada em forma de diagrama na Figura 3.6.

EXEMPLO 3.17 Hipertensão Observe o Exemplo 3.12, em que

A = {PAD da mãe ≥ 90}   e B = {PAD do pai ≥ 90}

$Pr(A) = 0{,}1$, $Pr(B) = 0{,}2$, e assume-se que A e B sejam eventos independentes. Suponha que uma "família hipertensa" seja definida como aquela na qual ou a mãe ou o pai sejam hipertensos, sendo hipertensão caracterizada para mãe e pai, respectivamente, em termos de eventos A e B. Qual é a probabilidade de uma família hipertensa?

Solução: Pr(família hipertensa) é

$$Pr(A \cup B) = Pr(A) + Pr(B) \times [1 - Pr(A)] = 0{,}1 + 0{,}2(0{,}9) = 0{,}28$$

Assim, 28% de todas as famílias serão hipertensas.

FIGURA 3.6 **Representação diagramática da lei da adição da probabilidade para eventos independentes**

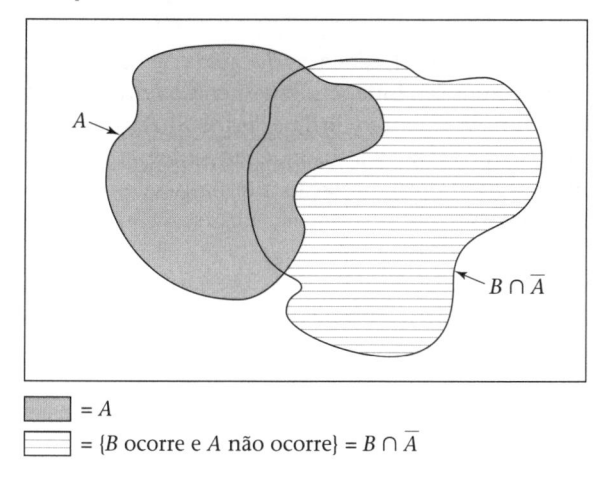

```
▓▓▓ = A
▭▭▭ = {B ocorre e A não ocorre} = B ∩ Ā
```

É possível estender a lei da adição para mais de dois eventos. Em especial, se há três eventos A, B, e C, então

$$Pr(A \cup B \cup C) = Pr(A) + Pr(B) + Pr(C) - Pr(A \cap B) - Pr(A \cap C) - Pr(B \cap C) + Pr(A \cap B \cap C)$$

Esse resultado pode ser generalizado para um número arbitrário de eventos, embora esteja além do escopo deste texto [3].

3.6 PROBABILIDADE CONDICIONAL

Suponha que queiramos calcular a probabilidade de vários eventos ocorrerem simultaneamente. Se os eventos são independentes, podemos utilizar a lei da multiplicação da probabilidade. Se alguns dos eventos são dependentes, é preciso uma medida quantitativa de dependência para ampliar a lei da multiplicação para o caso de eventos dependentes. Considere o exemplo a seguir.

EXEMPLO 3.18 Câncer   Médicos recomendam que todas as mulheres acima de 50 anos façam uma triagem para câncer de mama. O teste definitivo para identificar os tumores de mama é a biopsia. No entanto, esse procedimento é dispendioso e invasivo demais para ser recomendado a *todas* as mulheres acima de 50 anos. Em vez disso, as mulheres pertencentes a esse grupo etário são incentivadas a se submeterem à mamografia a cada 1 ou 2 anos. Mulheres com mamografias positivas são submetidas, então, à biopsia. O ideal seria que a probabilidade de câncer de mama entre mulheres cuja mamografia é positiva fosse 1 e que a probabilidade de câncer entre mulheres cuja mamografia é negativa fosse 0. Os dois eventos {mamografia positiva} e {câncer de mama} seriam, então, completamente dependentes; os resultados da triagem automaticamente determinariam o estado da doença. O extremo oposto é alcançado quando os eventos {mamografia positiva} e {câncer de mama} são completamente independentes. Nesse caso, a probabilidade de câncer seria a mesma, independentemente de a mamografia ser positiva ou negativa, e a mamografia não seria útil na triagem de câncer de mama e, portanto, não seria indicada.

Esses conceitos podem ser quantificados da seguinte maneira. Seja A = {mamograma$^+$}, B = {câncer de mama}, suponha que estamos interessados na probabilidade de câncer de mama (B), dado que a mamografia é positiva (A). Essa probabilidade pode ser escrita em $Pr(A \cap B)/Pr(A)$.

DEFINIÇÃO 3.9 A quantidade $Pr(A \cap B)/Pr(A)$ é definida pela **probabilidade condicional** de B dado A, que é expresso por $Pr(B|A)$.

Contudo, com base na seção 3.4, sabemos que, pela definição da lei da multiplicação da probabilidade, se dois eventos são independentes, então $Pr(A \cap B) = Pr(A) \times Pr(B)$. Se ambos os lados são divididos por $Pr(A)$, então $Pr(B) = Pr(A \cap B)/Pr(A) = Pr(B|A)$. Da mesma forma, podemos mostrar que, se A e B são eventos independentes, então $Pr(B|\bar{A}) = Pr(B|A) = Pr(B)$. Essa relação conduz à seguinte interpretação alternativa de independência em termos de probabilidades condicionais.

EQUAÇÃO 3.5
(1) Se A e B são eventos independentes, então $Pr(B|A) = Pr(B) = Pr(B|\bar{A})$.
(2) Se dois eventos, A e B, são dependentes, então $Pr(B|A) \neq Pr(B) \neq Pr(B|\bar{A})$ e $Pr(A \cap B) \neq Pr(A) \times Pr(B)$.

DEFINIÇÃO 3.10 O **risco relativo (RR)** de B dado A é
$$Pr(B|A)/Pr(B|\bar{A})$$

Observe que, se dois eventos, A e B, são independentes, então o **RR** é 1. Se dois eventos, A e B, são dependentes, o RR é diferente de 1. Heuristicamente, quanto mais a dependência entre os eventos aumenta, mais distante o RR será de 1.

EXEMPLO 3.19 **Câncer** Suponha que, entre 100.000 mulheres com mamografia negativa, 20 serão diagnosticadas com câncer de mama em 2 anos, ou $Pr(B|\bar{A}) = 20/10^5 = 0{,}0002$, ao passo que 1 mulher em 10 com mamografias positivas será diagnosticada com câncer de mama no prazo de dois anos, ou $Pr(B|A) = 0{,}1$. Os dois eventos, A e B, seriam altamente dependentes, porque

$$RR = Pr(B|A)/Pr(B|\bar{A}) = 0{,}1 / 0{,}0002 = 500$$

Em outras palavras, mulheres com mamografias positivas são 500 vezes mais propensas a desenvolver câncer de mama ao longo dos próximos dois anos que aquelas com mamografias negativas. Essa é a razão para o uso da mamografia como teste de triagem para câncer de mama. Se os eventos A e B fossem independentes, então o RR seria 1; mulheres com mamografias negativas ou positivas seriam igualmente propensas a ter câncer de mama, e a mamografia não seria útil como teste de triagem para câncer de mama.

EXEMPLO 3.20 **Doença Sexualmente Transmissível** Utilizando os dados do Exemplo 3.15, encontre a probabilidade condicional de que o médico B faça um diagnóstico positivo de sífilis dado que o médico A faz um diagnóstico positivo. Qual é a probabilidade condicional de diagnóstico positivo de sífilis pelo médico B dado que o médico A faz um diagnóstico negativo? Qual é o RR de B^+ dado A^+?

Solução: $Pr(B^+|A^+) = Pr(B^+ \cap A^+)/Pr(A^+) = 0{,}08 / 0{,}1 = 0{,}8$

Assim, o médico B confirmará o diagnóstico positivo do médico A 80% das vezes. Da mesma forma,

$$Pr(B^+|A^-) = Pr(B^+ \cap A^-)/Pr(A^-) = Pr(B^+ \cap A^-)/0{,}9$$

Devemos calcular $Pr(B^+ \cap A^-)$. Sabemos que, se o médico B diagnosticar um paciente como positivo, o médico A confirma ou não o diagnóstico. Assim,

$$Pr(B^+) = Pr(B^+ \cap A^+) + Pr(B^+ \cap A^-)$$

porque os eventos $B^+ \cap A^+$ e $B^+ \cap A^-$ são mutuamente exclusivos. Se subtrairmos $Pr(B^+ \cap A^+)$ de ambos os lados da equação, então

$$Pr(B^+ \cap A^-) = Pr(B^+) - Pr(B^+ \cap A^+) = 0,17 - 0,08 = 0,09$$

Portanto, $Pr(B^+ | A^-) = 0,09/0,9 = 0,1$

Diante disso, quando o médico A diagnostica um paciente como negativo, o médico B não confirmará o diagnóstico 10% das vezes. O RR do evento B^+ dado A^+ é

$$Pr(B^+|A^+) / Pr(B^+|A^-) = 0,8 / 0,1 = 8$$

Isso indica que o médico B tem 8 vezes mais chances de diagnosticar um paciente como positivo quando o médico A também o faz do que quando o médico A diagnostica um paciente como negativo. Esses resultados quantificam a dependência entre os diagnósticos dos dois médicos.

QUESTÕES DE REVISÃO 3A

1. Qual é a definição de frequência da probabilidade?
2. Qual é a diferença entre eventos dependentes e independentes?
3. O que são eventos mutuamente exclusivos?
4. Qual é a lei da adição da probabilidade?
5. O que é probabilidade condicional? Qual sua diferença da probabilidade incondicional?
6. O que é risco relativo? Como você o interpreta?

Regra da Probabilidade Total

As probabilidades condicionais $(Pr(B|A), Pr(B|\bar{A}))$ e incondicional $(Pr(B))$ mencionadas anteriormente estão relacionadas da seguinte forma:

EQUAÇÃO 3.6

Para quaisquer eventos A e B,
$$Pr(B) = Pr(B|A) \times Pr(A) + Pr(B|\bar{A}) \times Pr(\bar{A})$$

Essa fórmula nos diz que a probabilidade incondicional de B é a soma da probabilidade condicional de B dado A *vezes* a probabilidade incondicional de A *mais* a probabilidade condicional de B dado A *não* ocorrer *vezes* a probabilidade incondicional de A *não* ocorrer.

Para obter isso, notamos que, se o evento B ocorrer, deve ocorrer com ou sem A. Portanto,

$$Pr(B) = Pr(B \cap A) + Pr(B \cap \bar{A})$$

Com base na definição de probabilidade condicional, vemos que

$$Pr(B \cap A) = Pr(A) \times Pr(B|A)$$

e

$$Pr(B \cap \bar{A}) = Pr(\bar{A}) \times Pr(B|\bar{A})$$

Por substituição, segue-se que

$$Pr(B) = Pr(B|A) Pr(A) + Pr(B|\bar{A}) Pr(\bar{A})$$

Dito de outra forma, a probabilidade incondicional de B é uma média ponderada das probabilidades de B que ocorrem em dois subconjuntos mutuamente exclusivos $(A, \bar{A})$, em que os pesos são as probabilidades dos subconjuntos $(Pr|A), Pr(\bar{A})$, respectivamente.

EXEMPLO 3.21 **Câncer** Sejam A e B definidos como no Exemplo 3.19, e supondo-se que 7% da população geral das mulheres terão mamografia positiva. Qual é a probabilidade de desenvolver câncer de mama ao longo dos dois anos seguintes entre mulheres na população em geral?

Solução: $Pr(B) = Pr$(câncer de mama)

$= Pr$(câncer de mama | mamografia$^+$) $\times Pr$(mamografia$^+$)

$+ Pr$(câncer de mama | mamografia$^-$) $\times Pr$(mamografia$^-$)

$= 0{,}1(0{,}07) + 0{,}0002(0{,}93) = 0{,}00719 = 719/10^5$

Assim, a probabilidade incondicional de desenvolver câncer de mama ao longo dos próximos dois anos na população em geral ($719/10^5$) é uma média ponderada da probabilidade condicional de desenvolver câncer de mama nos próximos dois anos entre mulheres com mamografia positiva (0,1) e a probabilidade condicional de desenvolver câncer de mama ao longo dos próximos dois anos entre mulheres com mamografia negativa ($20/10^5$), sendo os pesos de 0,07 e 0,93 correspondentes a mulheres com mamografia positiva e negativa, respectivamente.

Na Equação 3.6, a probabilidade do evento B é expressa em dois eventos mutuamente exclusivos A e $\bar{A}$. Em muitos casos, a probabilidade de um evento B pode ser determinada em mais de dois subconjuntos mutuamente exclusivos, denotados por $A_1, A_2, ..., A_k$.

DEFINIÇÃO 3.11 Um conjunto de eventos $A_1, ..., A_k$, é exaustivo se pelo menos um dos eventos deve ocorrer.

Suponha que os eventos $A_1, ..., A_k$ sejam mutuamente exclusivos e exaustivos, isto é, pelo menos um dos eventos $A_1, ..., A_k$ deve ocorrer e dois eventos não podem ocorrer simultaneamente.[1] Assim, exatamente 1 dos eventos $A_1, ..., A_k$ deve ocorrer.

EQUAÇÃO 3.7 **Regra da Probabilidade Total**

Sejam $A_1, ..., A_k$ eventos mutuamente exclusivos e exaustivos. A probabilidade incondicional de B $(Pr(B))$ pode então ser escrita como uma média ponderada das probabilidades condicionais de B dado A_i $(Pr(B|A_i))$ com pesos $= Pr(A_i)$ como se segue:

$$Pr(B) = \sum_{i=1}^{k} Pr(B|A_i) \times Pr(A_i)$$

Para ilustrar isso, notamos que, se B ocorre, então deve ocorrer junto com um ou apenas um dos eventos, $A_1, ..., A_k$. Portanto,

$$Pr(B) = \sum_{i=1}^{k} Pr(B \cap A_i)$$

Ainda, com base na definição de probabilidade condicional,

$Pr(B \cap A_i) = Pr(A_i) \times Pr(B|A_i)$

Por substituição, obtemos a Equação 3.7.

Uma aplicação da regra de probabilidade total é ilustrada no exemplo a seguir.

EXEMPLO 3.22 **Oftalmologia** Projetamos um estudo de catarata com duração de cinco anos em uma população de 5.000 pessoas com idade de 60 anos ou mais. Sabemos, com base em dados do censo, que 45% dessas pessoas têm 60 a 64 anos, 28% têm 65 a 69 anos, 20% têm 70 a 74 anos e 7% têm 75 anos ou mais. Sabemos também, baseados no *Framingham Eye Study*, que

---

[1]. É comum dizermos, nesse caso, que Ai's formam uma partição do espaço amostral. (N.R.T.)

2,4%, 4,6%, 8,8% e 15,3% das pessoas dessas respectivas faixas etárias desenvolverão catarata ao longo dos próximos cinco anos [4]. Que porcentagem da população de nosso estudo desenvolverá catarata ao longo dos cinco anos seguintes e quantas pessoas com catarata essa porcentagem representa?

Solução: Seja A_1 = {60 a 64 anos}, A_2 = {65 a 69 anos}, A_3 = {70 a 74 anos}, A_4 = {75 anos ou mais}. Esses eventos são mutuamente exclusivos e exaustivos porque cada pessoa da nossa população deve pertencer a uma e apenas a uma faixa etária. Além disso, com as condições do problema, sabemos que $Pr(A_1)$ = 0,45, $Pr(A_2)$ = 0,28, $Pr(A_3)$ = 0,20, $Pr(A_4)$ = 0,07, $Pr(B|A_1)$ = 0,024, $Pr(B|A_2)$ = 0,046, $Pr(B|A_3)$ = 0,088 e $Pr(B|A_4)$ = 0,153, em que B = {desenvolve catarata nos cinco anos seguintes}. Por fim, utilizando a regra da probabilidade total,

$$Pr(B) = Pr(B|A_1) \times Pr(A_1) + Pr(B|A_2) \times Pr(A_2) + \\ + Pr(B|A_3) \times Pr(A_3) + Pr(B|A_4) \times Pr(A_4) = \\ = 0,024(0,45) + 0,046(0,28) + 0,088(0,20) + 0,153(0,07) = 0,052$$

Assim, 5,2% dessa população desenvolverá catarata ao longo dos próximos cinco anos, o que representa um total de 5.000 × 0,052 = 260 pessoas com catarata.

A definição de probabilidade condicional permite também que a lei da multiplicação da probabilidade se estenda ao caso de eventos dependentes.

EQUAÇÃO 3.8

Lei da Multiplicação da Probabilidade Generalizada

Se $A_1, ..., A_k$ são um conjunto de eventos arbitrários, então

$$Pr(A_1 \cap A_2 \cap \cdots \cap A_k) \\ = Pr(A_1) \times Pr(A_2|A_1) \times Pr(A_3|A_2 \cap A_1) \times \cdots \times Pr(A_k|A_{k-1} \cap \cdots \cap A_2 \cap A_1)$$

Veja na página 45 a
EQUAÇÃO 3.2

Se os eventos são independentes, as probabilidades condicionais no lado direito da Equação 3.8 reduzem-se às probabilidades incondicionais e a lei da multiplicação generalizada reduz-se à lei da multiplicação para eventos independentes dada na Equação 3.2. A Equação 3.8 também generaliza a relação $Pr(A \cap B) = Pr(A) \times Pr(B|A)$ dada na Definição 3.9 para dois eventos no caso de haver mais de dois eventos.

QUESTÕES DE REVISÃO 3B

1 Qual é a regra da probabilidade total?

2 Suponha que a taxa de *diabetes mellitus* (DM) do tipo II em pessoas de 40 a 59 anos seja de 7% entre caucasianos, 10% entre afro-americanos, 12% entre hispânicos e 5% entre americanos asiáticos. Suponha que a distribuição étnica em Houston, Texas, entre pessoas de 40 a 59 anos seja de 30% caucasianos, 25% afro-americanos, 40% hispânicos e 5% americanos asiáticos. Qual é a probabilidade global de DM do tipo II entre pessoas de 40 a 59 anos em Houston?

3.7 TEOREMA DE BAYES E TESTES DE TRIAGEM

Os dados do teste de mamografia apresentados no Exemplo 3.18 ilustram o conceito geral do valor preditivo de um teste de triagem que pode ser definido como se segue.

DEFINIÇÃO 3.12 O **valor preditivo positivo (VP⁺)** de um teste de triagem é a probabilidade de uma pessoa ter uma doença dado que o teste é positivo.

$Pr(\text{doença} \mid \text{teste}^+)$

O **valor preditivo negativo (VP$^-$)** de um teste de triagem é a probabilidade de uma pessoa *não* ter a doença dado que o teste é negativo.

$Pr(\text{nenhuma doença} \mid \text{teste}^-)$

EXEMPLO 3.23   **Câncer**   Encontre VP$^+$ e VP^- para mamografia com base nos dados do Exemplo 3.19.

Solução: Vemos que $VP^+ = Pr(\text{câncer de mama} \mid \text{mamografia}^+) = 0{,}1$

enquanto $VP^- = Pr(\text{câncer de mama}^- \mid \text{mamografia}^-)$

$= 1 - Pr(\text{câncer de mama} \mid \text{mamografia}^-) = 1 - 0{,}0002 = 0{,}9998$

Assim, se a mamografia for negativa, a mulher *não* é propensa a desenvolver o câncer de mama nos próximos dois anos ($VP^- \approx 1$), ao passo que, se a mamografia for positiva, a mulher tem 10% de chance de desenvolver o câncer de mama ($VP^+ = 0{,}10$).

Um sintoma ou um conjunto de sintomas pode também ser considerado um teste de triagem para a doença. Quanto maior o VP do teste de triagem ou os sintomas, mais importante o teste será. O ideal seria que pudéssemos encontrar um conjunto de sintomas tal que ambos, VP^+ e VP^-, fossem 1. Então, poderíamos diagnosticar precisamente a doença em cada paciente. Entretanto, isso é em geral impossível.

Os médicos frequentemente não conseguem medir o VP de um conjunto de sintomas. Contudo, podem medir com que frequência sintomas específicos ocorrem em pessoas com ou sem a doença. Essas medidas são definidas conforme se segue.

DEFINIÇÃO 3.13   A **sensibilidade** de um sintoma (ou conjunto de sintomas ou teste de triagem) é a probabilidade de que o sintoma esteja presente, dado que a pessoa tem a doença.

DEFINIÇÃO 3.14   A **especificidade** de um sintoma (ou conjunto de sintomas ou teste de triagem) é a probabilidade de o sintoma não estar presente, dado que a pessoa não tem a doença.

DEFINIÇÃO 3.15   Um **falso negativo** é caracterizado pelo resultado de teste negativo quando a doença ou a condição a ser testada estiver realmente presente. Um **falso positivo** é caracterizado pelo resultado de teste positivo quando a doença ou a condição a ser testada não estiver realmente presente.

Para um sintoma ser eficaz na predição de doença, é importante que a sensibilidade e a especificidade sejam elevadas.

EXEMPLO 3.24   **Câncer**   Suponha que a doença seja um câncer pulmonar e o sintoma seja o tabagismo. Se assumirmos que 90% das pessoas com câncer de pulmão e 30% das pessoas sem câncer de pulmão (essencialmente toda a população em geral) são fumantes, a sensibilidade e a especificidade do tabagismo como um teste de triagem para o câncer de pulmão são 0,9 e 0,7, respectivamente. Obviamente, o tabagismo não pode ser usado por si só como um critério de triagem para predizer câncer de pulmão, pois haverá muitos falsos positivos (pessoas sem câncer que são fumantes).

EXEMPLO 3.25   **Câncer**   Suponha que a doença seja um câncer de mama em mulheres e o sintoma seja histórico familiar da doença (irmã ou mãe com câncer de mama). Se assumirmos que 5% das mulheres com câncer de mama têm um histórico familiar de câncer de mama, mas apenas 2% das mulheres sem câncer de mama têm esse tipo de histórico, então a sensibilidade de um histórico familiar de câncer de mama como indicador de câncer de mama é 0,05, e a especificidade é 0,98 (1 – 0,02). Um histórico familiar de câncer de mama não pode ser usado por si só para diagnosticar a doença porque haverá muitos falsos negativos (mulheres com câncer de mama que não têm um histórico familiar).

QUESTÕES DE REVISÃO 3C

1 O que são a sensibilidade e a especificidade de um teste de triagem?
2 Quais são os VP⁺ e VP⁻ de um teste de triagem? Diferencie VP, sensibilidade e especificidade.
3 O nível de antígeno específico da próstata (prostate-specific antigen, PSA) no sangue é frequentemente usado como um teste de triagem para câncer de próstata. Punglia et al. [5] relataram os seguintes dados sobre a relação entre um teste de PSA positivo (≥4,1 ng/dL) e câncer de próstata.

TABELA 3.2 Associação entre PSA e câncer de próstata

Resultado do teste de PSA	Câncer de próstata	Frequência
+	+	92
+	−	27
−	+	46
−	−	72

(a) Quais são a sensibilidade e a especificidade do teste?
(b) Quais são os VP^+ e os VP^- do teste?

Teorema de Bayes

A pergunta de revisão 3C.3 assume que cada participante PSA⁺ e PSA⁻ (ou, pelo menos, uma amostra representativa de participantes de PSA⁺ e PSA⁻) seja avaliado quanto à presença de câncer da próstata. Assim, pode-se avaliar diretamente VP^+ e VP^- com base nos dados fornecidos. Em contrapartida, em muitos estudos de triagem, obtém-se uma amostra aleatória de casos e controles. Pode-se estimar a sensibilidade e a especificidade com esse tipo de estudo. No entanto, como os casos são geralmente superamostrado em relação à população em geral (por exemplo, se existe o mesmo número de casos e controles), não é possível estimar diretamente VP^+ e VP^- com base nas contagens de frequência disponíveis na triagem de um estudo típico. Em vez disso, um método indireto conhecido como teorema de Bayes é utilizado para essa finalidade.

A pergunta geral é: de que forma a sensibilidade e a especificidade de um sintoma (ou conjunto de sintomas ou teste diagnóstico), que são quantidades que um médico pode estimar, podem ser usadas para calcular os VPs, que são quantidades que um médico precisa ter para fazer um diagnóstico apropriado?

Seja A = sintoma e B = doença. Das Definições 3.12, 3.13, e 3.14, temos

Valor preditivo positivo = $VP^+ = Pr(B|A)$

Valor preditivo negativo = $VP^- = Pr(\bar{B}|\bar{A})$

Sensibilidade = $Pr(A|B)$

Especificidade = $Pr(\bar{A}|\bar{B})$

Seja $Pr(B)$ = probabilidade da doença na população de referência. Queremos calcular $Pr(B|A)$ e $Pr(\bar{B}|\bar{A})$ em termos de outras quantidades. Essa relação é conhecida como teorema de Bayes.

EQUAÇÃO 3.9 — **Teorema de Bayes**

Seja A = sintoma e B = doença.

$$VP^+ = Pr(B|A) = \frac{Pr(A|B) \times Pr(B)}{Pr(A|B) \times Pr(B) + Pr(A|\bar{B}) \times Pr(\bar{B})}$$

Em palavras, isso pode ser escrito como

$$VP^+ = \frac{\text{Sensibilidade} \times x}{\text{Sensibilidade} \times x + (1 - \text{Especificidade}) \times (1-x)}$$

onde $x = Pr(B)$ = prevalência da doença na população de referência. Da mesma forma,

$$VP^- = \frac{\text{Especificidade} \times (1-x)}{\text{Especificidade} \times (1-x) + (1 - \text{Sensibilidade}) \times x}$$

Para obter isso, temos que, a partir da definição de probabilidade condicional,

$$VP^+ = Pr(B|A) = \frac{Pr(B \cap A)}{Pr(A)}$$

Também, com base na definição de probabilidade condicional,

$$Pr(B \cap A) = Pr(A|B) \times Pr(B)$$

Por fim, utilizando a regra da probabilidade total,

$$Pr(A) = Pr(A|B) \times Pr(B) + Pr(A|\bar{B}) \times Pr(\bar{B})$$

Se as expressões para $Pr(B \cap A)$ e $Pr(A)$ são substituídas na equação por VP^+, temos

$$VP^+ = Pr(B|A) = \frac{Pr(A|B) \times Pr(B)}{Pr(A|B) \times Pr(B) + Pr(A|\bar{B}) \times Pr(\bar{B})}$$

Isto é, VP^+ pode ser expresso como uma função de sensibilidade, especificidade e probabilidade de doença na população de referência. Uma derivação similar pode ser usada para obter VP^-.

EXEMPLO 3.26 **Hipertensão** Suponha que 84% dos hipertensos e 23% dos normotensos sejam classificados como hipertensos por um aparelho de pressão arterial digital. Quais são o VP^+ e o VP^- da máquina, assumindo que 20% da população adulta é hipertensa?

Solução: A sensibilidade = 0,84 e a especificidade = 1 − 0,23 = 0,77. Assim, do teorema de Bayes, decorre que

$$VP^+ = (0{,}84)(0{,}2) / [(0{,}84)(0{,}2) + (0{,}23)(0{,}8)]$$
$$= 0{,}168 / 0{,}352 = 0{,}48$$

Da mesma forma, $VP^- = (0{,}77)(0{,}8)/[(0{,}77)(0{,}8)+(0{,}16)(0{,}2)]$

$$= 0{,}616/0{,}648 = 0{,}95$$

Assim, um resultado negativo do aparelho é razoavelmente previsível porque temos 95% de certeza de que uma pessoa com um resultado negativo do dispositivo é normotensa. No entanto, um resultado positivo não é muito previsível, porque temos apenas 48% de certeza de que uma pessoa com um resultado positivo do aparelho é hipertensa.

O Exemplo 3.26 considerou apenas dois possíveis estados de doença: hipertensos e normotensos. Em medicina clínica, muitas vezes há mais de dois possíveis estados de doença. Gostaríamos de ser capazes de prever o estado mais provável da doença dado um sintoma específico (ou um conjunto de sintomas). Vamos supor que a probabilidade de detectar esses sintomas entre pessoas em cada estado de doença (em que um dos estados de doença pode ser normal) seja conhecida por experiência clínica, assim como é a probabilidade de cada estado de doença na população de referência. Isso nos conduz ao teorema de Bayes generalizado.

EQUAÇÃO 3.10 **Teorema de Bayes Generalizado**

Sejam $B_1, B_2, ..., B_k$ um conjunto de estados de doença mutuamente exclusivos e exaustivos, isto é, pelo menos um estado de doença deve ocorrer e dois estados da doença não podem ocorrer ao mesmo tempo. A representa a presença de um sintoma ou de um conjunto de sintomas. Então,

$$Pr(B_i|A) = Pr(A|B_i) \times Pr(B_i) \bigg/ \left[\sum_{j=1}^{k} Pr(A|B_j) \times Pr(B_j) \right]$$

Esse resultado é obtido de modo semelhante ao resultado do teorema de Bayes para dois estados de doença na Equação 3.9. Especificamente, da definição de probabilidade condicional, vemos que

$$Pr(B_i|A) = \frac{Pr(B_i \cap A)}{Pr(A)}$$

Ainda, com base na definição de probabilidade condicional,

$$Pr(B_i \cap A) = Pr(A|B_i) \times Pr(B_i)$$

Por fim, utilizando a regra de probabilidade total,

$$Pr(A) = Pr(A|B_1) \times Pr(B_1) + \cdots + Pr(A|B_k) \times Pr(B_k)$$

Se as expressões para $Pr(B_i \cap A)$ e $Pr(A)$ forem substituídas, obtemos:

$$Pr(B_i|A) = \frac{Pr(A|B_i) \times Pr(B_i)}{\sum_{j=1}^{k} Pr(A|B_j) \times Pr(B_j)}$$

EXEMPLO 3.27 **Doença Pulmonar** Suponha que um homem de 60 anos que nunca tenha fumado passe em consulta com um médico com sintomas de tosse crônica e falta de ar ocasional. O médico fica preocupado e solicita a internação do paciente no hospital, para uma biopsia do pulmão. Suponha que os resultados da biopsia do pulmão sejam compatíveis tanto com câncer de pulmão quanto com sarcoidose, uma doença pulmonar bastante comum, geralmente não fatal. Neste caso,

$$A = \{\text{tosse crônica, resultados de biopsia de pulmão}\}$$

Estado da doença $\begin{cases} B_1 = \text{normal} \\ B_2 = \text{câncer de pulmão} \\ B_3 = \text{sarcoidose} \end{cases}$

Suponha que $Pr(A|B_1) = 0{,}001 \quad Pr(A|B_2) = 0{,}9 \quad Pr(A|B_3) = 0{,}9$

e que, em homens de 60 anos de idade que nunca foram tabagistas,

$$Pr(B_1) = 0{,}99 \quad Pr(B_2) = 0{,}001 \quad Pr(B_3) = 0{,}009$$

O primeiro conjunto de probabilidades $Pr(A|B_i)$ pode ser obtido pela experiência clínica com as doenças prévias, enquanto o segundo conjunto de probabilidades $Pr(B_i)$ teria de ser obtido das taxas de prevalência por idade, sexo e específicas para tabagismo para as doenças em questão. A pergunta que interessa agora é: quais são as probabilidades $Pr(B_i|A)$ dos três estados da doença, dados os sintomas anteriores?

Solução: O teorema de Bayes pode ser usado para responder a essa pergunta. Especificamente,

$$Pr(B_1|A) = Pr(A|B_1) \times Pr(B_1) \bigg/ \left[\sum_{j=1}^{3} Pr(A|B_j) \times Pr(B_j) \right]$$

$$= 0{,}001(0{,}99) / \left[0{,}001(0{,}99) + 0{,}9(0{,}001) + 0{,}9(0{,}009) \right]$$

$$= 0{,}00099 / 0{,}00999 = 0{,}099$$

$$Pr(B_2|A) = 0{,}9(0{,}001) / \left[0{,}001(0{,}99) + 0{,}9(0{,}001) + 0{,}9(0{,}009) \right]$$

$$= 0{,}00090 / 0{,}00999 = 0{,}090$$

$$Pr(B_3|A) = 0{,}9(0{,}009) / \left[0{,}001(0{,}99) + 0{,}9(0{,}001) + 0{,}9(0{,}009) \right]$$

$$= 0{,}00810 / 0{,}00999 = 0{,}811$$

Assim, embora a probabilidade incondicional de sarcoidose seja muito baixa (0,009), a probabilidade condicional da doença, considerando sintomas e idade/sexo/tabagismo desse grupo, é 0,811. Além disso, embora os sintomas e os testes diagnósticos sejam compatíveis tanto com câncer do pulmão quanto com sarcoidose, esta é muito mais provável entre os pacientes desse grupo (ou seja, entre os homens que nunca fumaram).

EXEMPLO 3.28

Doença Pulmonar Suponha que o paciente do Exemplo 3.27 tenha fumado dois maços de cigarros por dia durante 40 anos. Então assuma $Pr(B_1) = 0{,}98$, $Pr(B_2) = 0{,}015$ e $Pr(B_3) = 0{,}005$ para esse tipo de pessoa. Quais são as probabilidades dos três estados de doença para esse tipo de paciente, dados esses sintomas?

Solução: $Pr(B_1|A) = 0{,}001(0{,}98) / \left[0{,}001(0{,}98) + 0{,}9(0{,}015) + 0{,}9(0{,}005) \right]$

$$= 0{,}00098 / 0{,}01898 = 0{,}052$$

$$Pr(B_2|A) = 0{,}9(0{,}015) / 0{,}01898 = 0{,}01350 / 0{,}01898 = 0{,}711$$

$$Pr(B_3|A) = 0{,}9(0{,}005) / 0{,}01898 = 0{,}237$$

Assim, nesse tipo de paciente (isto é, um homem tabagista compulsivo), o câncer de pulmão é o diagnóstico mais provável.

QUESTÕES DE REVISÃO 3D

1. O que é o teorema de Bayes? Como é usado?
2. O que é o teorema de Bayes generalizado?
3. Consulte a questão de revisão 3B.2. Suponha uma pessoa em Houston com idade entre 40 e 59 anos que tenha DM tipo II. Qual é a probabilidade dessa pessoa ser afro-americana? Hispânica? Caucasiana? Américo-asiática? (Sugestão: utilize o teorema de Bayes generalizado.)
4. Responda à questão de revisão 3D.3 para uma pessoa em Houston não diabética com idade entre 40 e 59 anos.

3.8 INFERÊNCIA BAYESIANA

A definição de probabilidade dada na Definição 3.1 é às vezes chamada de **definição frequentista de probabilidade**. Essa definição constitui a base para o método frequentista de inferência, que é a principal abordagem para a inferência estatística apresentada neste livro e utilizada na prática estatística. No entanto, a inferência bayesiana é um método alternativo de inferência, defendida por uma minoria de estatísticos. A escola bayesiana de inferência rejeita a ideia da definição de probabilidade frequentista, considerando que é um conceito teórico que nunca pode ser realizado na prática. Em vez disso, os bayesianos concebem dois tipos de probabilidade: uma probabilidade *a priori* e uma probabilidade *a posteriori*.

DEFINIÇÃO 3.16 A **probabilidade *a priori*** de um evento é o melhor palpite feito pelo observador sobre a probabilidade de um evento quando há ausência de dados. Essa probabilidade *a priori* pode ser um número único ou um intervalo de valores possíveis para a probabilidade, talvez com pesos ligados a cada valor possível.

EXEMPLO 3.29 Hipertensão   Qual é a probabilidade *a priori* de hipertensão no Exemplo 3.26?

Solução: A probabilidade *a priori* de hipertensão na ausência de dados adicionais é 0,20 porque 20% da população adulta é hipertensa.

DEFINIÇÃO 3.17 A **probabilidade *a posteriori*** de um evento é a probabilidade de o evento ocorrer após a coleta de alguns dados empíricos. Ela é obtida por meio da integração de informações da probabilidade *a priori* com dados adicionais relacionados com o evento em questão.

EXEMPLO 3.30 Hipertensão   Qual é a probabilidade *a posteriori* de hipertensão dado que um aparelho digital de pressão arterial classificou uma pessoa como hipertensa?

Solução: Se revirmos o Exemplo 3.26 e considerarmos que o evento {hipertenso verdadeiro} seja denotado por B e o evento {classificados como hipertensos por um aparelho digital de pressão arterial} seja denotado por A, veremos que a probabilidade *a posteriori* é dada por $VP^+ = Pr(B|A) = 0,48$.

EXEMPLO 3.31 Hipertensão   Qual é a probabilidade *a posteriori* de hipertensão, uma vez que um dispositivo de pressão arterial digital classificou uma pessoa como normotensa?

Solução: A probabilidade *a posteriori* $= Pr(B|\bar{A}) = 1 - Pr(\bar{B}|\bar{A}) = 1 - VP^- = 0,05$. Assim, a probabilidade *a priori* inicial de 20% foi integrada com os dados do aparelho de pressão arterial digital para produzir probabilidades *a posteriori* de 0,48 e 0,05 para as pessoas que são classificadas como hipertensas e normotensas pelo aparelho digital, respectivamente.

O principal problema com a inferência bayesiana está em especificar a probabilidade *a priori*. Duas pessoas podem oferecer diferentes probabilidades *a priori* para um evento e chegar a conclusões diversas (obter diferentes probabilidades *a posteriori*), ainda que com os mesmos dados. No entanto, em alguns casos, a probabilidade *a priori* é bem definida. Além disso, ter dados suficientes diminui o impacto da probabilidade *a priori* sobre a inferência *a posteriori*.

3.9 CURVAS ROC

Em alguns casos, um teste fornece várias categorias de resposta em vez de simplesmente fornecer resultados positivos ou negativos. Em outros casos, os resultados do teste podem ser classificados como uma variável contínua. De qualquer forma, a designação de um ponto de corte para distinguir o resultado como positivo ou negativo é arbitrária.

TABELA 3.3 **Classificações de 109 imagens de tomografia computadorizada por um único radiologista *versus* estado real da doença**

Estado real da doença	Classificação da tomografia computadorizada					Total
	Certamente normal (1)	Provavelmente normal (2)	Questionável (3)	Provavelmente anormal (4)	Certamente anormal (5)	
Normal	33	6	6	11	2	58
Anormal	3	2	2	11	33	51
Total	36	8	8	22	35	109

EXEMPLO 3.32

Radiologia Os dados da Tabela 3.3, fornecidos por Hanley e McNeil [6], são classificações de imagens de tomografia computadorizada (TC) por um único radiologista em uma amostra de 109 indivíduos com possíveis problemas neurológicos. O estado real da doença também é conhecido por todos esses indivíduos. Os dados são apresentados na Tabela 3.3. De que forma podemos quantificar a precisão diagnóstica do teste?

Ao contrário de exemplos anteriores, esse teste não tem um ponto de corte óbvio a ser usado a fim de designar um indivíduo como positivo para a doença com base na tomografia computadorizada. Por exemplo, se designarmos um sujeito como teste-positivo, se ele for provavelmente anormal ou certamente anormal (uma classificação de 4 ou 5, ou 4+), então a sensibilidade do teste é $(11 + 33)/51 = 44/51 = 0{,}86$, ao passo que a especificidade é $(33 + 6 + 6)/58 = 45/58 = 0{,}78$. Na Tabela 3.4, calculamos a sensibilidade e a especificidade das classificações do radiologista de acordo com critérios diferentes para teste-positivo.

Para exibir esses dados, construímos uma curva da característica operatória do receptor (ROC[2]).

DEFINIÇÃO 3.18 Uma **curva da característica operatória do receptor (ROC)** é um gráfico da sensibilidade (no eixo *y*) *versus* (1 – especificidade) (no eixo *x*) de um teste de triagem, em que os diferentes pontos da curva correspondem aos diferentes pontos de corte usados para designar teste positivo.

EXEMPLO 3.33

Radiologia Construa uma curva ROC tendo como base os dados da Tabela 3.4.

Solução: Plotamos sensibilidade no eixo *y versus* (1 – especificidade) no eixo *x* utilizando os dados da Tabela 3.4. O gráfico é mostrado na Figura 3.7.

TABELA 3.4 **Sensibilidade e especificidade das classificações do radiologista de acordo com diferentes critérios de teste positivo com base nos dados da Tabela 3.3**

Critério de teste positivo	Sensibilidade	Especificidade
1 +	1,00	0,00
2 +	0,94	0,57
3 +	0,90	0,67
4 +	0,86	0,78
5 +	0,65	0,97
6 +	0,00	1,00

---

2. Do inglês, Receiver Operating Characteristic. A tradução desse termo não é utilizada com frequência no Brasil, mas é um termo previsto no Glossário Inglês-Português de Estatística. (N.R.T.)

FIGURA 3.7   Curva ROC para os dados da Tabela 3.4*

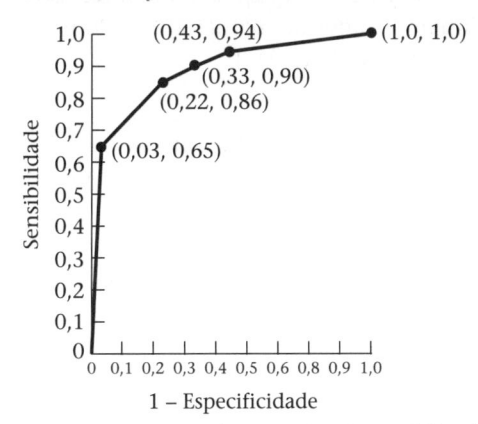

```
1,0 ┤        (0,43, 0,94)        ● (1,0, 1,0)
0,9 ┤          ●
0,8 ┤        ●  (0,33, 0,90)
0,7 ┤      (0,22, 0,86)
0,6 ┤● (0,03, 0,65)
0,5 ┤
0,4 ┤
0,3 ┤
0,2 ┤
0,1 ┤
  0 ┼──┬──┬──┬──┬──┬──┬──┬──┬──┬──
    0 0,1 0,2 0,3 0,4 0,5 0,6 0,7 0,8 0,9 1,0
              1 – Especificidade
```
(eixo y: Sensibilidade)

* Cada ponto representa (1 – especificidade, sensibilidade) para diferentes critérios de teste positivo.

A área sob a curva ROC é um resumo plausível da precisão diagnóstica global do teste. Pode-se mostrar [6] que essa área, quando calculada pela regra trapezoidal, corresponde à probabilidade de que, para um par de indivíduos normais e anormais selecionado aleatoriamente, o sujeito anormal terá maior classificação de TC. Supõe-se que, para classificações não condicionadas, o radiologista designa o sujeito com o escore menor como normal e o sujeito com escore maior como anormal. Para classificações condicionadas, assume-se que o radiologista escolhe aleatoriamente um paciente como normal e o outro como anormal.

EXEMPLO 3.34   **Radiologia**   Calcule a área sob a curva ROC da Figura 3.7 e interprete o que ela significa.

Solução: A área sob a curva de ROC, quando avaliada pela regra trapezoidal, é dada por

$$0,5(0,94 + 1,0)(0,57) + 0,5(0,90 + 0,94)(0,10) + 0,5(0,86 + 0,90)(0,11) + 0,5(0,65 + 0,86)(0,19) + 0,5(0 + 0,65)(0,03) = 0,89$$

Isso significa que o radiologista tem probabilidade de 89% de distinguir corretamente um indivíduo normal de um anormal com base na ordenação relativa das suas classificações de TC. Para indivíduos normais e anormais com as mesmas classificações, assume-se que o radiologista seleciona um dos dois indivíduos de forma aleatória.

De modo geral, de dois exames de triagem para a mesma doença, o teste com a maior área sob a curva de ROC é considerado o melhor teste, a menos que algum nível específico de sensibilidade ou especificidade seja particularmente importante ao comparar os dois testes.

3.10   PREVALÊNCIA E INCIDÊNCIA

Em medicina clínica, os termos prevalência e incidência denotam probabilidades em um contexto especial e são usados com frequência neste texto.

DEFINIÇÃO 3.19   A **prevalência** de uma doença é a probabilidade de ter a doença naquele momento, independentemente de há quanto tempo se tem a doença. A prevalência é obtida dividindo-se o número de pessoas que atualmente apresentam a doença pelo número de pessoas na população em estudo.

EXEMPLO 3.35   **Hipertensão**   Relatou-se a prevalência de hipertensão entre adultos (17 anos ou mais) em 20,3%, conforme avaliado pelo estudo NHANES realizado em 1999-2000 [7]. Esse cálculo foi feito dividindo-se o número de pessoas que relataram fazer uso de medicação prescrita para a hipertensão e que tinham 17 anos ou mais (1.225) pelo número total de pessoas de 17 anos ou mais na população do estudo (6.044).

DEFINIÇÃO 3.20 A **incidência cumulativa** de uma doença é a probabilidade de uma pessoa desenvolver um novo caso de doença em determinado momento sem ter histórico da doença.

EXEMPLO 3.36 **Câncer** A taxa de incidência cumulativa de câncer de mama em mulheres de 40 a 44 anos nos Estados Unidos ao longo do período de 2002 a 2006 foi de aproximadamente 118,4 por 100.000 [2]. Isso significa que, em 1 de janeiro de 2002, cerca de 118 em cada 100.000 mulheres de 40 a 44 anos que não haviam tido câncer de mama desenvolveriam a doença até 31 de dezembro de 2002.

QUESTÕES DE REVISÃO 3E

1 Suponha que, de 25 alunos de uma turma, 5 atualmente estejam sofrendo de febre do feno. A proporção 5 de 25 (20%) é uma medida de prevalência, incidência ou nenhuma das duas?

2 Suponha que 50 homens HIV-positivos sejam identificados, 5 dos quais desenvolvem aids nos 2 anos seguintes. A proporção 5 de 50 (10%) é uma medida de prevalência, incidência ou nenhuma das duas?

3.11 RESUMO

Neste capítulo, discutimos probabilidades e como trabalhar com elas usando as leis da adição e da multiplicação. Fizemos uma importante distinção entre eventos independentes, que não são relacionados uns com os outros, e dependentes, que estão relacionados entre si. Apresentamos os conceitos gerais de probabilidade condicional e RR com o intuito de quantificar a dependência entre dois eventos. Essas ideias, então, foram aplicadas à área específica de populações submetidas à triagem de determinada doença. Em especial, desenvolvemos as noções de sensibilidade, especificidade e VP, que são utilizados para definir a precisão de testes de triagem em aplicações de probabilidade condicional. Também utilizamos a curva ROC para ampliar os conceitos de sensibilidade e especificidade quando a designação do ponto de corte para o teste-positivo *versus* negativo for arbitrária.

Em algumas ocasiões, apenas as sensibilidades e as especificidades estão disponíveis, e desejamos calcular o VP de testes de triagem. Essa tarefa pode ser executada utilizando o teorema de Bayes. A utilização do teorema de Bayes no contexto de testes de triagem é um caso especial de inferência bayesiana. Na inferência bayesiana, especificamos a probabilidade *a priori* para um evento que, depois de os dados serem coletados, é então modificada para uma probabilidade *a posteriori*. Por fim, definimos prevalência e incidência, que são parâmetros probabilísticos, frequentemente utilizados para descrever a magnitude da doença em uma população.

Nos próximos dois capítulos, esses princípios gerais de probabilidade serão aplicados para obter alguns dos mais importantes modelos probabilísticos frequentemente utilizados em pesquisa biomédica, incluindo os modelos binomial, Poisson e normal. Esses modelos posteriormente serão utilizados para testar as hipóteses concernentes aos dados.

PROBLEMAS

Considere uma família com mãe, pai e dois filhos. Seja A_1 = {mãe tem gripe}, A_2 = {pai tem gripe}, A_3 = {primeiro filho tem gripe}, A_4 = {segundo filho tem gripe}, B = {pelo menos um filho tem gripe}, C = {pelo menos um genitor tem gripe} e D = {pelo menos uma pessoa na família tem gripe}.

*3.1 O que significa $A_1 \cup A_2$?

*3.2 O que significa $A_1 \cap A_2$?

*3.3 São A_3 e A_4 mutuamente exclusivos?

*3.4 O que significa $A_3 \cup B$?

*3.5 O que significa $A_3 \cap B$?

*3.6 Expresse C em termos de A_1, A_2, A_3 e A_4.

*3.7 Expresse D em termos de B e C.

*3.8 O que significa $\bar{A}_1$?

*3.9 O que significa $\bar{A}_2$?

*3.10 Represente $\bar{C}$ em termos de A_1, A_2, A_3 e A_4.

*3.11 Represente $\bar{D}$ em termos de B e C.

Suponha que uma epidemia de gripe atinja uma cidade. Em 10% das famílias, a mãe tem gripe; em 10% das famílias, o pai tem gripe; em 2% das famílias, pai e mãe têm gripe.

3.12 Os eventos A_1 = {mãe tem gripe} e A_2 = {pai tem gripe} são independentes?

Suponha que haja 20% de chance de cada filho contrair gripe, enquanto em 10% das famílias com dois filhos ambas as crianças contraiam a doença.

3.13 Qual é a probabilidade de pelo menos um filho contrair gripe?

3.14 Com base no Problema 3.12, qual é a probabilidade condicional de o pai ter gripe dado que a mãe também contraiu a doença?

3.15 Com base no Problema 3.12, qual a probabilidade condicional de o pai ter gripe dado que a mãe não contraiu a doença?

Saúde Mental

Recentemente, Pfeffer et al. forneceram estimativas da prevalência da doença de Alzheimer [8]. As estimativas são apresentadas na Tabela 3.5.

Suponha que um homem de 77 anos, uma mulher de 76 anos e uma mulher de 82 anos, sem parentesco entre si, sejam selecionados em uma comunidade.

3.16 Qual é a probabilidade de todos os três indivíduos terem a doença de Alzheimer?

3.17 Qual é a probabilidade de pelo menos uma das mulheres ter a doença de Alzheimer?

3.18 Qual é a probabilidade de pelo menos uma das três pessoas ter a doença de Alzheimer?

3.19 Qual a probabilidade de exatamente um dos três ter a doença de Alzheimer?

3.20 Suponha que uma das três pessoas tem a doença de Alzheimer, mas não sabemos qual. Qual é a probabilidade de uma delas ser mulher?

TABELA 3.5 Prevalência da doença de Alzheimer (casos por população de 100 pessoas)

Faixa etária	Homens	Mulheres
65-69	1,6	0,0
70-74	0,0	2,2
75-79	4,9	2,3
80-84	8,6	7,8
85+	35,0	27,9

3.21 Suponha que duas das três pessoas têm a doença de Alzheimer. Qual é a probabilidade condicional de serem ambas mulheres?

3.22 Suponha que duas das três pessoas têm a doença de Alzheimer. Qual é a probabilidade condicional de ambas terem menos de 80 anos?

Suponha que a probabilidade de ambos os membros de um casal, cada um entre 75 e 79 anos, ter a doença de Alzheimer seja de 0,0015.

3.23 Qual é a probabilidade condicional de o homem ser afetado, dado que a mulher tem a doença? Como podemos comparar esse valor com a prevalência da Tabela 3.5? Por que seria o mesmo (ou diferente)?

3.24 Qual é a probabilidade condicional de a mulher ser afetada, dado que o homem tem a doença? Como podemos comparar esse valor com a prevalência da Tabela 3.5? Por que seria o mesmo (ou diferente)?

3.25 Qual é a probabilidade de pelo menos um deles ser afetado?

Considere que se proponha um estudo de doença de Alzheimer em uma comunidade de aposentados cuja faixa etária seja de mais de 65 anos, cuja distribuição de idade-sexo está ilustrada na Tabela 3.6.

3.26 Qual é a prevalência esperada da doença de Alzheimer na comunidade se as estimativas de prevalência da Tabela 3.5 para grupos específicos da idade-sexo se mantêm?

3.27 Assumindo que haja 1.000 pessoas com idade superior a 65 anos na comunidade, qual é o número esperado de casos de doença de Alzheimer na comunidade?

TABELA 3.6 Distribuição por faixa etária/sexo da comunidade aposentada

Faixa etária	Masculino (%)[a]	Feminino (%)[a]
65-69	5	10
70-74	9	17
75-79	11	18
80-84	8	12
>85	4	6

a. Porcentagem da população total.

Doença Infecciosa

Geralmente as vacinas para a influenza são trivalentes e contêm apenas um tipo de vírus da gripe B. Elas podem ser ineficazes contra outros tipos de vírus da gripe B. Um ensaio clínico aleatório foi realizado entre crianças de 3 a 8 anos em 8 países. As crianças receberam uma vacina quadrivalente (VIQ) que teve mais de um vírus da gripe B ou uma vacina para hepatite A trivalente (controle) (Jain et al. [9]. *New England Journal of Medicine*, n. 369, v. 26, 2013: p. 2481-2491). Uma taxa de surto (isto é, porcentagem das crianças que desenvolveram gripe) a partir de 14 dias após a vacinação até ao final do estudo foi calculada para cada grupo de vacina, estratificado por idade. Os seguintes dados foram relatados:

TABELA 3.7 Taxa de surto de gripe por idade e grupo de tratamento

Idade	Grupo VIQ	Grupo controle
3-4	3,78%	5,69%
5-8	1,70%	5,15%

3.28 Suponha que três crianças em uma vila com idades de 3, 5 e 7 anos sejam vacinadas com a vacina VIQ. Qual é a probabilidade de pelo menos uma das três crianças contrair gripe?

Suponha que 80% das crianças de 3 a 4 anos e 70% das crianças de 5 a 8 anos em uma vila recebem a vacina VIQ. Assuma também que as crianças que não são vacinadas têm o dobro da incidência de gripe como o grupo controle da Tabela 3.7.

3.29 Qual porcentagem das crianças de 3 a 4 anos da vila contrairá gripe?

3.30 Qual porcentagem das crianças de 5 a 8 anos da vila contrairá gripe?

3.31 Suponha que identifiquemos uma criança de 5 a 8 anos com gripe na vila, mas não tenhamos certeza se a criança foi vacinada. Se assumirmos as mesmas suposições que nos Problemas 3.29 e 3.30, qual é a probabilidade da criança ter sido vacinada? (*Sugestão*: utilize o teorema de Bayes.)

Genética

Suponha que uma doença seja herdada por meio de um **modo de herança dominante** e que apenas um dos dois pais seja afetado pela doença. As implicações desse modo de hereditariedade são que a probabilidade é de 1 para 2 de qualquer descendência desenvolver a doença.

3.32 Qual a probabilidade de, em uma família com dois filhos, ambos serem afetados?

3.33 Qual é a probabilidade de exatamente um dos irmãos ser afetado?

3.34 Qual é a probabilidade de nenhum deles ser afetado?

3.35 Suponha que o mais velho seja afetado. Qual é a probabilidade do mais novo ser afetado?

3.36 Se A e B são dois eventos tais que A = {o irmão mais velho é afetado}, B = {o irmão mais novo é afetado}, então os eventos A e B são independentes?

Suponha que uma doença seja herdada por meio de um **modo de herança autossômica recessiva**. Esse modo de herança implica que os filhos de uma família têm, cada um, a probabilidade de 1 em 4 de herdar a doença.

3.37 Qual é a probabilidade de, em uma família com dois filhos, ambos serem afetados?

3.38 Qual é a probabilidade de exatamente um dos irmãos ser afetado?

3.39 Qual é a probabilidade de nenhum deles ser afetado?

Suponha que uma doença seja herdada por meio de um **modo de herança relacionada ao sexo**. Esse modo de herança implica que cada prole masculina tenha uma chance em 50% de herdar a doença, ao passo que a prole feminina não tem nenhuma chance de contrair a doença.

3.40 Em uma família com um irmão do sexo masculino e outro do sexo feminino, qual a probabilidade de ambos serem afetados?

3.41 Qual é a probabilidade de exatamente um dos irmãos ser afetado?

3.42 Qual é a probabilidade de nenhum deles ser afetado?

3.43 Responda ao Problema 3.40 para famílias com dois irmãos do sexo masculino.

3.44 Responda ao Problema 3.41 para famílias com dois irmãos do sexo masculino.

3.45 Responda ao Problema 3.42 para famílias com dois irmãos do sexo masculino. Suponha que, em uma família com dois irmãos do sexo masculino, ambos sejam afetados por uma doença geneticamente herdada. Suponha também que, embora o histórico genético da família seja desconhecido, apenas um modo de hereditariedade dominante recessivo ou ligado ao sexo seja possível.

3.46 Assuma que os modos de hereditariedade dominante, recessivo e ligado ao sexo sigam as leis de probabilidades dadas nos Problemas 3.32, 3.37 e 3.40 e que, sem conhecimento prévio sobre a família em questão, cada modo de hereditariedade seja igualmente provável. Qual é a probabilidade a posteriori de cada modo de hereditariedade nessa família?

3.47 Responda ao Problema 3.46 para uma família com dois irmãos do sexo masculino em que apenas um deles é afetado.

3.48 Responda ao Problema 3.46 para uma família com um irmão do sexo masculino e um do sexo feminino em que ambos são afetados.

3.49 Responda ao Problema 3.48 considerando que apenas o irmão do sexo masculino é afetado.

Obstetrícia

Os dados a seguir baseiam-se no *Relatório Mensal de Estatísticas Vitais* (outubro de 1999), emitido pelo National Center for Health Statistics (Centro Nacional de Estatísticas de Saúde) [10]. Esses dados referem-se apenas aos nascidos vivos.

TABELA 3.8 Distribuição do período de gestação

Período de gestação	Probabilidade
<28 semanas	0,007
28-31 semanas	0,012
32-35 semanas	0,050
36 semanas	0,037
≥37 semanas	0,893

Suponha que as crianças sejam classificadas como de baixo peso ao nascer se pesarem <2.500 g e peso normal ao nascer se pesarem ≥2.500 g. Suponha que as crianças também sejam classificadas de acordo com a duração da gestação nas cinco categorias seguintes: <28 semanas, 28 a 31 semanas, 32 a 35 semanas, 36 semanas e ≥37 semanas. Considere que as probabilidades dos diferentes períodos de gestação sejam as indicadas na Tabela 3.8.

Considere também que a probabilidade de baixo peso ao nascer é de 0,949 dada uma gestação <28 semanas, 0,702 dada uma gestação de 28 a 31 semanas, 0,434 dada uma gestação de 32 a 35 semanas, 0,201 dada uma gestação de 36 semanas e 0,029 dada uma gestação de ≥37 semanas.

*3.50 Qual é a probabilidade de ter uma criança com baixo peso ao nascer?

3.51 Demonstre que os eventos {duração da gestação ≤31 semanas} e {baixo peso ao nascer} não são independentes.

*3.52 Qual é a probabilidade de ter um período de gestação ≤36 semanas, uma vez que uma criança tenha baixo peso ao nascer?

Doença Pulmonar

A agregação familiar de doença respiratória é um fenômeno clínico bem estabelecido. No entanto, ainda há controvérsia se essa agregação se deve a fatores ambientais e/ou genéticos. Um pesquisador deseja estudar um fator ambiental específico, ou seja, a relação de hábitos tabagistas dos pais com a presença ou ausência de asma em seus filhos mais velhos com idade de 5 a 9 anos residentes na mesma casa (a seguir chamados de prole). Suponha que o pesquisador descubra que (1) se a mãe e o pai forem fumantes habituais, a probabilidade de sua prole ter asma é de 0,15; (2) se a mãe for fumante habitual e o pai não for, a probabilidade de sua prole ter asma é de 0,13; (3) se o pai for fumante habitual e a mãe não for, a probabilidade de sua prole ter asma é de 0,05; e (4) se nenhum dos pais for fumante habitual, a probabilidade de sua prole ter asma é de 0,04.

*3.53 Suponha que o hábito de fumar dos pais seja independente e a probabilidade da mãe ser fumante habitual seja de 0,4, enquanto a probabilidade do pai ser um fumante habitual é de 0,5. Qual é a probabilidade de ambos, pai e mãe, serem fumantes habituais?

*3.54 Considere um subgrupo de famílias em que a mãe não seja fumante habitual. Qual é a probabilidade do pai ser um fumante habitual entre essas famílias? Como essa probabilidade difere daquela calculada no Problema 3.53?

Alternativamente, suponha que, se o pai é atualmente fumante, a probabilidade de a mãe ser atualmente fumante é de 0,6, ao passo que, se o pai não for atualmente fumante, a probabilidade de a mãe ser atualmente fumante é de 0,2. Também assuma as declarações 1, 2, 3 e 4 anteriormente mencionadas.

*3.55 Se a probabilidade do pai ser atualmente fumante for de 0,5, qual a probabilidade do pai ser atualmente fumante e da mãe não ser atualmente fumante?

*3.56 Os hábitos de tabagismo do pai e da mãe são independentes? Por quê?

*3.57 Com base nas suposições utilizadas nos Problemas 3.55 e 3.56, encontre a probabilidade incondicional de que a prole terá asma.

*3.58 Suponha que um filho tenha asma. Qual é a probabilidade *a posteriori* de que o pai seja um fumante habitual?

*3.59 Qual é a probabilidade *a posteriori* de a mãe ser uma fumante habitual se o filho tiver asma?

*3.60 Responda ao Problema 3.58 considerando que o filho não tem asma.

*3.61 Responda ao Problema 3.59 considerando que o filho não tem asma.

*3.62 O estado asmático da criança e o estado tabagista do pai são independentes? Por quê?

*3.63 O estado asmático da criança e o estado tabagista da mãe são independentes? Por quê?

Genética e Obstetrícia

É difícil qualificar precisamente o tabagismo na gestação quando tratamos de estudos retrospectivos. Amostras de sangue de rotina coletadas de recém-nascidos para fins de triagem podem fornecer um método de baixo custo para medir objetivamente o tabagismo materno no período de gestação próximo ao momento do parto. A cotinina sérica é um importante biomarcador de consumo recente de cigarro. Um estudo comparou os níveis de cotinina nas gotas de sangue seco em recém-nascidos com as de sangue do cordão umbilical (o padrão ouro) nos 428 recém-nascidos do Programa de Triagem Genética da Califórnia (Yang et al. [11]). O limite mais baixo detectado para cotinina nas gotas de sangue seco foi de 3,1 ng/ml. Os dados da Tabela 3.9 foram apresentados e relacionam níveis de cotinina na gota de sangue seco com níveis de cotinina no sangue do cordão umbilical.

Suponha que um corte de ≥5 ng/mL seja proposto como critério para teste positivo com base nos níveis de cotinina na gota de sangue seco.

3.64 Qual é a sensibilidade ao utilizarmos esse ponto de corte?

3.65 Qual é a especificidade ao utilizarmos esse ponto de corte?

Suponha que, com base em uma grande amostra de nascimentos na Califórnia, calcula-se que 20% das mães fumam até o momento do parto.

Suponha que o teste de triagem usado para detectar se uma mãe fuma no período de gravidez tenha como base um

TABELA 3.9 Distribuição do nível de cotinina nas gotas de sangue seco dos recém-nascidos no estado ativo de tabagismo materno* próximo ao momento do parto entre 428 bebês nascidos na Califórnia, 2001-2003

Nível de cotinina no sangue seco (ng/mL)	Tabagismo materno = sim	Tabagismo materno = não	Nível de cotinina no sangue seco (ng/mL)	Tabagismo materno = sim	Tabagismo materno = não
<3,1	2	326	9	1	3
3,1	0	2	10	2	0
4	0	2	11	3	0
5	0	1	12	2	0
6	2	1	13	1	1
7	1	0	≥14	76	0
8	1	1	Total	91	337

*O estado ativo de tabagismo materno no momento do parto foi definido como níveis de sangue do cordão umbilical de ≥10 ng/mL.

corte de ≥5 ng/mL ao usar amostras de sangue seco dos recém-nascidos.

3.66 Qual é a probabilidade da mãe fumar até o momento do parto se na amostra de sangue seco o nível de cotinina for ≥5 ng/mL?

3.67 Qual é o outro nome dessa quantidade?

Doença Pulmonar

Pesquisas sobre hábitos de consumo de cigarro, prevenção e programas de suspensão do tabagismo requerem informação precisa do comportamento tabagista. No entanto, a diminuição da aceitação social do tabagismo parece causar uma subnotificação significativa. Os marcadores químicos de uso do cigarro podem fornecer indicadores objetivos do comportamento tabagista. Um marcador não invasivo amplamente utilizado é o nível de tiocianato salivar (saliva thiocyanate, SCN). Em um distrito escolar em Minneapolis, 1.332 alunos da oitava série (12 a 14 anos) participaram de um estudo [12] em que eles

(1) Viram um filme que ilustra quão precoce o consumo de cigarro pode ser facilmente detectado em pequenas amostras de saliva

(2) Forneceram uma amostra de SCN

(3) Fizeram um autorrelato do número de cigarros fumados por semana

Os resultados estão na Tabela 3.10.

TABELA 3.10 Relação entre níveis de SCN e cigarros consumidos por semana segundo autorrelato

Cigarros consumidos na semana anterior	Número de estudantes	Percentual com SCN ≥100 µg/mL
Zero	1.163	3,3
1-4	70	4,3
5-14	30	6,7
15-24	27	29,6
25-44	19	36,8
45+	23	65,2

Baseado no *American Journal of Public Health*, n. 71, v. 12, 1981, p. 1320.

Suponha que os autorrelatos sejam completamente precisos e representem o número de estudantes de 8ª série que fumam na comunidade em geral. Estamos pensando em usar um nível SCN ≥100 µg/mL como um critério de teste para identificar os fumantes de cigarros. Considere um estudante como positivo se ele fuma um ou mais cigarros por semana.

*3.68 Qual é a sensibilidade do teste para estudantes que fumam pouco (aqueles que fumam ≤14 cigarros por semana)?

*3.69 Qual é a sensibilidade do teste para estudantes que fumam moderadamente (aqueles que fumam 15 a 44 cigarros por semana)?

*3.70 Qual é a sensibilidade do teste para estudantes que fumam muito (aqueles que fumam ≥45 cigarros por semana)?

*3.71 Qual é a especificidade do teste?

*3.72 Qual é o VP^+ do teste?

*3.73 Qual é o VP^- do teste?

Suponha que consideremos válidos os autorrelatos de todos os estudantes que reportam algum consumo de cigarro, mas estimamos que 20% dos estudantes que relatam nenhum consumo habitualmente fumam de 1 a 4 cigarros por semana e outros 10% fumam de 5 a 14 cigarros por semana.

*3.74 Considerando que a porcentagem de estudantes com SCN ≥100 µg/mL desses dois subgrupos é a mesma daqueles que na verdade relatam 1 a 4 e 5 a 14 cigarros por semana, calcule a especificidade segundo essas suposições.

*3.75 Calcule o VP^- sob essas suposições alteradas. Como o verdadeiro VP^- que usa o critério de triagem de SCN ≥100 µg/mL para identificar fumantes se compara com o VP^- com base nos autorrelatos do Problema 3.73?

Hipertensão

Medidas laboratoriais de reatividade cardiovascular estão recebendo maior atenção. Muito desse interesse baseia-se na crença de que essas medidas, obtidas de testes de desafio sob estressores físicos e psicológicos, podem produzir um índice biologicamente mais significativo da função cardiovascular do que as medidas estáticas mais tradicionais. Geralmente, a medição da reatividade cardiovascular envolve a utilização de um monitor de pressão arterial digitalizado para examinar as alterações na pressão arterial, antes e após uma experiência estimulante (como jogar um *videogame*).

Para esse efeito, as medições de pressão arterial foram feitas com a máquina de pressão arterial Vita-Stat, antes e depois de uma partida de *videogame*. Medidas semelhantes foram obtidas utilizando métodos manuais para medir a pressão arterial. Uma pessoa era classificada como um "reator" se sua PAD aumentasse 10 mm Hg ou mais depois do jogo e, de outra forma, como um não reator. Os resultados estão na Tabela 3.11.

3.76 Se as medições manuais são consideradas a medida "verdadeira" da reatividade, qual é a sensibilidade das medições digitalizadas da PAD?

3.77 Qual é a especificidade das medições digitalizadas da PAD?

3.78 Se a população testada representa a população geral, quais os VP^+ e os VP^- ao utilizar esse teste?

TABELA 3.11 Classificação da reatividade cardiovascular utilizando esfigmomanômetro digital e manual

ΔPAD, digital	ΔPAD, manual	
	<10	≥10
<10	51	7
≥10	15	6

Otorrinolaringologia

O conjunto de dados na Tabela 3.12 baseia-se em 214 crianças com otite média aguda (otite média com efusão, ou OME) que participaram de um ensaio clínico aleatório [13]. Cada criança tinha OME no início do estudo em qualquer um dos ouvidos (casos unilaterais) ou em ambos (casos bilaterais) e foi prescrito aleatoriamente que recebesse uma sequência de 14 dias de um dentre dois antibióticos, cefaclor (CEF) ou amoxicilina (AMO). Os dados aqui dizem respeito às 203 crianças cujo estado do ouvido médio foi determinado durante uma visita de acompanhamento de 14 dias. Os dados da Tabela 3.12 são apresentados no conjunto de dados EAR.DAT.

TABELA 3.12 Formato para EAR.DAT

Coluna	Variável	Formato ou código
1-3	ID	
5	Alívio por 14 dias	1 = sim/0 = não
7	Antibiótico	1 = CEF/2 = AMO
9	Idade	1 = <2 anos /2 = 2-5 anos
		3 = acima de 6 anos
11	Ouvido	1 = 1º ouvido/2 = 2º ouvido

3.79 Parece haver alguma diferença no efeito dos antibióticos no alívio da otite média? Expresse seus resultados em termos de *risco relativo* (*RR*). Considere análises separadas para casos uni e bilaterais. Considere também uma análise da combinação dos dois tipos de processos.

3.80 Os pesquisadores registraram as idades das crianças porque consideraram que isso poderia ser um fator importante na determinação do resultado. Eles estavam certos? Tente expressar seus resultados em termos de *RR*.

3.81 Controlando por idade, proponha uma análise que compare a eficácia dos dois antibióticos. Expresse seus resultados em termos de *RR*.

3.82 Outra questão desse ensaio é a possível dependência entre os ouvidos em casos bilaterais. Comente essa questão com base nos dados coletados.

O conceito de **ensaio clínico aleatório** será discutido com mais detalhes no Capítulo 6. A análise de **dados da tabela de contingência** é estudada no Capítulo 10, no qual métodos para analisar esse tipo de dados são discutidos.

Ginecologia

Uma empresa farmacêutica está desenvolvendo um novo *kit* de teste de gravidez para uso em ambulatório. A empresa usa o teste de gravidez em 100 mulheres que sabem que estão grávidas, para quem 95 resultados de testes são positivos. A empresa usa o teste de gravidez em 100 outras mulheres que sabem que não estão grávidas, para quem 99 testes são negativos.

*3.83 Qual é a sensibilidade do teste?

*3.84 Qual é a especificidade do teste?

A empresa antecipa que, das mulheres que usarão o *kit* de teste de gravidez, 10% na verdade estarão grávidas.

*3.85 Qual é o VP^+ do teste?

*3.86 Suponha que o "custo" de um falso negativo (*2c*) é o dobro de um falso positivo (*c*) (porque, para um falso negativo, o cuidado de pré-natal seria adiado durante o primeiro trimestre de gravidez). Se o *kit* de gravidez padrão (feito por outra empresa farmacêutica) tem uma sensibilidade de 0,98 e especificidade de 0,98, qual teste (novo ou padrão) custará menos por mulher na população em geral e quanto?

Saúde Mental

O Chinese Mini-Mental Status Test (CMMS) consiste em 114 itens destinados a identificar pessoas com doença de Alzheimer e demência senil entre a população da China [14]. Foi realizada extensa avaliação clínica desse instrumento, em que os participantes foram entrevistados por psiquiatras e enfermeiros e fez-se um diagnóstico definitivo de demência. A Tabela 3.13 mostra os resultados obtidos de um subgrupo de pessoas com pelo menos alguma educação formal. Suponha que um valor de corte ≤20 no teste seja usado para identificar pessoas com demência.

3.87 Qual é a sensibilidade do teste?

3.88 Qual é a especificidade do teste?

3.89 O valor de corte de 20 no CMMS usado para identificar pessoas com demência é arbitrário. Suponha que consideremos uma mudança no corte. Qual é a sensibilidade e a especificidade se os cortes 5, 10, 15, 20, 25 ou 30 forem usados? Faça uma tabela de seus resultados.

3.90 Construa uma curva ROC tendo como base a tabela feita no Problema 3.89.

TABELA 3.13 Relação de demência clínica para resultados no CMMS

Escore CMMS	Não demente	Demente
0-5	0	2
6-10	0	1
11-15	3	4
16-20	9	5
21-25	16	3
26-30	18	1
Total	46	16

3.91 Suponha que queiramos que a sensibilidade e a especificidade sejam pelo menos 70%. Use a curva de ROC para identificar os possíveis valores para usar como ponto de corte a fim de detectar pessoas com demência, com base nesses critérios.

3.92 Calcule a área sob a curva ROC. Interprete o que essa área significa em palavras no contexto desse problema.

Demografia

Um estudo com base nos dados coletados dos registros médicos de nascimento da Noruega observou as taxas de fertilidade fundamentado em resultados de sobrevida dos nascimentos anteriores [15]. Os dados são apresentados na Tabela 3.14.

3.93 Qual é a probabilidade de ter um nascido vivo (NV) em um segundo nascimento, visto que o resultado da primeira gestação foi um natimorto (NM), isto é, uma criança falecida?

3.94 Responda ao Problema 3.93 se o resultado da primeira gestação tiver sido um nascido vivo.

3.95 Qual a probabilidade de 0, 1 e 2 ou mais gestações adicionais se o primeiro nascimento tiver sido um natimorto?

3.96 Responda ao Problema 3.95 se a primeira gestação tiver sido um nascido vivo.

Saúde Mental

O alelo ε4 do gene que codifica a apolipoproteína E (APOE) está fortemente associado à doença de Alzheimer, mas o seu valor no diagnóstico permanece incerto. Um estudo foi realizado entre 2.188 pacientes que foram avaliados na autópsia para a doença de Alzheimer por critérios patológicos previamente estabelecidos [16]. Os doentes também foram clinicamente avaliados para detectar a presença da doença de Alzheimer. Os dados são apresentados na Tabela 3.15.

Suponha que o diagnóstico patológico seja considerado o padrão ouro para a doença de Alzheimer.

3.97 Se o diagnóstico clínico for considerado um teste de triagem para a doença de Alzheimer, então qual é a sensibilidade desse teste?

3.98 Qual é a especificidade desse teste?

Para eventualmente melhorar a precisão do diagnóstico clínico da doença de Alzheimer, foram consideradas tanto as informações do genótipo APOE quanto o diagnóstico clínico. Os dados são apresentados na Tabela 3.16.

Suponha que consideremos a combinação de um diagnóstico clínico para a doença de Alzheimer e a presença de ≥1 alelo ε4 como teste de triagem para a doença de Alzheimer.

3.99 Qual é a sensibilidade desse teste?

3.100 Qual é a especificidade desse teste?

TABELA 3.15 Relação entre o diagnóstico clínico e o patológico da doença de Alzheimer

Diagnóstico clínico	Diagnóstico patológico	
	Doença de Alzheimer	Outras causas de demência
Doença de Alzheimer	1.643	190
Outras causas de demência	127	228

TABELA 3.14 Relação das taxas de fertilidade para o resultado de sobrevivência de nascimentos anteriores na Noruega

Resultado peri-natal	Primeiro nascimento	Prosseguindo para o segundo nascimento	Resultado de segundo nascimento	Prosseguindo para o terceiro nascimento	Resultado do terceiro nascimento	
	n	n	n	n		n
NM	7.022	5.924	NM 368	277	NM	39
					NV	238
			NV 5.556	3.916	NM	115
					NV	3.801
NV	350.693	265.701	NM 3.188	2.444	NM	140
					NV	2.304
			NV 262.513	79.450	NM	1.005
					NV	78.445

NM = natimorto, NV = nascido vivo e por pelo menos uma semana.

TABELA 3.16 Influência do genótipo APOE no diagnóstico da doença de Alzheimer (DA)

Genótipo APOE	Critérios clínicos e patológicos para DA	Apenas critérios clínicos para DA	Apenas critérios patológicos para DA	Critérios nem clínicos nem patológicos para DA
≥1 alelo ε4	1.076	66	66	67
Nenhum alelo ε4	567	124	61	161
Total	1.643	190	127	228

Doença Cardiovascular

Um assunto fascinante de interesse recente é o "paradoxo hispânico": um censo de dados "mostra" que a doença coronariana tem menor prevalência em pessoas hispânicas do que em brancos não hispânicos (BNH) com base em entrevistas de saúde de amostras representativas de pessoas de diferentes grupos étnicos da população dos Estados Unidos, embora o perfil do fator de risco de hispânicos seja geralmente pior (mais hipertensão, diabetes e obesidade nesse grupo do que no BNH). Para estudar isso ainda mais, os pesquisadores analisaram um grupo de 1.000 homens hispânicos com idades entre 50 e 64 anos, de vários condados no Texas, que não tinham doença coronariana em 1990, e os acompanharam por 5 anos. Eles descobriram que 100 dos homens tinham desenvolvido a doença (tanto nos casos fatais como em não fatais nos quais os homens sobreviveram a um ataque cardíaco).

3.101 A proporção de 100 em 1.000 é uma taxa de prevalência, uma taxa de incidência ou nenhuma das duas?

Considerando outras pesquisas sobre o mesmo período entre BNH nesses condados, os pesquisadores esperavam que a taxa comparável de doença coronariana para BNH fosse de 8%.

Outro parâmetro importante na epidemiologia da doença coronariana é a taxa de letalidade (a proporção de pessoas que morrem entre aquelas que têm um ataque cardíaco). Entre os 100 casos de doença coronariana apurados entre os hispânicos, 50 foram fatais.

3.102 Qual é a proporção esperada de homens hispânicos que serão identificados por pesquisas de saúde como os que tiveram um ataque cardíaco nos últimos 5 anos (que são sobreviventes por definição) se assumirmos que a proporção de homens com mais de um ataque cardíaco não fatal é desprezível? Qual é a proporção comparável para homens BNH se a taxa de letalidade esperada é de 20% entre os homens BNH com doença coronariana?

3.103 Essas proporções são taxas de prevalência, taxas de incidência ou nenhuma das duas? Os resultados desse problema dão dicas de por que o paradoxo hispânico ocorre (os homens hispânicos realmente têm menor risco de doença coronariana como as pesquisas do governo norte-americano indicariam)? Justifique.

Genética

Uma doença genética de herança dominante é identificada ao longo de várias gerações de uma grande família. No entanto, cerca de metade das famílias tem a doença dominante com *penetrância completa*, ao passo que, se um dos pais for afetado, há uma probabilidade de 50% de que qualquer descendente seja afetado. Da mesma forma, cerca de metade das famílias têm a doença dominante com *penetrância reduzida*, ao passo que, se um dos pais for afetado, há uma probabilidade de 25% de que qualquer descendente seja afetado.

Suponhamos que, em determinada família, um genitor e dois entre dois descendentes sejam afetados.

3.104 Qual é a probabilidade de exatamente dois dos dois filhos serem afetados em uma família com a doença dominante com penetrância completa?

3.105 Qual é a probabilidade de exatamente dois dos dois filhos serem afetados em uma família com a doença dominante com penetrância reduzida?

3.106 Qual é a probabilidade de o modo de transmissão para essa família ser dominante com penetrância completa? Essa é uma probabilidade *a priori* ou uma probabilidade *a posteriori*?

3.107 Suponha que você é um conselheiro genético e os pais lhe perguntem qual seria a probabilidade de, se eles tivessem outro filho, este ser afetado pela doença. Qual é a resposta?

PROJETO DE SIMULAÇÃO EM CLASSE

Doença Infecciosa

Suponhamos que um antibiótico padrão mate um tipo particular de bactérias em 80% das vezes. Um novo antibiótico é considerado de melhor eficácia que o antibiótico padrão. Os pesquisadores propõem-se a experimentar o novo antibiótico em 100 pacientes infectados com a bactéria. Usando princípios de teste de hipóteses (abordados no Capítulo 7), os pesquisadores consideram o novo antibiótico "significativamente melhor" que o padrão se ele matar as bactérias em pelo menos 88 dos 100 pacientes infectados.

3.108 Suponhamos que exista uma probabilidade verdadeira (eficácia verdadeira) de 85% do novo antibiótico funcionar para *um único* paciente. Execute um "estudo de simulação" no computador, com base na geração de números aleatórios (usando, por exemplo, Minitab, Excel ou R) para um grupo de 100 pacientes simulados aleatoriamente. Repita esse exercício 20 vezes com colunas separadas para cada amostra simulada de 100 pacientes. Para qual porcentagem das 20 amostras o novo antibiótico é considerado "significativamente melhor" que o antibiótico padrão? (A essa porcentagem denominamos *poder estatístico* do experimento.) Compare os resultados para diferentes alunos dessa sala de aula.

3.109 Repita o procedimento do Problema 3.108 para cada paciente simulado, considerando que a real eficácia do novo antibiótico é (a) 80%, (b) 90% e (c) 95%, e calcule o poder estatístico para (a), (b) e (c).

3.110 Faça um gráfico do poder estatístico *versus* eficácia verdadeira. Você acha que 100 pacientes é uma amostra suficientemente grande para descobrir se a nova droga é "significativamente melhor", se a eficácia verdadeira da droga é de 90%? Por quê?

Doença Infecciosa, Doença Cardiovascular

Um estudo de validação deve ser realizado em um hospital local para verificar a precisão da avaliação de infecção hospitalar (IH) após cirurgia de revascularização do miocárdio (CRM). Em determinado ano, o hospital realiza 1.100 procedimentos de CRM. Um algoritmo dos centros de prevenção e controle de doenças (Centers for Disease Control and Prevention, CDC) é atualmente utilizado para categorizar indivíduos como tendo IH. Para validar esse algoritmo, todos os indivíduos CDC$^+$ ($N = 100$) e uma amostra aleatória de indivíduos CDC$^-$ ($N = 1.000$) serão apurados para um indivíduo com doença infecciosa e realizar-se-á uma investigação detalhada, incluindo uma revisão de prontuários e documentação do uso de antibióticos. Suponha que a determinação do indivíduo com doença infecciosa esteja correta.

Considere que 100 indivíduos CDC$^+$ sejam determinados, dos quais a doença infecciosa é confirmada em 80. Como há um grande número de indivíduos CDC$^-$ (1.000), apenas uma amostra de 100 é estudada, na qual a doença infecciosa é confirmada em 90.

3.111 Qual é o VP^+ do algoritmo do CDC?

3.112 Qual é o VP^- do algoritmo do CDC?

3.113 Qual é a sensibilidade do algoritmo do CDC?

3.114 Qual é a especificidade do algoritmo do CDC?

Genética

Suponha que um defeito de nascença tenha uma forma recessiva de herança. Em um estudo populacional, o gene recessivo (*a*) inicialmente tem prevalência de 25%. Um indivíduo tem o defeito de nascença se ambos os genes, materno e paterno, forem do tipo *a*.

3.115 Na população em geral, qual é a probabilidade de um indivíduo ter o defeito de nascença, considerando que os genes materno e paterno são herdados independentemente?

Outro estudo revelou que, após 10 gerações (≈200 anos), grande quantidade de endogamia ocorreu na população. Formaram-se duas subpopulações (populações A e B), que consistem em 30% e 70% da população em geral, respectivamente. Dentro da população A, a prevalência do gene recessivo é de 40%; na população B, é de 10%.

3.116 Suponha que, em 25% dos casamentos, ambas as pessoas sejam da população A, em 65% ambos sejam da população B e, em 10%, não haja um parceiro de população A tampouco um da população B. Qual é a probabilidade de ter um defeito de nascença na próxima geração?

3.117 Suponha que um bebê tenha nascido com um defeito de nascença, mas não se conheça a ascendência da criança. Qual é a probabilidade *a posteriori* de o bebê ter ambos os pais da população A, ambos os pais da população B ou ascendência mista, respectivamente? (Sugestão: utilize o teorema de Bayes.)

Ortopedia

A síndrome do piriforme é uma condição pélvica que envolve o mau funcionamento do músculo piriforme (um músculo profundo das nádegas), que muitas vezes provoca dores nas costas e nas nádegas com dor ciática (dor que irradia para a perna). Um teste eletrofisiológico para detectar a síndrome do piriforme envolve a medição da velocidade da condução do nervo (VCN) em dois nervos na perna (tibial e fibular) com a perna flexionada em uma posição específica. Aumentos na VCN são frequentemente associados à síndrome do piriforme. O teste resultante, chamado de teste de flexão, abdução e rotação interna (flexion abduction and internal rotation, FAIR), é positivo se a VCN média desses nervos sofrer um atraso de mais de 2 segundos em relação ao normal.

Um pequeno estudo comparou os resultados do teste FAIR com autorrelatos de pacientes de como eles se sentem em uma escala visual analógica (EVA) de 0 a 10, na qual 0 indica ausência de dor e 10, dor muito intensa. Os resultados estão na Tabela 3.17

Suponha que especialistas considerem o teste FAIR o padrão ouro, sendo um FAIR ≥2 definido como positivo verdadeiro e <2, negativo verdadeiro. Suponha que uma EVA de ≤4 seja considerada uma boa resposta clínica com base em autorrelato (um teste negativo) e uma EVA ≥5 seja considerada uma resposta clínica ruim (um teste positivo).

3.118 Qual é a sensibilidade do teste EVA?

3.119 Qual é a especificidade do teste EVA?

3.120 Os pontos de corte de ≥5 para um teste EVA positivo e ≤4 para um teste EVA negativo são arbitrários. Calcule e represente graficamente a curva ROC para o teste EVA variando o ponto de corte para um teste positivo. (Utilize os pontos de corte de EVA ≥0, EVA ≥3, EVA ≥5, EVA ≥7 e EVA ≥11 como possíveis critérios para teste positivo.)

3.121 A área sob a curva ROC é de 65%. O que isso significa?

TABELA 3.17 Resultados dos testes FAIR em pacientes com síndrome do piriforme

Resposta clínica	EVA	FAIR ≥2	FAIR <2	Total
Melhor	≤2	5	14	19
	3-4	3	12	15
	6-5	7	6	13
Pior	≥7	7	6	13
Total		22	38	60

Câncer

O câncer de mama é considerado uma doença altamente relacionada a hormônios. Em se tratando dessa doença, um importante hormônio a ser pesquisado é o estradiol. Os dados da Tabela 3.18 concernentes aos níveis de estradiol sérico foram obtidos de 213 casos de câncer de mama e 432 controles pareados de acordo com a idade. Todas as mulheres tinham entre 50 e 59 anos.

Suponha que o nível de estradiol sérico > 20 pg/mL seja proposto como um critério de triagem para identificar casos de câncer de mama.

3.122 Qual é a sensibilidade desse teste?

3.123 Qual é a especificidade desse teste?

A amostra anterior foi selecionada superamostrando[3] os casos. Na população geral, a prevalência de câncer de mama é de cerca de 2% entre as mulheres de 50 a 59 anos.

3.124 Qual é a probabilidade de câncer de mama entre as mulheres de 50 a 59 anos na população em geral que têm nível de estradiol sérico ≥ 20 pg/mL? Qual é o outro nome dessa quantidade?

TABELA 3.18 Dados de estradiol sérico

Estradiol sérico (pg/mL)	Casos (N = 213)	Controles (N = 432)
1-4	28	72
5-9	96	233
10-14	53	86
15-19	17	26
20-24	10	6
25-29	3	5
>30	6	4

Doença Cardiovascular

Pesquisadores da Clínica Mayo monitoraram a mortalidade por doença coronariana no condado de Olmsted, Minnesota, nos últimos 20 anos [17]. Os médicos da Clínica Mayo forneceram praticamente todos os cuidados aos residentes do condado de Olmsted. As mortes por doença coronariana foram subdivididas entre aquelas que ocorreram no hospital e as que ocorreram fora do hospital. Considera-se que as taxas de mortalidade no hospital sejam influenciadas principalmente pelos avanços em cuidados médicos. Acredita-se que as taxas de mortalidade fora do hospital sejam influenciadas principalmente pelas mudanças nos fatores de risco ao longo do tempo. Em relação aos homens, em 1998, as taxas de mortalidade por doença coronariana fora do hospital foram de 280 casos por 100.000 homens por ano, e as taxas de mortalidade por doença coronariana no hospital foram de 120 casos por 100.000 homens por ano. Para as mulheres, no mesmo ano, as taxas de mortalidade por doença coronariana fora do hospital foram de 100 casos por 100.000 mulheres por ano, e as taxas de mortalidade por doença coronariana no hospital foram de 40 casos por 100.000 mulheres por ano.

3.125 Se 50% da população do condado de Olmsted fosse do sexo masculino e 50% fosse do sexo feminino, qual seria a taxa de mortalidade geral por doença coronariana nesse condado em 1998?

Os pesquisadores relataram que, tanto para homens quanto para mulheres, as taxas de mortalidade de hospitalizados por doença coronariana foram declinando a uma taxa de 5,3% ao ano, enquanto as taxas de morte por doença coronariana de não hospitalizados estavam em declínio de 1,8% ao ano.

3.126 Qual é a taxa de mortalidade geral por doença coronariana esperada no condado de Olmsted em 2015, se essas tendências se mantiverem?

3.127 Em 2015, que proporção de mortes por doença coronariana ocorrerá em mulheres?

Câncer

O SEER Cancer Registry [18] é um recurso importante para estimar as taxas de incidência de câncer e documentar as alterações nas taxas de incidência ao longo do tempo. Os casos de câncer são armazenados em 17 registros de câncer e convertidos em taxas de incidência acumulada dividindo-se por estimativas populacionais do censo dos Estados Unidos em faixas etárias específicas. Os dados a seguir foram obtidos de taxas de incidência cumulativa de câncer de mama em 1 ano em mulheres caucasianas de 50 a 74 anos de 1995 a 2000 (período A).

TABELA 3.19 Taxas de incidência cumulativa de câncer de mama em 1 ano, por idade entre mulheres caucasianas de 50 a 74 anos, SEER, 1995-2000 (período A)

Faixa etária	Incidência cumulativa em 1 ano para 100.000 mulheres[+]
50-54	360
55-59	422
60-64	479
65-69	534
70-74	600

[+] Por exemplo, para 100.000 mulheres de 50 a 54 anos que estão livres da doença no início do estudo, 360 desenvolverão câncer de mama ao longo de um período de 1 ano.

3.128 Suponha que, entre as mulheres com 50 a 74 anos, 22% têm 50 a 54 anos, 21% têm 55 a 59 anos, 20% têm 60 a 64 anos, 19% têm 65 a 69 anos e 18% têm 70 a 74 anos. Qual é a incidência acumulada global de 1 ano entre as mulheres caucasianas de 50 a 74 anos?

Os dados do SEER também estão disponíveis para o período de 2001 a 2006 (período B), como mostrado na Tabela 3.20.

3.129 Responda à pergunta do Problema 3.128 para o período de 2001 a 2006.

3.130 Qual é o percentual global de mudança na incidência cumulativa de 1 ano entre o período A e o período B?

3.131 Suponha que tenhamos 100 mulheres de 55 anos em 1995. Qual é a probabilidade de pelo menos duas delas desenvolverem câncer de mama em 1996?

---

3. Superamostrando, do inglês *oversampling*, consiste em selecionar uma amostra na qual proporção de casos é muito maior do que essa proporção na população. (N.R.T.)

TABELA 3.20 Taxas de incidência cumulativa de câncer da mama em 1 ano, por idade entre mulheres caucasianas de 50 a 74 anos, SEER, 2001-2006 (período B)

Faixa etária	Incidência cumulativa em 1 ano por 100.000 mulheres+
50-54	314
55-59	412
60-64	510
65-69	544
70-74	558

Radiologia

Os displays móveis têm o potencial de aumentar a flexibilidade de consulta a radiologistas se puderem se mostrar comparáveis às modalidades de exibição tradicionais. Foi realizado um estudo para comparar um display móvel iPad 2 com uma tela maior de cristal líquido (LCD) para o diagnóstico da tuberculose (TB) na radiografia de tórax (Abboud et al. [19]). Imagens sem identificação de 240 radiografias de tórax foram transferidas de uma estação de trabalho PACS (LCD) para um iPad 2. As imagens foram revisadas independentemente por cinco radiologistas e foram classificadas como positivas ou negativas para a TB no LCD e no iPad 2. As avaliações ocorreram em momentos diferentes para evitar viés de memória.

TABELA 3.21 Comparação dos resultados de triagem de tuberculose usando display de LCD e iPad 2

LCD	iPad 2	N
+	+	38
+	−	1
−	+	1
−	−	200

Um banco de dados de mais de 500 radiografias do tórax foi criado com base em filmes de triagem de TB ao longo de um período de 4 meses. Destes, 200 casos inicialmente interpretados como TB-negativos e 40 casos inicialmente interpretados como TB-positivos foram selecionados aleatoriamente para o estudo. As imagens foram reavaliadas com o uso de um LCD e um visor de imagem iPad 2, embora em momentos diferentes. Os resultados estão na Tabela 3.21.

3.132 Se considerarmos a interpretação por meio de display de LCD o padrão ouro, qual é a sensibilidade da interpretação pelo iPad 2?

3.133 Consideramos a interpretação por meio de display de LCD o padrão ouro, qual é a especificidade da interpretação pelo iPad 2?

A seleção de imagens para esse estudo foi enriquecida para aumentar o número de imagens originalmente interpretadas como positivas. Suponha que o percentual de testes positivos de tuberculose seja de 10% em uma grande amostra de radiografias de tórax avaliada por LCD.

3.134 Se um indivíduo for positivo em uma tela do iPad 2, qual é a probabilidade de ele também ser positivo no LCD?

3.135 Qual é o outro nome dessa quantidade no Problema 3.134?

Doença Cardiovascular

O índice de pressão arterial tornozelo-braquial (ITB) é definido como a razão da pressão arterial sistólica do tornozelo/pressão arterial sistólica do braço e é utilizado para o diagnóstico de doença arterial de extremidade inferior. Um estudo foi realizado para investigar se o ITB pode ser utilizado como um teste de triagem para doenças ateroscleróticas em geral [20]. Os sujeitos da pesquisa foram 446 trabalhadores do sexo masculino em uma fundição de cobre no Japão. Cada sujeito procedeu à verificação de ITB e a um eletrocardiograma (ECG). Com base no ECG, uma depressão do segmento S-T foi definida como um segmento S-T ≥0,1 mV abaixo da linha de base em, pelo menos, uma de doze derivações em um ECG em repouso. A depressão do segmento S-T é frequentemente utilizada como uma caracterização de um ECG anormal. Os dados da Tabela 3.22 são apresentados com o intuito de relacionar o ITB à depressão do segmento S-T.

3.136 Se um ECG anormal, tal como determinado por depressão do segmento S-T, é considerado o padrão ouro para a presença de doença cardíaca e um ITB <1,0 é considerado um possível critério de ensaio para a doença de coração, qual é a sensibilidade do teste?

3.137 Qual é a especificidade do teste?

3.138 Qual é o VP^+? (*Sugestão*: suponha que os sujeitos desse estudo sejam uma amostra aleatória da população geral do Japão.)

3.139 Qual é o VP^-?

3.140 Suponha que a reprodutibilidade do teste de ITB tenha sido melhorada usando uma tecnologia mais avançada. A sensibilidade do teste aumentaria, diminuiria ou permaneceria a mesma? Por quê?

TABELA 3.22 Associação entre índice de pressão arterial tornozelo-braquial (ITB) e depressão do segmento S-T

	Depressão do segmento S-T	
	+	−
ITB <1.0	20	95
ITB ≥1.0	13	318

Obstetrícia, Promoção da Saúde

Um estudo foi realizado para avaliar a precisão dos autorrelatos em relação à exposição intrauterina ao cigarro. Foi feita uma comparação entre os relatórios de tabagismo das filhas por suas mães durante a gravidez com autorrelatos das mães de seu próprio consumo de cigarros enquanto estavam grávidas de suas filhas. Os resultados estão na Tabela 3.23.

TABELA 3.23 Relação entre os autorrelatos das mães sobre tabagismo durante a gravidez e os relatos das filhas quanto à exposição do feto ao fumo

Relatos das filhas quanto à exposição do feto ao fumo	Autorrelatos das mães sobre tabagismo durante a gravidez	N
sim	sim	6.685
sim	não	1.126
não	sim	1.222
não	não	23.227

3.141 Se o autorrelato de uma mãe é considerado completamente preciso, qual é o VP^+ do relatório da filha, no qual positivo indica tabagista e negativo indica não tabagista?

3.142 Se o autorrelato de uma mãe é considerado completamente preciso, qual é o VP^- do relato da filha?

Dados adicionais sobre o autorrelato de tabagismo indicam que a mãe nem sempre é totalmente precisa. A cotinina salivar é um marcador bioquímico que, se elevado, é uma indicação 100% precisa de tabagismo recente.

Se a mãe afirmar que não fumou durante a gravidez, suponha que a cotinina salivar tenha se elevado em 5% no período e, contrariamente, se a mãe afirmar que fumou durante a gravidez, que a cotinina salivar tenha se elevado em 97% no período. Considere também que um relato da filha não tenha acrescentado nenhuma informação sobre a probabilidade de um nível de cotinina elevado, uma vez que se conhece o autorrelato da mãe.

3.143 Qual é a probabilidade de o nível de cotinina salivar em uma mãe ser elevado durante a gravidez se a filha relata que a mãe fumava na gravidez?

3.144 Qual é a probabilidade de o nível de cotinina salivar na mãe não ser elevado durante a gravidez se a filha relatar que a mãe não fumava na gravidez?

REFERÊNCIAS

[1] National Center for Health Statistics. Vital statistics data available. 2010 natality public use file. Hyattsville, MD. Disponível em: http://www.cdc.gov/nchs/data_access/VitalStatsonline.htm.

[2] Horner, M. J. et al. (eds.) *SEER Cancer Statistics Review*, 1975-2006. Bethesda, D: National Cancer Institute; http://seer.cancer.gov/csr/1975_2006/, baseado em November 2008 SEER data submission, postado no website SEER, 2009.

[3] Feller, W. *An introduction to probability theory and its applications*. v. 1. New York: Wiley, 1960.

[4] Podgor, M. J.; Leske, M. C.; Ederer, F. Incidence estimates for lens changes, macular changes, open-angle glaucoma, and diabetic retinopathy. *American Journal of Epidemiology*, n. 118, v. 2, 1983, p. 206-212.

[5] Punglia, R. S. et al. Effect of verification bias on screening for prostate cancer by measurement of prostate-specific antigen. *New England Journal of Medicine*, n. 349, v. 4, 2003, p. 335-342.

[6] Hanley, J. A.; McNeil, B. J. The meaning and use of the area under a receiver operating characteristic ROC curve. *Diagnostic Radiology*, n. 143, 1982, p. 29-36.

[7] Centers for Disease Control and Prevention CDC, National Center for Health Statistics NCHS. National Health and Nutrition Examination Survey Data. Hyattsville, Department of Health and Human Services, CDC, 2000.

[8] Pfeffer, R. I.; Afifi, A. A.; Chance, J. M. Prevalence of Alzheimer's disease in a retirement community. *American Journal of Epidemiology*, n. 125, v. 3, 1987, p. 420-436.

[9] Jain, V. et al. Vaccine for Prevention of Mild and Moderate-to-Severe Influenza in Children. *New England Journal of Medicine*, n. 369, 2013, p. 2481-2491.

[10] National Center for Health Statistics. 1999, October. *Monthly vital statistics report, final natality statistics*.

[11] Yang, J. et al. Levels of Cotinine in Dried Blood Specimens from Newborns as a Biomarker of Maternal Smoking Close to the Time of Delivery. *American Journal of Epidemiology*, n. 178, v. 11, 2013, p. 1648-1665.

[12] Luepker, R. V. et al. Saliva thiocyanate: A chemical indicator of cigarette smoking in adolescents. *American Journal of Public Health*, n. 71, v. 12, 1981, p. 1320.

[13] Mandel, E. et al. Duration of effusion after antibiotic treatment for acute otitis media: Comparison of cefaclor and amoxicillin. *Pediatric Infectious Diseases*, n. 1, 1982, p. 310-316.

[14] Katzman, R. et al. A Chinese version of the Mini-Mental State Examination: impact of illiteracy in a Shanghai dementia survey. *Journal of Clinical Epidemiology*, n. 41, v. 10, 1988, p. 971-978.

[15] Skjaerven, R.; et al. Selective fertility and the distortion of perinatal mortality. *American Journal of Epidemiology*, n. 128, v. 6, 1988, p. 1352-1363.

[16] Mayeux, R. et al. Utility of the apolipoprotein E genotype in the diagnosis of Alzheimer's disease. Alzheimer's Disease Centers Consortium on Apolipoprotein E and Alzheimer's Disease. *New England Journal of Medicine*, n. 338, v. 8, 1998, p. 506-511.

[17] Goraya, T. Y. et al. Coronary heart disease death and sudden cardiac death: A 20-year population-based study. *American Journal of Epidemiology*, n. 157, 2003, p. 763-770.

[18] SEER Cancer Registry, 2006, National Cancer Institute.

[19] Abboud, S. et al. TB or not TB: lnterreader and intra reader variability in screening diagnosis on an iPad versus a traditional display. *Journal of American College of Radiology*, n. 10, 2003, p. 42-44.

[20] Shinozakia, T.; Hasegawaa, T.; Yanoa, E. Ankle-arm index as an indicator of atherosclerosis: its application as a screening method. *Journal of Clinical Epidemiology*, n. 51, v. 12, 1998, p. 1263-1269.

Distribuições discretas de probabilidade

4.1 INTRODUÇÃO

O Capítulo 3 definiu probabilidade e apresentou algumas ferramentas básicas utilizadas para trabalhar com probabilidades. Agora, observaremos os problemas que podem ser introduzidos em uma estrutura probabilística, ou seja, ao avaliar as probabilidades de certos eventos com base em dados passados reais, podemos considerar modelos de probabilidade específicos que se encaixam em nossos problemas.

EXEMPLO 4.1 **Oftalmologia** A retinite pigmentosa é uma doença ocular progressiva que, em alguns casos, resulta em cegueira. Os três principais tipos genéticos da doença são dominante, recessivo e ligado ao sexo. Cada tipo genético tem uma taxa diferente de progressão, sendo o modo dominante o de progressão mais lenta e o modo ligado ao sexo o de progressão mais rápida. Suponha que o histórico de doença em uma família seja desconhecido, mas uma entre duas crianças do sexo masculino seja afetada e a do sexo feminino não. Essa informação pode ajudar a identificar o tipo genético?

A **distribuição binomial** pode ser aplicada para calcular a probabilidade de ocorrência desse evento (um de dois indivíduos do sexo masculino afetado, nenhuma afetada do sexo feminino) sob cada um dos tipos genéticos mencionados, e esses resultados podem ser usados para inferir o tipo genético mais provável. Na verdade, essa distribuição pode ser usada para fazer uma inferência para qualquer família da qual sabemos que k_1 de n_1 crianças do sexo masculino são afetadas e k_2 de n_2 crianças do sexo feminino são afetadas.

EXEMPLO 4.2 **Câncer** Um segundo exemplo de um modelo de probabilidade utilizado diz respeito a um surto de câncer em Woburn, Massachusetts. A notícia relatou um número "excessivo" de mortes por câncer em crianças pequenas nessa cidade, e especulou-se se essa alta taxa decorreu da descarga de resíduos industriais na parte nordeste da cidade [1]. Suponha que 12 casos de leucemia foram relatados em uma cidade onde 6 casos seriam normalmente esperados. Essas provas são suficientes para concluir que a cidade tem um número excessivo de casos de leucemia?

A **distribuição de Poisson** pode ser usada para calcular a probabilidade de 12 ou mais casos se essa cidade teve taxas nacionais típicas para leucemia. Se essa probabilidade for pequena o suficiente, podemos concluir que o número foi excessivo; caso contrário, teríamos que decidir que seria necessária maior vigilância da cidade antes de chegar a uma conclusão.

Este capítulo apresenta o conceito geral de uma variável aleatória discreta e descreve detalhadamente as distribuições binomial e de Poisson, o que forma a base para a discussão (nos Capítulos 7 e 10) de teste de hipótese com base nas distribuições binomial e de Poisson.

4.2 VARIÁVEIS ALEATÓRIAS

No Capítulo 3, lidamos com eventos muito específicos, como o resultado de um teste tuberculínico ou as medições de pressão arterial em diferentes membros de uma família. Agora queremos apresentar ideias que nos conduzem, em termos gerais, a diferentes tipos de eventos que possuem a *mesma estrutura probabilística*. Para esse fim, vamos considerar o conceito de uma variável aleatória.

DEFINIÇÃO 4.1 Uma **variável aleatória** é uma função que atribui valores numéricos para diferentes eventos em um espaço amostral.

Dois tipos de variáveis aleatórias são discutidos neste texto: discreta e contínua.

DEFINIÇÃO 4.2 A variável aleatória para a qual existe um conjunto discreto de valores numéricos é uma **variável aleatória discreta**.

EXEMPLO 4.3 Otorrinolaringologia A otite média, uma doença do ouvido médio, é uma das razões mais comuns para consultar um médico nos primeiros dois anos de vida, além das visitas de rotina para verificar o estado de saúde de um bebê. Seja X a variável aleatória que representa o número de episódios de otite média nos primeiros dois anos de vida. Então, X é uma variável aleatória discreta, que assume os valores 0, 1, 2, e assim por diante.

EXEMPLO 4.4 Hipertensão Muitas novas drogas foram introduzidas nas últimas décadas para controlar a hipertensão, isto é, para reduzir a pressão arterial alta a níveis normotensos. Suponha que um médico concorde em usar um novo medicamento anti-hipertensivo, de modo experimental, nos quatro primeiros hipertensos não tratados que encontrar em sua prática, antes de decidir se adotará a droga para uso rotineiro. Seja X = o número de pacientes entre os quatro primeiros que são trazidos para controle. Então, X é uma variável aleatória discreta, que assume os valores 0, 1, 2, 3, 4.

DEFINIÇÃO 4.3 A variável aleatória cujos valores possíveis não podem ser enumerados é uma **variável aleatória contínua**.

EXEMPLO 4.5 Saúde Ambiental Os possíveis efeitos à saúde para funcionários com exposição a baixos níveis de radiação durante longos períodos são um assunto de saúde pública. Um problema ao avaliar essa questão é como medir a exposição cumulativa de um funcionário. Um estudo foi realizado no Estaleiro Naval Portsmouth, onde cada funcionário exposto usava um crachá ou dosímetro que media a exposição anual à radiação em rem[1] [2]. A exposição cumulativa durante a vida de um funcionário poderia, então, ser obtida pela soma das exposições anuais. A duração da exposição cumulativa à radiação é um bom exemplo de uma variável aleatória contínua, pois variou neste estudo de 0,000 a 91,414 rem; isso seria considerado um número essencialmente infinito de valores, que não podem ser enumerados.

4.3 A FUNÇÃO MASSA DE PROBABILIDADE PARA UMA VARIÁVEL ALEATÓRIA DISCRETA

Os valores tomados por uma variável aleatória discreta e suas probabilidades associadas podem ser expressos por uma regra ou relação chamada *função massa de probabilidade* (*probability-mass function*, pmf).

---

1. Rem é uma unidade de medida da radiação (de Röntgen Equivalent Man). (N.R.T.)

DEFINIÇÃO 4.4 | A **função massa de probabilidade** é uma regra ou relação matemática que atribui a qualquer valor possível r de uma variável aleatória discreta X a probabilidade $Pr(X = r)$. Essa atribuição é feita para todos os valores de r que têm probabilidade positiva. A função massa de probabilidade é, por vezes, também chamada **distribuição de probabilidade**.

A função massa de probabilidade pode ser apresentada em uma tabela que dá os valores e suas probabilidades associadas ou pode ser expressa como uma fórmula matemática que dá as probabilidades de todos os valores possíveis.

EXEMPLO 4.6 | **Hipertensão** Considere o Exemplo 4.4. Suponha que, em experiências anteriores com a droga, a indústria farmacêutica espere que, para qualquer prática clínica, a probabilidade de que 0 paciente dentre 4 esteja sob controle seja de 0,008, 1 paciente de 4 seja 0,076, 2 pacientes de 4 seja 0,265, 3 pacientes de 4 seja 0,411, e todos os 4 pacientes seja 0,240. Essa função massa de probabilidade, ou distribuição de probabilidade, é apresentada na Tabela 4.1.

TABELA 4.1 | **Função massa de probabilidade para o exemplo de controle de hipertensão**

$Pr(X = r)$	0,008	0,076	0,265	0,411	0,240
r	0	1	2	3	4

Note que, para qualquer função massa de probabilidade, a probabilidade de qualquer valor particular deve estar entre 0 e 1 e a soma das probabilidades de todos os valores deve ser exatamente igual a 1. Assim, $0 < Pr(X = r) \leq 1$, $\sum Pr(X = r) = 1$, em que todos os valores possíveis que têm probabilidade positiva são somados.

EXEMPLO 4.7 | **Hipertensão** Na Tabela 4.1, para qualquer prática clínica, a probabilidade de que entre 0 e 4 hipertensos sejam controlados é 1, isto é,

$$0,008 + 0,076 + 0,265 + 0,411 + 0,240 = 1$$

Relação de Distribuições de Probabilidade a Distribuições de Frequência

Nos Capítulos 1 e 2 discutimos o conceito de uma **distribuição de frequência** no contexto de uma amostra. Esse conceito foi descrito como uma lista de cada valor no conjunto de dados e uma contagem correspondente à frequência com que o valor ocorre. Se cada contagem for dividida pelo número total de pontos na amostra, a distribuição de frequência pode ser considerada uma amostra análoga a uma distribuição de probabilidades. Especialmente, uma distribuição de probabilidade pode ser pensada como um modelo com base em uma amostra infinitamente grande, fornecendo a fração de observações na amostra que deverá ser atribuída a cada valor específico.

Uma vez que a distribuição de frequência dá a proporção real de pontos em uma amostra que correspondem a valores específicos, a adequação do modelo pode ser avaliada comparando-se a distribuição de frequência da amostra observada com a distribuição de probabilidade. O procedimento estatístico formal para fazer essa comparação, chamado **teste de qualidade do ajuste**, é discutido no Capítulo 10.

EXEMPLO 4.8 | **Hipertensão** De que forma a função massa de probabilidade na Tabela 4.1 pode ser usada para julgar se o medicamento tem, na prática, a mesma eficácia prevista pela empresa farmacêutica? A empresa farmacêutica pode fornecer a droga para 100 médicos e pedir a cada um deles para tratar os primeiros quatro hipertensos não tratados com ela. Cada médico, então, informa os resultados à empresa farmacêutica, e os resultados combinados podem ser comparados com os resultados esperados na Tabela 4.1. Por exemplo, suponha que, dos

100 médicos que concordam em participar, 19 controlam os primeiros quatro hipertensos não tratados com a droga, 48 controlam três dos quatro hipertensos, 24 controlam dois dos quatro, e os outros 9 controlam apenas um dos quatro. A distribuição de frequência pode ser comparada com a distribuição de probabilidade dada na Tabela 4.1, conforme mostrado na Tabela 4.2 e na Figura 4.1.

TABELA 4.2 Comparação entre a distribuição de frequência da amostra e a distribuição teórica de probabilidade para o exemplo de controle de hipertensão

Número de hipertensos controlados = r	Distribuição de probabilidade $Pr(X = r)$	Distribuição de frequência
0	0,008	0,000 = 0/100
1	0,076	0,090 = 9/100
2	0,265	0,240 = 24/100
3	0,411	0,480 = 48/100
4	0,240	0,190 = 19/100

FIGURA 4.1 Comparação da distribuição de frequência e probabilidade para o exemplo de controle de hipertensão

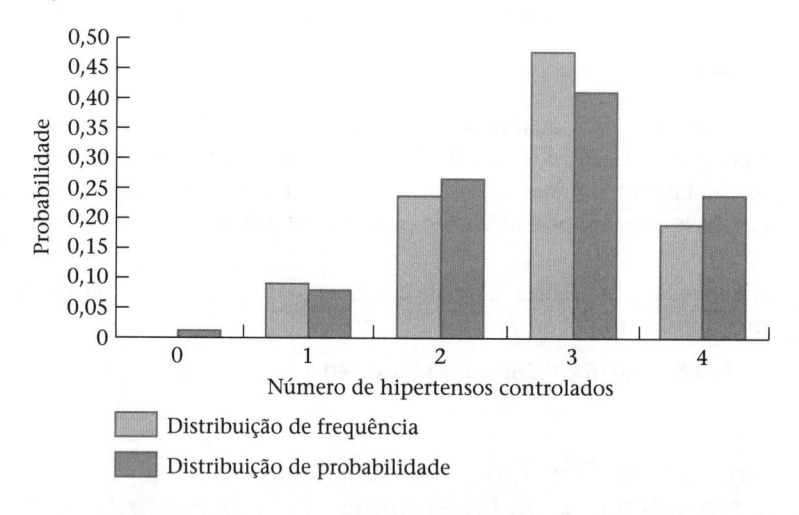

As distribuições são razoavelmente semelhantes. O papel da inferência estatística é comparar as duas distribuições para julgar se as diferenças entre as duas podem ser atribuídas ao acaso ou se existem diferenças reais entre o desempenho da droga na prática clínica real e as expectativas de experiência anterior da empresa farmacêutica.

Os alunos muitas vezes perguntam de onde vem uma função massa de probabilidade. Em alguns casos, dados anteriores podem ser obtidos no mesmo tipo de variável aleatória a ser estudada, e a função massa de probabilidade pode ser calculada com base nesses dados. Em outros casos, os dados anteriores podem não estar disponíveis, mas a função massa de probabilidade de alguma distribuição bem conhecida pode ser usada para ver quanto ela se encaixa nos dados reais da amostra. Essa abordagem foi usada na Tabela 4.2, em que a função massa de probabilidade foi derivada da distribuição binomial e, em seguida, comparada com a distribuição de frequência com base na amostra de 100 médicos.

4.4 O VALOR ESPERADO DE UMA VARIÁVEL ALEATÓRIA DISCRETA

Se uma variável aleatória tem grande número de valores com probabilidade positiva, então a função massa de probabilidade não é uma medida de resumo útil. Na verdade, enfrentamos o mesmo problema ao tentar resumir uma amostra, enumerando cada valor de dados.

As medidas de localização e dispersão podem ser desenvolvidas para uma variável aleatória da mesma maneira com que elas foram desenvolvidas para amostras. O análogo à média aritmética $\bar{x}$ é chamado de valor esperado de uma variável aleatória, ou média da população, e é denotado por $E(X)$ ou μ. O valor esperado representa o valor "médio" da variável aleatória, e é obtido multiplicando-se cada valor possível por sua respectiva probabilidade e somando-se esses produtos com todos os valores que têm probabilidade positiva (isto é, diferente de zero).

DEFINIÇÃO 4.5 O **valor esperado de uma variável aleatória discreta** é definido como

$$E(X) \equiv \mu = \sum_{i=1}^{R} x_i Pr(X = x_i)$$

em que os x_i são os valores que a variável aleatória assume com probabilidade positiva.

Observe que a soma na definição de μ é com os possíveis valores de R, que pode ser finito ou infinito. De qualquer forma, os valores individuais devem ser distintos um do outro.

EXEMPLO 4.9 Hipertensão Localizar o valor esperado para a variável aleatória mostrada na Tabela 4.1.

Solução: $E(X) = 0(0,008) + 1(0,076) + 2(0,265) + 3(0,411) + 4(0,240) = 2,80 = \mu$

Assim, em média, seria esperado que cerca de 2,8 hipertensos fossem controlados para cada 4 que são tratados.

EXEMPLO 4.10 Otorrinolaringologia Considere a variável aleatória mencionada no Exemplo 4.3, que representa o número de episódios de otite média nos primeiros dois anos de vida. Suponha que essa variável aleatória possua uma função massa de probabilidade tal como consta na Tabela 4.3.

TABELA 4.3 Função massa de probabilidade para o número de episódios de otite média nos primeiros dois anos de vida

r	0	1	2	3	4	5	6
Pr(X = r)	0,129	0,264	0,271	0,185	0,095	0,039	0,017

Qual é o número esperado de episódios de otite média nos primeiros dois anos de vida?

Solução: $E(X) = 0(0,129) + 1(0,264) + 2(0,271) + 3(0,185) + 4(0,095) + 5(0,039) + 6(0,017) = 2,038$

Assim, em média, seria esperado que uma criança tivesse cerca de dois episódios de otite média nos primeiros dois anos de vida.

No Exemplo 4.8, a função massa de probabilidade para a variável aleatória que representa o número de hipertensos não tratados previamente controlados foi comparada com o número real de hipertensos controlados em 100 práticas clínicas. Da mesma maneira, o valor esperado de uma variável aleatória pode ser comparado com a média amostral em um conjunto de dados ($\bar{x}$).

EXEMPLO 4.11 Hipertensão Compare o número médio de hipertensos controlados nas 100 práticas clínicas ($\bar{x}$) com o número esperado de hipertensos controlados (μ) por quatro pacientes na prática.

Solução: Com base na Tabela 4.2, temos

$$\bar{x} = [0(0) + 1(9) + 2(24) + 3(48) + 4(19)]/100 = 2,77$$

hipertensos controlados por prática clínica de quatro pacientes, enquanto $\mu = 2,80$. Essa concordância está boa. Os métodos específicos para comparar o valor médio observado e o valor esperado de uma variável aleatória ($\bar{x}$ e μ) são abordados no material sobre inferência estatística no Capítulo 7. Observe que $\bar{x}$ poderia ser escrito como

$$\bar{x} = 0(0/100) + 1(9/100) + 2(24/100) + 3(48/100) + 4(19/100)$$

isto é, uma média ponderada do número de hipertensos controlados, em que os pesos são as probabilidades observadas. O valor esperado, em comparação, pode ser escrito como uma média ponderada semelhante, em que os pesos são as probabilidades teóricas:

$$\mu = 0(0,008) + 1(0,076) + 2(0,265) + 3(0,411) + 4(0,240)$$

Assim, as duas quantidades são realmente obtidas da mesma maneira, uma com pesos indicados pelas probabilidades "observadas" e a outra com pesos indicados pelas probabilidades "teóricas". Se as probabilidades observadas e teóricas estiverem próximas umas das outras, então $\bar{x}$ estará próximo de μ.

4.5 A VARIÂNCIA DE UMA VARIÁVEL ALEATÓRIA DISCRETA

O análogo à variância da amostra (s^2) para uma variável aleatória é chamado de variância da variável aleatória ou variância da população, e é indicado por $Var(X)$ ou σ^2. A variância representa a dispersão, em relação ao valor esperado, de todos os valores com probabilidade positiva. Em particular, a variância é obtida multiplicando-se o quadrado da distância de cada valor possível ao valor esperado por sua respectiva probabilidade e somando-se com todos os valores que possuam probabilidade positiva.

DEFINIÇÃO 4.6 A **variância de uma variável aleatória discreta**, denotada por $Var(X)$, é definida por

$$Var(X) = \sigma^2 = \sum_{i=1}^{R}(x_i - \mu)^2 Pr(X = x_i)$$

em que os x_i são os valores para os quais a variável aleatória assume a probabilidade positiva. O **desvio-padrão de uma variável aleatória** X, denotada por $sd(X)$ ou σ, é definido pela raiz quadrada de sua variância.

A variância da população também pode ser expressa de forma diferente ("abreviada") como se segue:

EQUAÇÃO 4.1 A **forma abreviada para a variância da população** é dada por

$$\sigma^2 = E(X - \mu)^2 = \sum_{i=1}^{R} x_i^2 Pr(X = x_i) - \mu^2$$

EXEMPLO 4.12 Otorrinolaringologia   Calcule a variância e o desvio-padrão para a variável aleatória representada na Tabela 4.3.

Solução: Sabemos, do Exemplo 4.10, que $\mu = 2,038$. Além disso,

$$\sum_{i=1}^{R} x_i^2 Pr(X = x_i) = 0^2(0,129) + 1^2(0,264) + 2^2(0,271) + 3^2(0,185) +$$
$$+ 4^2(0,095) + 5^2(0,039) + 6^2(0,017) =$$
$$= 0(0,129) + 1(0,264) + 4(0,271) + 9(0,185) +$$
$$+ 16(0,095) + 25(0,039) + 36(0,017) =$$
$$= 6,12$$

Então, $Var(X) = \sigma^2 = 6,12 - (2,038)^2 = 1,967$. O desvio-padrão de X é $\sigma = \sqrt{1,967} = 1,402$.

Como podemos interpretar o desvio-padrão de uma variável aleatória? O seguinte princípio frequentemente utilizado é verdadeiro para muitas, mas não todas as variáveis aleatórias:

| EQUAÇÃO 4.2 | Cerca de 95% da massa de probabilidade está dentro do intervalo de dois desvios-padrão (2σ) da média de uma variável aleatória. |

Se $1,96\sigma$ é substituído por 2σ na Equação 4.2, essa afirmação sustenta-se exatamente para variáveis aleatórias normalmente distribuídas e aproximadamente para algumas outras variáveis aleatórias. As variáveis aleatórias normalmente distribuídas são discutidas em detalhes no Capítulo 5.

EXEMPLO 4.13 **Otorrinolaringologia** Encontre a e b de forma que cerca de 95% das crianças terão entre a e b episódios de otite média nos primeiros dois anos de vida.

Solução: A variável aleatória representada na Tabela 4.3 tem média (μ) = 2,038 e desvio-padrão (σ) = 1,402. O intervalo de $\mu \pm 2\sigma$ é dado por

$$2,038 \pm 2(1,402) = 2,038 \pm 2,805$$

ou de –0,77 a 4,84. Uma vez que somente os valores positivos inteiros são possíveis para essa variável aleatória, o intervalo válido é de $a = 0$ a $b = 4$ episódios. A Tabela 4.3 dá a probabilidade de ter ≤4 episódios como

$$0,129 + 0,264 + 0,271 + 0,185 + 0,095 = 0,944$$

A regra nos permite resumir rapidamente o intervalo de valores que têm a maior parte da massa de probabilidade de uma variável aleatória, sem especificar cada valor individual. O Capítulo 6 discute o tipo de variável aleatória à qual a Equação 4.2 se aplica.

4.6 A FUNÇÃO DE DISTRIBUIÇÃO ACUMULADA DE UMA VARIÁVEL ALEATÓRIA DISCRETA

Muitas variáveis aleatórias são apresentadas em tabelas e figuras em termos de uma função de distribuição acumulada, em vez de uma distribuição de probabilidades de valores individuais como na Tabela 4.1. A ideia básica é atribuir a cada valor a soma das probabilidades de todos os valores que não são maiores que o valor que está sendo considerado. Essa função é definida como se segue:

DEFINIÇÃO 4.7 A **função de distribuição acumulada** (fda) de uma variável aleatória X é designada por $F(X)$ e, para um valor específico x de X, é definida por $Pr(X \leq x)$ e denotada por $F(x)$.

EXEMPLO 4.14 **Otorrinolaringologia** Calcule a fda para a variável aleatória de otite média na Tabela 4.3 e exiba-a graficamente.

Solução: A fda é dada por

$F(x) = 0$ se $x < 0$
$F(x) = 0,129$ se $0 \leq x < 1$
$F(x) = 0,393$ se $1 \leq x < 2$
$F(x) = 0,664$ se $2 \leq x < 3$
$F(x) = 0,849$ se $3 \leq x < 4$
$F(x) = 0,944$ se $4 \leq x < 5$
$F(x) = 0,983$ se $5 \leq x < 6$
$F(x) = 1,0$ se $x \geq 6$

A função é mostrada na Figura 4.2.

FIGURA 4.2 Função de distribuição acumulada para o número de episódios de otite média nos primeiros dois anos de vida

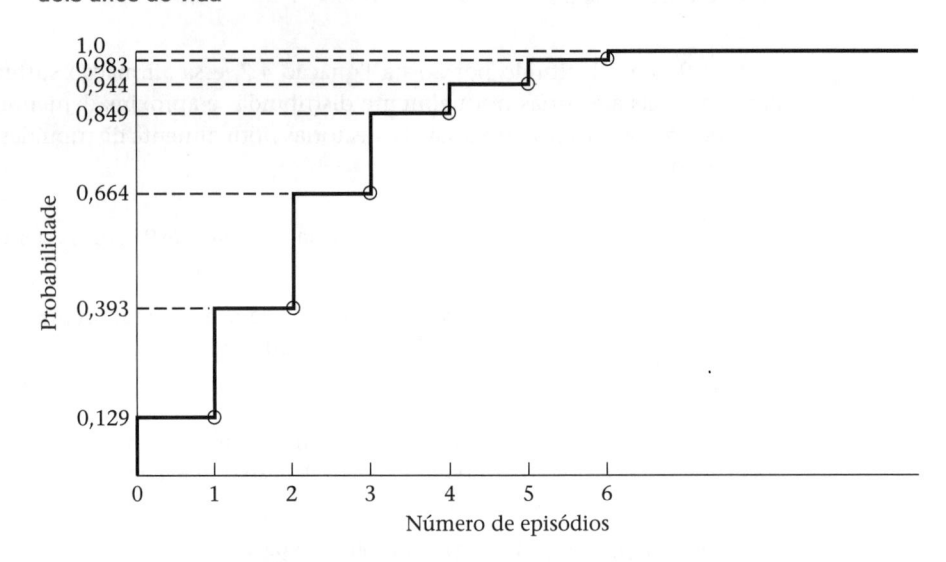

```
1,0
0,983 ─────────────────────────────
0,944 ─────────────────────
0,849 ───────────────
0,664 ──────────
0,393 ─────
0,129 ──
```
Probabilidade / Número de episódios

Outro modo para distinguir uma variável aleatória discreta de uma variável aleatória contínua é por meio de cada fda da variável. Para uma variável aleatória discreta, a fda se parece com uma série de degraus e às vezes é chamada de *função escada*. Para uma variável aleatória contínua, a fda é uma curva suave. Conforme o número de valores aumenta, a fda para uma variável aleatória discreta se aproxima de uma curva suave. No Capítulo 5, discutiremos com mais detalhes a fda para variáveis aleatórias contínuas.

QUESTÕES DE REVISÃO 4A

1 Qual a diferença entre a distribuição de frequência e a distribuição de probabilidade?

2 Qual a diferença entre uma função massa de probabilidade (pmf) e uma função de distribuição acumulada (fda)?

3 Na Tabela 4.4, a variável aleatória X representa o número de meninos em famílias com quatro crianças.

TABELA 4.4 Número de meninos em famílias com quatro crianças

X	$Pr(X = x)$
0	1/16
1	1/4
2	3/8
3	1/4
4	1/16

(a) Qual o valor esperado de X? O que isso significa?
(b) Qual o desvio-padrão de X?
(c) Qual é a fda de X?

4.7 PERMUTAÇÕES E COMBINAÇÕES

Da Seção 4.2 à 4.6, apresentamos o conceito de uma variável aleatória discreta em termos gerais. O restante deste capítulo se concentra em algumas variáveis aleatórias discretas específicas que ocorrem com frequência no trabalho médico e biológico. Considere o exemplo a seguir.

EXEMPLO 4.15 **Doenças Infecciosas** Um dos testes laboratoriais mais comuns executados em qualquer exame médico de rotina é o exame de sangue. Os dois principais aspectos de um exame de sangue são (1) a contagem do número de glóbulos brancos (a "contagem de leucócitos") e (2) a diferenciação dos glóbulos brancos que existem em cinco categorias, a saber: neutrófilos, linfócitos, monócitos, eosinófilos e basófilos (o chamado "diferencial"). Tanto a contagem de leucócitos como a diferenciação são bastante usadas para fazer diagnósticos clínicos. Abordaremos aqui a diferenciação, particularmente a distribuição do número de neutrófilos k entre 100 glóbulos brancos (que é o número típico contado). Veremos que o número de neutrófilos segue uma distribuição binomial.

Para estudar a distribuição binomial, primeiro deve-se entender **permutações** e **combinações** – tópicos importantes em probabilidade.

EXEMPLO 4.16 **Saúde Mental** Suponha que tenhamos identificado cinco homens de 50 a 59 anos com esquizofrenia em uma comunidade e queiramos correlacionar esses indivíduos com controles normais do mesmo sexo e idade que vivem na mesma comunidade. Suponha que queiramos empregar um **planejamento com amostras emparelhadas**[2], em que cada caso é combinado com um controle normal do mesmo sexo e idade. Cinco psicólogos são empregados pelo estudo, cada um dos quais entrevista um único caso e seu controle correspondente. Se houver 10 controles elegíveis de 50 a 59 anos do sexo masculino na comunidade (chamados de $A, B, ..., J$), quantas maneiras haverá para escolher os controles para o estudo se um controle não puder ser usado mais de uma vez?

Solução: O primeiro controle pode ser qualquer um de $A, ..., J$ e, assim, pode ser escolhido de dez maneiras. Uma vez escolhido o primeiro controle, ele já não pode ser selecionado como o segundo; por conseguinte, o segundo pode ser escolhido de nove formas. Assim, os dois primeiros controles podem ser escolhidos de qualquer uma das $10 \times 9 = 90$ maneiras. Da mesma forma, o terceiro controle pode ser escolhido de qualquer das oito maneiras, o quarto controle de sete maneiras, o quinto de seis maneiras, e assim por diante. No total, existem $10 \times 9 \times 8 \times 7 \times 6 = 30.240$ formas de escolher os cinco controles. Por exemplo, uma seleção possível é $ACDFE$. Isso significa que o controle A é combinado com o primeiro caso, o controle C com o segundo caso, e assim por diante. A ordem de seleção dos controles é importante porque diferentes psicólogos podem ser atribuídos para entrevistar cada par. Assim, a seleção $ABCDE$ difere da $CBAED$, embora o mesmo grupo de controle seja selecionado.

Agora podemos fazer a pergunta geral: de quantas maneiras o objeto k pode ser selecionado entre n onde a ordem da seleção importa? Observe que o primeiro objeto pode ser selecionado de qualquer de $n = (n + 1) - 1$ maneiras. Dado que o primeiro objeto tenha sido selecionado, o segundo pode ser selecionado de qualquer das $n - 1 = (n + 1) - 2$ maneiras, ...; o k-ésimo objeto pode ser selecionado de qualquer das $n - (k - 1) = n - k + 1 = (n + 1) - k$ maneiras.

DEFINIÇÃO 4.8 O número de **permutações** de n coisas tomadas k por vez é

$$_nP_k = n(n-1) \times \cdots \times (n-k+1)$$

Ele representa o número de formas de selecionar k itens de n, onde a ordem de seleção é importante.

---
2. Também chamadas de amostras pareadas. (N.R.T.)

EXEMPLO 4.17 **Saúde Mental** Suponha que três mulheres esquizofrênicas de 50 a 59 anos e seis controles elegíveis vivam na mesma comunidade. Há quantas maneiras de selecionar três controles?

Solução: Para responder a essa pergunta, considere o número de permutações de seis coisas tomadas três de cada vez.

$$_6P_3 = 6 \times 5 \times 4 = 120$$

Assim, existem 120 maneiras de escolher os controles. Por exemplo, uma maneira é combinar o controle A ao caso 1, o controle B ao caso 2 e o controle C ao caso 3 (ABC). Outra forma seria combinar o controle F ao caso 1, o controle C ao caso 2 e o controle D ao caso 3 (FCD). A ordem da seleção é importante porque, por exemplo, a seleção ABC difere da seleção BCA.

Em alguns casos, estamos interessados em um tipo especial de permutação: selecionando n objetos de n, onde a ordem da seleção é importante (ordenando n objetos). Pelo princípio anterior,

$$_nP_n = n(n-1) \times \cdots \times [n-(n-1)] = n(n-1) \times \cdots \times 2 \times 1$$

O símbolo especial geralmente utilizado para essa quantidade é $n!$, que é chamado de n fatorial e definido da seguinte maneira:

DEFINIÇÃO 4.9 $n! = n$ **fatorial** é definido como $n(n-1) \times \cdots \times 2 \times 1$

EXEMPLO 4.18 Calcule 5 fatorial.

$$5! = 5 \times 4 \times 3 \times 2 \times 1 = 120$$

A quantidade de $0!$ não tem sentido intuitivo, mas por consistência será definida como 1.

Outra maneira de escrever $_nP_k$ é em termos de fatoriais. Especificamente, da Definição 4.8, podemos expressar $_nP_k$ na forma

$$_nP_k = n(n-1) \times \cdots \times (n-k+1)$$
$$= \frac{n(n-1) \times \cdots \times (n-k+1) \times (n-k) \times (n-k-1) \times \cdots \times 1}{(n-k) \times (n-k-1) \times \ldots \times 1}$$
$$= n!/(n-k)!$$

EQUAÇÃO 4.3 **Fórmula Alternativa para Permutações**

Uma fórmula alternativa que expressa permutações em termos de fatoriais é dada por

$$_nP_k = n!/(n-k)!$$

EXEMPLO 4.19 **Saúde Mental** Suponha que quatro mulheres esquizofrênicas e sete controles elegíveis vivam na mesma comunidade. Há quantas maneiras de selecionar quatro controles?

Solução: O número de maneiras = $_7P_4 = 7(6)(5)(4) = 840$.
Alternativamente, $_7P_4 = 7!/3! = 5.040/6 = 840$.

EXEMPLO 4.20 **Saúde Mental** Considere uma concepção um pouco diferente para o estudo descrito no Exemplo 4.16. Suponha que seja usado um **planejamento de amostras não pareadas**, em que todos os casos e todos os controles sejam entrevistados pelo mesmo psicólogo. Se houver dez controles elegíveis, quantas maneiras haverá de escolher cinco para o estudo?

Solução: Neste caso, como o mesmo psicólogo entrevista todos os pacientes, o importante são os controles selecionados, não a ordem da seleção. Assim, a questão torna-se de quantas maneiras podem ser selecionados 5 de 10 controles elegíveis, em que a ordem não é importante? Observe que, para cada conjunto de cinco controles (digamos *A*, *B*, *C*, *D*, *E*), existem $5 \times 4 \times 3 \times 2 \times 1 = 5!$ maneiras de ordenar os controles entre si (por exemplo, *ACBED* e *DBCAE* são duas ordens possíveis). Assim, o número de formas de selecionar 5 de 10 controles para o estudo sem respeitar a ordem = (número de maneiras de selecionar 5 controles de 10 onde a ordem é importante)/5! = $_{10}P_5/5! = (10 \times 9 \times 8 \times 7 \times 6)/120 =$ = 30.240/120 = 252 maneiras. Assim, *ABCDE* e *CDFIJ* são duas seleções possíveis. Além disso, *ABCDE* e *BCADE não* são contadas duas vezes.

O número de maneiras de selecionar 5 objetos de 10 sem considerar a ordem é referido como o número de **combinações** de 10 coisas tomadas 5 de cada vez e é indicado por $_{10}C_5$ ou $\binom{10}{5} = 252$.

Essa discussão pode ser generalizada para avaliar o número de combinações de *n* coisas tomadas *k* de cada vez. Note que, para cada seleção de *k* itens distintos de *n*, existem $k(k-1) \times \cdots \times 2 \times 1 = k!$ formas de ordenar os itens entre si. Assim, temos a seguinte definição:

DEFINIÇÃO 4.10   O número de combinações de *n* coisas tomadas *k* por vez é

$$_nC_k = \binom{n}{k} = \frac{n(n-1) \times \cdots \times (n-k+1)}{k!}$$

Alternativamente, se expressarmos permutações em termos de fatoriais, como na Equação 4.3, obtemos

$$_nC_k = \binom{n}{k} = {_nP_k}/k!$$
$$= n!/[(n-k)!\, k!]$$

Assim, temos a seguinte definição alternativa de combinações:

DEFINIÇÃO 4.11   O número de combinações de *n* coisas tomadas *k* por vez é

$$_nC_k = \binom{n}{k} = \frac{n!}{k!(n-k)!}$$

Ele representa o número de maneiras de selecionar *k* objetos dentre os *n* onde não importa a ordem de seleção.

EXEMPLO 4.21   Calcule $_7C_3$.

$$_7C_3 = \frac{7 \times 6 \times 5}{3 \times 2 \times 1} = 7 \times 5 = 35$$

Daí em diante, por consistência, utilizaremos sempre a notação mais comum $\binom{n}{k}$ para combinações. Em outras palavras, isso é expresso como "*n* escolhe *k*".

Uma situação especial surge ao avaliar $\binom{n}{0}$. Por definição, $\binom{n}{0} = n!/(0!n!)$, e 0! foi definido como 1. Assim, $\binom{n}{0} = 1$ para qualquer *n*. Isso faz sentido porque só existe uma maneira de selecionar 0 objetos de *n*.

Muitas vezes, $\binom{n}{k}$ deverá ser calculado para *k* = 0, 1, ..., *n*. As combinações possuem a seguinte propriedade de simetria, o que torna esse cálculo mais fácil do que parece à primeira vista.

EQUAÇÃO 4.4 Para quaisquer números inteiros não negativos n, k, em que $n \geq k$,
$$\binom{n}{k} = \binom{n}{n-k}$$

Para ver isso, observe, com base na Definição 4.11, que
$$\binom{n}{k} = \frac{n!}{k!(n-k)!}$$

Se $n-k$ for substituído por k nessa expressão, obtém-se
$$\binom{n}{n-k} = \frac{n!}{(n-k)![n-(n-k)]!} = \frac{n!}{(n-k)!k!} = \binom{n}{k}$$

Intuitivamente, esse resultado faz sentido, porque $\binom{n}{k}$ representa o número de formas de selecionar k objetos de n sem levar em conta a ordem. No entanto, para cada seleção de k objetos, temos também, em certo sentido, identificado os outros $n-k$ objetos que não foram selecionados. Assim, o número de meios de seleção de k objetos de n sem levar em conta a ordem deve ser o mesmo que o número de maneiras de selecionar $n-k$ objetos de n sem levar em conta a ordem.

Por isso, precisamos apenas avaliar combinações $\binom{n}{k}$ para os inteiros $k \leq n/2$.

Se $k > n/2$, então a relação $\binom{n}{n-k} = \binom{n}{k}$ pode ser usada.

EXEMPLO 4.22 Calcule

Solução:
$$\binom{7}{0}, \binom{7}{1}, \ldots, \binom{7}{7}$$

$$\binom{7}{0} = 1 \quad \binom{7}{1} = 7 \quad \binom{7}{2} = \frac{7 \times 6}{2 \times 1} = 21 \quad \binom{7}{3} = \frac{7 \times 6 \times 5}{3 \times 2 \times 1} = 35$$

$$\binom{7}{4} = \binom{7}{3} = 35 \quad \binom{7}{5} = \binom{7}{2} = 21 \quad \binom{7}{6} = \binom{7}{1} = 7 \quad \binom{7}{7} = \binom{7}{0} = 1$$

Podemos também usar um programa de computador para avaliar as combinações. Por exemplo, para avaliar $\binom{n}{k}$, podemos usar o comando comb do Stata com os parâmetros n e k, denotados por comb (n, k).

EXEMPLO 4.23 Calcule $\binom{7}{3}$ usando Stata.

Solução: Especificamos comb (7, 3), que é apresentado como segue:

```
.display comb (7,3)
35
```

Também podemos usar o comando choose do R para calcular mais de uma combinação ao mesmo tempo.

EXEMPLO 4.24 Avalie $\binom{8}{0}, \binom{8}{1}, \ldots, \binom{8}{8}$ usando o R.

Solução: No R, a notação 0:8 significa o vetor de inteiros 0, 1, 2, ..., 8. Assim, especificamos

```
> choose (8, 0:8)
[1]  1   8  28  56  70  56  28   8   1
```

QUESTÕES DE REVISÃO 4B

1. Suponha que selecionemos três alunos aleatoriamente em uma sala de 10 para ler um artigo da literatura e resumir os resultados para a sala. De quantas maneiras os alunos podem ser selecionados? Esta é uma permutação, uma combinação ou nenhuma das duas?

2. Suponha que selecionemos dois alunos aleatoriamente em uma sala de 20. O primeiro aluno selecionado analisará um conjunto de dados no computador e preparará tabelas de resumo, e o segundo apresentará os resultados para a turma. De quantas maneiras os alunos podem ser selecionados para essas tarefas? Esta é uma permutação, uma combinação ou nenhuma das duas?

4.8 A DISTRIBUIÇÃO BINOMIAL

Todos os exemplos que envolvem distribuição binomial possuem uma estrutura comum: uma amostra de n ensaios independentes, cada um dos quais pode ter apenas dois resultados possíveis, que são indicados como "sucesso" e "fracasso". Além disso, a probabilidade de sucesso em cada ensaio é assumida como constante p e, portanto, a probabilidade de uma falha em cada ensaio é $1 - p = q$. O termo "sucesso" é usado de maneira geral, sem nenhum significado contextual específico.

Para o Exemplo 4.15, $n = 100$ e um "sucesso" ocorre quando uma célula é um neutrófilo.

EXEMPLO 4.25 **Doenças Infecciosas** Reconsidere o Exemplo 4.15 com 5 células em vez de 100 e considere uma questão mais específica: qual é a probabilidade da segunda e a quinta células consideradas serem neutrófilos e as células restantes não serem neutrófilos, dada uma probabilidade de 0,6 de qualquer célula ser um neutrófilo?

Solução: Se um neutrófilo é indicado por um x e um não neutrófilo por um o, a pergunta que se coloca é: qual é a probabilidade do resultado $oxoox = Pr(oxoox)$? Como as probabilidades de sucesso e fracasso são dadas, respectivamente, por 0,6 e 0,4, e os resultados para células diferentes são considerados independentes, então a probabilidade é

$$q \times p \times q \times q \times p = p^2 q^3 = (0,6)^2 (0,4)^3$$

EXEMPLO 4.26 **Doenças Infecciosas** Agora, considere uma questão mais geral: qual a probabilidade de quaisquer duas células, dentre as cinco, serem neutrófilos?

Solução: A disposição $oxoox$ é apenas um dos 10 ordenamentos possíveis que resultam em dois neutrófilos. A Tabela 4.5 apresenta as 10 possíveis ordenações.

TABELA 4.5 Possíveis ordenações para dois neutrófilos de cinco células

xxooo	oxxoo	ooxox
xoxoo	oxoxo	oooxx
xooxo	oxoox	
xooox	ooxxo	

Em termos de combinações, o número de ordenações equivale ao número de maneiras de selecionar duas células que sejam neutrófilos dentre cinco células $= \binom{5}{2} = (5 \times 4)/(2 \times 1) = 10$.

A probabilidade de qualquer dos ordenamentos na Tabela 4.5 é a mesma da ordenação $oxoox$, ou seja, $(0,6)^2(0,4)^3$. Assim, a probabilidade de obtenção de dois neutrófilos em cinco células é $\binom{5}{2}(0,6)^2(0,4)^3 = 10(0,6)^2(0,4)^3 = 0,230$.

Suponha que o problema dos neutrófilos agora seja considerado de forma mais geral, com n tentativas em vez de cinco, e seja feita a seguinte pergunta: qual a probabilidade de k sucessos (em vez de dois) nessas n tentativas? A probabilidade de que os k sucessos ocorrerão em k tentativas **específicas** dentro das n tentativas e que as tentativas restantes falhem é dada por $p^k(1-p)^{n-k}$. Para calcular a probabilidade de k sucessos em qualquer uma das n tentativas, essa probabilidade deve ser multiplicada pelo número de maneiras pelas quais k tentativas para os sucessos e $n-k$ tentativas para as falhas podem ser selecionadas = $\binom{n}{k}$, como foi feito na Tabela 4.5. Assim, a probabilidade de k sucessos em n tentativas, ou k neutrófilos em n células, é

$$\binom{n}{k} p^k (1-p)^{n-k} = \binom{n}{k} p^k q^{n-k}$$

EQUAÇÃO 4.5 A distribuição do número de sucessos em n tentativas estatisticamente independentes, em que a probabilidade de sucesso de cada tentativa é p, é conhecida como **distribuição binomial** e tem uma função massa de probabilidade dada por

$$Pr(X = k) = \binom{n}{k} p^k q^{n-k}, \quad k = 0, 1, \ldots, n$$

EXEMPLO 4.27 Qual é a probabilidade de ter dois meninos, entre cinco crianças, se a probabilidade de um menino é 0,51 em cada nascimento e os sexos das crianças sucessivas são considerados variáveis aleatórias independentes?

Solução: Use uma distribuição binomial com $n = 5$, $p = 0{,}51$, $k = 2$. Seja X = número de meninos de cada cinco nascimentos. Calcule

$$Pr(X = 2) = \binom{5}{2}(0{,}51)^2(0{,}49)^3 = \frac{5 \times 4}{2 \times 1}(0{,}51)^2(0{,}49)^3 =$$
$$= 10\,(0{,}51)^2(0{,}49)^3 = 0{,}306$$

Usando Tabelas Binomiais

Muitas vezes, um número de probabilidades binomiais precisa ser avaliado para o mesmo n e p, o que seria tedioso se cada probabilidade tivesse de ser calculada pela Equação 4.5. Em vez disso, para pequenos n ($n \leq 20$) e determinados valores de p, consulte a Tabela 1 no Apêndice, em que probabilidades binomiais individuais são calculadas. Nessa tabela, o número de tentativas (n) é fornecido na primeira coluna, o número de sucessos (k) nas n tentativas é dado na segunda coluna e a probabilidade de sucesso para uma única tentativa (p) é dada na primeira linha. Probabilidades binomiais são fornecidas para $n = 2, 3, \ldots, 20$; $p = 0{,}05, 0{,}10, \ldots, 0{,}50$.

EXEMPLO 4.28 **Doenças Infecciosas** Avalie a probabilidade de dois linfócitos em cada dez glóbulos brancos se a probabilidade de qualquer célula ser um linfócito é 0,2.

Solução: Considere a Tabela 1 com $n = 10$, $k = 2$, $p = 0{,}20$. A probabilidade apropriada, dada na linha $k = 2$ e coluna $p = 0{,}20$ sob $n = 10$, é 0,3020.

EXEMPLO 4.29 **Doença Pulmonar** Um pesquisador observa que as crianças desenvolvem bronquite crônica no primeiro ano de vida em 3 de 20 famílias em que ambos os pais têm bronquite crônica, em comparação com a incidência nacional, que é de 5% no primeiro ano de vida. Essa diferença é "verdadeira" ou pode ser atribuída ao acaso? Especificamente, qual a probabilidade de bebês em pelo menos 3 das 20 famílias desenvolverem bronquite crônica se a probabilidade de desenvolver a doença em qualquer uma das famílias é de 0,05?

Solução: Suponha que a taxa da doença na prole seja de 0,05. Partindo desse pressuposto, o número de famílias em que as crianças desenvolvem bronquite crônica seguirá uma distribuição binomial com parâmetros $n = 20$, $p = 0,05$. Assim, entre as 20 famílias, a probabilidade de observar k crianças com bronquite é dada por

$$\binom{20}{k}(0,05)^k(0,95)^{20-k}, \quad k = 0, 1, \ldots, 20$$

A pergunta é: qual é a probabilidade de observar pelo menos três famílias com uma criança com bronquite? A resposta é

$$Pr(X \geq 3) = \sum_{k=3}^{20}\binom{20}{k}(0,05)^k(0,95)^{20-k} = 1 - \sum_{k=0}^{2}\binom{20}{k}(0,05)^k(0,95)^{20-k}$$

Essas três probabilidades na última soma podem ser avaliadas utilizando a tabela binomial (Tabela 1). Considere $n = 20$, $p = 0,05$, e observe que $Pr(X = 0) = 0,3585$, $Pr(X = 1) = 0,3774$, $Pr(X = 2) = 0,1887$. Assim,

$$Pr(X \geq 3) = 1 - (0,3585 + 0,3774 + 0,1887) = 0,0754$$

Assim, $X \geq 3$ é um evento incomum, mas nem tanto. Em geral, 0,05 ou menos é o intervalo de probabilidades utilizado para identificar eventos incomuns. Esse critério é discutido com mais detalhes no nosso trabalho sobre valores-p no Capítulo 7. Se três crianças, dentre 20, desenvolvessem a doença, seria difícil avaliar se a agregação familiar seria real até que uma amostra maior estivesse disponível.

Uma pergunta às vezes feita é por que um critério de $Pr(X \geq 3$ casos), em vez de $Pr(X = 3$ casos), foi utilizado para definir raridades no Exemplo 4.29? O último é o que realmente observamos. Uma resposta intuitiva é que, se o número de famílias estudadas em que ambos os pais tivessem bronquite crônica fosse muito grande (por exemplo, $n = 1.500$), então a probabilidade de qualquer ocorrência específica seria pequena. Por exemplo, suponha que 75 casos ocorreram entre 1.500 famílias em que ambos os pais tinham bronquite crônica. Se a incidência de bronquite crônica fosse 0,05 nessas famílias, a probabilidade de 75 casos entre 1.500 famílias seria

$$\binom{1.500}{75}(0,05)^{75}(0,95)^{1425} = 0,047$$

Esse resultado é exatamente consistente com a taxa de incidência nacional (5% dos domicílios com casos no primeiro ano de vida) e ainda produz uma pequena probabilidade. Isso não faz sentido intuitivo. A abordagem alternativa é calcular a probabilidade de obter um resultado pelo menos tão extremo quanto o obtido (uma probabilidade de pelo menos 75 casos em 1.500 famílias) se a taxa de incidência de 0,05 fosse aplicável às famílias em que ambos os pais tivessem bronquite crônica. Isso produziria uma probabilidade de cerca de 0,50 no exemplo anterior e indicaria que nada muito raro ocorre nessas famílias, o que representa claramente a conclusão correta. Se essa probabilidade fosse pequena o suficiente, colocaria em dúvida a hipótese de que a taxa de incidência verdadeira era de 0,05 para essas famílias. Essa abordagem foi utilizada no Exemplo 4.29 e é desenvolvida mais detalhadamente no nosso trabalho sobre testes de hipóteses, no Capítulo 7. Também existem abordagens alternativas para a análise desses dados, com base na inferência *bayesiana*, mas estão fora do escopo deste texto.

Uma questão que se coloca é como usar as tabelas binomiais se a probabilidade de sucesso em uma prova individual (p) é maior que 0,5. Lembre-se de que

$$\binom{n}{k} = \binom{n}{n-k}$$

Seja X uma variável aleatória binomial com parâmetros n e p e seja Y uma variável aleatória binomial com parâmetros n e $q = 1 - p$. Então a Equação 4.5 pode ser reescrita como

EQUAÇÃO 4.6

$$Pr(X = k) = \binom{n}{k} p^k q^{n-k} = \binom{n}{n-k} q^{n-k} p^k = Pr(Y = n - k)$$

Em outras palavras, a probabilidade de obtenção de k sucessos para uma variável aleatória binomial X com os parâmetros n e p é a mesma que a probabilidade de obter $n - k$ sucessos de uma variável aleatória binomial Y com parâmetros n e q. Claramente, se $p > 0,5$, então $q = 1 - p < 0,5$, e a Tabela 1 pode ser usada com a amostra de tamanho n, referindo-se à linha $n - k$ e à coluna q para obter a probabilidade apropriada.

EXEMPLO 4.30   **Doenças Infecciosas**   Avalie a probabilidade de obter k neutrófilos de cinco células para $k = 0$, 1, 2, 3, 4, 5, em que a probabilidade de qualquer célula ser um neutrófilo é 0,6.

Solução: Como $p > 0,5$, considere a variável aleatória Y com os parâmetros $n = 5$, $p = 1 - 0,6 = 0,4$.

$$Pr(X = 0) = \binom{5}{0}(0,6)^0 (0,4)^5 = \binom{5}{5}(0,4)^5 (0,6)^0 = Pr(Y = 5) = 0,0102$$

considerando-se a linha $k = 5$ e a coluna $p = 0,40$ sob $n = 5$. Da mesma forma,

$Pr(X = 1) = Pr(Y = 4) = 0,0768$ considerando-se a linha 4 e a coluna 0,40 sob $n = 5$
$Pr(X = 2) = Pr(Y = 3) = 0,2304$ considerando-se a linha 3 e a coluna 0,40 sob $n = 5$
$Pr(X = 3) = Pr(Y = 2) = 0,3456$ considerando-se a linha 2 e a coluna 0,40 sob $n = 5$
$Pr(X = 4) = Pr(Y = 1) = 0,2592$ considerando-se a linha 1 e a coluna 0,40 sob $n = 5$
$Pr(X = 5) = Pr(Y = 0) = 0,0778$ considerando-se a linha 0 e a coluna 0,40 sob $n = 5$

Usando Tabelas "Eletrônicas"

Em muitos casos, queremos avaliar probabilidades binomiais para $n > 20$ e/ou para valores de p não apresentados na Tabela 1 do Apêndice. Para n suficientemente grande, a distribuição normal pode ser usada para aproximar a distribuição binomial, e tabelas de distribuição normal podem ser utilizadas para avaliar a probabilidade binomial. Esse procedimento é geralmente menos tedioso que avaliar probabilidades binomiais diretamente usando a Equação 4.5 e é estudado em detalhes no Capítulo 5. Alternativamente, se o tamanho amostral não é suficientemente grande para utilizar a aproximação normal e se o valor de n ou p não está na Tabela 1, uma tabela eletrônica pode ser utilizada para calcular a probabilidade binomial.

Um exemplo de uma tabela eletrônica é fornecido pelo Microsoft Excel. Um menu de funções estatísticas está disponível para o usuário, incluindo o cálculo de probabilidades para muitas distribuições, também, mas não de forma exclusiva, aqueles discutidos no presente texto. Por exemplo, uma função nesse menu é a de distribuição binomial, que é chamada de DISTR.BINOM. Usando essa função, podemos calcular a função massa de probabilidade e fda para praticamente qualquer distribuição binomial.

EXEMPLO 4.31   **Doença Pulmonar**   Calcule a probabilidade de obter exatamente 75 casos de bronquite crônica e a probabilidade de obter pelo menos 75 casos de bronquite crônica no primeiro ano de vida entre 1.500 famílias em que ambos os pais tenham bronquite crônica, se a taxa de incidência da doença no primeiro ano de vida for de 0,05.

Solução: Utilizamos a função DISTR.BINOM do Excel para resolver esse problema. A Tabela 4.6 apresenta os resultados. Primeiro, calculamos $Pr(X = 75)$, que é 0,047, o que é incomum. Em seguida, usamos a opção fda para calcular $Pr(X \leq 74)$, que é igual a 0,483. Finalmente, calculamos a probabilidade de obtenção de, pelo menos, 75 casos por

$$Pr(X \geq 75) = 1 - Pr(X \leq 74) = 0,517$$

Assim, obter 75 casos em cada 1.500 crianças com certeza não é incomum.

TABELA 4.6 Cálculo de probabilidades binomiais usando o Excel

n	1500
k	75
p	0.05
Pr(X = 75)	0.047210 = DISTR.BINOM (75, 1500, .05, false)
Pr(X ≤ 74)	0.483458 = DISTR.BINOM (74, 1500, .05, true)
Pr(X ≥ 75)	0.516542 = 1 − DISTR.BINOM (74, 1500, .05, true)

EXEMPLO 4.32

Doenças Infecciosas Suponha que um grupo de 100 mulheres de 60 a 64 anos receba uma nova vacina contra a gripe em 2004 e 5 delas morram no ano seguinte. Esse evento é incomum ou essa taxa de mortalidade é esperada para pessoas dessa faixa etária e desse sexo? Especificamente, qual a probabilidade de pelo menos 5 das 100 mulheres de 60 a 64 anos que receberam uma vacina contra a gripe morrerem no ano seguinte?

Solução: Em primeiro lugar, encontre a taxa de mortalidade anual esperada em mulheres de 60 a 64 anos. Com base em uma tabela de expectativa de vida dos Estados Unidos de 2004, descobrimos que as mulheres de 60 a 64 anos têm probabilidade aproximada de morte no ano seguinte de 0,009 [3]. Assim, com a distribuição binomial, a probabilidade de que k em 100 mulheres morram no ano seguinte é dada por $\binom{100}{k}(0{,}009)^k(0{,}991)^{100-k}$. Queremos saber se cinco mortes em uma amostra de 100 mulheres é um evento "incomum". Uma abordagem para esse problema pode ser encontrar a probabilidade de obter pelo menos cinco mortes nesse grupo = $Pr(X \geq 5)$, uma vez que a probabilidade de morte para uma única mulher é 0,009. Essa probabilidade pode ser expressa como

$$\sum_{k=5}^{100}\binom{100}{k}(0{,}009)^k(0{,}991)^{100-k}$$

Como essa soma de 96 probabilidades é tediosa de computar, calculamos, em vez disso,

$$Pr(X<5)=\sum_{k=0}^{4}\binom{100}{k}(0{,}009)^k(0{,}991)^{100-k}$$

e, depois, avaliamos $Pr(X \geq 5) = 1 - Pr(X < 5)$. As tabelas binomiais não podem ser utilizadas porque $n > 20$. Por conseguinte, a soma de cinco probabilidades binomiais é avaliada utilizando uma tabela eletrônica do R.

No R, a função utilizada para calcular *fda* para a distribuição binomial é a pbinom. Especificamente, se X representa uma distribuição binomial com parâmetros n e p, então

$$Pr(X \leq k)(n,p) = \sum_{i=0}^{k}\binom{n}{i}p^i q^{n-i} = \text{pbinom}(k,n,p)$$

Assim, para calcular $Pr(X \geq 5)$ ($n = 100$, p = 0,05), utilizamos o código R dado na Tabela 4.7, o que indica que essa probabilidade é igual a 0,002.

TABELA 4.7 Cálculo da probabilidade de pelo menos 5 mortes entre 100 mulheres de 60 a 64 anos em 2004

```
This computes Pr(X ≤ 4)
> pbinom(4,100, 0.009)
[1] 0.997809
This computes Pr(X ≥ 5)
> 1-pbinom(4,100, 0.009)
[1] 0.00219104
```

Podemos também usar o R para calcular e fazer um gráfico de um conjunto de probabilidades binomiais. Por exemplo, na Tabela 4.8, fornecemos o código R para calcular a probabilidade binomial com $n = 100$, $p = 0{,}05$ e $k = 0, 1, 2, 3, 4, 5$. Para esse efeito, podemos utilizar o comando dbinom do R dado por dbinom $(k, n, p) = Pr(X = k) = \binom{n}{k} p^k q^{n-k}$. Esses valores também são apresentados na Figura 4.3.

Assim, pelo menos cinco mortes em cada 100 é muito incomum e provavelmente seria motivo para considerar suspender o uso da vacina.

TABELA 4.8   Tabela de probabilidades binomiais para $n = 100$, $p = 0{,}05$, $k = 0, 1, ..., 5$.

```
> k<-0:5
> prob<-dbinom(k,100,0.05)
> results=rbind(round(k,0),prob)
> rownames(results) <-c("k", "Prob(X=k)")
> results
                [,1]         [,2]         [,3]         [,4]        [,5]        [,6]
k           0.000000000   1.00000000   2.00000000   3.0000000   4.0000000   5.0000000
Prob(X=k)   0.005920529   0.03116068   0.08118177   0.1395757   0.1781426   0.1800178
> barplot(prob, main="Probabilidades Binomiais \n N=100,
p=0.05, for k=0, 1, 2, 3, 4, 5", ylab="Probabilidades", ylim=c(0,
0.2), names.arg=c("0", "1", "2, "3", "4", "5"))
```

FIGURA 4.3   Probabilidades binomiais para $n = 100$, $p = 0{,}05$, $k = 0, 1, ..., 5$

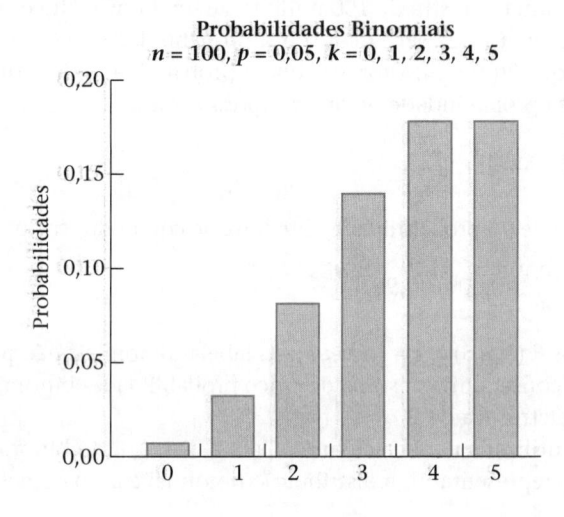

4.9 VALOR ESPERADO E VARIÂNCIA DA DISTRIBUIÇÃO BINOMIAL

O valor esperado e a variância da distribuição binomial são importantes tanto em termos de nosso conhecimento geral sobre a distribuição binomial quanto para a futura abordagem sobre estimação e teste de hipóteses. Com base na Definição 4.5, sabemos que a fórmula geral para o valor esperado de uma variável aleatória discreta é

$$E(X) = \sum_{i=1}^{R} x_i Pr(X = x_i)$$

No caso especial de uma distribuição binomial, os únicos valores que assumem probabilidade positiva são $0, 1, 2, \ldots, n$, e esses valores ocorrem com probabilidades

$$\binom{n}{0} p^0 q^n, \quad \binom{n}{1} p^1 q^{n-1}, \ldots$$

Assim, $E(X) = \sum_{k=0}^{n} k \binom{n}{k} p^k q^{n-k}$

Essa soma se reduz à simples expressão *np*. Da mesma forma, usando a Definição 4.6, podemos mostrar que

$$Var(X) = \sum_{k=0}^{n} (k - np)^2 \binom{n}{k} p^k q^{n-k} = npq$$

o que leva diretamente ao seguinte resultado:

EQUAÇÃO 4.7 O **valor esperado** e a **variância de uma distribuição binomial** são *np* e *npq*, respectivamente.

Esses resultados fazem sentido porque o número esperado de sucessos em *n* tentativas é simplesmente a probabilidade de sucesso em uma tentativa multiplicada por *n*, que é igual a *np*. Além disso, para determinado número *n* de tentativas, a distribuição binomial tem a maior variância quando $p = 1/2$, conforme mostrado na Figura 4.4. A variância da distribuição diminui à medida que *p* se afasta de 1/2 em qualquer direção, tornando-se 0 quando $p = 0$ ou 1. Esse resultado faz sentido porque, quando $p = 0$, deve haver 0 sucessos em *n* tentativas e, quando $p = 1$, deve haver *n* sucessos em *n* tentativas, e não há variabilidade em ambos os casos. Além disso, quando *p* está perto e 0 ou de 1, a distribuição do número de sucessos é agrupada perto de 0 e *n*, respectivamente, e existe uma variabilidade relativamente pequena em comparação com a situação quando $p = 1/2$. Isso está ilustrado na Figura 4.5.

QUESTÕES DE REVISÃO 4C

1 A probabilidade de uma mulher desenvolver câncer de mama ao longo da vida é de cerca de 1/9.
   (a) Qual é a probabilidade de que exatamente duas mulheres, dentre dez, desenvolvam câncer de mama ao longo da vida?
   (b) Qual é a probabilidade de que pelo menos duas mulheres, dentre dez, desenvolvam câncer da mama ao longo da vida?

2 Suponha que temos dez indivíduos e que a probabilidade de ter uma doença em um ponto no tempo para um indivíduo seja de 0,1. Qual é a probabilidade de que exatamente um dos dez indivíduos tenha a doença? Por que isso não é o mesmo que 0,1?

FIGURA 4.4 Gráfico de *pq versus p*

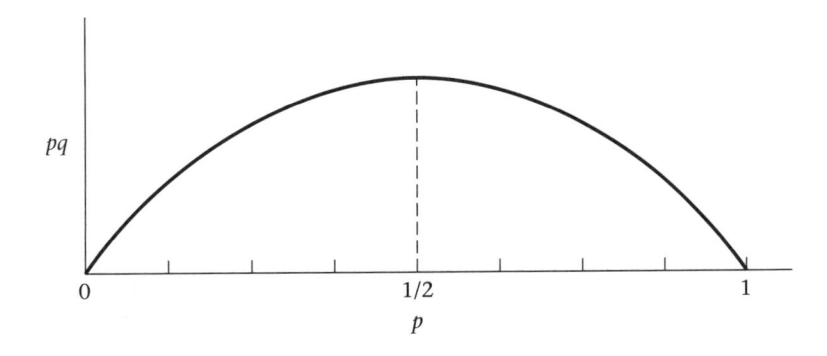

FIGURA 4.5   Distribuição binomial para vários valores de p quando n = 10

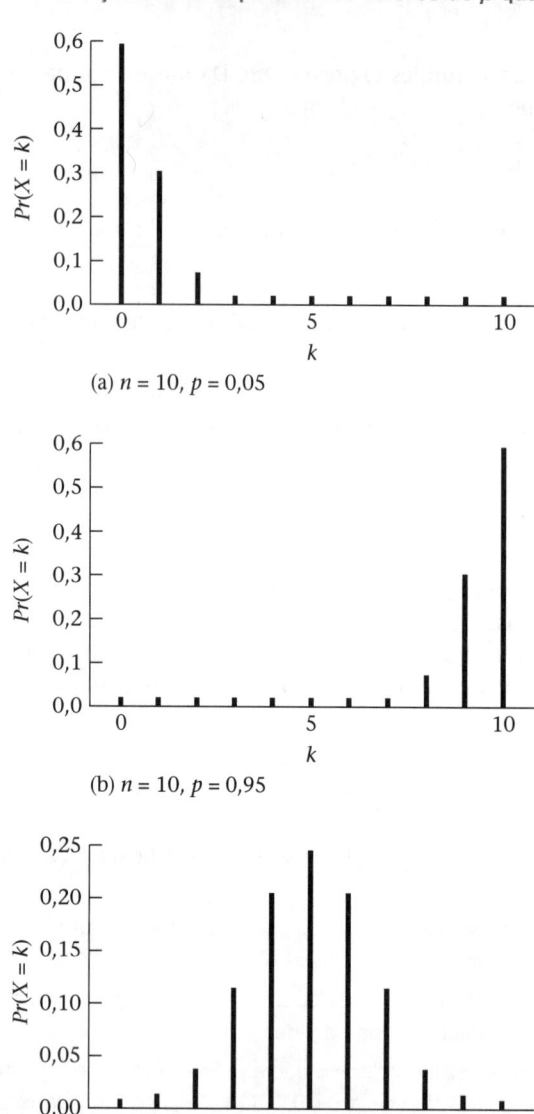

(a) $n = 10$, $p = 0{,}05$

(b) $n = 10$, $p = 0{,}95$

(c) $n = 10$, $p = 0{,}50$

4.10 A DISTRIBUIÇÃO DE POISSON

A distribuição de Poisson talvez seja a segunda distribuição discreta mais utilizada depois da distribuição binomial. Ela é geralmente associada a eventos raros.

EXEMPLO 4.33   **Doenças Infecciosas**   Considere a distribuição do número de mortes atribuídas à febre tifoide durante um longo período, por exemplo, um ano. Supondo que a probabilidade de uma nova morte por febre tifoide em qualquer dia seja muito pequena e o número de casos notificados em dois períodos (anos) distintos seja uma variável aleatória independente, então o número de mortes ao longo de um ano seguirá uma distribuição de Poisson.

EXEMPLO 4.34   **Bacteriologia**   O exemplo anterior diz respeito a um evento raro que ocorre ao longo do tempo. Eventos raros também podem ser considerados não só ao longo do tempo, mas também em uma área de superfície, como a distribuição do número de colônias de bactérias que crescem sobre uma placa de ágar. Suponha que tenhamos uma placa de ágar de 100 cm². Presumimos que a probabilidade de encontrar algumas colônias bacterianas em qualquer ponto de a (ou, mais precisamente, em uma pequena área em torno de a) seja muito pequena e proporcional à área e que os eventos de encontrar colônias bacterianas em quaisquer dois pontos, a_1 ou a_2, sejam independentes. Sob essas premissas, o número de colônias de bactérias ao longo de toda a placa de ágar seguirá uma distribuição de Poisson.

Considere o Exemplo 4.33. Faça a seguinte pergunta: qual a distribuição do número de mortes causadas por febre tifoide desde o tempo 0 até o tempo t (em que t é um longo período, como 1 ano ou 20 anos)?

Três pressupostos devem ser levados em conta sobre a incidência da doença. Considere qualquer pequeno subintervalo geral do período t, denotado por Δt.

HIPÓTESE 4.1 Suponha que

(1) A probabilidade de observar uma morte é diretamente proporcional ao intervalo de tempo Δt, isto é, $Pr(1 \text{ morte}) \approx \lambda \Delta t$ por alguma constante λ.

(2) A probabilidade de observar 0 morte sobre Δt é de aproximadamente $1 - \lambda \Delta t$.

(3) A probabilidade de observar mais de uma morte nesse intervalo de tempo é essencialmente 0.

HIPÓTESE 4.2 **Estacionariedade** Suponha que o número de mortes por unidade de tempo seja o mesmo ao longo de todo o intervalo de tempo t. Assim, um aumento da incidência da doença no período t violaria essa hipótese. Observe que t não deve ser muito longo, pois seria bem menos provável que essa hipótese fosse válida no momento em que t aumentasse.

HIPÓTESE 4.3 **Independência** Se ocorrer uma morte dentro de um subintervalo de tempo, ela não terá influência sobre a probabilidade de morte no próximo subintervalo de tempo. Essa hipótese seria violada em uma situação de epidemia, pois, se um novo caso de doença ocorrer, mortes posteriores tenderão a acumular-se ao longo de um curto período até que a epidemia seja controlada.

Tendo em vista esses pressupostos, a distribuição de probabilidade de Poisson pode ser derivada:

EQUAÇÃO 4.8 A probabilidade de k eventos ocorrerem em um período t para uma variável aleatória de Poisson com parâmetro λ é

$$Pr(X = k) = e^{-\mu}\mu^k/k!, \quad k = 0, 1, 2, \ldots$$

em que $\mu = \lambda t$ e e é aproximadamente 2,71828.

Assim, a distribuição de Poisson depende de um único parâmetro $\mu = \lambda t$. Observe que o parâmetro λ representa o *número esperado de acontecimentos por unidade de tempo,* enquanto o parâmetro μ representa o *número esperado de eventos ao longo do período de tempo t.* Uma diferença importante entre as distribuições de Poisson e binomial diz respeito aos números de tentativas e eventos. Para obter uma distribuição binomial, há um número finito de tentativas n e o número de eventos não pode ser maior que n. Para uma distribuição de Poisson, o número de ensaios é essencialmente infinito e o número de eventos (ou número de mortes) pode ser indefinidamente grande, embora a probabilidade de k eventos se torne muito pequena à medida que k aumenta.

EXEMPLO 4.35 **Doenças Infecciosas** Considere o exemplo da febre tifoide. Suponha que o número de mortes por febre tifoide ao longo de um período de 1 ano tenha distribuição Poisson com o parâmetro µ = 4,6. Qual é a distribuição de probabilidade do número de mortes ao longo de um período de 6 meses? E de um período de 3 meses?

Solução: Seja X = ao número de mortes em 6 meses. Como µ = 4,6 e t = 1 ano, segue que λ = = 4,6 mortes por ano. Durante um período de 6 meses, temos λ = 4,6 mortes por ano, t = = 0,5 ano. Assim, µ = λt = 2,3. Portanto,

$$Pr(X=0) = e^{-2,3} = 0,100$$

$$Pr(X=1) = \frac{2,3}{1!}e^{-2,3} = 0,231$$

$$Pr(X=2) = \frac{2,3^2}{2!}e^{-2,3} = 0,265$$

$$Pr(X=3) = \frac{2,3^3}{3!}e^{-2,3} = 0,203$$

$$Pr(X=4) = \frac{2,3^4}{4!}e^{-2,3} = 0,117$$

$$Pr(X=5) = \frac{2,3^5}{5!}e^{-2,3} = 0,054$$

$$Pr(X \geq 6) = 1 - (0,100 + 0,231 + 0,265 + 0,203 + 0,117 + 0,54) = 0,030$$

Seja Y = o número de mortes em 3 meses. Durante um período de 3 meses, temos λ = 4,6 mortes por ano, t = 0,25 anos, µ = λt = 1,15. Portanto,

$$Pr(Y=0) = e^{-1,15} = 0,317$$

$$Pr(Y=1) = \frac{1,15}{1!}e^{-1,15} = 0,364$$

$$Pr(Y=2) = \frac{1,15^2}{2!}e^{-1,15} = 0,209$$

$$Pr(Y=3) = \frac{1,15^3}{3!}e^{-1,15} = 0,080$$

$$Pr(Y \geq 4) = 1 - (0,317 + 0,364 + 0,209 + 0,080) = 0,030$$

Essas distribuições são mostradas na Figura 4.6. Observe que a distribuição tende a se tornar mais simétrica à medida que o intervalo de tempo aumenta ou, mais especificamente, à medida que µ aumenta.

A distribuição de Poisson também pode ser aplicada ao Exemplo 4.34, em que a distribuição do número de colônias de bactérias em uma placa de ágar de área A é discutida. Considerando que a probabilidade de encontrar uma colônia em uma área de tamanho ΔA em qualquer ponto sobre a placa é $\lambda \Delta A$ para algum λ e que o número de colônias de bactérias encontradas em dois pontos diferentes da placa são variáveis aleatórias independentes, a probabilidade de encontrar k colônias bacterianas em uma área de tamanho A é $e^{-\mu}\mu^k/k!$, onde µ = λA.

EXEMPLO 4.36 **Bacteriologia** Considerando A = 100 cm² e λ = 0,02 colônias por cm², calcule a distribuição de probabilidade do número de colônias de bactérias.

Solução: Temos µ = λA = 100(0,02) = 2. Seja X = o número de colônias.

$$Pr(X=0) = e^{-2} = 0,135$$

$$Pr(X=1) = e^{-2}2^1/1! = 2e^{-2} = 0,271$$

$$Pr(X=2) = e^{-2}2^2/2! = 2e^{-2} = 0,271$$

$$Pr(X=3) = e^{-2}2^3/3! = \frac{4}{3}e^{-2} = 0{,}180$$

$$Pr(X=4) = e^{-2}2^4/4! = \frac{2}{3}e^{-2} = 0{,}090$$

$$Pr(X \geq 5) = 1 - (0{,}135 + 0{,}271 + 0{,}271 + 0{,}180 + 0{,}090) = 0{,}053$$

Evidentemente, quanto maior for λ, maior a possibilidade de encontrar colônias bacterianas.

FIGURA 4.6 Distribuição do número de mortes relacionadas à febre tifoide ao longo de vários intervalos de tempo

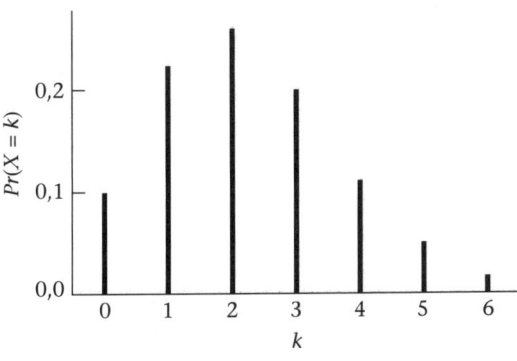

(a) 6 meses

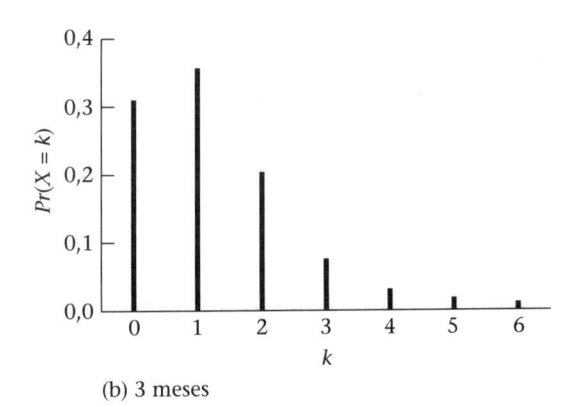

(b) 3 meses

4.11 CÁLCULO DE PROBABILIDADES DE POISSON

Usando as Tabelas de Poisson

Uma quantidade de probabilidades de Poisson para o mesmo parâmetro μ muitas vezes deve ser calculada. Essa tarefa seria tediosa se a Equação 4.8 tivesse de ser aplicada várias vezes. Em vez disso, para $\mu \leq 20$, consulte a Tabela 2 no Apêndice Tabelas, em que as probabilidades de Poisson individuais são especificamente calculadas. Nessa tabela, o parâmetro de Poisson μ é dado na primeira linha, o número de eventos (k) é dado na primeira coluna e a probabilidade de Poisson correspondente é dada na linha k e na coluna μ.

EXEMPLO 4.37 Calcule a probabilidade de obter pelo menos cinco eventos para uma distribuição de Poisson com parâmetro $\mu = 3$.

Solução: Consulte a Tabela 2 do Apêndice Tabelas na coluna 3.0. Seja X igual ao número de eventos.

$Pr(X = 0) = 0{,}0498$
$Pr(X = 1) = 0{,}1494$

$Pr(X = 2) = 0,2240$
$Pr(X = 3) = 0,2240$
$Pr(X = 4) = 0,1680$
Então, $Pr(X \geq 5) = 1 - Pr(X \leq 4)$
$= 1 - (0,0498 + 0,1494 + 0,2240 + 0,2240 + 0,1680)$
$= 1 - 0,8152 = 0,1848$

Tabelas Eletrônicas para a Distribuição de Poisson

Em muitos casos, queremos avaliar um conjunto de probabilidades de Poisson para o mesmo µ, mas µ não é dado na Tabela 2 do Apêndice Tabelas. Para µ grande ($\mu \geq 10$), uma aproximação normal, como dada no Capítulo 5, pode ser utilizada. Caso contrário, pode ser utilizada uma tabela eletrônica semelhante à apresentada para a distribuição binomial. A função POISSON do Excel pode ser usada para calcular probabilidades individuais e cumulativas para a distribuição de Poisson.

EXEMPLO 4.38 **Doenças Infecciosas** Calcule a distribuição de probabilidade de mortes causadas por febre tifoide ao longo de um ano, usando as informações dadas no Exemplo 4.35.

Neste caso, modelamos o número de mortes causadas por febre tifoide por uma distribuição de Poisson com µ = 4,6. Usaremos a função POISSON do Excel. Os resultados são dados na Tabela 4.9. Vemos que 9 ou mais mortes causadas por febre tifoide seriam incomuns ao longo de um ano.

TABELA 4.9 Cálculo da distribuição de probabilidade do número de mortes causadas por febre tifoide ao longo de um ano, usando a função POISSON do Excel

Número de mortes	Probabilidade
0	0,010 = POISSON (0, 4,6, falso)
1	0,046 = POISSON (1, 4,6, falso)
2	0,106 = POISSON (2, 4,6, falso)
3	0,163 = POISSON (3, 4,6, falso)
4	0,188 = POISSON (4, 4,6, falso)
5	0,173 = POISSON (5, 4,6, falso)
6	0,132 = POISSON (6, 4,6, falso)
7	0,087 = POISSON (7, 4,6, falso)
8	0,050 = POISSON (8, 4,6, falso)
<= 8	0,955 = POISSON (8, 4,6, verdadeiro)
>= 9	0,045 = 1 - POISSON (8, 4,6, verdadeiro)

4.12 VALOR ESPERADO E VARIÂNCIA DA DISTRIBUIÇÃO DE POISSON

Em muitos casos, não podemos predizer se as suposições para a distribuição de Poisson na Seção 4.10 são satisfeitas. Felizmente, a relação entre o valor esperado e a variância da distribuição de Poisson fornece uma importante diretriz que ajuda a identificar variáveis aleatórias que seguem essa distribuição. Essa relação pode ser enunciada como se segue:

EQUAÇÃO 4.9 Para uma distribuição de Poisson com parâmetro µ, a média e a variância são iguais a µ.

4.12 Valor esperado e variância da distribuição de Poisson

Esse fato é útil porque, se temos um conjunto de dados de uma distribuição discreta em que a média e a variância são praticamente as *mesmas*, podemos preliminarmente identificá-la como uma distribuição de Poisson e usar vários testes para confirmar essa hipótese.

EXEMPLO 4.39 Doenças Infecciosas O número de mortes relacionadas à poliomielite nos anos de 1968 a 1977 é dado na Tabela 4.10 [4, 5]. Comente sobre a aplicabilidade da distribuição de Poisson para esse conjunto de dados.

Solução: A média da amostra e a variância do número anual de mortes causadas pela poliomielite durante o período de 1968 a 1977 são 18,0 e 23,1, respectivamente. A distribuição de Poisson provavelmente caberá bem aqui, pois a variância é aproximadamente a mesma que a média.

TABELA 4.10 Número de mortes relacionadas à pólio nos anos de 1968 a 1977

Ano	1968	1969	1970	1971	1972	1973	1974	1975	1976	1977
Número de mortes	15	10	19	23	15	17	23	17	26	15

Suponha que estejamos estudando um fenômeno raro e desejemos aplicar a distribuição de Poisson. Uma questão recorrente é a forma de estimar o parâmetro μ da distribuição de Poisson nesse contexto. Uma vez que o valor esperado da distribuição de Poisson é μ, μ pode ser estimado pelo número médio de eventos observado ao longo do tempo *t* (por exemplo, um ano), se esses dados estiverem disponíveis. Se os dados não estiverem disponíveis, outras fontes de dados podem ser usadas para a estimativa de μ.

EXEMPLO 4.40 Saúde Ocupacional Uma questão de saúde pública surgiu sobre o eventual potencial cancerígeno dos ingredientes alimentares que continham dibrometo de etileno (EDB[3]). Em alguns casos, os alimentos eram retirados do consumo público quando comprovado que possuíam quantidades excessivas de EDB. Um estudo anterior observou a mortalidade em 161 funcionários brancos do sexo masculino de duas fábricas no Texas e em Michigan que foram expostos a EDB ao longo do período de 1940 a 1975 [6]. Sete mortes por câncer foram observadas entre esses funcionários. Nesse período, eram esperadas 5,8 mortes por câncer conforme calculado com base nas taxas de mortalidade global para norte-americanos brancos. O número de mortes por câncer observado nesse grupo foi excessivo?

Solução: Estime o parâmetro μ com base no número esperado de mortes por câncer de taxas de mortalidade masculina em norte-americanos brancos, isto é, μ = 5,8. Em seguida, calcule $Pr(X \geq 7)$, em que X é uma variável aleatória de Poisson com parâmetro μ = 5,8. Use a relação

$$Pr(X \geq 7) = 1 - Pr(X \leq 6)$$

em que $Pr(X = k) = e^{-5,8}(5,8)^k / k!$

Como μ = 5,8 não consta na Tabela 2 do Apêndice Tabelas, utilizaremos o Excel para executar os cálculos. A Tabela 4.11 apresenta os resultados.

Então, $Pr(X \geq 7) = 1 - Pr(X \leq 6)$
$= 1 - 0,638 = 0,362$

Claramente, o número observado de mortes por câncer não é excessivo nesse grupo.

---

3. Do inglês, *ethylene dibromide*. (N.R.T.)

TABELA 4.11 Cálculo da distribuição de probabilidade do número de mortes por câncer no exemplo EDB usando a função POISSON do Excel

Número médio de mortes	Probabilidade
0	0,003 = POISSON (0, 5,8, falso)
1	0,018 = POISSON (1, 5,8, falso)
2	0,051 = POISSON (2, 5,8, falso)
3	0,098 = POISSON (3, 5,8, falso)
4	0,143 = POISSON (4, 5,8, falso)
5	0,166 = POISSON (5, 5,8, falso)
6	0,160 = POISSON (6, 5,8, falso)
<= 6	0,638 = POISSON (6, 5,8, verdadeiro)
>= 7	0,362 = 1 - POISSON (6, 5,8, verdadeiro)

4.13 APROXIMAÇÃO DE POISSON PARA A DISTRIBUIÇÃO BINOMIAL

Conforme observado na seção anterior, a distribuição de Poisson parece se ajustar bem em algumas aplicações. Outro uso importante é como uma aproximação para a distribuição binomial. Considere a distribuição binomial para n grande e p pequeno. A média dessa distribuição é dada por np e a variância por npq. Observe que $q \approx$ (é aproximadamente igual a) 1 para p pequeno e, assim, $npq \approx np$. Portanto, a média e a variância da distribuição binomial são quase iguais nesse caso, o que sugere a seguinte regra:

EQUAÇÃO 4.10 Aproximação de Poisson para a Distribuição Binomial

A distribuição binomial com n grande e p pequeno pode ser aproximada com precisão por uma distribuição de Poisson com parâmetro $\mu = np$.

A lógica para a utilização dessa aproximação é que a distribuição de Poisson é mais fácil de trabalhar que a distribuição binomial. A distribuição binomial envolve expressões como $\binom{n}{k}$ e $(1-p)^{n-k}$, que são inconvenientes para n grande.

EXEMPLO 4.41 **Câncer, Genética** Suponha que estejamos interessados na suscetibilidade genética para o câncer de mama. Descobrimos que 4 de 1.000 mulheres de 40 a 49 anos cujas mães tiveram câncer de mama também desenvolvem câncer da mama no próximo ano de vida. Seria esperado, com base em grandes estudos populacionais, que 1 em cada 1.000 mulheres dessa faixa etária desenvolvesse um novo caso da doença ao longo desse período. Esse evento é incomum?

Solução: A probabilidade binomial exata poderia ser computada sendo $n = 1.000$, $p = 1/1.000$. Consequentemente,

$$Pr(X \geq 4) = 1 - Pr(X \leq 3)$$

$$= 1 - \left[\binom{1.000}{0}(0,001)^0(0,999)^{1.000} + \binom{1.000}{1}(0,001)^1(0,999)^{999} + \binom{1.000}{2}(0,001)^2(0,999)^{998} + \binom{1.000}{3}(0,001)^3(0,999)^{997} \right]$$

Em vez disso, use a aproximação de Poisson com $\mu = 1.000(0,001) = 1$, obtido como se segue:

$$Pr(X \geq 4) = 1 - [Pr(X = 0) + Pr(X = 1) + Pr(X = 2) + Pr(X = 3)]$$

Usando a Tabela 2 do Apêndice Tabelas sob a coluna µ = 1,0, vemos que

$Pr(X = 0) = 0{,}3679$

$Pr(X = 1) = 0{,}3679$

$Pr(X = 2) = 0{,}1839$

$Pr(X = 3) = 0{,}0613$

Então, $Pr(X \geq 4) = 1 - (0{,}3679 + 0{,}3679 + 0{,}1839 + 0{,}0613)$
$= 1 - 0{,}9810 = 0{,}0190$

Esse evento é realmente incomum e sugere uma suscetibilidade genética para o câncer de mama entre as filhas de mulheres que já o tiveram. Para fins de comparação, foram calculadas as probabilidades binomiais exatas da obtenção de 0, 1, 2 e 3 eventos, que são dadas por 0,3677, 0,3681, 0,1840, e 0,0613, respectivamente. A probabilidade binomial exata correspondente à obtenção de quatro ou mais casos de câncer de mama é 0,0189, que concorda quase exatamente com a aproximação de Poisson de 0,0190 dada.

Qual deve ser o valor de *n* ou o de *p* antes que a aproximação seja "adequada"? Uma regra conservadora consiste em utilizar a aproximação quando $n \geq 100$ e $p \leq 0{,}01$. Como exemplo, damos a probabilidade binomial exata e a aproximação de Poisson para $n = 100$, $p = 0{,}01$, $k = 0, 1, 2, 3, 4, 5$ na Tabela 4.12. As duas distribuições de probabilidade concordam dentro de 0,002 em todas as instâncias.

TABELA 4.12 — Um exemplo da aproximação de Poisson para a distribuição binomial para $n = 100$, $p = 0{,}01$, $k = 0, 1, ..., 5$

k	Probabilidade binomial exata	Aproximação de Poisson	k	Probabilidade binomial exata	Aproximação de Poisson
0	0,366	0,368	3	0,061	0,061
1	0,370	0,368	4	0,015	0,015
2	0,185	0,184	5	0,003	0,003

EXEMPLO 4.42 **Doenças Infecciosas** Um surto de poliomielite ocorreu na Finlândia em 1984, após 20 anos sem um único caso relatado no país. Consequentemente, uma campanha de vacinação intensiva foi realizada em cinco semanas entre 9 de fevereiro e 15 de março de 1985; ela cobriu 94% da população e foi muito bem-sucedida. Durante e após a campanha, vários pacientes com a síndrome de Guillain-Barré (SGB), uma doença neurológica rara que muitas vezes resulta em paralisia, foram internados em unidades neurológicas de hospitais da Finlândia [7].

Os autores forneceram dados sobre a incidência mensal de SGB de abril de 1984 a outubro de 1985. Esses dados são apresentados na Tabela 4.13.

TABELA 4.13 — Incidência mensal de SGB na Finlândia de abril de 1984 a outubro de 1985

Mês	Número de casos de SGB	Mês	Número de casos de SGB	Mês	Número de casos de SGB
Abril de 1984	3	Novembro de 1984	2	Maio de 1985	2
Maio de 1984	7	Dezembro de 1984	3	Junho de 1985	2
Junho de 1984	0	Janeiro de 1985	3	Julho de 1985	6
Julho de 1984	3	Fevereiro de 1985	8	Agosto de 1985	2
Agosto de 1984	4	Março de 1985	14	Setembro de 1985	2
Setembro de 1984	4	Abril de 1985	7	Outubro de 1985	6
Outubro de 1984	2				

Determine se o número de casos de março de 1985 é excessivo em comparação com os outros 18 meses, com base nos dados da Tabela 4.13.

Solução: Se houver *n* pessoas na Finlândia que poderiam contrair SGB e a incidência mensal de SGB (*p*) for baixa, podemos modelar o número de casos de SGB em 1 mês (*X*) por uma distribuição binomial com parâmetros *n* e *p*. Como *n* é grande e *p* é pequeno, é razoável aproximar a distribuição do número de casos de SGB em 1 mês (*X*) por uma distribuição de Poisson com parâmetro $\mu = np$. Para estimar μ, usamos o número médio mensal de casos de SGB durante o período de 18 meses de abril de 1984 a outubro de 1985, excluindo o mês da vacina, março de 1985. O número médio de casos por mês = (3 + 7 + ... + 6)/18 = 3,67. Vamos agora avaliar se o número de casos em março de 1985 (14) é excessivo calculando $Pr(X \geq 14 \mid \mu = 3,67)$. Usamos Stata para realizar esse cálculo, como se mostra na Tabela 4.14.

TABELA 4.14 Probabilidade de observar 14 ou mais casos de SGB na Finlândia durante o mês de março de 1985 (média = 3,67)

```
.display poissontail (3.67, 14)
.00003092
```

Os resultados indicam que $Pr(X \geq 14 \mid \mu = 3,67) = 3,09 \times 10^{-5}$. Assim, 14 casos em um mês é muito incomum, dada a experiência de 18 meses sem vacina, e possivelmente indica que os muitos casos em março de 1985 estão relacionados à campanha de vacinação.

QUESTÕES DE REVISÃO 4D

1 Suponha que o número de mortes ocasionadas por veículos motorizados em uma cidade durante uma semana tenha distribuição de Poisson, com uma média de 8 mortes por semana.

  (a) Qual é a probabilidade de que 12 mortes ocorram em uma semana específica?

  (b) Qual é a probabilidade de que pelo menos 12 mortes ocorram em uma semana específica?

  (c) Quantas mortes ocasionadas por veículos motorizados teriam de ocorrer em uma semana para se concluir que há um número excepcionalmente elevado de eventos nessa semana? (*Sugestão*: consulte o Exemplo 4.38.)

2 Suponha que uma doença infecciosa rara ocorra a uma taxa de 2 por 10^6 pessoas por ano.

  (a) Qual é a probabilidade de que, em Nova York (população de cerca de 8 milhões), exatamente 25 casos ocorram em determinado ano?

  (b) Qual é a probabilidade de que pelo menos 25 casos ocorram em determinado ano? (*Sugestão*: use a aproximação de Poisson para a distribuição binomial.)

4.14 RESUMO

Neste capítulo, abordamos as variáveis aleatórias e fizemos uma distinção entre as variáveis aleatórias discretas e contínuas. Apresentamos atributos específicos de variáveis aleatórias, incluindo as noções de função massa de probabilidade (ou distribuição de probabilidade), fda, valor esperado e variância. Essas noções mostraram estar relacionadas a conceitos semelhantes para amostras finitas, conforme discutido no Capítulo 2. Em particular, a distribuição de frequência amostral é uma realização de exemplo de uma distribuição de probabilidade, enquanto a média da amostra ($\bar{x}$) e a variância amostral (s^2) são análogas ao valor esperado e à variância, respectivamente, de uma variável aleatória. A relação entre as características dos modelos de probabilidade e as amostras finitas é explorada com mais detalhes no Capítulo 6.

Por fim, alguns modelos específicos de probabilidade foram apresentados, enfocando as distribuições binomial e de Poisson. Mostrou-se que a distribuição binomial é aplicável a resultados binários, isto é, se apenas dois resultados são possíveis, em que os resultados de diferentes ensaios são independentes. Esses dois resultados são rotulados como "sucesso" e "fracasso", sendo a probabilidade de sucesso a mesma para cada tentativa. A distribuição de Poisson é um modelo clássico usado para descrever a distribuição de eventos raros.

O estudo dos modelos de probabilidade continua no Capítulo 5, no qual o enfoque é sobre as variáveis aleatórias contínuas.

PROBLEMAS

Seja X a variável aleatória que representa o número de adultos hipertensos no Exemplo 3.12.

*4.1 Encontre a função massa de probabilidade para X.

*4.2 Qual é o valor esperado?

*4.3 Qual é sua variância?

*4.4 Qual é a função de distribuição acumulada?

Suponha que queiramos verificar a precisão dos diagnósticos de autorrelato de angina, obtendo mais registros médicos em um subconjunto dos casos.

4.5 Se temos 50 casos de angina e queremos selecionar cinco para revisão posterior, de quantas maneiras podemos selecionar esses casos se a ordem da seleção importar?

4.6 Responda ao Problema 4.5 pressupondo que a ordem de seleção não importa.

4.7 Calcule $\binom{10}{0}, \binom{10}{1}, \ldots, \binom{10}{10}$.

*4.8 Calcule 9!.

4.9 Suponha que 6 de 15 alunos de uma turma do ensino fundamental tenham gripe, enquanto 20% dos alunos do ensino fundamental de todo o país têm gripe. Existe evidência de um número excessivo de casos na turma? Qual é a probabilidade de obter pelo menos 6 casos nessa turma, se a taxa de todo o país for verdadeira?

4.10 Qual é o número esperado de alunos da turma que terá gripe?

*4.11 Qual é a probabilidade de obter exatamente seis eventos para uma distribuição de Poisson com parâmetro $\mu = 4{,}0$?

*4.12 Qual a probabilidade de obter pelo menos seis eventos para uma distribuição de Poisson com parâmetro $\mu = 4{,}0$?

*4.13 Quais são o valor esperado e a variância de uma distribuição de Poisson com parâmetro $\mu = 4{,}0$?

Doenças Infecciosas

Recém-nascidos foram testados quanto ao vírus da imunodeficiência humana (HIV) ou síndrome da imunodeficiência adquirida (aids) em cinco hospitais em Massachusetts. Os dados [8] são mostrados na Tabela 4.15.

4.14 Se 500 recém-nascidos forem selecionados no hospital do centro da cidade, qual a probabilidade binomial de exatamente cinco resultados serem HIV positivos?

4.15 Se 500 recém-nascidos forem selecionados no hospital do centro da cidade, qual a probabilidade binomial de pelo menos cinco resultados serem HIV positivos?

4.16 Responda aos Problemas 4.14 e 4.15 usando uma aproximação em vez de uma probabilidade exata.

4.17 Responda ao Problema 4.14 considerando um hospital urbano/suburbano misto (hospital C).

4.18 Responda ao Problema 4.15 considerando um hospital urbano/suburbano misto (hospital C).

4.19 Responda ao Problema 4.16 considerando um hospital urbano/suburbano misto (hospital C).

4.20 Responda ao Problema 4.14 considerando um hospital misto suburbano/rural (hospital E).

4.21 Responda ao Problema 4.15 considerando um hospital misto suburbano/rural (hospital E).

4.22 Responda ao Problema 4.16 considerando um hospital misto suburbano/rural (hospital E).

Doenças Infecciosas

Uma hipótese é que a gonorreia tende a se agrupar em cidades centrais.

4.23 Suponha que 10 casos de gonorreia sejam relatados ao longo de um período de três meses entre 10.000 pessoas que vivem em uma área urbana. A incidência estadual de gonorreia é de 50 por 100.000 ao longo de um período de três meses. O número de casos de gonorreia nessa área é incomum para esse período?

Otorrinolaringologia

Suponha que o número de episódios por ano de otite média, uma doença comum do ouvido médio na primeira

TABELA 4.15 Soroprevalência de anticorpos anti-HIV em amostras de sangue de recém-nascidos, de acordo com a categoria do hospital

Hospital	Tipo	Número testado	Número positivo	Número positivo (por 1.000)
A	Cidade de interior	3.741	30	8,0
B	Urbano/suburbano	11.864	31	2,6
C	Urbano/suburbano	5.006	11	2,2
D	Suburbano/rural	3.596	1	0,3
E	Suburbano/rural	6.501	8	1,2

infância, siga uma distribuição de Poisson com parâmetro $\lambda = 1,6$ episódio por ano.

*4.24 Calcule a probabilidade de obter três ou mais episódios de otite média nos primeiros dois anos de vida.

*4.25 Calcule a probabilidade de não obter nenhum episódio de otite média no primeiro ano de vida.

Uma questão interessante em pediatria é se a tendência para que as crianças tenham muitos episódios de otite média é herdada em uma família.

*4.26 Qual é a probabilidade de que dois irmãos tenham ambos três ou mais episódios de otite média nos primeiros dois anos de vida?

*4.27 Qual é a probabilidade de que exatamente um irmão tenha três ou mais episódios nos primeiros dois anos de vida?

*4.28 Qual é a probabilidade de que nenhum irmão tenha três ou mais episódios nos primeiros dois anos de vida?

*4.29 Qual é o número esperado de irmãos em uma família de dois irmãos que terá três ou mais episódios nos primeiros dois anos de vida?

Hipertensão

Um estudo nacional constatou que o tratamento adequado da hipertensão arterial reduziu a mortalidade global em 20%. Tratar as pessoas de forma apropriada para hipertensão tem sido difícil porque se estima que 50% dos hipertensos não sabem que sofrem da doença, 50% das pessoas que sabem são tratadas de forma inadequada e 50% das que são tratadas de forma adequada não conseguem seguir o tratamento porque não tomam o número certo de comprimidos.

4.30 Qual é a probabilidade de que, entre 10 hipertensos verdadeiros, pelo menos 50% sejam tratados de forma adequada e sigam o tratamento?

4.31 Qual é a probabilidade de que pelo menos 7 dos 10 hipertensos saibam que sofrem de hipertensão?

4.32 Se as taxas anteriores de 50% fossem reduzidas para 40% em um programa de educação em massa, qual seria o efeito dessa mudança sobre a taxa global de mortalidade entre os hipertensos verdadeiros, ou seja, a taxa de mortalidade diminuiria? Em caso afirmativo, que porcentagem de mortes entre hipertensos poderia ser evitada pelo programa de educação?

Doença Renal

A presença de bactérias em uma amostra de urina (bacteriúria) está por vezes associada a sintomas de doença renal em mulheres. Suponha que uma avaliação de bacteriúria foi feita em uma grande população de mulheres em um ponto no tempo e que 5% da amostra seja positiva para bacteriúria.

*4.33 Se uma amostra de tamanho 5 for selecionada nessa população, qual é a probabilidade de uma ou mais mulheres serem positivas para bacteriúria?

*4.34 Suponha que 100 mulheres dessa população sejam selecionadas. Qual é a probabilidade de três ou mais delas serem positivas para bacteriúria?

Um fenômeno interessante de bacteriúria é que existe uma "rotatividade", isto é, se a bacteriúria é medida na mesma mulher em dois pontos diferentes no tempo, os resultados não são necessariamente os mesmos. Suponha que 20% de todas as mulheres que tinham bacteriúria no tempo 0 a tenham novamente no tempo 1 (um ano depois), enquanto apenas 4,2% das mulheres que não tinham bacteriúria no tempo 0 têm no tempo 1. Seja X a variável aleatória que representa o número de eventos de bacteriúria ao longo dos dois períodos para uma mulher, e suponha ainda que a probabilidade de uma mulher ser positiva para bacteriúria em qualquer exame seja de 5%.

*4.35 Qual é a distribuição de probabilidade de X?

*4.36 Qual é a média de X?

*4.37 Qual é a variância de X?

Pediatria, Otorrinolaringologia

A otite média é uma doença que ocorre com frequência nos primeiros anos de vida e é uma das razões mais comuns para consultas médicas depois do exame de rotina. Um estudo foi realizado para avaliar a frequência de otite média na população em geral no primeiro ano de vida. A Tabela 4.16 apresenta o número de recém-nascidos, entre os 2.500 que foram examinados pela primeira vez ao nascimento, que permaneceram livres da doença até o final do i-ésimo mês de vida, $i = 0, 1, ..., 12$. (Suponha que nenhuma criança tenha perdido o acompanhamento.)

TABELA 4.16 Número de bebês (entre 2.500) que ficaram livres da doença no final de cada mês durante o primeiro ano de vida

i	Crianças livres da doença no final do mês i
0	2.500
1	2.425
2	2.375
3	2.300
4	2.180
5	2.000
6	1.875
7	1.700
8	1.500
9	1.300
10	1.250
11	1.225
12	1.200

*4.38 Qual é a probabilidade de uma criança ter um ou mais episódios de otite média até ao final do sexto mês de vida? E no primeiro ano de vida?

*4.39 Qual a probabilidade de uma criança ter um ou mais episódios de otite média até ao final do nono mês de vida, considerando-se que não foram observados episódios no final do terceiro mês de vida?

*4.40 Suponhamos que uma "família com tendência à otite" seja definida como aquela em que pelo menos três irmãos, entre cinco, desenvolvam otite média nos primeiros seis meses de vida. Qual proporção das famílias de cinco irmãos está propensa à otite se assumirmos que a doença ocorre de forma independente para diferentes irmãos em uma família?

*4.41 Qual é o número esperado de famílias propensas à otite entre 100 famílias de cinco irmãos?

Câncer, Epidemiologia

Uma experiência foi concebida para testar a potência de uma droga em 20 ratos. Estudos prévios em animais mostraram que uma dose de 10 mg do fármaco é letal 5% das vezes nas primeiras 4 horas; dos animais vivos em 4 horas, 10% vão morrer nas 4 horas seguintes.

4.42 Qual é a probabilidade de três ou mais ratos morrerem nas primeiras quatro horas?

4.43 Suponha que dois ratos morram nas primeiras quatro horas. Qual é a probabilidade de dois ou menos ratos morrerem nas próximas quatro horas?

4.44 Qual é a probabilidade de que nenhum rato morra no período de oito horas?

4.45 Qual é a probabilidade de um rato morrer no período de oito horas?

4.46 Qual é a probabilidade de que dois ratos morram no período de oito horas?

4.47 Você pode escrever uma fórmula geral para a probabilidade de x ratos morrerem no período de oito horas? Avalie essa fórmula para x = 0, 1, ..., 10. (*Sugestão*: Use a função DISTR.BINOM do Excel.)

Saúde Ambiental

Uma questão importante para avaliar a energia nuclear é se há excesso de riscos de doenças nas comunidades no entorno das usinas. Um estudo realizado na comunidade ao redor de Hanford, Washington, observou a prevalência de determinadas malformações congênitas nos municípios vizinhos da instalação de testes nucleares [9].

*4.48 Suponha que 27 casos de síndrome de Down são encontrados e apenas 19 são esperados com base nas estimativas do programa de monitoramento de defeitos congênitos nos estados de Washington, Idaho e Oregon. Há excesso significativo de casos na área em torno da usina de energia nuclear?

Suponha que 12 casos de fenda palatina sejam observados, considerando que apenas 7 são esperados com base nas estimativas do programa de monitoramento de defeitos congênitos.

*4.49 Qual é a probabilidade de observar exatamente 12 casos de fenda palatina se não houver excesso de risco na área de estudo?

*4.50 Você sente que há um excesso significativo no número de casos de fenda palatina nos arredores da usina nuclear? Explique.

Promoção da Saúde

Um estudo foi realizado com 234 pessoas que tinham manifestado o desejo de parar de fumar, mas que ainda não tinham parado. No dia em que pararam de fumar, seu nível de monóxido de carbono (CO) foi medido e observou-se o tempo a partir do momento em que fumaram o último cigarro até a medição de CO. O nível de CO fornece um indicador "objetivo" do número de cigarros fumados por dia durante o período imediatamente anterior à tentativa de parar. No entanto, sabe-se também que ele é influenciado pelo tempo decorrido desde o último cigarro fumado. Assim, esse tempo é fornecido, bem como um "nível de CO corrigido" que é ajustado para o tempo decorrido desde o último cigarro fumado. Também foram fornecidas informações sobre a idade e o sexo dos participantes, bem como autorrelato de cada um sobre o número de cigarros fumados por dia. Os participantes foram acompanhados por um ano com a finalidade de determinar o número de dias em que permaneceram abstinentes. O número de dias de abstinência variou de 0 para aqueles que pararam por menos de 1 dia a 365 para aqueles que estavam abstinentes durante o ano inteiro. Suponha que todas as pessoas foram seguidas durante todo o ano.

Os dados, fornecidos pelo Dr. Arthur J. Garvey, Boston, Massachusetts, são fornecidos no Conjunto de Dados SMOKE. DAT. O formato desse arquivo é dado na Tabela 4.17.

4.51 Desenvolva uma tabela de vida semelhante à Tabela 4.16, dando o número de pessoas que permaneceram

TABELA 4.17 Formato de SMOKE.DAT

Variável	Colunas	Código
Número de ID	1-3	
Idade	4-5	
Gênero	6	1 = masculino, 2 = feminino
Cigarros/dia	7-8	
CO (× 10)	9-11	
Minutos decorridos desde o último cigarro fumado	12-15	
LogCOAdj[a] (× 1.000)	16-19	
Dias abstinentes[b]	20-22	

a. Esta variável representa os valores de CO ajustados. Valores de CO foram ajustados para minutos decorridos desde o último cigarro fumado usando a fórmula $\log_{10}CO$ (ajustado) = $\log_{10}CO - (-0{,}000638) \times (\text{min} - 80)$, em que min é o número de minutos decorridos desde o último cigarro fumado.
b. Aos abstinentes por menos de 1 dia foi atribuído um valor de 0.

abstinentes em 1, 2, ..., 12 meses de vida (assuma por simplicidade que há 30 dias em cada um dos primeiros 11 meses após parar de fumar e 35 dias no 12° mês). Faça um gráfico desses dados no computador usando o Excel, o R ou algum outro pacote estatístico. Calcule a probabilidade de que uma pessoa permanecerá abstinente em 1, 3, 6 e 12 meses após parar de fumar.

4.52 Desenvolva tabelas de vida para subconjuntos dos dados com base em idade, sexo, número de cigarros por dia e nível de CO (uma variável de cada vez). Tendo em conta esses dados, você sente que idade, sexo, número de cigarros por dia e/ou nível de CO estão relacionados com o abandono do hábito de fumar?

Genética

4.53 Um tópico de interesse na literatura genética, pelo menos nos últimos 30 anos, tem sido o estudo de predominância do sexo (masculino/feminino). Em particular, uma hipótese sugerida é que há famílias suficientes com uma preponderância do sexo masculino (sexo feminino) de forma que os sexos de partos sucessivos não são variáveis aleatórias independentes; pelo contrário, estão relacionados uns aos outros. Essa hipótese foi estendida além de nascimentos apenas sucessivos; por isso, alguns autores consideram as relações entre a prole da ordem de dois nascimentos separados (primeira e terceira prole, segunda e quarta prole etc.). Dados sobre o sexo dos cinco primeiros nascimentos em 51.868 famílias são fornecidos no Conjunto de Dados SEXRAT.DAT. O formato desse arquivo é dado na Tabela 4.18 [10]. Quais são suas conclusões sobre a hipótese anterior com base na análise desses dados?

TABELA 4.18 Formato de SEXRAT.DAT

Variável	Coluna
Número de crianças[a]	1
Sexo das crianças[b]	3-7
Número de famílias	9-12

a. Para famílias com mais de cinco crianças, os sexos das primeiras cinco crianças estão listados. O número de crianças é dado como 5 para essas famílias.
b. O sexo dos nascimentos sucessivos é dado. Assim, MMMF significa que as primeiras três crianças eram do sexo masculino e o quarto filho era do sexo feminino. Havia 484 famílias assim.

Doenças Infecciosas

Um estudo considerou os fatores de risco de infecção por HIV entre usuários de drogas injetáveis [11]. Constatou-se que 40% dos usuários que fizeram ≤100 injeções por mês (usuários leves) e 55% dos usuários que fizeram >100 injeções por mês (usuários pesados) eram HIV-positivos.

4.54 Qual a probabilidade de que exatamente 3 de 5 usuários leves sejam HIV-positivos?

4.55 Qual a probabilidade de que pelo menos 3 entre 5 usuários leves sejam HIV-positivos?

4.56 Suponha que temos um grupo de 10 usuários leves e 10 pesados. Qual é a probabilidade de que exatamente 3 dos 20 usuários sejam HIV-positivos?

4.57 Qual é a probabilidade de que pelo menos 4 dos 20 usuários sejam HIV-positivos?

4.58 A distribuição do número de HIV-positivos entre os 20 usuários é binomial? Por quê?

Oftalmologia, Diabetes

Um estudo [12] das taxas de incidência de cegueira entre diabéticos dependentes de insulina informou que a taxa de incidência anual de cegueira foi de 0,67% em diabéticos insulinodependentes do sexo masculino entre 30 e 39 anos de idade e 0,74% entre diabéticos insulinodependentes do sexo feminino da mesma faixa etária.

4.59 Se um grupo de 200 diabéticos insulinodependentes do sexo masculino de 30 a 39 anos foi acompanhado, qual é a probabilidade de exatamente dois ficarem cegos ao longo de um período de um ano?

4.60 Se um grupo de 200 diabéticos insulinodependentes do sexo feminino de 30 a 39 anos for acompanhado, qual é a probabilidade de pelo menos dois ficarem cegos ao longo de um período de um ano?

4.61 Qual é a probabilidade de um diabético insulinodependente do sexo masculino de 30 anos ficar cego nos próximos 10 anos?

4.62 Depois de quantos anos de acompanhamento esperamos que a incidência cumulativa de cegueira seja de 10% entre diabéticos insulinodependentes do sexo feminino de 30 anos, se a taxa de incidência permanecer constante ao longo do tempo?

4.63 O que significa incidência cumulativa, em palavras, no contexto deste problema?

Doença Cardiovascular

Um artigo foi publicado [13] sobre a incidência de morte cardíaca relacionada ao terremoto de Los Angeles em 17 de janeiro de 1994. Na semana antes do terremoto, havia uma média de 15,6 mortes cardíacas por dia em Los Angeles. No dia do terremoto, houve 51 mortes cardíacas.

4.64 Qual seria a probabilidade exata de 51 mortes ocorrendo em um dia se a taxa de morte cardíaca da semana anterior fosse mantida no dia do terremoto?

4.65 A ocorrência de 51 mortes é incomum? (*Sugestão*: use a mesma metodologia do Exemplo 4.32.)

4.66 Que número máximo de mortes cardíacas poderia ter havido no dia do terremoto para ser compatível com a taxa de mortes cardíacas da semana anterior? (*Sugestão*: utilize uma probabilidade de corte de 0,05 para determinar o número máximo.)

Saúde Ambiental

Alguns estudos anteriores mostraram uma relação entre admissões no pronto-socorro e o nível de poluição em determinado dia. Um pequeno hospital local descobre que o número de internações na ala de emergência em um único dia normalmente (a menos que haja elevada poluição) segue uma distribuição de Poisson com média = 2,0 internações por dia. Suponha que cada pessoa admitida na ala de emergência permanece lá por exatamente 1 dia e depois receba alta.

4.67 O hospital está planejando uma nova unidade de pronto-socorro. Deseja-se contar com leitos suficientes na ala de emergência para que, em pelo menos 95% dos dias de poluição normal, não seja preciso recusar ninguém. Qual é o menor número de leitos necessários para satisfazer a esse critério?

4.68 O hospital também descobre que, nos dias de alta poluição, o número de internações é distribuído por Poisson com média = 4,0 internações por dia. Responda ao Problema 4.67 considerando os dias de alta poluição.

4.69 Em um dia aleatório do ano, qual é a probabilidade de haver quatro internações na ala de emergência, considerando que haja 345 dias de poluição normal e 20 dias de alta poluição?

4.70 Responda ao Problema 4.67 considerando um dia aleatório do ano.

Saúde da Mulher

O número de abortos legais induzidos por ano por 1.000 mulheres norte-americanas de 15 a 44 anos [14] é dado na Tabela 4.19.

TABELA 4.19 Incidência anual de abortos legais induzidos por período de tempo

Ano	Abortos legais induzidos por ano por 1.000 mulheres de 15 a 44 anos
1975-1979	21
1980-1984	25
1985-1989	24
1990-1994	24
1995-2004	20

Por exemplo, de 1.000 mulheres de 15 a 44 anos em 1980, 25 tiveram um aborto legal induzido em 1980.

4.71 Se assumirmos que (1) nenhuma mulher tem mais de um aborto e (2) a probabilidade de ter um aborto é independente em diferentes anos, qual é a probabilidade de uma mulher com 15 anos em 1975 ter um aborto nos 30 anos de sua vida reprodutiva (entre 15 e 44 anos ou entre 1975 e 2004)?

Estudos têm sido realizados para avaliar a relação entre o aborto e o desenvolvimento de câncer de mama. Em um estudo entre enfermeiras (the *Nurses' Health Study II*), houve 16.359 abortos entre 2.169.321 pessoas/ano de acompanhamento em mulheres com idade reprodutiva. (*Observação*: 1 pessoa/ano = 1 mulher acompanhada por 1 ano.)

4.72 Qual é o número de abortos esperado entre as enfermeiras nesse período considerando que a incidência de aborto é de 25 por 1.000 mulheres por ano e que nenhuma mulher tem mais de um aborto?

4.73 A taxa de aborto entre as enfermeiras difere significativamente da experiência nacional? Justifique. (*Sugestão*: use a distribuição de Poisson.) Não é aceitável uma resposta sim/não.

Endocrinologia

4.74 Considere o Conjunto de Dados BONEDEN.DAT. Calcule a diferença na densidade óssea da coluna lombar (g/cm^2) entre o gêmeo que fuma mais e o gêmeo que fuma menos (densidade óssea do gêmeo que fuma mais menos a densidade óssea do gêmeo que fuma menos) para cada um dos 41 pares de gêmeos. Suponha que fumar não tenha relação com a densidade óssea. Qual seria o número esperado de pares de gêmeos com pontuações com diferenças negativas? Qual é o número real de pares de gêmeos com pontuações com diferenças negativas? Você sente que o tabagismo está relacionado à densidade óssea da coluna lombar, tendo em vista os resultados observados? Por quê? Não é aceitável uma resposta sim/não. (*Sugestão*: use a distribuição binomial.)

4.75 Classifique as diferenças do hábito de fumar entre os gêmeos (em anos-maço). Identifique o subgrupo de 20 pares de gêmeos com as maiores diferenças do hábito de fumar. Responda ao Problema 4.74 com base nesse subgrupo de 20 pares de gêmeos.

4.76 Responda ao Problema 4.74 considerando a densidade óssea do colo do fêmur.

4.77 Responda ao Problema 4.75 considerando a densidade óssea do colo do fêmur.

4.78 Responda ao Problema 4.74 considerando a densidade óssea da diáfise femoral.

4.79 Responda ao Problema 4.75 considerando a densidade óssea da diáfise femoral.

SIMULAÇÃO

Uma característica atrativa dos pacotes estatísticos modernos, como Minitab, Excel ou R, é a capacidade de utilizar o computador para simular variáveis aleatórias e comparar as características das amostras observadas com as propriedades teóricas das variáveis aleatórias.

4.80 Simule 100 amostras aleatórias de uma distribuição binomial, cada uma com base em 10 ensaios com probabilidade de sucesso de 0,05 em cada tentativa. Obtenha uma distribuição do número de sucessos ao longo das 100 amostragens aleatórias de frequência e plote a distribuição. De que modo ela se compara à Figura 4.5(a)?

4.81 Responda ao Problema 4.80 para uma distribuição binomial com parâmetros n = 10 e p = 0,95. Compare seus resultados com a Figura 4.5(b).

4.82 Responda ao Problema 4.80 para uma distribuição binomial com parâmetros n = 10 e p = 0,5. Compare seus resultados com a Figura 4.5(c).

Câncer

O modelo de dois estágios da carcinogênese baseia-se na premissa de que, para desenvolver um câncer, uma célula normal deve sofrer um "primeiro golpe" e uma mutação para se tornar uma célula suscetível ou intermediária. Uma célula intermediária, em seguida, deve sofrer um "segundo golpe" e mutações para se tornar uma célula maligna. O câncer se desenvolve se pelo menos uma célula se tornar maligna.

Esse modelo foi aplicado para o desenvolvimento de câncer de mama em mulheres (Moolgavkar et al. [15]).

Suponha que haja 10^8 células mamárias normais e 0 células mamárias intermediárias ou malignas entre mulheres de 20 anos. A probabilidade de uma célula mamária normal sofrer mutação para se tornar uma célula intermediária é de 10^{-7} por ano.

4.83 Qual é a probabilidade de haver pelo menos 5 células intermediárias aos 21 anos? (*Sugestão*: use a distribuição de Poisson.)

4.84 Qual é o número esperado de células intermediárias aos 45 anos?

A probabilidade de uma célula intermediária sofrer mutação para se tornar uma célula maligna é de 5×10^{-7} por ano.

4.85 Suponha que uma mulher tenha 300 células intermediárias aos 45 anos. Qual é a probabilidade de ela desenvolver câncer de mama aos 46 anos? E aos 50 anos? (*Sugestão*: use a aproximação de Poisson para a distribuição binomial.)

Odontologia

Os dados da Tabela 4.20 foram relatados por homens do Health Professionals Follow-up Study sobre o número de dentes perdidos no período de um ano (1 de janeiro de 1987 a 31 de dezembro de 1987).

TABELA 4.20   Distribuição do número de dentes perdidos de 1 de janeiro de 1987 a 31 de dezembro de 1987 entre 38.905 homens no Health Professionals Follow-up Study

Número de dentes perdidos	Frequência
0	35.763
1	1.978
2	591
3	151
4	163
5-9	106
≥10	153
Total	38.905

4.86 Se considerarmos que o número médio de dentes perdidos no grupo de 5-9 é de 7 dentes e o número médio de dentes perdidos no grupo de >10 é de 12 dentes, qual é a melhor estimativa do número médio de dentes perdidos por ano?

4.87 Suponha que, em 1º de janeiro de 1987, um homem com 50 anos viverá por mais 30 anos (até 2016) e que a taxa de perda de dentes nesse período de 30 anos seja a mesma de 1987. Se um homem tem 13 dentes restantes em 1 de janeiro de 1987, qual é a probabilidade de ele precisar de dentadura (ter 10 ou menos dentes restantes) nesses seus 30 anos de vida? (*Sugestão*: use a distribuição de Poisson.)

4.88 Suponha que a prática odontológica melhore durante o período de 30 anos. Supomos que a taxa de perda de dentes por ano, de 1987 a 2001 (15 anos), seja a mesma de 1987, enquanto a taxa de perda de dentes por ano, de 2002 a 2016 (15 anos), seja metade da taxa de 1987. Qual é a probabilidade de que o homem no Problema 4.87 precise de dentadura sob essas premissas alteradas? (*Sugestão*: considere uma combinação de duas distribuições de Poisson.)

Epidemiologia Hospitalar

Suponha que o número de internações no pronto-socorro em um pequeno hospital siga uma distribuição de Poisson, mas que a taxa de incidência mude nos diferentes dias da semana. Em dias de semana há, em média, duas internações por dia, ao passo que em fins de semana há, em média, uma internação por dia.

4.89 Qual é a probabilidade de pelo menos uma internação em uma quarta-feira?

4.90 Qual é a probabilidade de pelo menos uma internação em um sábado?

4.91 Qual é a probabilidade de haver 0, 1, 2 ou mais internações para uma semana inteira, se os resultados para os diferentes dias da semana forem considerados independentes?

Obstetrícia

Suponha que a incidência de uma malformação congênita em um status socioeconômico elevado seja de 50 casos por 100.000 nascimentos.

4.92 Se houver 5.000 nascimentos nesse setor censitário em um ano, qual é a probabilidade de haver exatamente 5 casos de defeito de nascença durante o ano (setor censitário A na Tabela 4.21)?

Suponha que a incidência do mesmo defeito de nascença em um status socioeconômico baixo seja de 100 casos por 100.000 nascimentos.

4.93 Se houver 12.000 nascimentos nesse setor censitário em um ano, qual é a probabilidade de haver pelo menos 8 casos de defeito de nascença durante o ano (setor censitário B na Tabela 4.21)?

Suponha que uma cidade seja dividida em 8 setores censitários conforme mostra a Tabela 4.21.

4.94 Suponha que uma criança tenha um defeito de nascença, mas o endereço da mãe seja desconhecido. Qual a probabilidade de a criança ser de um setor censitário de status socioeconômico baixo?

4.95 Qual é o número esperado de casos ao longo de um ano na cidade?

Medicina de Emergência

Foi realizado um estudo relativo às emergências médicas em voos de companhias aéreas comerciais (Peterson et al. [16]). Um banco de dados foi construído com base nas ligações para um centro de comunicações médicas de cinco companhias aéreas nacionais e internacionais que representam aproximadamente 10% do volume global de voos de passageiros de 1 de janeiro de 2008 a 31 de outubro de 2010. Houve 11.920 emergências médicas durante voos

TABELA 4.21 Relação entre a incidência de defeitos de nascença e o setor censitário

Setor censitário	Status socioeconômico	Número de nascimentos/ano	Incidência de defeitos de nascença	Setor censitário	Status socioeconômico	Número de nascimentos/ano	Incidência de defeitos de nascença
A	Alto	5.000	$50/10^5$	E	Baixo	7.000	$100/10^5$
B	Baixo	12.000	$100/10^5$	F	Baixo	20.000	$100/10^5$
C	Baixo	10.000	$100/10^5$	G	Alto	5.000	$50/10^5$
D	Baixo	8.000	$100/10^5$	H	Baixo	3.000	$100/10^5$
					Total	70.000	

entre os 7.198.118 voos do período de estudo. Considere, para este problema, que existe no máximo uma emergência médica por voo.

4.96 Suponha que um comissário de bordo trabalhe em dois voos por dia em 300 dias por ano. Qual é a probabilidade de ele se deparar com pelo menos uma emergência médica durante um voo ao longo de um ano?
(*Sugestão*: use a aproximação de Poisson para a distribuição binomial.)

4.97 Suponha que o comissário de voo trabalhe por 20 anos. Qual é a probabilidade de ele atender pelo menos 10 emergências médicas em seus voos ao longo desses 20 anos? Considere as mesmas premissas do Problema 4.96.
(*Sugestão*: use um programa de computador, por exemplo, Excel, Stata ou R, para resolver este problema.)

As emergências médicas mais importantes que ocorrem durante um voo obrigam a aeronave a aterrissar em um aeroporto diferente de seu destino (o que se chama de desvio de aeronave). Suponha que 875 das 11.920 emergências médicas ocorridas durante o voo (7,3%) resultem em desvio de aeronave.

4.98 Calcule a probabilidade de um comissário enfrentar pelo menos um desvio de aeronave em sua carreira de 20 anos. Considere as mesmas premissas do Problema 4.96.
(*Sugestão*: use um programa de computador, por exemplo, Excel, Stata ou R, para resolver esse problema.)

Epidemiologia

Foi feito um estudo para avaliar a viabilidade de realizar uma pesquisa entre jovens adultos de 18 a 34 anos ligando aleatoriamente para telefones celulares nacionais (Genderson et al. [17]). Relatou-se que 3,1% dos entrevistados eram elegíveis a participar e que 52% dos entrevistados elegíveis concordaram em participar.

4.99 Suponha que a pesquisa seja feita com 100 indivíduos. Qual é a probabilidade de obter pelo menos 2 respondentes elegíveis que concordem em participar?

4.100 Suponha que 1.000 participantes potenciais sejam contatados para participar da pesquisa. Qual é a probabilidade de que pelo menos 10 dos 1.000 participantes sejam elegíveis e concordem em participar?
(*Sugestão*: use um programa de computador para responder a esta pergunta.)

Câncer

Um ensaio clínico foi realizado entre 178 pacientes com melanoma avançado (um tipo de câncer de pele) (Schwartzentruber et al. [18]). Havia dois grupos de tratamento. O Grupo A recebeu interleucina-2. O Grupo B recebeu interleucina-2 mais uma vacina. Seis por cento dos pacientes do Grupo A e 16% dos pacientes do Grupo B tiveram uma resposta completa ou parcial ao tratamento.

Suponha que procuremos extrapolar os resultados do estudo para um grupo maior de pacientes com melanoma.

4.101 Caso se administre interleucina-2 mais uma vacina a 20 pacientes com melanoma, qual é a probabilidade de exatamente 5 deles apresentarem uma resposta positiva ao tratamento (completa ou parcial)?

4.102 Caso se administre interleucina-2 mais uma vacina a 20 pacientes com melanoma, qual é a probabilidade de pelo menos 3 deles apresentarem uma resposta positiva ao tratamento?

Um problema é que alguns pacientes experimentam efeitos colaterais e têm de interromper o tratamento. Estima-se que 19% dos pacientes que receberam interleucina-2 mais a vacina desenvolveram arritmia (batimentos cardíacos irregulares) e tiveram de interromper o tratamento. Uma vez que o efeito colateral estava relacionado à vacina, suponha que os pacientes continuaram a tomar interleucina-2 se a arritmia se desenvolveu, mas não a vacina, e que a probabilidade de uma resposta positiva ao tratamento seria a mesma que a do Grupo A (ou seja, 6%).

4.103 Suponha que temos 10 pacientes que recebem interleucina-2 mais uma vacina e, destes, 2 desenvolvem arritmia e 8 não. Qual é a probabilidade de exatamente 3 dos 10 pacientes apresentarem uma resposta positiva ao tratamento?

Câncer

O mesotelioma é uma neoplasia relacionada com amianto, é resistente aos tratamentos atuais e está associada a mau prognóstico. O tempo médio de sobrevida após o diagnóstico é de 12 meses.

4.104 Um cirurgião tenta um tratamento experimental em um paciente e este sobrevive por 18 meses. Se considerarmos que a distribuição do tempo de sobrevida é uma distribuição de Poisson, qual é a probabilidade de um paciente sobreviver por pelo menos 18 meses caso o tratamento não apresente benefícios? (*Sugestão*: use a Tabela 2 do Apêndice Tabelas.)

4.105 O cirurgião é incentivado pelo resultado e tenta o tratamento em outros 5 pacientes. Ele constata que 3 dos 5 pacientes sobrevivem por pelo menos 18 meses. Qual é a probabilidade de que pelo menos 3 dos 5 pacientes sobrevivam por pelo menos 18 meses, caso o tratamento não apresente benefícios?

4.106 O ponto de corte de 18 meses é arbitrário. Em um estudo maior, o pesquisador pretende utilizar um corte (x), de modo que a probabilidade de sobrevida de pelo menos x meses seja < 1%, se o tratamento não tiver nenhum benefício. Qual é o menor valor inteiro de x que satisfaz a esse critério?

REFERÊNCIAS

[1] *Boston Globe*, October 7, 1980.

[2] Rinsky, R. A. et al. Cancer mortality at a naval nuclear shipyard. *Lancet*, 1981, January 31, p. 231-235.

[3] National Center for Health Statistics. *National vital statistics report*, n. 569, 2007, Dec. 28.

[4] National Center for Health Statistics. *Monthly vital statistics report, annual summary for the United States 1973*, 1974, Jun. 27, p. 2213.

[5] National Center for Health Statistics. *Monthly vital statistics report, annual summary for the United States 1977*, 1978, Dec. 7, p. 2613.

[6] Ott, M. G.; Scharnweber, H. C.; Langner, R. Mortality experience of 161 employees exposed to ethylene dibromide in two production units. *British Journal of Industrial Medicine*, n. 37, 1980, p. 163-168.

[7] Kinnunen, E. et al. Nationwide oral poliovirus vaccination campaign and the incidence of Guillain-Barré syndrome. *American Journal of Epidemiology*, n. 147, v. 1, 1998, p. 69-73.

[8] Hoff, R. et al. Seroprevalence of human immunodeficiency virus among childbearing women. *New England Journal of Medicine*, n. 318, v. 9, 1988, p. 525-530.

[9] Sever, L. E. et al. The prevalence at birth of congenital malformations in communities near the Hanford site. *American Journal of Epidemiology*, n. 127, v. 2, 1988, p. 243-254.

[10] Renkonen, K. O.; Mäkelä, O.; Lehtovaara, R. Factors affecting the human sex ratio. *Annales Medicinae Experimentalis et Biologiae Fenniae*, n. 39, 1961, p. 173-184.

[11] Schoenbaum, E. E. et al. Risk factors for human immunodeficiency virus infection in intravenous drug users. *New England Journal of Medicine*, n. 321, v. 13, 1989, p. 874-879.

[12] Sjolie, A. K.; Green, A. Blindness in insulintreated diabetic patients with age at onset less than 30 years. *Journal of Chronic Disease*, n. 40, v. 3, 1987, p. 215-220.

[13] Leor, J.; Poole, W. K.; Kloner, R. A. Sudden cardiac death triggered by an earthquake. *New England Journal of Medicine*, n. 334, v. 7, 1996, p. 413-419.

[14] National Center for Health Statistics. *Morbidity and mortality weekly report 1980*, n. 46, v. 48, 1997 dec. 5.

[15] Moolgavkar, S. H.; Day, N. E.; Stevens, R. G. Two-stage model for carcinogenesis: Epidemiology of breast cancer in females. *Journal of the National Cancer Institute*, n. 65, 1980, p. 559-569.

[16] Peterson, D. E. et al. Outcomes of Medical Emergencies on Commercial Airline Flights. *New England Journal of Medicine*, n. 368, 2013, p. 2075–2083.

[17] Gundersen, D. A. et al. Assessing the Feasibility and Sample Quality of a National Random-digit Dialing Cellular Phone Survey of Young Adults. *American Journal of Epidemiology*, n. 179, v. 1, 2014, p. 39-47.

[18] Schwartzentruber, D. J. et al. gp100 Peptide Vaccine and Interleukin-2 in Patients with Advanced Melanoma. *New England Journal of Medicine*, n. 364, v. 2, 2011, p. 2119–2127.

Distribuições contínuas de probabilidade

5.1 INTRODUÇÃO

Este capítulo discute as distribuições contínuas de probabilidades. Especificamente, a distribuição normal — a mais amplamente utilizada no ramo estatístico — é abordada em profundidade.

A distribuição normal, ou Gaussiana ou "em forma de sino", é a base da maioria dos métodos de estimação e testes de hipóteses desenvolvidos ao longo deste texto. Muitas variáveis aleatórias, como a distribuição de pesos ao nascer ou pressões arteriais na população em geral, tendem a seguir aproximadamente uma distribuição normal. Além disso, muitas variáveis aleatórias que não propriamente normais são aproximadas por uma distribuição normal quando somadas muitas vezes. Nesses casos, utilizar a distribuição normal é desejável porque ela é simples e há maior disponibilidade de tabelas para a distribuição normal do que tabelas para muitas outras distribuições.

EXEMPLO 5.1 Doenças Infecciosas O número de neutrófilos em uma amostra de dois glóbulos brancos não é normalmente distribuído, mas o número em uma amostra de 100 glóbulos brancos é muito próximo de ser normalmente distribuído.

5.2 CONCEITOS GERAIS

Queremos desenvolver para uma variável aleatória contínua um conceito análogo de uma função massa de probabilidade, conforme foi desenvolvido para uma variável aleatória discreta na Seção 4.3. Assim, gostaríamos de saber quais valores são mais prováveis que outros, e quão prováveis eles são.

EXEMPLO 5.2 Hipertensão Considere a distribuição das medições da pressão arterial diastólica (PAD) em homens de 35 a 44 anos. Na prática, essa distribuição é discreta, porque apenas um número finito de valores de pressão arterial é possível, já que a medição só é precisa até 2 mm Hg. No entanto, suponha que não haja erro de medição e que, desse modo, a variável aleatória possa assumir um conjunto *continuum* de valores. Uma das consequências dessa suposição é que as probabilidades de valores específicos para a medição da pressão arterial, como 117,3 são 0, e, assim, o conceito de uma função massa de probabilidade não pode ser usado. A prova dessa afirmação está além do escopo deste texto. Em vez disso, falamos em termos da probabilidade de que a pressão arterial esteja dentro de um intervalo de valores. Desse modo, as probabilidades de as PAD (indicadas por X) caírem nos intervalos de $90 \leq X < 100$, $100 \leq X < 110$ e $X \geq 110$ podem ser de 15%, 5% e 1%, respectivamente. As pessoas cujas pressões arteriais caem nessas faixas podem ser consideradas levemente hipertensas, moderadamente hipertensas e severamente hipertensas, respectivamente.

Embora a probabilidade de obter exatamente qualquer valor seja 0, as pessoas ainda têm a noção intuitiva de que certos intervalos de valores ocorrem com maior frequência que outros. Essa noção pode ser quantificada utilizando-se o conceito de uma função densidade de probabilidade (fdp).

DEFINIÇÃO 5.1 A **função densidade de probabilidade** da variável aleatória X é uma função tal que a área sob a curva da função de densidade, entre quaisquer dois pontos a e b, é igual à probabilidade de que a variável aleatória X situe-se entre a e b. Assim, a área total sob a curva de função de densidade ao longo de toda a faixa de valores possíveis para a variável aleatória é 1.

A fdp tem valores grandes em regiões de alta probabilidade e valores pequenos em regiões de baixa probabilidade.

EXEMPLO 5.3 Hipertensão Uma fdp para a PAD em homens de 35 a 44 anos é mostrada na Figura 5.1. As áreas A, B e C correspondem às probabilidades de ser levemente hipertenso, moderadamente hipertenso e severamente hipertenso, respectivamente. Além disso, o intervalo mais provável de valores para a PAD ocorre em torno de 80 mm Hg, sendo os valores cada vez menos prováveis à medida que nos afastamos de 80.

Nem todas as variáveis aleatórias contínuas têm distribuições simétricas em forma de sino como na Figura 5.1.

EXEMPLO 5.4 Doença Cardiovascular O nível de triglicerídeos no soro sanguíneo é uma variável positivamente assimétrica, contínua e aleatória, cuja fdp aparece na Figura 5.2.

A função de distribuição acumulada (ou fda) é definida de forma semelhante a uma variável aleatória discreta (ver Seção 4.6).

FIGURA 5.1 Função densidade de probabilidade da PAD em homens de 35 a 44 anos

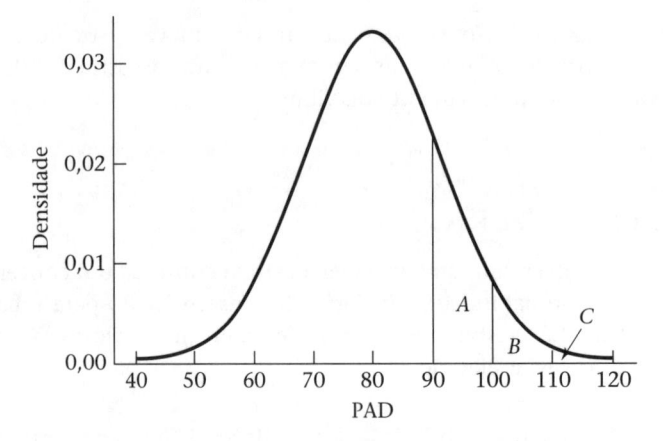

FIGURA 5.2 Função densidade de probabilidade para triglicerídeos séricos

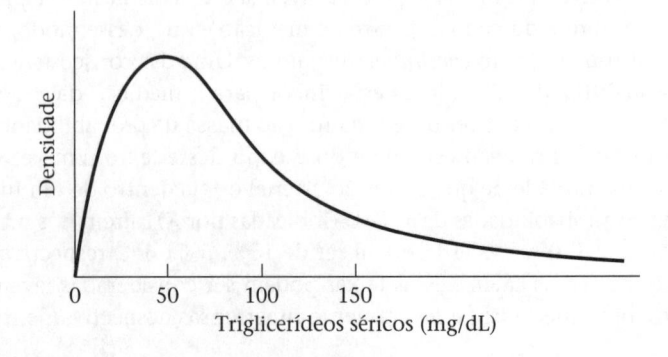

DEFINIÇÃO 5.2 **A função de distribuição acumulada** para a variável aleatória X avaliada no ponto a é definida como a probabilidade de que X assumirá valores $\leq a$. Ela é representada pela área sob a fdp à esquerda de a.

EXEMPLO 5.5 **Obstetrícia** A fdp para a variável aleatória que representa a distribuição do peso ao nascer na população em geral é dada na Figura 5.3.

A fda avaliada em 88 oz = $Pr(X \leq 88)$ é representada pela área sob essa curva à esquerda de 88 oz. A região $X \leq 88$ oz tem um significado especial em obstetrícia, pois 88 oz é o número que os obstetras geralmente usam para identificar bebês com baixo peso ao nascer. Essas crianças frequentemente têm maior risco de vários resultados desfavoráveis, como a mortalidade no primeiro ano de vida.

FIGURA 5.3 Função densidade de probabilidade para peso ao nascer

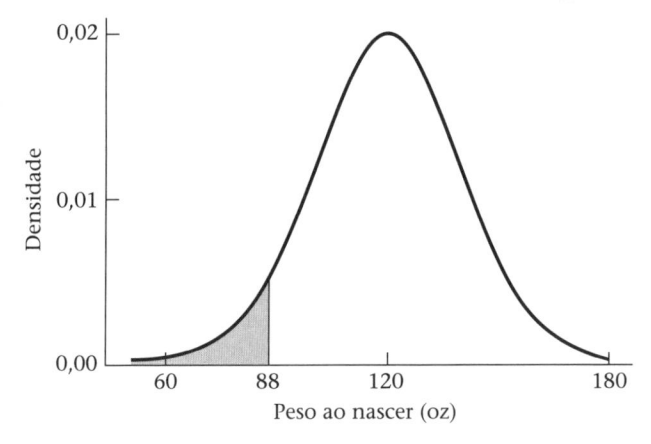

Geralmente, não é feita uma distinção entre as probabilidades $Pr(X < x)$ e $Pr(X \leq x)$ quando X é uma variável aleatória contínua, pois elas representam a mesma quantia, uma vez que a probabilidade dos valores individuais é 0, isto é, $Pr(X = x) = 0$.

O valor esperado e a variância das variáveis aleatórias contínuas têm o mesmo significado que para variáveis aleatórias discretas (ver Seções 4.4 e 4.5). No entanto, a definição matemática desses termos está além do escopo deste livro.

DEFINIÇÃO 5.3 O **valor esperado** de uma variável aleatória contínua X, denotado por $E(X)$ ou μ, é o valor médio assumido pela variável aleatória.

DEFINIÇÃO 5.4 A **variância** de uma variável aleatória contínua X, denotada por $Var(X)$ ou σ^2, é o quadrado da distância média entre cada valor da variável aleatória e o seu valor esperado, que é dado por $E(X - \mu)^2$ e pode ser expresso novamente na forma simples, como $E(X^2) - \mu^2$. O desvio-padrão, ou σ, é a raiz quadrada da variância, ou seja, $\sigma = \sqrt{Var(X)}$.

EXEMPLO 5.6 **Hipertensão** O valor esperado e o desvio-padrão da distribuição de PAD em homens de 35 a 44 anos são 80 mm Hg e 12 mm Hg, respectivamente.

5.3 A DISTRIBUIÇÃO NORMAL

A distribuição normal é a distribuição contínua mais amplamente utilizada. É também chamada de distribuição de Gauss, em homenagem ao conhecido matemático Karl Friedrich Gauss (Figura 5.4).

FIGURA 5.4   Karl Friedrich Gauss (1777-1855)

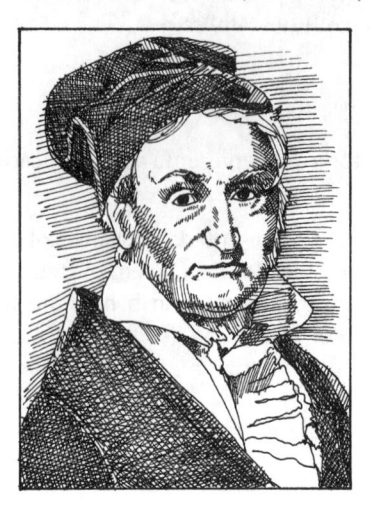

EXEMPLO 5.7   **Hipertensão**   Peso corporal ou PAD para um grupo de homens de 35 a 44 anos seguem aproximadamente uma distribuição normal.

Muitas outras distribuições que não são propriamente normais podem ser tratadas como aproximadamente normais quando transformamos os dados para uma escala diferente.

EXEMPLO 5.8   **Doenças Cardiovasculares**   A distribuição das concentrações de triglicerídeos séricos do mesmo grupo de homens de 35 a 44 anos tende a ser positivamente assimétrica. No entanto, a transformação logarítmica dessas medições geralmente segue uma distribuição normal.

De modo geral, qualquer variável aleatória que possa ser expressa como uma soma de muitas outras variáveis aleatórias pode ser bem aproximada por uma distribuição normal.

Por exemplo, muitas medidas fisiológicas são determinadas, em parte, por uma combinação de vários fatores de risco genéticos e ambientais e podem, muitas vezes, ser bem aproximadas por uma distribuição normal.

EXEMPLO 5.9   **Doenças Infecciosas**   O número de linfócitos em um diferencial de 100 glóbulos brancos (ver Exemplo 4.15 para a definição de um diferencial) tende a ser normalmente distribuído porque essa variável aleatória é uma soma de 100 variáveis aleatórias, cada uma indicando se determinada célula é ou não um linfócito.

Assim, em virtude da sua onipresença, a distribuição normal é vital para o trabalho estatístico, e a maioria dos procedimentos de estimação e testes de hipóteses que estudaremos assume que a variável aleatória tenha uma distribuição normal.

Outra importante área de aplicação da distribuição normal é como uma distribuição de aproximação para outras distribuições. A distribuição normal é geralmente mais conveniente de ser trabalhada do que qualquer outro tipo de distribuição, particularmente em testes de hipóteses. Assim, se uma boa aproximação normal pode ser encontrada para alguma outra distribuição, muitas vezes vamos preferir usá-la.

DEFINIÇÃO 5.5   A **distribuição normal** é definida pela fdp, que é dada como

$$f(x) = \frac{1}{\sqrt{2\pi}\sigma} \exp\left[-\frac{1}{2\sigma^2}(x-\mu)^2\right], \quad -\infty < x < \infty$$

para alguns parâmetros μ, σ, em que $\sigma > 0$.

A função exp implica apenas que a quantidade à direita entre colchetes é a potência à qual *"e"* ($\approx 2{,}71828$) é elevada. Essa fdp é representada na Figura 5.5 por uma distribuição normal com $\mu = 50$ e $\sigma^2 = 100$.

FIGURA 5.5 Função densidade de probabilidade para uma distribuição normal com média μ (50) e variância σ² (100)

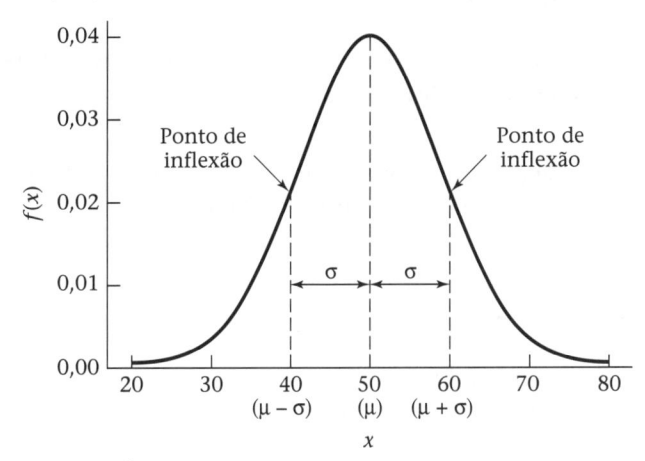

A função de densidade assemelha-se a uma curva em forma de sino, com a moda em μ e os valores que ocorrem mais frequentemente em volta de μ. A curva é simétrica em torno de μ, com pontos de inflexão de cada lado de μ em μ − σ e μ + σ, respectivamente. Um *ponto de inflexão* é um ponto em que a inclinação da curva muda de direção. Na Figura 5.5, a inclinação da curva aumenta para a esquerda de μ − σ e, em seguida, começa a diminuir à direita de μ − σ e continua a diminuir até atingir μ + σ, e depois começa a aumentar novamente. Assim, as distâncias a partir de μ até os pontos de inflexão proporcionam uma boa sensação visual da magnitude do parâmetro σ.

Você pode se perguntar por que os parâmetros μ e σ² foram utilizados para definir a distribuição normal quando o valor esperado e a variância de uma distribuição arbitrária foram previamente definidos como μ e σ². De fato, pode-se mostrar, com base na definição da distribuição normal, usando métodos de cálculo, que μ e σ² são, respectivamente, o valor esperado e a variância dessa distribuição.

EXEMPLO 5.10 Para a PAD os parâmetros podem ser μ = 80 mm Hg e σ = 12 mm Hg; para peso ao nascer, eles podem ser μ = 120 oz e σ = 20 oz.

Curiosamente, a forma completa da distribuição normal é determinada por dois parâmetros μ e σ². Se duas distribuições normais com a mesma variância σ² e médias diferentes μ_1 e μ_2, em que $\mu_2 > \mu_1$, são comparadas, então, suas funções de densidade aparecem como na Figura 5.6, em que $\mu_1 = 50$, $\mu_2 = 62$ e σ = 7. As alturas das duas curvas são as mesmas, mas uma curva é deslocada para a direita em relação à outra curva.

Da mesma forma, duas distribuições normais com a mesma média, mas variâncias diferentes ($\sigma_2^2 > \sigma_1^2$), podem ser comparadas, conforme mostrado na Figura 5.7, com μ = 50, $\sigma_1 = 5$ e $\sigma_2 = 10$. Assim, o valor *x* correspondente à maior densidade (*x* = 50) é o mesmo para cada curva, mas a curva com o desvio-padrão mais baixo ($\sigma_1 = 5$) é mais "alta" e tem uma distribuição mais concentrada que a curva com o maior desvio-padrão ($\sigma_2 = 10$). Note que a área sob qualquer função normal da densidade deve ser 1. Assim, as duas distribuições normais mostradas na Figura 5.7 devem se cruzar, pois, de outro modo, uma curva permaneceria completamente por cima da outra e as superfícies de ambas não poderiam ser simultaneamente 1.

DEFINIÇÃO 5.6 **Uma distribuição normal com média** μ **e variância** σ² será geralmente indicada como uma distribuição $N(\mu, \sigma^2)$.

Note que o segundo parâmetro é sempre a variância σ², não o desvio-padrão σ.

Outra propriedade da distribuição normal é que sua altura = $1/(\sqrt{2\pi}\sigma)$. Assim, a altura é inversamente proporcional a σ. Como observado anteriormente, isso ajuda a visualizar σ, pois a densidade no valor $x = \mu$ para uma distribuição $N(\mu,\sigma_1^2)$ na Figura 5.7 é maior que para uma distribuição $N(\mu,\sigma_2^2)$.

DEFINIÇÃO 5.7 Uma distribuição normal com média 0 e variância 1 é chamada de **distribuição normal padrão** e é denotada por distribuição $N(0,1)$.

Veremos que qualquer informação relativa a uma distribuição $N(\mu,\sigma^2)$ pode ser obtida de manipulações apropriadas de uma distribuição $N(0,1)$.

5.4 PROPRIEDADES DA DISTRIBUIÇÃO NORMAL PADRÃO

Para que o conceito de distribuição $N(0,1)$ se torne mais familiar, vamos discutir algumas de suas propriedades. Em primeiro lugar, a fdp, neste caso, reduz-se a

EQUAÇÃO 5.1
$$f(x) = \frac{1}{\sqrt{2\pi}} e^{(-1/2)x^2}, \quad -\infty < x < +\infty$$

FIGURA 5.6 Comparação de duas distribuições normais com a mesma variância e médias diferentes

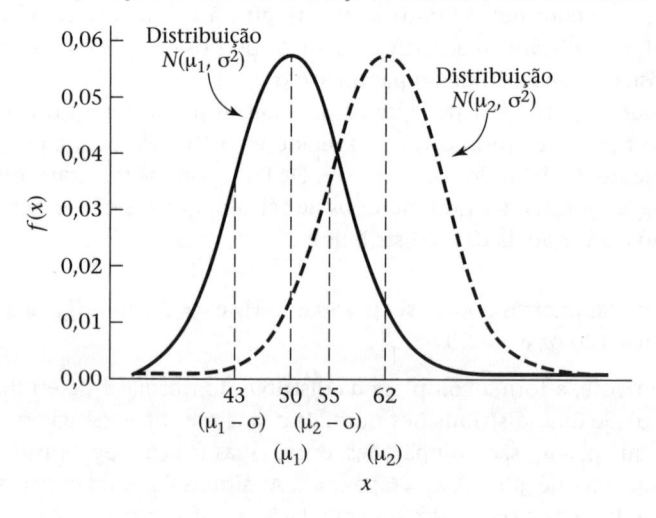

FIGURA 5.7 Comparação de duas distribuições normais com as mesmas médias e variâncias diferentes

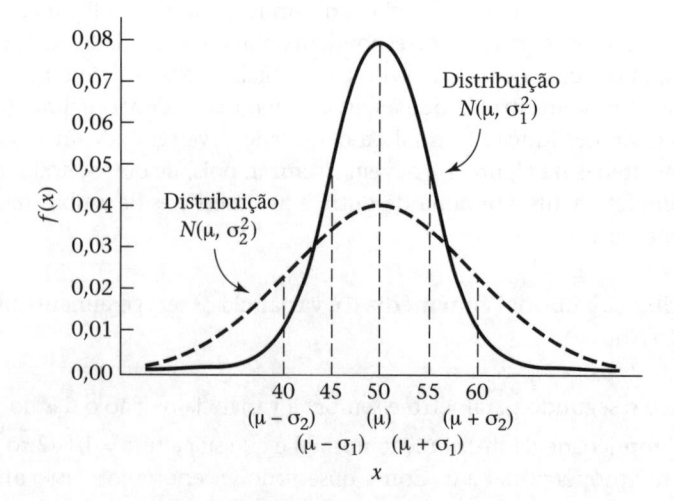

5.4 Propriedades da distribuição normal padrão

Essa distribuição é simétrica em torno de 0, dado que $f(x) = f(-x)$, conforme mostrado na Figura 5.8.

EQUAÇÃO 5.2 Pode-se mostrar que cerca de 68% da área sob a densidade da distribuição normal padrão situa-se entre +1 e −1, cerca de 95% da área situa-se entre +2 e −2, e cerca de 99% situa-se entre +2,5 e −2,5.

Essas relações podem ser expressas mais precisamente dizendo que

$Pr(-1 < X < 1) = 0{,}6827$ $Pr(-1{,}96 < X < 1{,}96) = 0{,}95$
$Pr(-2{,}576 < X < 2{,}576) = 0{,}99$

Assim, a distribuição normal padrão decai rapidamente, e os valores absolutos maiores que 3 são improváveis. A Figura 5.9 mostra essas relações.

As tabelas da área sob a função de densidade normal, ou tabelas normais, beneficiam-se das propriedades de simetria da distribuição normal e, geralmente, estão relacionadas com as áreas para valores positivos de x.

FIGURA 5.8 Função densidade de probabilidade para uma distribuição normal padrão

$$f(x) = \frac{1}{\sqrt{2\pi}} e^{-(1/2)x^2}$$

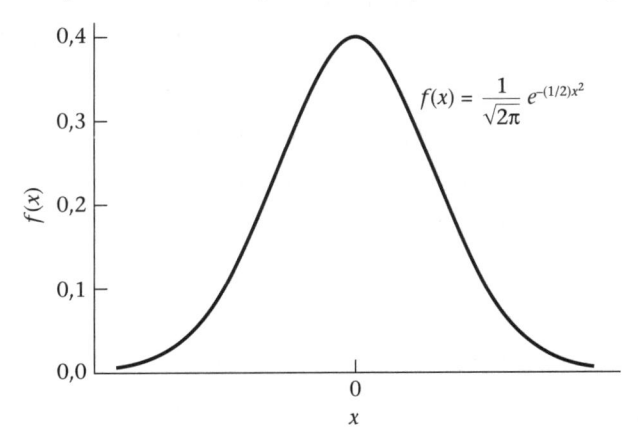

FIGURA 5.9 Propriedades empíricas da distribuição normal padrão

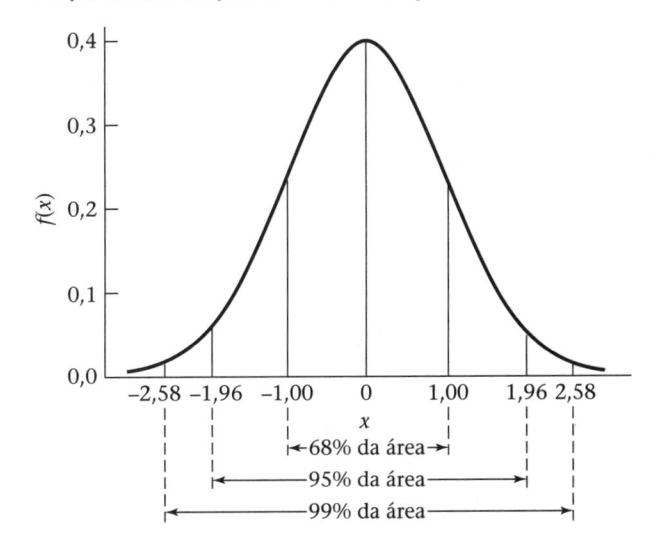

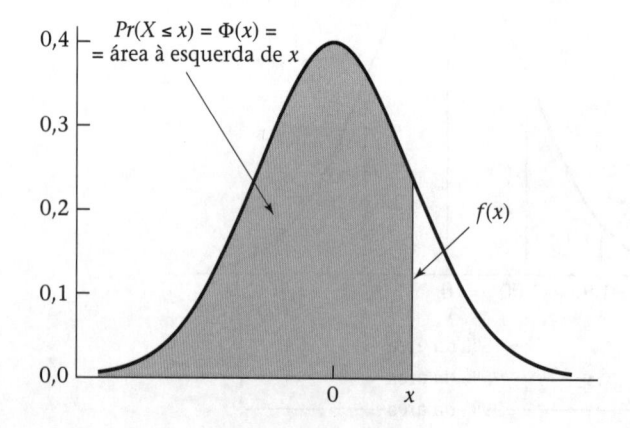

DEFINIÇÃO 5.8 A **função de distribuição acumulada (fda) para uma distribuição normal padrão** é indicada por

$$\Phi(x) = Pr(X \leq x)$$

em que X segue uma distribuição $N(0,1)$. Essa função é mostrada na Figura 5.10.

DEFINIÇÃO 5.9 O símbolo ~ é usado como uma abreviação para "é distribuído como". Assim, $X \sim N(0,1)$ significa que a variável aleatória X é distribuída como uma distribuição $N(0,1)$.

Ao contrário das distribuições binomial e de Poisson, não há uma expressão algébrica de forma fechada para áreas sob a distribuição normal. Assim, métodos numéricos devem ser utilizados para calcular essas áreas, que são geralmente exibidas em "tabelas normais".

Usando Tabelas Normais

A coluna A na Tabela 3 do Apêndice Tabelas apresenta $\Phi(x)$ para diversos valores positivos de x para uma distribuição normal padrão. Essa função de distribuição acumulada é ilustrada na Figura 5.11. Note que a área à esquerda de 0 é 0,5.

Além disso, a área à esquerda de x se aproxima de 0 quando x se torna pequeno e se aproxima de 1 quando x se torna grande.

A cauda direita da distribuição normal padrão $= Pr(X \geq x)$ é dada na coluna B da Tabela 3 do Apêndice Tabelas.

EXEMPLO 5.11 Se $X \sim N(0,1)$, então, encontre $Pr(X \leq 1,96)$ e $Pr(X \leq 1)$.

Solução: Da coluna A da Tabela 3 do Apêndice Tabelas,

$$\Phi(1,96) = 0,975 \text{ e } \Phi(1) = 0,8413$$

EQUAÇÃO 5.3 **Propriedade de simetria da distribuição normal padrão**
Com base na propriedade de simetria da distribuição normal padrão,

$$\Phi(-x) = Pr(X \leq -x) = Pr(X \geq x) = 1 - Pr(X \leq x) = 1 - \Phi(x)$$

Essa propriedade de simetria é ilustrada na Figura 5.12 para $x = 1$.

FIGURA 5.10 Função de distribuição acumulada [$\Phi(x)$] para uma distribuição normal padrão

FIGURA 5.11 Função de distribuição acumulada para uma distribuição normal padrão [Φ(x)]

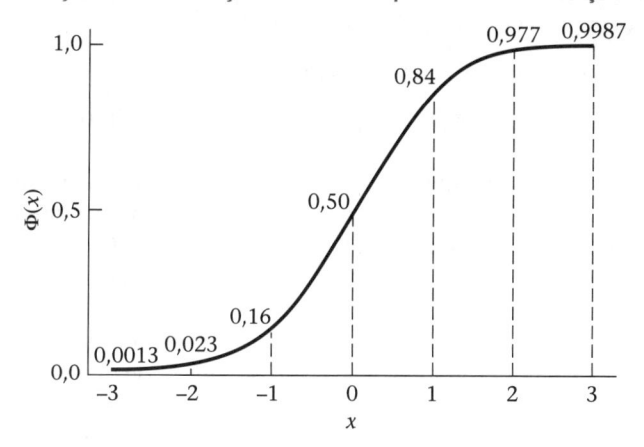

FIGURA 5.12 Ilustração das propriedades de simetria da distribuição normal

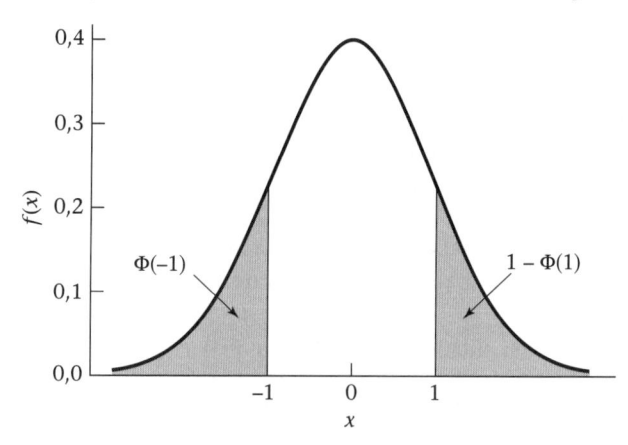

EXEMPLO 5.12 Calcule $Pr(X \leq -1{,}96)$, assumindo $X \sim N(0,1)$.

Solução: $Pr(X \leq -1{,}96) = Pr(X \geq 1{,}96) = 0{,}0250$ da coluna B da Tabela 3.

Além disso, para quaisquer números a e b, temos $Pr(a \leq X \leq b) = Pr(X \leq b) - Pr(X \leq a)$ e, assim, podemos avaliar $Pr(a \leq X \leq b)$ para qualquer a e b da Tabela 3.

EXEMPLO 5.13 Calcule $Pr(-1 \leq X \leq 1{,}5)$, assumindo $X \sim N(0,1)$.

Solução: $Pr(-1 \leq X \leq 1{,}5) = Pr(X \leq 1{,}5) - Pr(X \leq -1)$

$$= Pr(X \leq 1{,}5) - Pr(X \geq 1) = 0{,}9332 - 0{,}1587$$

$$= 0{,}7745$$

EXEMPLO 5.14 **Doença Pulmonar** A capacidade vital forçada (CVF), uma medida padrão da função pulmonar, é o volume de ar que uma pessoa pode exalar em 6 segundos. Pesquisas atuais buscam fatores de risco potenciais, como tabagismo, poluição do ar ou alérgenos, que podem afetar a CVF de crianças em idade escolar. Um problema é que idade, sexo e altura afetam a função pulmonar, e essas variáveis devem ser corrigidas antes de considerar outros fatores de risco. Uma maneira de fazer esses ajustes para uma criança em particular é encontrar a média μ e o desvio-padrão σ para as crianças da mesma idade (em grupos de idade de 1 ano), sexo e altura (em grupos de altura de 5 cm) de grandes pesquisas nacionais e calcular a **CVF padronizada**, definida como $(X - \mu)/\sigma$, em que X é a CVF original. A CVF padronizada, então, segue aproximadamente uma distribuição $N(0,1)$, caso a distribuição dos valores originais da CVF seja em forma de sino. Suponha que se considere que uma criança tem um problema de saúde pulmonar caso sua CVF padronizada seja <–1,5. Qual o percentual de crianças com problemas de saúde pulmonar?

Solução: $Pr(X < -1,5) = Pr(X > 1,5) = 0,0668$

Assim, cerca de 7% das crianças têm problema de saúde pulmonar.

Um equívoco comum é que o uso de escores Z pela subtração da média e divisão pelo desvio-padrão [isto é, $Z = (X - \mu/\sigma)$] criará de modo automático uma escala que é normalmente distribuída. Isso só é verdade se a escala original (X) for distribuída normalmente.

Em muitos casos, estamos preocupados com as áreas da cauda de cada lado de 0 para uma distribuição normal padrão. Por exemplo, o *intervalo normal* para uma quantidade biológica é geralmente definido pelo intervalo compreendido entre x desvios-padrão da média para algum valor específico de x. A probabilidade de que um valor se encontre nessa faixa é dada por $Pr(-x \leq X \leq x)$ para uma distribuição normal padrão. Essa quantidade é tabulada na coluna D da Tabela 3 do Apêndice Tabelas para vários valores de x.

EXEMPLO 5.15 **Doença Pulmonar** Suponha que se considere que uma criança apresenta desenvolvimento normal do pulmão se sua CVF padronizada estiver dentro do intervalo de 1,5 desvio-padrão da média. Qual a proporção de crianças que estão dentro da normalidade?

Solução: Calcule $Pr(-1,5 \leq X \leq 1,5)$. Sob 1,50 na Tabela 3, a coluna D dá essa quantidade como 0,8664. Assim, de acordo com essa definição, cerca de 87% das crianças apresentam o desenvolvimento normal do pulmão.

Por fim, a coluna C da Tabela 3 apresenta a área sob a densidade normal padrão de 0 a x porque essas áreas ocasionalmente são úteis no trabalho de inferência estatística.

EXEMPLO 5.16 Localize a área sob a densidade normal padrão de 0 a 1,45.

Solução: Consulte a coluna C da Tabela 3 sob 1,45. A área correspondente é dada por 0,4265.

Naturalmente, as áreas indicadas nas colunas A, B, C e D são redundantes porque *todos* os cálculos com relação à distribuição normal padrão podem ser realizados utilizando qualquer uma dessas colunas. Em particular, vimos que $B(x) = 1 - A(x)$. Além disso, da simetria da distribuição normal, podemos facilmente mostrar que $C(x) = A(x) - 0,5$, $D(x) = 2 \times C(x) = 2 \times A(x) - 1,0$. No entanto, essa redundância é deliberada porque, para algumas aplicações, pode ser mais conveniente uma dessas colunas.

Usando Tabelas Eletrônicas para a Distribuição Normal

Também é possível usar "tabelas eletrônicas" para calcular as áreas sob uma distribuição normal padrão. Por exemplo, no Excel, a função DIST.NORM(x) fornece a fda para uma distribuição normal padrão para qualquer valor de x.

EXEMPLO 5.17 Usando uma tabela eletrônica, encontre a área sob a densidade normal padrão à esquerda de 2,824.

Solução: Usamos a função do Excel DIST.NORMP.N avaliada em 2,824 [DIST.NORMP.N(2,824)], com o resultado como se segue:

```
      x              2,824
DIST.NORMP.N(x)    0,997629
```

A área é 0,9976.

Os percentis de uma distribuição normal são muitas vezes utilizados em inferência estatística. Por exemplo, poderíamos estar interessados no quinto percentil superior e inferior da distribuição da CVF em crianças, para definir uma faixa normal de valores. Para esse fim, apresenta-se a definição de percentis de uma distribuição normal padrão:

5.4 Propriedades da distribuição normal padrão

DEFINIÇÃO 5.10 O **(100 × u)-ésimo percentil** de uma distribuição normal padrão é indicado por z_u. Ele é definido pela relação

$$Pr(Z < z_u) = u, \text{ em que } Z \sim N(0,1)$$

A Figura 5.13 exibe z_u.

A função de z_u é, por vezes, chamada de *função normal inversa*. Em usos anteriores da tabela normal, foi-nos dado um valor x e usamos as tabelas normais para avaliar a área à esquerda de x — isto é, $\Phi(x)$ — para uma distribuição normal padrão.

Para obter z_u, executamos essa operação no sentido inverso. Assim, para avaliar z_u, temos de encontrar a área u na coluna A da Tabela 3 do Apêndice Tabelas e, em seguida, encontrar o valor de z_u que corresponde a essa área. Se $u < 0{,}5$, usamos as propriedades de simetria da distribuição normal para obter $z_u = -z_{1-u}$, em que z_{1-u} pode ser obtido com base na Tabela 3.

FIGURA 5.13 Visualização do (100 × u)-ésimo percentil de uma distribuição normal (z_u)

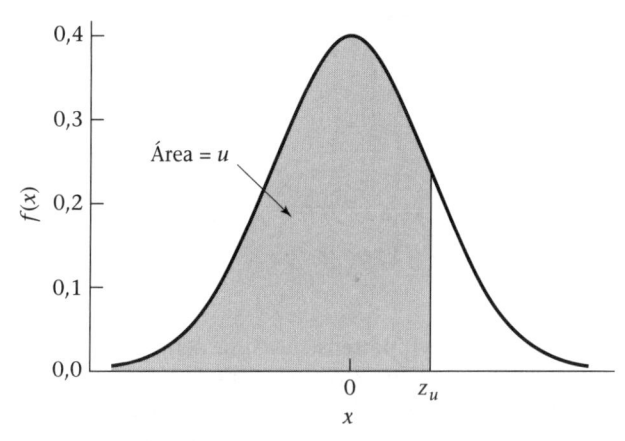

EXEMPLO 5.18 Calcule $z_{0,975}$, $z_{0,95}$, $z_{0,5}$ e $z_{0,025}$.

Solução: Com base na Tabela 3, temos

$$\Phi(1{,}96) = 0{,}975$$
$$\Phi(1{,}645) = 0{,}95$$
$$\Phi(0) = 0{,}5$$
$$\Phi(-1{,}96) = 1 - \Phi(1{,}96) = 1 - 0{,}975 = 0{,}025$$

Assim, $z_{0,975} = 1{,}96$

$$z_{0,95} = 1{,}645$$
$$z_{0,5} = 0$$
$$z_{0,025} = -1{,}96$$

em que, para $z_{0,95}$, interpolamos entre 1,64 e 1,65 para obter 1,645.

EXEMPLO 5.19 Calcule o valor x tal que a área à esquerda de x sob uma densidade normal padrão seja igual a 0,85.

Solução: Nós usamos a função qnorm do R avaliada em 0,85 [qnorm (0,85)], com o resultado a seguir:

```
x <- qnorm (0.85)
x
1.036
```

Assim, a área à esquerda de 1,036 sob uma densidade normal padrão é 0,85.

O z_u percentil é usado com frequência em estimação, no Capítulo 6, e em teste de hipóteses, a partir do Capítulo 7.

QUESTÕES DE REVISÃO 5A

1 Qual é a diferença entre uma função densidade de probabilidade (fdp) e uma função massa de probabilidade?

2 Suponha que uma variável aleatória contínua só possa assumir valores entre −1 e +1. Qual é a área sob a fdp de −2 a 2?

3 O que é uma distribuição normal padrão?

4 (a) Qual é a área à esquerda de −0,2 sob uma distribuição normal padrão? Qual é o símbolo usado para representar essa área?

   (b) Qual é a área à direita de 0,3 sob uma distribuição normal padrão? Qual é o símbolo usado para representar essa área?

5 (a) O que é $z_{0,30}$? O que significa?

   (b) O que é $z_{0,75}$? O que significa?

5.5 CONVERSÃO DE UMA DISTRIBUIÇÃO $N(\mu, \sigma^2)$ PARA UMA DISTRIBUIÇÃO $N(0,1)$

EXEMPLO 5.20

Hipertensão Suponha que um hipertenso leve seja definido como uma pessoa cuja PAD esteja entre 90 e 100 mm Hg, inclusive, e os sujeitos sejam homens de 35 a 44 anos cujas pressões arteriais estejam normalmente distribuídas com média de 80 e variância 144. Qual é a probabilidade de uma pessoa selecionada aleatoriamente nessa população ser um hipertenso leve? Essa pergunta pode ser especificada com mais precisão: se $X \sim N(80,144)$, então qual é a $Pr(90 < X < 100)$?

(A solução é dada adiante.)

De modo mais geral, a seguinte pergunta pode ser feita: se $X \sim N(\mu, \sigma^2)$, qual é a $Pr(a < X < b)$ para qualquer a e b? Para resolver isso, convertemos a expressão de probabilidade sobre uma distribuição $N(\mu, \sigma^2)$ a uma expressão de probabilidade equivalente sobre uma distribuição $N(0,1)$. Considere a variável aleatória $Z = (X - \mu)/\sigma$. Podemos mostrar que a seguinte relação é válida:

EQUAÇÃO 5.4 Se $X \sim N(\mu, \sigma^2)$ e $Z = (X - \mu)/\sigma$, então $Z \sim N(0,1)$.

EQUAÇÃO 5.5

Avaliação das Probabilidades para Qualquer Distribuição Normal por Meio de Padronização

Se $X \sim N(\mu, \sigma^2)$ e $Z = (X - \mu)/\sigma$

então $Pr(a < X < b) = Pr\left(\dfrac{a-\mu}{\sigma} < Z < \dfrac{b-\mu}{\sigma}\right) = \Phi[(b-\mu)/\sigma] - \Phi[(a-\mu)/\sigma]$

Como a função Φ, que é a função de distribuição acumulada para uma distribuição normal padrão, é dada na coluna A da Tabela 3 do Apêndice Tabelas, as probabilidades para *qualquer* distribuição normal podem ser avaliadas utilizando as tabelas deste texto. Esse procedimento é mostrado na Figura 5.14 para $\mu = 80$, $\sigma = 12$, $a = 90$, $b = 100$, em que as áreas nas Figuras 5.14a e 5.14b são as mesmas.

FIGURA 5.14 Cálculo das probabilidades para qualquer distribuição normal usando a padronização

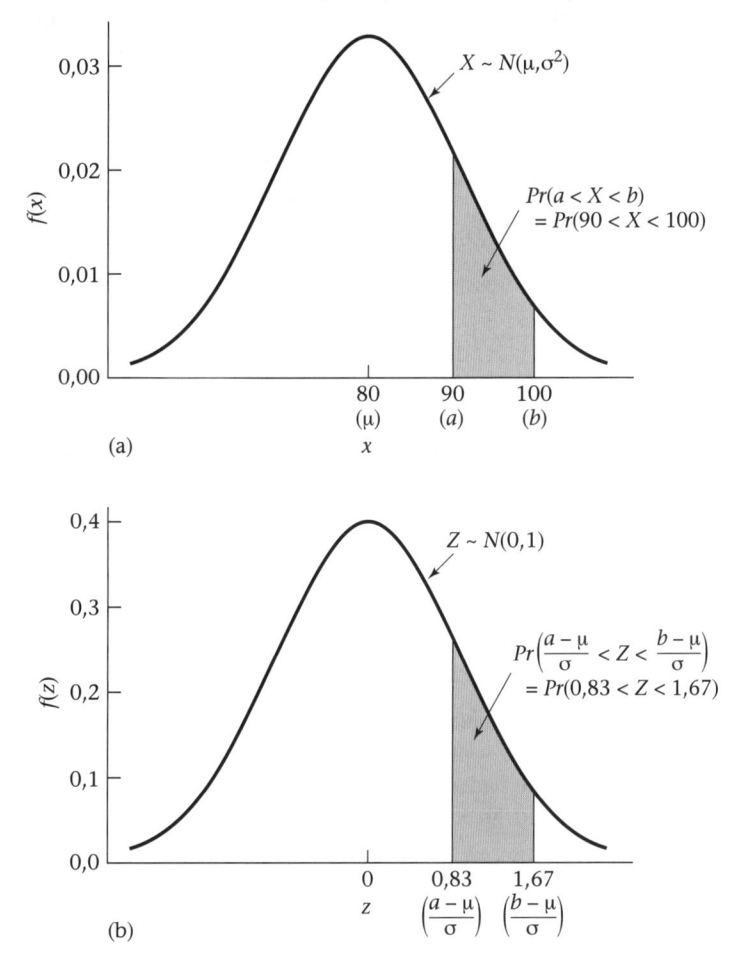

(a) $X \sim N(\mu, \sigma^2)$, $Pr(a < X < b) = Pr(90 < X < 100)$, com $\mu = 80$, $a = 90$, $b = 100$.

(b) $Z \sim N(0,1)$, $Pr\left(\dfrac{a-\mu}{\sigma} < Z < \dfrac{b-\mu}{\sigma}\right) = Pr(0{,}83 < Z < 1{,}67)$.

O procedimento na Equação 5.5 é conhecido como **padronização de uma variável normal**.

EQUAÇÃO 5.6 O princípio geral é que, para qualquer expressão de probabilidade relativa às variáveis aleatórias normais da forma $Pr(a < X < b)$, a média populacional μ é subtraída de cada ponto da fronteira e dividida pelo desvio-padrão σ para obter uma expressão equivalente de probabilidade para a variável aleatória normal padrão Z,

$$Pr\left[(a-\mu)/\sigma < Z < (b-\mu)/\sigma\right]$$

As tabelas normais padrão são então utilizadas para avaliar essa última probabilidade.

EXEMPLO 5.20 Solução: A probabilidade de ser hipertenso leve entre o grupo de homens de 35 a 44 anos agora pode ser calculada.

$$Pr(90 < X < 100) = Pr\left(\frac{90-80}{12} < Z < \frac{100-80}{12}\right)$$

$$= Pr(0{,}833 < Z < 1{,}667) = \Phi(1{,}667) - \Phi(0{,}833)$$

$$= 0{,}9522 - 0{,}7977 = 0{,}155$$

Assim, cerca de 15,5% dessa população terá hipertensão leve.

EXEMPLO 5.21 **Botânica** Suponha que os diâmetros de uma espécie de árvore de uma área florestal sejam normalmente distribuídos com média de 8 polegadas e desvio-padrão de 2 polegadas. Encontre a probabilidade de uma árvore ter um diâmetro excepcionalmente grande, definido como >12 polegadas.

Solução: Temos $X \sim N(8,4)$ e necessitamos

$$Pr(X > 12) = 1 - Pr(X < 12) = 1 - Pr\left(Z < \frac{12-8}{2}\right)$$
$$= 1 - Pr(Z < 2{,}0) = 1 - 0{,}977 = 0{,}023$$

Assim, 2,3% das árvores dessa área têm um diâmetro excepcionalmente grande.

EXEMPLO 5.22 **Doença Cerebrovascular** O diagnóstico de acidente vascular cerebral (AVC) fundamentado estritamente em sintomas clínicos é difícil. Um teste diagnóstico padrão usado em medicina clínica para detectar o AVC é o angiograma. Esse teste apresenta alguns riscos para o paciente, e os pesquisadores desenvolveram várias técnicas não invasivas que se espera serem tão eficazes quanto o angiograma. Uma dessas técnicas mede o fluxo sanguíneo cerebral (FSC), uma vez que os pacientes com AVC tendem a ter níveis mais baixos de FSC que o normal. Suponha que, na população em geral, o FSC seja normalmente distribuído com média = 75 mL/100 g de tecido cerebral e desvio-padrão = 17 mL/100 g de tecido cerebral. Considera-se que um paciente está em risco de acidente vascular cerebral se seu FSC for inferior a 40 mL/100 g de tecido cerebral. Qual proporção de pacientes normais será erroneamente classificada como estando em risco de AVC?

Solução: Seja X a variável aleatória que representa o FSC. Então $X \sim N(75,17^2) = N(75,289)$. Queremos encontrar $Pr(X < 40)$. Padronizamos o limite de 40, a fim de usar a distribuição normal padrão. O limite padronizado é $(40 - 75)/17 = -2{,}06$. Assim, se Z representa a variável aleatória normal padrão $= (X - \mu)/\sigma$, então

$$Pr(X < 40) = Pr(Z < -2{,}06)$$
$$= \Phi(-2{,}06) = 1 - \Phi(2{,}06) = 1 - 0{,}9803 \approx 0{,}020$$

Assim, cerca de 2,0% dos pacientes normais serão classificados incorretamente como estando em risco de AVC.

Se usarmos tabelas eletrônicas, a fdp, a fda e a distribuição normal inversa podem ser obtidas para qualquer distribuição normal, e a padronização é desnecessária. Por exemplo, usando o Excel, as duas funções DIST.NORM.N e INV.NORM estão disponíveis para esse fim. Para encontrar a probabilidade p de que uma distribuição $N(\mu, \sigma^2)$ seja $\leq x$, usamos a função

$p = $ DIST.NORM.N$(x;\mu;\sigma;$ VERDADEIRO$)$

Para encontrar a densidade de probabilidade f em x, usamos a função

$f = $ DIST.NORM.N$(x;\mu;\sigma;$ FALSO$)$

Para encontrar o valor x tal que a fda para uma distribuição $N(\mu, \sigma^2)$ seja igual a p, podemos usar a função

$x = $ INV.NORM$(p;\mu;\sigma)$

Usando o R, fazemos

$p = $ pnorm$(x,$ média $= \mu,$ dp $= \sigma)$

$f = $ dnorm$(x,$ média $= \mu,$ dp $= \sigma)$

$x = $ qnorm$(p,$ média $= \mu,$ dp $= \sigma)$

EQUAÇÃO 5.7 O p-ésimo percentil de uma distribuição normal (x) também pode ser escrito em termos dos percentis de uma distribuição normal padrão como segue:

$$x_p = \mu + z_p \sigma$$

EXEMPLO 5.23 **Oftalmologia** O glaucoma é uma doença ocular que se manifesta pela pressão intraocular (PIO) elevada. A distribuição da PIO na população em geral é aproximadamente normal, com média = 16 mm Hg e desvio-padrão = 3 mm Hg. Se o intervalo normal para a PIO for considerado entre 12 e 20 mm Hg, qual porcentagem da população geral cairia nessa faixa?

Solução: Como a PIO só pode ser medida para o número inteiro mais próximo, associaremos o valor registrado de 12 mm Hg com uma faixa de valores reais de 11,5 a 12,5 mm Hg. Do mesmo modo, associamos um valor de PIO registrado de 20 mm Hg com uma faixa de valores reais de 19,5 a 20,5 mm Hg. Portanto, queremos calcular $Pr(11,5 \leq X \leq 20,5)$, em que $X \sim N(16,9)$, conforme mostrado na Figura 5.15. O processo de associar um valor específico (como 12 mm Hg) com uma faixa de valor real ($11,5 \leq X \leq 12,5$) é chamado de *aplicação de correção de continuidade*.

FIGURA 5.15 Cálculo da proporção de pessoas com PIO na faixa normal

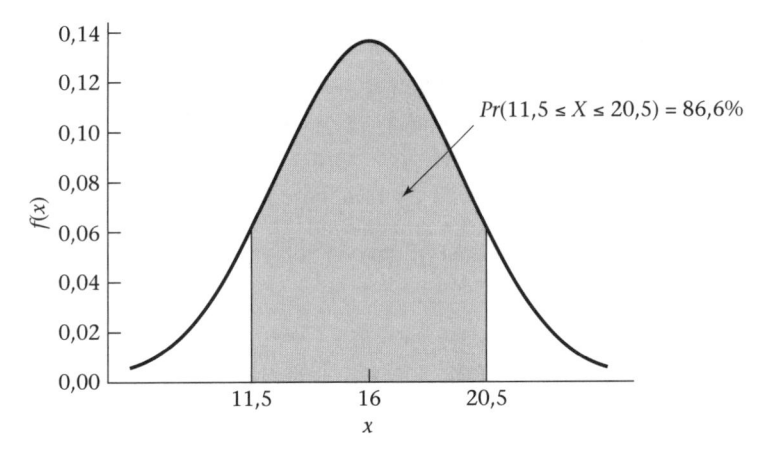

$Pr(11,5 \leq X \leq 20,5) = 86,6\%$

Utilizamos a função DIST.NORM.N do Excel para fazer esses cálculos. Primeiro, calculamos $p1 = Pr[X \leq 20,5 | X \sim N(16,9)]$ dado pelo DIST.NORM.N(20,5;16;3;VERDADEIRO). Em segundo lugar, calculamos $p2 = Pr[X \leq 11,5 | X \sim N(16,9)]$ dado por DIST.NORM.N(11,5;16;3; VERDADEIRO). Assim, $Pr(11,5 \leq X \leq 20,5) = p1 - p2 = 0,866$. Os cálculos são mostrados na planilha a seguir.

```
p1=DIST.NORM.N(20,5;16;3;VERDADEIRO)    0,933193
p2=DIST.NORM.N(11,5;16;3;VERDADEIRO)    0,066807
p=p1-p2                                 0,866386
```

Assim, 86,6% da população tem PIO no intervalo normal.

EXEMPLO 5.24 **Hipertensão** Suponha que a PAD em homens de 35 a 44 anos seja normalmente distribuída com média = 80 mm Hg e variância = 144 mm Hg. Encontre os percentis 5 e 95 da distribuição.

Solução: Poderíamos fazer isso utilizando a Tabela 3 (Apêndice Tabelas) ou usando um programa de computador. Se usarmos a Tabela 3 e denotarmos os percentis 5 e 95 por $x_{0,05}$ e $x_{0,95}$, respectivamente, então, da Equação 5.7, temos

$$x_{0,05} = 80 + z_{0,05}(12)$$
$$= 80 - 1,645(12) = 60,3 \text{ mm Hg}$$

$$x_{0,95} = 80 + z_{0,95}(12)$$
$$= 80 + 1{,}645(12) = 99{,}7 \text{ mm Hg}$$

Se usarmos a função qnorm do R, então temos

$$x_{0,05} = \text{qnorm } (0{,}05, \text{ média} = 80, \text{ dp} = 12)$$
$$x_{0,95} = \text{qnorm } (0{,}95, \text{ média} = 80, \text{ dp} = 12)$$

Os resultados são apresentados a seguir:

```
>x<- qnorm(0.05,mean = 80, dp = 12)
>x
[1] 60.26176
>y<- qnorm(0.95, mean = 80, dp = 12)
>y
[1] 99.73824
```

QUESTÕES DE REVISÃO 5B

1. Qual é a diferença entre uma distribuição normal padrão e uma distribuição normal geral?
2. O que significa o princípio da padronização?
3. Suponha que os níveis do colesterol sérico sejam normalmente distribuídos com média = 220 mg/dL e desvio-padrão = 35 mg/dL.

    (a) Qual a probabilidade de um nível de colesterol sérico variar de 200 a 250, inclusive (ou seja, um intervalo normal elevado)? Assuma que os níveis do colesterol possam ser medidos com exatidão, isto é, sem a necessidade de incorporar uma correção de continuidade.

    (b) (1) Qual é o quintil mais baixo dos níveis do colesterol sérico (o 20° percentil)?

    (2) Qual é o quintil mais alto dos níveis do colesterol sérico (o 80° percentil)?

5.6 COMBINAÇÕES LINEARES DE VARIÁVEIS ALEATÓRIAS

Em inferência estatística, somas, diferenças ou funções lineares mais complicadas de variáveis aleatórias (de forma contínua ou discreta) são frequentemente utilizadas. Por esse motivo, é importante considerar as propriedades das combinações lineares das variáveis aleatórias.

DEFINIÇÃO 5.11 Uma **combinação linear** L das variáveis aleatórias $X_1, \ldots X_n$ é definida como qualquer função da forma $L = c_1 X_1 + \ldots + c_n X_n$.

EXEMPLO 5.25 **Doença Renal** Sejam X_1 e X_2 variáveis aleatórias que representam os níveis séricos de creatinina para indivíduos caucasianos e afro-americanos com doença renal em estágio final. Represente a soma, a diferença e a média das variáveis aleatórias X_1 e X_2 como combinações lineares das variáveis aleatórias X_1 e X_2.

Solução: A soma é $X_1 + X_2$, em que $c_1 = 1$, $c_2 = 1$. A diferença é $X_1 - X_2$, em que $c_1 = 1$, $c_2 = -1$. A média é $(X_1 + X_2)/2$, em que $c_1 = 0{,}5$, $c_2 = 0{,}5$.

Muitas vezes, é necessário calcular o valor esperado e a variância das combinações lineares das variáveis aleatórias. Para encontrar o valor esperado de L, usamos o princípio de que o valor esperado da soma de n variáveis aleatórias é a soma dos n respectivos valores esperados. Aplicando esse princípio,

$$E(L) = E(c_1X_1 + \cdots + c_nX_n)$$
$$= E(c_1X_1) + \cdots + E(c_nX_n) = c_1E(X_1) + \cdots + c_nE(X_n)$$

EQUAÇÃO 5.8 | **Valor Esperado das Combinações Lineares das Variáveis Aleatórias**
O valor esperado da combinação linear $L = \sum_{i=1}^{n} c_i X_i$ is $E(L) = \sum_{i=1}^{n} c_i E(X_i)$.

EXEMPLO 5.26 **Doença Renal** Suponha que os valores esperados da creatinina sérica para indivíduos caucasianos e afro-americanos no Exemplo 5.25 sejam 1,3 e 1,5, respectivamente. Qual é o valor esperado do nível médio da creatinina sérica de um caucasiano e um indivíduo afro-americano?

Solução: O valor esperado do nível médio da creatinina sérica = $E(0{,}5X_1 + 0{,}5X_2) = 0{,}5E(X_1) + 0{,}5E(X_2) = 0{,}65 + 0{,}75 = 1{,}4$.

Para calcular a variância das combinações lineares, assumimos que as variáveis aleatórias sejam independentes. Sob esse pressuposto, pode-se mostrar que a variância da soma das n variáveis aleatórias é a soma das respectivas variâncias. Aplicando esse princípio,

$$Var(L) = Var(c_1X_1 + \cdots + c_nX_n)$$
$$= Var(c_1X_1) + \cdots + Var(c_nX_n) = c_1^2 Var(X_1) + \cdots + c_n^2 Var(X_n)$$

porque

$$Var(c_i X_i) = c_i^2 Var(X_i)$$

EQUAÇÃO 5.9 | **Variância das Combinações Lineares das Variáveis Aleatórias Independentes**
A variância da combinação linear $L = \sum_{i=1}^{n} c_i X_i$, em que $X_1, \ldots, X_n$ são independentes, é $Var(L) = \sum_{i=1}^{n} c_i^2 Var(X_i)$.

EXEMPLO 5.27 **Doença Renal** Suponhamos que X_1 e X_2 sejam definidos como no Exemplo 5.26. Se sabemos que $Var(X_1) = Var(X_2) = 0{,}25$, qual a variância do nível médio da creatinina sérica de um indivíduo caucasiano e um afro-americano?

Solução: Queremos calcular $Var(0{,}5X_1 + 0{,}5X_2)$. Aplicando a Equação 5.9,

$$Var(0{,}5X_1 + 0{,}5X_2) = (0{,}5)^2 Var(X_1) + (0{,}5)^2 Var(X_2)$$
$$= 0{,}25(0{,}25) + 0{,}25(0{,}25) = 0{,}125$$

Note que a variância da média de X_1 e X_2 é menor que a variância das observações individuais X_1 ou X_2.

Os resultados para o valor esperado e a variância de combinações lineares das Equações 5.8 e 5.9 *não* dependem de assumir a normalidade. No entanto, combinações lineares de variáveis aleatórias normais são de interesse especial. Pode-se mostrar que qualquer combinação linear de variáveis aleatórias normais independentes seja também normalmente distribuída. Isso leva ao seguinte resultado importante:

EQUAÇÃO 5.10 | Se $X_1, \ldots, X_n$ são variáveis aleatórias normais independentes, com valores esperados $\mu_1, \ldots, \mu_n$ e variâncias $\sigma_1^2, \ldots, \sigma_n^2$, e L é qualquer combinação linear $= \sum_{i=1}^{n} c_i X_i$, então L é normalmente distribuído com

Valor esperado $= E(L) = \sum_{i=1}^{n} c_i \mu_i$ e variância $= Var(L) = \sum_{i=1}^{n} c_i^2 \sigma_i^2$

EXEMPLO 5.28 **Doença Renal** Se X_1 e X_2 são definidos como nos Exemplos 5.25 a 5.27 e cada um deles é normalmente distribuído, o que representa a distribuição da média $= 0,5X_1 + 0,5X_2$?

Solução: Com base nas soluções dos Exemplos 5.26 e 5.27, sabemos que $E(L) = 1,4$, $Var(L) = 0,125$. Portanto, $(X_1 + X_2)/2 \sim N(1,4, 0,125)$.

5.7 APROXIMAÇÃO NORMAL PARA A DISTRIBUIÇÃO BINOMIAL

No Capítulo 4, apresentamos a distribuição binomial para avaliar a probabilidade de k sucessos em n tentativas independentes, em que a probabilidade de sucesso (p) é a mesma para cada tentativa. Se n for grande, a distribuição binomial será muito complicada e será mais fácil utilizar uma aproximação em vez da distribuição binomial exata. A distribuição normal é muitas vezes usada para aproximar a binomial, porque é muito fácil de trabalhar. A questão fundamental é: quando a distribuição normal fornece uma boa aproximação para a binomial?

Suponhamos que uma distribuição binomial tenha os parâmetros n e p. Se n é moderadamente grande e p é próximo de 0 ou de 1, a distribuição binomial será muito assimétrica positiva ou negativa, respectivamente (Figuras 5.16a e 5.16b). Do mesmo modo, quando n for pequeno, para qualquer p, a distribuição tende a ser assimétrica (Figura 5.16c). No entanto, se n for moderadamente grande e p não for muito extremo, a distribuição binomial tende a ser simétrica e é bem aproximada por uma distribuição normal (Figura 5.16d).

FIGURA 5.16 Propriedades da assimetria da distribuição binomial

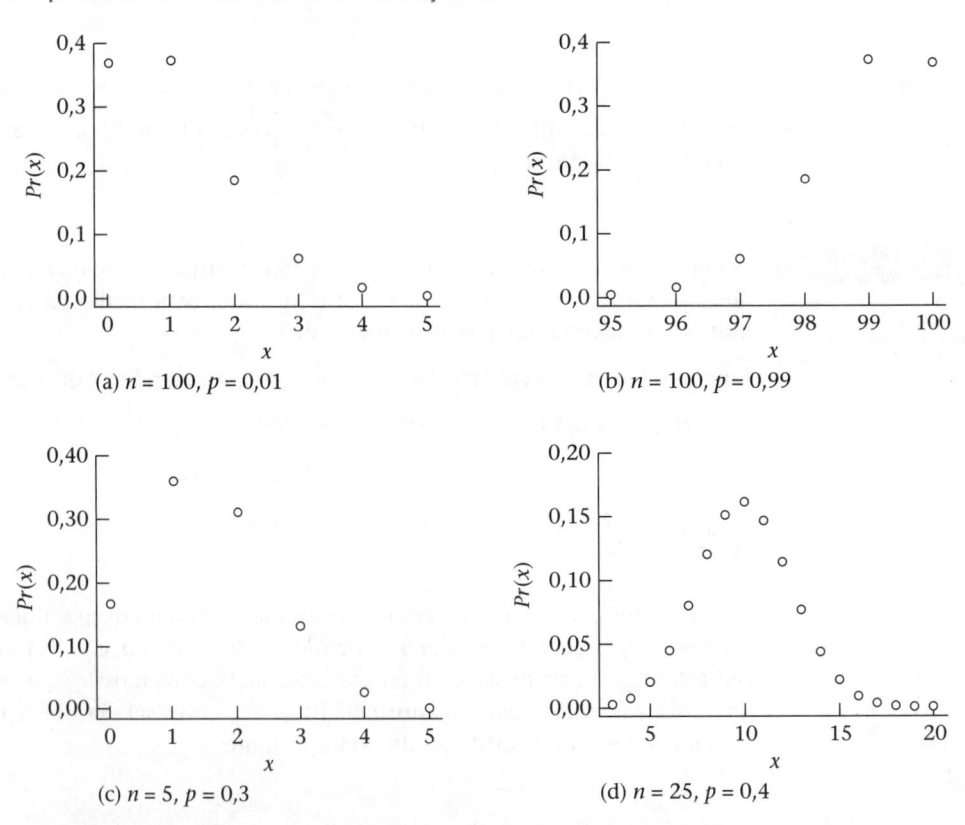

(a) $n = 100$, $p = 0,01$
(b) $n = 100$, $p = 0,99$
(c) $n = 5$, $p = 0,3$
(d) $n = 25$, $p = 0,4$

Sabemos do Capítulo 4 que a média e a variância de uma distribuição binomial são np e npq, respectivamente. A aproximação natural para usar é uma distribuição normal com a *mesma* média e variância, isto é, $N(np, npq)$. Suponha que queiramos calcular $Pr(a \leq X \leq b)$ para alguns inteiros a e b, em que X tem distribuição binomial com parâmetros n e p. Essa probabilidade pode ser aproximada pela área sob a curva normal de a para b. No entanto, podemos mostrar empiricamente que melhor aproximação a essa probabilidade é a área sob a curva normal de $a - \frac{1}{2}$ a $b + \frac{1}{2}$. Isso geralmente acontece quando qualquer distribuição discreta é aproximada pela distribuição normal. Assim, a seguinte regra se aplica:

EQUAÇÃO 5.11 **Aproximação Normal da Distribuição Binomial**

Se X é uma variável aleatória binomial com parâmetros n e p, então, $Pr(a \leq X < b)$ é aproximada pela área sob uma curva $N(np, npq)$ de $a - \frac{1}{2}$ a $b + \frac{1}{2}$. Essa regra implica que, para o caso especial de $a = b$, a probabilidade binomial $Pr(X = a)$ é aproximada pela área sob a curva normal de $a - \frac{1}{2}$ a $a + \frac{1}{2}$. A única exceção a essa regra é que $Pr(X = 0)$ e $Pr(X = n)$ são aproximadas pela área sob a curva normal à esquerda de $\frac{1}{2}$ e à direita de $n - \frac{1}{2}$, respectivamente.

Vimos na Equação 5.10 que, se $X_1, ..., X_n$ são variáveis aleatórias normais independentes, qualquer combinação linear $L = \sum_{i=1}^{n} c_i X_i$ dessas variáveis é normalmente distribuída. Em particular, se $c_1 = \cdots = c_n = 1$, então uma soma das variáveis aleatórias normais $L = \sum_{i=1}^{n} X_i$ é normalmente distribuída.

Veja página 125 para **EQUAÇÃO 5.10**

A aproximação normal para a distribuição binomial é um caso especial de um princípio estatístico muito importante, o teorema central do limite, que é uma generalização da Equação 5.10. Segundo esse princípio, para n grande, a soma das n variáveis aleatórias tem distribuição aproximadamente normal *mesmo que as variáveis aleatórias individuais somadas não sejam elas próprias normais*.

DEFINIÇÃO 5.12 Seja X_i uma variável aleatória que assume o valor 1, com probabilidade p e valor 0 com probabilidade $q = 1 - p$. Esse tipo de variável aleatória é chamado de **ensaio de Bernoulli**. Esse é um caso especial de uma variável aleatória binomial com $n = 1$.

Sabemos com base na definição de um valor esperado que $E(X_i) = 1(p) + 0(q) = p$ e que $E(X_i^2) = 1^2(p) + 0^2(q) = p$. Portanto,

$$Var(X_i) = E(X_i^2) - \left[E(X_i)\right]^2 = p - p^2 = p(1 - p) = pq$$

Agora, considere a variável aleatória

$$X = \sum_{i=1}^{n} X_i$$

Essa variável aleatória representa o número de sucessos entre as n tentativas.

EXEMPLO 5.29 Interprete $X_1, ..., X_n$ e X no caso do número de neutrófilos entre 100 glóbulos brancos (ver Exemplo 4.15).

Solução: Neste caso, $n = 100$ e $X_i = 1$ se o n-ésimo glóbulo branco é um neutrófilo, e $X_i = 0$, se o n-ésimo glóbulo branco não é um neutrófilo, em que $i = 1, ..., 100$. X representa o número de neutrófilos entre $n = 100$ glóbulos brancos.

Dadas as Equações 5.8 e 5.9, sabemos que

$$E(X) = E\left(\sum_{i=1}^{n} X_i\right) = p + p + \cdots + p = np$$

e

$$Var(X) = Var\left(\sum_{i=1}^{n} X_i\right) = \sum_{i=1}^{n} Var(X_i) = pq + pq + \cdots + pq = npq$$

Dada a aproximação normal para a distribuição binomial, aproximamos a distribuição de X por uma distribuição normal com média $= np$ e variância $= npq$. Discutiremos o teorema central do limite em mais detalhes na Seção 6.5.

EXEMPLO 5.30 Suponha que uma distribuição binomial tenha parâmetros $n = 25$, $p = 0{,}4$. Como $Pr(7 \leq X \leq 12)$ pode ser aproximada?

Solução: Temos $np = 25(0{,}4) = 10$, $npq = 25(0{,}4)(0{,}6) = 6{,}0$. Assim, essa distribuição é aproximada por uma variável aleatória normal Y com média 10 e variância 6. Queremos calcular a área sob essa curva normal de 6,5 a 12,5. Temos

$$Pr(6{,}5 \leq Y \leq 12{,}5) = \Phi\left(\frac{12{,}5-10}{\sqrt{6}}\right) - \Phi\left(\frac{6{,}5-10}{\sqrt{6}}\right)$$

$$= \Phi(1{,}021) - \Phi(-1{,}429) = \Phi(1{,}021) - [1 - \Phi(1{,}429)]$$

$$= \Phi(1{,}021) + \Phi(1{,}429) - 1 = 0{,}8463 + 0{,}9235 - 1 = 0{,}770$$

Essa aproximação é mostrada na Figura 5.17. Para efeito de comparação, também calculamos $Pr(7 \leq X \leq 12)$ utilizando a função DISTR.BINOM do Excel e obtivemos 0,773, compatível com a aproximação normal de 0,770.

FIGURA 5.17 Aproximação da variável aleatória binomial X com os parâmetros $n = 25$, $p = 0{,}4$ pela variável aleatória normal Y com média $= 10$ e variância $= 6$

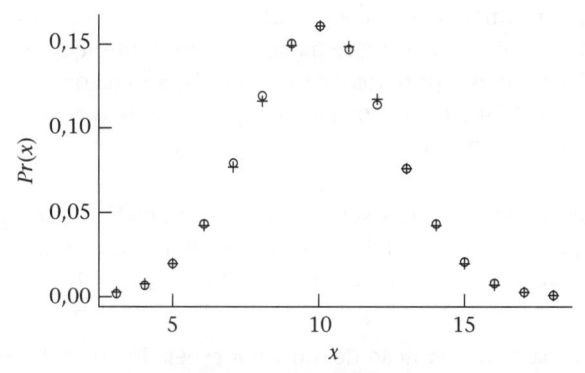

○ = Distribuição binomial exata
+ = Aproximação normal

EXEMPLO 5.31 **Doenças Infecciosas** Suponha que desejamos calcular a probabilidade de, entre 100 glóbulos brancos, 50 a 75 serem neutrófilos, sendo de 0,6 a probabilidade de qualquer célula ser um neutrófilo. Esses valores são escolhidos como limites propostos para a faixa de neutrófilos em pessoas normais, e queremos prever a proporção de pessoas que estarão na faixa normal de acordo com essa definição.

Solução: A probabilidade exata é dada por

$$\sum_{k=50}^{75} \binom{100}{k}(0{,}6)^k (0{,}4)^{100-k}$$

A aproximação normal é usada para aproximar a probabilidade exata. A média da distribuição binomial nesse caso é de $100(0{,}6) = 60$, e a variância é de $100(0{,}6)(0{,}4) = 24$. Assim, encontramos a área entre 49,5 e 75,5 para uma distribuição $N(60, 24)$. Essa área é

$$\Phi\left(\frac{75{,}5-60}{\sqrt{24}}\right) - \Phi\left(\frac{49{,}5-60}{\sqrt{24}}\right) = \Phi(3{,}164) - \Phi(-2{,}143)$$

$$= \Phi(3{,}164) + \Phi(2{,}143) - 1$$

$$= 0{,}9992 + 0{,}9840 - 1 = 0{,}983$$

Assim, 98,3% das pessoas serão normais.

EXEMPLO 5.32 **Doenças Infecciosas** Suponha que uma contagem de neutrófilos seja definida como anormalmente elevada se o número de neutrófilos for ≥76 e anormalmente baixa se o número de netrófilos for ≤49. Calcule a proporção de pessoas cujas contagens de neutrófilos seja anormalmente alta ou baixa.

Solução: A probabilidade de a contagem ser anormalmente elevada é dada por $Pr(X \geq 76) \approx$
$\approx Pr(Y \geq 75,5)$, em que X é uma variável aleatória binomial com parâmetros $n = 100$, $p = 0,6$ e $Y \sim N(60, 24)$. Essa probabilidade é

$$1 - \Phi\left(\frac{75,5 - 60}{\sqrt{24}}\right) = 1 - \Phi(3,164) = 0,001$$

De modo semelhante, a probabilidade de ser anormalmente baixa é

$$Pr(X \leq 49) \approx Pr(Y \leq 49,5) = \Phi\left(\frac{49,5 - 60}{\sqrt{24}}\right)$$

$$= \Phi(-2,143) = 1 - \Phi(2,143)$$

$$= 1 - 0,9840 = 0,016$$

Assim, 0,1% das pessoas terão contagens anormalmente elevadas de neutrófilos e 1,6% terão contagens anormalmente baixas. Essas probabilidades são mostradas na Figura 5.18.

FIGURA 5.18 Aproximação normal para a distribuição do número de neutrófilos

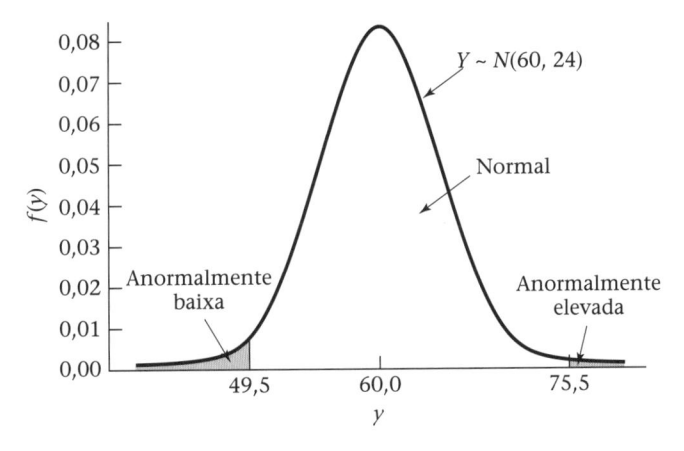

Para fins de comparação, também calculamos (usando Excel) a proporção de pessoas que estão na faixa normal, anormalmente elevada e anormalmente baixa, com base em probabilidades binomiais exatas. Obtemos $Pr(50 \leq X \leq 75) = 0,983$, $Pr(X \geq 76) = 0,0006$ e $Pr(X \leq 49) = 0,017$, o que corresponde quase exatamente às aproximações normais usadas nos Exemplos 5.31 e 5.32.

Essa aproximação deve ser usada sob quais condições?

EQUAÇÃO 5.12 A distribuição normal com média np e variância npq pode ser usada para aproximar uma distribuição binomial com parâmetros n e p quando $npq \geq 5$. Essa condição às vezes é chamada de **"a regra do cinco"**.

Essa condição é satisfeita se n for moderadamente grande e p não for nem muito pequeno nem muito grande. Para ilustrar essa condição, as distribuições da probabilidade binomial para $p = 0,1$, $n = 10, 20, 50$ e 100 são representadas graficamente na Figura 5.19 e $p = 0,2$, $n = 10, 20, 50$ e 100 são representadas na Figura 5.20, usando R.

FIGURA 5.19 Gráfico do R para a distribuição binomial, n = 10, 20, 50, 100, p = 0,1

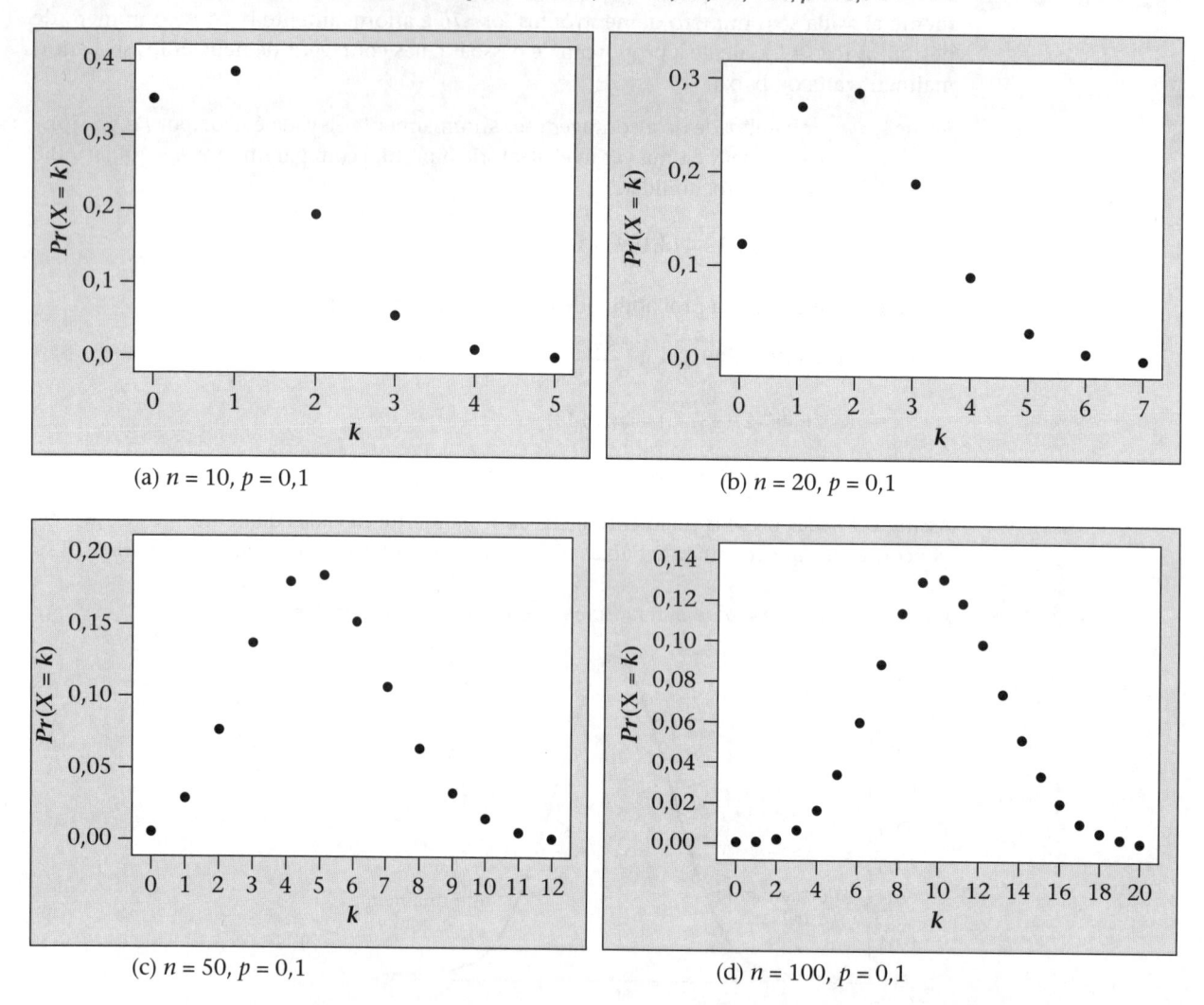

(a) n = 10, p = 0,1

(b) n = 20, p = 0,1

(c) n = 50, p = 0,1

(d) n = 100, p = 0,1

Observe que a aproximação normal da distribuição binomial não se ajusta bem na Figura 5.19a, $n = 10$, $p = 0,1$ ($npq = 0,9$) nem na Figura 5.19b, $n = 20$, $p = 0,1$ ($npq = 1,8$). A aproximação é marginalmente adequada na Figura 5.19c, $n = 50$, $p = 0,1$ ($npq = 4,5$), em que a cauda à direita é apenas ligeiramente maior que a cauda à esquerda. A aproximação é muito boa na Figura 5.19d, $n = 100$, $p = 0,1$ ($npq = 9,0$), em que a distribuição parece bem simétrica. Da mesma forma, para $p = 0,2$, embora a aproximação normal não seja boa para $n = 10$ (Figura 5.20a, $npq = 1,6$), torna-se marginalmente adequada para $n = 20$ (Figura 5.20b, $npq = 3,2$) e muito boa para $n = 50$ (Figura 5.20c, $npq = 8,0$) e $n = 100$ (Figura 5.20d, $npq = 16,0$).

Note que as condições sob as quais a aproximação normal para a distribuição binomial funciona bem (ou seja, $npq \geq 5$), que correspondem a n moderado e p não muito grande nem muito pequeno, em geral *não* são as mesmas condições sob as quais a aproximação de Poisson para a distribuição binomial funciona bem [n grande (≥ 100) e p muito pequeno ($p \leq 0,01$)]. No entanto, ocasionalmente esses dois critérios são satisfeitos. Nesses casos (por exemplo, quando $n = 1.000$, $p = 0,01$), as duas aproximações dão os mesmos resultados. A aproximação normal é preferível porque é mais fácil de aplicar.

FIGURA 5.20   Gráfico do R para a distribuição binomial, n = 10, 20, 50, 100, p = 0,2

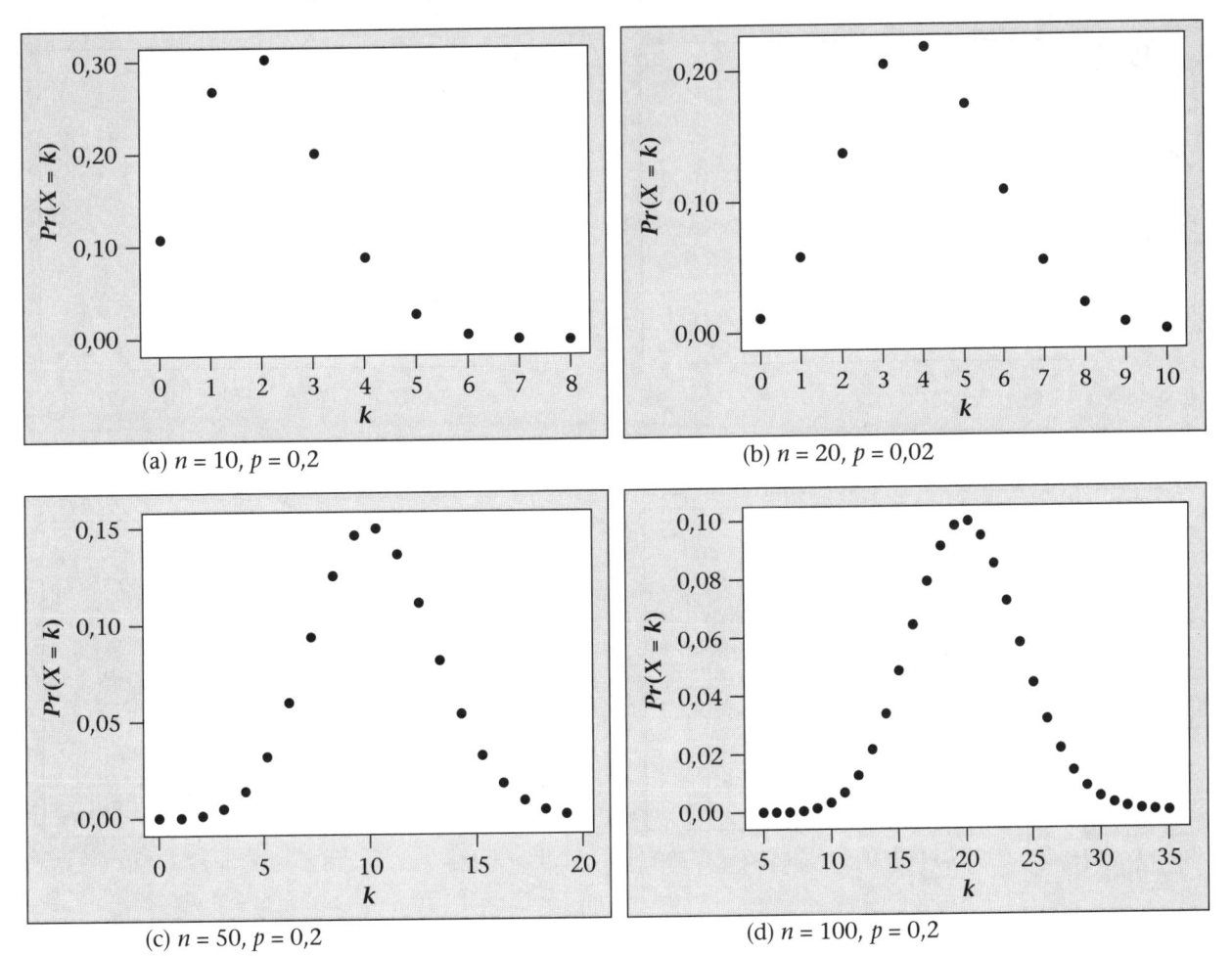

(a) n = 10, p = 0,2

(b) n = 20, p = 0,02

(c) n = 50, p = 0,2

(d) n = 100, p = 0,2

5.8 APROXIMAÇÃO NORMAL PARA A DISTRIBUIÇÃO DE POISSON

A distribuição normal também pode ser usada para aproximar outras distribuições discretas, além da binomial, particularmente a distribuição de Poisson, uma vez que é complicado usar a distribuição de Poisson para grandes valores de μ.

A mesma técnica de distribuição binomial é utilizada, ou seja, a média e a variância da distribuição de Poisson e da distribuição normal aproximada são igualadas.

EQUAÇÃO 5.13   **Aproximação Normal para a Distribuição de Poisson**

A distribuição de Poisson com parâmetro μ é aproximada por uma distribuição normal com média e variância iguais a μ. $Pr(X = x)$ é aproximada pela área sob uma densidade $N(\mu,\mu)$ de $x - \frac{1}{2}$ a $x + \frac{1}{2}$ para x > 0 ou pela área à esquerda de $\frac{1}{2}$, para x = 0. Essa aproximação é utilizada quando μ ≥ 10.

As distribuições de Poisson para μ = 2, 5, 10 e 20 são traçadas usando o R na Figura 5.21. A aproximação normal é claramente inadequada para μ = 2 (Figura 5.21a), marginalmente adequada para μ = 5 (Figura 5.21b) e adequada para μ = 10 (Figura 5.21c) e μ = 20 (Figura 5.21d).

FIGURA 5.21 Gráfico da distribuição de Poisson utilizando o R, μ = 2, 5, 10, 20

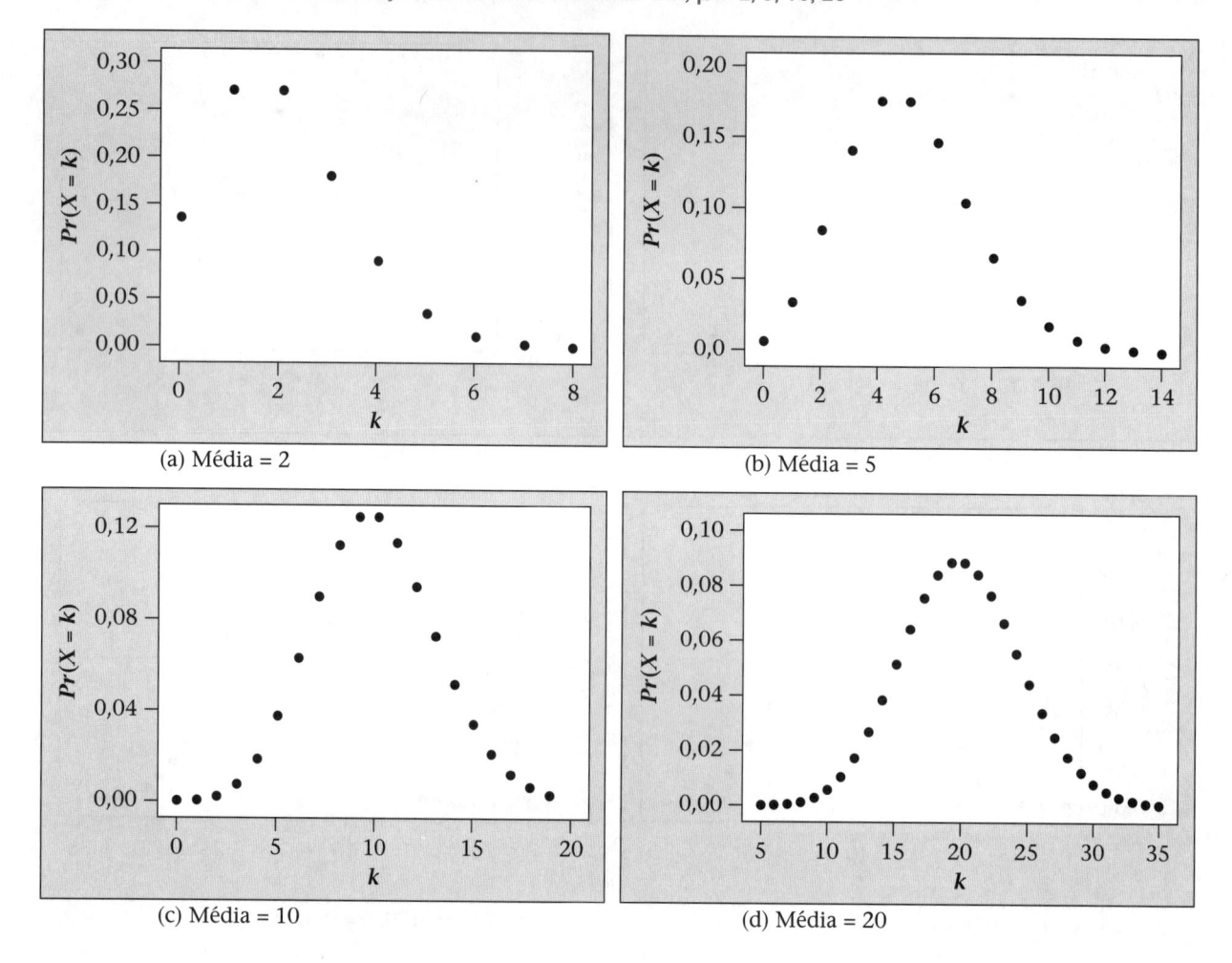

(a) Média = 2

(b) Média = 5

(c) Média = 10

(d) Média = 20

EXEMPLO 5.33 **Bacteriologia** Considere novamente a distribuição do número de bactérias numa placa de Petri de área A. Suponha que a probabilidade de observar x bactérias é dada exatamente por uma distribuição de Poisson com parâmetro $\mu = \lambda A$, em que $\lambda = 0,1$ bactéria/cm² e $A = 100$ cm². Suponha que 20 bactérias sejam observadas nessa área. Esse evento é estranho?

Solução: A distribuição exata do número de bactérias observadas em 100 cm² é de Poisson com parâmetro $\mu = 10$. Aproximamos essa distribuição por uma distribuição normal com média = 10 e variância = 10. Por isso, calculamos

$$Pr(X \geq 20) \approx Pr(Y \geq 19,5)$$

em que $Y \sim N(\lambda A, \lambda A) = N(10,10)$

Temos

$$Pr(Y \geq 19,5) = 1 - Pr(Y \leq 19,5) = 1 - \Phi\left(\frac{19,5 - 10}{\sqrt{10}}\right)$$

$$= 1 - \Phi\left(\frac{9,5}{\sqrt{10}}\right) = 1 - \Phi(3,004)$$

$$= 1 - 0,9987 = 0,0013$$

Assim, 20 ou mais colônias em 100 cm² seriam esperadas apenas 1,3 vez em 1.000 placas, um evento raro. Para efeito de comparação, também calculamos a probabilidade exata de Poisson de obter 20 ou mais bactérias, usando o Excel, e obtemos $Pr(X \geq 20|\mu = 10) =$

= 0,0035. Assim, a aproximação normal é apenas razoável nesse caso, mas tem como consequência a mesma conclusão de que a obtenção de 20 ou mais bactérias em 100 cm² é um evento raro.

QUESTÕES DE REVISÃO 5C

1. Por que usamos a aproximação normal para a distribuição binomial?
2. Qual das seguintes distribuições binomiais pode ser bem aproximada por uma distribuição normal? A distribuição de Poisson? Ambas? Nenhuma?
   - (a) $n = 40$, $p = 0,05$
   - (b) $n = 300$, $p = 0,05$
   - (c) $n = 500$, $p = 0,001$
   - (d) $n = 1.000$, $p = 0,001$
3. A prevalência de glaucoma entre idosos em populações de alto risco em centros urbanos é de cerca de 5%. Suponha que um "*Eyemobile*" seja enviado para vários bairros na área de Chicago para identificar indivíduos para um novo estudo sobre glaucoma. Se 500 pessoas idosas (acima de 65 anos) forem selecionadas pela equipe do *Eyemobile*, qual será a probabilidade de identificação de pelo menos 20 casos de glaucoma?
4. O número de mortes por insuficiência cardíaca em um hospital tem aproximadamente distribuição de Poisson com média = 20 casos por ano. Em 2012, um hospital registra 35 mortes por insuficiência cardíaca. Essa ocorrência é incomum? Por quê?

5.9 RESUMO

Neste capítulo foram discutidas variáveis aleatórias contínuas. Foi apresentado o conceito de uma função densidade de probabilidade (fdp), que é análoga a uma função massa de probabilidade para variáveis aleatórias discretas. Além disso, as generalizações dos conceitos de valor esperado, variância e distribuição acumulada foram apresentadas para variáveis aleatórias contínuas.

A distribuição normal, a distribuição contínua mais importante, foi então estudada em detalhes. A distribuição normal é, muitas vezes, utilizada no ramo estatístico porque muitos fenômenos aleatórios seguem essa distribuição de probabilidade, sobretudo aqueles que podem ser expressos como a soma de muitas variáveis aleatórias. Mostrou-se que a distribuição normal é indexada por dois parâmetros, a média μ e a variância σ². Felizmente, todos os cálculos relativos a qualquer variável aleatória normal podem ser feitos usando a distribuição normal padrão, que tem média 0 e variância 1. Tabelas normais foram apresentadas para serem usadas ao trabalhar com a distribuição normal padrão. Alternativamente, tabelas eletrônicas podem ser utilizadas para avaliar as áreas e/ou os percentis para *qualquer* distribuição normal. Além disso, como a distribuição normal é fácil de usar, ela é muitas vezes empregada para aproximar outras distribuições. Estudamos, em particular, as aproximações normais para as distribuições binomial e de Poisson, que constituem casos especiais do teorema central do limite, o qual é abordado em mais detalhes no Capítulo 6. Além disso, para facilitar as aplicações do teorema central do limite, foram discutidas as propriedades de combinações lineares das variáveis aleatórias para o caso das variáveis aleatórias independentes.

Nos próximos três capítulos, a distribuição normal é usada extensivamente como base para o trabalho de inferência estatística.

PROBLEMAS

Doença Cardiovascular

Como o colesterol sérico está relacionado à idade e ao sexo, alguns pesquisadores preferem expressá-lo em termos de escores z. Se X = colesterol sérico, então $Z = \frac{X - \mu}{\sigma}$, em que μ é a média e σ é o desvio-padrão do colesterol sérico para um grupo de determinada idade e sexo. Suponhamos que Z seja considerado uma variável aleatória normal padrão.

*5.1 Qual é a Pr(Z < 0,5)?

*5.2 Qual é a Pr(Z > 0,5)?

*5.3 Qual é a Pr(−1,0 < Z < 1,5)?

Suponhamos que uma pessoa tenha níveis elevados de colesterol se Z > 2,0 e colesterol limítrofe se 1,5 < Z < 2,0.

*5.4 Qual a proporção de pessoas com colesterol alto?

*5.5 Qual a proporção de pessoas com colesterol no limite?

Nutrição

Suponha que a ingestão total de carboidratos em meninos de 12 a 14 anos seja normalmente distribuída, com média = 124 g/1.000 cal e desvio-padrão = 20 g/1.000 cal.

5.6 Qual é a porcentagem de meninos nessa faixa etária que têm ingestão de carboidratos acima de 140 g/1.000 cal?

5.7 Qual é a porcentagem de meninos nessa faixa etária que têm ingestão de carboidratos abaixo de 90 g/1.000 cal?

Suponha que meninos nessa faixa etária que vivem abaixo do nível de pobreza têm uma média de ingestão de carboidratos de 121 g/1.000 cal com um desvio-padrão de 19 g/1.000 cal.

5.8 Responda ao Problema 5.6 considerando meninos nessa faixa etária e ambiente econômico.

5.9 Responda ao Problema 5.7 considerando meninos nessa faixa etária e ambiente econômico.

Hipertensão

Foi realizado um estudo que avaliou o efeito do treinamento dos observadores na medição da pressão arterial com base nos dados NHANES de 1999 e 2000 (Ostchega et al. [1]). Um objetivo era que a diferença de pressão arterial registrada entre o observador e o treinador fosse ≤ 2 mm Hg em valor absoluto. Relatou-se que a diferença média da pressão arterial sistólica (PAS) entre observadores e treinadores (ou seja, a média da PAS do observador menos a PAS do treinador) = média (Δ) foi 0,189 mm Hg com dp = = 2,428 mm Hg.

5.10 Se assumirmos que Δ é normalmente distribuída, qual é a porcentagem de pares (observador, treinador) que têm uma diferença média ≥ 2 mm Hg em valor absoluto (isto é, ≥ 2 mm Hg ou ≤ −2 mm Hg)?

5.11 Se considerarmos que Δ é normalmente distribuída, quais são o 90° percentil (isto é, o decil superior) e o 10° percentil (isto é, o decil inferior) da distribuição?

Doença Cardiovascular, Doença Pulmonar

A duração do hábito de fumar tem sido associada a muitas doenças, incluindo o câncer de pulmão e diferentes formas de doença cardíaca. Suponha que, entre homens de 30 a 34 anos que já fumaram, o número médio de anos em que fumaram é de 12,8, com desvio-padrão de 5,1 anos. Para as mulheres nessa faixa etária, o número médio de anos em que fumaram é de 9,3, com desvio-padrão de 3,2.

*5.12 Considerando que a duração do hábito de fumar seja normalmente distribuída, qual é a proporção de homens nessa faixa etária que fumaram por mais de 20 anos?

*5.13 Responda ao Problema 5.12 em relação às mulheres.

Doença Cardiovascular

O colesterol sérico é um importante fator de risco da doença coronariana. Podemos mostrar que o colesterol sérico tem uma distribuição aproximadamente normal, com média = 219 mg/dL e desvio-padrão = 50 mg/dL.

*5.14 Se o intervalo clinicamente desejável para o colesterol é < 200 mg/dL, qual é a proporção de pessoas que têm níveis clinicamente desejáveis de colesterol?

*5.15 Alguns pesquisadores acreditam que apenas níveis de colesterol acima de 250 mg/dL indicam risco suficientemente alto de doença cardíaca para justificar o tratamento. Que porcentagem da população esse grupo representa?

*5.16 Que proporção da população em geral tem níveis de colesterol no limite − ou seja, > 200, mas < 250 mg/dL?

Hipertensão

As pessoas são classificadas como hipertensas quando sua pressão arterial sistólica (PAS) é maior que um nível especificado para sua faixa etária, de acordo com o algoritmo na Tabela 5.1.

TABELA 5.1 Média e desvio-padrão da PAS (mm Hg) em faixas etárias específicas

Faixa etária	Média	Desvio-padrão	Nível de hipertensão especificado
1-14	105,0	5,0	115,0
15-44	125,0	10,0	140,0

Suponha que a PAS seja normalmente distribuída com a média e o desvio-padrão dados na Tabela 5.1 para as faixas etárias 1 a 14 e 15 a 44, respectivamente. Defina uma *família* como um grupo de duas pessoas na faixa etária de 1-14 e duas pessoas na faixa etária de 15-44. Uma família é classificada como hipertensa se pelo menos um adulto e pelo menos uma criança forem hipertensos.

*5.17 Qual a proporção dos jovens de 1 a 14 anos que são hipertensos?

*5.18 Qual a proporção de pessoas de 15 a 44 anos que são hipertensos?

*5.19 Qual a proporção de famílias hipertensas? (Suponha que os estados hipertensivos de diferentes membros de uma família sejam variáveis aleatórias independentes.)

*5.20 Suponha que 1.000 famílias vivam em uma comunidade. Qual é a probabilidade de uma entre cinco famílias ser hipertensa?

Doença Pulmonar

O FEV (do inglês *forced expiratory volume*) é um índice da função pulmonar que mede o volume de ar expelido depois de 1 segundo de esforço constante. O FEV é influenciado por idade, sexo e tabagismo. Suponha que o FEV de homens não fumantes de 45 a 54 anos seja normalmente distribuído com média = 4,0 L e desvio-padrão = 0,5 L.

Em idades comparativas, o FEV dos homens atualmente fumantes é normalmente distribuído com média = 3,5 L e desvio-padrão = 0,6 L.

5.21 Caso se considere que um FEV inferior a 2,5 L mostra algum prejuízo funcional (falta de ar ocasional, incapacidade de subir escadas etc.), qual é a probabilidade de um homem que atualmente fuma ter prejuízo funcional?

5.22 Responda ao Problema 5.21 levando em consideração um homem não fumante.

Algumas pessoas não estão funcionalmente prejudicadas agora, mas sua função pulmonar geralmente diminui com a idade e elas acabarão sendo prejudicadas funcionalmente. Suponha que o *declínio* do FEV em *n* anos seja normalmente distribuído, com média = 0,03n L e desvio-padrão = 0,02n L.

5.23 Qual é a probabilidade de um homem de 45 anos com FEV de 4,0 L ser prejudicado funcionalmente aos 75 anos?

5.24 Responda ao Problema 5.23 considerando um homem de 25 anos com FEV de 4,0 L.

Doenças Infecciosas

O diferencial é uma medida padrão feita durante um exame de sangue. Consiste em classificar os glóbulos brancos nas seguintes categorias: (1) basófilos, (2) eosinófilos, (3) monócitos, (4) linfócitos e (5) neutrófilos. A prática habitual é observar ao microscópio 100 células selecionadas aleatoriamente e contar o número de células em cada uma das cinco categorias. Suponha que um adulto normal tenha as seguintes proporções de células em cada uma das categorias: basófilos, 0,5%; eosinófilos, 1,5%; monócitos, 4%; linfócitos, 34%; e neutrófilos, 60%.

*5.25 Excesso de eosinófilos às vezes é compatível com uma violenta reação alérgica. Qual é a probabilidade exata de que um adulto normal tenha cinco ou mais eosinófilos?

*5.26 Excesso de linfócitos é compatível com várias formas de infecção viral, como a hepatite. Qual é a probabilidade de um adulto normal ter 40 ou mais linfócitos?

*5.27 Qual é a probabilidade de um adulto normal ter 50 linfócitos ou mais?

*5.28 Quantos linfócitos teriam de aparecer no diferencial antes de você sentir que o padrão "normal" foi violado?

*5.29 Excesso de neutrófilos é compatível com vários tipos de infecção bacteriana. Suponha que um adulto tenha x neutrófilos. Qual deve ser o valor de x para que a probabilidade de um adulto normal com x ou mais neutrófilos seja ≤5%?

*5.30 Qual deve ser o valor de x para a probabilidade de um adulto normal com x ou mais neutrófilos seja ≤1%?

Bioquímica Sérica

Em pesquisa farmacológica, várias medições de bioquímica sérica costumam ser rigorosamente monitoradas em busca de evidências de efeitos colaterais da medicação em estudo. Suponha que os níveis normais de glicose no sangue sejam normalmente distribuídos, com média = 90 mg/dL e desvio-padrão = 38 mg/dL.

5.31 Se o intervalo normal for 65-120 mg/dL, que porcentagem de valores estará na faixa normal?

5.32 Em alguns estudos, apenas valores pelo menos 1,5 vez maiores que o limite superior do normal são identificados como anormais. Que porcentagem dos valores estaria nessa faixa?

5.33 Responda ao Problema 5.32 considerando valores 2,0 vezes o limite superior do normal.

5.34 Frequentemente, os testes que produzem resultados anormais são repetidos para confirmação. Qual a probabilidade de, para uma pessoa normal, um teste ser pelo menos 1,5 vez tão elevado quanto o limite superior do normal em duas ocasiões distintas?

5.35 Suponha que, em um estudo farmacológico que envolva 6.000 pacientes, 75 apresentem níveis de glicose no sangue pelo menos 1,5 vez o limite superior normal em uma ocasião. Qual é a probabilidade de que esse resultado seja ao acaso?

Câncer

Um tratamento é proposto para testar a eficácia da vitamina E como um agente de prevenção contra o câncer. Um problema com esse estudo é como avaliar adesão dos participantes. Um pequeno estudo piloto é realizado para estabelecer os critérios de adesão com os agentes do estudo proposto. Nesse estudo piloto, 10 pacientes recebem 400 UI/dia de vitamina E e a 10 pacientes são dadas cápsulas de placebo de tamanho semelhante ao longo de 3 meses. Os níveis séricos de vitamina E são medidos antes e após o período de 3 meses, e a mudança (3 meses – linha de base) é mostrada na Tabela 5.2.

TABELA 5.2 Mudança na vitamina E sérica (mg/dL) em um estudo piloto

Grupo	Média	dp	n
Vitamina E	0,80	0,48	10
Placebo	0,05	0,16	10

*5.36 Suponha que uma mudança de 0,30 mg/dL nos níveis séricos seja proposta como um critério de teste para adesão, isto é, um paciente que apresenta uma mudança ≥0,30 mg/dL seja considerado um consumidor de vitamina

E compatível. Presumindo-se normalidade, que porcentagem do grupo da vitamina E espera-se que mostre uma mudança de pelo menos 0,30 mg/dL?

*5.37 A medida no Problema 5.36 é uma medida de sensibilidade, especificidade ou valor preditivo?

*5.38 Qual porcentagem do grupo placebo espera-se que mostre uma mudança de não mais que 0,30 mg/dL?

*5.39 A medida no Problema 5.38 é uma medida de sensibilidade, especificidade ou valor preditivo?

*5.40 Suponha que um novo limiar de mudança, Δ mg/dL, seja proposto para estabelecer a adesão. Queremos usar um nível de Δ tal que as medidas de adesão nos Problemas 5.36 e 5.38 para os pacientes nos grupos vitamina E e placebo sejam as mesmas. Qual deve ser o Δ? Qual seria a adesão nos grupos vitamina E e placebo que utilizam esse nível de limiar?

5.41 Suponha que consideremos o ensaio sérico da vitamina E como um teste de triagem para a adesão com sua suplementação. Os participantes cuja variação de níveis séricos de vitamina E seja $\geq \Delta$ mg/dL serão considerados consumidores de vitamina E, e os participantes cuja mudança seja $< \Delta$ mg/dL serão considerados usuários do placebo. Escolha diversos valores possíveis para Δ e construa a curva recebedora das características dos operadores (ROC) para esse teste. Qual é a área sob a curva ROC? (*Sugestão:* a área sob a curva ROC pode ser calculada analiticamente com base nas propriedades de combinações lineares das distribuições normais.)

Doença Pulmonar

Os dados da função pulmonar no conjunto de dados é FEV.DAT (veja o Problema 2.23). Estamos interessados em saber se o tabagismo está relacionado ao nível de função pulmonar. No entanto, o FEV é afetado por idade e sexo; além disso, as crianças fumantes (passivas ou não) tendem a ser mais velhas que as crianças não fumantes. Por estas razões, o FEV deve ser padronizado para idade e sexo. Para isso, use a abordagem de escores z esboçada no Problema 5.1, em que o escore z é definido por grupos de idade e sexo.

5.42 Esboce graficamente a distribuição dos escores z para fumantes e não fumantes separadamente. Essas distribuições parecem normais? Fumo e função pulmonar parecem estar de alguma forma relacionados nesses dados?

5.43 Repita as análises no Problema 5.42 para o subgrupo de crianças com mais de 10 anos (porque o tabagismo é muito raro antes dessa idade). Você chega a conclusões semelhantes?

5.44 Repita as análises no Problema 5.43 separadamente para meninos e meninas. Suas conclusões são as mesmas nos dois grupos?

(*Observação*: métodos formais para comparar médias de FEV entre fumantes e não fumantes serão discutidos no material sobre inferência estatística no Capítulo 8.)

Doença Cardiovascular

Um ensaio clínico foi conduzido para testar a eficácia do nifedipino, um novo medicamento para redução da dor torácica em pacientes com angina grave o suficiente para exigir a internação. A duração do estudo foi de 14 dias no hospital, a menos que o paciente tenha sido retirado prematuramente da terapia, recebido alta ou falecido antes desse tempo. Os pacientes foram aleatoriamente designados para nifedipino ou propranolol e receberam a mesma dosagem de cada medicamento em cápsulas idênticas no nível 1 da terapia. Se a dor não cessasse nesse nível de terapia ou se a dor surgisse depois de um período de cessação, o paciente progredia para o nível 2, em que a dosagem de cada droga era aumentada de acordo com um calendário predeterminado. Da mesma forma, se a dor continuasse ou ressurgisse no nível 2, o paciente progredia para o nível 3, em que a dosagem da droga anginosa era aumentada novamente. Os pacientes randomizados para cada grupo receberam nitratos em quantidade considerada clinicamente apropriada para ajudar a controlar a dor.

O principal objetivo do estudo foi comparar o grau de alívio da dor do nifedipino com o do propranolol. Um objetivo secundário foi compreender melhor os efeitos desses agentes sobre outros parâmetros fisiológicos, incluindo a frequência cardíaca e a pressão arterial. Os dados sobre esses últimos parâmetros são apresentados no conjunto de dados NIFED.DAT. O formato desse arquivo é mostrado na Tabela 5.3.

TABELA 5.3 Formato do NIFED.DAT

Variável	Código
ID	
Grupo de tratamento	N = nifedipino/ P = propranolol
Frequência cardíaca basal[a]	batimentos/min
Nível 1 da frequência cardíaca[b]	batimentos/min
Nível 2 da frequência cardíaca	batimentos/min
Nível 3 da frequência cardíaca	batimentos/min
Linha de base da PAS[a]	mm Hg
Nível 1 da PAS[b]	mm Hg
Nível 2 da PAS	mm Hg
Nível 3 da PAS	mm Hg

a. Frequência cardíaca e PAS imediatamente antes da randomização.
b. Frequência cardíaca mais alta e PAS em cada nível da terapia.
Observação: os valores faltantes indicam uma das seguintes situações:
(1) O paciente abandonou o estudo antes de ingressar nesse nível da terapia.
(2) O paciente obteve alívio da dor antes de chegar a esse nível da terapia.
(3) O paciente alcançou esse nível da terapia, mas essa parte específica dos dados estava faltando.

5.45 Descreva o efeito de cada nível da terapia nas alterações do ritmo cardíaco e da pressão arterial. A distribuição das mudanças nesses parâmetros parece normal ou não?

5.46 Compare graficamente os efeitos dos tratamentos sobre a frequência cardíaca e a pressão arterial. Você percebe alguma diferença entre os tratamentos?

(*Observação*: testes formais para comparar as alterações na frequência cardíaca e na pressão arterial nos dois grupos de tratamento são abordados no Capítulo 8.)

Hipertensão

Há reconhecidas diferenças na pressão arterial entre adultos norte-americanos caucasianos e afro-americanos. Em geral, essas diferenças não existem entre crianças caucasianas e afro-americanas. Uma vez que os níveis de aldosterona foram relacionados com os níveis de pressão arterial em adultos na pesquisa anterior, realizou-se uma investigação para analisar os níveis de aldosterona entre crianças afro-americanas e caucasianas [2].

*5.47 Se o nível médio de aldosterona no plasma de crianças afro-americanas foi de 230 pmol/L com um desvio-padrão de 203 pmol/L, que porcentagem de crianças afro-americanas apresenta níveis ≤ 300 pmol/L, presumindo-se normalidade?

*5.48 Se o nível médio de aldosterona no plasma de crianças caucasianas é de 400 pmol/L com desvio-padrão de 218 pmol/L, qual a porcentagem de crianças caucasianas com níveis ≤ 300 pmol/L, presumindo-se normalidade?

*5.49 A distribuição da concentração aldosterona no plasma de 53 crianças caucasianas e 46 crianças afro-americanas é mostrada na Figura 5.22. A suposição da normalidade parece razoável? Por quê? (*Sugestão*: compare qualitativamente o número observado de crianças que apresentam níveis ≤ 300 pmol/L com o número esperado de cada grupo quando se presume a normalidade.)

Doença Hepática

Suponha que observemos 84 alcoólatras com cirrose hepática, dos quais 29 têm hepatomas – ou seja, carcinoma da célula hepática. Suponha que saibamos, com base em uma grande amostra, que o risco de hepatoma entre alcoólatras sem cirrose hepática é de 24%.

5.50 Qual é a probabilidade de que observemos exatamente 29 alcoólatras com cirrose hepática com hepatomas se a verdadeira taxa de hepatoma entre os alcoólatras (com ou sem cirrose hepática) é de 0,24?

5.51 Qual é a probabilidade de observar pelo menos 29 hepatomas entre os 84 alcoólatras com cirrose hepática sob os pressupostos do Problema 5.50?

5.52 Qual é o menor número de hepatomas que teria de ser observado entre os alcoólatras com cirrose hepática para que a experiência do hepatoma nesse grupo diferisse da experiência do hepatoma entre alcoólatras sem cirrose hepática? (*Sugestão*: utilize uma probabilidade de 5% de obtenção de um resultado pelo menos tão extremo para denotar diferenças entre as experiências de hepatoma dos dois grupos.)

Diabetes, Obstetrícia

Mulheres grávidas com diabetes *mellitus* gestacional (DMG) estão em risco de ganho de peso em longo prazo e subsequente desenvolvimento de diabetes tipo II. Realizou-se um ensaio clínico piloto de perda de peso em que as

FIGURA 5.22 Concentrações de aldosterona no plasma de 53 crianças caucasianas e 46 afro-americanas. Os valores dentro da área sombreada foram indetectáveis (<50 pmol/L). As linhas horizontais sólidas indicam os valores médios e as linhas horizontais tracejadas indicam a média ± se. O conceito de erro padrão (se) é discutido no Capítulo 6.

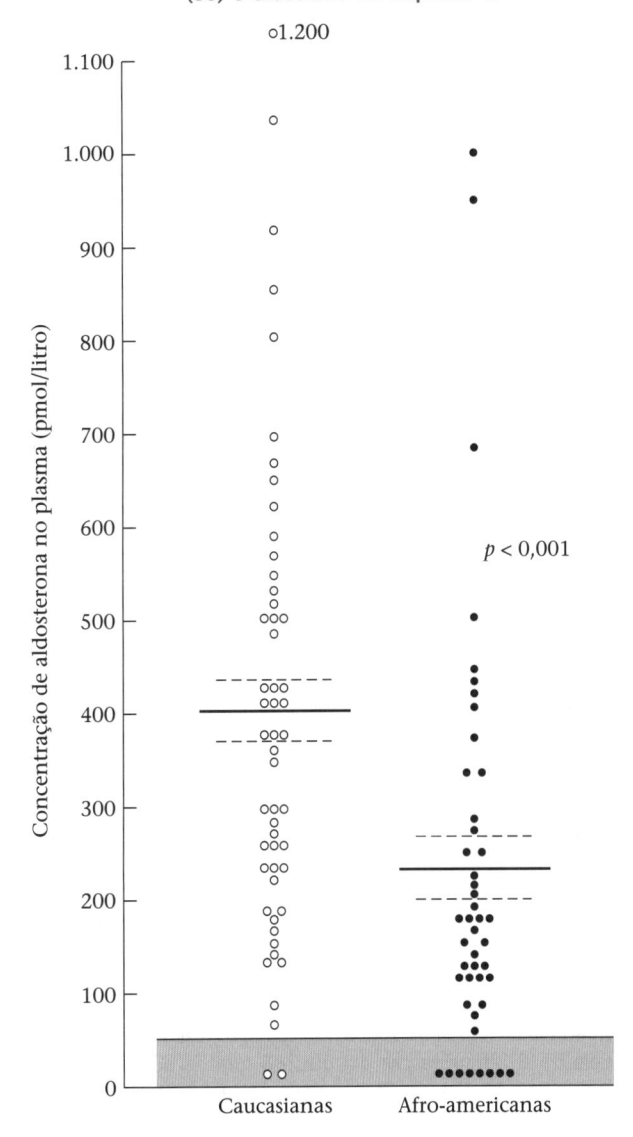

mulheres com DMG foram randomizadas para receber uma intervenção ativa através da web ou uma intervenção controle (Nicolas et al. [3]). As mulheres foram randomizadas 6 semanas após o parto e depois foram avaliadas em visitas de acompanhamento aos 6 e aos 12 meses após o parto. Doze meses após o parto, as mulheres no grupo ativo haviam perdido uma média de 0,2 libra, com um desvio-padrão de 15,4 libras.

5.53 Se considerarmos que a mudança no peso entre o período pré-gestacional e 12 meses após o parto é normalmente distribuída, qual é a porcentagem das mulheres no grupo ativo que, 12 meses após o parto, estão com o peso anterior à gravidez ou abaixo dele?

(*Sugestão:* para todas as partes deste problema, suponha que os pesos possam ser medidos exatamente e não seja necessária correção de continuidade.)

Doze meses após o parto, as mulheres do grupo de controle ganharam uma média de 7,9 lb, com um desvio-padrão de 15,3 lb em comparação com o peso pré-gravidez.

5.54 Qual é a probabilidade de uma mulher do grupo de controle, em 12 meses, ter peso igual ou inferior ao anterior à gravidez?

(*Sugestão:* faça as mesmas suposições do Problema 5.53.)

5.55 Quais são o 10° e o 90° percentis aproximados da mudança de peso desde antes da gravidez até 12 meses após o parto para as mulheres do grupo ativo? E para as mulheres do grupo de controle?

(*Sugestão:* faça as mesmas suposições dos Problemas 5.53 e 5.54.)

Funcionários do Departamento de Saúde do Estado estão pensando em usar a intervenção ativa na população geral de mulheres com DMG. No entanto, eles esperam que, das mulheres que receberem a intervenção, 80% vão efetivamente aderir a ela com uma distribuição de ganho de peso semelhante ao grupo ativo. Os outros 20% das mulheres perderão o interesse e deverão ter uma distribuição de ganho de peso semelhante ao grupo de controle.

5.56 Qual é a porcentagem das mulheres com DMG no programa que se espera que tenham não mais de 2 lb acima do seu peso anterior à gravidez?

O programa será implementado se pelo menos 50% das mulheres com DMG no programa estiverem não mais de 2 lb acima do seu peso anterior à gravidez 12 meses após o parto.

5.57 Com base nos resultados do Problema 5.56, o programa deve ser implementado? Por quê?

Saúde Ambiental

5.58 Realizou-se um estudo que relaciona a poluição do ar por partículas e a mortalidade diária em Steubenville, Ohio [4]. Em média, nos últimos 10 anos, houve 3 mortes por dia em Steubenville. Suponha que, em 90 dias de alta poluição – dias em que as partículas totais em suspensão estão no quartil mais alto entre todos os dias –, a taxa de mortalidade seja de 3,2 mortes por dia ou 288 mortes observadas ao longo dos 90 dias de alta poluição. Há um número incomum de mortes nos dias de alta poluição?

Nutrição

📊 Consulte o Conjunto de Dados VALID.DAT descrito na Tabela 2.16.

5.59 Considere os nutrientes gordura saturada, gordura total e calorias totais. Plote a distribuição de cada nutriente tanto para o registro da dieta quanto para o questionário de frequência alimentar. Você acha que uma distribuição normal é apropriada para esses nutrientes?

(*Sugestão:* calcule a proporção observada de mulheres que se enquadram entre 1,0, 1,5, 2,0 e 2,5 desvios-padrão da média. Compare as proporções observadas com as proporções esperadas com base na suposição de normalidade.)

5.60 Responda ao Problema 5.59 usando a transformação ln(nutriente) para cada valor de nutrientes. A suposição de normalidade é mais apropriada para valores transformados em logaritmo, para valores não transformados ou para nenhum dos dois?

5.61 Um problema especial surge no consumo nutricional do álcool. Muitas vezes, há um grande número de pessoas que não bebem (consumo de álcool = 0) e outro grande grupo de pessoas que bebem (consumo de álcool > 0). A distribuição do consumo total de álcool parece bimodal. Plote a distribuição do consumo de álcool, tanto para o registro da dieta quanto para o questionário de frequência alimentar. As distribuições parecem uni ou bimodais? Você acha que a suposição de normalidade é apropriada para esse nutriente?

Câncer, Neurologia

Um estudo abordou o risco de câncer entre pacientes com fibrose cística [5]. Utilizando registros de pacientes com fibrose cística nos Estados Unidos e no Canadá, a incidência de câncer entre os pacientes com fibrose cística entre 1 de janeiro de 1985 e 31 de dezembro de 1992 foi comparada com as taxas de incidência de câncer esperadas com base no programa de Vigilância de Epidemiologia e Resultados do programa do National Cancer Institute de 1984 a 1988.

5.62 Entre os pacientes com fibrose cística, foram observados 37 tipos de câncer, embora 45,6 tipos fossem esperados. Que distribuição pode ser utilizada para modelar a distribuição dos tipos de câncer em pacientes com fibrose cística?

5.63 Há um número muito baixo de câncer entre os pacientes com fibrose cística?

5.64 No mesmo estudo, 13 tipos de câncer do trato digestivo foram observados, embora apenas 2 fossem esperados. Há um número excepcionalmente elevado de câncer digestivo entre os pacientes com fibrose cística?

Hipertensão

Uma médica diagnostica um paciente como hipertenso e prescreve uma medicação anti-hipertensiva. Para avaliar o estado clínico do paciente, a médica faz n medições repetidas da pressão arterial antes de o paciente começar a usar a droga (dados de referência) e n medições repetidas da pressão arterial 4 semanas após o início da medicação (acompanhamento). Ela usa a média das n repetições na linha de referência menos a média das n repetições no acompanhamento para avaliar o estado clínico do paciente. Ela sabe, da experiência clínica anterior com a droga, que a alteração da pressão arterial diastólica (PAD) ao longo de um período de 4 semanas em grande número de pacientes após o início do uso do fármaco é de 5,0 mm Hg com variância $33/n$, em que n é o número de medidas obtidas no período de referência e no acompanhamento.

5.65 Se assumirmos que a mudança na PAD média é normalmente distribuída, qual é a probabilidade de um sujeito diminuir a PAD em pelo menos 5 mm Hg se 1 medida replicada for obtida no início do estudo e do acompanhamento?

5.66 A médica também sabe que, se um paciente não for tratado (ou não tomar a medicação prescrita), a PAD média em 4 semanas diminuirá em 2 mm Hg com variância $33/n$. Qual é a probabilidade de um sujeito não tratado diminuir a PAD em pelo menos 5 mm Hg, se 1 medida replicada for obtida tanto no período de referência como no acompanhamento?

5.67 Suponha que a médica não tenha certeza se o paciente está realmente tomando a medicação prescrita. Ela quer tomar um número de medições repetidas suficiente no período de referência e no acompanhamento para que a probabilidade do Problema 5.65 seja pelo menos cinco vezes a probabilidade no Problema 5.66. Quantas medições repetidas ela deve fazer?

Endocrinologia

Um estudo comparou diferentes tratamentos para prevenir a perda óssea entre mulheres com menos de 60 anos após a menopausa [6]. A alteração média na densidade mineral óssea da espinha lombar ao longo de um período de 2 anos para as mulheres no grupo placebo foi de −1,8% (uma diminuição média), com desvio-padrão de 4,3%. Suponha que a mudança na densidade mineral óssea seja normalmente distribuída.

5.68 Se um declínio de 2% na densidade mineral óssea for considerado clinicamente significativo, que porcentagem de mulheres no grupo placebo pode-se esperar que apresente um declínio de pelo menos 2%?

A alteração na densidade mineral óssea da coluna lombar ao longo de um período de 2 anos entre mulheres no grupo de alendronato 5 mg foi +3,5% (um aumento médio), com um desvio-padrão de 4,2%.

5.69 Que porcentagem de mulheres no grupo de 5 mg de alendronato espera-se ter uma diminuição clinicamente significativa na densidade mineral óssea, tal como definida no Problema 5.68?

5.70 Suponha que 10% das mulheres atribuídas ao grupo alendronato 5mg, na verdade, não estejam tomando suas pílulas (não adesão). Considerando que elas apresentem uma resposta semelhante à das mulheres do grupo placebo, que porcentagem de mulheres que cumprem o tratamento com alendronato 5 mg espera-se que tenham uma diminuição clinicamente significativa? (*Sugestão:* use a regra da probabilidade total.)

Doença Cardiovascular

A obesidade é um importante determinante de doença cardiovascular porque afeta diretamente vários fatores de risco cardiovascular estabelecidos, incluindo hipertensão e diabetes. Estima-se que o peso médio de uma mulher de 18 anos seja de 123 lb e aumente para 142 lb aos 50 anos. Além disso, vamos supor que a PAS (pressão arterial sistólica) média para uma mulher de 50 anos seja de 125 mm Hg, com desvio-padrão de 15 mm Hg, e que a PAS seja normalmente distribuída.

5.71 Qual é a proporção de mulheres de 50 anos hipertensas, considerando que a hipertensão seja definida como PAS ≥ 140 mm Hg?

Com base em ensaios clínicos anteriores, estima-se que, para cada 10 lb da perda de peso, há, em média, uma redução correspondente de 3 mm Hg na PAS média.

5.72 Suponha que uma mulher não tenha ganhado peso dos 18 aos 50 anos. Que PAS média para mulheres de 50 anos seria esperada sob essas suposições?

5.73 Se o desvio-padrão da PAS sob a suposição do Problema 5.72 permanecesse o mesmo (15 mm Hg) e a distribuição da PAS se mantivesse normal, o que seria esperado da proporção de mulheres hipertensas sob a suposição do Problema 5.72?

5.74 Que porcentagem de hipertensão aos 50 anos é atribuível ao ganho de peso dos 18 aos 50 anos?

SIMULAÇÃO

5.75 Gere 100 amostras aleatórias de uma distribuição binomial com parâmetros $n = 10$ e $p = 0,4$. Considere uma aproximação dessa distribuição por uma distribuição normal com média = $np = 4$ e variância = $npq = 2,4$. Gere 100 amostras aleatórias da aproximação normal. Plote as duas distribuições de frequência no mesmo gráfico e compare os resultados. Você acha que a aproximação normal é adequada aqui?

5.76 Responda à pergunta do Problema 5.75 para uma distribuição binomial com parâmetros $n = 20$ e $p = 0,4$ e a aproximação normal correspondente.

5.77 Responda à pergunta do Problema 5.75 para uma distribuição binomial com parâmetros $n = 50$ e $p = 0,4$ e a aproximação normal correspondente.

SIMULAÇÃO

Um aparelho desloca um conjunto de bolas ao topo de uma pilha por sucção. No nível superior (Nível 1), cada bola é deslocada aleatoriamente 1 unidade para a esquerda ou 1 unidade para a direita, com igual probabilidade (veja a Figura 5.23). A bola, em seguida, desce para o Nível 2. No Nível 2, cada bola é novamente deslocada 1 unidade à esquerda ou 1 unidade à direita de forma aleatória. O processo continua por 15 níveis; as bolas permanecem no fundo por um curto período e, em seguida, são forçadas por sucção para o topo. (*Observação:* um aparelho semelhante, situado no Museu de Ciências de Boston, Massachusetts, é apresentado na Figura 5.24.)

5.78 Qual é a distribuição de probabilidade exata da posição das bolas na parte inferior com relação à posição de entrada (arbitrariamente indicada por 0)?

5.79 Você conseguiria pensar em uma aproximação para a distribuição derivada no Problema 5.78?

SIMULAÇÃO

5.80 Realize uma simulação desse processo (por exemplo, usando Minitab, Excel ou R) com 100 bolas e trace a distribuição de frequência da posição das esferas na parte inferior com relação à posição de entrada. A distribuição parece estar de acordo com as distribuições derivadas dos Problemas 5.78 e 5.79?

FIGURA 5.23 **Aparelho para deslocamento aleatório de bolas**

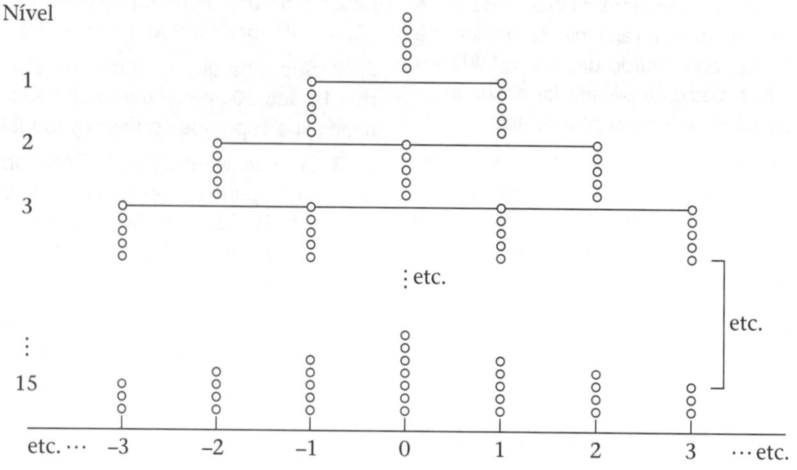

FIGURA 5.24 **Aparelho de Probabilidade no Museu de Ciências de Boston**

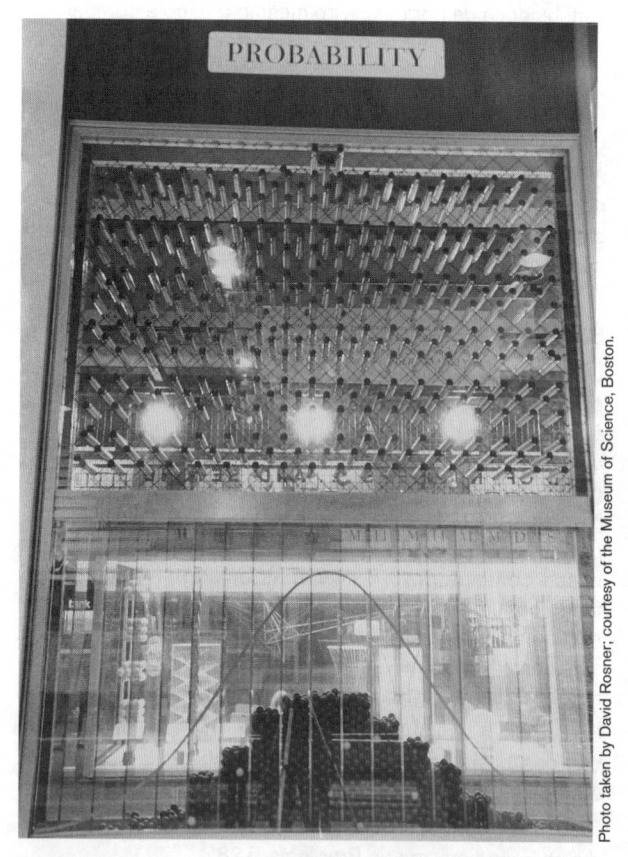

Photo taken by David Rosner; courtesy of the Museum of Science, Boston.

Ortopedia

Realizou-se um estudo de um teste diagnóstico (o teste FAIR, ou seja, flexão do quadril, adução e rotação interna) usado para identificar pessoas com síndrome do piriforme, uma doença pélvica que envolve o mau funcionamento do músculo piriforme (um músculo profundo da nádega), que muitas vezes provoca dor lombar e na nádega com dor ciática (dor que irradia para a perna) [7]. O teste FAIR baseia-se na velocidade da condução do nervo e é expresso como uma diferença de escores (velocidade da condução do nervo em uma postura menos a velocidade da condução do nervo agravante em uma postura neutra). Considera-se que, quanto maior a pontuação no teste FAIR, maior a probabilidade de o participante ter síndrome do piriforme. Os dados são apresentados no Conjunto de Dados PIRIFORM.DAT para 142 participantes sem síndrome do piriforme (piriforme = 1) e 489 participantes com síndrome do piriforme (piriforme = 2), para quem o diagnóstico da síndrome do piriforme baseou-se em critérios clínicos. O valor do teste é chamado MAXCHG e está em milissegundos (ms). Um ponto de corte de ≥ 1,86 m sobre o teste FAIR é proposto para definir um teste positivo.

5.81 Qual é a sensibilidade do teste para esse ponto de corte?

5.82 Qual é a especificidade do teste para esse ponto de corte?

5.83 Suponha que 70% dos participantes encaminhados a um ortopedista especializado em síndrome do piriforme terão, de fato, a doença. Se uma pontuação de teste de ≥ 1,86 ms é obtida para um participante, qual é a probabilidade de que a pessoa tenha síndrome do piriforme?

5.84 O critério de ≥ 1,86 ms para definir um teste positivo é arbitrário. Usando diferentes pontos de corte para definir a positividade, obtenha a curva ROC para o teste FAIR. Qual é a área sob a curva ROC? O que ela significa nesse contexto?

5.85 Você acha que a distribuição dos escores do teste FAIR dentro de um grupo é normal? Por quê?

Oftalmologia

A retinite pigmentosa (RP) é uma doença ocular genética que resulta em perda visual substancial e, em muitos casos, leva à cegueira. Uma medida vulgarmente utilizada para avaliar a função visual desses pacientes é o escore total de pontos do campo visual de Humphrey 30-2. A pontuação é uma medida da visão central e é calculada como uma soma de sensibilidades visuais em mais de 76 locais, com maior pontuação indicando melhor visão central. Pessoas normais têm uma pontuação média total de 2.500 dB, e o paciente "médio" de 37 anos com RP tem uma pontuação total de 900 dB. Uma pontuação total de < 250 dB é frequentemente associada à cegueira legal. Estudos longitudinais indicaram que a mudança no escore total de pontos ao longo de N anos do paciente médio com RP costuma ser distribuída com alteração média = 45 N e variância da mudança = = 1.225 N. (Suponha que a pontuação total seja medida sem erro; por isso, não é necessária nenhuma correção de continuidade.)

5.86 Qual a probabilidade de um paciente mudar para ≥ 200 dB em 5 anos?

5.87 Se um paciente de 37 anos com RP tiver uma pontuação total inicial de 900 dB, qual é a probabilidade de ele se tornar legalmente cego (ou seja, ter uma pontuação total < 250 dB) aos 50 anos?

Suponha que um novo tratamento seja descoberto com base em implantes oculares. O tratamento reduz imediatamente a pontuação total em 50 dB. No entanto, o efeito em longo prazo é o de reduzir a taxa média para 25 dB por ano (a partir dos 45 dB anteriores por ano), mantendo a mesma variação de mudança de antes (isto é, a variação da mudança ao longo de N anos = 1.225 N).

5.88 Se um paciente de 37 anos com RP tem uma pontuação total inicial de 900 dB e recebe o tratamento de implante, qual é a probabilidade de ele se tornar legalmente cego aos 50 anos?

Diabetes

Os médicos recomendam que crianças com diabetes tipo I (insulinodependente) continuem com as injeções de insulina para minimizar as chances de complicações no longo prazo. Além disso, alguns pesquisadores de diabetes têm observado que a taxa de aumento do peso durante a adolescência entre pacientes diabéticos é afetada pelo nível de adesão à terapia de insulina. Suponha que meninos diabéticos tipo I de 12 anos que estejam em conformidade com suas injeções tenham um ganho de peso em 1 ano que seja normalmente distribuído, com média = 12 lb e variância = 12 lb.

5.89 Qual a probabilidade de que meninos diabéticos tipo I de 12 anos que aderiram à terapia ganhem pelo menos 15 lb em 1 ano?

Por outro lado, meninos diabéticos tipo I de 12 anos que não tomam suas injeções de insulina têm um ganho de peso em 1 ano que é normalmente distribuído com média = 8 lb e variância = 12 lb.

5.90 Responda à pergunta do Problema 5.89 para meninos diabéticos tipo I de 12 anos que não aderiram à terapia.

Geralmente presume-se que 75% dos diabéticos tipo I cumpram com sua terapia de insulina. Suponha que um menino diabético tipo I de 12 anos vá para a clínica e mostre um ganho de peso de 5 lb em 1 ano (na verdade, por causa do erro de medição, suponha que este seja um ganho de peso real de 4,5 a 5,5 lb). O menino afirma estar tomando a medicação de insulina.

5.91 Qual é a probabilidade de ele estar dizendo a verdade?

Saúde Ambiental

Alguns estudos anteriores mostraram que as taxas de mortalidade são mais altas em dias com altos níveis de poluição. Para verificar essa conclusão, um grupo de 50 casos de ataques cardíacos não fatais foi avaliado ao longo de um período de 1 ano. Para cada caso, o nível de poluição (total de partículas suspensas) foi medido no dia do ataque cardíaco (data índice) e também um mês antes do ataque (data de controle).

Foram obtidos os resultados mostrados na Tabela 5.4:

TABELA 5.4 Comparação dos níveis de poluição na data índice *versus* na data de controle

	n
Nível de poluição na data índice > nível de poluição na data de controle	30
Nível de poluição na data de controle > nível de poluição na data índice	15
Mesmo nível de poluição nos dois dias	5
Total	50

5.92 Suponha que o nível de poluição não tenha a ver com a incidência de ataque cardíaco. Quantos ataques cardíacos seriam esperados onde o nível de poluição na data índice é maior que o nível de poluição na data de controle? (Ignore os casos em que o nível de poluição nas datas índice e controle sejam os mesmos.)

5.93 Considerando os dados anteriores, avalie se o nível de poluição funciona como um efeito gatilho na causa do ataque cardíaco. (*Sugestão*: use a aproximação normal para a distribuição binomial.)

Os pesquisadores também analisaram casos ocorridos nos meses de inverno. Eles descobriram que, em 10 dias, o nível de poluição na data índice foi maior que na data de controle, ao passo que, em 4 dias, o nível de poluição na data de controle foi mais elevado que na data índice. Para 2 casos, o nível de poluição foi o mesmo em ambos os dias.

5.94 Responda ao Problema 5.93 com base em casos no inverno.

Oftalmologia

Um estudo anterior revelou que pessoas que consomem grandes quantidades de vegetais que contêm luteína (principalmente espinafre) eram menos propensas a desenvolver degeneração macular, uma doença ocular comum entre idosos (acima de 65 anos), que provoca uma perda substancial na acuidade visual e, em alguns casos, pode causar cegueira total. Para avaliar essa afirmação, planejou-se um ensaio clínico no qual, aos participantes com mais de 65 anos sem degeneração macular, foram fornecidos um comprimido de suplemento de elevada dose de luteína ou um comprimido placebo tomado uma vez ao dia. Para estimar o efeito terapêutico possível, conduziu-se um estudo piloto no qual 9 pessoas de mais de 65 anos foram randomizadas para placebo e outras 9 pessoas com mais de 65 anos, para comprimidos de luteína (tratamento ativo). O nível de luteína no soro foi medido na linha de base e novamente após 4 meses de acompanhamento. Com base em estudos anteriores, espera-se que as pessoas com luteína sérica ≥ 10 mg/dL obtenham alguma proteção contra a degeneração macular. No entanto, o nível da luteína sérica pode variar dependendo de fatores genéticos, fatores dietéticos e suplementos de estudo.

5.95 Suponha que, entre o pessoal randomizado com placebo, em um acompanhamento de 4 meses o nível de luteína sérica seja em média 6,4 mg/dL com desvio-padrão de 3 mg/dL. Se presumirmos uma distribuição normal para a luteína sérica, qual porcentagem de indivíduos de placebo terá luteína sérica na faixa terapêutica (≥ 10 mg/dL)?

(Para os problemas a seguir, suponha que a luteína possa ser medida exatamente, de modo que nenhuma correção de continuidade seja necessária.)

5.96 Suponha que, entre pessoas alocadas aleatoriamente para comprimidos de luteína, em um acompanhamento de 4 meses, o nível de luteína sérica seja em média 21 mg/dL, com desvio-padrão de 8 mg/dL. Se presumirmos uma distribuição normal para os valores da luteína sérica entre os participantes tratados com luteína, qual o percentual de pessoas alocadas para comprimidos de luteína que terão luteína sérica na faixa terapêutica?

Suponhamos, por uma questão de simplicidade, que a incidência da degeneração macular seja de 1% ao ano entre pessoas com mais de 65 anos na faixa terapêutica (≥ 10 mg/dL) e 2% ao ano entre pessoas com mais de 65 anos com níveis mais baixos de luteína (< 10 mg/dL).

5.97 Qual é a taxa de incidência esperada de degeneração macular entre os participantes tratados com luteína? (*Sugestão:* use a regra da probabilidade total.)

5.98 Qual é o risco relativo esperado de degeneração macular para os participantes tratados com luteína em comparação com os participantes tratados com placebo no estudo proposto?

Pediatria

Um estudo foi publicado recentemente na Austrália Ocidental sobre a relação entre o método de concepção e a prevalência dos principais defeitos de nascimento (Hansen et al. [8]).

A prevalência de pelo menos uma séria malformação entre crianças concebidas naturalmente foi de 4,2%, com base em uma grande amostra. Entre 837 crianças nascidas como resultado de fertilização *in vitro* (FIV), 75 tiveram pelo menos uma séria malformação.

5.99 Quantas crianças com pelo menos uma malformação seriam esperadas entre os 837 bebês de FIV se a verdadeira prevalência de pelo menos uma malformação no grupo de FIV fosse a mesma que para as crianças concebidas naturalmente?

5.100 Um número incomum de lactentes tem pelo menos uma malformação no grupo de FIV? Por quê? (*Sugestão:* use uma aproximação para a distribuição binomial.)

Também foram fornecidos dados sobre malformações específicas. Houve 6 malformações cromossômicas entre as crianças de FIV. Além disso, a prevalência de malformações cromossômicas entre lactentes concebidos naturalmente é de 9/4.000.

5.101 Há um número incomum de malformações cromossômicas no grupo de FIV? (*Sugestão:* use uma aproximação para a distribuição binomial.)

Epidemiologia de Acidentes

Acidentes de automóvel são uma ocorrência frequente e uma das principais causas de morbidade e mortalidade entre pessoas de 18 a 30 anos. O National Highway & Traffic Safety Administration (NHTSA) estimou que o motorista médio nessa faixa etária tem uma probabilidade de 6,5% de sofrer pelo menos um acidente de automóvel relatado para a polícia ao longo do ano passado.

Suponha que estudemos um grupo de médicos estagiários que tenha um horário de trabalho típico do hospital em que eles têm de trabalhar durante a noite pelo menos uma a cada três noites. Entre 20 estagiários, 5 relatam ter sofrido um acidente de automóvel no ano passado na ida ou na volta do trabalho para casa.

Suponha que os estagiários tenham o mesmo risco de acidente automobilístico que uma pessoa de 18 a 30 anos.

5.102 Qual é um modelo de probabilidade razoável para o número de estagiários com pelo menos um acidente de automóvel ao longo do ano passado? Quais são os parâmetros desse modelo?

5.103 Aplique o modelo do Problema 5.102 para avaliar se há um número excessivo de acidentes de automóvel entre os estagiários em comparação com a média de motoristas entre 18 e 30 anos. Explique sua resposta.

O estudo é expandido para incluir 50 médicos estagiários, dos quais 11 relatam ter tido um acidente de automóvel no ano passado.

Um problema desse estudo é que nem todas as pessoas relatam à polícia o envolvimento em acidentes de automóvel. A NHTSA estima que apenas metade dos acidentes seja notificada. Suponha que essa taxa se aplique aos estagiários.

5.104 Qual é um modelo exato de probabilidade para o número de acidentes de automóvel durante o ano passado para os 50 estagiários? (*Observação:* os 11 acidentes incluem tanto os relatados quanto os não relatados pela polícia).

5.105 Avalie se existe um número excessivo de acidentes de automóvel entre os estagiários sob essas premissas alteradas. Explique sua resposta. (*Sugestão:* uma aproximação pode ser útil.)

5.106 Qual é o 40° percentil de uma distribuição normal com média = 5 e variância = 9?

5.107 Qual a soma dos 40° e 60° percentis de uma distribuição normal com média = 8,2 e variância = 9,5?

5.108 Qual é o $z_{0,90}$?

Obstetrícia

Foi realizado um estudo de diferentes preditivos de partos de baixo peso ao nascimento entre 32.520 mulheres no *Nurses' Health Study* [9].

Os dados na Tabela 5.5 foram apresentados no estudo sobre a distribuição de peso ao nascer:

TABELA 5.5 Distribuição do peso ao nascer no *Nurses' Health Study*

Categoria	Peso ao nascer (g)	N	%
A	< 2.500	1.850	5,7
B	2.500-2.999	6.289	19,3
C	3.000-3.499	13.537	41,6
D	3.500-3.999	8.572	26,4
E	> 4.000	2.272	7,0
Total		32.520	100,0

5.109 Se 20 mulheres são escolhidas aleatoriamente com base no estudo, qual a probabilidade de que exatamente 2 crianças nasçam com baixo peso (definido como < 2.500 g)?

5.110 Qual é a probabilidade de que pelo menos 2 das mulheres deem à luz crianças com baixo peso?

Um importante fator de risco para que a criança nasça com baixo peso é o tabagismo materno durante a gravidez (MSMOK). Os dados da Tabela 5.6 foram apresentados relacionando o MSMOK ao peso ao nascer.

TABELA 5.6 Relação entre tabagismo materno e categoria de peso ao nascer no *Nurses' Health Study*

Categoria	Peso ao nascer (g)	% MSMOK = sim
A	< 2.500	40
B	2.500-2.999	34
C	3.000-3.499	25
D	3.500-3.999	19
E	> 4.000	15

5.111 Se 50 mulheres forem selecionadas do grupo < 2.500 g, qual é a probabilidade de que pelo menos metade delas tenha fumado durante a gravidez?

5.112 Qual a probabilidade de que uma mulher dê à luz uma criança de baixo peso se ela fumar durante a gravidez? (*Sugestão*: utilize o teorema de Bayes.)

Câncer

O *Shangai Women's Health Study* (SWHS) foi realizado para determinar o fator de risco para diferentes tipos de câncer entre mulheres asiáticas. As mulheres foram recrutadas de comunidades urbanas de 1997 a 2000 e entrevistadas a cada 2 anos para obter informações relacionadas à saúde.

Uma questão é se os modelos de previsão de risco derivados das populações norte-americanas também são aplicáveis a mulheres asiáticas.

5.113 Suponha que o número esperado de casos de câncer de mama entre um grande número de mulheres de 45 a 49 anos que foram acompanhadas por 7 anos seja de 149 e o número de casos observados seja de 107. Há um número incomumente pequeno de casos entre as mulheres asiáticas? Por quê?

Outro aspecto do estudo consiste em utilizar os dados SWHS para prever a incidência de longo prazo do câncer de mama em mulheres chinesas. Os dados de incidência são apresentados na Tabela 5.7.

TABELA 5.7 Taxa de incidência de câncer de mama por idade no SWHS

Idade	Incidência anual por 10^5 mulheres
40-44	63,8
45-49	86,6
50-54	92,6
55-59	107,0
60-64	120,9

5.114 Qual é a incidência cumulativa prevista de câncer de mama para as mulheres chinesas de 40 a 64 anos (ou seja, ao longo de um período de 25 anos)? (Suponha que não haja mortes nesse período.)

5.115 Suponha que, no ano 2000, existam 10.000.000 mulheres chinesas de 40 anos sem câncer de mama prévio. Qual é o número esperado de casos de câncer de mama nesse grupo no ano de 2025? (Suponha que não haja mortes nesse período.)

5.116 Qual a diferença entre uma taxa de prevalência de câncer de mama e uma taxa de incidência de câncer de mama?

Diabetes

O *Diabetes Prevention Trial* (DPT) envolveu um estudo de perda de peso em que metade dos indivíduos recebeu uma intervenção ativa e a outra metade uma intervenção controle. Para indivíduos no grupo de intervenção ativa, a redução média do índice de massa corporal (IMC, ou seja, o peso em kg/altura^2 em m^2) ao longo de 24 meses foi de 1,9 kg/m^2. O desvio-padrão das alterações do IMC foi de 6,7 kg/m^2.

5.117 Se a distribuição da mudança do IMC é aproximadamente normal, qual é a probabilidade de um sujeito do grupo ativo perder pelo menos 1 unidade de IMC em 24 meses?

No grupo controle, a alteração média do IMC foi de 0 unidade com um desvio-padrão de 6 kg/m^2.

5.118 Qual é a probabilidade de um participante aleatório do grupo controle perder pelo menos 1 unidade de IMC em 24 meses?

Sabe-se que apenas 70% dos indivíduos do grupo ativo realmente cumpriram a intervenção, ou seja, 30% dos indivíduos abandonaram ou não participaram do grupo e das reuniões de aconselhamento individual. Denominaremos esses últimos 30% de sujeitos desistentes.

5.119 Se assumirmos que os desistentes tiveram a mesma distribuição de mudança que os indivíduos do grupo controle, qual é a probabilidade de um sujeito ativo que cumpriu a intervenção perder pelo menos 1 kg/m²?

Oftalmologia, Genética

Degeneração macular relacionada à idade (DMRI) é uma doença ocular comum entre os idosos, que pode causar perda parcial ou total da visão. Sabe-se que o fumo e o excesso de peso tendem a estar associados com as maiores taxas de incidência de DMRI. Mais recentemente, no entanto, revelou-se que vários genes também estão associados à DMRI. Um gene que tem sido considerado é o *Y402H* (RS 1061170). Há 3 genótipos para o gene *Y402H* — *TT*, *TC* e *CC*. A relação entre a DMRI e o genótipo *Y402H* é a seguinte:

TABELA 5.8   Associação entre o genótipo *Y402H* e a prevalência da DMRI em uma população de alto risco

Y402H	DMRI = sim	DMRI = não
TT (tipo selvagem)	41	380
TC	119	527
CC	121	278
Total	281	1.185

5.120 Qual é o risco relativo para a DMRI para o genótipo *CC* em comparação com o genótipo *TT*?

Uma questão é se o gene *Y402H* está em equilíbrio de Hardy-Weinberg (HWE). Para um gene estar em HWE, seus dois alelos devem se classificar de forma independente.

5.121 Sob HWE, qual a frequência esperada do genótipo *TC* entre os 1.185 indivíduos no AMD = nenhum grupo?

5.122 Os dados são consistentes com HWE? Especificamente, o número de heterozigotos (*TC*) é significativamente mais baixo que o esperado sob HWE?

Hipertensão

As leituras de pressão arterial são conhecidas por serem altamente variáveis. Suponha que temos as médias de PAS para um indivíduo em n visitas com k leituras por visita $(\bar{X}_{n,k})$. A variabilidade de $(\bar{X}_{n,k})$ depende de n e k e é dada pela fórmula $\sigma_w^2 = \sigma_A^2/n + \sigma^2/(nk)$, em que σ_A^2 = entre a variabilidade da visita e σ^2 = dentro da variabilidade da visita. Para mulheres caucasianas entre 30 e 49 anos, $\sigma_A^2 = 42,9$ e $\sigma^2 = 12,8$. Para um indivíduo, nós também assumimos que $\bar{X}_{n,k}$ é normalmente distribuído em torno de sua média verdadeira em longo prazo = μ com variância = σ_w^2.

5.123 Suponha que uma mulher seja examinada em duas visitas com duas leituras por visita. Se a sua verdadeira PAS em longo prazo = 130 mm Hg, qual é a probabilidade de sua PAS média ser ≥ 140 mm Hg? (Ignore qualquer correção de continuidade.) (*Observação*: consideramos PAS média real a PAS média ao longo de um grande número de visitas por esse motivo.)

5.124 Suponha que queiramos observar a mulher em n visitas, em que n é suficientemente grande para que haja menos de 5% de chance de sua PAS média observada não diferir de sua PAS média verdadeira em mais de 5 mm Hg. Qual é o menor valor de n para atingir esse objetivo? (*Observação*: suponha duas leituras por visita.)

Sabe-se também que, em grande número de mulheres caucasianas de 30 a 49 anos, sua PAS média verdadeira é normalmente distribuída com média = 120 mm Hg e desvio-padrão = 14 mm Hg. Além disso, em grande número de mulheres afro-americanas de 30 a 49 anos, a PAS média verdadeira é normal, com média = 130 mm Hg e desvio-padrão = 20 mm Hg.

5.125 Suponha que selecionemos aleatoriamente uma mulher caucasiana de 30 a 49 anos e uma mulher afro-americana de 30 a 49 anos. Qual é a probabilidade de que a mulher afro-americana apresente maior PAS verdadeira? (*Sugestão:* use a Equação 5.10.)

Ornitologia

A *Christmas Bird Count* (CBC) é uma tradição anual na cidade de Lexington, Massachusetts. Um grupo de voluntários conta o número de aves de diferentes espécies ao longo de 1 dia. Todos os anos, há cerca de 30-35 horas de tempo de observação divididas entre vários voluntários. As seguintes contagens foram obtidas para o cardeal do norte (ou cardeal, resumindo) para o período de 2005 a 2011.

TABELA 5.9   Número de cardeais observados no dia de Natal, 2005-2011, Lexington, Massachusetts

Ano	Número	Ano	Número
2005	76	2009	62
2006	47	2010	69
2007	63	2011	62
2008	53		

Nota: $\sum_{i=1}^{7} x_i = 432$, $\sum_{i=1}^{7} x_i^2 = 27.212$

5.126 Qual é o número médio de pássaros cardeais por ano observados de 2005 a 2011?

5.127 Qual é o desvio-padrão do número de pássaros cardeais observado?

Suponha que assumimos que a distribuição do número de aves cardeias observadas por ano é normalmente distribuída e que a média verdadeira e o desvio-padrão sejam os mesmos que a média amostral e o desvio-padrão calculado nos Problemas 5.126 e 5.127.

5.128 Qual é a probabilidade de observar pelo menos 60 aves cardeais em 2012? (*Sugestão:* aplique uma correção de continuidade, se for o caso.)

Os observadores desejam identificar uma faixa normal para o número de pássaros cardeais observados por ano. O intervalo normal será definido como o intervalo (L, U), em que L é o maior inteiro ≤ 15° percentil e U é o menor inteiro ≥ 85° percentil.

5.129 Se fizermos as mesmas suposições do Problema 5.128, qual é L? Qual é U?

5.130 Qual é a probabilidade de que o número de aves cardeais seja ≥ U pelo menos uma vez no dia de Natal durante o período de 10 anos de 2012 a 2021? (*Sugestão*: faça as mesmas suposições do Problema 5.128.)

REFERÊNCIAS

[1] Ostchega, Y. et al. National Health and Nutrition Examination Survey 1999-2000: Effect of observer training and protocol standardization on reducing blood pressure measurement error. *Journal of Clinical Epidemiology*, n. 56, 2003, p. 768-774.

[2] Pratt, J. H. et al. Racial differences in aldosterone excretion and plasma aldosterone concentrations in children. *New England Journal of Medicine*, n. 321, v. 17, 1989, October, p. 1152-1157.

[3] Nicklas, J. M. et al. A Web-Based Lifestyle Intervention for Women With Recent Gestational Diabetes Mellitus: A Randomized Controlled Trial. *Obstetrics & Gynecology*, n. 124, v. 3, 2014, p. 563-570.

[4] Schwartz, J.; Dockery, D. W. Particulate air pollution and daily mortality in Steubenville, Ohio. *American Journal of Epidemiology*, n. 135, v. 1, 1992, January, p. 12-19.

[5] Neglia, J. F. et al. e the Cystic Fibrosis and Cancer Study Group. The risk of cancer among patients with cystic fibrosis. *New England Journal of Medicine*, n. 332, 1995, p. 494-499.

[6] Hosking, D. et al. Prevention of bone loss with alendronate in postmenopausal women under 60 years of age. *New England Journal of Medicine*, n. 338, 1998, p. 485-492.

[7] Fishman, L. M. et al. Piriformis syndrome: Diagnosis, treatment, and outcome – a 10-year study. *Archives of Physical Medicine*, n. 83, 2002, p. 295-301.

[8] Hansen, M. et al. The risk of major birth defects after intracytoplasmic sperm injection and in vitro fertilization. *New England Journal of Medicine*, n. 346, v. 10, 2002, p. 725-730.

[9] Xue, F. et al. Parental characteristics as predictors of birthweight. *Human Reproduction*, n. 23, v. 1, 2008, p. 168-177.

Estimação

6.1 INTRODUÇÃO

Do Capítulo 3 ao 5, abordamos as propriedades de diferentes modelos probabilísticos, sempre considerando que as distribuições específicas de probabilidade eram conhecidas.

EXEMPLO 6.1 **Doenças Infecciosas** Consideramos que o número de neutrófilos em uma amostra de 100 leucócitos tinha distribuição Binomial, com o parâmetro $p = 0,6$.

EXEMPLO 6.2 **Bacteriologia** Consideramos que o número de colônias de bactérias em uma placa de ágar de 100 cm^2 tinha distribuição de Poisson, com o parâmetro $\mu = 2$.

EXEMPLO 6.3 **Hipertensão** Consideramos que a distribuição da pressão arterial diastólica (PAD) aferida em homens de 35 a 44 anos era normal, com média de $\mu = 80$ mm Hg e desvio-padrão de $\sigma = 12$ mm Hg.

Em geral, assumimos que as propriedades das distribuições das quais os dados são extraídos são conhecidas e que a única questão remanescente é o que podemos prever sobre o comportamento dos dados fornecidos para compreender essas propriedades.

EXEMPLO 6.4 **Hipertensão** Usando o modelo do Exemplo 6.3, poderíamos prever que cerca de 95% de todas as medições de PAD nos homens de 35 a 44 anos devem cair entre $80 \pm 2(12)$ mm Hg = 56 e 104 mm Hg.

O problema abordado no restante deste texto é o de que temos um conjunto de dados e queremos **inferir** as propriedades da distribuição desse conjunto de dados. Essa inferência geralmente envolve **raciocínio indutivo** em vez de **raciocínio dedutivo**, isto é, a princípio, diferentes modelos probabilísticos devem ser explorados para que se constate qual deles melhor "se ajusta" aos dados.

A inferência estatística pode ser subdividida em duas áreas principais: estimação e testes de hipóteses. A **estimação** visa estimar os valores dos parâmetros específicos da população; o **teste de hipóteses** visa testar se o valor de um parâmetro da população é igual a um valor específico. Problemas de estimação são abordados neste capítulo, e os problemas de testes de hipóteses são discutidos nos Capítulos 7 a 10.

Alguns problemas típicos que envolvem estimação são apresentados a seguir.

EXEMPLO 6.5 **Hipertensão** Suponha que tenhamos medido a pressão arterial sistólica (PAS) de um grupo de moradores de Samoa e acreditado que a distribuição seja normal. Como os parâmetros dessa distribuição (μ, σ^2) podem ser estimados? Qual a precisão das nossas estimações?

EXEMPLO 6.6 **Doenças Infecciosas** Suponha que pesquisemos as pessoas que vivem em um setor censitário de baixa renda em uma área urbana e desejemos estimar a prevalência do vírus da imunodeficiência humana (HIV) na comunidade. Consideramos que o número de casos entre n pessoas da amostra tenha distribuição binomial, com algum parâmetro p. Como o parâmetro p é estimado? Qual a precisão dessa estimativa?

Nos Exemplos 6.5 e 6.6, estamos interessados em obter valores específicos como estimativas dos nossos parâmetros. Esses valores são muitas vezes chamados de **estimativas pontuais**. Às vezes, queremos especificar um intervalo dentro do qual os valores dos parâmetros tendem a cair. Se essa faixa é estreita, podemos julgar que nossa estimativa pontual é boa. Esse tipo de problema envolve **estimativa intervalar**.

EXEMPLO 6.7 **Oftalmologia** Um pesquisador propõe investigar um grupo de 1.000 pessoas de 65 anos ou mais para identificar aqueles com comprometimento visual, ou seja, acuidade visual de 20/50 ou pior em ambos os olhos, mesmo com o auxílio de óculos. Suponha que o número de pessoas apuradas com essa deficiência visual tenha distribuição binomial, com parâmetros $n = 1.000$ e p desconhecido. Gostaríamos de obter uma estimativa pontual de p e fornecer um intervalo sobre essa estimativa pontual para ver qual é a precisão dela. Por exemplo, estaríamos mais confiantes em uma estimativa pontual de 5% se esse intervalo fosse de 0,04-0,06 em vez de 0,01-0,10.

6.2 A RELAÇÃO ENTRE POPULAÇÃO E AMOSTRA

EXEMPLO 6.8 **Obstetrícia** Suponha que queremos caracterizar a distribuição do peso ao nascer de todos os nascidos vivos nos Estados Unidos em 2013. Suponha que a distribuição do peso ao nascer tenha um valor esperado (ou médio) μ e variância σ^2. Idealmente, gostaríamos de estimar μ e σ^2 de forma exata, com base em toda a população de norte-americanos nascidos vivos em 2013. Contudo, essa tarefa é difícil com um grupo tão grande. Em vez disso, decidimos selecionar uma amostra aleatória de n crianças que são *representativas* desse grande grupo e usar o peso ao nascer $x_1, ..., x_n$ dessa amostra para nos ajudar a estimar μ e σ^2. O que é uma amostra aleatória?

DEFINIÇÃO 6.1 Uma **amostra aleatória** é uma seleção de alguns membros da população, tal que cada membro é independentemente escolhido e tenha uma probabilidade não nula conhecida de ser selecionado.

DEFINIÇÃO 6.2 Uma **amostra aleatória simples** é uma amostra aleatória em que cada membro do grupo tem a mesma probabilidade de ser selecionado.

DEFINIÇÃO 6.3 A população de **referência**, ou população **alvo**, é o grupo que se quer estudar. A amostra aleatória é selecionada da população alvo.

Para facilitar a discussão, usamos o termo abreviado "amostra aleatória" para denotar uma amostra aleatória simples. Embora muitas amostras sejam, na prática, aleatórias, este não é o único tipo de amostra utilizado. Um projeto popular alternativo é a **amostragem por conglomerado**.

6.2 A relação entre população e amostra

EXEMPLO 6.9 **Doença Cardiovascular** O *Minnesota Heart Study* procura avaliar com precisão a prevalência e a incidência de diferentes tipos de morbidade cardiovascular (como ataque cardíaco e acidente vascular cerebral) na grande área metropolitana de Minneapolis-St. Paul, bem como as tendências dessas taxas ao longo do tempo. É impossível pesquisar todas as pessoas da área. É também impossível pesquisar, pessoalmente, uma amostra aleatória de pessoas na área porque isso implicaria a dispersão de grande número de entrevistados por toda a área. Em vez disso, a área metropolitana é dividida em regiões geograficamente pequenas ou conglomerados. Uma amostra aleatória de conglomerados é então escolhida para estudo e vários entrevistadores visitam cada um dos selecionados. O principal objetivo é enumerar todos os lares em um conglomerado e, em seguida, examinar todos os membros dessas famílias, com o objetivo secundário de identificar todos os adultos de 21 anos ou mais. Os entrevistadores então convidam os indivíduos em idade elegível para ser examinados com mais detalhes em um local de saúde, situado centralmente dentro do conglomerado. A amostra total de todos os sujeitos entrevistados na área metropolitana é chamada de *amostra por conglomerado*. Estratégias similares também são utilizadas em muitas pesquisas nacionais de saúde. Amostras por conglomerado exigem métodos estatísticos que estão além do escopo deste livro. Veja Cochran [1] para uma discussão mais detalhada sobre a amostra por conglomerado.

Neste livro, consideramos que todas as amostras são aleatórias de uma população de referência.

EXEMPLO 6.10 **Epidemiologia** O *Nurses' Health Study 3* é um grande estudo epidemiológico que envolve mais de 40 mil enfermeiras residentes em 11 grandes estados nos Estados Unidos. As enfermeiras foram contatadas primeiramente pela internet em 2013 e acompanhadas a cada 6 meses por internet ou *smartphone*. Suponha que queiramos selecionar uma amostra de 100 enfermeiras para testar um novo procedimento para a obtenção de amostras de sangue pelo correio. Uma forma de selecionar a amostra é atribuir a cada enfermeira um número de identificação e, em seguida, selecionar aquelas com os 100 menores números de identificação. Isso definitivamente *não* é uma amostra aleatória porque cada enfermeira não teve a mesma probabilidade de ser escolhida. Na verdade, como os dois primeiros dígitos do número de identificação são atribuídos de acordo com o estado, as 100 enfermeiras com os menores números seriam do mesmo estado. Um método alternativo para selecionar a amostra é um computador gerar um conjunto de 100 **números aleatórios** (entre os números 1 e mais de 40.000), sendo um número atribuído a cada enfermeira do estudo. Assim, cada enfermeira está igualmente suscetível a ser incluída na amostra. Essa seria uma amostra verdadeiramente aleatória. (Mais detalhes sobre números aleatórios são apresentados na Seção 6.3.)

Na prática, raramente existe a oportunidade de enumerar cada membro da população de referência para selecionar uma amostra aleatória; então, o pesquisador deve assumir que a amostra selecionada tem todas as propriedades de uma amostra aleatória sem ser formalmente uma.

No Exemplo 6.8, a população de referência é finita, bem definida e pode ser enumerada. Em muitos casos, no entanto, a população de referência é efetivamente infinita e não é bem definida.

EXEMPLO 6.11 **Câncer** Suponha que queiramos estimar a taxa de sobrevida de 5 anos de mulheres inicialmente diagnosticadas com câncer de mama entre 45 e 54 anos e que se submetem à mastectomia radical naquele momento. Nossa população de referência são todas as mulheres que já tiveram um primeiro diagnóstico de câncer de mama quando tinham entre 45 e 54 anos, ou quem quer que tenha esse diagnóstico no futuro quando tiver entre 45 e 54 anos, e que façam mastectomias radicais.

Essa população é efetivamente infinita. Ela não pode ser formalmente enumerada; por isso, uma amostra verdadeiramente aleatória não pode ser selecionada dela. No entanto, mais uma vez assumimos que a amostra que selecionamos se comporta como se fosse uma amostra aleatória.

Neste texto, assumimos que todas as populações de referência discutidas são efetivamente infinitas, embora, como nos Exemplos 6.8 e 6.10, muitas sejam realmente grandes, mas finitas. A teoria da amostragem é o ramo especial da estatística que trata da inferência estatística em populações finitas, que está além do escopo deste texto. Veja Cochran [1] para uma boa abordagem desse assunto.

6.3 TABELAS DE NÚMERO ALEATÓRIO

Nesta seção, são discutidos métodos práticos para a seleção de amostras aleatórias.

EXEMPLO 6.12 **Hipertensão** Suponha que queiramos estudar a eficácia de um programa de tratamento de hipertensão no controle da pressão arterial de seus participantes. Temos uma lista de todos os 1.000 participantes do programa, mas, por causa dos recursos limitados, apenas 20 podem ser pesquisados. Gostaríamos que as 20 pessoas escolhidas fossem uma amostra aleatória da população de todos os participantes do programa. Como devemos selecionar essa amostra aleatória?

Uma lista gerada por computador de números aleatórios, provavelmente, seria usada para selecionar essa amostra.

DEFINIÇÃO 6.4 Um **número aleatório** (ou **dígito aleatório**) é uma variável aleatória X que assume os valores 0, 1, 2, ..., 9 com probabilidades iguais. Assim,

$$Pr(X = 0) = Pr(X = 1) = \cdots = Pr(X = 9) = \frac{1}{10}$$

DEFINIÇÃO 6.5 **Números aleatórios** gerados por computador são grupos de dígitos que satisfazem às duas seguintes propriedades:

(1) Cada dígito 0, 1, 2, ..., 9 é igualmente provável de ocorrer.

(2) O valor de qualquer dígito é independente do valor de qualquer outro dígito selecionado.

A Tabela 4 do Apêndice Tabelas lista 1.000 dígitos aleatórios gerados por um algoritmo de computador.

EXEMPLO 6.13 Suponha que 5 seja um dígito específico selecionado aleatoriamente. Isso significa que 5 é mais provável de ocorrer nos próximos dígitos selecionados?

Solução: Não. Cada dígito antes ou depois do 5 ainda pode ser, igualmente, qualquer um dos dígitos 0, 1, 2, ..., 9 selecionados.

Os programas de computador geram grandes sequências de dígitos aleatórios que satisfazem aproximadamente às condições na Definição 6.5. Assim, esses números são chamados de **números pseudoaleatórios**, pois simulam satisfazer aproximadamente às propriedades na Definição 6.5.

EXEMPLO 6.14 **Hipertensão** De que forma os dígitos aleatórios na Tabela 4 do Apêndice Tabelas podem ser usados para selecionar 20 participantes aleatórios no programa de tratamento da hipertensão no Exemplo 6.12?

Solução: Uma lista dos 1.000 participantes deve ser compilada e a cada um deve ser atribuído um número de 000 a 999. Talvez uma lista alfabética dos participantes já exista, o que facilitaria essa tarefa. Vinte grupos de três dígitos, seriam então selecionados, começando em qualquer posição na tabela de número aleatório. Por exemplo, começar pela primeira linha da Tabela 4 daria os números listados na Tabela 6.1.

TABELA 6.1 Vinte participantes aleatoriamente escolhidos entre os 1.000 participantes no programa de tratamento de hipertensão

Primeiras 3 linhas da tabela de números aleatórios				Números aleatórios reais escolhidos				
32924	22324	18125	09077	329	242	232	418	125
54632	90374	94143	49295	090	775	463	290	374
88720	43035	97081	83373	941	434	929	588	720
				430	359	708	183	373

Portanto, a nossa amostra aleatória consistiria nas pessoas numeradas como 329, 242, ..., 373 na lista alfabética. Nesse caso em particular, não haveria repetições nos 20 números de três dígitos selecionados. Se houvesse repetições, mais números de três dígitos seriam selecionados até que 20 números únicos fossem selecionados. Esse processo é chamado de **seleção aleatória**.

EXEMPLO 6.15

Diabetes Suponha que queiramos realizar um ensaio clínico para comparar a eficácia de um agente hipoglicêmico oral para diabetes com terapia padrão com insulina. Um pequeno estudo desse tipo será realizado em 10 pacientes: 5 serão aleatoriamente designados para o agente oral e 5 para a terapia com insulina. Como a tabela de números aleatórios pode ser usada para fazer as atribuições?

Solução: Os pacientes em perspectiva são numerados de 0 a 9, e cinco dígitos aleatórios exclusivos são selecionados de uma posição arbitrária na tabela de números aleatórios (por exemplo, a partir da linha 28). Os cinco primeiros dígitos únicos são 6, 9, 4, 3, 7. Assim, aos pacientes numerados com 3, 4, 6, 7, 9 são atribuídos ao agente hipoglicêmico oral e os pacientes restantes (numerados com 0, 1, 2, 5, 8) à terapia padrão com insulina. Em alguns estudos, os pacientes em perspectiva não são conhecidos com antecedência e recrutados ao longo do tempo. Nesse caso, se 00 é identificado com o 1º paciente recrutado, 01 com o 2º, ..., e 09 com o 10º paciente recrutado, o agente hipoglicêmico oral seria atribuído ao 4º (3 + 1), 5º (4 + 1), 7º (6 + 1), 8º (7 + 1) e 10º (9 + 1) pacientes recrutados e a terapia padrão para o 1º (0 + 1), 2º (1 + 1), 3º (2 + 1), 6º (5 + 1) e 9º (8 + 1) pacientes recrutados.

Esse processo é chamado de **atribuição aleatória**. Ele difere da seleção aleatória (Exemplo 6.14) porque o número a ser atribuído a cada tipo de tratamento (5), nesse grupo de pacientes, é fixado com antecedência. A tabela de números aleatórios ajuda a selecionar os 5 pacientes que estão recebendo um dos dois tratamentos (agente hipoglicêmico oral). Como padrão, os pacientes que não foram selecionados para o agente oral são designados para o tratamento alternativo (terapia padrão com insulina). Nenhum número aleatório adicional necessita ser escolhido para o segundo grupo de 5 pacientes. Se a seleção aleatória for usada, uma abordagem pode ser atribuir um dígito aleatório para cada paciente. Se o dígito aleatório for de 0 a 4, ao paciente é atribuído o agente oral; se o dígito aleatório for de 5 a 9, ao paciente é atribuída a terapia com insulina. Um problema com essa abordagem é que, em uma amostra finita, números iguais de pacientes não são necessariamente atribuídos a cada terapia, que é normalmente o padrão mais eficiente. Na verdade, com relação aos primeiros 10 dígitos na linha 28 da tabela de números aleatórios (69644 37198), vemos que 4 pacientes seriam designados para a terapia oral (pacientes 4, 5, 6 e 8) e 6 seriam designados para a terapia com insulina (pacientes 1, 2, 3, 7, 9, 10), se o método de seleção

TABELA 6.2 Amostragem de pesos ao nascer (oz) de 1.000 partos consecutivos no Boston City Hospital

Números de identificação	0	1	2	3	4	5	6	7	8	9	10	11	12	13	14	15	16	17	18	19
000-019	116	124	119	100	127	103	140	82	107	132	100	92	76	129	138	128	115	133	70	121
020-039	114	114	121	107	120	123	83	96	116	110	71	86	136	118	120	110	107	157	89	71
040-059	98	105	106	52	123	101	111	130	129	94	124	127	128	112	83	95	118	115	86	120
060-079	106	115	100	107	131	114	121	110	115	93	116	76	138	126	143	93	121	135	81	135
080-099	108	152	127	118	110	115	109	133	116	129	118	126	137	110	32	139	132	110	140	119
100-119	109	108	103	88	87	144	105	138	115	104	129	108	92	100	145	93	115	85	124	123
120-139	141	96	146	115	124	113	98	110	153	165	140	132	79	101	127	137	129	144	126	155
140-159	120	128	119	108	113	93	144	124	89	126	87	120	99	60	115	86	143	97	106	148
160-179	113	135	117	129	120	117	92	118	80	132	121	119	57	126	126	77	135	130	102	107
180-199	115	135	112	121	89	135	127	115	133	64	91	126	78	85	106	94	122	111	109	89
200-219	99	118	104	102	94	113	124	118	104	124	133	80	117	112	112	112	102	118	107	104
220-239	90	113	132	122	89	111	118	108	148	103	112	128	86	111	140	126	143	120	124	110
240-259	142	92	132	128	97	132	99	131	120	106	115	101	130	120	130	89	107	152	90	116
260-279	106	111	120	198	123	152	135	83	107	55	131	108	100	104	112	121	102	114	102	101
280-299	118	114	112	133	139	113	77	109	142	144	114	117	97	96	93	120	149	107	107	117
300-319	93	103	121	118	110	89	127	100	156	106	122	105	92	128	124	125	118	113	110	149
320-339	98	98	141	131	92	141	110	134	90	88	111	137	67	95	102	75	108	118	99	79
340-359	110	124	122	104	133	98	108	125	106	128	132	95	114	67	134	136	138	122	103	113
360-379	142	121	125	111	97	127	117	122	120	80	114	126	103	98	108	100	106	98	116	109
380-399	98	97	129	114	102	128	107	119	84	117	119	128	121	113	128	111	112	120	122	91
400-419	117	100	108	101	144	104	110	146	117	107	126	120	104	129	147	111	106	138	97	90
420-439	120	117	94	116	119	108	109	106	134	121	125	105	177	109	109	109	79	118	92	103
440-459	110	95	111	144	130	83	93	81	116	115	131	135	116	97	108	103	134	140	72	112
460-479	101	111	129	128	108	90	113	99	103	41	129	104	144	124	70	106	118	99	85	93
480-499	100	105	104	113	106	88	102	125	132	123	160	100	128	131	49	102	110	106	96	116
500-519	128	102	124	110	129	102	101	119	101	119	141	112	100	105	155	124	67	94	134	123
520-539	92	56	17	135	141	105	133	118	117	112	87	92	104	104	132	121	118	126	114	90
540-559	109	78	117	165	127	122	108	109	119	98	120	101	96	76	143	83	100	128	124	137
560-579	90	129	89	125	131	118	72	121	91	113	91	137	110	137	111	135	105	88	112	104
580-599	102	122	144	114	120	136	144	98	108	130	119	97	142	115	129	125	109	103	114	106
600-619	109	119	89	98	104	115	99	138	122	91	161	96	138	140	32	132	108	92	118	58
620-639	158	127	121	75	112	121	140	80	125	73	115	120	85	104	95	106	100	87	99	113
640-659	95	146	126	58	64	137	69	90	104	124	120	62	83	96	126	155	133	115	97	105
660-679	117	78	105	99	123	86	126	121	109	97	131	133	121	125	120	97	101	92	111	119
680-699	117	80	145	128	140	97	126	109	113	125	157	97	119	103	102	128	116	96	109	112
700-719	67	121	116	126	106	116	77	119	119	122	109	117	127	114	102	75	88	117	99	136
720-739	127	136	103	97	130	129	128	119	22	109	145	129	96	128	122	115	102	127	109	120
740-759	111	114	115	112	146	100	106	137	48	110	97	103	104	107	123	87	140	89	112	123
760-779	130	123	125	124	135	119	78	125	103	55	69	83	106	130	98	81	92	110	112	104
780-799	118	107	117	123	138	130	100	78	146	137	114	61	132	109	133	132	120	116	133	133
800-819	86	116	101	124	126	94	93	132	126	107	98	102	135	59	137	120	119	106	125	122
820-839	101	119	97	86	105	140	89	139	74	131	118	91	98	121	102	115	115	135	100	90
840-859	110	113	136	140	129	117	117	129	143	88	105	110	123	87	97	99	128	128	110	132
860-879	78	128	126	93	148	121	95	121	127	80	109	105	136	141	103	95	140	115	118	117
880-899	114	109	144	119	127	116	103	144	117	131	74	109	117	100	103	123	93	107	113	144
900-919	99	170	97	135	115	89	120	106	141	137	107	132	132	58	113	102	120	98	104	108
920-939	85	115	108	89	88	126	122	107	68	121	113	116	94	85	93	132	146	98	132	104
940-959	102	116	108	107	121	132	105	114	107	121	101	110	137	122	102	125	104	124	121	111
960-979	101	93	93	88	72	142	118	157	121	58	92	114	104	119	91	52	110	116	100	147
980-999	114	99	123	97	79	81	146	92	126	122	72	153	97	89	100	104	124	83	81	129

aleatória fosse utilizado. A atribuição aleatória é preferível nesse caso, pois garante um número igual de pacientes atribuídos a cada grupo de tratamento.

EXEMPLO 6.16   **Obstetrícia**   Os pesos ao nascer de 1.000 crianças nascidas consecutivamente no Boston City Hospital (que atende uma população de baixa renda) são enumerados na Tabela 6.2 e também estão disponíveis no BIRTHWEIGHT.XLS. Para este exemplo, considere essa população como efetivamente infinita. Suponha que desejamos extrair, por computador, 5 amostras aleatórias de tamanho 10 dessa população. Como essas amostras podem ser selecionadas?

Solução: O Minitab tem uma função que permite a amostragem a partir das colunas. O usuário deve especificar o número de linhas da amostra (o tamanho da amostra aleatória a ser selecionada). Assim, se 1.000 pesos ao nascer forem armazenados em uma única coluna (por exemplo, C1) e especificarmos 10 linhas para a amostra, obteremos uma amostra aleatória de tamanho 10 dessa população. Essa amostra aleatória de tamanho 10 pode ser armazenada em uma coluna diferente (por exemplo, C2). Esse processo pode ser repetido 5 vezes e os resultados armazenados em 5 colunas separadas. Também é possível calcular a média $\bar{x}$ e o desvio-padrão (s) para cada amostra aleatória. Os resultados estão na Tabela 6.3. Um problema para obter as amostras aleatórias no computador é se elas são obtidas com ou sem reposição. A opção padrão é a amostragem sem reposição, em que o mesmo indivíduo da população não pode ser selecionado mais de uma vez em uma amostra específica. Na amostragem com reposição (às vezes chamada de amostragem *bootstrap*), repetições são permitidas dentro de uma amostra específica. A Tabela 6.3 usa amostragem sem reposição.

TABELA 6.3   Cinco amostras aleatórias de tamanho 10 da população de recém-nascidos cujo peso ao nascer (oz) aparece na Tabela 6.2

Indivíduo	Amostra				
	1	2	3	4	5
1	97	177	97	101	137
2	117	198	125	114	118
3	140	107	62	79	78
4	78	99	120	120	129
5	99	104	132	115	87
6	148	121	135	117	110
7	108	148	118	106	106
8	135	133	137	86	116
9	126	126	126	110	140
10	121	115	118	119	98
$\bar{X}$	116,90	132,80	117,00	106,70	111,90
s	21,70	32,62	22,44	14,13	20,46

6.4 ENSAIOS CLÍNICOS ALEATORIZADOS

Um avanço importante na pesquisa clínica é a aceitação do ensaio clínico aleatorizado (ECA) como o delineamento ideal para a maioria dos estudos.

DEFINIÇÃO 6.6   Um **ensaio clínico aleatorizado** é um tipo de projeto de pesquisa utilizado para comparar tratamentos diferentes, em que os pacientes são designados por algum mecanismo aleatório a um tratamento específico. O processo de atribuição de tratamentos para pacientes é chamado de **aleatorização**. Aleatorização significa que os pacientes designados a diferentes modalidades de tratamento serão semelhantes se os tamanhos das amostras forem grandes.

No entanto, se os tamanhos das amostras forem pequenos, as características dos pacientes dos grupos de tratamento podem não ser comparáveis. Assim, é costume apresentar uma tabela de características dos diferentes grupos de tratamento nos ECAs para verificar se o processo de aleatorização está funcionando bem.

EXEMPLO 6.17 **Hipertensão** O SHEP (*Systolic Hypertension in the Elderly Program*) foi designado para avaliar a eficácia do tratamento com anti-hipertensivo para reduzir o risco de acidente vascular cerebral entre pessoas de 60 anos ou mais com hipertensão sistólica isolada. A hipertensão sistólica isolada é definida como PAS elevada (≥160 mm Hg), mas PAD normal (< 90 mm Hg) [2]. Das 4.736 pessoas estudadas, 2.365 foram distribuídas aleatoriamente para o tratamento com a droga ativa e 2.371 foram distribuídas aleatoriamente para o placebo. As características básicas dos participantes foram comparadas por grupo de tratamento para verificar se a aleatorização alcançou seu objetivo de fornecer grupos comparáveis de pacientes nos dois grupos de tratamento (ver Tabela 6.4). Vemos que as características dos pacientes dos dois grupos de tratamento são, geralmente, muito semelhantes.

A importância da aleatorização na pesquisa clínica moderna não pode ser subestimada. Antes da aleatorização, a comparação dos diferentes tratamentos baseava-se, muitas vezes, em amostras selecionadas que, em geral, não eram comparáveis.

EXEMPLO 6.18 **Doenças Infecciosas** Aminoglicosídeos são um tipo de antibiótico eficaz contra certos organismos Gram-negativos. Eles são muitas vezes administrados a pacientes críticos (como aqueles com câncer, para evitar infecções secundárias causadas pelo tratamento recebido). No entanto, também existem os efeitos colaterais dos aminoglicosídeos, incluindo nefrotoxicidade (danos no rim) e ototoxicidade (perda temporária da audição). Durante várias décadas, foram realizados estudos para comparar a eficácia e a segurança dos diferentes aminoglicosídeos. Muitos estudos compararam o aminoglicosídeo mais comum, a gentamicina, com outros antibióticos dessa classe (por exemplo, tobramicina). Os primeiros estudos foram não aleatorizados. Normalmente, os médicos comparavam os resultados de todos os pacientes tratados com gentamicina em um serviço de doenças infecciosas durante um período definido com os resultados de todos os pacientes tratados com outro aminoglicosídeo. Nenhum mecanismo aleatório era utilizado para atribuir os tratamentos aos pacientes. O problema é que os pacientes tratados com tobramicina podiam ficar mais doentes do que os tratados com gentamicina, especialmente se a tobramicina fosse percebida como um antibiótico mais eficaz e o "fármaco de escolha" para o paciente mais doente. Ironicamente, em um estudo não aleatorizado, o antibiótico mais eficaz pode realmente ter pior atuação porque esse antibiótico é prescrito mais vezes para os pacientes mais doentes. Praticamente todos os estudos clínicos recentes são aleatorizados. Os pacientes tratados com diferentes antibióticos tendem a ser semelhantes em estudos aleatorizados, e diferentes tipos de antibióticos podem ser comparados usando populações de pacientes comparáveis.

Características do Delineamento dos Ensaios Clínicos Aleatorizados

O método de aleatorização varia muito em diferentes estudos. Pode-se utilizar seleção aleatória, alocação aleatória ou algum outro processo aleatório como método de aleatorização. Em ensaios clínicos, a atribuição aleatória é às vezes chamada de **aleatorização em bloco**.

DEFINIÇÃO 6.7 A **aleatorização em bloco** é definida a seguir em ensaios clínicos que comparam dois tratamentos (A e B). Um bloco de tamanho $2n$ é determinado antecipadamente, em que, para cada $2n$ pacientes que entram no estudo, n pacientes são atribuídos aleatoriamente ao tratamento A e os n pacientes restantes são atribuídos ao tratamento B. Uma abordagem semelhante pode ser utilizada em ensaios clínicos com mais de dois grupos de tratamento. Por exemplo, se existem k grupos de tratamento, o tamanho do bloco pode ser kn e, para

TABELA 6.4 Características basais dos participantes aleatorizados SHEP[a] por grupo de tratamento

Característica	Grupo tratamento ativo	Grupo placebo	Total
Número aleatorizado	2.365	2.371	4.736
Idade, y			
Média[b]	71,6 (6,7)	71,5 (6,7)	71,6 (6,7)
Porcentagem			
60-69	41,1	41,8	41,5
70-79	44,9	44,7	44,8
≥80	14,0	13,4	13,7
Raça-sexo, %[c]			
Homem negro	4,9	4,3	4,6
Mulher negra	8,9	9,7	9,3
Homem branco	38,8	38,4	38,6
Mulher branca	47,4	47,7	47,5
Educação, y[b]	11,7 (3,5)	11,7 (3,4)	11,7 (3,5)
Pressão arterial, mm Hg[b]			
Sistólica	170,5 (9,5)	170,1 (9,2)	170,3 (9,4)
Diastólica	76,7 (9,7)	76,4 (9,8)	76,6 (9,7)
Anti-hipertensivo no contato inicial, %	33,0	33,5	33,3
Fumante, %			
Fumantes atuais	12,6	12,9	12,7
Ex-fumantes	36,6	37,6	37,1
Nunca fumaram	50,8	49,6	50,2
Consumo de álcool, %			
Nunca	21,5	21,7	21,6
Antes	9,6	10,4	10,0
Ocasionalmente	55,2	53,9	54,5
Diariamente ou quase diariamente	13,7	14,0	13,8
Histórico de infarto no miocárdio, %	4,9	4,9	4,9
Histórico de derrame, %	1,5	1,3	1,4
Histórico de diabetes, %	10,0	10,2	10,1
Sopro carotídeo, %	6,4	7,9	7,1
Pulsação, batimentos/min[bd]	70,3 (10,5)	71,3 (10,5)	70,8 (10,5)
Índice de massa corporal, kg/m²[b]	27,5 (4,9)	27,5 (5,1)	27,5 (5,0)
Colesterol sérico, mmol/L[b]			
Colesterol total (mg/dL)	6,1 (1,2)	6,1 (1,1)	6,1 (1,1)
Lipoproteína de alta densidade	1,4 (0,4)	1,4 (0,4)	1,4 (0,4)
Sintomas depressivos, %[e]	11,1	11,0	11,1
Evidência de comprometimento cognitivo, %[f]	0,3	0,5	0,4
Sem limitação das atividades da vida diária, %[d]	95,4	93,8	94,6
Anormalidades eletrocardiográficas basais, %[g]	61,3	60,7	61,0

a. SHEP = Systolic Hypertension in the Elderly Program.
b. Os valores são média (*desvio-padrão*).
c. Incluídos entre os brancos estavam 204 asiáticos (5% dos brancos), 84 hispânicos (2% dos brancos) e 41 classificados como "outros" (1% dos brancos).
d. $P < 0,05$ para o grupo de tratamento ativo em comparação com o grupo placebo.
e. Escore da escala de sintomas depressivos de 7 ou mais.
f. Escore da escala de deficiência cognitiva de 4 ou mais.
g. Um ou mais dos seguintes códigos de Minnesota: 1,1 a 1,3 (Q/QS), 3,1 a 3,4 (altas ondas R), 4,1 a 4,4 (depressão do ST), 5,1 a 5,4 (alterações da onda T), 6,1 a 6,8 (defeitos de condução AV), 7,1 a 7,8 (defeitos de condução ventricular), 8,1 a 8,6 (arritmias) e 9,1 a 9,3 e 9,5 (produtos diversos).

cada *kn* pacientes, *n* são alocados aleatoriamente para o primeiro tratamento, *n* são alocados aleatoriamente para o segundo tratamento, ..., *n* pacientes são alocados aleatoriamente para o *k*-enésimo tratamento.

Assim, com dois grupos de tratamento na aleatorização em bloco, para cada 2*n* pacientes, um número igual será atribuído para cada tratamento. A vantagem é que os grupos de tratamento serão de tamanho igual, tanto em curto como em longo prazo. Por causa dos critérios de elegibilidade, os tipos de paciente que entram em um ensaio às vezes, mudam à medida que o estudo progride. Isso garante a comparabilidade dos grupos de tratamento em curtos períodos, conforme os procedimentos do estudo evoluem. Uma desvantagem dos blocos é que eles podem tornar evidente como é o esquema de aleatorização depois de um tempo, e os médicos podem adiar a entrada de pacientes no estudo até que o tratamento que eles percebem como o melhor seja mais provável de ser selecionado. Para evitar esse problema, às vezes, um tamanho variável de bloco é usado. Por exemplo, o tamanho do bloco pode ser de 8 para o primeiro bloco, 6 para o segundo, 10 para o terceiro, e assim por diante.

Outra técnica utilizada no processo de aleatorização é a **estratificação**.

DEFINIÇÃO 6.8 Em alguns estudos clínicos, os pacientes são subdivididos em subgrupos, ou estratos, de acordo com as características consideradas importantes para o resultado do paciente. Listas aleatórias são mantidas separadamente para cada estrato para assegurar populações de pacientes comparáveis dentro de cada um. Esse procedimento é chamado de **estratificação**. Qualquer seleção aleatória (aleatorização comum) ou alocação aleatória (aleatorização em bloco) pode ser usada para cada estrato. As características típicas utilizadas para definir os estratos são idade, sexo ou condição clínica geral do paciente.

Outro avanço importante na pesquisa clínica moderna é o uso de **mascaramento**.

DEFINIÇÃO 6.9 Um ensaio clínico é chamado **duplo-cego** se nem o médico nem o paciente sabem qual tratamento ele está recebendo. Um ensaio clínico é chamado de **simples-cego** se o paciente desconhece a atribuição do tratamento, mas o médico não. Um ensaio clínico é **não cego** se tanto o médico quanto o paciente estão cientes da alocação do tratamento.

Atualmente, o padrão ouro da investigação clínica é o estudo aleatorizado duplo-cego, no qual os pacientes são designados para os tratamentos aleatoriamente, nem o paciente nem o médico têm conhecimento da alocação do tratamento.

EXEMPLO 6.19 **Hipertensão** O estudo SHEP mencionado no Exemplo 6.17 foi um estudo duplo-cego. Nem os pacientes nem os médicos sabiam se a medicação anti-hipertensiva era uma droga ativa ou um placebo. O mascaramento é sempre preferível para evitar relatos tendenciosos dos resultados por parte do paciente e/ou do médico. No entanto, estudos duplo-cegos nem sempre são viáveis em todos os ambientes de pesquisa.

EXEMPLO 6.20 **Doença Cerebrovascular** A fibrilação atrial (FA) é um sintoma comum em idosos, caracterizada por um tipo específico de ritmo cardíaco anormal. Por exemplo, o ex-presidente George H. W. Bush era portador dessa condição quando estava no poder. Sabe-se que o risco de acidente vascular cerebral é muito maior entre as pessoas com FA do que entre as outras pessoas da mesma idade e sexo, especialmente entre os idosos. A varfarina é uma droga considerada eficaz na prevenção de acidente vascular cerebral entre pessoas com FA. No entanto, a varfarina pode causar complicações hemorrágicas e, por isso, é importante determinar a dose ideal para cada paciente a fim de maximizar o benefício da prevenção do acidente vascular cerebral e minimizar o risco de hemorragia. Infelizmente, a monitorização da dose requer testes de sangue a cada semana para avaliar o tempo de protrombina (uma medida da capacidade de formação de coágulos no sangue), depois da qual a dose pode ser aumentada, diminuída ou mantida. Como em geral se considera impraticável fornecer regularmente exames de sangue aos pacientes de controle, surge o dilema sobre qual é a melhor forma de selecionar um bom tratamento de controle para comparar com a varfarina em um ambiente de teste clínico. Na maioria dos ensaios clínicos que envolve varfarina, os pacientes são alocados aleatoriamente à varfarina ou ao tratamento de controle, em que o controle consiste, simplesmente, na ausência de tratamento. No entanto, nesse contexto é importante que as pessoas que fazem o diagnóstico às vezes subjetivo de um acidente vascular cerebral sejam mascaradas pela atribuição do tratamento dos pacientes individuais.

Outro problema com o mascaramento é que os pacientes podem ser inicialmente "cegos" quanto à alocação do tratamento, mas a natureza dos efeitos colaterais pode fortemente indicar o real tratamento recebido.

EXEMPLO 6.21 **Doença Cardiovascular** Como parte do *Physicians' Health Study*, realizou-se um estudo aleatorizado que comparou a aspirina com o placebo na prevenção da doença cardiovascular. Um efeito colateral da ingestão regular da aspirina é o sangramento gastrointestinal. A presença desse efeito secundário indica fortemente que o tipo de tratamento recebido foi com a aspirina.

QUESTÕES DE REVISÃO 6A

1. O que é uma amostra aleatória?
2. O que é um teste clínico aleatorizado?
3. Por que o uso da aleatorização foi um importante avanço na pesquisa clínica?

6.5 ESTIMAÇÃO DA MÉDIA DE UMA DISTRIBUIÇÃO

Agora que discutimos o significado de uma amostra aleatória de uma população e exploramos alguns métodos práticos de seleção dessas amostras usando números aleatórios gerados por computador, passemos para a estimação. A questão permanece: como uma amostra aleatória específica $x_1, ..., x_n$ é utilizada para estimar μ e σ^2, a média e a variância da distribuição? Estimar a média é o foco desta seção, enquanto a estimação da variância está na Seção 6.7.

Estimação Pontual

Um estimador natural usado para estimar a média populacional μ é a média amostral

$$\overline{X} = \sum_{i=1}^{n} X_i / n$$

Quais propriedades de $\overline{X}$ o tornam um estimador desejável de μ? Devemos esquecer nossa amostra particular no momento e considerar o conjunto de todas as amostras possíveis de tamanho n que poderiam ter sido selecionadas da população. Os valores de $\overline{X}$ em cada uma dessas amostras será, em geral, diferente. Esses valores serão denotados por $\overline{x}_1, \overline{x}_2$, e assim por diante. Em outras palavras, esquecemos nossa amostra como uma entidade única e a consideramos representativa de todas as amostras possíveis de tamanho n que poderiam ter sido extraídas da população. Dito de outra maneira, $\overline{x}$ é uma única realização de uma variável aleatória $\overline{X}$ em todas as amostras possíveis de tamanho n que poderiam ter sido selecionadas da população. No restante deste texto, o símbolo X representa uma variável aleatória, e x denota uma realização específica da variável aleatória X na amostra.

DEFINIÇÃO 6.10 A **distribuição amostral** de $\overline{X}$ é a distribuição dos valores de $\overline{x}$ em todas as amostras possíveis de tamanho n que poderiam ter sido selecionadas da população de referência.

A Figura 6.1 fornece um exemplo de distribuição amostral. Trata-se de uma distribuição de frequência da média amostral de 200 amostras de tamanho 10 selecionadas aleatoriamente e extraídas da distribuição de 1.000 pesos ao nascer apresentados na Tabela 6.2, mostrada pelo procedimento PROC CHART do SAS (Statistical Analysis System).

Podemos mostrar que a média dessas médias amostrais ($\overline{x}s$), quando feita com grande número de amostras aleatórias de tamanho n, aproxima-se de μ conforme o número de amostras selecionadas se torna maior. Em outras palavras, o valor esperado de $\overline{X}$ em sua distribuição amostral é igual a μ. Esse resultado é resumido como se segue:

FIGURA 6.1 Distribuição amostral de $\overline{X}$ de 200 amostras de tamanho 10 selecionadas entre a população de 1.000 pesos ao nascer dada na Tabela 6.2 (100 = 100,0-100,9 etc.)

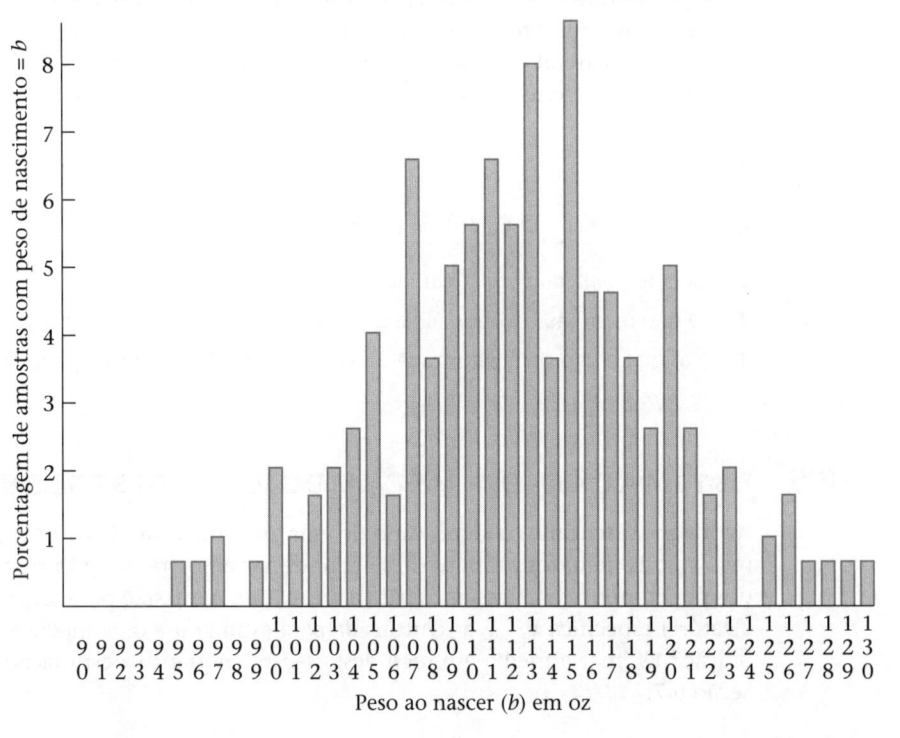

EQUAÇÃO 6.1 Seja $X_1, ..., X_n$ uma amostra aleatória extraída da mesma população com média μ. Então, para a média amostral $\overline{X}$, $E(\overline{X}) = \mu$.

Note que a Equação 6.1 é válida para qualquer população, independentemente da sua distribuição, ou seja, nós nos referimos a $\overline{X}$ como um estimador não viciado[1] de μ.

DEFINIÇÃO 6.11 Referimo-nos a um estimador de um parâmetro θ como $\hat{\theta}$. Um **estimador** $\hat{\theta}$ de um parâmetro θ é **não viciado** se $E(\hat{\theta}) = \theta$. Isso significa que o valor médio de $\hat{\theta}$ em grande número de amostras aleatórias de tamanho n é θ.

A ausência de vício de $\overline{X}$ não é razão suficiente para usá-lo como um estimador de μ. Para as distribuições simétricas, existem muitos estimadores não viciados de μ, incluindo a mediana amostral e a média da maior e da menor observação da amostra. Por que $\overline{X}$ é es-

---

1. Também utilizamos o termo não viesado. (N.R.T.)

colhido em vez de qualquer dos outros estimadores não viciados? A razão é que, se a distribuição da população for normal, pode-se mostrar que o estimador não viciado com a menor variância é dado por $\overline{X}$. Assim, $\overline{X}$ é chamado de **estimador não viciado de variância mínima** de μ.

Esse conceito é ilustrado na Figura 6.2, em que, para 200 amostras aleatórias de tamanho 10 geradas com base na população de 1.000 pesos ao nascer na Tabela 6.2, a distribuição da média amostral ($\overline{X}$) está ilustrada na Figura 6.2a, a mediana amostral na Figura 6.2b e a média da maior e da menor observação da amostra na Figura 6.2c. Note que a variabilidade da distribuição da média amostral é ligeiramente menor que da mediana e consideravelmente menor que a variabilidade da média da maior e da menor observação da amostra.

FIGURA 6.2 Distribuição amostral de estimadores de μ para 200 amostras aleatórias de tamanho 10 selecionadas entre a população de 1.000 pesos ao nascer fornecidos na Tabela 6.2 (100 = 100,0-101,9 etc.)

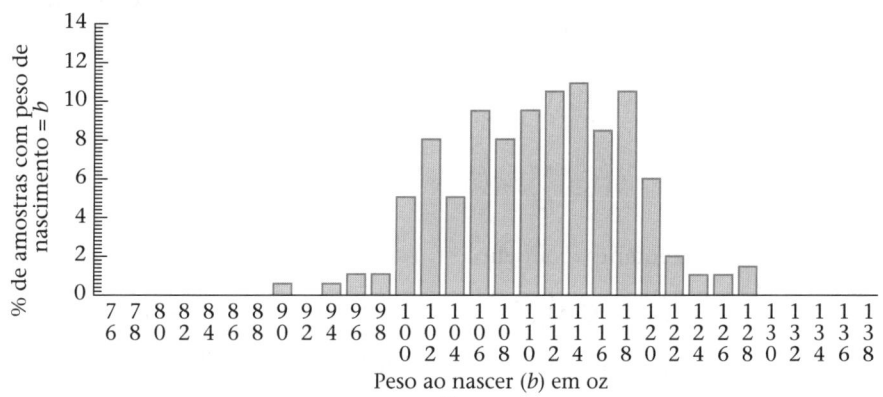

(a) Distribuição da média amostral ($\overline{X}$)

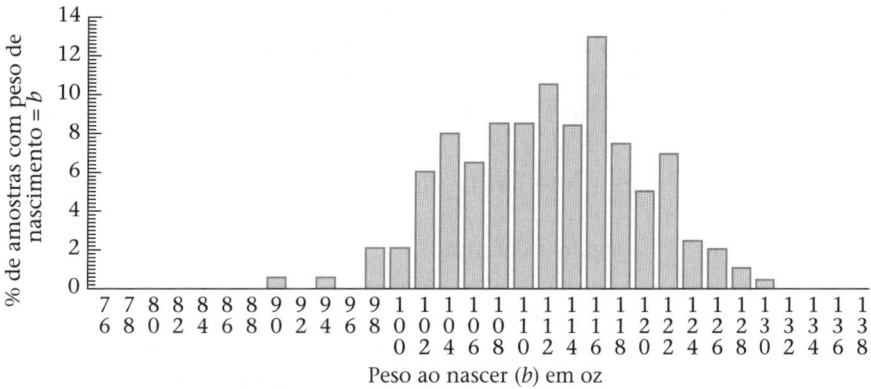

(b) Distribuição da mediana amostral

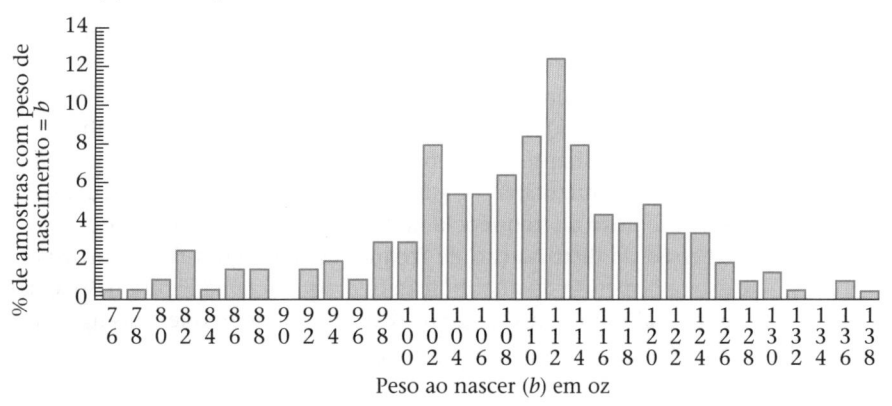

(c) Distribuição da média da maior e da menor observação da amostra

Erro Padrão da Média

Com base na Equação 6.1 vemos que $\overline{X}$ é um estimador não viciado de μ para qualquer tamanho de amostra n. Por que então é preferível estimar os parâmetros através de grandes amostras em vez das pequenas? A razão intuitiva é que, quanto maior o tamanho da amostra, mais preciso um estimador $\overline{X}$ é.

EXEMPLO 6.22 **Obstetrícia** Considere a Tabela 6.3. Observe que 50 pesos ao nascer variam de 62 a 198 oz e têm um desvio-padrão amostral de 23,79 oz. As médias de cinco amostras variam de 106,7 a 132,8 oz e têm um desvio-padrão amostral de 9,77 oz. Assim, as médias amostrais com base em 10 observações variam menos de amostra para amostra do que as observações individuais, que podem ser consideradas médias amostrais de amostras de tamanho 1.

Veja a página 125 para a
EQUAÇÃO 5.9

Na verdade, seria esperado que a média amostral de várias amostras de tamanho 100 variassem menos do que aquelas de amostras de tamanho 10. Podemos mostrar que isso é verdade. Usando as propriedades de combinações lineares de variáveis aleatórias independentes dadas na Equação 5.9,

$$Var(\overline{X}) = \left(\frac{1}{n^2}\right) Var\left(\sum_{i=1}^{n} X_i\right)$$

$$= \left(\frac{1}{n^2}\right) \sum_{i=1}^{n} Var(X_i)$$

No entanto, por definição $Var(X_i) = \sigma^2$. Assim,

$$Var(\overline{X}) = (1/n^2)(\sigma^2 + \sigma^2 + \cdots + \sigma^2) = (1/n^2)(n\sigma^2) = \sigma^2/n$$

O desvio-padrão $(dp) = \sqrt{\text{variância}}$; assim, $dp(\overline{X}) = \sigma/\sqrt{n}$. Temos o seguinte resumo:

EQUAÇÃO 6.2 Seja $X_1, ..., X_n$ uma amostra aleatória de uma população com média μ e variância σ^2. O conjunto das médias amostrais obtidas de várias amostras aleatórias de tamanho n dessa população tem variância σ^2/n. O desvio-padrão desse conjunto de médias amostrais é, portanto, $\sigma/\sqrt{n}$ e é chamado de *erro padrão da média* ou *erro padrão*.

Na prática, a variância populacional σ^2 é raramente conhecida. Veremos na Seção 6.7 que uma estimativa razoável para a variância populacional σ^2 é a variância amostral s^2, o que leva à seguinte definição:

DEFINIÇÃO 6.12 O **erro padrão da média (epm)**, ou **erro padrão (ep)**, é dado por $\sigma/\sqrt{n}$ e estimado por $s/\sqrt{n}$. O erro padrão representa o desvio-padrão estimado obtido de um conjunto de médias de várias amostras de tamanho n de uma população com variância σ^2.

Note que o erro padrão *não* é o desvio-padrão de uma observação individual X_i, mas sim da média amostral $\overline{X}$. O erro padrão da média está ilustrado na Figura 6.3. Na Figura 6.3a, a distribuição de frequência da média amostral é representada por 200 amostras de tamanho 1 extraídas do conjunto de pesos ao nascer na Tabela 6.2. Distribuições de frequências semelhantes são representadas por 200 médias amostrais de amostras de tamanho 10 na Figura 6.3b e de amostras de tamanho 30, na Figura 6.3c. Note que a dispersão da distribuição de frequência na Figura 6.3a, correspondente a $n = 1$, é muito maior que a dispersão da distribuição de frequência na Figura 6.3b, correspondente a $n = 10$. Além disso, a dispersão da distribuição de frequência na Figura 6.3b, correspondente a $n = 10$, é muito maior que a dispersão da distribuição de frequências na Figura 6.3c, correspondente a $n = 30$.

FIGURA 6.3 Ilustração do erro padrão da média (100 = 100,0-103,9 etc.)

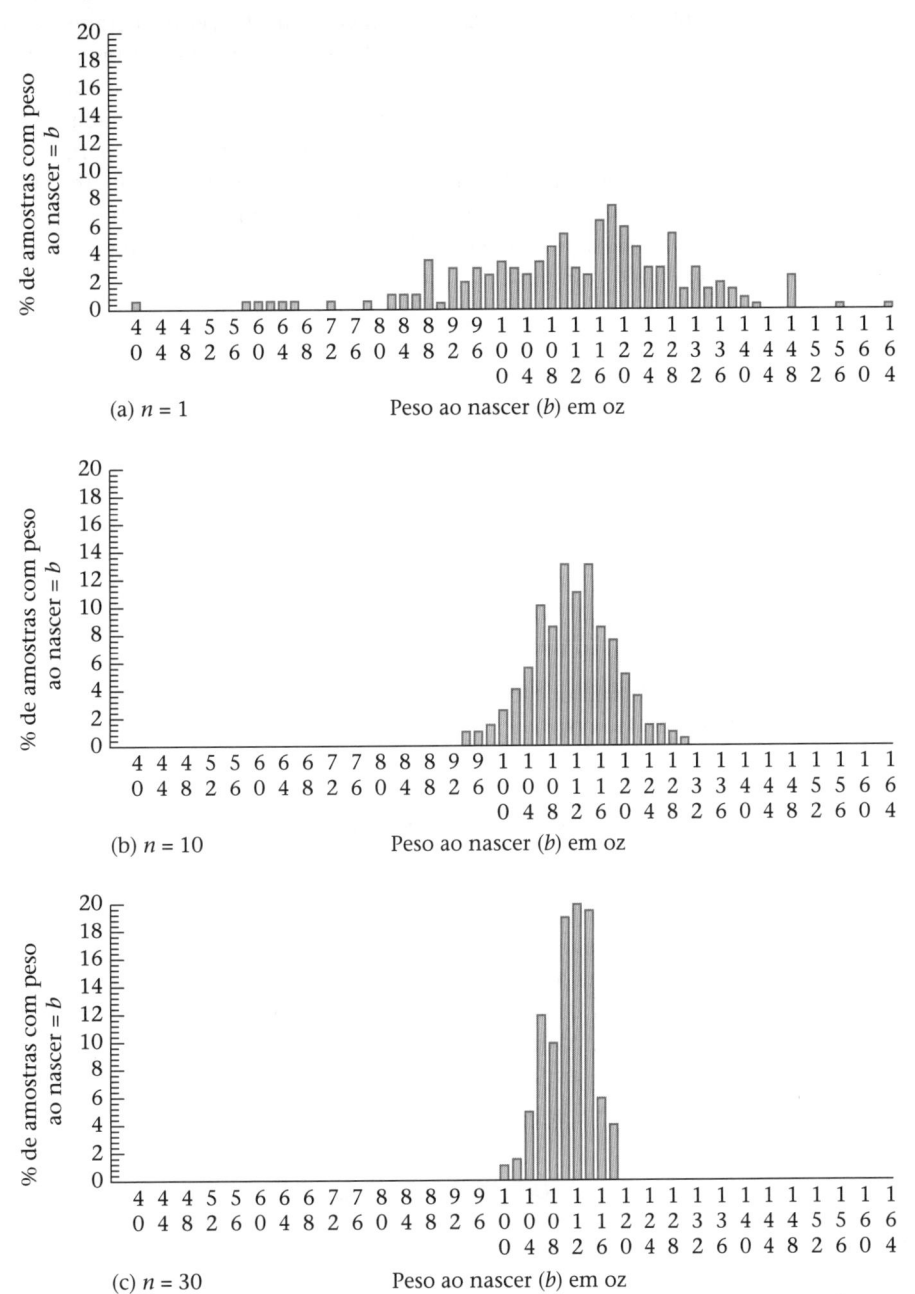

(a) n = 1   Peso ao nascer (b) em oz

(b) n = 10   Peso ao nascer (b) em oz

(c) n = 30   Peso ao nascer (b) em oz

EXEMPLO 6.23

Obstetrícia Calcule o erro padrão da média para a terceira amostra do peso ao nascer na Tabela 6.3.

Solução: O erro padrão da média é dado por

$$s/\sqrt{n} = 22{,}44/\sqrt{10} = 7{,}09$$

O erro padrão é uma medida quantitativa da variabilidade das médias amostrais obtidas de várias amostras aleatórias de tamanho n retiradas da mesma população. Note que o erro padrão é diretamente proporcional a $1/\sqrt{n}$ e ao desvio-padrão σ da população de observações individuais. Isso justifica a preocupação com o tamanho da amostra ao avaliar a precisão de nossa estimativa $\bar{x}$ da média populacional desconhecida μ. A razão de ser preferível estimar μ com base em uma amostra de tamanho 400 em vez de uma de tamanho 100 é que o erro padrão da primeira amostra será a metade do erro padrão da segunda amostra. Assim, a amostra maior deve fornecer uma estimativa mais precisa de μ. Note que a precisão da nossa estimativa também é afetada pela variância σ^2 da população de observações individuais, uma quantidade que está relacionada ao tamanho da amostra n. No entanto, σ^2 pode por vezes ser afetada pela técnica experimental. Por exemplo, para medir a pressão arterial, σ^2 pode ser reduzida por meio de melhor padronização dos observadores de pressão arterial e/ou usando repetições adicionais para cada indivíduo (por exemplo, utilizando média de duas leituras da pressão sanguínea para cada indivíduo, em vez de uma única leitura).

EXEMPLO 6.24

Ginecologia Suponha que uma mulher queira estimar o dia exato da ovulação para fins contraceptivos. Uma teoria é a de que, na época da ovulação, a temperatura corporal aumenta de 0,5 a 1,0 °F. Assim, alterações na temperatura corporal podem ser utilizadas para estimar o dia da ovulação.

Para utilizar esse método, precisamos de uma boa estimativa da temperatura basal do corpo durante um período em que a ovulação não esteja ocorrendo. Suponha que, para esse fim, uma mulher meça sua temperatura corporal ao despertar nos primeiros 10 dias após a menstruação e obtenha os seguintes dados: 97,2°, 96,8°, 97,4°, 97,4°, 97,3°, 97,0°, 97,1°, 97,3°, 97,2°, 97,3°. Qual é a melhor estimativa de sua temperatura corporal basal (μ)? Qual é a precisão dessa estimativa?

Solução: A melhor estimativa da sua temperatura corporal durante o período de não ovulação (μ) é dada por

$$\bar{x} = (97{,}2 + 96{,}8 + \ldots + 97{,}3)/10 = 97{,}20°$$

O erro padrão dessa estimativa é dado por

$$s/\sqrt{10} = 0{,}189/\sqrt{10} = 0{,}06°$$

Em nosso trabalho com intervalos de confiança (IC), mais adiante nesta seção, mostramos que para muitas distribuições podemos estar razoavelmente certos de que a média verdadeira μ está aproximadamente dentro de dois erros padrões de $\bar{x}$. Nesse caso, a média verdadeira da temperatura corporal basal (μ) está dentro de 97,20° ± 2(0,06)° ≈ ≈ (97,1°–97,3°). Assim, se a temperatura estiver elevada em pelo menos 0,5° acima desse intervalo em determinado dia, isso pode indicar que a mulher estava ovulando e, para fins contraceptivos, não deve ter relações naquele dia.

QUESTÕES DE REVISÃO 6B

1. O que é uma distribuição amostral?
2. Por que a média amostral $\bar{X}$ é usada para estimar a média populacional μ?
3. Qual é a diferença entre desvio-padrão e erro padrão?
4. Suponha que tenhamos uma amostra de cinco valores de hemoglobina A1c (HbA1c) obtidos de um único paciente diabético. HbA1c é uma medida sérica muitas vezes usada para monitorar adesão ao tratamento de pacientes diabéticos. Os valores são 8,5%, 9,3%, 7,9%, 9,2% e 10,3%.

    (a) Qual é o desvio-padrão para essa amostra?

    (b) Qual é o erro padrão para essa amostra?

5. Suponha que o número de valores da pergunta 6B.4 aumente de 5 para 20.

    (a) Você esperaria que o desvio-padrão aumentasse, diminuísse ou permanecesse o mesmo? Por quê?

    (b) Você esperaria que o erro padrão aumentasse, diminuísse ou permanecesse o mesmo? Por quê?

Teorema Central do Limite

Se a distribuição for normal, pode-se mostrar que a média amostral é, em si, normalmente distribuída com média μ e variância σ^2/n (veja Seção 5.6). Em outras palavras, $\overline{X} \sim N(\mu, \sigma^2/n)$. Se a distribuição *não* for normal, nós ainda gostaríamos de fazer alguma afirmação sobre a distribuição da média amostral. Essa declaração é dada pelo seguinte teorema:

EQUAÇÃO 6.3

Teorema Central do Limite

Seja $X_1, ..., X_n$ uma amostra aleatória de uma população com média μ e variância σ^2. Então, para n grande, $\overline{X} \stackrel{.}{\sim} N(\mu, \sigma^2/n)$, mesmo que a distribuição das observações individuais na população não esteja normal. (O símbolo $\stackrel{.}{\sim}$ é usado para representar "tem aproximadamente uma distribuição".)

Esse teorema é muito importante porque muitas das distribuições encontradas na prática não são normais. Nesses casos, o teorema central do limite pode, muitas vezes, ser aplicado; isso nos permite realizar inferência estatística com base na normalidade aproximada da média amostral, apesar da não normalidade da distribuição das observações individuais.

EXEMPLO 6.25 **Obstetrícia** O teorema central do limite está ilustrado por meio da representação gráfica, na Figura 6.4a, da distribuição da média amostral dos pesos ao nascer obtida de 200 amostras aleatórias de tamanho 1 do conjunto de pesos ao nascer na Tabela 6.2. Distribuições das médias amostrais de amostras de tamanho 5 são plotadas, na Figura 6.4b, e das amostras de tamanho 10, na Figura 6.4c. Note que a distribuição de pesos individuais ao nascer (isto é, médias amostrais de amostras de tamanho 1) está ligeiramente assimétrica à esquerda. No entanto, a distribuição da média amostral torna-se cada vez mais próxima do formato de sino à medida que o tamanho da amostra aumenta para 5 e 10.

EXEMPLO 6.26 **Doença Cardiovascular** Triglicerídeos séricos são um importante fator de risco para certos tipos de doença coronária. A sua distribuição tende a ser positivamente assimétrica, ou para a direita, com algumas pessoas com valores muito elevados, como é mostrado na Figura 6.5. No entanto, testes de hipóteses podem ser realizados com base na média dos triglicerídeos séricos sobre amostras de tamanho moderado porque, com base no teorema central do limite, a distribuição das médias será aproximadamente normal, mesmo que a distribuição das medições individuais não seja. Para garantir ainda mais a normalidade, os dados também podem ser transformados para uma escala diferente. Por exemplo, se uma transformação logarítmica é utilizada, a assimetria da distribuição é reduzida e o teorema central do limite será aplicável para tamanhos de amostras menores do que se os dados forem mantidos na escala original.

EXEMPLO 6.27 **Obstetrícia** Calcule a probabilidade de que a média do peso ao nascer de uma amostra de 10 crianças da população do Boston City Hospital na Tabela 6.2 esteja entre 98,0 e 126,0 oz (ou seja, $98 \leq \overline{X} < 126$), se o peso médio para 1.000 pesos ao nascer da população do Boston City Hospital for 112,0 oz com um desvio-padrão de 20,6 oz.

Solução: O teorema central do limite é aplicado, e assumimos que $\overline{X}$ segue uma distribuição normal com média $\mu = 112,0$ oz e desvio-padrão $\sigma/\sqrt{n} = 20,6/\sqrt{10} = 6,51$ oz. Segue-se que

$$Pr(98,0 \leq \overline{X} < 126,0) = \Phi\left(\frac{126,0 - 112,0}{6,51}\right) - \Phi\left(\frac{98,0 - 112,0}{6,51}\right)$$
$$= \Phi(2,15) - \Phi(-2,15)$$
$$= \Phi(2,15) - [1 - \Phi(2,15)] = 2\Phi(2,15) - 1$$

Consulte a Tabela 3 do Apêndice Tabelas e obtenha

$$Pr(98{,}0 \leq \bar{X} < 126{,}0) = 2(0{,}9842) - 1{,}0 = 0{,}968$$

Assim, se o teorema central do limite é aplicável, seria esperado que 96,8% das amostras de tamanho 10 tivessem a média dos pesos ao nascer entre 98 e 126 oz. Esse valor pode ser verificado através da Figura 6.2(a). Note que a coluna 90 corresponde ao peso ao nascer no intervalo de 90,0-91,9, a coluna 92, de 92,0-93,9, e assim por diante. Note que 0,5% dos pesos ao nascer estão na coluna 90, 0,5% na coluna 94, 1% na coluna 96, 1% na coluna 126 e 1,5% na coluna 128. Assim, 2% da distribuição é inferior a 98,0 oz e 2,5% da distribuição é 126,0 oz ou maior. Segue-se que 100% – 4,5% = 95,5% da distribuição está, na verdade, entre 98 e 126 oz. Esse valor está próximo a 96,8% previsto pelo teorema central do limite, confirmando que ele fornece uma boa aproximação para a distribuição das médias das amostras de tamanho 10 extraídas dessa população.

FIGURA 6.4 Ilustração do teorema central do limite: 100 = 100–103,9 na Figura 6.4(a): = 100–101.9 nas Figuras 6.4(b) e (c).

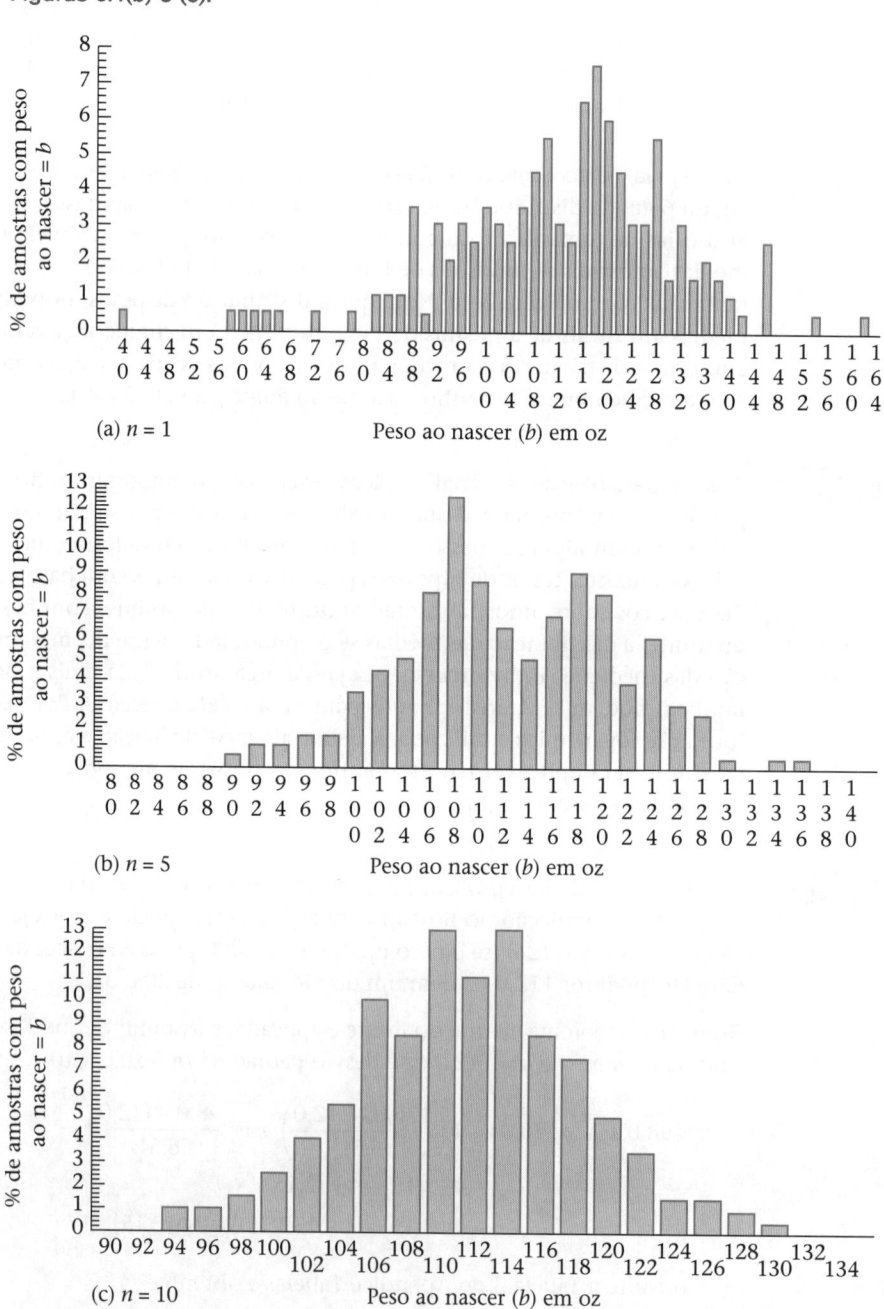

FIGURA 6.5 Distribuição das medições individuais de triglicerídeos séricos e das médias dessas medições sobre as amostras de tamanho *n*

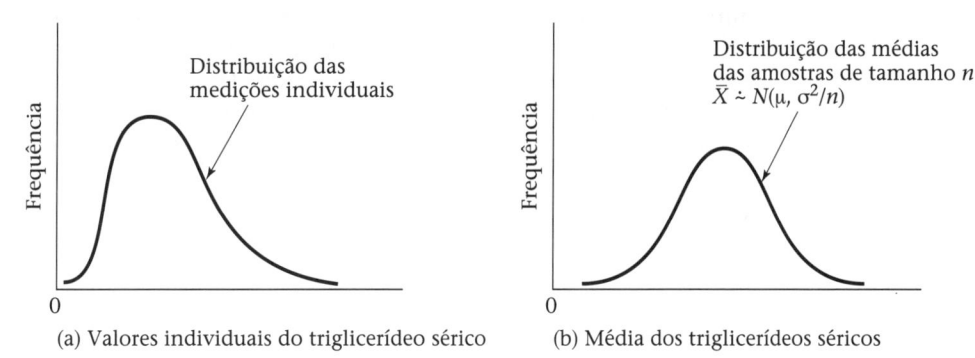

(a) Valores individuais do triglicerídeo sérico

(b) Média dos triglicerídeos séricos

Estimação por Intervalo

Temos discutido as razões para usar $\bar{x}$ para estimar a média de uma distribuição e demos uma medição da variabilidade dessa estimativa, ou seja, o erro padrão. Essas afirmativas valem para qualquer distribuição. No entanto, frequentemente desejamos obter um intervalo de estimativas plausíveis da média, bem como melhor estimativa do seu valor exato. Nossas estimações por intervalo serão exatas se a distribuição for normal e apenas aproximadas se a distribuição não for normal, como indicado no teorema central do limite.

EXEMPLO 6.28 **Obstetrícia** Suponha que a primeira amostra de 10 pesos ao nascer dada na Tabela 6.3 fosse gerada. Nossa melhor estimativa da média da população μ seria a média amostral $\bar{x} = 116{,}9$ oz. Embora 116,9 oz seja nossa melhor estimativa de μ, ainda não estamos certos de que μ seja 116,9 oz. Na verdade, se a segunda amostra de 10 pesos ao nascer fosse gerada, teria sido obtida uma estimativa pontual de 132,8 oz. Nossa estimativa pontual certamente teria um significado diferente se fosse altamente provável que μ diferisse em 1 oz de 116,9 e em 1 lb (16 oz).

Assumimos anteriormente que a distribuição dos pesos ao nascer na Tabela 6.2 era normal, com média μ e variância σ^2. Segue-se, com base na discussão anterior das propriedades da média amostral, que $\bar{X} \sim N(\mu, \sigma^2/n)$. Assim, se μ e σ^2 fossem conhecidos, o comportamento do conjunto de médias amostrais sobre um grande número de amostras de tamanho *n* seria precisamente conhecido. Em particular, 95% de todas as médias amostrais cairiam dentro do intervalo $(\mu - 1{,}96\sigma/\sqrt{n},\ \mu + 1{,}96\sigma/\sqrt{n})$.

EQUAÇÃO 6.4 Alternativamente, se expressarmos de novo $\bar{X}$ de forma padronizada por

$$Z = \frac{\bar{X} - \mu}{\sigma/\sqrt{n}}$$

então *Z* deveria seguir uma distribuição normal padrão. Assim, 95% dos valores de *Z* das várias amostras de tamanho *n* cairão entre –1,96 e +1,96, porque esses valores correspondem ao 2,5º e 97,5º percentis de uma distribuição padrão normal. No entanto, a hipótese de que σ é conhecido é um tanto artificial, pois σ raramente é conhecido na prática.

Distribuição *t*

Como σ é desconhecido, é razoável estimar σ pelo desvio-padrão da amostra *s* e tentar construir ICs utilizando a quantidade $(\bar{X} - \mu)/(S/\sqrt{n})$. O problema é que essa quantidade não é mais normalmente distribuída.

Esse problema foi resolvido pela primeira vez em 1908 por um estatístico chamado William Gossett. Durante toda a sua vida profissional, Gossett trabalhou para a Cervejaria Guinness na Irlanda. Ele escolheu identificar-se pelo pseudônimo "Student" e, portanto, a distribuição de $(\bar{X} - \mu)/(S/\sqrt{n})$ costuma ser chamada de **distribuição t de Student**. Gossett descobriu que a forma da distribuição depende do tamanho da amostra n. Assim, a distribuição t não é uma distribuição única, mas, em vez disso, uma família de distribuições indexada por um parâmetro conhecido como os **graus de liberdade** (*gl*) da distribuição.

EQUAÇÃO 6.5 Se $X_1, ..., X_n \sim N(\mu, \sigma^2)$ e são independentes, então $(\bar{X} - \mu)/(S/\sqrt{n})$ é distribuído como uma distribuição t com $(n - 1)$ *gl*.

Mais uma vez, a distribuição t de Student não é uma distribuição única, mas sim uma família de distribuições indexadas pelos graus de liberdade d. A distribuição t com graus d de liberdade é, por vezes, referida como a distribuição t_d.

DEFINIÇÃO 6.13 O **100 × u-ésimo percentil de uma distribuição t com graus de liberdade d** é designado por $t_{d,u}$, ou seja,

$$Pr(t_d < t_{d,u}) = u$$

EXEMPLO 6.29 O que significa $t_{20, 0,95}$?

Solução: $t_{20, 0,95}$ é o 95º percentil ou o 5º percentil superior de uma distribuição t com 20 graus de liberdade.

É interessante comparar uma distribuição t com graus de liberdade d com uma distribuição $N(0,1)$. As funções de densidade correspondentes a essas distribuições estão representadas na Figura 6.6 para o caso especial em que $d = 5$.

FIGURA 6.6 Comparação da distribuição t de Student com 5 graus de liberdade com uma distribuição $N(0, 1)$

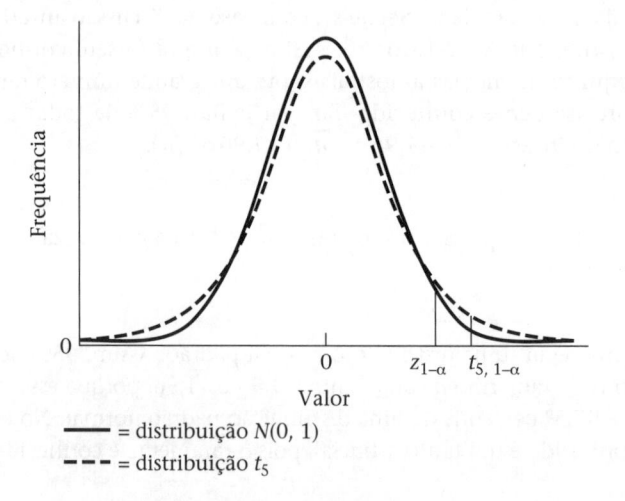

——— = distribuição $N(0, 1)$
- - - = distribuição t_5

Note que a distribuição t é simétrica em torno de 0, mas tem maior dispersão que a distribuição $N(0,1)$. Pode-se mostrar que, para qualquer α, em que $\alpha > 0,5$, $t_{d, 1-\alpha}$ é sempre maior que o percentil correspondente para uma distribuição $N(0,1)$ ($z_{1-\alpha}$). Essa relação está ilustrada na Figura 6.6. No entanto, à medida que d aumenta, a distribuição t converge para uma distribuição $N(0,1)$. Uma explicação para esse princípio é que, para amostras finitas, a variância amostral (s^2) é uma aproximação à variância populacional (σ^2). Essa aproximação dá à estatística $(\bar{X} - \mu)/(S/\sqrt{n})$ maior variabilidade que a estatística correspondente $(\bar{X} - \mu)/(\sigma/\sqrt{n})$.

Conforme n se torna maior, essa aproximação fica melhor e S^2 convergirá para σ^2. As duas distribuições, portanto, tornam-se mais e mais parecidas à medida que n aumenta. O 2,5º percentil superior da distribuição t para alguns graus de liberdade e o percentil correspondente para a distribuição normal são dados na Tabela 6.5.

TABELA 6.5 Comparação do 97,5° percentil da distribuição t e a distribuição normal

d	$t_{d,0.975}$	$z_{0.975}$	d	$t_{d,0.975}$	$z_{0.975}$
4	2,776	1,960	60	2,000	1,960
9	2,262	1,960	∞	1,960	1,960
29	2,045	1,960			

A diferença entre a distribuição t e a distribuição normal é maior para pequenos valores de n ($n < 30$). A Tabela 5 no Apêndice Tabelas fornece os percentis da distribuição t para vários graus de liberdade. Os graus de liberdade são dados na primeira coluna da tabela, e os percentis são dados ao longo da primeira linha. O u-ésimo percentil de uma distribuição t com graus de liberdade d é encontrado por meio da leitura da linha marcada como d e da coluna marcada como u.

EXEMPLO 6.30 Encontre o 5º percentil superior de uma distribuição t com 23 gl.

Solução: Encontre $t_{23,0.95}$, que está indicado na linha 23 e coluna 0,95 da Tabela 5 do Apêndice Tabelas e é 1,714.

Pacotes estatísticos como Minitab, Excel, Stata ou R também calcularão probabilidades exatas associadas com a distribuição t. Isso é particularmente útil para os valores dos graus de liberdade (d) que não estão indicados na Tabela 5.

Se σ é desconhecido, podemos substituir σ por S na Equação 6.4 e, de forma correspondente, substituir a estatística z por uma estatística t dada por

$$t = \frac{\bar{X} - \mu}{S/\sqrt{n}}$$

A estatística t deve seguir uma distribuição t com $n - 1$ gl. Por isso, 95% das estatísticas t de várias amostras de tamanho n deveriam situar-se entre o 2,5º e 97,5º percentis de uma distribuição t_{n-1}, ou

$$Pr(t_{n-1, 0.025} < t < t_{n-1, 0.975}) = 95\%$$

Em termos mais gerais, $(1 - \alpha) \times 100\%$ das estatísticas t de várias amostras de tamanho n devem situar-se entre os percentis $\alpha/2$ inferior e superior de uma distribuição t_{n-1} ou

$$Pr(t_{n-1,\alpha/2} < t < t_{n-1,1-\alpha/2}) = 1 - \alpha$$

Essa desigualdade pode ser escrita na forma de duas desigualdades:

$$t_{n-1,\alpha/2} < \frac{\bar{X} - \mu}{S/\sqrt{n}} \quad \text{e} \quad \frac{\bar{X} - \mu}{S/\sqrt{n}} < t_{n-1,1-\alpha/2}$$

Se multiplicarmos ambos os lados de cada desigualdade por $\left(S/\sqrt{n}\right)$ e adicionarmos μ a ambos os lados, obteremos

$$\mu + t_{n-1,\alpha/2} S/\sqrt{n} < \bar{X} \quad \text{e} \quad \bar{X} < t_{n-1,1-\alpha/2} S/\sqrt{n} + \mu$$

Finalmente, se subtrairmos $t_{n-1,\alpha/2} S/\sqrt{n}$ de ambos os lados da primeira desigualdade e $t_{n-1,1-\alpha/2} S/\sqrt{n}$ de ambos os lados da segunda desigualdade, obteremos

$$\mu < \bar{X} - t_{n-1,\alpha/2} S/\sqrt{n} \quad \text{e} \quad \bar{X} - t_{n-1,1-\alpha/2} S/\sqrt{n} < \mu$$

Expresso como uma desigualdade, isso é

$$\bar{X} - t_{n-1,1-\alpha/2} S/\sqrt{n} < \mu < \bar{X} - t_{n-1,\alpha/2} S/\sqrt{n}$$

Com base na simetria da distribuição t, $t_{n-1,1-\alpha/2} = -t_{n-1,1-\alpha/2}$, essa desigualdade pode ser reescrita como

$$\bar{X} - t_{n-1,1-\alpha/2}\, S/\sqrt{n} < \mu < \bar{X} + t_{n-1,1-\alpha/2}\, S/\sqrt{n}$$

e podemos dizer que

$$Pr\left(\bar{X} - t_{n-1,1-\alpha/2}\, S/\sqrt{n} < \mu < \bar{X} + t_{n-1,1-\alpha/2}\, S/\sqrt{n}\right) = 1 - \alpha^2$$

O intervalo $\left(\bar{X} - t_{n-1,1-\alpha/2}\, S/\sqrt{n}, \bar{X} + t_{n-1,1-\alpha/2}\, S/\sqrt{n}\right)$ é referido como um IC $(1 - \alpha) \times 100\%$ para μ. Isso pode ser resumido como se segue:

EQUAÇÃO 6.6 | **Intervalo de Confiança para a Média de uma Distribuição Normal**

Um IC $(1 - \alpha) \times 100\%$ para a média μ de uma distribuição normal com variância **desconhecida** é dado por

$$\left(\bar{x} - t_{n-1,1-\alpha/2}\, s/\sqrt{n}, \bar{x} + t_{n-1,1-\alpha/2}\, s/\sqrt{n}\right).$$

Uma notação abreviada para o IC é

$$\bar{x} \pm t_{n-1,1-\alpha/2}\, s/\sqrt{n}.$$

EXEMPLO 6.31 Calcule um IC de 95% para a média do peso ao nascer com base na primeira amostra de tamanho 10 na Tabela 6.3.

Solução: Temos $n = 10$, $\bar{x} = 116{,}90$, $s = 21{,}70$. Como queremos um IC de 95%, $\alpha = 0{,}05$. Portanto, com base na Equação 6.6, o IC de 95% é

$$\left[116{,}9 - t_{9,\,0{,}975}(21{,}70)/\sqrt{10},\, 116{,}9 + t_{9,\,0{,}975}(21{,}70)/\sqrt{10}\right]$$

Da Tabela 5, $t_{9,\,0{,}975} = 2{,}262$. Portanto, o IC de 95% é

$$\left[116{,}9 - 2{,}262(21{,}70)/\sqrt{10},\, 116{,}9 + 2{,}262(21{,}70)/\sqrt{10}\right]$$
$$= (116{,}9 - 15{,}5,\, 116{,}9 + 15{,}5)$$
$$= (101{,}4,\, 132{,}4)$$

Note que, se o tamanho da amostra é grande (digamos, > 200), os percentis de uma distribuição t são virtualmente os mesmos para uma distribuição normal. Nesse caso, uma aproximação razoável de IC $(1 - \alpha) \times 100\%$ para μ é dada como se segue:

EQUAÇÃO 6.7 | **Intervalo de Confiança para a Média de uma Distribuição Normal (Amostra Grande)**

Um IC aproximado de $(1 - \alpha) \times 100\%$ para a média μ de uma distribuição normal com variância desconhecida é dado por

$$\left(\bar{x} - z_{1-\alpha/2}\, s/\sqrt{n}, \bar{x} + z_{1-\alpha/2}\, s/\sqrt{n}\right)$$

Esse intervalo deve ser usado somente se $n > 200$. Além disso, a Equação 6.7 também pode ser utilizada para $n \leq 200$ se o desvio-padrão (σ) for conhecido, por meio da substituição de s por σ.

Você pode estar confuso neste momento sobre o que é um IC. O parâmetro μ é uma constante fixa desconhecida. Como podemos afirmar que a probabilidade de que ele se encontra dentro de um intervalo específico é, por exemplo, 95%? O ponto importante a entender é que os limites do intervalo dependem da média e da variância amostral e podem variar de amostra para amostra. Além disso, 95% desses intervalos que poderiam ser construídos de várias amostras aleatórias de tamanho n contêm o parâmetro μ.

---

2. A rigor, não é adequado associar probabilidades à média populacional, pois essa quantidade é fixa, não é uma variável aleatória. (N.R.T.)

EXEMPLO 6.32 **Obstetrícia** Considere as cinco amostras de tamanho 10 da população de pesos ao nascer, como mostrado na Tabela 6.3. Como $t_{9,0{,}975} = 2{,}262$, o IC de 95% é dado por

$$\left(\bar{x} - t_{9,\,0{,}975}s/\sqrt{n},\, \bar{x} + t_{9,\,0{,}975}s/\sqrt{n}\right) = \left(\bar{x} - \frac{2{,}262s}{\sqrt{10}},\, \bar{x} + \frac{2{,}262s}{\sqrt{10}}\right)$$
$$= \left(\bar{x} - 0{,}715s,\, \bar{x} + 0{,}715s\right)$$

O intervalo é diferente para cada amostra e é dado na Figura 6.7. Uma linha tracejada foi adicionada para representar um valor imaginário para μ. A ideia é que, com um grande número de amostras hipotéticas de tamanho 10, 95% desses intervalos contenham o parâmetro μ. Qualquer intervalo de uma amostra em particular *pode* ou *não* conter o parâmetro μ. Na Figura 6.7, por acaso, todos os cinco intervalos contêm o parâmetro μ. No entanto, com amostras aleatórias adicionais, esse pode não ser o caso.

Portanto, não podemos dizer que há uma chance de 95% de que o parâmetro μ caia dentro de um IC específico de 95%. No entanto, podemos dizer o seguinte:

FIGURA 6.7 Um conjunto de ICs de 95% para a média μ calculado de várias amostras de tamanho 10 (ver Tabela 6.3) extraídas da população de pesos ao nascer dada na Tabela 6.2

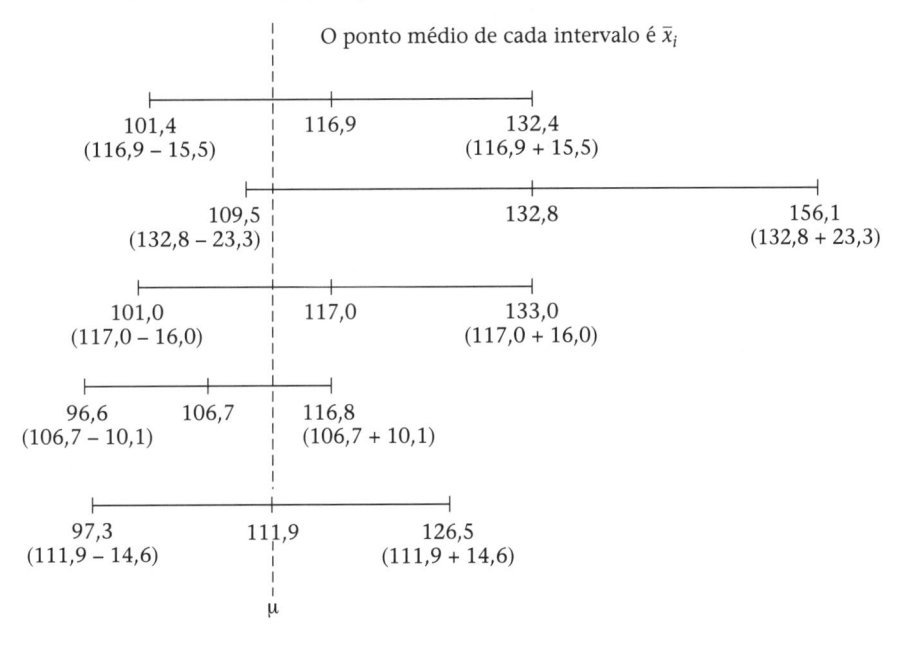

O ponto médio de cada intervalo é $\bar{x}_i$

```
        101,4          116,9          132,4
     (116,9 - 15,5)              (116,9 + 15,5)

           109,5               132,8              156,1
        (132,8 - 23,3)                        (132,8 + 23,3)

        101,0          117,0          133,0
     (117,0 - 16,0)              (117,0 + 16,0)

      96,6   106,7    116,8
   (106,7 - 10,1)   (106,7 + 10,1)

         97,3         111,9         126,5
      (111,9 - 14,6)          (111,9 + 14,6)
                        μ
```

EQUAÇÃO 6.8 Dentre todos os IC de 95% que podem ser construídos de várias amostras aleatórias de tamanho n, 95% conteriam o parâmetro μ.

O comprimento do IC dá uma ideia da precisão da estimativa pontual $\bar{x}$. Nesse caso específico, o comprimento de cada IC varia de 20 a 47 oz, o que torna a precisão da estimativa pontual $\bar{x}$ duvidosa e implica que um tamanho maior da amostra é necessário para obter uma estimativa mais precisa de μ.

EXEMPLO 6.33 **Ginecologia** Calcule um IC de 95% para a média da temperatura corporal basal usando os dados do Exemplo 6.24.

Solução: O IC de 95% é dado por

$$\bar{x} \pm t_{9,\,0{,}975}s/\sqrt{n} = 97{,}2° \pm 2{,}262(0{,}189)/\sqrt{10} = 97{,}2° \pm 0{,}13° =$$
$$= (97{,}07°,\ 97{,}33°)$$

Também podemos considerar ICs com outros níveis de confiança além de 95%.

EXEMPLO 6.34 Suponha que a primeira amostra na Tabela 6.3 foi elaborada. Calcule um IC de 99% para a média de peso ao nascer.

Solução: O IC de 99% é dado por

$$\left(116,2 - t_{9,\,0,995}(21,70)/\sqrt{10},\, 116,9 + t_{9,\,0,995}(21,70)/\sqrt{10}\right)$$

Com base na Tabela 5 do Apêndice Tabelas, vemos que $t_{9,\,0,995} = 3,250$ e, portanto, o IC de 99% é

$$\left(116,9 - 3,250(21,70)/\sqrt{10},\, 116,9 + 3,250(21,70)/\sqrt{10}\right) = (94,6,\, 139,2)$$

Note que o IC de 99% (94,6, 139,2) calculado no Exemplo 6.34 é maior que o IC correspondente de 95% (101,4, 132,4) calculado no Exemplo 6.31. A razão para essa diferença é que, quanto maior o nível de confiança em cujo intervalo se deseje que μ esteja inserido, maior o IC deve ser. Na verdade, para o IC de 95%, o comprimento era de $2(2,262)s/\sqrt{n}$; para IC de 99%, o comprimento era de $2(3,250)s/\sqrt{n}$. Em geral, o comprimento do IC $(1 - \alpha) \times 100\%$ é dado por

$$2t_{n-1,1-\alpha/2}\, s/\sqrt{n}$$

Portanto, podemos ver que o comprimento de um IC é regido por três variáveis: n, s e α.

EQUAÇÃO 6.9 | **Fatores que Afetam o Comprimento de um IC**

O comprimento de um IC $(1 - \alpha) \times 100\%$ para μ é igual a $2t_{n-1,1-\alpha/2}\, s/\sqrt{n}$ e é determinado por n, s e α.

n Conforme o tamanho da amostra (n) aumenta, o comprimento do IC diminui.

s Conforme o desvio-padrão (s), que reflete a variação da distribuição das observações individuais, aumenta, o comprimento do IC aumenta.

α Conforme a confiança desejada aumenta (α diminui), o comprimento do IC aumenta.

EXEMPLO 6.35 **Ginecologia** Calcule um IC de 95% para a média da temperatura corporal basal usando os dados do Exemplo 6.24, supondo que o número de dias de amostragem é 100 em vez de 10.

Solução: O IC de 95% é dado por

$$97,2° \pm t_{99,\,0,975}(0,189)/\sqrt{100} = 97,2° \pm 1,984(0,189)/10 = 97,2° \pm 0,04°$$
$$= (97,16°,\, 97,24°)$$

em que usamos a função qt do R para estimar $t_{99,\,0,975}$ por 1,984. Note que esse intervalo é muito mais estreito que o intervalo correspondente (97,07°, 97,33°), com base em uma amostra de 10 dias dada no Exemplo 6.33.

EXEMPLO 6.36 Calcule um IC de 95% para a média da temperatura corporal basal usando os dados do Exemplo 6.24, considerando que o desvio-padrão da temperatura corporal basal é 0,4° em vez de 0,189° com uma amostra de tamanho 10.

Solução: O IC de 95% é dado por

$$97,2° \pm 2,262(0,4)/\sqrt{10} = 97,2° \pm 0,29° = (96,91°,\, 97,49°)$$

Note que esse intervalo é muito mais amplo que o intervalo correspondente (97,07°, 97,33°), com base em um desvio-padrão de 0,189° com uma amostra de tamanho 10.

Normalmente, apenas n e α podem ser controlados; s é uma função do tipo da variável que está sendo estudada, embora s em si possa ser diminuído se mudanças na técnica reduzirem a quantidade de erro da medição, a variabilidade do dia a dia, e assim por diante. Uma forma importante através da qual s pode ser reduzido é pela obtenção de medições repetidas para cada indivíduo e a utilização da média de várias repetições para um indivíduo, em vez de uma única medição.

Até este ponto, os ICs têm sido utilizados como ferramentas descritivas para caracterizar a precisão com que os parâmetros de uma distribuição podem ser estimados. Outro uso para os ICs é na tomada de decisões com base em dados.

EXEMPLO 6.37

Doença Cardiovascular, Pediatria Suponha que saibamos, com base em grandes estudos, que a média do nível de colesterol em crianças de 2 a 14 anos é de 175 mg/dL. Queremos verificar se há uma agregação familiar dos níveis de colesterol. Especificamente, identificamos um grupo de pais que tiveram um ataque cardíaco e têm níveis elevados de colesterol (≥250 mg/dL) e medimos os níveis de colesterol de seus filhos de 2 a 14 anos.

Suponha que descobrimos que a média do nível de colesterol em um grupo de 100 crianças é 207,3 mg/dL com um desvio-padrão = 30 mg/dL. Esse valor é distante o suficiente de 175 mg/dL para acreditarmos que a média do nível de colesterol na população de todas as crianças selecionadas dessa maneira é diferente de 175 mg/dL?

Solução: Uma abordagem seria construir um IC de 95% para μ com base nos nossos dados da amostra. Então, usaríamos a seguinte regra: se o intervalo contém 175 mg/dL, não poderíamos dizer que a média para esse grupo é diferente da média para todas as crianças (175), pois 175 é um dos valores possíveis para μ fornecidos pelo IC de 95%. Decidiríamos que não há demonstração de agregação familiar dos níveis de colesterol. Se o IC não contivesse 175, poderíamos concluir que a média verdadeira para esse grupo é diferente de 175. Se o limite inferior do IC está acima de 175, há uma demonstração de agregação familiar dos níveis de colesterol. A base para essa regra é discutida nos Capítulos 7 e 8, sobre testes de hipóteses.

O IC nesse caso é dado por

$$207,3 \pm t_{99, 0,975}(30)/\sqrt{100} = 207,3 \pm 6,0 = (201,3,\ 213,3)$$

Claramente, 175 é muito distante do limite inferior do intervalo e, portanto, concluímos que existe agregação familiar do colesterol.

QUESTÕES DE REVISÃO 6C

1. O que significa um IC de 95%?
2. (a) Calcule um IC de 95% para a média de HbA1c na Pergunta de Revisão 6B.4.
   (b) Suponha que pacientes diabéticos com média de HbA1c <7% sejam considerados com boa adesão ao tratamento. Como você avalia a adesão do paciente na Pergunta de Revisão 6B.4?
3. (a) Qual é a diferença entre uma distribuição t e a distribuição normal?
   (b) Qual é o 95° percentil de uma distribuição t com 30 gl? Que símbolo é usado para denotar esse percentil?
4. O que é o teorema central do limite? Por que ele é importante em estatística?

6.6 ESTUDO DE CASO: EFEITOS DO USO DO TABACO NA DENSIDADE MINERAL ÓSSEA (DMO) EM MULHERES DE MEIA-IDADE

Havia 41 pares de gêmeos nesse estudo. Queremos avaliar se existe uma relação entre a DMO da coluna lombar e o tabagismo. Uma maneira de abordar esse problema é calcular a diferença na DMO entre o gêmeo que fuma mais e o gêmeo que fuma menos para cada par e, em seguida, calcular a média dessas diferenças ao longo dos 41 pares de gêmeos. Nesse estudo, houve uma diferença média na DMO de $-0,036 \pm 0,014$ g/cm² (média ± ep) para os 41 pares de gêmeos. Podemos usar a metodologia do IC para resolver essa questão. Especificamente, o IC de 95% para a verdadeira diferença média (μ_d) na DMO entre os gêmeos que mais fumam e os que menos fumam é

$$-0{,}036 \pm t_{40,\,0{,}975}\left(s/\sqrt{41}\right)$$

No entanto, como $ep = s/\sqrt{41}$, outra maneira de expressar essa fórmula é

$$-0{,}036 \pm t_{40,\,0{,}975}(ep) = -0{,}036 \pm 2{,}021(0{,}014) =$$
$$= -0{,}036 \pm 0{,}028 = (-0{,}064, -0{,}008)$$

Uma vez que o limite superior do IC de 95% é menor que 0, podemos ser bastante confiantes de que a verdadeira diferença média é inferior a 0. Dito de outra forma, podemos ficar bastante confiantes de que a verdadeira média do DMO para os gêmeos que fumam mais é menor que para os gêmeos que fumam menos. Em termos estatísticos, dizemos que há uma associação significativa entre a DMO e o tabagismo. Discutimos avaliação de significância estatística em mais detalhes no Capítulo 7.

6.7 ESTIMAÇÃO DA VARIÂNCIA DE UMA DISTRIBUIÇÃO

Estimação Pontual

No Capítulo 2, a variância amostral foi definida como

$$s^2 = \frac{1}{n-1}\sum_{i=1}^{n}(x_i - \bar{x})^2$$

Essa definição é um tanto contraintuitiva porque se espera que o denominador seja n em vez de $n-1$. Uma justificativa mais formal para essa definição é dada agora. Se nossa amostra $x_1, ..., x_n$ é considerada proveniente de uma população com média μ e variância σ^2, como pode a variância desconhecida σ^2 da população ser estimada com base em nossa amostra? O princípio a seguir é útil a esse propósito:

EQUAÇÃO 6.10 Seja $X_1, ..., X_n$ uma amostra aleatória de uma população com média μ e variância σ^2. A **variância amostral S^2 é um estimador não viciado** de σ^2 para todas as amostras aleatórias possíveis de tamanho n que poderiam ter sido extraídas dessa população, ou seja, $E(S^2) = \sigma^2$.

Portanto, se as várias amostras aleatórias de tamanho n forem selecionadas dessa população, como foi feito na Tabela 6.3, e a variância amostral s^2 for calculada para cada amostra, a média dessas variâncias amostrais para um grande número de amostras de tamanho n é a variância populacional σ^2. Essas afirmativas valem para qualquer distribuição.

EXEMPLO 6.38 **Ginecologia** Estime a variância da distribuição da temperatura corporal basal usando os dados do Exemplo 6.24.

Solução: Temos

$$s^2 = \frac{1}{9}\sum_{i=1}^{n}(x_i - \bar{x})^2 = 0{,}0356$$

que é uma estimativa não viciada de σ^2.

Note que o estimador intuitivo para σ^2 com n no denominador em vez de $n-1$, isto é,

$$\frac{1}{n}\sum_{i=1}^{n}(x_i - \bar{x})^2$$

tende a subestimar a variância σ^2 por um fator de $(n-1)/n$. Esse fator é considerável para pequenas amostras, mas tende a ser insignificante para grandes. Uma discussão mais completa dos méritos relativos de diferentes estimadores para σ^2 é apresentada em [3].

A Distribuição Qui-quadrado

O problema da estimação por intervalo da média de uma distribuição normal foi discutido na Seção 6.5. Muitas vezes, queremos obter as estimativas por intervalo da variância também. Mais uma vez, como foi o caso para a média, as estimações por intervalo serão exatas somente se a distribuição for normal. As estimações por intervalo funcionam muito mais fracamente para a variância do que para a média se a distribuição não for normal, e elas devem ser usadas com precaução nesse caso.

EXEMPLO 6.39 **Hipertensão** Um *máquina Arteriosonde* "imprime" leituras da pressão arterial em uma fita de modo que a medição possa ser lida em vez de escutada. Um importante argumento para a utilização dessa máquina é que a variabilidade das medições obtidas por diferentes observadores na mesma pessoa será menor do que com um medidor de pressão arterial padrão.

Consideremos os dados da Tabela 6.6, que consistem nas medições da pressão arterial sistólica (PAS) obtidas em 10 pessoas e lidas por dois observadores. Usamos a diferença d_i entre o primeiro e o segundo observador para avaliar a variabilidade interobservador. Em particular, se assumirmos que a distribuição dessas diferenças é normal, com média μ e variância σ^2, o interesse primário será estimar σ^2. Quanto maior for σ^2, maior a variabilidade interobservador.

TABELA 6.6 Medições de PAS (mm Hg) de uma máquina Arteriosonde obtidas de 10 pessoas e lidas por dois observadores

Pessoa (i)	Observador		Diferença (d)
	1	2	
1	194	200	−6
2	126	123	+3
3	130	128	+2
4	98	101	−3
5	136	135	+1
6	145	145	0
7	110	111	−1
8	108	107	+1
9	102	99	+3
10	126	128	−2

Vimos anteriormente que um estimador não viciado da variância σ^2 é dado pela variância amostral S^2. Nesse caso,

Diferença média = $(-6 + 3 + \cdots - 2)/10 = -0{,}2 = \bar{d}$

Variância amostral = $s^2 = \sum_{i=1}^{n}(d_i - \bar{d})^2/9$

$= \left[(-6+0{,}2)^2 + \cdots + (-2+0{,}2)^2\right]/9 = 8{,}178$

Como podemos obter uma estimativa por intervalo para σ^2?

Para obter uma estimativa por intervalo para σ^2, uma nova família de distribuições, denominada distribuições qui-quadrado (χ^2), deve ser introduzida para que possamos encontrar a distribuição amostral de S^2.

DEFINIÇÃO 6.14 Se $G = \sum_{i=1}^{n} X_i^2$

em que $X_1, ..., X_n \sim N(0,1)$

e os X_i são independentes, diz-se que G segue uma **distribuição qui-quadrado com n graus de liberdade** (*gl*). A distribuição é frequentemente denotada por χ_n^2.

A distribuição qui-quadrado é, na verdade, uma família de distribuições indexadas pelo parâmetro n referido, novamente, como graus de liberdade, como foi o caso para a distribuição *t*. Ao contrário da distribuição *t*, que é sempre simétrica em torno de 0 para todos os graus de liberdade, a distribuição qui-quadrado apenas assume valores positivos e é sempre assimétrica à direita. A forma geral dessas distribuições está indicada na Figura 6.8.

Para $n = 1, 2$, a distribuição tem moda igual a 0 [3]. Para $n \geq 3$, a distribuição tem uma moda maior que 0 e é assimétrica para a direita. A assimetria diminui à medida que n aumenta. Pode ser mostrado que o valor esperado de uma distribuição χ_n^2 é n e a variância é $2n$.

FIGURA 6.8 Formato geral de várias distribuições χ^2 com *d gl*

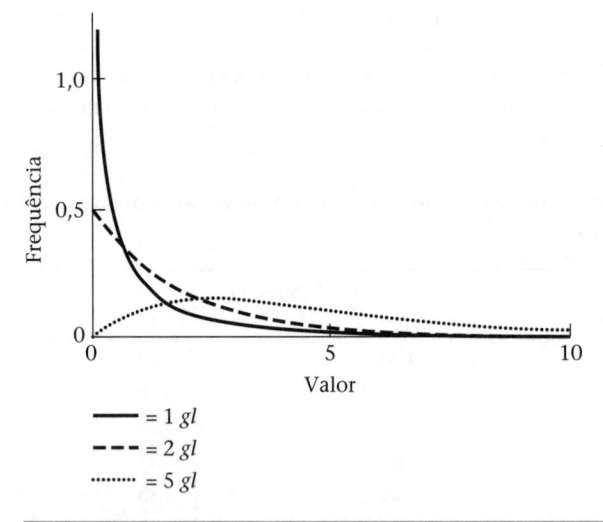

— = 1 *gl*
--- = 2 *gl*
······ = 5 *gl*

DEFINIÇÃO 6.15 O **u-ésimo percentil de uma distribuição** χ_d^2 (ou seja, uma distribuição qui-quadrado com *d gl*) é indicado por $\chi_{d,u}^2$, em que $Pr(\chi_d^2 < \chi_{d,u}^2) \equiv u$. Esses percentis estão mostrados na Figura 6.9 para uma distribuição qui-quadrado com 5 *gl* e aparecem na Tabela 6 do Apêndice Tabelas.

FIGURA 6.9 Gráfico dos percentis de uma distribuição χ_5^2

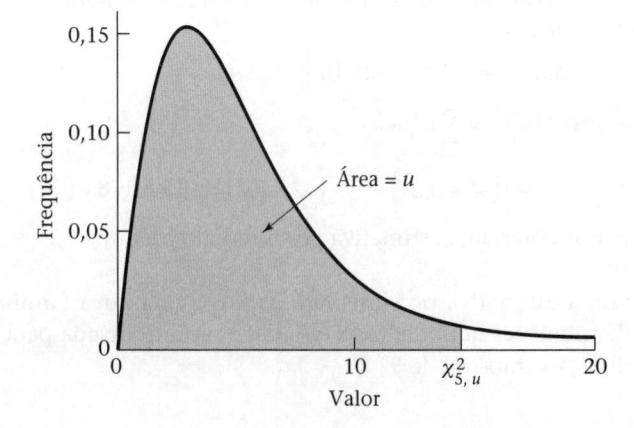

A Tabela 6 é construída como a tabela t (Tabela 5), com os graus de liberdade (d) indexados na primeira coluna e o percentil (u) indexado na primeira linha. A principal diferença entre as duas tabelas é que tanto os percentis *mais baixos* ($u \leq 0,5$) quanto os *mais altos* ($u > 0,5$) são dados para a distribuição qui-quadrado, ao passo que apenas os mais altos são dados para a distribuição t. A distribuição t é simétrica perto de 0, de modo que qualquer percentil inferior pode ser obtido como o negativo do percentil superior correspondente. Como a distribuição qui-quadrado é, em geral, uma distribuição assimétrica, não existe uma relação simples entre os percentis superiores e os inferiores.

EXEMPLO 6.40 Encontre o 2,5º percentil superior e inferior de uma distribuição qui-quadrado com 10 gl.

Solução: De acordo com a Tabela 6 do Apêndice Tabelas, os percentis superiores e os inferiores são dados, respectivamente, por

$$\chi^2_{10,\,0,975} = 20,48 \quad \text{e} \quad \chi^2_{10,\,0,025} = 3,25$$

Para valores de d não dados na Tabela 6, um programa de computador, como o Excel, R ou Stata, pode ser usado para obter os percentis.

Por exemplo, no Excel, a função INV.QUI pode ser usada para obter percentis superiores da distribuição qui-quadrado. Especificamente, INV.QUI(p,d) = p-ésimo percentil superior de uma distribuição qui-quadrado com d $gl = \chi^2_{d,1-p}$. No R, a função qchisq pode ser usada para obter percentis da distribuição qui-quadrado. Especificamente, qchisq(p,d) = p-ésimo percentil inferior de uma distribuição qui-quadrado com d $gl = \chi^2_{d,p}$.

EXEMPLO 6.41 Encontre o 5º percentil superior e inferior de uma distribuição qui-quadrado com 8 gl usando Excel e R.

Solução:

Excel
O 5º percentil superior = $\chi^2_{8,\,0,95}$ = INV.QUI(0,05;8) = 15,51.
O 5º percentil inferior = $\chi^2_{8,\,0,05}$ = INV.QUI (0,95;8) = 2,73.

R
O 5º percentil superior = $\chi^2_{8,\,0,95}$ = qchisq (0,95;8) = 15,51.
O 5º percentil inferior = $\chi^2_{8,\,0,05}$ = qchisq (0,05;8) = 2,73.
Isso é indicado por chisq_8_upper e chisq_8_lower no resultado R abaixo.

```
> chisq_8_upper<-qchisq(0,95;8)
> chisq_8_upper
[1] 15,50731
> chisq_8_upper<-qchisq(0,05;8)
> chisq_8_lower
[1] 2,732637
```

Estimação por Intervalo

Para obter um IC $(1 - \alpha) \times 100\%$ para σ^2 usamos a seguinte fórmula:

EQUAÇÃO 6.11 Um IC $(1 - \alpha) \times 100\%$ **para** σ^2 é dado por

$$\left[(n-1)s^2 / \chi^2_{n-1,1-\alpha/2},\, (n-1)s^2 / \chi^2_{n-1,\alpha/2}\right]$$

Para mostrar por que isso é verdade, precisamos encontrar a distribuição amostral de S^2. Suponha que assumimos que $X_1, \ldots, X_n \sim N(\mu,\sigma^2)$. Então, pode-se mostrar que

EQUAÇÃO 6.12
$$S^2 \sim \frac{\sigma^2 \chi^2_{n-1}}{n-1}$$

Para ver isso, lembramos, com base na Seção 5.5, que, se $X \sim N(\mu,\sigma^2)$ e se padronizarmos X (isto é, subtrairmos μ e dividirmos por σ), criando assim uma nova variável aleatória $Z = (X - \mu)/\sigma$, então Z será normalmente distribuída com média 0 e variância 1. Assim, com base na Definição 6.14, vemos que

EQUAÇÃO 6.13
$$\sum_{i=1}^{n} Z_i^2 = \sum_{i=1}^{n}(X_i - \mu)^2/\sigma^2 \sim \chi_n^2 = \text{distribuição qui-quadrado com } n \text{ gl}$$

Como geralmente não conhecemos μ, nós o estimamos por $\bar{x}$. No entanto, pode-se mostrar que, se substituirmos $\bar{X}$ por μ na Equação 6.13, perdemos 1 gl [3], resultando na relação

EQUAÇÃO 6.14
$$\sum_{i=1}^{n}\left(X_i - \bar{X}\right)^2 / \sigma^2 \sim \chi^2_{n-1}$$

No entanto, lembramos da definição de uma variância amostral que $S^2 = \sum_{i=1}^{n}\left(X_i - \bar{X}\right)^2 / (n-1)$. Assim, multiplicar ambos os lados por $(n-1)$ leva à relação

$$(n-1)S^2 = \sum_{i=1}^{n}\left(X_i - \bar{X}\right)^2$$

Substituindo na Equação 6.14, obtemos

EQUAÇÃO 6.15
$$\frac{(n-1)S^2}{\sigma^2} \sim \chi^2_{n-1}$$

Se multiplicarmos ambos os lados da Equação 6.15 por $\sigma^2/(n-1)$, obtemos a Equação 6.12,

$$S^2 \sim \frac{\sigma^2}{n-1}\chi^2_{n-1}$$

Assim, com base na Equação 6.12, vemos que S^2 segue uma distribuição qui-quadrado com $n-1$ gl multiplicado pela constante $\sigma^2/(n-1)$. Manipulações semelhantes àquelas dadas na Seção 6.5 podem agora ser usadas para obter um IC $(1-\alpha) \times 100\%$ para σ^2.

Em particular, da Equação 6.12 segue-se que

$$Pr\left(\frac{\sigma^2 \chi^2_{n-1,\alpha/2}}{n-1} < S^2 < \frac{\sigma^2 \chi^2_{n-1,1-\alpha/2}}{n-1}\right) = 1 - \alpha$$

Essa desigualdade pode ser representada como duas desigualdades separadas:

$$\frac{\sigma^2 \chi^2_{n-1,\alpha/2}}{n-1} < S^2 \quad \text{e} \quad S^2 < \frac{\sigma^2 \chi^2_{n-1,1-\alpha/2}}{n-1}$$

Se ambos os lados da primeira desigualdade são multiplicados por $(n-1)/\chi^2_{n-1,\alpha/2}$ e ambos os lados da segunda desigualdade são multiplicados por $(n-1)/\chi^2_{n-1,1-\alpha/2}$, temos

$$\sigma^2 < \frac{(n-1)S^2}{\chi^2_{n-1,\alpha/2}} \quad \text{e} \quad \frac{(n-1)S^2}{\chi^2_{n-1,1-\alpha/2}} < \sigma^2$$

ou, combinando essas duas desigualdades,

$$\frac{(n-1)S^2}{\chi^2_{n-1,1-\alpha/2}} < \sigma^2 < \frac{(n-1)S^2}{\chi^2_{n-1,\alpha/2}}$$

Segue-se que

$$Pr\left[\frac{(n-1)S^2}{\chi^2_{n-1,1-\alpha/2}} < \sigma^2 < \frac{(n-1)S^2}{\chi^2_{n-1,\alpha/2}}\right] = 1-\alpha$$

Assim, o intervalo $[(n-1)S^2/\chi^2_{n-1,1-\alpha/2}, (n-1)S^2/\chi^2_{n-1,\alpha/2}]$ é um IC $(1-\alpha) \times 100\%$ para σ^2.

EXEMPLO 6.42

Hipertensão Voltemos agora ao conjunto de dados do Exemplo 6.39. Suponha que queiramos construir um IC de 95% para a variabilidade interobservador conforme definido por σ^2.

Solução: Como existem 10 pessoas e $s^2 = 8{,}178$, o intervalo requerido é dado por

$$\left(9s^2/\chi^2_{9,\,0{,}975},\ 9s^2/\chi^2_{9,\,0{,}025}\right) = [9(8{,}178)/19{,}02,\ 9(8{,}178)/2{,}70] = (3{,}87,\ 27{,}26)$$

Da mesma forma, um IC de 95% para σ é dado por $\left(\sqrt{3{,}87}, \sqrt{27{,}26}\right) = (1{,}97;\ 5{,}22)$. Note-se que o IC para σ^2 *não* é simétrico sobre $s^2 = 8{,}178$, em contraste com o IC para μ, que *era* simétrico em torno de $\bar{x}$. Essa característica é comum nos ICs para a variância.

Poderíamos usar o IC para σ^2 para tomar decisões sobre a variabilidade da máquina Arteriosonde se tivéssemos uma boa estimativa da variabilidade de leituras da pressão arterial com base em um medidor padrão. Por exemplo, suponha que saibamos, com base em trabalhos anteriores, que, se duas pessoas estiverem ouvindo registros da pressão arterial de um medidor padrão, então a variabilidade interobservador medida pela variância das diferenças entre as leituras dos dois observadores é de 35. Esse valor está fora do IC de 95% para σ^2 (3,87, 27,26) e, assim, concluímos que a variabilidade interobservador é reduzida pelo uso de uma máquina Arteriosonde. Alternativamente, se antes essa variância era igual a 15, não poderíamos dizer depois que as variâncias obtidas com a utilização dos dois métodos são diferentes.

Note que o IC para σ^2 na Equação 6.11 é válido apenas para as amostras com distribuição normal. Se a distribuição não é normal, o nível de confiança para esse intervalo pode não ser $1 - \alpha$, mesmo que o tamanho da amostra seja grande. Isso é diferente do IC para μ dado na Equação 6.6, que será válido para n grande com base no teorema central do limite, mesmo que a distribuição não seja normal.

QUESTÕES DE REVISÃO 6D

1. Qual a diferença entre a distribuição t e a distribuição qui-quadrado? Quando usamos cada uma?

2. Suponha que tenhamos uma distribuição normal com média = 0 e variância = 5. Extraímos uma amostra de tamanho 8 dessa distribuição e calculamos a variação amostral, s^2. Qual é a probabilidade de que $s^2 > 10$?

6.8 ESTIMAÇÃO PARA A DISTRIBUIÇÃO BINOMIAL

Estimação Pontual

A estimação pontual para o parâmetro p de uma distribuição binomial é discutida nesta seção.

EXEMPLO 6.43

Câncer Considere o problema de estimar a prevalência do melanoma maligno em mulheres de 45 a 54 anos nos Estados Unidos. Suponha que uma amostra aleatória de 5.000 mulheres seja selecionada nessa faixa etária, da qual se descobre que 28 têm a doença. Seja X_i a variável aleatória que representa o estado da doença para a i-nésima mulher, em que $X_i = 1$ se essa mulher tiver a doença e 0 se ela não tiver; $i = 1, \ldots, 5.000$). A variável aleatória X_i também foi definida como um ensaio de Bernoulli na Definição 5.12. Suponha que a prevalência da doença nessa faixa etária seja $= p$. Como p pode ser estimado?

Seja $X = \sum_{i=1}^{n} X_i$ = número de mulheres com melanoma maligno entre as n mulheres.

Com base no Exemplo 5.29, temos $E(X) = np$ e $Var(X) = npq$. Note que X também pode ser encarado como uma variável aleatória binomial com parâmetros n e p, pois X representa o número de eventos em n tentativas independentes.

Por fim, considere a variável aleatória $\hat{p}$ = proporção amostral dos eventos. Em nosso exemplo, $\hat{p}$ = proporção de mulheres com melanoma maligno. Assim,

$$\hat{p} = \frac{1}{n}\sum_{i=1}^{n} X_i = X/n$$

Veja as páginas 158 e 160 para as **EQUAÇÕES 6.1 E 6.2**

Como $\hat{p}$ é uma média amostral, os resultados da Equação 6.1 se aplicam e vemos que $E(\hat{p}) = E(X_i) \equiv \mu = p$. Além disso, da Equação 6.2 temos que

$$Var(\hat{p}) = \sigma^2/n = pq/n \quad \text{e} \quad dp(\hat{p}) = \sqrt{pq/n}$$

Assim, para qualquer amostra de tamanho n, a proporção amostral $\hat{p}$ é um estimador não viciado da proporção populacional p. O erro padrão dessa proporção é dado exatamente por $\sqrt{pq/n}$ e estimado por $\sqrt{\hat{p}\hat{q}/n}$. Esses princípios podem ser resumidos como se segue:

EQUAÇÃO 6.16 | **Estimação Pontual de um Parâmetro Binomial p**

Seja X uma variável aleatória binomial com parâmetros n e p. Um estimador não viciado de p é dado pela proporção amostral de eventos $\hat{p}$. Seu erro padrão é dado exatamente por $\sqrt{pq/n}$ e é estimado por $\sqrt{\hat{p}\hat{q}/n}$.

EXEMPLO 6.44 Estime a prevalência do melanoma maligno do Exemplo 6.43 e forneça seu erro padrão.

Solução: Nossa melhor estimativa da taxa de prevalência do melanoma maligno entre mulheres de 45 a 54 anos é 28/5.000 = 0,0056. Seu erro padrão estimado é

$$\sqrt{0{,}0056(0{,}9944)/5.000} = 0{,}0011$$

Estimação por Intervalo — Métodos da Teoria Normal

A estimação pontual para o parâmetro p de uma distribuição binomial foi discutida na seção anterior. Como uma estimação por **intervalo dos parâmetros p** pode ser obtida?

EXEMPLO 6.45 **Câncer** Suponha que estejamos interessados em estimar a taxa de prevalência do câncer de mama entre mulheres de 50 a 54 anos cujas mães tiveram câncer de mama. Suponha que, em uma amostra aleatória de 10.000 mulheres com esses requisitos, 400 tiveram câncer de mama em algum momento da vida delas. Mostramos que a melhor estimativa pontual da taxa de prevalência p é dada pela proporção amostral $\hat{p} = 400/10.000 = 0{,}040$. Como uma estimação por intervalo dos parâmetros p pode ser obtida? (Veja a solução no Exemplo 6.46.)

Vamos assumir que a aproximação normal para distribuição binomial é válida – com base na Equação 5.11, o número de eventos X observados em n mulheres será normalmente distribuído com média np e variância npq ou, correspondentemente, a proporção de mulheres com eventos = $\hat{p} = X/n$ seja normalmente distribuída com média p e variância pq/n.

A aproximação normal pode realmente ser justificada com base no teorema central do limite. Na verdade, na seção anterior, mostramos que $\hat{p}$ pode ser representado como uma média de n ensaios de Bernoulli, cada uma das quais tem média p e variância pq. Assim, para n grande, do teorema central de limite, podemos ver que $\hat{p} = \bar{X}$ é normalmente distribuído com média $\mu = p$ e variância $\sigma^2/n = pq/n$, ou

EQUAÇÃO 6.17

$$\hat{p} \sim N(p, pq/n)$$

Alternativamente, como o número de sucessos em n ensaios de Bernoulli $= X = n\hat{p}$ (que é o mesmo que uma variável aleatória binomial com parâmetros n e p), se a Equação 6.17 for multiplicada por n,

EQUAÇÃO 6.18

$$X \sim N(np, npq)$$

Essa formulação é, na verdade, a mesma que a descrita para a aproximação normal para a distribuição binomial, que foi dada na Equação 5.11. Que tamanho deveria ter n para que essa aproximação possa ser usada? No Capítulo 5, dissemos que a aproximação normal para a distribuição binomial é válida se $npq \geq 5$. No entanto, no Capítulo 5 assumimos que p era conhecido, enquanto aqui assumimos que ele é desconhecido. Assim, estimamos p por $\hat{p}$ e q por $\hat{q} = 1 - \hat{p}$ e aplicamos a aproximação normal para a binomial se $n\hat{p}\hat{q} \geq 5$. Portanto, os resultados desta seção só devem ser usados se $n\hat{p}\hat{q} \geq 5$. Uma aproximação do IC $(1 - \alpha) \times 100\%$ para p pode agora ser obtida da Equação 6.17 utilizando métodos semelhantes aos apresentados na Seção 6.5.

EQUAÇÃO 6.19 | **Método da Distribuição Normal para Obter um IC para o Parâmetro Binomial p (Método de Wald)**

Uma aproximação do IC $(1 - \alpha) \times 100\%$ para o parâmetro binomial p com base na aproximação normal para a distribuição binomial é dada por

$$\hat{p} \pm z_{1-\alpha/2}\sqrt{\hat{p}\hat{q}/n}$$

Este método de estimação por intervalo deve ser usado somente se $n\hat{p}\hat{q} \geq 5$.

Especificamente, para derivar a Equação 6.19, da Equação 6.17, vemos que

$$Pr\left(p - z_{1-\alpha/2}\sqrt{pq/n} < \hat{p} < p + z_{1-\alpha/2}\sqrt{pq/n}\right) = 1 - \alpha$$

Essa desigualdade pode ser escrita na forma de duas desigualdades:

$$p - z_{1-\alpha/2}\sqrt{pq/n} < \hat{p} \quad \text{e} \quad \hat{p} < p + z_{1-\alpha/2}\sqrt{pq/n}$$

Encontrar explicitamente um IC com base nessas desigualdades exige resolver uma equação quadrática para p em termos de $\hat{p}$. Para evitar isso, é comum aproximar $\sqrt{pq/n}$ de $\sqrt{\hat{p}\hat{q}/n}$ e reescrever as desigualdades na forma

$$p - z_{1-\alpha/2}\sqrt{\hat{p}\hat{q}/n} < \hat{p} \quad \text{e} \quad \hat{p} < p + z_{1-\alpha/2}\sqrt{\hat{p}\hat{q}/n}$$

Agora adicionamos $z_{1-\alpha/2}\sqrt{\hat{p}\hat{q}/n}$ a ambos os lados da primeira desigualdade e subtraímos essa quantidade de ambos os lados da segunda desigualdade, obtendo

$$p < \hat{p} + z_{1-\alpha/2}\sqrt{\hat{p}\hat{q}/n} \quad \text{e} \quad \hat{p} - z_{1-\alpha/2}\sqrt{\hat{p}\hat{q}/n} < p$$

Combinando essas duas desigualdades, temos

$$\hat{p} - z_{1-\alpha/2}\sqrt{\hat{p}\hat{q}/n} < p < \hat{p} + z_{1-\alpha/2}\sqrt{\hat{p}\hat{q}/n}$$

ou $\quad Pr\left(\hat{p} - z_{1-\alpha/2}\sqrt{\hat{p}\hat{q}/n} < p < \hat{p} + z_{1-\alpha/2}\sqrt{\hat{p}\hat{q}/n}\right) = 1 - \alpha$

A aproximação do IC $(1 - \alpha) \times 100\%$ para p é dada por

$$\left(\hat{p} - z_{1-\alpha/2}\sqrt{\hat{p}\hat{q}/n}, \hat{p} + z_{1-\alpha/2}\sqrt{\hat{p}\hat{q}/n}\right)$$

EXEMPLO 6.46 **Câncer** Usando os dados do Exemplo 6.45, encontre um IC de 95% para a taxa de prevalência do câncer de mama entre mulheres de 50 a 54 anos cujas mães tiveram câncer de mama.

Solução: $\hat{p} = 0{,}040$ $\alpha = 0{,}05$ $z_{1-\alpha/2} = 1{,}96$ $n = 10.000$

Temos que $n\hat{p}\hat{q} = 10.000(0{,}040)(0{,}4611) = 384 \geq 5$. Assim, podemos usar o método para grandes amostras da Equação 6.19.

Portanto, um IC de 95% aproximado é dado por

$$\left[0{,}040 - 1{,}96\sqrt{0{,}04(0{,}96)/10.000},\ 0{,}040 + 1{,}96\sqrt{0{,}04(0{,}96)/10.000}\right]$$
$$= 0{,}040 - 0{,}004,\ 0{,}040 + 0{,}004) = (0{,}036,\ 0{,}044)$$

Suponha que saibamos que a taxa de prevalência de câncer de mama entre todas as mulheres norte-americanas de 50 a 54 anos é de 2%. Como 2% é menor que 0,036 (o limite de confiança inferior), podemos estar bastante confiantes de que a taxa para o grupo de mulheres cujas mães tiveram câncer de mama seja maior que a taxa da população em geral.

Podemos também obter limites de confiança com base em grandes amostras para o parâmetro binomial p usando um programa de computador. Por exemplo, usando Stata se especificarmos

```
cii n x, wald
```

em que n = número de tentativas e x = número de sucessos, obteremos um IC de 95% para o parâmetro binomial p.

EXEMPLO 6.47 **Câncer** Use o Stata para obter um IC de 95% para a proporção de mulheres que desenvolvem câncer de mama com base nos dados do Exemplo 6.46.

Solução: Usamos o comando cii e obtemos o seguinte resultado:

```
. cii 10000 400, wald
                                     —Binomial Wald—
    Variable |     Obs    Mean     Std. Err.    [95% Conf. Interval]
-------------+---------------------------------------------------
             |   10000     .04     .0019596      .0361593   .0438407
```

Os resultados são os mesmos que os do Exemplo 6.46.

Estimação por Intervalo — Métodos Exatos

A questão permanece: como um IC para o parâmetro binomial p é obtido quando tanto a aproximação normal quanto a distribuição binomial não são válidas ou um IC mais exato é desejado?

EXEMPLO 6.48 **Câncer, Nutrição** Suponha que queiramos estimar a taxa de câncer de bexiga em ratos que foram alimentados com uma dieta rica em sacarina. Damos essa dieta a 20 ratos e descobrimos que 2 desenvolveram câncer na bexiga. Nesse caso, nossa melhor estimativa pontual de p é $\hat{p} = \dfrac{2}{20} = 0{,}1$.

No entanto, como

$$n\hat{p}\hat{q} = 20(2/20)(18/20) = 1{,}8 < 5$$

a aproximação normal para a distribuição binomial não pode ser utilizada e, portanto, os métodos da teoria normal para a obtenção dos ICs não são válidos. Como uma estimativa por intervalo pode ser obtida nesse caso?

Um método para a obtenção dos limites de confiança com base em amostras pequenas será apresentado.

EQUAÇÃO 6.20 **Método Exato para Obter um IC para o Parâmetro Binomial p (Método de Clopper-Pearson)**

Um IC $(1 - \alpha) \times 100\%$ exato para o parâmetro binomial p que é sempre válido é dado por (p_1, p_2), em que p_1, p_2 satisfazem às equações

$$Pr(X \geq x \mid p = p_1) = \frac{\alpha}{2} = \sum_{k=x}^{n} \binom{n}{k} p_1^k (1-p_1)^{n-k}$$

$$Pr(X \leq x \mid p = p_2) = \frac{\alpha}{2} = \sum_{k=0}^{x} \binom{n}{k} p_2^k (1-p_2)^{n-k}$$

Uma razão para esse IC é dada em nossa discussão de testes de hipóteses para a distribuição binomial na Seção 7.9.

O principal problema com a utilização desse método é a dificuldade de calcular expressões como

$$\sum_{k=0}^{x} \binom{n}{k} p^k (1-p)^{n-k}$$

Felizmente, existem programas de computador para a avaliação dessas expressões, um deles é o Stata.

Usamos o comando cii do Stata, em que o método padrão para calcular os intervalos de confiança para o parâmetro binomial p baseia-se no método exato. Especificamente, se indicamos

```
cii n x
```

em que n = número de tentativas e x = número de sucessos, e então obtemos um IC de 95% para p.

EXEMPLO 6.49 **Câncer** Encontre um IC exato de 95% para a probabilidade de desenvolver câncer de bexiga com base nos dados do Exemplo 6.48.

Solução: Usamos o comando cii do Stata e obtemos o seguinte resultado:

```
. cii 20 2
                                 -Binomial Exact-
    Variable |    Obs     Mean   Std. Err.     [95% Conf. Interval]
-------------+---------------------------------------------------------
             |     20       .1    .067082      .0123485    .3169827
```

Assim, o IC de 95% exato para p = (0,01, 0,32). Note que esse intervalo não é simétrico em torno da estimativa pontual para p (0,10).

Outra abordagem para resolver esse problema consiste em utilizar a função DISTR.BINOM do Excel. Com base na Equação 6.20, precisamos encontrar os valores de p_1 e p_2 de modo que

$$Pr(X \geq 2 \mid p = p_1) = 0{,}025 \quad \text{e} \quad Pr(X \leq 2 \mid p = p_2) = 0{,}025$$

No entanto, $Pr(X \geq 2 \mid p = p_1) = 1 - Pr(X \leq 1 \mid p = p_1) = 1 -$ DISTR.BINOM(1, 20, p_1, VERDADEIRO) e $Pr(X \leq 2 \mid p = p_2) =$ DISTR.BINOM(2, 20, p_2, VERDADEIRO). Por isso, montamos uma planilha em que a primeira coluna tem valores p_1 de 0,01 a 1,0 em incrementos de 0,01; a segunda coluna possui 1 − DITR.BINOM(1, 20, p_1, VERDADEIRO); a terceira coluna tem valores de p_2 de 0,01 a 1,0 em incrementos de 0,01; e a quarta coluna tem DISTR.BINOM (2, 20, p_2, VERDADEIRO). Um trecho da planilha está mostrado na Tabela 6.7.

TABELA 6.7 Avaliação dos limites de confiança binomiais exatos usando o Excel, com base nos dados do Exemplo 6.48

p_1	1 − DISTR.BINOM(1;20;p_1;VERDADEIRO)	p_2	DISTR.BINOM(2;20;p_2;VERDADEIRO)
0,01	0,017	0,25	0,091
0,02	0,060	0,26	0,076
0,03	0,120	0,27	0,064
0,04	0,190	0,28	0,053
0,05	0,264	0,29	0,043
0,06	0,340	0,30	0,035
0,07	0,413	0,31	0,029
0,08	0,483	0,32	0,023
0,09	0,548	0,33	0,019
0,1	0,608	0,34	0,015

Normalmente, com limites de confiança exatos para um número fixo de casas decimais, não podemos satisfazer exatamente à Equação 6.20. Em vez disso, usamos uma abordagem mais conservadora. Encontramos o maior valor de p_1 para que $Pr(X \geq x|p = p_1) \leq \alpha/2$ e o menor valor de p_2 para que $Pr(X \leq x|p = p_2) \leq \alpha/2$. Com base na Tabela 6.7 com $\alpha = 0,05$, os valores de p_1 e p_2 que satisfazem a essas desigualdades são $p_1 = 0,01$ e $p_2 = 0,32$. Assim, o IC de 95% para p é (0,01, 0,32).

EXEMPLO 6.50 **Promoção da Saúde** Suponha que, como parte de um programa de aconselhamento de pacientes com muitos fatores de risco para doenças cardíacas, 100 fumantes sejam identificados. Desse grupo, 10 pararam de fumar por pelo menos 1 mês. Depois de um 1 ano de acompanhamento, 6 dos 10 pacientes voltaram a fumar. A proporção de ex-fumantes que começa a fumar novamente é chamada de *taxa de reincidência*. Encontre um IC de 99% para a taxa de reincidência.

Solução: Os limites de confiança binomial exatos devem ser utilizados, porque

$n\hat{p}\hat{q} = 10(0,6)(0,4) = 2,4 < 5$

Podemos também usar o comando cii do Stata para obter os limites exatos de 99% de confiança para p. A forma geral desse comando é

```
cii n x, level(%)
```

em que % representa o índice de confiança, n é o número de tentativas e x é o número de sucessos. Os resultados para os dados de reincidência são como se segue:

```
. cii 10 6, level(99)
                                   --Binomial Exact--
    Variable |     Obs    Mean   Std. Err.    [99% Conf. Interval]
-------------+---------------------------------------------------
             |      10      .6    .1549193      .1909163    .9232318
```

Vemos que o intervalo binomial exato de 99% confiança é (0,19, 0,92).

QUESTÕES DE REVISÃO 6E

1 Suponha que um programa experimental de perda de peso tenha 40 participantes com excesso de peso. Um participante é considerado *parcialmente bem-sucedido* se perdeu 5 libras ou mais após 6 meses. Suponha que 10 dos 40 participantes tenham sido parcialmente bem-sucedidos.

(a) Qual é a estimativa da taxa de sucesso parcial?

(b) Encontre um IC de 95% para a proporção parcial de sucessos.

2 Um participante é considerado *completamente bem-sucedido* se perdeu 20 libras ou mais após 6 meses. Suponha que 4 dos 40 participantes tenham sido completamente bem-sucedidos.

(a) Qual é a estimativa da taxa de sucesso completo?

(b) Obtenha um IC de 95% para a proporção de participantes que foram completamente bem-sucedidos na perda de peso.

6.9 ESTIMAÇÃO PARA A DISTRIBUIÇÃO DE POISSON

Estimação Pontual

Nesta seção, discutimos a estimação pontual para o parâmetro λ de uma distribuição de Poisson.

EXEMPLO 6.51 Câncer, Saúde Ambiental Um estudo realizado em Woburn, Massachusetts, na década de 1970 observou um possível excesso de casos de câncer em crianças, com um foco particular na leucemia. Esse estudo foi posteriormente retratado em livro e filme intitulados *A Qualquer Preço*. Uma questão ambiental importante na investigação era a possível contaminação do abastecimento de água da cidade. Especificamente, 12 crianças (< 19 anos) foram diagnosticadas com leucemia em Woburn durante o período de 1º de janeiro de 1970 a 31 de dezembro de 1979. A questão estatística fundamental é saber se isso representa um número excessivo de casos de leucemia, considerando que Woburn tinha uma constante de 12.000 crianças residentes (≤ 19 anos) durante esse período e que a taxa de incidência nacional de leucemia em crianças é de 5 casos em cada 100.000 pessoas-anos. Podemos estimar a taxa de incidência da leucemia infantil em Woburn na década de 1970 e fornecer um IC para essa estimativa?

Seja X = número de crianças que desenvolveram leucemia em Woburn na década de 1970. Como X representa um evento raro, assumimos que X segue uma distribuição de Poisson com parâmetro $\mu = \lambda T$. Sabemos com base no Capítulo 4 que, para uma distribuição de Poisson, $E(X) = \lambda T$ em que T = tempo e λ = número de eventos por unidade de tempo.

DEFINIÇÃO 6.16 Uma **pessoa-ano** é uma unidade de tempo definida como 1 pessoa a ser seguida por 1 ano.

Essa unidade de tempo de acompanhamento é comumente usada em estudos longitudinais, ou seja, estudos em que o mesmo indivíduo é seguido ao longo do tempo.

EXEMPLO 6.52 Câncer, Saúde Ambiental Quantas pessoas-anos foram acumuladas no estudo de Woburn no Exemplo 6.51?

Solução: No estudo de Woburn, 12.000 crianças foram individualmente seguidas por 10 anos. Assim, um total de 120.000 pessoas-anos foram acumuladas. Essa é, na verdade, uma aproximação, porque as crianças que desenvolveram leucemia durante o período de 10 anos foram seguidas apenas até ao momento em que desenvolveram a doença. Também é comum reduzir o acompanhamento por outras razões, como morte ou desenvolvimento de outros tipos de câncer. No entanto, o número de crianças cujo acompanhamento fosse interrompido por essas razões é provavelmente pequeno e a aproximação possivelmente é precisa.

Por fim, embora as crianças tenham se mudado de e para Woburn ao longo do período de 10 anos, assume-se que não havia saldo migratório dentro ou fora da área durante a década de 1970.

EQUAÇÃO 6.21   Estimação Pontual para a Distribuição de Poisson

Vamos assumir que o número de eventos X sobre T pessoas-anos tem distribuição de Poisson com o parâmetro $\mu = \lambda T$. Um estimador não viciado de λ é dado por $\hat{\lambda} = X/T$, em que X é o número observado de eventos em T pessoas-anos.

Se λ é a taxa de incidência por pessoa-ano, T = número de pessoas-anos acompanhadas, e assumimos uma distribuição de Poisson para o número de eventos X sobre T pessoas-anos, então o valor esperado de X é dado por $E(X) = \lambda T$. Portanto,

$$E(\hat{\lambda}) = E(X)/T$$
$$= \lambda T/T = \lambda$$

Assim, $\hat{\lambda}$ é um estimador não viciado de λ.

EXEMPLO 6.53

Câncer, Saúde Ambiental   Estime a taxa de incidência de leucemia infantil em Woburn, durante a década de 1970, com base nos dados fornecidos no Exemplo 6.51.

Solução: Houve 12 eventos em 120.000 pessoas-anos, de modo que a taxa de incidência estimada = 12/120.000 = 1/10.000 = 0,0001 eventos por pessoa-ano. Como as taxas de incidência de câncer de pessoa-ano são geralmente muito baixas, é normal expressar essas taxas por 100.000 (ou 10^5) pessoas-anos, ou seja, alterar a unidade de tempo para 10^5 pessoas-anos. Assim, se a unidade de tempo = 10^5 pessoas-anos, $T = 1{,}2$ e $\hat{\lambda} = 0{,}0001\,(10^5) =$ = 10 eventos por 100.000 pessoas-anos.

Estimação por Intervalo

A questão permanece sobre como obter uma estimativa por intervalo para λ. Utilizamos uma abordagem semelhante, como foi utilizada para obter os limites de confiança exatos para a proporção binomial p na Equação 6.20. Para esse fim, é mais fácil primeiro obter um IC para μ = número esperado de eventos ao longo do tempo T da forma (μ_1, μ_2) e, em seguida, obter o IC correspondente para λ de $(\mu_1/T, \mu_2/T)$. A abordagem é dada a seguir:

EQUAÇÃO 6.22   Método Exato para Obter um IC para o Parâmetro de Poisson λ

Um IC $(1-\alpha) \times 100\%$ exato para o parâmetro de Poisson λ é dado por $(\mu_1/T, \mu_2/T)$, em que μ_1, μ_2 satisfazem às equações

$$Pr(X \geq x \mid \mu = \mu_1) = \frac{\alpha}{2} = \sum_{k=x}^{\infty} e^{-\mu_1} \mu_1^k / k!$$

$$= 1 - \sum_{k=0}^{x-1} e^{-\mu_1} \mu_1^k / k!$$

$$Pr(X \leq x \mid \mu = \mu_2) = \frac{\alpha}{2} = \sum_{k=0}^{x} e^{-\mu_2} \mu_2^k / k!$$

e x = número de eventos observados, T = número de pessoas-anos acompanhadas.

Assim como obter o limite de confiança exato para o parâmetro binomial p, é difícil calcular exatamente μ_1, μ_2 para satisfazer à Equação 6.22. A Tabela 7 do Apêndice Tabelas fornece a solução para essas equações. Essa tabela pode ser utilizada para encontrar ICs de 90%, 95%, 98%, 99% ou 99,8% para μ se o número de eventos observados (x) for ≤ 50. O número de eventos observados (x) está listado na primeira coluna, e o nível de confiança é dado na primeira linha. O IC é obtido cruzando-se a linha x e a coluna $1 - \alpha$.

EXEMPLO 6.54 Suponha que observamos 8 eventos e assumimos que o número de eventos tem distribuição de Poisson com o parâmetro μ. Encontre o IC de 95% para μ.

Solução: Referimo-nos à Tabela 7 na linha $x = 8$ e a coluna 0,95 para encontrar o IC de 95% para $\mu = (3,45; 15,76)$.

Vemos que esse IC *não* é simétrico em torno de x (8), porque $15,76 - 8 = 7,76 > 8 - 3,45 = 4,55$. Isso vale para todos os IC exatos com base na distribuição de Poisson, a menos que x seja muito grande.

EXEMPLO 6.55 **Câncer, Saúde Ambiental** Calcule um IC de 95% tanto para o número esperado de leucemias infantis (μ) quanto para a taxa de incidência de leucemia infantil por 10^5 pessoas-anos (λ) em Woburn com base nos dados fornecidos no Exemplo 6.51.

Solução: Observamos 12 casos de leucemia infantil durante 10 anos. Assim, da Tabela 7, considerando $x = 12$ e nível de confiança de 95%, achamos que o IC de 95% para $\mu = (6,20; 20,96)$. Como havia 120.000 pessoas-anos $= T$, um IC de 95% para a taxa de incidência $= \left(\dfrac{6,20}{120.000}, \dfrac{20,96}{120.000}\right)$ eventos por pessoas-anos ou $\left(\dfrac{6,20}{120.000} \times 10^5, \dfrac{20,96}{120.000} \times 10^5\right)$ eventos por 10^5 pessoas-anos $= (5,2; 17,5)$ eventos por 10^5 pessoas-anos $=$ IC de 95% para λ.

Podemos também usar o comando cii do Stata para obter um IC exato de 95% para a taxa de incidência (λ). A sintaxe geral é

```
.cii py x, poisson
```

em que py = número de pessoas-anos e x = número de eventos. Os resultados para os dados de leucemia estão a seguir:

```
.cii 120000 12, Poisson
                                    --Poisson Exact--
    Variable |    Exposure      Mean    Std. Err.    [95% Conf. Interval]
-------------+----------------------------------------------------------
             |      120000     .0001    .0000289     .0361593    .0438407
```

Vemos que o IC de 95% para $\lambda = (5,2/10^5, 17,5/10^5)$ concorda com nossos resultados da Tabela 7. O Stata também pode ser usado para obter um IC de 95% para μ se só tivermos disponível um número de eventos, por definição py = 1.

EXEMPLO 6.56 **Câncer, Saúde Ambiental** Interprete os resultados do Exemplo 6.55. Especificamente, você acha que havia um excesso de risco de leucemia infantil em Woburn em relação às taxas de incidência esperadas nos Estados Unidos?

Solução: Considerando o Exemplo 6.51, notamos que a taxa de incidência de leucemia infantil nos Estados Unidos durante a década de 1970 era de 5 eventos por 10^5 pessoas-anos. Denotamos essa taxa por λ_0. Considerando o Exemplo 6.55, vemos que o IC de 95% para λ em Woburn $= (5,2; 17,5)$ eventos por 10^5 pessoas-anos. O limite inferior do IC de 95% excede λ_0 ($= 5$), então podemos concluir que havia um excesso significativo de casos de leucemia infantil em Woburn na década de 1970. Outra forma de expressar esses resultados é em termos da razão padronizada de mortalidade (RPM) definida por

$$\text{RPM} = \frac{\text{taxa de incidência em Woburn para leucemia infantil}}{\text{taxa de incidência norte-americana para leucemia infantil}} = \frac{10/10^5}{5/10^5} = 2$$

Se a taxa de incidência norte-americana é considerada conhecida, então um IC de 95% para RPM é dado por $\left(\dfrac{5,2}{5}, \dfrac{17,5}{5}\right) = (1,04; 3,50)$. Como o limite inferior do IC para RPM é >1, concluímos que há um excesso de risco significativo em Woburn. Fazemos uma abordagem diferente no Capítulo 7, expondo essa questão em termos de testes de hipóteses e valores-p.

Em alguns casos, considera-se que uma variável aleatória que representa um evento raro ao longo do tempo segue uma distribuição de Poisson, mas a quantidade real de pessoas-tempo é desconhecida ou não é relatada na literatura. Nesse exemplo, ainda é possível utilizar a Tabela 7 do Apêndice Tabelas ou um programa de computador para obter um IC para μ, embora seja impossível obter um IC para λ.

EXEMPLO 6.57 **Saúde Ocupacional** No Exemplo 4.40, descreveu-se um estudo sobre o possível risco excessivo de câncer entre funcionários com alta exposição ao brometo de etileno em duas usinas no Texas e em Michigan. Sete mortes por câncer foram relatadas durante o período de 1940-1975, enquanto apenas 5,8 mortes por câncer eram esperadas com base nas taxas de mortalidade para os homens brancos norte-americanos. Encontre um IC de 95% para o número esperado de mortes entre os trabalhadores expostos e avalie se o risco difere da população em geral.

Solução: Neste caso, o número real de pessoas-anos utilizado no cálculo do número esperado de mortes não foi relatado no artigo original. O cálculo do número esperado de mortes é complexo porque

(1) Cada trabalhador tem uma idade diferente do início do acompanhamento.

(2) A idade de um trabalhador muda ao longo do tempo.

(3) As taxas de mortalidade para os homens da mesma idade mudam ao longo do tempo.

No entanto, podemos usar a Tabela 7 do Apêndice Tabelas para obter um IC de 95% para μ. Como $x = 7$ eventos, temos um IC de 95% para $\mu = (2,81; 14,42)$. O número esperado de mortes com base nas taxas de mortalidade para homens caucasianos norte-americanos = 5,8, que cai dentro do intervalo anterior. Assim, podemos concluir que o risco entre os trabalhadores expostos não difere do da população em geral.

A Tabela 7 também pode ser usada para aplicações da distribuição de Poisson além daquelas baseadas especificamente em eventos raros ao longo do tempo.

EXEMPLO 6.58 **Bacteriologia** Suponha que observamos 15 bactérias em uma placa de Petri e que o número de bactérias tenha distribuição de Poisson com parâmetro μ. Encontre um IC de 90% para μ.

Solução: Consultamos a linha 15 e a coluna 0,90 na Tabela 7 para obtermos o IC de 90% (9,25; 23,10).

6.10 INTERVALOS DE CONFIANÇA UNILATERAL

Na discussão anterior sobre estimação por intervalo, foi descrito o que se conhece como IC bilateral. Frequentemente, ocorre o tipo de problema a seguir.

EXEMPLO 6.59 **Câncer** Existe um tratamento padrão para determinado tipo de câncer, e os pacientes que recebem o tratamento têm probabilidade de 30% de ter 5 anos de sobrevida. Propõe-se um novo tratamento que tem uma probabilidade de sobrevivência desconhecida p. Nós só estaríamos interessados em usar o novo tratamento se fosse melhor que o tratamento padrão. Suponha que 40 de 100 pacientes que recebem o novo tratamento sobrevivam por 5 anos. Podemos dizer que o novo tratamento é melhor que o tratamento padrão?

Uma forma de analisar esses dados é construir um IC unilateral, em que estamos interessados em apenas *um* limite do intervalo, neste caso, o limite inferior. Se 30% está abaixo do limite inferior, então esta é uma uma estimativa improvável da probabilidade de 5 anos de sobrevida para pacientes que recebem o novo tratamento. Poderíamos razoavelmente concluir que o novo tratamento é melhor que o tratamento padrão nesse caso.

> **EQUAÇÃO 6.23** **IC Unilateral Superior para o Parâmetro Binomial p – Método da Distribuição Normal**
>
> Um IC unilateral superior $(1 - \alpha) \times 100\%$ é da forma $p > p_1$ tal que
>
> $$Pr(p > p_1) = 1 - \alpha$$
>
> Se considerarmos que a aproximação normal para o binomial é verdadeira, podemos mostrar que esse IC é dado aproximadamente por
>
> $$p > \hat{p} - z_{1-\alpha}\sqrt{\hat{p}\hat{q}/n}\,^3$$
>
> Esse método de estimação por intervalo só deve ser usado se $n\hat{p}\hat{q} \geq 5$.

Para ver isso, note que, se a aproximação normal para a distribuição binomial vale, então $\hat{p} \sim N(p, pq/n)$. Portanto, por definição

$$Pr\left(\hat{p} < p + z_{1-\alpha}\sqrt{pq/n}\right) = 1 - \alpha$$

Aproximamos $\sqrt{pq/n}$ de $\sqrt{\hat{p}\hat{q}/n}$ e subtraímos $z_{1-\alpha}\sqrt{\hat{p}\hat{q}/n}$ de ambos os lados da equação, produzindo

$$\hat{p} - z_{1-\alpha}\sqrt{\hat{p}\hat{q}/n} < p$$

ou $p > \hat{p} - z_{1-\alpha}\sqrt{\hat{p}\hat{q}/n}$ e $Pr\left(p > \hat{p} - z_{1-\alpha}\sqrt{\hat{p}\hat{q}/n}\right) = 1 - \alpha$.

Portanto, se a aproximação normal para a distribuição binomial vale, $p > \hat{p} - z_{1-\alpha}\sqrt{\hat{p}\hat{q}/n}$ é um limite superior do IC $(1 - \alpha) \times 100\%$ unilateral aproximado para p.

Note que $z_{1-\alpha}$ é usado para construir intervalos unilaterais, ao passo que $z_{1-\alpha/2}$ foi usado para construir intervalos bilaterais.

EXEMPLO 6.60 Suponha que um IC de 95% para um parâmetro binomial p seja desejado. Qual percentil da distribuição normal deve ser utilizado para um intervalo unilateral? E para um intervalo bilateral?

Solução: Para $\alpha = 0{,}05$, usamos $z_{1-0,05} = z_{0,95} = 1{,}645$ para um intervalo unilateral e $z_{1-0,05/2} = z_{0,975} = 1{,}96$ para um intervalo bilateral.

EXEMPLO 6.61 **Câncer** Construa um IC unilateral superior de 95% para a probabilidade de sobrevivência com base nos dados do tratamento de câncer no Exemplo 6.59.

Solução: Primeiro verifique que $n\hat{p}\hat{q} = 100(0{,}4)(0{,}6) = 24 \geq 5$. O IC então é dado por

$$Pr\left[p > 0{,}40 - z_{0,95}\sqrt{0{,}4(0{,}6)/100}\right] = 0{,}95$$

$$Pr\left[p > 0{,}40 - 1{,}645(0{,}049)\right] = 0{,}95$$

$$Pr(p > 0{,}319) = 0{,}95\,^4$$

Como 0,30 não está dentro do intervalo dado [isto é, (0,319; 1,0)], concluímos que o novo tratamento é melhor que o tratamento padrão.

Se estivéssemos interessados na incidência de mortalidade em 5 anos em vez da probabilidade de sobrevida em 5 anos, um intervalo unilateral da forma $Pr(p < p_2) = 1 - \alpha$ seria apropriado porque só estaríamos interessados no novo tratamento se a incidência de mortalidade fosse menor que a do tratamento padrão.

---

3. Essa expressão também é chamada de limite inferior de confiança. (N. R. T.)
4. Optamos por manter a tradução do livro, mas a rigor os intervalos de confiança são calculados sem a associação com probabilidade (Pr).

EQUAÇÃO 6.24 **IC Unilateral Inferior para o Parâmetro Binomial p — Método da Distribuição Normal**

O intervalo $p < p_2$ de modo que

$$Pr(p < p_2) = 1 - \alpha$$

é referido como um IC **unilateral inferior** $(1 - \alpha) \times 100\%$ e é dado aproximadamente por

$$p < \hat{p} + z_{1-\alpha}\sqrt{\hat{p}\hat{q}/n}\ {}^5$$

Essa expressão pode ser encontrada da mesma maneira que na Equação 6.23 começando com a relação

$$Pr\left(\hat{p} > p - z_{1-\alpha}\sqrt{pq/n}\right) = 1 - \alpha$$

Se aproximarmos $\sqrt{pq/n}$ de $\sqrt{\hat{p}\hat{q}/n}$ e adicionarmos $z_{1-\alpha}\sqrt{\hat{p}\hat{q}/n}$ a ambos os lados da equação, temos

$$Pr\left(p < \hat{p} + z_{1-\alpha}\sqrt{\hat{p}\hat{q}/n}\right) = 1 - \alpha$$

EXEMPLO 6.62 **Câncer** Calcule um IC unilateral inferior de 95% para a incidência de mortalidade de 5 anos usando os dados do tratamento de câncer no Exemplo 6.59.

Solução: Temos $\hat{p} = 0{,}6$. Assim, o IC de 95% é dado por

$$Pr\left[p < 0{,}60 + 1{,}645\sqrt{0{,}6(0{,}4)/100}\right] = 0{,}95$$

$$Pr\left[p < 0{,}60 + 1{,}645(0{,}049)\right] = 0{,}95$$

$$Pr(p < 0{,}681) = 0{,}95$$

Como 70% não está dentro desse intervalo [ou seja, (0, 0,681)], podemos concluir que o tratamento novo tem uma incidência mais baixa de mortalidade em 5 anos que o tratamento antigo.

Métodos semelhantes podem ser usados para obter ICs unilaterais para a média e a variância de uma distribuição normal, para o parâmetro binomial p usando métodos exatos, e para a esperança da distribuição de Poisson μ usando métodos exatos.

6.11 BOOTSTRAP

EXEMPLO 6.63 **Doenças Infecciosas** Consideremos os dados de internação do hospital apresentados na Tabela 2.13 (HOSPITAL.DAT). Obtenha uma estimativa pontual e um IC de 95% para a duração média da internação hospitalar.

Solução: É razoável considerar o uso dos intervalos de confiança para a média de uma distribuição normal, dados na Equação 6.6. De fato, temos que $\bar{x} = 8{,}6$ dias, $s = 5{,}72$ dias e $n = 25$.

Assim, o IC de 95% para μ seria:

$$\bar{x} \pm t_{24,\,0{,}975}\, s/\sqrt{n}$$
$$= 8{,}6 \pm 2{,}064(5{,}72)/\sqrt{25}$$
$$= 8{,}6 \pm 2{,}36$$
$$= (6{,}24;\ 10{,}96).$$

No entanto, a fórmula do intervalo de confiança na Equação 6.6 supõe que a distribuição de permanência no hospital seja normal ou que o teorema central do limite pode ser utilizado. Para verificar essa hipótese, plotamos a distribuição da duração da estadia utilizando o R conforme mostrado na Figura 6.10.

---

5. Essa expressão é chamada também de limite superior de confiança.

FIGURA 6.10 Gráfico da duração da estadia no HOSPITAL.DAT

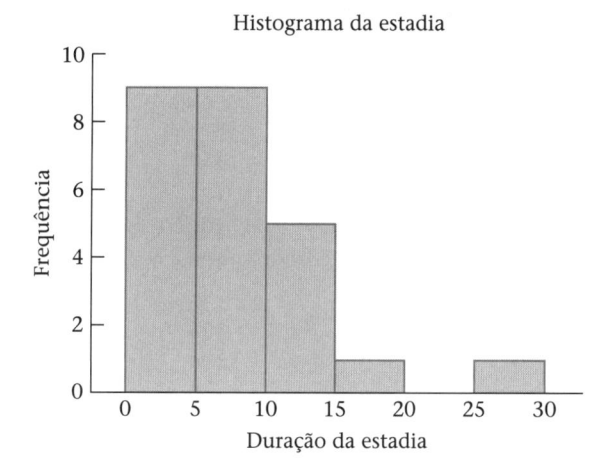

Histograma da estadia

A distribuição parece assimétrica à direita e longe de ser normal. Como podemos verificar a validade do IC de 95% construído no Exemplo 6.63? Uma abordagem baseada em simulação, conhecida como abordagem Bootstrap, pode ser utilizada para esse fim para estimar intervalos de confiança.

DEFINIÇÃO 6.17 Suponha que tenhamos uma amostra original denotada por $X = \{x_1, ..., x_n\}$. Uma **amostra bootstrap** $Y = \{y_1, ..., y_m\}$ é uma amostra escolhida com a substituição de X tal que cada observação em X tenha a mesma probabilidade de ser escolhida. Assim, é possível que a mesma observação x_j seja escolhida para várias observações em Y, ou que algumas observações x_k não sejam escolhidas para uma observação em Y. Matematicamente,

$Pr(Y_l = x_j) = 1/n$, $l = 1, ..., m$; $j = 1, ..., n$,

em que $Y_1, ..., Y_m$ são independentes. Na maioria das aplicações, m = n.

A lógica para a amostragem bootstrap é que a distribuição da população de X é calculada com base na distribuição empírica $\{x_1, ..., x_n\}$, cada uma com probabilidade 1/n. A vantagem é que nenhuma forma funcional específica é considerada para a distribuição de X.

EXEMPLO 6.64 **Hipertensão** Suponha que obtenhamos a amostra de 10 medições de pressões arteriais sistólicas (PAS) feitas com uma máquina Arteriosonde baseada no Observador 1 da Tabela 6.6. Selecione 10 amostras bootstrap de tamanho 10 dessa amostra.

Solução: Vamos usar a primeira linha dos dígitos aleatórios na Tabela 4 (veja também a Tabela 6.1) para selecionar as amostras bootstrap. O dígito 0 corresponderá a selecionar o décimo ponto amostral. Denotaremos o j-enésimo ponto amostral na i-enésima amostra bootstrap por y_{ij}. As amostras selecionadas são mostradas na Tabela 6.8.

EQUAÇÃO 6.25 **Intervalos de Confiança Bootstrap**

A ideia é que, se selecionarmos muitas amostras bootstrap, calcularmos a média de cada amostra e traçarmos a distribuição das médias, isso refletirá a variação na média amostral da população de referência. Assim, se quisermos obter um IC $(1 - \alpha) \times 100\%$ para μ, podemos:

1. Gerar N amostras bootstrap de tamanho n da amostra original. Normalmente, N é grande (≥ 1.000).
2. Calcular a média de cada amostra bootstrap.
3. Ordenar as médias e determinar os percentis $(\alpha/2) \times 100\%$ superior e inferior da distribuição (designado por $y_{1-\alpha/2}$ e $y_{\alpha/2}$, respectivamente).
4. O IC bootstrap de $(1 - \alpha) \times 100\%$ para μ é dado por $(y_{\alpha/2}, y_{1-\alpha/2})$.

TABELA 6.8 Duas amostras bootstrap de tamanho 10 selecionadas de uma amostra de 10 medições de PAS Arteriosonde feitas por 1 observador.

		Amostra Bootstrap 1		Amostra Bootstrap 2	
ID	Amostra original	Dígitos aleatórios	Amostra Bootstrap	Dígitos aleatórios	Amostra Bootstrap
1	194	3	130	1	194
2	126	2	126	8	108
3	130	9	102	1	194
4	98	2	126	2	126
5	136	4	98	5	136
6	145	2	126	0	126
7	110	2	126	9	102
8	108	3	130	0	126
9	102	2	126	7	110
10	126	4	98	7	110
média	127,5		118,8		133,2
dp	27,9		13,6		33,7

Note que o primeiro dígito aleatório é 3 para a primeira amostra bootstrap, de modo que $y_{11} = x_3 = 130$. O segundo dígito aleatório é 2, então $y_{12} = x_2 = 126$ etc. Além disso, alguns pontos amostrais originais (por exemplo, x_2) são selecionados várias vezes (x_2 é selecionado 5 vezes na primeira amostra bootstrap), enquanto alguns outros pontos amostrais (por exemplo, x_6) não são selecionados. Note que a média e o dp são diferentes em cada amostra bootstrap e são diferentes da média e dp da amostra original.

Observe que esse método de estimação por intervalo de confiança não faz suposições quanto à distribuição da amostra original. Se o teorema central do limite é aplicável, o IC bootstrap na Equação 6.25 deve ser aproximadamente o mesmo que o IC baseado na distribuição normal da Equação 6.6.

EXEMPLO 6.65 **Doenças Infecciosas** Determine um IC de 95% para a duração média de estadia no Conjunto de Dados HOSPITAL.DAT (Tabela 2.13), utilizando métodos bootstrap.

Solução: Usamos o comando sample do R para selecionar N = 1.000 amostras bootstrap e o comando mean para calcular a média de cada uma das amostras. Em seguida, usamos o comando quantile para determinar o 2,5º e 97,5º percentis das 1.000 médias amostrais. O código do R usado para esse propósito é dado na Tabela 6.9.

TABELA 6.9 Código R para a obtenção dos limites de confiança bootstrap de 95% para a duração média da estadia em HOSPITAL.DAT.

```
> a<- numeric(1000)
> for (i in 1:1000){
+ a[i]<-mean(sample(Dur_stay,25,replace=T))}
> quantile(a,c(.025,.975))
2.5% 97.5%
6.68 11.04
```

Vemos que o IC de 95% para μ = (6,68, 11,04).

Um histograma das médias amostrais de 1.000 amostras bootstrap é dado na Figura 6.11.

A distribuição das médias amostrais é ligeiramente assimétrica positiva, o que é consistente com o IC bootstrap de 95% (6,68, 11,04) assimétrico em relação à média na amostra original (8,6) e diferente do IC de 95% (6,24 , 10,96) baseado na distribuição normal dado na solução do Exemplo 6.63.

FIGURA 6.11   Histograma das médias de duração da estadia obtidas de 1.000 amostras bootstrap do HOSPITAL.DAT

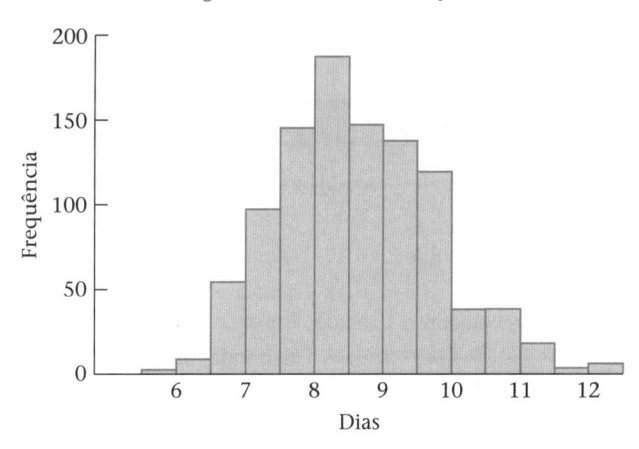

Histograma da média de duração da estadia

Assim, o IC de 95% para µ com base em n = 25 provavelmente não é apropriado para esse tipo de dado e o IC bootstrap é preferível. O método bootstrap para a obtenção do IC também pode ser usado para obter os limites de confiança para outros parâmetros. Mais detalhes sobre a amostragem bootstrap estão fornecidos em Efron e Tibshirani [4].

6.12 RESUMO

Este capítulo apresentou o conceito de distribuição amostral. Esse conceito é crucial para entender os princípios da inferência estatística. A ideia fundamental é esquecer nossa amostra como uma entidade única e, em vez disso, considerá-la uma amostra aleatória de todas as amostras possíveis de tamanho n que poderiam ter sido extraídas da população em estudo. Utilizando esse conceito, $\bar{X}$ mostrou ser um estimador não viciado da média populacional µ, ou seja, a média de todas as médias amostrais sobre todas as amostras aleatórias possíveis de tamanho n que poderiam ser traçadas será igual à média populacional. Além disso, se a nossa população segue uma distribuição normal, $\bar{X}$ tem variância mínima entre todos os estimadores não viciados possíveis, sendo assim chamado de *estimador não viciado de variância mínima* de µ. Por fim, se a população segue uma distribuição normal, então $\bar{X}$ também segue uma distribuição normal. No entanto, mesmo que a nossa população não seja normal, a média amostral ainda segue uma distribuição aproximadamente normal para uma amostra de tamanho suficientemente grande. Essa noção muito importante, que justifica muitos dos testes de hipóteses que estudaremos no restante deste livro, é chamada de *teorema central do limite*.

Apresentou-se a ideia de uma estimação por intervalo (ou IC). Especificamente, um IC de 95% é definido como um intervalo que conterá o verdadeiro parâmetro para 95% de todas as amostras aleatórias que poderiam ter sido obtidas da população de referência. Os princípios precedentes da estimação pontual e por intervalo foram aplicados a:

(1) Estimação da média µ de uma distribuição normal

(2) Estimação da variância σ^2 de uma distribuição normal

(3) Estimação do parâmetro p de uma distribuição binomial

(4) Estimação do parâmetro λ de uma distribuição de Poisson

(5) Estimação do valor esperado µ de uma distribuição de Poisson

As distribuições t e qui-quadrado foram apresentadas para obter estimativas por intervalo para (1) e (2), respectivamente. O IC bootstrap foi abordado para obter os limites de confiança para a média quando o pressuposto de normalidade é questionável, podendo também ser aplicado para obter os limites de confiança para outros parâmetros de outras distribuições.

A partir do Capítulo 7 a discussão sobre inferência estatística continua com ênfase em testar hipóteses em vez de estimação de parâmetros. A esse respeito, alguns paralelos entre a inferência dos pontos de vista dos testes de hipóteses e IC são discutidos.

PROBLEMAS

Gastrenterologia

Suponha que você deva construir uma lista de alocação de tratamento para os pacientes que entram em um estudo que compara diferentes tratamentos para a úlcera duodenal.

6.1 Prevendo que 20 pacientes serão inscritos no estudo e serão utilizados dois tratamentos, construa uma lista de alocação aleatória de tratamentos começando na 28ª linha da tabela de números aleatórios (Tabela 4 do Apêndice Tabelas).

6.2 Conte o número de pessoas designadas para cada grupo de tratamento. Como esse número se compara com o número esperado de cada grupo?

6.3 Suponha que mudamos de ideia: decidimos inscrever 40 pacientes e usar quatro grupos de tratamento. Use um programa de computador (como Minitab ou Excel) para construir a lista de alocação aleatória de tratamento referida no Problema 6.1.

6.4 Responda ao Problema 6.2 para a lista de alocação de tratamento encontrada no Problema 6.3.

Doença Pulmonar

Os dados da Tabela 6.10 referem-se à média da espessura da dobra cutânea no tríceps em um grupo de homens normais e um grupo de homens com limitação crônica do fluxo de ar [5].

TABELA 6.10 Espessuras das dobras cutâneas do tríceps nos homens normais e homens com limitação crônica do fluxo de ar

Grupo	Média	dp	n
Normal	1,35	0,5	40
Limitação crônica do fluxo de ar	0,92	0,4	32

Fonte: Adaptado de Chest, 85(6), 58S-59S, 1984.

*__6.5__ Qual é o erro padrão da média para cada grupo?

6.6 Considere que o teorema central do limite é aplicável. O que isso significa nesse contexto?

6.7 Encontre o 1° percentil superior de uma distribuição t com 16 gl.

6.8 Encontre o 10° percentil inferior de uma distribuição t com 28 gl.

6.9 Encontre o 2,5° percentil superior de uma distribuição t com 7 gl.

6.10 Quais são os 2,5° percentis superior e inferior para uma distribuição qui-quadrado com 2 gl? Qual notação é utilizada para designar esses percentis?

Consulte os dados da Tabela 2.13. Considere esse hospital como típico dos hospitais da Pensilvânia.

6.11 Calcule um IC de 95% para a média de idade.

6.12 Calcule um IC de 95% para a média da contagem de leucócitos após a admissão.

6.13 Responda ao Problema 6.12 para um IC de 90%.

6.14 Qual é a relação entre as respostas dos Problemas 6.12 e 6.13?

*__6.15__ Qual é a melhor estimação pontual da porcentagem de homens entre os pacientes que receberam alta dos hospitais da Pensilvânia?

*__6.16__ Qual é o erro padrão da estimativa obtida no Problema 6.15?

*__6.17__ Forneça um IC de 95% para a porcentagem de homens entre os pacientes que receberam alta dos hospitais da Pensilvânia.

Microbiologia

Um estudo cooperativo de nove laboratórios foi realizado para avaliar o controle de qualidade para testes de sensibilidade com 30 μg de discos de netilmicina [6]. Cada laboratório testou três cepas de controle padrão em um lote diferente de ágar Mueller-Hinton, sendo 150 testes realizados por laboratório. Para o controle de protocolo, cada laboratório também realizou 15 testes adicionais em cada uma das cepas de controle utilizando o *mesmo* lote de ágar de Mueller-Hinton entre os laboratórios. Os diâmetros médios das zonas para cada um dos nove laboratórios são dados na Tabela 6.11.

*__6.18__ Forneça uma estimação pontual e por intervalo (IC de 95%) para o diâmetro médio da zona dos laboratórios para cada tipo de cepa de controle, assumindo que cada laboratório utiliza médias diferentes para realizar os testes de suscetibilidade.

*__6.19__ Responda ao Problema 6.18 considerando que cada laboratório utiliza um meio comum para realizar os testes de suscetibilidade.

*__6.20__ Forneça uma estimativa pontual e uma por intervalo (IC de 95%) para o desvio-padrão interlaboratorial das médias dos diâmetros das zonas para cada tipo de cepa de controle, considerando que cada laboratório utiliza médias diferentes para realizar os testes de suscetibilidade.

*__6.21__ Responda ao Problema 6.20 assumindo que cada laboratório utiliza um meio comum para realizar os testes de suscetibilidade.

6.22 Existe alguma vantagem em usar um meio comum ou utilizar diferentes meios para realizar os testes de suscetibilidade em relação à padronização dos resultados entre os laboratórios?

TABELA 6.11 Diâmetros médios das zonas de discos de netilmicina de 30 µg testados em nove laboratórios

Laboratório	E. coli		S. aureus		P. aeruginosa	
	Média diferente	Meio comum	Média diferente	Meio comum	Média diferente	Meio comum
A	27,5	23,8	25,4	23,9	20,1	16,7
B	24,6	21,1	24,8	24,2	18,4	17,0
C	25,3	25,4	24,6	25,0	16,8	17,1
D	28,7	25,4	29,8	26,7	21,7	18,2
E	23,0	24,8	27,5	25,3	20,1	16,7
F	26,8	25,7	28,1	25,2	20,3	19,2
G	24,7	26,8	31,2	27,1	22,8	18,8
H	24,3	26,2	24,3	26,5	19,9	18,1
I	24,9	26,3	25,4	25,1	19,3	19,2

TABELA 6.12 Parâmetros psicológicos e fisiológicos em pacientes com doença renal em fase terminal

Variável	Casos ($n = 102$)		Acompanhamento de 18 meses ($n = 69$)	
	Média	dp	Média	dp
Creatinina sérica (mmol/L)	0,97	0,22	1,00	0,19
Potássio sérico (mmol/L)	4,43	0,64	4,49	0,71
Fosfato sérico (mmol/L)	1,68	0,47	1,57	0,40
Escala de ajustamento psicológico para doença (PAIS)	36,50	16,08	23,27	13,79

Doença Renal

Realizou-se um estudo sobre a saúde psicológica e fisiológica em uma coorte de pacientes em diálise com doença renal em estágio final [7]. Parâmetros psicológicos e fisiológicos foram inicialmente determinados no início do estudo em 102 pacientes; esses parâmetros foram determinados novamente em 69 dos 102 pacientes em visitas de acompanhamento por 18 meses. Os dados na Tabela 6.12 foram apresentados no estudo.

6.23 Forneça uma estimação pontual e por intervalo (IC de 95%) para a média de cada parâmetro no início do estudo e no acompanhamento.

6.24 Você tem alguma opinião sobre as mudanças fisiológicas e psicológicas nesse grupo de pacientes? Explique.

(*Nota*: a pontuação mais baixa na escala PAIS indica pior ajustamento à doença.)

Oftalmologia, Hipertensão

Um estudo é realizado para testar a hipótese de que as pessoas com glaucoma têm pressão arterial média mais elevada. O estudo inclui 200 pessoas com glaucoma cuja PAS média é de 140 mm Hg, com desvio-padrão de 25 mm Hg.

6.25 Construa um IC de 95% para a verdadeira PAS média entre as pessoas com glaucoma.

6.26 Se a média da PAS para pessoas de idade comparável é de 130 mm Hg, existe uma associação entre glaucoma e pressão arterial?

Doença Sexualmente Transmissível

Suponhamos que um ensaio clínico seja conduzido para testar a eficácia de uma nova droga, a espectinomicina, para o tratamento da gonorreia em mulheres. Quarenta e seis pacientes recebem uma dose diária de 4 g do fármaco e são observadas 1 semana depois, quando 6 ainda apresentam a doença.

*6.27 Qual é a melhor estimação pontual para *p*, a probabilidade de falha da droga?

*6.28 Qual é o IC de 95% para *p*?

*6.29 Suponha que a penicilina G, a uma dose diária de 4,8 megaunidades, tem taxa de falha de 10%. O que podemos dizer ao comparar as duas drogas?

Farmacologia

Suponha que queiramos estimar a concentração (µg/mL) de uma dose específica de ampicilina na urina após vários períodos. Recrutamos 25 voluntários que receberam ampicilina e descobrimos que eles têm uma concentração média de 7,0 µg/mL com um desvio-padrão de 2,0 µg/mL. Suponha que a distribuição da população das concentrações seja normalmente distribuída.

*6.30 Encontre um IC de 95% para a concentração média da população.

*6.31 Encontre um IC de 99% para variância populacional das concentrações.

*6.32 Que tamanho de amostra seria necessário para garantir que o comprimento do IC no Problema 6.30 seja de 0,5 µg/mL, supondo que o desvio-padrão da amostra continua igual a 2,0 µg/mL?

Saúde Ambiental

Muito se tem discutido sobre eventuais riscos à saúde em decorrência da exposição a gases anestésicos. Estudo realizado em 1972 pesquisou 525 enfermeiras anestesistas de Michigan por meio de questionários pelo correio e entrevistas por telefone para determinar a taxa de incidência de câncer [8]. Desse grupo, 7 mulheres relataram terem tido um novo tumor maligno além do câncer de pele em 1971.

6.33 Qual é a melhor estimativa da taxa de incidência de 1971 com base nesses dados?

6.34 Forneça um IC de 95% para a verdadeira taxa de incidência.

Uma comparação foi feita entre o relatório de Michigan e as taxas de incidência de câncer em 1969 a partir do registro de tumor de Connecticut, onde a taxa de incidência esperada, com base na distribuição etária das enfermeiras de Michigan, foi dada como 402,8 por 100.000 pessoas-anos.

6.35 Comente a comparação entre a taxa de incidência observada e os dados do registro de tumor de Connecticut.

Obstetrícia, Sorologia

Um novo ensaio é desenvolvido para obter a concentração de micoplasma *M. hominis* no soro de mulheres grávidas. Os desenvolvedores desse ensaio querem fazer uma declaração sobre a variabilidade de sua técnica laboratorial. Para isso, 10 subamostras de 1 mL cada foram retiradas de uma amostra grande de soro para *uma* mulher, e o ensaio foi realizado em cada subamostra. As concentrações são como se segue: $2^4, 2^3, 2^5, 2^4, 2^5, 2^4, 2^3, 2^4, 2^4, 2^5$.

*6.36 Considerando que a distribuição das concentrações na escala logarítmica de base 2 é normal, obtenha a melhor estimativa da variância das concentrações desses dados.

*6.37 Calcule um IC de 95% para a variância das concentrações.

*6.38 Supondo que a estimação pontual no Problema 6.36 seja o verdadeiro parâmetro populacional, qual é a probabilidade de determinado ensaio, quando expresso em uma escala logarítmica de base 2, não ser mais de 1,5 unidade logarítmica do seu verdadeiro valor médio para uma mulher em particular?

*6.39 Responda ao Problema 6.38 considerando 2,5 unidades logarítmicas.

Hipertensão

Suponha que 100 pessoas hipertensas recebam uma droga anti-hipertensiva e que a droga seja *eficaz* em 20 delas. Por eficaz, queremos dizer que sua PAD é reduzida em pelo menos 10 mm Hg em comparação com uma medição da pressão arterial realizada 1 mês após tomar a droga.

6.40 Qual é a melhor estimativa pontual da probabilidade p de o medicamento ser eficaz?

6.41 Suponha que 10% de todos os pacientes hipertensos que recebem um placebo terão suas PADs diminuídas em 10 mm Hg após 1 mês. Podemos realizar algum procedimento para ter certeza de que não estamos simplesmente observando o efeito placebo?

6.42 Quais foram as suas suposições para realizar o procedimento no Problema 6.41?

Suponhamos que uma melhor medida da eficácia do fármaco seja a diminuição média da pressão sanguínea, em vez da medida de eficácia utilizada anteriormente. Seja $d_i = x_i - y_i, i = 1, ..., 100$, em que x_i = PAD para a i-ésima pessoa antes de tomar a droga e y_i = PAD para a i-ésima pessoa 1 mês após tomar a droga. Suponha que a média da amostra de d_i seja +5,3 e a variância amostral seja 144,0.

6.43 Qual é o erro padrão de $\bar{d}$?

6.44 Qual é o IC de 95% para a média populacional de d?

6.45 Podemos fazer uma declaração sobre a eficácia da droga?

6.46 O que um IC de 95% significa nesse caso?

SIMULAÇÃO

Gere seis amostras aleatórias de tamanho 5 com base nos dados da Tabela 6.2 e no conjunto de dados BIRTHWEIGHT.

6.47 Calcule o peso médio ao nascer para cada uma das seis amostras.

6.48 Calcule o desvio-padrão com base na amostra de seis médias. Qual é o outro nome para essa quantidade?

6.49 Selecione a terceira observação de cada uma das seis amostras e calcule o dp amostral da coleção das seis terceiras observações.

6.50 Que relação teórica deve haver entre o desvio-padrão no Problema 6.48 e o desvio-padrão no Problema 6.49?

6.51 Como os resultados das amostras reais nos Problemas 6.48 e 6.49 se comparam?

Obstetrícia

A Figura 6.4b ilustra a distribuição da média amostral de 200 amostras de tamanho 5 da população de 1.000 pesos ao nascer apresentados na Tabela 6.2. A média dos 1.000 pesos ao nascer na Tabela 6.2 é 112,0 oz com desvio-padrão de 20,6 oz.

*6.52 Se o teorema central do limite é aplicável, qual proporção das médias amostrais cuja diferença em relação à média populacional (112,0 oz) é menor que 0,5 lb

*6.53 Responda ao Problema 6.52 para 1 lb em vez de 0,5 lb.

*6.54 Compare os resultados dos Problemas 6.52 e 6.53 com a proporção real das médias amostrais que se enquadram nessas faixas.

*6.55 Você acha que o teorema central do limite é aplicável para amostras de tamanho 5 dessa população? Justifique.

Hipertensão, Pediatria

A etiologia da hipertensão continua a ser um assunto ativamente investigado. Uma hipótese amplamente aceita é a de que a ingestão excessiva de sódio afeta negativamente os resultados da pressão arterial. Para explorar essa hipótese, criou-se um experimento para medir a capacidade de resposta ao sabor do sal e relacionar a capacidade de resposta ao nível da pressão arterial. O protocolo utilizado envolveu dar a crianças de 3 dias de idade, na maternidade, uma gota de várias soluções, provocando assim a resposta de sucção e observando o vigor com que elas sugavam – denominado MSB (número médio de sucções). O conteúdo da solução mudou ao longo de 10 períodos consecutivos: (1) água, (2) água, (3) 0,1 molar de sal + água, (4) 0,1 molar de sal + água, (5) água, (6) água, (7) 0,3 molar de sal + água, (8) 0,3 molar de sal + água, (9) água, (10) água. Além disso, como controle, a resposta do bebê ao sabor do açúcar também foi medida após o protocolo do sabor de sal ser concluído. Nesse experimento, a resposta de sucção foi medida ao longo de cinco períodos diferentes, com os seguintes estímulos: (1) sucção não nutritiva, isto é, uma resposta à sucção pura foi obtida sem o uso de nenhuma substância externa; (2) água; (3) 5% de sacarose + água; (4) 15% de sacarose + água; (5) sucção não nutritiva.

Construa uma variável que meça a resposta ao sal. Por exemplo, uma possibilidade é calcular o MSB médio para ensaios 3 e 4 – MSB médio para ensaios 1 e 2 = MSB médio quando a solução era 0,1 molar de sal + água – MSB médio quando a solução era água. Um índice semelhante poderia ser calculado comparando-se os ensaios 7 e 8 com os ensaios 5 e 6.

6.56 Obtenha estatísticas descritivas e representações gráficas para esses índices do gosto de sal. Os índices parecem ser normalmente distribuídos? Por quê? Calcule a média amostral para esse índice e obtenha o IC de 95% em torno da estimativa pontual.

6.57 Construa índices que meçam a capacidade de resposta ao gosto do açúcar, e forneça estatísticas descritivas e exibições gráficas para esses índices. Os índices parecem ser normalmente distribuídos? Por quê? Calcule a média da amostra e os IC de 95% associados a esses índices.

6.58 Queremos relacionar os índices ao nível da pressão arterial. Forneça um gráfico de dispersão que relaciona a PAS média e a PAD média, respectivamente, para cada um dos índices do sabor de sal e de açúcar. Parece haver uma relação entre os índices e o nível da pressão arterial?

Genética

6.59 Use os métodos de estimação por intervalo para determinar se o sexo dos nascimentos sucessivos é previsível com base no sexo dos nascimentos anteriores.

Nutrição

6.60 Calcule o IC baseado na distribuição normal e o IC bootstrap de 95% para a média total da gordura, gordura saturada e ingestão de álcool com base no registro da dieta dessa população. Use 1.000 amostras bootstrap.

6.61 Compare os resultados dos dois métodos e comente se o método da distribuição normal é apropriado para esses nutrientes.

Uma questão é que as pessoas com a ingestão calórica total mais elevada geralmente têm maior consumo de nutrientes específicos. Uma maneira de normalizar a ingestão de nutrientes para a ingestão calórica total é calcular

Total de gordura ajustada em calorias = % calorias do total de gordura = total de gordura (g) × 9 / ingestão calórica total.

Da mesma forma,

Gordura saturada ajustada em calorias = gordura saturada (g) × 9 / ingestão calórica total.

6.62 Calcule o IC baseado na distribuição normal e o IC bootstrap de 95% para a média da gordura total e gordura saturada ajustadas em calorias.

6.63 Responda à pergunta no Problema 6.61 considerando a gordura total ajustada em calorias e a gordura saturada ajustada em calorias.

Doenças Infecciosas

Uma coorte de hemofílicos é acompanhada em busca de informações sobre a distribuição do tempo de aparecimento da aids após soroconversão (o denominado *tempo de latência*). Todos os pacientes que se soroconvertem tornam-se sintomáticos no prazo de 10 anos, de acordo com a distribuição da Tabela 6.13.

TABELA 6.13 Tempo de latência para a aids entre hemofílicos que se tornaram HIV-positivos

Tempo de latência (anos)	Número de pacientes
0	2
1	6
2	9
3	33
4	49
5	66
6	52
7	37
8	18
9	11
10	4

6.64 Considerando uma distribuição normal, calcule os IC de 95% para a média e variância dos tempos de latência.

6.65 Ainda presumindo normalidade, estime a probabilidade p de que o tempo de latência de um paciente seja de pelo menos 8 anos.

6.66 Agora, suponha que assumimos uma distribuição normal para o tempo de latência. Estime novamente a probabilidade p de que o tempo de latência de um paciente seja de pelo menos 8 anos e forneça um IC de 95% para p.

Saúde Ambiental

Descrevemos anteriormente o Conjunto de Dados LEAD.DAT, em que as crianças eram classificadas de acordo com o nível de chumbo no sangue em 1972 e 1973 pela variável lead_grp, em que 1 = nível de chumbo no sangue <40 µg/100 mL em

1972 e 1973, 2 = nível de chumbo no sangue ≥40 μg/100 mL em 1973 e 3 = nível de chumbo no sangue ≥40 μg/100 mL em 1972, mas <40 μg/100 mL em 1973.

6.67 Calcule a média, o desvio-padrão, o erro padrão e o IC de 95% para a média do QI verbal para as crianças com valores específicos do lead_grp variável. Forneça um gráfico de caixa que compare a distribuição do QI verbal para sujeitos com lead_grp = 1, 2 e 3. Resuma suas descobertas.

6.68 Responda ao Problema 6.67 considerando o desempenho do QI.

6.69 Responda ao Problema 6.67 considerando a escala completa do QI.

Cardiologia

O Conjunto de Dados NIFED.DAT foi descrito anteriormente. Queremos analisar o efeito de cada tratamento separadamente na frequência cardíaca e na pressão arterial sistólica (PAS).

6.70 Forneça estimações pontuais separadas e ICs de 95% para as mudanças na frequência cardíaca e PAS (nível 1 da linha de base) para os sujeitos escolhidos aleatoriamente para nifedipino e propranolol, respectivamente. Forneça também diagramas de caixa das alterações das escalas nos dois grupos de tratamento.

6.71 Responda ao Problema 6.70 considerando a linha de base nível 2.

6.72 Responda ao Problema 6.70 considerando a linha de base nível 3.

6.73 Responda ao Problema 6.70 considerando a última linha de base disponível.

6.74 Responda ao Problema 6.70 considerando a média de frequência cardíaca (ou pressão arterial) ao longo de todos os níveis disponíveis da linha de base.

Saúde Ocupacional

6.75 Suponha que haja 6 mortes decorrentes de câncer de bexiga entre os trabalhadores de uma fábrica de pneus entre 1º de janeiro de 1964 e 31 de dezembro de 1983, embora 1,8 mortes fossem esperadas com base nas taxas de mortalidade dos Estados Unidos. Forneça um IC de 95% para o número esperado de mortes por câncer de bexiga ao longo de 20 anos entre os trabalhadores da fábrica. O número de casos de câncer de bexiga nesse grupo é excessivo?

6.76 Suponha que haja 4 mortes decorrentes de câncer de estômago entre os trabalhadores de uma fábrica de pneus entre 1º de janeiro de 1964 e 31 de dezembro de 1983, embora 2,5 mortes fossem esperadas com base nas taxas de mortalidade dos Estados Unidos. Forneça um IC de 95% para o número esperado de mortes por câncer de estômago ao longo de 20 anos entre os trabalhadores da fábrica. O número de casos de câncer de estômago é excessivo?

Câncer

O valor da mamografia como um teste de rastreamento para câncer de mama tem sido controverso, particularmente entre as mulheres jovens. Um estudo foi realizado recentemente sobre a taxa de falsos positivos para mamografias repetidas entre cerca de 10.000 mulheres que eram membros do Harvard Pilgrim Health Care, uma grande organização de manutenção da saúde em New England [9].

O estudo reportou que, entre um total de 1.996 testes realizados com mulheres de 40 a 49 anos, houve 156 resultados falso-positivos.

6.77 O que significa um resultado falso-positivo nesse contexto?

6.78 Alguns médicos consideram que uma mamografia não tem bom custo/benefício a menos que se possa estar razoavelmente certo (por exemplo, 95% de certeza) de que a taxa de falso-positivo seja inferior a 10%. Você consegue abordar essa questão com base nos dados anteriores? (*Sugestão*: use uma abordagem de IC.)

6.79 Suponha que uma mulher faça uma mamografia a cada 2 anos a partir dos 40 anos. Qual é a probabilidade de que ela tenha pelo menos um resultado falso-positivo entre os 5 testes de triagem dos 40 aos 50 anos? (Considere que os testes de triagem repetidos sejam independentes.)

6.80 Forneça um IC de 95% bilateral para a estimativa de probabilidade no Problema 6.79.

SIMULAÇÃO

Nutrição

No computador, gere 1.000 amostras bootstrap de tamanho 5 da distribuição de 173 valores de ln(alcohol DR [registro alimentar] + 1) no Conjunto de Dados VALID.DAT, em que alcoh_dr é a quantidade de álcool consumido conforme relatado pelo registro alimentar por um grupo de 173 enfermeiras norte-americanas que registraram cada alimento consumido, em tempo real, ao longo de quatro períodos de uma semana intercalados por aproximadamente três meses ao longo de um ano. Para cada amostra de tamanho 5, calcule a média amostral $\bar{x}$, o desvio-padrão amostral s e a estatística do teste t dados por

$$t = \frac{\bar{x} - \mu_0}{s/\sqrt{n}}$$

em que $n = 5$ e μ_0 = média geral ln(alcoh_DR + 1) em 173 enfermeiras = 1,7973.

6.81 Que distribuição os valores t deverão seguir se o teorema central do limite se mantiver? Assuma que μ_0 é a média populacional para ln(alcoh_dr + 1).

6.82 Se o teorema central do limite for aplicável, que porcentagem dos valores t deverá exceder 2,776 em valor absoluto?

6.83 Determine a porcentagem real dos valores t que excedem 2,776 em valor absoluto. Você acha que o teorema central do limite é aplicável a esses dados para amostras de tamanho 5?

Doença Cardiovascular

Um estudo investigou a variabilidade do colesterol e outros lipídeos medidos em crianças. O desvio-padrão relatado entre os sujeitos para o colesterol em crianças foi de 7,8 mg/dL [10].

6.84 Suponha que duas determinações de colesterol total sejam obtidas de uma criança, produzindo um valor médio de 200 mg/dL. Qual é o IC bilateral de 90% para a verdadeira média de colesterol total para essa criança? (*Sugestão*: considere que o desvio-padrão da amostra de colesterol para a criança seja 7,8 mg/dL.)

6.85 Suponha que se utilize uma média de duas determinações do colesterol total como ferramenta de rastreamento para identificar crianças com níveis elevados de colesterol. Os pesquisadores desejam encontrar um valor c tal que todas as crianças cuja média dos valores de colesterol ao longo de duas determinações for $\geq c$ serão chamadas de volta para posterior triagem, enquanto as crianças cuja média dos valores de colesterol seja $< c$ não serão mais acompanhadas. Para determinar c, os pesquisadores querem escolher um valor c de modo que o IC de 90% *unilateral* inferior para μ se a média observada do colesterol ao longo duas determinações $= c$ excluiria 250 mg/dL. Qual é o maior valor de c que satisfaz a esse requisito?

Endocrinologia

Considere o Conjunto de Dados BONEDEN.DAT.

6.86 Avalie se existe uma relação entre a DMO no colo femoral e tabagismo utilizando a metodologia IC. (*Sugestão*: veja a Seção 6.6.)

6.87 Avalie se existe uma relação entre a DMO no eixo femoral e tabagismo utilizando a metodologia IC. (*Sugestão*: veja a Seção 6.6.)

SIMULAÇÃO

6.88 Usando o computador, gere 200 amostras aleatórias de uma distribuição binomial com $n = 10$ e $p = 0,6$. Encontre um IC de 90% bilateral baseado na distribuição normal para p com base em cada amostra.

6.89 Qual porcentagem dos ICs inclui o parâmetro p?

6.90 Você acha que o intervalo de confiança com base na distribuição normal é adequado para essa distribuição?

6.91 Responda ao Problema 6.88 considerando uma distribuição binomial com $n = 20$ e $p = 0,6$.

6.92 Responda ao Problema 6.89 considerando uma distribuição binomial com $n = 20$ e $p = 0,6$.

6.93 Responda ao Problema 6.90 considerando uma distribuição binomial com $n = 20$ e $p = 0,6$.

6.94 Responda ao Problema 6.88 considerando uma distribuição binomial com $n = 50$ e $p = 0,6$.

6.95 Responda ao Problema 6.89 considerando uma distribuição binomial com $n = 50$ e $p = 0,6$.

6.96 Responda ao Problema 6.90 considerando uma distribuição binomial com $n = 50$ e $p = 0,6$.

Hipertensão

Um médico solicita a uma paciente que está tomando medicação anti-hipertensiva que registre sua pressão arterial em casa para verificar se ela está na faixa dos normotensos. Em cada um dos 10 dias, ela tomou a média de duas leituras com os resultados mostrados na Tabela 6.14.

TABELA 6.14 Registros caseiros da pressão arterial de uma paciente

Dia	PAS (mm Hg)	PAD (mm Hg)
1	121	87,5
2	109	81
3	117,5	91,5
4	125	94
5	125	87,5
6	129	90,5
7	123	90
8	118,5	85,5
9	123,5	87,5
10	127	89
Média	121,85	88,40
dp	5,75	3,56
n	10	10

O médico quer avaliar se a média para essa mulher é <140 ou ≥ 140 mm Hg.

6.97 Forneça um IC de 95% para a verdadeira média para essa paciente.

6.98 Responda à pergunta do médico, dado o resultado do Problema 6.97.

Outra questão que o médico quer estudar é o que é, normalmente, o estado hipertensivo da paciente. Uma pessoa é classificada como hipertensa em qualquer dia se sua PAS é ≥ 140 mm Hg ou sua PAD é ≥ 90 mm Hg.

6.99 Que proporção de dias faria a mulher ser classificada como hipertensa com base nos dados anteriores?

Uma pessoa seria classificada como hipertensa global se sua probabilidade de ser hipertensa em determinado dia (p) fosse $\geq 20\%$ com base em um grande número de dias.

6.100 Desenvolva um IC de 95% para p com base na sua resposta para o Problema 6.99.

6.101 A pessoa seria classificada como hipertensa global com base em sua resposta para o Problema 6.100? Por que sim ou por que não? Justifique.

Medicina Esportiva

Lesões são comuns no futebol e podem estar relacionadas com inúmeros fatores, incluindo o tipo de superfície de jogo, o número de anos de experiência de jogo e a existência de qualquer lesão anterior. Um estudo dos fatores que causam lesões entre jogadores de futebol canadenses foi recentemente relatado [11].

A taxa de lesões das extremidades superiores (isto é, dos ombros às mãos) em um campo seco de grama natural foi de 2,73 lesões por 1.000 jogos. Suponha que essa taxa seja conhecida e sem erro.

6.102 O estudo relatou 45 lesões na extremidade superior em um campo seco de grama artificial ao longo de 10.112 jogos. Qual procedimento pode ser usado para avaliar se o risco de lesão é diferente na grama artificial e na grama natural?

6.103 Forneça um IC de 95% para a taxa de lesões para a extremidade superior na grama artificial. (*Sugestão*: use a distribuição de Poisson.) Expresse cada taxa como o número de lesões por 1.000 jogos.

Hipertensão

Uma paciente hipertensa toma medicação anti-hipertensiva há vários anos. Seu médico quer monitorar sua pressão sanguínea por meio de medições semanais feitas em casa. Em cada semana, por 6 semanas, ela faz várias leituras da pressão sanguínea e as médias das leituras para obter um resumo da pressão arterial por semana. Os resultados da pressão arterial diastólica (PAD) são mostrados na Tabela 6.15.

TABELA 6.15 Média de leituras de PAD semanais de uma paciente

Semana	PAD média (mm Hg)	Semana	PAD média (mm Hg)
1	89	4	84
2	88	5	82
3	81	6	89,5
		Média	85,75
		dp	3,66

6.104 O médico dela está considerando retirar os medicamentos anti-hipertensivos, mas quer estar certo de que sua "verdadeira" PAD seja inferior a 90 mm Hg. Use um programa de computador para responder a esta pergunta. (*Sugestão*: considere uma abordagem de IC.)

O médico retira os anti-hipertensivos da paciente e a instrui a medir a pressão arterial por 3 semanas consecutivas. O médico reintroduzirá a medicação anti-hipertensiva se a PAD média da paciente nas 3 semanas for ≥90 mm Hg.

6.105 Suponha que não há nenhuma mudança real na pressão arterial média da paciente, independentemente de ela estar tomando medicação. Qual é a probabilidade de ela fazer novamente o uso da medicação anti-hipertensiva? (*Sugestão*: considere que a verdadeira média e o desvio-padrão da PAD para a paciente sejam os mesmos medidos ao longo das 6 semanas, enquanto a paciente estava ingerindo medicação anti-hipertensiva.)

Suponha que temos uma população com distribuição normal com média = 50 e desvio-padrão = 10.

Extraímos uma amostra de 13 observações dessa distribuição.

6.106 Qual é a probabilidade de que a diferença entre a média amostral e a média populacional seja menor que 1 unidade?

6.107 Suponha que queiramos escolher uma amostra grande o suficiente para que a diferença entre a média amostral e média populacional seja menor que 1 unidade em 99% do tempo. Qual é o tamanho mínimo da amostra para atingir esse objetivo?

Radiologia, Câncer

Um radiologista investiga se um novo método (menos dispendioso) para identificar câncer de esôfago é tão eficaz quanto o padrão.

Ele obtém os seguintes resultados do teste: falso positivo = 0, verdadeiro positivo = 46, falso negativo = 1, verdadeiro negativo = 17.

6.108 Qual é a sensibilidade do teste?

6.109 Forneça um IC de 95% para a sensibilidade (dois decimais para precisão são suficientes). (*Sugestão*: a seguinte folha de cálculo do Excel pode ser útil.)

p	DISTR.BINOM (45;47; p,VERDADEIRO)	DISTR.BINOM (46;47; p,VERDADEIRO)
0,80	1,000	1,000
0,81	0,999	1,000
0,82	0,999	1,000
0,83	0,998	1,000
0,84	0,997	1,000
0,85	0,996	1,000
0,86	0,993	0,999
0,87	0,988	0,999
0,88	0,982	0,998
0,89	0,972	0,996
0,90	0,956	0,993
0,91	0,933	0,988
0,92	0,899	0,980
0,93	0,850	0,967
0,94	0,782	0,945
0,95	0,688	0,910
0,96	0,566	0,853
0,97	0,414	0,761
0,98	0,242	0,613
0,99	0,080	0,376
0,995	0,023	0,210
0,999	0,001	0,046
0,9995	0,000	0,023

Nota: Estes dados foram fornecidos pelo Dr. Ori Preis.

Genética

A estimação de probabilidades de alelos é essencial para a identificação quantitativa mais próxima da herança. Ela exige a formulação probabilística do modelo aplicado à herança. A doença hereditária fenilcetonúria (PKU) é um exemplo útil. A PKU segue uma forma recessiva da herança. Suponha que existam dois alelos de um *locus* gênico indicado por *a* e *A* em que os genótipos possíveis são: (*aa*), (aA) e (AA). Um indivíduo só será afetado se o genótipo aa aparecer (ou seja, uma forma recessiva da herança).

6.110 Suponha que a probabilidade de um alelo a seja p. Se as pessoas têm relação sexual aleatoriamente, qual é a probabilidade do genótipo (aa)? Suponha que, no nível populacional, seja impossível determinar o genótipo de um grande número de indivíduos. No entanto, sabe-se que, entre 10.000 pessoas pesquisadas na população, 11 têm o fenótipo clínico PKU.

6.111 Forneça uma estimação pontual e um IC de 95% para a probabilidade de ter o fenótipo PKU.

6.112 Forneça uma estimativa pontual e um IC de 95% para a frequência de alelos p.

A título de experiência, 10.000 pessoas estão completamente genotipadas, das quais 10 têm o genótipo (aa), 630 têm o genótipo (aA) [ou seja, são (aA) ou (Aa)] e 9.360 têm o genótipo (AA).

6.113 Assumindo que os dois alelos de um indivíduo são variáveis aleatórias independentes, forneça uma estimação pontual e um IC de 95% para a frequência de alelos p.

6.114 A genotipagem de uma população fornece estimativas mais precisas de p que a obtida apenas tendo o fenótipo clínico? Por que sim ou por que não?

6.115 Quais dos seguintes resultados amostrais produzem um IC de 95% para μ com a menor largura? Por quê?

(i) $\bar{x} = 28$, $s = 5$, $n = 61$

(ii) $\bar{x} = 32$, $s = 4$, $n = 30$

(iii) $\bar{x} = 25$, $s = 3$, $n = 20$

(iv) $\bar{x} = 40$, $s = 6$, $n = 121$.

6.116 Suponha que observamos 30 casos de câncer de cólon em mais de 35.000 pessoas-anos entre mulheres de 50 a 54 anos. Forneça uma estimação pontual e um IC de 95% para a taxa de incidência de câncer de cólon nessa faixa etária em termos de gênero.

REFERÊNCIAS

[1] Cochran, W. G. *Sampling techniques*. 2nd ed. New York: Wiley: 1963.

[2] SHEP Cooperative Research Group. Prevention of stroke by antihypertensive drug treatment in older persons with isolated systolic hypertension: Final results of the Systolic Hypertension in the Elderly Program (SHEP). *JAMA*, n. 265, v. 24, 1991, p. 3255-3264.

[3] Mood, A.; Graybill, F. A.; Boes, D. C. *Introduction to the theory of statistics*. 3rd ed. New York: McGraw-Hill, 1974.

[4] Efron, B.; Tibshirani, R. *An introduction to the bootstrap*. Boca Raton, Florida: Chapman and Hall, 1993.

[5] Arora, N. S.; Rochester, D. R. Effect of chronic airflow limitation (CAL) on sternocleidomastoid muscle thickness. *Chest*, n. 85, v. 6, 1984, p. 58S-59S.

[6] Barry, A. L.; Gavan, T. L.; Jones, R. N. Quality control parameters for susceptibility data with 30 μg netilmicin disks. *Journal of Clinical Microbiology*, n. 18, v. 5, 1983, p. 1051-1054.

[7] Oldenburg, B.; MacDonald, G. J.; Perkins, R. J. Prediction of quality of life in a cohort of end-stage renal disease patients. *Journal of Clinical Epidemiology*, n. 41, v. 6, 1988, p. 555-564.

[8] Corbett, T. H. et al. Incidence of cancer among Michigan nurseanesthetists. *Anesthesiology*, n. 38, v. 3, 1973, p. 260-263.

[9] Elmore, J. G. et al. Ten-year risk of false positive screening mammograms and clinical breast examinations. *New England Journal of Medicine*, n. 338, 1998, p. 1089-1096.

[10] Elveback, L. R.; Weidman, W. H.; Ellefson, R. D. Day to day variability and analytic error in determination of lipids in children. *Mayo Clinic Proceedings*, n. 55, 1980, p. 267-269.

[11] Hagel, B. E.; Fick, G. H.; Meeuwisse, W. H. Injury risk in men's Canada West University Football. *American Journal of Epidemiology*, n. 157, 2003, p. 825-833.

Testes de hipóteses: inferência para uma amostra

7.1 INTRODUÇÃO

O Capítulo 6 discutiu métodos de estimação pontual e por intervalo para parâmetros de várias distribuições. No entanto, os pesquisadores muitas vezes têm ideias preconcebidas sobre os valores desses parâmetros e desejam comprovar se os dados estão em conformidade com essas ideias.

EXEMPLO 7.1 **Doença Cardiovascular, Pediatria** Uma área de pesquisa de interesse atual diz respeito à agregação familiar de fatores de risco cardiovasculares em geral e do nível de lipídios em particular. Suponha que o nível "médio" de colesterol em crianças seja de 175 mg/dL. Identifica-se um grupo de homens que morreram de doenças cardíacas no ano passado e os níveis de colesterol de seus descendentes são medidos. Duas hipóteses são consideradas:

(1) O nível médio de colesterol dessas crianças é de 175 mg/dL.
(2) O nível médio de colesterol dessas crianças é >175 mg/dL.

Esse tipo de pergunta é formulado em termos de testes de hipóteses, especificando duas hipóteses: uma nula e uma alternativa. Queremos comparar as probabilidades relativas de obtenção dos dados amostrais sob essas hipóteses. No Exemplo 7.1, a hipótese nula é que o nível médio de colesterol das crianças seja de 175 mg/dL, e a hipótese alternativa é que o nível médio de colesterol das crianças seja > 175 mg/dL.

Por que o teste de hipóteses é tão importante? O teste de hipóteses fornece um resultado objetivo para a tomada de decisão usando métodos probabilísticos, em vez de confiar em impressões subjetivas. As pessoas podem formar opiniões diferentes ao analisar os dados, mas o teste de hipóteses fornece um critério de tomada de decisão uniforme consistente para todas as pessoas.

Neste capítulo, alguns dos conceitos básicos de testes de hipóteses são desenvolvidos e aplicados a problemas de inferência estatística para uma amostra. Em um **problema de uma amostra**, as hipóteses são especificadas sobre uma única distribuição; em um **problema de duas amostras**, duas distribuições diferentes são comparadas.

7.2 CONCEITOS GERAIS

EXEMPLO 7.2 **Obstetrícia** Suponha que queremos testar a hipótese de que mães com baixo nível socioeconômico dão à luz bebês cujos pesos ao nascer são mais baixos que o "normal". Para testar essa hipótese, obtém-se uma lista de pesos ao nascer de 100 partos de nascidos vivos consecutivos de uma maternidade em uma área de baixo nível socioeconômico. A média ($\bar{x}$) de peso ao nascer é 115 oz com desvio-padrão (s) da amostra de 24 oz. Sabemos, das pesquisas nacionais com base em milhões de partos, que o peso médio ao nascer nos Estados Unidos é de 120 oz. Podemos realmente dizer que o peso médio desse hospital é menor que a média nacional?

Considere que os dados dos 100 pesos ao nascer dessa maternidade venham da distribuição normal com média µ desconhecida. Os métodos da Seção 6.10 podem ser utilizados para construir um intervalo de confiança (IC) unilateral inferior a 95% para µ com base nos dados amostrais, isto é, um intervalo da forma µ < c. Se esse intervalo contivesse 120 oz (isto é, $c \geq 120$), a hipótese de que o peso médio ao nascer no hospital é o mesmo que a média nacional seria aceita. Se o intervalo não contivesse 120 oz ($c < 120$), a hipótese de que o peso médio ao nascer no hospital é mais baixo que a média nacional seria aceita.

Outra maneira de analisar esse problema é em termos de testes de hipóteses. Em particular, as hipóteses consideradas podem ser formuladas em termos de hipóteses nula e alternativa, que podem ser definidas como se segue:

DEFINIÇÃO 7.1 A **hipótese nula**, denotada por H_0, é a hipótese a ser testada. A hipótese alternativa, denotada por H_1, é a hipótese que, de certa forma, contradiz a hipótese nula.

EXEMPLO 7.3 **Obstetrícia** No Exemplo 7.2, a hipótese nula (H_0) é de que o peso médio ao nascer no hospital na área de baixo nível socioeconômico (µ) é igual ao peso médio ao nascer nos Estados Unidos (μ_0). Essa é a hipótese que queremos testar. A hipótese alternativa (H_1) é de que o peso médio ao nascer nesse hospital (µ) é menor que o peso médio ao nascer nos Estados Unidos (μ_0). Queremos comparar as probabilidades relativas de obtenção dos dados amostrais sob essas hipóteses.

Também assumimos que a distribuição é normal sob qualquer hipótese. Essas hipóteses podem ser escritas de maneira mais sucinta da seguinte forma:

EQUAÇÃO 7.1 $H_0: \mu = \mu_0$ vs. $H_1: \mu < \mu_0$

Suponha que as únicas decisões possíveis são se H_0 é verdadeira ou H_1 é verdadeira. Na realidade, para facilitar a notação, todos os resultados em uma situação de teste de hipóteses geralmente se referem à hipótese nula. Assim, se decidirmos que H_0 é verdadeira, aceitamos H_0. Se decidirmos que H_1 é verdadeira, podemos afirmar que H_0 não é verdadeira ou, de modo equivalente, que rejeitamos H_0. Assim, podem ocorrer quatro resultados:

(1) Aceitamos H_0 e H_0 é de fato verdadeira.
(2) Aceitamos H_0 e H_1 é de fato verdadeira.
(3) Rejeitamos H_0 e H_0 é de fato verdadeira.
(4) Rejeitamos H_0 e H_1 é de fato verdadeira.

Essas quatro possibilidades são mostradas na Tabela 7.1.

Na prática, é impossível *provar que a hipótese nula é verdadeira* usando métodos de teste de hipóteses. Assim, em particular, *se aceitarmos H_0*, na realidade não conseguimos *rejeitar H_0*.

TABELA 7.1 **Quatro possíveis resultados em testes de hipóteses**

		Verdadeiro	
		H_0	H_1
Decisão	Aceitar H_0	H_0 é verdadeira H_0 é aceita	H_1 é verdadeira H_0 é aceita
	Rejeitar H_0	H_0 é verdadeira H_0 é rejeitada	H_1 é verdadeira H_0 é rejeitada

Se H_0 é verdadeira e H_0 é aceita, ou se H_1 é verdadeira e H_0 é rejeitada, então foi tomada a decisão correta. Se H_0 é verdadeira e H_0 é rejeitada, ou se H_1 é verdadeira e H_0 é aceita, foi cometido um *erro*. Os dois tipos de erro geralmente são tratados de forma diferente.

DEFINIÇÃO 7.2 A probabilidade de um **erro tipo I** é a probabilidade de rejeitar a hipótese nula quando H_0 é verdadeira.

DEFINIÇÃO 7.3 A probabilidade de um **erro tipo II** é a probabilidade de aceitar a hipótese nula quando H_1 é verdadeira. Essa probabilidade é uma função de μ, bem como de outros fatores.

EXEMPLO 7.4 Obstetrícia No contexto dos dados de peso ao nascer no Exemplo 7.2, um erro de tipo I seria a probabilidade de decidir que o peso médio ao nascer no hospital foi menor que 120 oz quando, na verdade, foi de 120 oz. Um erro de tipo II seria a probabilidade de decidir que o peso médio ao nascer foi de 120 oz quando, na verdade, foi menor que 120 oz.

EXEMPLO 7.5 Doença Cardiovascular, Pediatria Quais são os erros tipo I e tipo II para os dados de colesterol no Exemplo 7.1?

Solução: O erro tipo I é a probabilidade de decidir que os filhos dos homens que morreram de doenças cardíacas têm nível médio de colesterol superior a 175 mg/dL quando, na verdade, o nível médio de colesterol é de 175 mg/dL. O erro tipo II é a probabilidade de decidir que a descendência tem níveis normais de colesterol quando, na verdade, os níveis de colesterol estão acima da média.

Os erros tipo I e tipo II muitas vezes resultam em custos monetários e não monetários.

EXEMPLO 7.6 Obstetrícia Os dados de peso ao nascer no Exemplo 7.2 podem ser utilizados para decidir se, nesse hospital, é necessário um berçário de cuidados especiais para bebês com baixo peso ao nascer. Se H_1 fosse verdade, isto é, se o peso ao nascer nessa maternidade tendesse a ser mais baixo que a média nacional, seria possível justificar que o hospital tivesse o próprio berçário de cuidados especiais. Se H_0 fosse verdadeira e o peso médio ao nascer não fosse diferente da média dos Estados Unidos, o hospital provavelmente não precisaria do berçário. No caso do erro tipo I, um berçário de cuidados especiais será recomendado, com todos os custos adicionais relacionados, quando na verdade ele não seria necessário. Considerando-se um erro tipo II, um berçário de cuidados especiais não será financiado quando, na verdade, ele seria necessário. O custo não monetário dessa decisão é que alguns bebês com baixo peso ao nascer podem não sobreviver sem o equipamento especial existente em um berçário de cuidados especiais.

DEFINIÇÃO 7.4 A probabilidade de um **erro tipo I** é geralmente indicada por α e é chamada de **nível de significância** do teste.

DEFINIÇÃO 7.5 A probabilidade de um **erro tipo II** é geralmente denotada por β.

DEFINIÇÃO 7.6 O poder de um teste é definido como

$1 - \beta = 1 -$ probabilidade de um erro tipo II $= Pr$ (rejeitar$H_0 | H_1$ verdadeiras)

EXEMPLO 7.7 **Reumatologia** Suponha que um novo medicamento para o alívio da dor seja testado em pacientes com osteoartrite. A medida de alívio da dor será a variação percentual no nível da dor conforme relatado pelo paciente depois de tomar o medicamento por um mês. Cinquenta pacientes com osteoartrite participarão do estudo. Quais hipóteses estão sendo testadas? O que significam nessa situação erro tipo I, erro tipo II e poder?

Solução: As hipóteses a serem testadas são $H_0: \mu = 0$ *versus* $H_1: \mu > 0$, em que μ = declínio médio no nível de dor, conforme medido pela escala de alívio da dor durante o período de um mês. Assume-se que um valor positivo para μ indica melhora, ao passo que um valor negativo indica piora.

Um erro tipo I é a probabilidade de decidir que o medicamento é um analgésico eficaz com base em dados de 50 pacientes, uma vez que, na realidade, a droga não tem efeito no alívio da dor. *Na realidade* aqui significa o efeito do fármaco quando testado em um número grande (infinito) de pacientes.

Um erro tipo II é a probabilidade de decidir que a droga não tem efeito no alívio da dor com base em dados de 50 pacientes, quando, na realidade, a droga é um analgésico eficaz.

O poder do teste é a probabilidade de decidir que a droga é eficaz como analgésico com base em dados de 50 pacientes, quando, na realidade, ela é eficaz. É importante notar que o poder não é um número único, mas depende do verdadeiro grau de alívio da dor oferecido pela droga tal como medido pela verdadeira alteração média na pontuação do alívio da dor (δ). Quanto maior δ, maior o poder do teste. Na Seção 7.6, apresentamos métodos para calcular o poder de modo mais detalhado.

O objetivo geral em testes de hipóteses é a utilização de testes estatísticos que tornem α e β tão pequenos quanto possível. Essa meta requer compromisso, pois fazer α pequeno envolve rejeitar a hipótese nula com menos frequência e fazer β pequeno envolve aceitar a hipótese nula com menos frequência. Essas ações são contraditórias, isto é, à medida que α diminui, β aumenta, e conforme α aumenta, β diminui. Nossa estratégia geral é fixar α em algum nível específico (por exemplo, 0,10, 0,05, 0,01,...) e utilizar o teste que minimiza β ou, de forma equivalente, maximiza o poder.

7.3 TESTE PARA A MÉDIA DE UMA DISTRIBUIÇÃO NORMAL: TESTES UNILATERAIS

Agora vamos desenvolver o teste de hipótese apropriado para os dados de peso ao nascer no Exemplo 7.2. O modelo estatístico, neste caso, é que os pesos ao nascer são provenientes de uma distribuição normal com média μ e variância σ^2 desconhecida. Queremos testar a hipótese nula, H_0, de que $\mu = 120$ oz *versus* a hipótese alternativa, H_1, de que $\mu < 120$ oz. Suponha que uma alternativa mais específica, ou seja, $H_1: \mu = \mu_1 = 110$ oz, seja selecionada. Demonstraremos que o melhor teste não depende do valor escolhido para μ_1 desde que μ_1 seja inferior a 120 oz. Também fixaremos o nível α em 0,05 como regra de decisão.

EXEMPLO 7.8 Um teste muito simples poderia ser usado consultando a tabela de dígitos aleatórios na Tabela 4 do Apêndice Tabelas. Suponha que dois dígitos sejam selecionados dessa tabela. A hipótese nula é rejeitada se esses dois dígitos estiverem entre 00 e 04, inclusive, e é aceita se esses dois dígitos estiverem entre 05 e 99. Claramente, com base nas propriedades da tabela de número aleatório, o erro tipo I desse teste é dado por $\alpha = Pr$(rejeitar a hipótese nula$|H_0$ verdadeira) = Pr(selecionar dois dígitos aleatórios entre 00 e 04) = $\frac{5}{100}$ = 0,05. Assim, o teste proposto satisfaz ao critério de nível α dado anteriormente. O problema com esse teste é que ele tem o poder muito baixo. Na verdade, o poder do teste Pr(rejeitar a hipótese nula$|H_1$ verdadeira) = Pr(selecionar dois dígitos aleatórios entre 00 e 04) = $\frac{5}{100}$ = 0,05.

Observe que o resultado do teste não tem nada a ver com os pesos ao nascer da amostra retirada. H_0 será rejeitada com a mesma frequência quando a média da amostra de peso ao nascer ($\bar{x}$) for 110 oz como quando for 120 oz. Assim, esse teste deve ser muito fraco, porque poderíamos esperar rejeitar H_0 quase certamente se $\bar{x}$ fosse pequeno o suficiente e nunca rejeitar H_0 se $\bar{x}$ fosse grande o suficiente.

Pode ser mostrado que o melhor teste (mais poderoso) nessa situação se baseia na média da amostra ($\bar{x}$). Se $\bar{x}$ é suficientemente menor que μ_0, H_0 é rejeitada; caso contrário, H_0 é aceita. Esse teste é razoável porque, se H_0 é verdadeira, os valores mais prováveis de $\bar{x}$ tendem a se agrupar em torno de μ_0, enquanto se H_1 é verdadeira, os valores mais prováveis de $\bar{x}$ tendem a se agrupar em torno de μ_1. Por "mais poderoso" queremos dizer que o teste com base na média amostral tem mais poder entre todos os testes com um dado erro tipo I de α.

DEFINIÇÃO 7.7 A **região de aceitação** é a gama de valores de $\bar{x}$ para a qual H_0 é aceita.

DEFINIÇÃO 7.8 A **região de rejeição** é a gama de valores de $\bar{x}$ para a qual H_0 é rejeitada.

Para os dados de peso ao nascer do Exemplo 7.2, a região de rejeição consiste em pequenos valores de $\bar{x}$, uma vez que a média sob a hipótese alternativa (μ_1) é menor que a média sob a hipótese nula. Esse tipo de teste é chamado de *teste unilateral*.

DEFINIÇÃO 7.9 O **teste unilateral** é aquele no qual os valores do parâmetro estudado (neste caso μ) sob a hipótese alternativa se permitem ser maiores ou menores que os valores do parâmetro sob a hipótese nula (μ_0), *mas não ambos*.

EXEMPLO 7.9 **Doenças Cardiovasculares, Pediatria** As hipóteses para os dados de colesterol no Exemplo 7.1 são $H_0: \mu = \mu_0$ *versus* $H_1: \mu > \mu_0$, onde μ é o verdadeiro nível médio de colesterol para filhos de homens que morreram de doença cardíaca. Esse teste é unilateral porque a média alternativa[1] só pode ser maior que a média nula.

No exemplo do peso ao nascer, quão pequeno deve ser $\bar{x}$ para H_0 ser rejeitada? Esse problema pode ser resolvido lembrando que o nível de significância do teste é fixado em α. Suponha que H_0 seja rejeitada para todos os valores de $\bar{x} < c$ e aceita ao contrário. O valor c deve ser selecionado de modo que o erro tipo I = α.

É mais conveniente definir os critérios de teste em termos de valores padronizados em vez de em termos de $\bar{x}$. Especificamente, se subtrairmos μ_0 e dividirmos por $s/\sqrt{n}$, obteremos a variável aleatória $t = (\bar{X} - \mu_0)/(s/\sqrt{n})$, a qual, com base na Equação 6.5, segue uma distribuição t_{n-1} sob H_0. Notamos que, sob H_0, com base na definição dos percentuais de uma distribuição $Pr(t < t_{n-1,\alpha}) = \alpha$. Isso nos leva ao seguinte teste.

EQUAÇÃO 7.2 **Teste t para a Média de uma Distribuição Normal com Variância Desconhecida (Média Alternativa < Média Nula)**

Para testar a hipótese $H_0: \mu = \mu_0, \sigma$ desconhecido, *versus* $H_1: \mu < \mu_0, \sigma$ desconhecido, com nível de significância α, calculamos

$$t = \frac{\bar{x} - \mu_0}{s/\sqrt{n}}$$

Se $t < t_{n-1,\alpha}$, rejeitamos H_0.

Se $t \geq t_{n-1,\alpha}$, aceitamos H_0.

---

1. Média nula é o valor da média especificada na hipótese nula e média alternativa é o valor da média especificada na hipótese alternativa. (N.R.T.)

DEFINIÇÃO 7.10 O valor t na Equação 7.2 é chamado **estatística de teste** porque o procedimento de teste baseia-se nessa estatística.

DEFINIÇÃO 7.11 O valor $t_{n-1,\alpha}$ na Equação 7.2 é chamado de **valor crítico**, pois o resultado do teste depende se a estatística de teste $t < t_{n-1,\alpha}$ = valor crítico, pelo qual rejeitamos H_0 ou $t \geq t_{n-1,\alpha}$, pelo qual aceitamos H_0.

DEFINIÇÃO 7.12 A abordagem geral em que calculamos uma estatística de teste e determinamos o resultado de um teste, comparando a estatística de teste com o valor crítico determinado pelo erro tipo I, é chamada de **método valor crítico** de testes de hipóteses.

EXEMPLO 7.10 **Obstetrícia** Use o teste t com base em uma amostra para testar a hipótese H_0: $\mu = 120$ *versus* H_1: $\mu < 120$ com base nos dados de peso ao nascer apresentados no Exemplo 7.2 e usando o nível de significância de 0,05.

Solução: Calculamos a estatística de teste

$$t = \frac{\bar{x} - \mu_0}{s/\sqrt{n}}$$

$$= \frac{115 - 120}{24/\sqrt{100}}$$

$$= \frac{-5}{2,4} = -2,08$$

Usando a função INV.T.BC do Excel, obtemos o valor crítico = $t_{99;\,0,05}$ = –INV.T.BC(0,10;99) = –1,66. Como $t = -2,08 < -1,66$, podemos rejeitar H_0 nível de significância de 0,05.

EXEMPLO 7.11 **Obstetrícia** Use o teste t com base em uma amostra para testar a hipótese dada no Exemplo 7.10 utilizando um nível de significância de 0,01.

Solução: Usando o Excel, o valor crítico é $t_{99;\,0,01}$ = –INV.T.BC(0,02;99) = –2,36. Como $t = -2,08 > -2,36$, aceitamos H_0 ao nível de significância = 0,01.

Se usarmos o método do valor crítico, como saberemos qual nível de α usar? O nível de α real utilizado depende da importância relativa dos erros tipo I e tipo II porque, quanto maior o β, menor o α para um tamanho de amostra fixo (n). A maioria das pessoas se sente desconfortável com níveis α muito maiores que 0,05. Tradicionalmente, um nível α de 0,05 é usado com mais frequência.

Em geral, vários testes de significância podem ser realizados em diferentes níveis de α, como nos Exemplos 7.10 e 7.11, e seria possível notar se H_0 seria aceita ou rejeitada em cada caso. Isso pode ser um pouco trabalhoso e desnecessário porque, em vez disso, os testes de significância podem ser realizados *em todos os níveis* de α obtendo o valor-p para o teste.

DEFINIÇÃO 7.13 O **valor-p** para qualquer teste de hipótese é o nível α em que seríamos indiferentes entre aceitar ou rejeitar H_0, fornecidos os dados amostrais. O valor-p é o nível α em que o valor dado da estatística de teste (tal como t) está no limite entre as regiões de aceitação e rejeição.

De acordo com o critério de teste na Equação 7.2, se um nível de significância p fosse usado, H_0 seria rejeitada se $t < t_{n-1,p}$ e aceita se $t \geq t_{n-1,p}$. Seríamos indiferentes entre aceitar ou rejeitar H_0 se $t = t_{n-1,p}$. Podemos calcular p como uma função de t por

EQUAÇÃO 7.3 $p = Pr(t_{n-1} \leq t)$

Assim, p é a área à esquerda de t sob uma distribuição t_{n-1}.
O valor-p pode ser apresentado como se mostra na Figura 7.1.

FIGURA 7.1 **Representação gráfica de um valor-p**

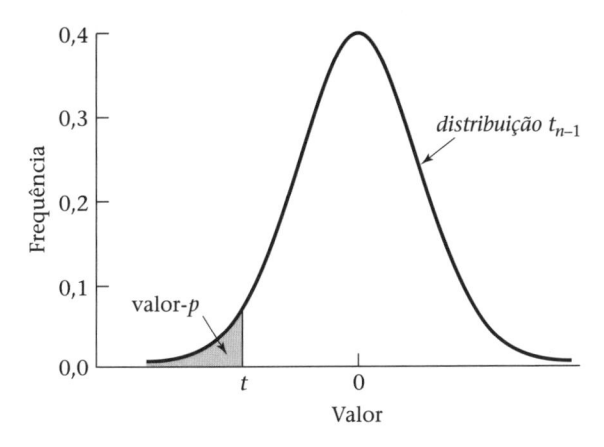

EXEMPLO 7.12 Obstetrícia Calcule o valor-p para os dados de peso ao nascer do Exemplo 7.2.

Solução: Com base na Equação 7.3, o valor-p é

$Pr(t_{99} \leq -2,08)$

Usando a função pt do R, encontramos que essa probabilidade é dada por pt (−2,08;99) = 0,020, que é o valor-p.

Uma definição alternativa de valor-p que é útil em outros problemas de teste de hipótese é a seguinte:

DEFINIÇÃO 7.14 O **valor-p** pode também ser pensado como a probabilidade de obter uma estatística de teste igual ou mais extrema que a estatística de teste real, dado que a hipótese nula é verdadeira.

Sabemos que, sob a hipótese nula, a estatística t segue uma distribuição t_{n-1}. Por isso, a probabilidade de obter uma estatística t que não seja maior que t sob a hipótese nula é $Pr(t_{n-1} \leq t)$ = valor-p, como mostrado na Figura 7.1.

EXEMPLO 7.13 Cardiologia Um tema de interesse clínico recente é a possibilidade do uso de medicamentos para reduzir o tamanho do infarto em pacientes que tiveram infarto do miocárdio nas últimas 24 horas. Suponha que, em pacientes não tratados, o tamanho médio do infarto seja 25 (ck–g –EQ/m^2). Além disso, em 8 pacientes tratados com uma droga, o tamanho médio do infarto é 16, com desvio-padrão de 10. A droga é eficaz na redução do tamanho do infarto?

Solução: As hipóteses são $H_0: \mu = 25$ versus $H_1: \mu < 25$. O valor-p é calculado usando a Equação 7.3. Primeiro vamos calcular a estatística t dada por

$$t = \frac{16 - 25}{10/\sqrt{8}} = -2,55$$

O valor-p é então dado por $p = Pr(t_7 < -2,55)$. Considerando a Tabela 5 do Apêndice Tabelas, vemos que $t_{7;\,0,975} = 2,365$ e $t_{7;\,0,99} = 2,998$. Como $2,365 < 2,55 < 2,998$, segue que $1 - 0,99 < p < 1 - 0,975$ ou $0,01 < p < 0,025$. Usando o Excel, o valor-p exato é dado por DIST.T.CD(2,55;7;1) = 0,019. Assim, H_0 é rejeitada e concluímos que o medicamento reduz significativamente o tamanho do infarto (todas as outras variáveis sendo iguais).

Isso também pode ser interpretado como a probabilidade de que o tamanho médio do infarto entre uma amostra aleatória de 8 pacientes não será maior que 16, se a hipótese nula for verdadeira. Neste exemplo, a hipótese nula é a de que o medicamento é ineficaz ou, em outras palavras, o verdadeiro tamanho médio do infarto para a população de todos os pacientes com infarto do miocárdio tratados com o medicamento = tamanho médio do infarto para pacientes não tratados = 25.

O valor-p é importante porque nos diz exatamente quão significativos nossos resultados são sem a realização de repetidos testes de significância em diferentes níveis α. A pergunta que geralmente é feita é: quão pequeno deve ser o valor-p para os resultados serem considerados estatisticamente significativos? Embora essa questão não tenha resposta, alguns critérios comumente utilizados são dados na Equação 7.4.

EQUAÇÃO 7.4 | **Diretrizes para Julgar o Significado do Valor-p**

Se $0{,}01 \leq p < 0{,}05$, os resultados são *significativos*.

Se $0{,}001 \leq p < 0{,}01$, os resultados são *altamente significativos*.

Se $p < 0{,}001$, os resultados são *muito altamente significativos*.

Se $p > 0{,}05$, os resultados são considerados *não estatisticamente significativos* (por vezes denotados por NS).

No entanto, se $0{,}05 < p < 0{,}10$, nota-se uma tendência de significância estatística.

Muitas vezes, os autores não apresentam o valor-p exato, mas fornecem intervalos dos tipos mostrados aqui, pois não se considera relevante se o valor-p é 0,024 ou 0,016. Outros autores dão um valor-p exato mesmo para resultados que não são estatisticamente significativos, para que o leitor possa apreciar quão perto da significância estatística os resultados chegaram. Com o uso dos pacotes estatísticos, como Excel, Minitab, Stata e R, é fácil obter os valores exatos de p. Essas abordagens diferentes levam ao princípio geral a seguir.

EQUAÇÃO 7.5 | **Determinação da Significância Estatística para os Resultados dos Testes de Hipóteses**

Qualquer um dos métodos a seguir pode ser utilizado para determinar se os resultados dos testes de hipóteses são estatisticamente significativos:

(1) A estatística de teste t pode ser calculada e comparada com o valor crítico $t_{n-1,\alpha}$, ao nível de 0,05. Especificamente, se $H_0: \mu = \mu_0$ versus $H_1: \mu < \mu_0$ está sendo testado e $t < t_{n-1, 0{,}05}$, então H_0 é rejeitada e os resultados são declarados *estatisticamente significativos* ($p < 0{,}05$). Caso contrário, H_0 é aceita e os resultados são declarados *não estatisticamente significativos* ($p \geq 0{,}05$). Chamamos essa abordagem de **método do valor crítico** (veja a Definição 7.12).

(2) O valor-p exato pode ser calculado e, se $p < 0{,}05$, então H_0 é rejeitada e os resultados são declarados *estatisticamente significativos*. Caso contrário, se $p \geq 0{,}05$, então H_0 é aceita e os resultados são declarados *não estatisticamente significativos*. Chamamos essa abordagem de **método do valor-p**.

Essas duas abordagens são equivalentes em relação à determinação da significância estatística (seja $p < 0{,}05$ ou $p \geq 0{,}05$). O método do valor-p é mais preciso na medida em que origina um valor-p exato. As duas abordagens na Equação 7.5 também podem ser utilizadas para determinar a significância estatística em outros problemas de testes de hipóteses.

EXEMPLO 7.14 **Obstetrícia** Avalie a significância estatística dos dados de peso ao nascer no Exemplo 7.12.

Solução: Como o valor-p é 0,020, os resultados são considerados estatisticamente significativos e podemos concluir que o verdadeiro peso médio ao nascer é significativamente menor nesse hospital que na população em geral.

EXEMPLO 7.15 **Cardiologia** Avalie o significado dos dados de tamanho do infarto no Exemplo 7.13.

Solução: O valor-$p = Pr(t_7 < -2,55)$. Usando a função pt do R, descobrimos que $p = 0,020$. Assim, os resultados são significativos.

Ao escrever os resultados de um estudo, deve ser feita a distinção entre significância científica e estatística, porque os dois termos não são necessariamente coincidentes. Os resultados de um estudo podem ser estatisticamente significativos, mas não ser cientificamente importantes. Essa situação ocorreria se uma pequena diferença fosse considerada estatisticamente significativa em razão do grande tamanho da amostra. Por outro lado, alguns resultados estatisticamente não significativos podem ser cientificamente importantes, encorajando os pesquisadores a realizar estudos mais abrangentes para confirmar a direção dos resultados e, possivelmente, rejeitar H_0 com uma amostra maior. Essa afirmação é verdadeira não só para o teste t com base em uma amostra, mas para praticamente qualquer teste de hipótese.

EXEMPLO 7.16 **Obstetrícia** Suponha que o peso médio ao nascer no Exemplo 7.2 tenha sido de 119 oz, com base na amostra de tamanho 10.000. Avalie os resultados do estudo.

Solução: A estatística de teste seria dada por

$$t = \frac{119 - 120}{24/\sqrt{10.000}} = -4,17$$

Assim, o valor-p é dado por $Pr(t_{9999} < -4,17)$. Como a distribuição t com 9999 graus de liberdade (gl) é praticamente a mesma que a distribuição $N(0,1)$, podemos aproximar o valor-p por $\Phi(-4,17) < 0,001$. Os resultados são, portanto, altamente significativos, mas não muito importantes em virtude da pequena diferença no peso médio ao nascer (1 oz) entre esse hospital e a média nacional.

EXEMPLO 7.17 **Obstetrícia** Suponha que o peso médio ao nascer no Exemplo 7.2 tenha sido de 110 oz, com base no tamanho de amostra de 10. Avalie os resultados do estudo.

Solução: A estatística de teste seria dada por

$$t = \frac{110 - 120}{24/\sqrt{10}} = -1,32$$

O valor-p é dado por $Pr(t_9 < -1,32)$. Com base na Tabela 5 do Apêndice Tabelas, como $t_{9,0,85} = 1,100$, $t_{9,0,90} = 1,383$ e $1,100 < 1,32 < 1,383$, segue que $1 - 0,90 < p < 1 - 0,85$ ou $0,10 < p < 0,15$. Usando o Excel, o valor-p = DIST.T.CD (1,32;9) = 0,110. Esses resultados não são estatisticamente significativos, mas poderiam ser importantes se as mesmas tendências também fossem evidentes em um estudo maior.

O critério de teste na Equação 7.2 baseou-se em uma hipótese alternativa de que $\mu < \mu_0$. Em muitas situações, queremos usar uma hipótese alternativa de que $\mu > \mu_0$. Nesse caso, H_0 seria rejeitada se $\bar{x}$, ou, correspondentemente, nossa estatística de teste t, fossem grandes ($> c$) e aceitas, se t fosse pequeno ($\leq c$). O procedimento de teste é dado como se segue:

EQUAÇÃO 7.6 **Teste *t* para a Média de uma Distribuição Normal com Variância Desconhecida (Média Alternativa > Média Nula)**

Para testar a hipótese

$H_0: \mu = \mu_0$ versus $H_1: \mu > \mu_0$

com nível de significância α, o melhor teste baseia-se no *t*, em que

$$t = \frac{\bar{x} - \mu_0}{s/\sqrt{n}}$$

Se $t > t_{n-1,1-\alpha'}$ H_0 é rejeitada.
Se $t \leq t_{n-1,1-\alpha'}$ H_0 é aceita.
O valor-*p* para esse teste é dado por

$p = Pr(t_{n-1} > t)$

O valor-*p* para esse teste é apresentado na Figura 7.2.

FIGURA 7.2 Valor-*p* para o teste *t* com base em uma amostra quando a média alternativa (μ_1) > média nula (μ_0)

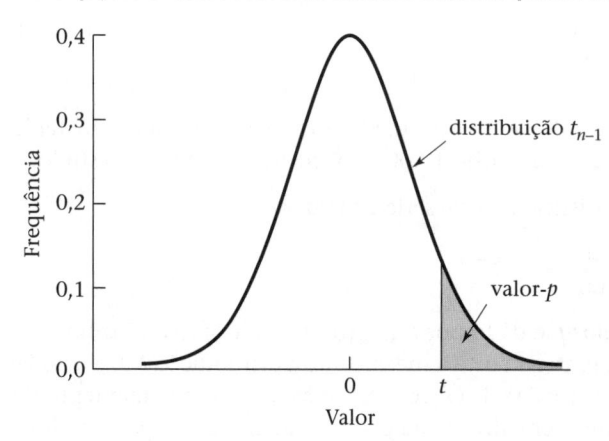

Para obter isso, se precisarmos de um erro tipo I = α, encontramos *c* tal que

$\alpha = Pr(t > c | H_0) = Pr(t > c | \mu = \mu_0)$
$= 1 - Pr(t \leq c | \mu = \mu_0)$

Como *t* segue uma distribuição t_{n-1} sob H_0, temos

$\alpha = 1 - Pr(t_{n-1} \leq c)$ ou $1 - \alpha = Pr(t_{n-1} \leq c)$

Como $Pr(t_{n-1} < t_{n-1,1-\alpha}) = 1 - \alpha$, temos $c = t_{n-1,1-\alpha}$. Assim, ao nível α, H_0 é rejeitada se $t > t_{n-1,1-\alpha}$ e aceita se $t < t_{n-1,1-\alpha}$. O valor-*p* é a probabilidade de observar uma estatística de teste, pelo menos, tão grande como *t* sob a hipótese nula. Assim, como *t* segue uma distribuição t_{n-1} sob H_0, temos

$p = Pr(t_{n-1} \geq t) = 1 - Pr(t_{n-1} \leq t)$

EXEMPLO 7.18 **Doença Cardiovascular, Pediatria** Suponha que o nível médio de colesterol de 10 crianças cujos pais morreram de doenças cardíacas no Exemplo 7.1 seja de 200 mg/dL e o desvio-padrão da amostra seja de 50 mg/dL. Teste a hipótese de que o nível médio de colesterol é maior nesse grupo que na população em geral.

Solução: A hipótese

$H_0: \mu = 175$ versus $H_1: \mu > 175$

é testada usando um nível α de 0,05. H_0 é rejeitada se

$$t > t_{n-1,1-\alpha} = t_{9,0,95}$$

Neste caso,

$$t = \frac{200 - 175}{50/\sqrt{10}}$$

$$= \frac{25}{15,81} = 1,58$$

Com base na Tabela 5, vemos que $t_{9;0,95}$ = 1,833. Como 1,833 > 1,58, aceitamos H_0 ao nível de 5% de significância.

Se usarmos o método do valor-p, o valor-p exato é dado por

$$p = Pr(t_9 > 1,58)$$

Usando a Tabela 5 do Apêndice Tabelas, encontramos $t_{9;0,90}$ = 1,383 e $t_{9;0,95}$ = 1,833. Assim, como 1,383 < 1,58 < 1,833, segue que 0,05 < p < 0,10. De modo alternativo, utilizando a função pt do R, podemos obter o valor-p exato = $Pr(t_9 > 1,58)$ = 1 − pt (1,58;9) = 0,074. Como p > 0,05, concluímos que nossos resultados não são estatisticamente significativos e a hipótese nula é aceita. Assim, o nível médio de colesterol dessas crianças cujos pais morreram de doenças cardíacas não difere significativamente da média das crianças da população em geral.

QUESTÕES DE REVISÃO 7A

1. Qual é a diferença entre erro tipo I e erro tipo II?
2. Qual é a diferença entre o método do valor crítico e o método do valor-p do teste de hipótese?
3. Vários estudos mostram que mulheres com muitos filhos são menos propensas ao câncer de ovário. Em um novo estudo, foram coletados dados de 25 mulheres de 40 a 49 anos com câncer de ovário. A paridade média (número de crianças) dessas mulheres é de 1,8 com desvio-padrão de 1,2. Suponha que o número médio de filhos entre as mulheres na população em geral nessa faixa etária seja de 2,5.
   (a) Que teste pode ser usado para testar a hipótese de que as mulheres com câncer do ovário têm menos filhos que aquelas na mesma faixa etária na população em geral?
   (b) Realize o teste do item anterior usando o método do valor crítico.
   (c) Qual é o valor-p com base no teste do item a?
   (d) O que você conclui desse estudo?

7.4 TESTE PARA A MÉDIA DE UMA DISTRIBUIÇÃO NORMAL: TESTES BILATERAIS

Na seção anterior, considerou-se que a hipótese alternativa estava em uma *direção específica* relativa para a hipótese nula.

EXEMPLO 7.19 **Obstetrícia** O Exemplo 7.2 considerou que o peso médio ao nascer de bebês em um hospital localizado em uma região de baixo nível socioeconômico foi igual ou inferior à média. O Exemplo 7.1 supôs que o nível médio de colesterol de filhos de homens que morreram de doença cardíaca era maior ou igual à média.

Na maioria dos casos, esse *conhecimento prévio* está indisponível. Se a hipótese nula não é verdadeira, não sabemos em que direção a média alternativa cairá.

EXEMPLO 7.20 **Doença Cardiovascular** Suponha que queiramos comparar os níveis séricos de colesterol em jejum entre imigrantes asiáticos que imigraram recentemente para os Estados Unidos com os níveis típicos encontrados na população norte-americana em geral. Assume-se que os níveis de colesterol em mulheres de 21 a 40 anos tenham distribuição aproximadamente normal com média de 190 mg/dL. Não se sabe se os níveis de colesterol entre os imigrantes são maiores ou menores que os da população em geral. Vamos supor que os níveis entre os imigrantes do sexo feminino tenham distribuição normal com média µ desconhecida. Por isso, queremos testar a hipótese nula H_0: $\mu = \mu_0 = 190$ versus a hipótese alternativa H_1: $\mu \neq \mu_0$. São realizados exames de sangue em 100 imigrantes do sexo feminino de 21 a 40 anos e o nível médio ($\bar{x}$) é 181,52 mg/dL com desvio-padrão = 40 mg/dL. O que podemos concluir com base nessa evidência?

O teste apresentado no Exemplo 7.20 é conhecido como teste *bilateral* porque a média alternativa pode ser maior ou menor que a média nula.

DEFINIÇÃO 7.15 **Teste bicaudal**[2] é um teste no qual os valores do parâmetro estudado (neste caso µ) sob a hipótese alternativa podem ser *maiores ou menores* que os valores do parâmetro sob a hipótese nula (μ_0).

O melhor teste aqui depende da média amostral $\bar{x}$ ou, de modo equivalente, da estatística de teste t, como foi feito no teste unilateral apresentado na Seção 7.3. Mostramos na Equação 7.2 que, para testar a hipótese de H_0: $\mu = \mu_0$ versus H_1: $\mu < \mu_0$, o melhor teste foi o da forma: rejeitar H_0 se $t < t_{n-1,\alpha}$ e aceitar H_0 se $t \geq t_{n-1,\alpha}$. Esse teste é apropriado apenas para os testes unilaterias, ou seja, $\mu < \mu_0$. Também mostramos na Equação 7.6 que, para testar a hipótese

H_0: $\mu = \mu_0$ versus H_1: $\mu > \mu_0$

o melhor teste foi correspondentemente da seguinte forma: rejeitar H_0 se $t > t_{n-1,1-\alpha}$ e aceitar H_0 se $t \leq t_{n-1,1-\alpha}$.

EQUAÇÃO 7.7 Uma regra de decisão razoável para testar alternativas em *ambos* os lados da média nula é *rejeitar H_0 se t for muito pequeno ou muito grande*. Outra forma de afirmar a regra é que H_0 será rejeitada se t for $< c_1$ ou $> c_2$ para algumas constantes c_1 e c_2, e H_0 será aceita se $c_1 \leq t \leq c_2$.

A questão permanece: quais são os valores apropriados para c_1 e c_2? Esses valores são novamente determinados pelo erro tipo I (α). As constantes c_1 e c_2 devem ser escolhidas de modo que

EQUAÇÃO 7.8 $Pr(\text{rejeitar } H_0 | H_0 \text{verdadeira}) = Pr(t < c_1 \text{ ou } t > c_2 | H_0 \text{ verdadeira})$
$= Pr(t < c_1 | H_0 \text{ verdadeira}) + Pr(t > c_2 | H_0 \text{ verdadeira}) = \alpha$

Metade do erro tipo I é atribuída arbitrariamente para cada uma das probabilidades no lado esquerdo da segunda linha da Equação 7.8. Assim, desejamos encontrar c_1 e c_2 de modo que

EQUAÇÃO 7.9 $Pr(t < c_1 | H_0 \text{verdadeira}) = Pr(t > c_2 | H_0 \text{ verdadeira}) = \alpha/2$

Sabemos que t segue a distribuição t_{n-1} sob H_0. Como $t_{n-1,\alpha/2}$ e $t_{n-1,1-\alpha/2}$ são os percentis $\alpha/2 \times 100\%$ inferior e superior de uma distribuição t_{n-1}, segue que

$Pr(t < t_{n-1,\alpha/2}) = Pr(t > t_{n-1,1-\alpha/2}) = \alpha/2$

---

2. Também utilizamos o termo "teste bilateral". (N.R.T.)

Portanto,

$$c_1 = t_{n-1,\alpha/2} = -t_{n-1,1-\alpha/2} \quad \text{e} \quad c_2 = t_{n-1,1-\alpha/2}$$

Esse procedimento de teste pode ser resumido da seguinte forma:

EQUAÇÃO 7.10 **Teste t para a Média de uma Distribuição Normal com Variância Desconhecida (Teste Bilateral)**

Para testar a hipótese de H_0: $\mu = \mu_0$ *versus* H_1: $\mu \neq \mu_0$, com nível de significância α, o melhor teste é baseado em $t = (\bar{x} - \mu_0)/(s/\sqrt{n})$.

Se $|t| > t_{n-1,1-\alpha/2}$

então H_0 é rejeitada.

Se $|t| \leq t_{n-1,1-\alpha/2}$

então H_0 é aceita.

As regiões de aceitação e de rejeição para esse teste estão apresentadas na Figura 7.3.

FIGURA 7.3 Teste t para a média de uma distribuição normal (teste bilateral)

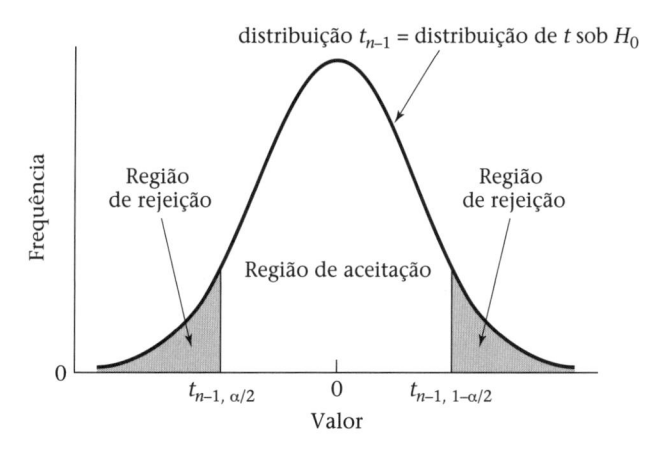

EXEMPLO 7.21 **Doença Cardiovascular** Teste a hipótese de que o nível médio de colesterol dos imigrantes asiáticos recentes do sexo feminino é diferente da média da população norte-americana em geral, utilizando os dados no Exemplo 7.20.

Solução: Calculamos a estatística de teste

$$t = \frac{\bar{x} - \mu_0}{s/\sqrt{n}}$$

$$= \frac{181,52 - 190}{40/\sqrt{100}}$$

$$= \frac{-8,48}{4} = -2,12$$

Para um teste bilateral com $\alpha = 0,05$, os valores críticos são $c_1 = t_{99;0,025}$, $c_2 = t_{99;0,975}$.

Com base na Tabela 5 no Apêndice, como $t_{99;0,975} < t_{60;0,975} < 2,000$, segue que $c_2 < 2,000$. Além disso, como $c_1 = -c_2$, segue que $c_1 > -2,000$. Como $t = -2,12 < -2,000 < c_1$, podemos rejeitar H_0 ao nível de 5% de significância. Concluímos que o nível médio de colesterol de imigrantes asiáticos recentes é significativamente diferente da população norte-americana em geral.

De modo alternativo, podemos calcular um valor-p como fizemos no caso unilateral. O valor-p é calculado de dois modos diferentes, dependendo se t é menor ou maior que 0.

EQUAÇÃO 7.11 | **Valor-p para o Teste t para a Média de uma Distribuição Normal (Teste Bilateral)**

Seja $t = \dfrac{\bar{x} - \mu_0}{s/\sqrt{n}}$

$$p = \begin{cases} 2 \times Pr(t_{n-1} \leq t), & \text{if } t \leq 0 \\ 2 \times [1 - Pr(t_{n-1} \leq t)], & \text{if } t > 0 \end{cases}$$

Assim, se $t \leq 0$, então $p = 2$ vezes a área sob uma distribuição t_{n-1} à esquerda de t; se $t > 0$, então p = 2 vezes a área sob uma distribuição t_{n-1} para a direita de t. A seguir, apresenta-se uma forma de interpretar o valor-p.

EQUAÇÃO 7.12 | O **valor-p** é a probabilidade sob a hipótese nula de obter uma estatística de teste tão ou mais extrema que a estatística de teste observada, em que, em virtude de um teste bilateral estar sendo usado, a mensuração dessa "extremidade" é realizada a partir do **valor absoluto** da estatística de teste.

Assim, se $t > 0$, o valor-p é a área à direita de t mais a área à esquerda de $-t$ sob uma distribuição t_{n-1}.

No entanto, essa área simplesmente equivale a duas vezes a área da cauda do lado direito porque a distribuição t é simétrica em torno de 0. A interpretação é semelhante se $t < 0$.

Essas áreas são ilustradas na Figura 7.4.

FIGURA 7.4 Ilustração do valor-p para um teste t para a média de uma distribuição normal (teste bilateral)

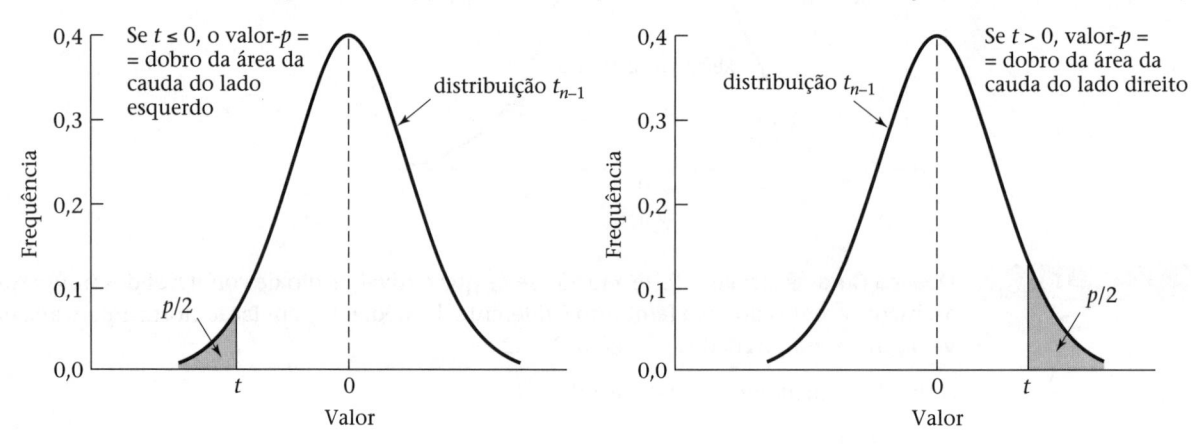

EXEMPLO 7.22 **Doença Cardiovascular** Calcule o valor-p para o teste de hipótese no Exemplo 7.20.

Solução: Como $t = -2{,}12$, o valor-p para o teste é o dobro da área da cauda do lado esquerdo, ou

$$p = 2 \times Pr(t_{99} < -2{,}12) = 2 \times pt(-2{,}12;\ 99) = 0{,}037$$

com base na função pt do R.

Assim, os resultados são estatisticamente significativos com um valor-p igual a 0,037.

Por fim, se n for grande (digamos, >200), os percentuais da distribuição t ($t > t_{n-1, 1-\alpha/2}$) utilizados na determinação dos valores críticos na Equação 7.10 podem ser aproximados pelos percentis correspondentes de uma distribuição $N(0,1)(z_{1-\alpha/2})$. Da mesma forma, no cálculo dos valores-p na Equação 7.11, se $n > 200$, então $Pr(t_{n-1} \leq t)$ pode ser aproximada por $Pr[N(0,1) < t] = \Phi(t)$. Na a Seção 6.5, no Capítulo 6, usamos aproximações semelhantes sobre intervalos de confiança para a média de uma distribuição normal com variância desconhecida.

Quando o teste unilateral é mais apropriado que o teste bilateral? Em geral, a média amostral fica na direção esperada de μ_0 e é *mais fácil* rejeitar H_0 usando o teste unilateral que usando o teste bilateral. No entanto, não é sempre que isso acontece. Suponhamos que, com base em uma revisão anterior da literatura, o nível de colesterol dos imigrantes asiáticos seja provavelmente menor que o da população norte-americana em geral em virtude dos hábitos alimentares melhores. Nesse caso, usaríamos um teste unilateral da forma H_0: $\mu = 190$ *versus* H_1: $\mu < 190$. Com base na Equação 7.3, o valor-*p* unilateral[3] = $Pr(t_{99} < -2,12) = pt(-2,12; 99)$ = 0,018 = $\frac{1}{2}$ (valor-*p* bilateral)[4]. Alternativamente, suponha que, com base em uma revisão anterior da literatura, o nível de colesterol dos imigrantes asiáticos seja provavelmente maior que o da população norte-americana em geral em razão das condições de vida mais estressantes. Nesse caso, usaríamos um teste unilateral da forma H_0: $\mu = 190$ *versus* H_1: $\mu > 190$. Usando a Equação 7.6, o valor-*p* = $Pr(t_{99} > -2,12) = 0,982$. Assim, aceitaríamos H_0 se usássemos um teste unilateral e a média amostral estivesse no lado oposto da média nula da hipótese alternativa. Um teste bilateral costuma ser adequado, pois pode ser que não haja hipóteses sobre as possíveis conclusões. Além disso, como ilustrado, um teste bilateral pode ser mais conservador porque não é necessário supor o lado apropriado da hipótese nula para a hipótese alternativa. No entanto, em certas situações, apenas alternativas sobre um lado da média nula são de interesse ou possíveis e, então, o teste unilateral é melhor porque tem mais poder (isto é, é mais fácil rejeitar H_0 com base em uma amostra finita se H_1 é realmente verdadeira) que testes bilaterais. De qualquer forma, é importante decidir se usamos o teste unilateral ou o teste bilateral *antes* de começar a análise dos dados (ou, de preferência, antes da coleta de dados), a fim de não tendenciar conclusões para resultados de testes de hipóteses. Em particular, recomenda-se não mudar de um teste bilateral para um teste unilateral *depois* de analisar os dados.

EXEMPLO 7.23 **Hipertensão** Suponhamos que estamos testando a eficácia de um fármaco para reduzir a pressão arterial. Considere que a alteração na pressão arterial (pressão arterial basal menos pressão arterial acompanhada) é normalmente distribuída com média μ e variância σ^2. Um teste de hipótese apropriado pode ser H_0: $\mu = \mu_0$ *versus* H_1: $\mu > 0$, pois o medicamento só é de interesse se reduzir a pressão arterial, não se aumentá-la.

No restante deste texto, vamos nos concentrar principalmente em testes bilaterais, porque são amplamente utilizados na literatura.

Usando o Computador para Realizar o Teste *t* para uma Amostra

Vários programas de computador podem realizar o teste *t* para uma amostra, muitos deles com base em dados brutos. O Stata é um dos poucos programas que podem realizar testes estatísticos padrão com base em dados resumidos. Para realizar o teste *t* para uma amostra com base em dados resumidos, usamos o comando ttesti do Stata.

EXEMPLO 7.24 **Doença Cardiovascular** Use um programa de computador para comparar o nível médio de colesterol de mulheres asiáticas de 21 a 40 anos que imigraram recentemente para os Estados Unidos com o de mulheres norte-americanas de 21 a 40 anos, com base nos dados do Exemplo 7.20.

Solução: Usamos o comando ttesti do Stata para essa finalidade. Com base no Exemplo 7.20, o nível médio ± dp de colesterol de 100 mulheres imigrantes asiáticas de 21 a 40 anos foi 181,52 ± 40 mg/dL. O colesterol médio de mulheres com idades semelhantes na população dos Estados Unidos foi de 190 mg/dL. Em geral, para testar a hipótese

H_0: $\mu = \mu_0$ *versus* H_1: $\mu \neq \mu_0$, usamos o comando

```
ttesti n mean sd value
```

---

3. Valor-*p* referente ao teste unilateral.
4. Valor-*p* referente ao teste bilateral.

em que value= μ_0. Assim, neste caso, especificamos

ttesti 100 181,52 40 190

O resultado do Stata é o seguinte:

.ttesti 100 181,52 40 190

Teste t para uma amostra

```
     |   Obs    Mean   Std. Err.   Std. Dev.   [95% Conf. Interval]
-----+----------------------------------------------------------------
   x |   100   181.52      4           40        173.5831   189.4569

        mean = mean(x)                                t =  -2.1200
Ho: mean = 190                         degrees of freedom =    99
   Ha: mean < 190          Ha: mean != 190            Ha: mean > 190
 Pr(T < t) = 0.0183    Pr(|T| > |t|) = 0.0365     Pr(T > t) = 0.9817
```

São executados os testes de hipóteses unilaterais e bilaterais. A estatística de teste t (–2,12) e o valor-p bilateral (encontrado sob Ha: mean!= 190) = 0,037 são os mesmos dados no Exemplo 7.22 (!= significa diferente no Stata; Ho é a hipótese nula, Ha é a hipótese alternativa).

Nesta seção e na Seção 7.3, apresentamos o **teste t para uma amostra**, utilizado para testar hipóteses relativas à média de uma distribuição normal quando a variância é desconhecida. Esse teste é destacado na Figura 7.18, em que apresentamos técnicas para determinar métodos adequados de inferência estatística. Começando na caixa "Início", chegamos à caixa de teste t com base em uma amostra ao responder sim para cada uma das seguintes questões: (1) uma variável de interesse? (2) problema de uma amostra? (3) a distribuição é normal ou pode-se assumir que o teorema central do limite é válido? e (4) inferência relativa a μ? e não para a questão (5) σ conhecido?

Teste z com base em uma Amostra

Nas Equações 7.10 e 7.11, os valores críticos e os valores-p para o teste t com base em uma amostra foram especificados em termos de percentuais da distribuição de t, considerando que a variância seja desconhecida. Em algumas aplicações, a variância pode ser considerada conhecida com base em estudos anteriores. Nesse caso, a estatística de teste t pode ser substituída pela estatística de teste $z = (\bar{x} - \mu_0)/(\sigma/\sqrt{n})$. Além disso, os valores críticos com base na distribuição t podem ser substituídos pelos valores críticos correspondentes da distribuição normal padrão. Isso conduz ao seguinte procedimento de teste:

EQUAÇÃO 7.13 | **Teste z para a Média de uma Distribuição Normal com Variância Conhecida (Teste Bilateral)**

Para testar a hipótese de H_0: $\mu = \mu_0$ versus H_1: $\mu \neq \mu_0$ com um nível de significância α, onde o desvio-padrão σ é conhecido, o melhor teste baseia-se em $z = (\bar{x} - \mu_0)/(\sigma/\sqrt{n})$.

Se $z < z_{\alpha/2}$ ou $z > z_{1-\alpha/2}$

então H_0 é rejeitada.

Se $z_{\alpha/2} \leq z \leq z_{1-\alpha/2}$

então H_0 é aceita.

Para calcular um valor-p bilateral, temos

$p = 2\Phi(z)$ se $z \leq 0$

$= 2[1 - \Phi(z)]$ se $z > 0$

EXEMPLO 7.25 **Doença Cardiovascular** Considere os dados referentes ao colesterol no Exemplo 7.21. Suponha que o desvio-padrão seja 40 e o tamanho da amostra seja 200, em vez de 100. Avalie a significância dos resultados.

Solução: A estatística de teste é

$$z = \frac{181{,}52 - 190}{40/\sqrt{200}}$$

$$= \frac{-8{,}48}{2{,}828} = -3{,}00$$

Primeiro usamos o método do valor crítico com $\alpha = 0{,}05$. Com base na Equação 7.13, os valores críticos são $-1{,}96$ e $1{,}96$. Como $z = -3{,}00 < -1{,}96$, podemos rejeitar H_0 a um nível de 5% de significância. O valor-p bilateral é dado por $2 \times \Phi(-3{,}00) = 0{,}003$.

Da mesma forma, podemos considerar o teste z com base em uma amostra para uma hipótese unilateral, como segue.

EQUAÇÃO 7.14 | **Teste z para a Média de uma Distribuição Normal com Variância Conhecida (Teste Unilateral) ($\mu_1 < \mu_0$)**

Para testar a hipótese H_0: $\mu = \mu_0$ versus H_1: $\mu < \mu_0$ com nível de significância de α, em que o desvio-padrão σ seja conhecido, o melhor teste baseia-se em

$$z = (\bar{x} - \mu_0)/(\sigma/\sqrt{n})$$

Se $z < z_\alpha$, H_0 é rejeitada; se $z \geq z_\alpha$, H_0 é aceita. O valor-p é dado por $p = \Phi(z)$.

EQUAÇÃO 7.15 | **Teste z para a Média de Uma Distribuição Normal com Variância Conhecida (Teste Unilateral) ($\mu_1 > \mu_0$)**

Para testar a hipótese H_0: $\mu = \mu_0$ versus H_1: $\mu > \mu_0$ com nível de significância α, em que o desvio-padrão σ seja conhecido, o melhor teste baseia-se em

$$z = (\bar{x} - \mu_0)/(\sigma/\sqrt{n})$$

Se $z > z_{1-\alpha}$, H_0 é rejeitada; se $z \leq z_{1-\alpha}$, H_0 é aceita. O valor-p é dado por $p = 1 - \Phi(z)$.

De modo geral, a distribuição t com mais de 200 gl pode ser bem aproximada pela distribuição $N(0,1)$. Assim, o teste z para uma amostra (como indicado nas Equações 7.13 a 7.15) pode ser usado como uma aproximação para o teste t com base em uma amostra com σ substituído por s, se $n > 200$.

Nesta seção, apresentamos o **teste z com base em uma amostra**, o qual é utilizado para testar hipóteses relativas à média de uma distribuição normal quando a variância é conhecida. Começando na caixa "Iniciar" do fluxograma (Figura 7.18), chegamos à caixa de teste z com base em uma amostra ao responder sim a cada uma das seguintes cinco perguntas: (1) uma variável de interesse? (2) problema de uma amostra? (3) a distribuição é normal ou pode-se assumir que o teorema central do limite é válido? (4) inferência relativa a μ? e (5) σ conhecido?

7.5 RELAÇÃO ENTRE OS TESTES DE HIPÓTESES E OS INTERVALOS DE CONFIANÇA

Veja a página 213 para a **EQUAÇÃO 7.10**

Um procedimento de teste foi apresentado na Equação 7.10 para testar a hipótese H_0: $\mu = \mu_0$ versus H_1: $\mu \neq \mu_0$. Do mesmo modo, um método para a obtenção de um IC bilateral para o parâmetro μ de uma distribuição normal, quando a variância é desconhecida, foi discutido na Seção 6.5. A relação entre esses dois procedimentos pode ser demonstrada conforme a seguir.

EQUAÇÃO 7.16 | **Relação entre os Testes de Hipóteses e os Intervalos de Confiança (Processo Bilateral)**

Suponha que estamos testando $H_0: \mu = \mu_0$ versus $H_1: \mu \neq \mu_0$. H_0 é rejeitada com um teste bilateral com nível de significância α se, e somente se, o IC bilateral $(1 - \alpha) \times 100\%$ para μ *não contiver* μ_0. H_0 é aceita com um teste bilateral com nível α se, e somente se, o IC bilateral $(1 - \alpha) \times 100\%$ para μ *contiver* μ_0.

Para obter esse resultado, lembre-se de que o IC bilateral $(1 - \alpha) \times 100\%$ para $\mu = (c_1, c_2) = \bar{x} \pm t_{n-1, 1-\alpha/2} s/\sqrt{n}$. Suponha que rejeitamos H_0 ao nível α. Assim, ou $t < -t_{n-1, 1-\alpha/2}$ ou $t > t_{n-1, 1-\alpha/2}$. Suponha que

$$t = (\bar{x} - \mu_0)/(s/\sqrt{n}) < -t_{n-1, 1-\alpha/2}$$

Multiplicamos ambos os lados por $s/\sqrt{n}$ e obtemos

$$\bar{x} - \mu_0 < -t_{n-1, 1-\alpha/2}\, s/\sqrt{n}$$

Se somarmos μ_0 em ambos os lados, então

$$\bar{x} < \mu_0 - t_{n-1, 1-\alpha/2}\, s/\sqrt{n}$$

ou

$$\mu_0 > \bar{x} + t_{n-1, 1-\alpha/2}\, s/\sqrt{n} = c_2$$

Da mesma forma, se $t > t_{n-1, 1-\alpha/2}$, então

$$\bar{x} - \mu_0 > t_{n-1, 1-\alpha/2}\, s/\sqrt{n}$$

ou

$$\mu_0 < \bar{x} - t_{n-1, 1-\alpha/2}\, s/\sqrt{n} = c_1$$

Assim, se rejeitamos H_0 ao nível α usando o teste bilateral, ou $\mu_0 < c_1$ ou $\mu_0 > c_2$, ou seja, μ_0 deve cair fora do IC bilateral $(1 - \alpha) \times 100\%$ para μ. Da mesma forma, pode-se mostrar que, se aceitarmos H_0 ao nível α usando o teste bilateral, μ_0 deve estar dentro do IC bilateral $(1 - \alpha) \times 100\%$ para μ (ou $c_1 \leq \mu_0 \leq c_2$).

Assim, essa relação é a razão para o uso de ICs no Capítulo 6 para decidir sobre a razoabilidade de valores específicos para o parâmetro μ. Se qualquer valor proposto específico μ_0 não caísse no IC bilateral $(1 - \alpha) \times 100\%$ para μ, diríamos que ele era um valor improvável para o parâmetro μ. Da mesma forma, poderíamos ter testado a hipótese $H_0: \mu = \mu_0$ versus $H_1: \mu \neq \mu_0$ e rejeitado H_0 ao nível de significância α.

Segue-se outra maneira de expressar essa relação.

EQUAÇÃO 7.17 | O IC bilateral $(1 - \alpha) \times 100\%$ para μ contém todos os valores μ_0 de tal forma que aceitamos H_0 usando um teste bilateral com nível de significância α, em que as hipóteses são $H_0: \mu = \mu_0$ versus $H_1: \mu \neq \mu_0$. Em contrapartida, o IC $(1 - \alpha) \times 100\%$ *não contém* nenhum valor μ_0 para o qual podemos rejeitar H_0 usando um teste bilateral com nível de significância α, onde $H_0: \mu = \mu_0$ e $H_1: \mu \neq \mu_0$.

EXEMPLO 7.26 **Doença Cardiovascular** Considere os dados de colesterol do Exemplo 7.20. Temos $\bar{x} = 181{,}52$ mg/dL, $s = 40$ mg/dL e $n = 100$. O IC bilateral de 95% para μ é dado por

$$\left(\bar{x} - t_{99;\, 0{,}975}\, s/\sqrt{n},\, \bar{x} + t_{99;\, 0{,}975}\, s/\sqrt{n} \right)$$

Se usarmos a função qt do R, esta é dada por

$$= \left[\bar{x} + \text{qt}(0{,}025; 99)\, s/\sqrt{n},\, \bar{x} + \text{qt}(0{,}975; 99)\, s/\sqrt{n} \right]$$

$$= \left[181{,}52 - \frac{1{,}984(40)}{10},\, 181{,}52 + \frac{1{,}984(40)}{10} \right]$$

$$= (181{,}52 - 7{,}94,\, 181{,}52 + 7{,}94) = (173{,}58,\, 189{,}46)$$

Esse IC contém todos os valores para μ_0 para os quais aceitamos H_0: $\mu = \mu_0$ e não contém nenhum valor μ_0 para o qual poderíamos rejeitar H_0 ao nível de 5%. Especificamente, o IC de 95% (173,58; 189,46) não contém $\mu_0 = 190$, o que corresponde à decisão no Exemplo 7.21, em que fomos capazes de rejeitar H_0: $\mu = 190$ ao nível de 5% de significância.

Outra forma de dizer isso é que o valor-p calculado no Exemplo 7.22 para $\mu_0 = 190 = 0{,}037$, o que é menor que 0,05.

EXEMPLO 7.27 **Doença Cardiovascular** Suponha que a média da amostra para o colesterol tenha sido de 185 mg/dL para os dados de colesterol no Exemplo 7.20. O IC de 95% seria

(185 − 7,94; 185 + 7,94) = (177,06; 192,94)

que contém a média nula (190). O valor-p para o teste de hipótese seria

$$p = 2 \times Pr[t_{99} < (185-190)/4] = 2 \times Pr(t_{99} < -1{,}25)$$
$$= 2 \times pt(-1{,}25; 99)$$
$$= 0{,}214 > 0{,}05$$

utilizando a função pt do R. Assim, podemos aceitar H_0 usando $\alpha = 0{,}05$, se $\mu_0 = 190$, o que é consistente com a afirmação de que 190 cai dentro do IC de 95%. Assim, as conclusões baseadas no IC e as abordagens de testes de hipóteses são também as mesmas aqui.

Existe uma relação semelhante entre o teste de hipótese unilateral apresentado na Seção 7.3 e o IC unilateral para o parâmetro μ desenvolvido na Seção 6.10. Declarações de IC equivalentes também podem ser feitas sobre a maioria dos outros testes de hipóteses unilaterais e bilaterais abordados neste texto.

Considerando-se que o teste de hipóteses e as abordagens de IC produzem as mesmas conclusões, há alguma vantagem em usar um método ou outro? O valor-p de um teste de hipótese nos diz precisamente quão estatisticamente significativos são os resultados. No entanto, muitas vezes, os resultados estatisticamente significativos não são muito importantes no âmbito do assunto em questão, pois a diferença efetiva entre $\bar{x}$ e μ_0 pode não ser muito grande, mas os resultados são estatisticamente significativos em razão do tamanho da amostra. Um IC de 95% para μ forneceria informações adicionais, pois apresentaria uma gama de valores dentro dos quais μ tenderia a cair. Inversamente, o IC de 95% não contém todas as informações contidas em um valor-p. Ele não nos diz exatamente quão significativos os resultados são; apenas determina se eles são significativos ao nível de 5%. Por isso, é ideal calcular tanto um valor-p como um IC de 95% para μ.

Infelizmente, alguns pesquisadores polarizaram essa questão. Alguns estatísticos defendem somente a abordagem de teste de hipóteses, ao passo que alguns epidemiologistas favorecem apenas a abordagem de IC. Essas questões têm influenciado a política editorial e algumas revistas *exigem* que os resultados sejam apresentados em um formato ou em outro. O cerne da questão é que, tradicionalmente, os resultados precisam ser estatisticamente significativos (ao nível de 5%) para demonstrar a validade de uma conclusão particular. Uma vantagem dessa abordagem é que fornece um padrão uniforme estatístico (o nível de 5%) para todos os pesquisadores para demonstrar a evidência de uma associação. Isso protege a comunidade de pesquisa contra afirmações científicas não baseadas em um critério estatístico ou empírico de qualquer natureza (como unicamente com base em relatos de casos clínicos). Os defensores da abordagem de IC alegam que a amplitude do IC fornece informações sobre a provável magnitude das diferenças entre os grupos, independentemente do nível de significância. Minha opinião é que os níveis de significância e os limites de confiança fornecem informações complementares e ambos devem ser relatados, sempre que possível.

EXEMPLO 7.28 **Doença Cardiovascular** Considere os dados de colesterol dos Exemplos 7.22 e 7.26. O valor-p de 0,037, obtido no Exemplo 7.22, nos diz precisamente quão significativos os resultados são. O IC de 95% para $\mu = (173{,}58;\ 189{,}46)$, obtido no Exemplo 7.26, fornece uma gama de valores possíveis que μ pode assumir. Os dois tipos de informação são complementares.

7.6 PODER DE UM TESTE

O cálculo do poder é usado para planejar um estudo, geralmente antes que quaisquer dados tenham sido obtidos, exceto, possivelmente, de um pequeno estudo preliminar chamado estudo-piloto. Em geral fazemos uma projeção relativa ao desvio-padrão sem realmente ter quaisquer dados para estimá-lo. Portanto, assumimos que o desvio-padrão seja conhecido, e baseamos o cálculo do poder no teste z para uma amostra tal como fornecidos nas Equações 7.13 a 7.15.

EXEMPLO 7.29 **Oftalmologia** Um novo medicamento é proposto para prevenir o desenvolvimento de glaucoma em pessoas com pressão intraocular elevada (PIO). Um estudo-piloto é conduzido com o fármaco entre 10 pacientes. Após 1 mês de utilização do medicamento, a PIO média diminui em 5 mm Hg com desvio-padrão de 10 mm Hg. Os pesquisadores propõem estudar 30 participantes no estudo principal. Esse é um tamanho de amostra suficiente para o estudo?

Solução: Para determinar se 30 participantes são suficientes, precisamos fazer o cálculo do poder do teste. O poder do estudo é a probabilidade de que seremos capazes de declarar uma diferença significativa com uma amostra de tamanho 30 se o verdadeiro declínio médio na PIO for de 5 mm Hg com desvio-padrão de 10 mm Hg. Em geral, queremos um poder de pelo menos 80% para realizar um estudo. Nesta seção, vamos examinar fórmulas para o cálculo do poder e abordar a questão requisitada.

Testes Unilaterais

Na Seção 7.4 (Equação 7.14), o teste de hipótese apropriado foi derivado para testar

$H_0: \mu = \mu_0$ versus $H_1: \mu < \mu_0$

em que a distribuição foi considerada normal com variância da população conhecida. O melhor teste baseou-se na estatística de teste z. Em particular, da Equação 7.14, para um erro tipo I de α, H_0 é rejeitada se $z < z_\alpha$ e H_0 é aceita se $z \geq z_\alpha$. A forma do melhor teste *não depende da média alternativa escolhida* (μ_1), desde que a média alternativa seja inferior à média nula μ_0.

Assim, no Exemplo 7.2, em que $\mu_0 = 120$ oz, se estávamos interessados na média alternativa de $\mu_1 = 115$ oz em vez de $\mu_1 = 110$ oz, o mesmo procedimento de teste seria utilizado. No entanto, o que é diferente para as duas médias alternativas é o poder do teste = $1 - Pr$(erro tipo II). Lembre-se, com base na **Definição 7.6**, que

$$\text{Poder} = Pr(\text{rejeitar } H_0 | H_0 \text{ falso}) = Pr(Z < z_\alpha | \mu = \mu_1)$$

$$= Pr\left(\frac{\bar{X} - \mu_0}{\sigma/\sqrt{n}} < z_\alpha \Big| \mu = \mu_1\right)$$

$$= Pr\left(\bar{X} < \mu_0 + z_\alpha \sigma/\sqrt{n} \Big| \mu = \mu_1\right)$$

Sabemos que sob H_1, $\bar{X} \sim N(\mu_1, \sigma^2/n)$. Assim, na padronização dos limites,

$$\text{Poder} = \Phi\left[\left(\mu_0 + z_\alpha \sigma/\sqrt{n} - \mu_1\right)/(\sigma/\sqrt{n})\right] = \Phi\left[z_\alpha + \frac{(\mu_0 - \mu_1)}{\sigma}\sqrt{n}\right]$$

Esse poder é representado graficamente na Figura 7.5.

Observe que a área à esquerda de $\mu_0 + z_\alpha \sigma/\sqrt{n}$ sob a distribuição H_0 é o nível de significância α, enquanto a área à esquerda de $\mu_0 + z_\alpha \sigma/\sqrt{n}$ sob a distribuição H_1 é o poder = $1 - \beta$.

Por que o poder do teste deve nos preocupar? O poder de um teste nos diz quão provável é detectar uma diferença estatisticamente significativa com base em uma amostra finita de tamanho n, se a hipótese alternativa é verdadeira (ou seja, se $\mu = \mu_1$), isto é, se a média verdadeira μ difere da média sob a hipótese nula (μ_0). Se o poder for muito baixo, haverá pouca chance de encontrar uma diferença significativa, e os resultados não significativos serão susceptíveis, mesmo se existirem diferenças reais entre a média verdadeira μ do grupo em estudo e a média nula μ_0. Um tamanho de amostra inadequado é geralmente a causa do baixo poder para detectar uma diferença cientificamente significativa.

FIGURA 7.5   Ilustração de poder para o teste da média de uma distribuição normal com variância conhecida ($\mu_1 < \mu_0$)

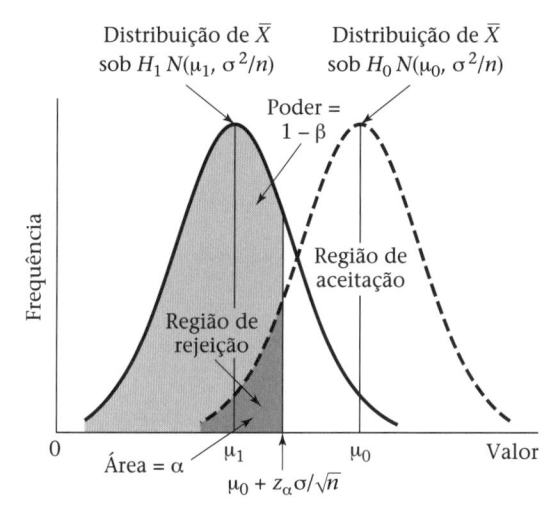

EXEMPLO 7.30   **Obstetrícia**   Calcule o poder do teste para os dados de peso ao nascer do Exemplo 7.2, com média alternativa de 115 oz e $\alpha = 0{,}05$, considerando verdadeiro o desvio-padrão = 24 oz.

Solução: Temos $\mu_0 = 120$ oz, $\mu_1 = 115$ oz, $\alpha = 0{,}05$, $\sigma = 24$, $n = 100$. Assim,

$$\text{Poder} = \Phi\left[z_{0,05} + (120 - 115)\sqrt{100}/24\right] = \Phi\left[-1{,}645 + 5(10)/24\right] = \Phi(0{,}438) = 0{,}669$$

Portanto, há cerca de 67% de chance de detectar uma diferença significativa com nível de significância de 5% com esse tamanho de amostra.

Temos focado a situação em que $\mu_1 < \mu_0$. Também estamos interessados no poder quando testamos a hipótese

$$H_0: \mu = \mu_0 \text{ versus } H_1: \mu = \mu_1 > \mu_0$$

como nos dados de colesterol do Exemplo 7.1. O melhor teste para essa situação foi apresentado na Equação 7.15, em que H_0 é rejeitada se $z > z_{1-\alpha}$ e aceita se $z \leq z_{1-\alpha}$. Usando um procedimento semelhante, obtemos a seguinte expressão para o poder do teste.

$$\Phi\left[-z_{1-\alpha} + \frac{(\mu_1 - \mu_0)\sqrt{n}}{\sigma}\right] = \Phi\left[z_\alpha + \frac{(\mu_1 - \mu_0)\sqrt{n}}{\sigma}\right] \text{ if } \mu_1 > \mu_0$$

O poder é apresentado na Figura 7.6.

EXEMPLO 7.31   **Doença Cardiovascular, Pediatria**   Usando um nível de 5% de significância e uma amostra de tamanho 10, calcule o poder do teste para os dados de colesterol do Exemplo 7.18, com média alternativa de 190 mg/dL, média nula de 175 mg/dL e desvio-padrão (σ) de 50 mg/dL.

Solução: Temos $\mu_0 = 175$, $\mu_1 = 190$, $\alpha = 0{,}05$, $\sigma = 50$, $n = 10$. Assim,

$$\begin{aligned}\text{Poder} &= \Phi\left[-1{,}645 + (190 - 175)\sqrt{10}/50\right] \\ &= \Phi\left(-1{,}645 + 15\sqrt{10}/50\right) = \Phi(-0{,}696) \\ &= 1 - \Phi(0{,}696) = 1 - 0{,}757 = 0{,}243\end{aligned}$$

FIGURA 7.6 Ilustração do poder para o teste da média de uma distribuição normal com a variância conhecida ($\mu_1 > \mu_0$)

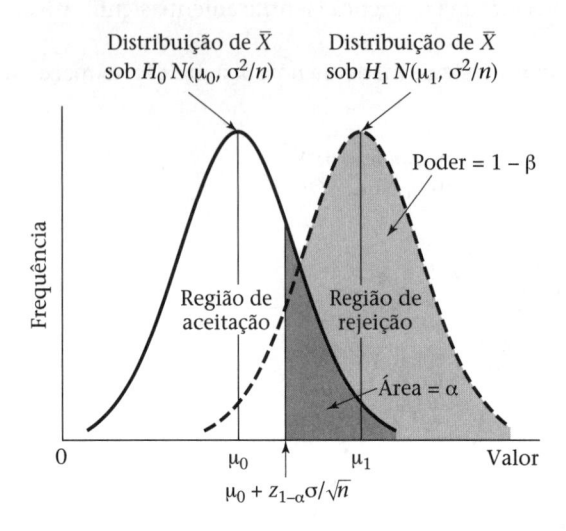

[Figura: Duas curvas normais sobrepostas. Distribuição de $\bar{X}$ sob H_0 $N(\mu_0, \sigma^2/n)$ à esquerda e Distribuição de $\bar{X}$ sob H_1 $N(\mu_1, \sigma^2/n)$ à direita. Poder = $1 - \beta$. Região de aceitação e Região de rejeição indicadas, com Área = α. Eixo horizontal marcado em μ_0, $\mu_0 + z_{1-\alpha}\sigma/\sqrt{n}$, μ_1, Valor. Eixo vertical: Frequência.]

Assim, a probabilidade de encontrar uma diferença significativa, neste caso, é de apenas 24%. Então, não é surpreendente que uma diferença significativa não tenha sido encontrada no Exemplo 7.18 porque o tamanho da amostra era pequeno.

As fórmulas de poder do teste apresentadas nesta seção podem ser resumidas conforme a seguir:

EQUAÇÃO 7.18 | **Poder para o Teste z para a Média de uma Distribuição Normal com Variância Conhecida (Teste Unilateral)**

O poder do teste para a hipótese

$H_0: \mu = \mu_0$ versus $H_1: \mu = \mu_1$

em que a distribuição é normal, com variância da população (σ^2) conhecida, é dada por

$$\Phi\left(z_\alpha + |\mu_0 - \mu_1|\sqrt{n}/\sigma\right) = \Phi\left(-z_{1-\alpha} + |\mu_0 - \mu_1|\sqrt{n}/\sigma\right)$$

Observe na Equação 7.18 que o poder depende de quatro fatores: α, $|\mu_0 - \mu_1|$, n e σ.

EQUAÇÃO 7.19 | **Fatores que Afetam o Poder**

(1) Se o nível de significância α diminui, z_α aumenta e, consequentemente, o poder diminui.

(2) Se a média alternativa é deslocada para mais longe da média nula ($|\mu_0 - \mu_1|$ aumenta), o poder aumenta.

(3) Se o desvio-padrão da distribuição das observações individuais aumenta, o poder diminui.

(4) Se o tamanho da amostra n aumenta, o poder aumenta.

EXEMPLO 7.32 **Doença Cardiovascular, Pediatria** Calcule o poder do teste para os dados de colesterol do Exemplo 7.31 com nível de significância de 0,01 *versus* uma média alternativa de 190 mg/dL.

Solução: Se $\alpha = 0{,}01$, o poder é dado por

$$\Phi\left[z_{0{,}01} + (190 - 175)\sqrt{10}/50\right] = \Phi\left(-2{,}326 + 15\sqrt{10}/50\right)$$
$$= \Phi(-1{,}377) = 1 - \Phi(1{,}377) = 1 - 0{,}9158 \approx 8\%$$

que é inferior ao poder de 24% para $\alpha = 0{,}05$, calculado no Exemplo 7.31. O que isso significa? Significa que se o nível α é reduzido de 0,05 para 0,01, o erro β será maior ou, de modo equivalente, o poder, que diminui de 0,24 para 0,08, será menor.

EXEMPLO 7.33 **Obstetrícia** Calcule o poder do teste para os dados de peso ao nascer do Exemplo 7.30 com $\mu_1 = 110$ oz em vez de 115 oz.

Solução: Se $\mu_1 = 110$ oz, o poder é dado por

$$\Phi\left[-1{,}645 + (120 - 110)10/24\right] = \Phi(2{,}522) = 0{,}994 \approx 99\%$$

que é maior que o poder de 67%, como calculado no Exemplo 7.30 para $\mu_1 = 115$ oz. O que isso significa? Significa que, se as médias alternativas mudarem de 115 oz para 110 oz, a probabilidade de encontrar uma diferença significativa aumenta de 67% para 99%.

EXEMPLO 7.34 **Cardiologia** Calcule o poder do teste para os dados de tamanho do infarto no Exemplo 7.13 com $\sigma = 10$ e $\sigma = 15$ utilizando média alternativa de 20 (ck–g –EQ/m^2) e $\alpha = 0{,}05$.

Solução: No Exemplo 7.13, $\mu_0 = 25$ e $n = 8$. Assim, se $\sigma = 10$,

$$\text{Poder} = \Phi\left[-1{,}645 + (25 - 20)\sqrt{8}/10\right] = \Phi(-0{,}23)$$
$$= 1 - \Phi(0{,}23) = 1 - 0{,}591 = 0{,}409 \approx 41\%$$

ao passo que, se $\sigma = 15$, então

$$\text{Poder} = \Phi\left[-1{,}645 + (25 - 20)\sqrt{8}/15\right] = \Phi(-0{,}702)$$
$$= 1 - 0{,}759 = 0{,}241 \approx 24\%$$

O que isso significa? Significa que a chance de encontrar uma diferença significativa diminui de 41% para 24% se σ aumenta de 10 para 15.

EXEMPLO 7.35 **Obstetrícia** Considerando o tamanho de amostra de 10 em vez de 100, calcule o poder para os dados de peso ao nascer do Exemplo 7.30 com a média alternativa de 115 oz e $\alpha = 0{,}05$.

Solução: Temos $\mu_0 = 120$ oz, $\mu_1 = 115$ oz, $\alpha = 0{,}05$, $\sigma = 24$, e $n = 10$. Assim,

$$\text{Poder} = \Phi\left[z_{0{,}05} + (120 - 115)\sqrt{10}/24\right] = \Phi\left(-1{,}645 + 5\sqrt{10}/24\right)$$
$$= \Phi(-0{,}986) = 1 - 0{,}838 = 0{,}162$$

O que isso significa? Significa que há apenas 16% de chance de encontrar uma diferença significativa com o tamanho de amostra de 10, ao passo que havia 67% de chance com o tamanho de amostra de 100 (veja o Exemplo 7.30). Esses resultados implicam que, se 10 crianças fossem amostradas, teríamos uma pequena chance de encontrar uma diferença significativa e quase certamente relataríamos um resultado falso negativo.

Para determinados níveis de α (0,05), σ (24 oz), n (100) e μ_0 (120 oz), a **curva de poder** pode ser desenhada para o poder do teste para diversas alternativas de μ_1. Essa curva de poder é apresentada na Figura 7.7 para os dados do peso ao nascer do Exemplo 7.2. O poder varia de 99% para $\mu_1 = 110$ oz para cerca de 20% quando $\mu_1 = 118$ oz.

FIGURA 7.7 Curva de poder do teste para os dados de peso ao nascer do Exemplo 7.2

Curva de poder para o teste de significância unilateral dado na Equação 7.14 para os dados de peso ao nascer do Exemplo 7.2

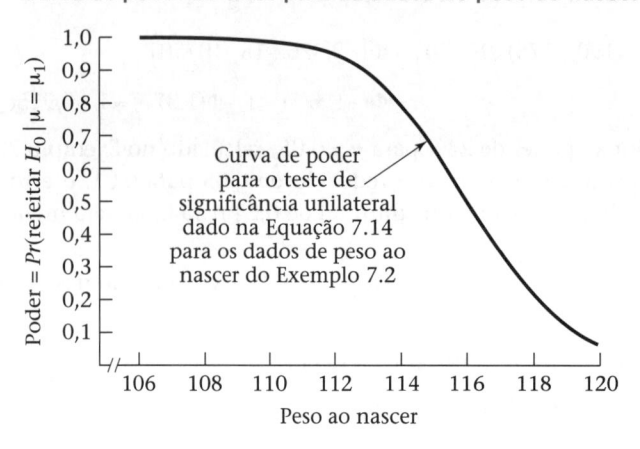

Testes Bilaterais

A fórmula de poder da Equação 7.18 é apropriada para um teste de significância unilateral em nível α para a média de uma distribuição normal com variância conhecida. Utilizando um teste bilateral com as hipóteses H_0: $\mu = \mu_0$ *versus* H_1: $\mu \neq \mu_0$, utiliza-se a fórmula de poder a seguir.

EQUAÇÃO 7.20 **Poder para o Teste z para a Média de uma Distribuição Normal (Teste Bilateral)**

O poder do teste bilateral H_0: $\mu = \mu_0$ *versus* H_1: $\mu \neq \mu_0$ para a alternativa específica $\mu = \mu_1$, em que a distribuição é normal e a variância da população (σ^2) é supostamente conhecida, é dada exatamente por

(a) $\quad \Phi\left[-z_{1-\alpha/2} + \dfrac{(\mu_0 - \mu_1)\sqrt{n}}{\sigma}\right] + \Phi\left[-z_{1-\alpha/2} + \dfrac{(\mu_1 - \mu_0)\sqrt{n}}{\sigma}\right]$

e aproximadamente por

(b) $\quad \Phi\left[-z_{1-\alpha/2} + \dfrac{|\mu_0 - \mu_1|\sqrt{n}}{\sigma}\right]$

A fórmula do poder do teste na Equação 7.20(a) é apresentada na Figura 7.8.

FIGURA 7.8 Ilustração de poder para um teste bilateral para a média de uma distribuição normal com variância conhecida

(a) $\mu_1 < \mu_0$

(b) $\mu_1 > \mu_0$

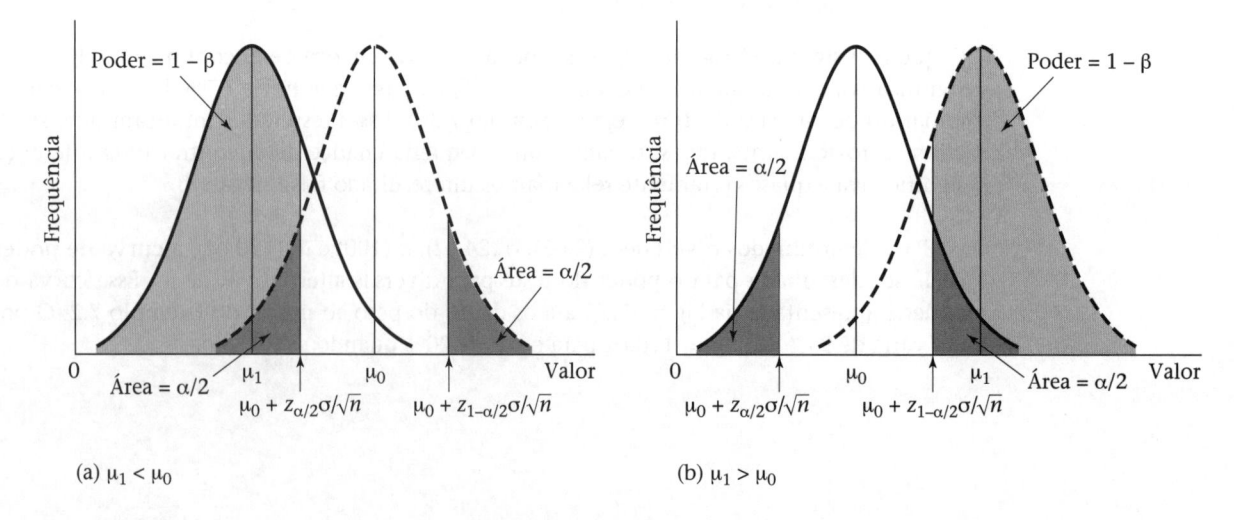

A obtenção da fórmula é apresentada na Seção 7.12.

A Equação 7.20(a) é mais tediosa do que costuma ser necessário. Especificamente, se $\mu_1 < \mu_0$, o segundo termo é geralmente insignificante em relação ao primeiro. Entretanto, se $\mu_1 > \mu_0$, o primeiro termo é geralmente insignificante em relação ao segundo. Por isso, a fórmula de poder aproximada na Equação 7.20(b) é geralmente utilizada para um teste bilateral, pois representa o primeiro termo na Equação 7.20(a) se $\mu_0 > \mu_1$ e o segundo termo da Equação 7.20(b) se $\mu_1 > \mu_0$. O poder é exibido na Figura 7.8. Observe que a fórmula de poder aproximada para o teste bilateral da Equação 7.20(b) é a mesma que a fórmula para o teste unilateral na Equação 7.18, com α substituído por $\alpha/2$.

EXEMPLO 7.36 **Cardiologia** Um novo medicamento da classe dos bloqueadores dos canais de cálcio deve ser testado para o tratamento de pacientes com angina instável, uma forma grave de angina. O efeito que esse medicamento terá sobre a frequência cardíaca é desconhecido. Suponha que 20 pacientes estão sendo estudados e a alteração na frequência cardíaca ao fim de 48 horas tem um desvio-padrão de 10 batimentos por minuto. Qual seria o poder desse estudo de detectar uma diferença significativa na frequência cardíaca ao longo de 48 horas, se a verdadeira mudança da frequência cardíaca desde o início até 48 horas poderia ser o aumento ou a diminuição média de 5 batimentos por minuto?

Solução: Use a Equação 7.20(b) com $\sigma = 10$, $|\mu_0 - \mu_1| = 5$, $\alpha = 0,05$, $n = 20$. Temos

$$\text{Poder} = \Phi\left(-z_{1-0,05/2} + 5\sqrt{20}/10\right) = \Phi(-1,96 + 2,236) = \Phi(0,276) = 0,609 \approx 0,61$$

Assim, o estudo teria 61% de chance de detectar uma diferença significativa.

Utilização do Computador para Estimar o Poder

Diversos programas de computador podem ser usados para calcular o poder. Um dos mais abrangentes e fáceis de usar é o comando sampsi do Stata. Suponha que queiramos implementar a fórmula do poder na Equação 7.20. Usaríamos o comando

```
sampsi value mean, sd(xx) n(yy) onesample
```

em que μ_0 = value, μ_1 = mean, σ = xx, tamanho da amostra = yy. No Stata, as opções para cada comando são especificadas depois de uma vírgula (,). A opção de uma amostra indica que o poder é desejado para o teste *t* com base em uma amostra (em vez do teste *t* com base em duas amostras, o qual será descrito no Capítulo 8).

EXEMPLO 7.37 **Oftalmologia** Consideramos o estudo proposto de um novo medicamento para prevenir glaucoma entre pessoas com pressão intraocular (PIO) elevada apresentado no Exemplo 7.29. Estimamos que, depois de usar o medicamento durante um mês, a PIO média diminua em 5 mm Hg com desvio-padrão = 10 mm Hg. Qual poder teremos para demonstrar uma diferença significativa se for usado um teste bilateral com $\alpha = 0,05$ e 30 pacientes forem inscritos?

Solução: Usamos o comando sampsi do Stata com os seguintes resultados:

```
sampsi 0 -5, sd (10) n (30) onesample
```

O poder estimado para a comparação da média com o valor hipotético

```
Teste Ho: m = 0, onde m é a média da população
```

Suposições:

```
alfa = 0.0500 (two-side)
alternative m = -5
sd = 10
sample size = 30
```

Poder estimado:

```
power = 0.7819
```

Teremos 78% de poder para detectar uma diferença significativa. Utilizamos um teste bilateral porque é um novo fármaco e não se sabe, *a priori*, se a PIO média aumentaria ou diminuiria após a utilização da droga.

7.7 DETERMINAÇÃO DO TAMANHO DA AMOSTRA

Testes Unilaterais

Para fins de planejamento, frequentemente precisamos de alguma ideia do tamanho adequado da amostra para a investigação, antes de um estudo realmente começar. Ao fazer esses cálculos, pode-se descobrir que o tamanho adequado da amostra está muito além dos meios financeiros do pesquisador e, assim, a investigação proposta é abandonada. Obviamente, chegar a essa conclusão antes de um estudo começar é muito melhor que depois que ele está em andamento.

O que "um tamanho adequado de amostra para a investigação" realmente significa? Considere os dados de peso ao nascer do Exemplo 7.2. Estamos testando a hipótese nula H_0: $\mu = \mu_0$ *versus* a hipótese alternativa de H_1: $\mu = \mu_1$, assumindo que a distribuição dos pesos ao nascer seja normal em ambos os casos e que o desvio-padrão σ seja conhecido. Estamos provavelmente realizando um teste com nível de significância α e temos ideia de qual magnitude a média alternativa μ_1 tende a ter. Se o procedimento de teste na Equação 7.14 for usado, então H_0 seria rejeitada se $z < z_\alpha$ ou, de modo equivalente, se $\bar{x} < \mu_0 + z_\alpha \sigma/\sqrt{n}$, e aceita se $z \geq z_\alpha$ ou, de modo equivalente, se $\bar{x} \geq \mu_0 + z_\alpha \sigma/\sqrt{n}$. Suponha que a hipótese alternativa seja realmente verdadeira. O pesquisador deve ter alguma ideia sobre qual gostaria que fosse a probabilidade de rejeitar H_0 nesse caso. Essa probabilidade é, naturalmente, nada mais que o poder, ou $1 - \beta$. Os valores típicos para o poder desejado são 80%, 90%,..., e assim por diante. O problema de determinar o **tamanho da amostra** pode ser resumido da seguinte maneira: dado que um teste de significância unilateral será conduzido ao nível α e que a verdadeira média alternativa esperada será μ_1, qual tamanho de amostra é necessário para detectar uma diferença significativa com probabilidade de $1 - \beta$? A situação é mostrada na Figura 7.9.

Na Figura 7.9, a distribuição amostral de $\bar{X}$ é mostrada sob as hipóteses nula e alternativa e o valor crítico $\mu_0 + z_\alpha \sigma/\sqrt{n}$ foi identificado. H_0 será rejeitada se $\bar{x} < \mu_0 + z_\alpha \sigma/\sqrt{n}$. Assim, a área à esquerda de $\mu_0 + z_\alpha \sigma/\sqrt{n}$ sob a curva mais à direita é α. No entanto, também queremos que a área à esquerda de $\mu_0 + z_\alpha \sigma/\sqrt{n}$ sob a curva mais à esquerda, que representa o poder, seja $1 - \beta$.

FIGURA 7.9 Requisitos para o tamanho adequado da amostra

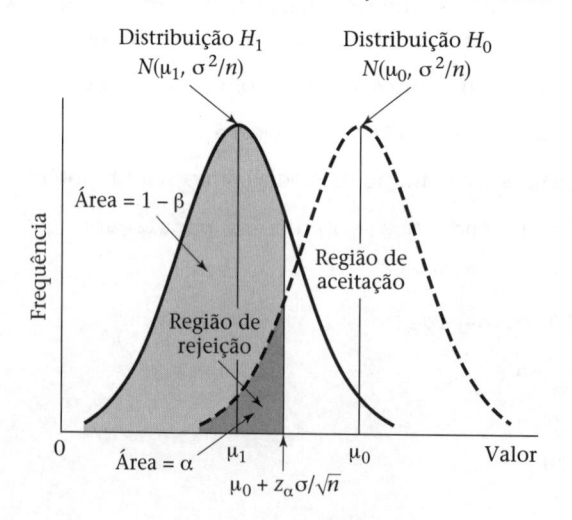

Esses requisitos serão satisfeitos se n for suficientemente grande, porque a variância de cada curva (σ^2/n) diminuirá à medida que n aumentar e, portanto, as curvas se separarão. Com base na fórmula de poder na Equação 7.18,

$$\text{Poder} = \Phi\left(z_\alpha + |\mu_0 - \mu_1|\sqrt{n}/\sigma\right) = 1 - \beta$$

Queremos resolver para n em termos de α, β, $|\mu_0 - \mu_1|$ e σ. Para isso, lembre-se de que $\Phi(z_{1-\beta}) = 1 - \beta$ e, portanto,

$$z_\alpha + |\mu_0 - \mu_1|\sqrt{n}/\sigma = z_{1-\beta}$$

Subtraia z_α de ambos os lados da equação e multiplique por $\sigma/|\mu_0 - \mu_1|$ para obter

$$\sqrt{n} = \frac{(-z_\alpha + z_{1-\beta})\sigma}{|\mu_0 - \mu_1|}$$

Substitua $-z_\alpha$ por $z_{1-\alpha}$ e eleve ao quadrado ambos os lados da equação para obter

$$n = \frac{(z_{1-\alpha} + z_{1-\beta})^2 \sigma^2}{(\mu_0 - \mu_1)^2}$$

Da mesma forma, se fôssemos testar a hipótese

$$H_0: \mu = \mu_0 \quad \text{versus} \quad H_1: \mu = \mu_1 > \mu_0$$

como foi o caso com os dados de colesterol do Exemplo 7.1, usando nível de significância α e poder de $1 - \beta$, então, da Equação 7.18, resultaria na mesma fórmula do tamanho da amostra. Esse processo pode ser resumido como se segue.

EQUAÇÃO 7.21 — **Estimativa do Tamanho da Amostra para Testar a Média de uma Distribuição Normal (Teste Unilateral)**

Suponha que queiramos testar

$$H_0: \mu = \mu_0 \quad \text{versus} \quad H_1: \mu = \mu_1$$

em que os dados são normalmente distribuídos com média μ e variância conhecida de σ^2. O **tamanho da amostra** necessário para realizar um teste unilateral com nível de significância α e probabilidade de detectar uma diferença significativa = $1 - \beta$ é

$$n = \frac{\sigma^2 (z_{1-\beta} + z_{1-\alpha})^2}{(\mu_0 - \mu_1)^2}$$

EXEMPLO 7.38 — **Obstetrícia** Considere os dados de peso ao nascer do Exemplo 7.2. Suponha que $\mu_0 = 120$ oz, $\mu_1 = 115$ oz, $\sigma = 24$, $\alpha = 0{,}05$, $1-\beta = 0{,}80$, e usamos um teste unilateral. Calcule o tamanho apropriado da amostra necessária para realizar o teste.

Solução: $n = \dfrac{24^2 (z_{0,8} + z_{0,95})^2}{25} = 23{,}04(0{,}84 + 1{,}645)^2 = 23{,}04(6{,}175) = 142{,}3$

O tamanho da amostra é sempre arredondado para cima, para que possamos ter certeza de conseguir, pelo menos, o nível exigido de poder (neste caso, 80%). Assim, é necessário um tamanho de amostra de 143 para haver 80% de possibilidade de detectar uma diferença significativa ao nível de 5% se a média alternativa é de 115 oz e um teste unilateral é utilizado.

Observe que o tamanho da amostra é muito sensível para a média alternativa escolhida. Vemos pela Equação 7.21 que o tamanho da amostra é inversamente proporcional a $(\mu_0 - \mu_1)^2$. Assim, se o valor absoluto da distância entre as médias nula e alternativa é reduzido para metade, então o tamanho da amostra necessária é quatro vezes maior. Da mesma forma, se a distância entre as médias nula e alternativa é dobrada, o tamanho da amostra necessária será 1/4 do tamanho amostral anterior.

EXEMPLO 7.39 **Obstetrícia** Calcule o tamanho da amostra para os dados de peso ao nascer do Exemplo 7.2, se $\mu_1 = 110$ oz em vez de 115 oz.

Solução: O tamanho da amostra necessária seria 1/4 do tamanho da amostra do Exemplo 7.38, porque $(\mu_0 - \mu_1)^2 = 100$ em vez de 25. Assim, seriam necessárias $n = 35,6$ ou 36 pessoas.

EXEMPLO 7.40 **Doença Cardiovascular, Pediatria** Considere os dados de colesterol no Exemplo 7.1. Suponha que a média nula seja 175 mg/dL, a média alternativa seja 190 mg/dL, o desvio-padrão seja 50, e queiramos realizar um teste de significância unilateral ao nível de 5%, com poder de 90%. Qual deve ser o tamanho da amostra?

Solução: $n = \dfrac{\sigma^2(z_{1-\beta} + z_{1-\alpha})^2}{(\mu_0 - \mu_1)^2} = \dfrac{50^2(z_{0,9} + z_{0,95})^2}{(190 - 175)^2}$

$= \dfrac{2500(1,28 + 1,645)^2}{15^2} = \dfrac{2500(8,556)}{225} = 95,1$

Assim, 96 pessoas são necessárias para atingir o poder de 90%, utilizando um nível de significância de 5%. Não devemos nos surpreender por não encontrar uma diferença significativa com um tamanho de amostra de 10 no Exemplo 7.18.

Com base na Equação 7.21, o tamanho necessário da amostra está relacionado com as quatro quantidades a seguir.

EQUAÇÃO 7.22 **Fatores que Afetam o Tamanho da Amostra**

(1) O tamanho da amostra aumenta conforme σ^2 aumenta.
(2) O tamanho da amostra aumenta conforme o nível de significância α diminui.
(3) O tamanho da amostra aumenta conforme o poder requerido aumenta ($1 - \beta$ aumenta).
(4) O tamanho da amostra diminui à medida que o valor absoluto da distância entre a média nula e a alternativa ($|\mu_0 - \mu_1|$) aumenta.

EXEMPLO 7.41 **Obstetrícia** O que aconteceria com a estimativa do tamanho da amostra do Exemplo 7.38 se σ fosse aumentado para 30? Se α fosse reduzido para 0,01? Se o poder necessário fosse aumentado para 90%? Se a média alternativa fosse alterada para 110 oz (mantendo todos os outros parâmetros iguais, em cada caso)?

Solução: Com base no Exemplo 7.38, vemos que 143 crianças precisam ser estudadas para alcançar o poder de 80%, utilizando um nível de significância de 5%, com média nula de 120 oz, média alternativa de 115 oz e desvio-padrão de 24 oz.

Se σ aumenta para 30, então precisamos de

$n = 30^2 (z_{0,8} + z_{0,95})^2/(120 - 115)^2 = 900(0,84 + 1,645)^2 / 25 = 222,3$, ou 223 crianças

Se α fosse reduzida para 0,01, então precisaríamos de

$n = 24^2 (z_{0,8} + z_{0,99})^2/(120 - 115)^2 = 576(0,84 + 2,326)^2 / 25 = 230,9$, ou 231 crianças

Se $1 - \beta$ fosse aumentado para 0,9, então precisaríamos de

$n = 24^2 (z_{0,9} + z_{0,95})^2/(120 - 115)^2 = 576(1,28 + 1,645)^2 / 25 = 197,1$, ou 198 crianças

Se μ_1 fosse diminuído para 110 ou, de forma equivalente, se $|\mu_0 - \mu_1|$ fosse aumentado de 5 para 10, então precisaríamos de

$n = 24^2 (z_{0,8} + z_{0,95})^2/(120 - 110)^2 = 576(0,84 + 1,645)^2 / 100 = 35,6$, ou 36 crianças

Assim, os tamanhos necessários das amostras aumentam se σ aumenta, α diminui ou $1 - \beta$ aumenta. O tamanho da amostra necessária diminui se o valor absoluto da distância entre as médias nula e alternativa aumenta.

Uma questão que se coloca é como estimar os parâmetros necessários para calcular o tamanho da amostra. Em geral, é fácil especificar a magnitude da média nula (μ_0). Da mesma forma, por convenção, o erro tipo I (α) é usualmente fixado em 0,05. Qual deve ser o nível do poder é um pouco menos claro, embora a maioria dos pesquisadores pareça se sentir desconfortável com um poder inferior a 0,80. Os valores apropriados para μ_1 e σ^2 são geralmente desconhecidos. Os parâmetros μ_1 e σ^2 podem ser obtidos de trabalhos anteriores ou conhecimento prévio da distribuição dos dados. Na ausência dessas informações, o parâmetro μ_1 é, por vezes, estimado pela avaliação do que seria uma *diferença* $|\mu_0 - \mu_1|$ *cientificamente importante* no contexto do problema que está sendo estudado. A realização de um pequeno estudo piloto às vezes é valiosa. Esse estudo costuma ter baixo custo e um dos seus principais objetivos é obter estimativas de μ_1 e σ^2 com a finalidade de estimar o tamanho da amostra necessária para conduzir a investigação maior.

Tenha em mente que a maioria das estimativas de tamanho de amostra são "estimativas aproximadas" por causa da imprecisão na estimativa de μ_1 e σ^2. Muitas vezes, essas estimativas são utilizadas apenas para verificar se o tamanho da amostra proposto de um estudo está próximo ao que é realmente necessário, em vez de identificar um tamanho preciso de amostra.

Determinação do Tamanho da Amostra (Testes Bilaterais)

A fórmula do tamanho da amostra dada na Equação 7.21 era apropriada para um teste unilateral com nível de significância α para a média de uma distribuição normal com variância conhecida. Quando não se sabe se a média alternativa (μ_1) é maior ou menor que a média nula (μ_0), é adequado realizar um teste bilateral e o tamanho da amostra para realizar um estudo com poder $1 - \beta$ é dado por

EQUAÇÃO 7.23 — **Estimativa do Tamanho da Amostra para Testar a a Média de uma Distribuição Normal (Teste Bilateral)**

Suponha que queiramos testar H_0: $\mu = \mu_0$ *versus* H_0: $\mu = \mu_1$, em que os dados são normalmente distribuídos com média μ e variância conhecida σ^2. O tamanho da amostra necessária para realizar um teste bilateral, com nível de significância α e poder $1 - \beta$, é

$$n = \frac{\sigma^2 \left(z_{1-\beta} + z_{1-\alpha/2}\right)^2}{\left(\mu_0 - \mu_1\right)^2}$$

Observe que esse tamanho de amostra é sempre maior que o tamanho da amostra para um teste unilateral, dado na Equação 7.21, porque $z_{1-\alpha/2}$ é maior que $z_{1-\alpha}$. A derivação da Equação 7.23 é dada na Seção 7.12.

EXEMPLO 7.42 **Cardiologia** Considere um estudo do efeito de um agente bloqueador dos canais de cálcio sobre o ritmo cardíaco para pacientes com angina instável, como descrito no Exemplo 7.36. Suponha que queiramos pelo menos 80% de poder para detectar uma diferença significativa se o efeito do medicamento for mudar a frequência cardíaca média por 5 batimentos por minuto ao longo de 48 horas em qualquer direção e $\sigma = 10$ batimentos por minuto. Quantos pacientes devem ser incluídos nesse estudo?

Solução: Assumimos $\alpha = 0,05$ e $\sigma = 10$ batimentos por minuto, como no Exemplo 7.36. Temos a intenção de usar um teste bilateral porque não temos certeza sobre a direção em que a frequência cardíaca mudará depois do uso do medicamento. Portanto, o tamanho da amostra é estimado utilizando a Equação 7.23. Temos

$$n = \frac{\sigma^2 \left(z_{1-\beta} + z_{1-\alpha/2}\right)^2}{\left(\mu_0 - \mu_1\right)^2}$$

$$= \frac{10^2(z_{0,8}+z_{0,975})^2}{5^2} = \frac{100(0,84+1,96)^2}{25}$$

$$= 4(7,84) = 31,36, \text{ ou } 32 \text{ pacientes}$$

Assim, 32 pacientes devem ser estudados para haver pelo menos 80% de possibilidade de encontrar uma diferença significativa usando um teste bilateral com $\alpha = 0,05$, se a mudança média verdadeira na frequência cardíaca ao utilizar o fármaco for 5 batimentos por minuto. Observe que, no Exemplo 7.36, os pesquisadores propuseram um estudo com 20 pacientes, o que forneceria apenas 61% de poder para testar a hipótese anterior, a qual teria sido inadequada.

Se a direção do efeito da droga sobre a frequência cardíaca fosse conhecida, então um teste unilateral poderia ser justificado. Nesse caso, o tamanho adequado da amostra poderia ser obtido da Equação 7.21, pela qual

$$n = \frac{\sigma^2(z_{1-\beta}+z_{1-\alpha})^2}{(\mu_0-\mu_1)^2} = \frac{10^2(z_{0,8}+z_{0,95})^2}{5^2}$$

$$= \frac{100(0,84+1,645)^2}{25} = 4(6,175) = 24,7, \text{ ou } 25 \text{ pacientes}$$

Assim, precisaríamos estudar apenas 25 pacientes para um teste unilateral, em vez dos 32 pacientes necessários para um teste bilateral.

Utilização do Computador para Estimar o Tamanho da Amostra

O comando sampsi do programa Stata também pode ser usado para cálculos de tamanho de amostra. Suponha que queiramos implementar a fórmula do tamanho da amostra na Equação 7.23 para calcular o tamanho da amostra necessária para o teste t com base em uma amostra. O comando é o seguinte:

```
sampsi value mean sd(xx) power(0.yy) onesample
```

em que μ_0 = value, μ_1 = mean, σ = xx e power= 0.yy.

EXEMPLO 7.43 **Oftalmologia** Suponha que consideramos o estudo proposto de um novo medicamento para prevenir glaucoma entre pessoas com pressão intraocular (PIO) elevada apresentado no Exemplo 7.29. No Exemplo 7.37, obtivemos o poder do estudo para um tamanho de amostra preestabelecido de $n = 30$. Suponha que, em vez disso, o tamanho da amostra seja flexível e queiramos determinar o tamanho da amostra necessária para alcançar 90% de poder usando um teste bilateral com $\alpha = 0,05$. Quantos voluntários devemos inscrever?

Solução: Usamos o comando sampsi do Stata

```
sampsi 0 -5, sd(10) power(0.90) onesample
```

A saída é como se segue:

```
. sampsi 0 -5, sd(10) power(0.90) onesample
```

Tamanho da amostra estimada para comparação da média com base em uma amostra

```
Teste Ho: m = 0, onde m é a média na população
```

Suposições:

```
    alfa = 0.0500 (bilateral)
    power= 0.9000
```

alternative m = −5

```
        sd = 10
```

Tamanho da amostra estimada:

```
    n = 43
```

Precisamos inscrever 43 voluntários para atingir 90% de poder. Em geral, se o tamanho da amostra for preestabelecido, é necessário um cálculo de poder; se o tamanho da amostra for flexível e o poder for preestabelecido, é necessário um cálculo do tamanho da amostra.

Estimativa do Tamanho da Amostra com Base na Amplitude do IC

Em alguns casos, sabe-se que o tratamento tem efeito significativo sobre algum parâmetro fisiológico. O interesse está centrado, em vez disso, em estimar o efeito com determinado grau de precisão.

EXEMPLO 7.44 **Cardiologia** Suponhamos que o propranolol reduz a frequência cardíaca ao longo de 48 horas quando administrado a pacientes com angina em níveis de dosagem padrão. Um novo estudo é proposto utilizando uma dose mais elevada de propranolol que a padrão. Os pesquisadores estão interessados em estimar a queda no ritmo cardíaco com alta precisão. Como isso pode ser feito?

Suponha que tenhamos quantificado a precisão da estimativa pela amplitude do IC bilateral $(1-\alpha) \times 100\%$. Com base na Equação 6.6, o IC bilateral $(1-\alpha) \times 100\%$ para μ (queda média na frequência cardíaca) é $\bar{x} \pm t_{n-1,1-\alpha/2}\, s/\sqrt{n}$. A amplitude desse IC é $2t_{n-1,1-\alpha/2}\, s/\sqrt{n}$. Se quisermos que esse intervalo não seja maior que L, então

$$2t_{n-1,1-\alpha/2}\, s/\sqrt{n} = L$$

Multiplicamos ambos os lados da equação por $\sqrt{n}/L$ e obtemos

$$2t_{n-1,1-\alpha/2}\, s/L = \sqrt{n}$$

e, elevando ao quadrado ambos os lados,

$$n = 4t^2_{n-1,1-\alpha/2}\, s^2/L^2$$

Aproximando $t_{n-1,1-\alpha/2}$ por $z_{1-\alpha/2}$ obtemos o seguinte resultado:

EQUAÇÃO 7.24 **Estimativa do Tamanho da Amostra com Base na Amplitude do IC**

Suponha que queiramos estimar a média de uma distribuição normal com variância amostral s^2 e é necessário que a amplitude do IC bilateral $(1-\alpha) \times 100\%$ para μ não seja maior que L. O número de voluntários necessários é aproximadamente

$$n = 4z^2_{1-\alpha/2}\, s^2/L^2$$

EXEMPLO 7.45 **Cardiologia** Encontre o tamanho mínimo da amostra necessária para estimar a variação na frequência cardíaca (μ) do Exemplo 7.44, se exigirmos que o IC bilateral de 95% para μ não seja maior que 5 batimentos por minuto e o desvio-padrão da amostra para a mudança na frequência cardíaca seja igual a 10 batimentos por minuto.

Solução: Temos $\alpha = 0{,}05$, $s = 10$, $L = 5$. Portanto, da Equação 7.24,

$$n = 4(z_{0,975})^2 (10)^2/(5)^2$$
$$= 4(1{,}96)^2 (100)/25 = 61{,}5$$

Assim, 62 pacientes precisam ser estudados.

QUESTÕES DE REVISÃO 7B

1. No estudo BMD mencionado no Estudo de Caso 2, no Capítulo 2, a diferença média de peso entre o gêmeo mais fumante e o gêmeo menos fumante foi −5,0% ± 3,1% (média ± ep) com base em 41 pares (expressa como uma porcentagem da média par). Existe diferença significativa de peso entre o gêmeo mais fumante e o menos fumante?

2. O que é o poder de um teste? Quais fatores afetam o poder e de que maneira?

3. Que fatores afetam a estimativa do tamanho da amostra para um estudo? Qual é a principal diferença entre uma estimativa de poder e uma estimativa do tamanho da amostra? Quando usamos cada uma?

7.8 TESTE χ^2 PARA A VARIÂNCIA DE UMA DISTRIBUIÇÃO NORMAL

EXEMPLO 7.46

Hipertensão Considere o Exemplo 6.39, relativo à variabilidade das medições da pressão arterial realizadas em uma máquina Arteriosonde. Estávamos preocupados com a diferença entre as medidas tomadas pelos dois observadores na mesma pessoa = $d_i = x_{1i} - x_{2i}$, em que x_{1i} = a medida sobre a i-ésima pessoa pelo primeiro observador e x_{2i} = a medida sobre a i-ésima pessoa pelo segundo observador. Vamos supor que essa diferença seja uma boa medida da variabilidade entre observadores e queiramos comparar essa variabilidade com a variabilidade usando um manguito de pressão arterial normal. Temos razões para acreditar que a variabilidade da máquina Arteriosonde pode ser diferente de um manguito padrão. Intuitivamente, pensamos que a variabilidade do novo método deve ser menor. No entanto, como o novo método não é tão amplamente utilizado, os observadores são provavelmente menos experientes em usá-lo; portanto, a variabilidade do novo método poderia ser maior que a do método antigo. Assim, um teste bilateral é usado para estudar essa questão. Suponha que saibamos, com base no trabalho publicado anteriormente, que $\sigma^2 = 35$ para d_i obtido pelo manguito padrão. Queremos testar a hipótese de $H_0: \sigma^2 = \sigma_0^2 = 35$ versus $H_1: \sigma^2 \neq \sigma_0^2$. Como devemos realizar esse teste?

Se $x_1,...,x_n$ são uma amostra aleatória, podemos razoavelmente basear o teste em s^2 porque ele é um estimador não viciado de σ^2. Sabemos, com base na Equação 6.15, que se $x_1,...,x_n$ são uma amostra aleatória de uma distribuição $N(\mu, \sigma^2)$, então sob H_0,

$$X^2 = \frac{(n-1)S^2}{\sigma^2} \sim \chi^2_{n-1}$$

Portanto,

$$Pr\left(X^2 < \chi^2_{n-1,\alpha/2}\right) = \alpha/2 = Pr\left(X^2 > \chi^2_{n-1,1-\alpha/2}\right)$$

Por isso, o procedimento de teste é dado conforme a seguir.

EQUAÇÃO 7.25

Teste χ^2 para a Variância de uma Distribuição Normal (Teste Bilateral)

Calculamos a estatística de teste $X^2 = (n-1)s^2/\sigma_0^2$

Se $X^2 < \chi^2_{n-1,\alpha/2}$ ou $X^2 > \chi^2_{n-1,1-\alpha/2}$, então H_0 é rejeitada.

Se $\chi^2_{n-1,\alpha/2} \leq X^2 \leq \chi^2_{n-1,1-\alpha/2}$, então H_0 é aceita.

As regiões de aceitação e de rejeição para este teste estão apresentadas na Figura 7.10.

De modo alternativo, podemos calcular um valor-p para o nosso experimento. O cálculo do valor-p dependerá de $s^2 \leq \sigma_0^2$ ou $s^2 > \sigma_0^2$. A regra é dada conforme a seguir.

FIGURA 7.10 Regiões de aceitação e rejeição para o teste χ^2 para a variância de uma distribuição normal (teste bilateral)

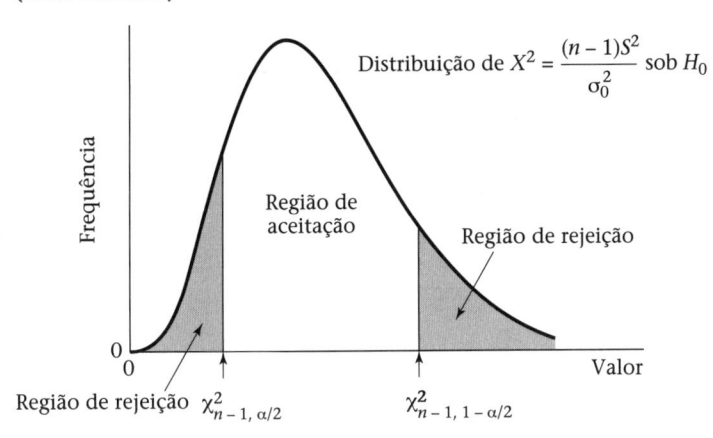

Distribuição de $X^2 = \dfrac{(n-1)S^2}{\sigma_0^2}$ sob H_0

Região de aceitação — Região de rejeição

Região de rejeição $\chi^2_{n-1,\,\alpha/2}$ — $\chi^2_{n-1,\,1-\alpha/2}$

EQUAÇÃO 7.26 **Valor-p para um Teste χ^2 para a Variância de uma Distribuição Normal (Teste Bilateral)**

Seja a estatística de teste $X^2 = \dfrac{(n-1)s^2}{\sigma_0^2}$

Se $s^2 \leq \sigma_0^2$, então o valor-$p = 2 \times$ (área à esquerda de X^2 sob distribuição χ^2_{n-1}).

Se $s^2 > \sigma_0^2$, então o valor-$p = 2 \times$ (área à direita de X^2 sob distribuição χ^2_{n-1}).

Os valores-p são ilustrados na Figura 7.11.

FIGURA 7.11 Ilustração do valor-p para um teste χ^2 para a variância de uma distribuição normal (teste bilateral)

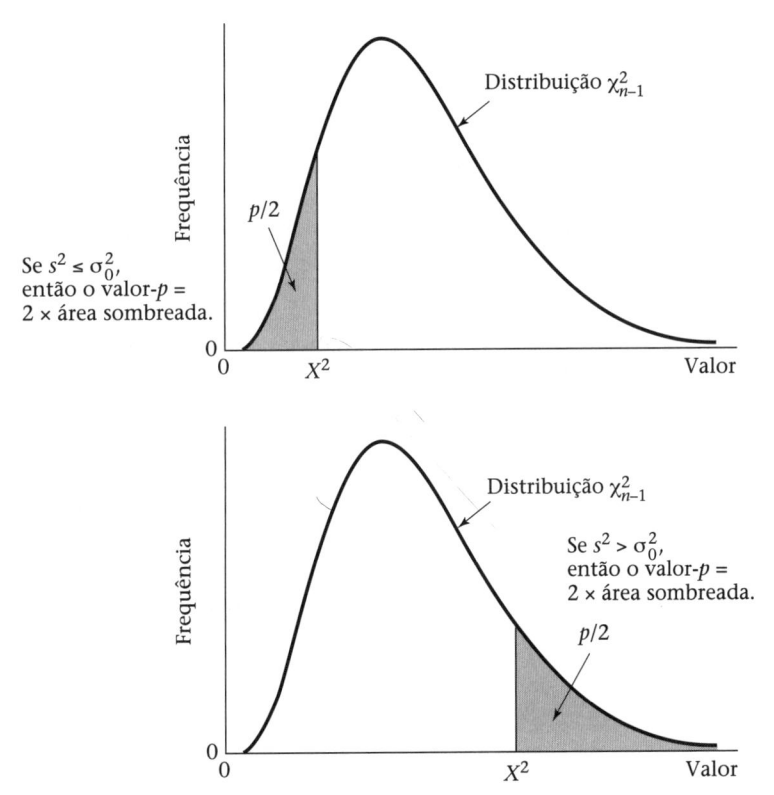

Se $s^2 \leq \sigma_0^2$, então o valor-$p =$ 2 × área sombreada.

Distribuição χ^2_{n-1}

Se $s^2 > \sigma_0^2$, então o valor-$p =$ 2 × área sombreada.

EXEMPLO 7.47

Hipertensão Avalie a significância estatística dos dados da máquina Arteriosonde do Exemplo 7.46.

Solução: Sabemos, com base no Exemplo 6.39, que $s^2 = 8,178$, $n = 10$. De acordo com a Equação 7.25, calculamos a estatística de teste X^2 dada por

$$X^2 = \frac{(n-1)s^2}{\sigma_0^2} = \frac{9(8,178)}{35} = 2,103$$

Sob H_0, X^2 segue uma distribuição χ^2 com 9 graus de liberdade. Assim, os valores críticos são $\chi^2_{9;0,025} = 2,70$ e $\chi^2_{9;0,975} = 19,02$. Como $X^2 = 2,103 < 2,70$, H_0 é rejeitada usando um teste bilateral com $\alpha = 0,05$. Para obter o valor-p, consulte a Equação 7.26. Como $s^2 = 8,178 < 35 = \sigma_0^2$, o valor-$p$ é calculado como se segue:

$$p = 2 \times Pr(\chi_9^2 < 2,103)$$

Pela Tabela 6 do Apêndice Tabelas, vemos que

$$\chi^2_{9;0,025} = 2,70, \chi^2_{9;0,01} = 2,09$$

Assim, como $2,09 < 2,103 < 2,70$, temos $0,01 < p/2 < 0,025$ ou $0,02 < p < 0,05$.

Para obter o valor-p exato, use o Excel para avaliar as áreas sob a distribuição χ^2. A função DIST.QUI calcula a área à direita de 2,103 para uma distribuição $\chi_9^2 = 0,9897$. Assim, subtraia 1 e multiplique por 2 para obter o valor-p exato do teste bilateral = 0,021. Os detalhes são apresentados na Tabela 7.2.

Portanto, os resultados são estatisticamente significativos e concluímos que a variância entre os observadores que utilizam a máquina Arteriosonde difere significativamente da variância entre os observadores que utilizam o manguito padrão. Para quantificar quão diferentes as duas variações são, o IC bilateral de 95% para σ^2 poderia ser obtido, como no Exemplo 6.42. Esse intervalo foi (3,87; 27,26). É claro, ele não contém 35 porque o valor-p é menor que 0,05.

TABELA 7.2 Cálculo do valor-p exato, para os dados da máquina Arteriosonde do Exemplo 7.47, usando um teste χ^2 com base em uma amostra, com o Microsoft Excel

Microsoft Excel	
x	2,103
df	9
fda= DIST.QUI (2,103;9)	0,989732
valor-p(teste unilateral) = 1 − DIST.QUI (2,103;9)	0,010268
valor-p(teste bilateral) = 2 ×[1 − DIST.QUI(2,103;9)]	0,020536

Veja a página 175 para a **EQUAÇÃO 6.11**

Em geral, a suposição de normalidade é particularmente importante para os testes de hipóteses e estimativa de IC para as variâncias. Se essa hipótese não for satisfeita, as regiões críticas e os valores-p nas Equações 7.25 e 7.26, bem como os limites de confiança na Equação 6.11, não serão válidos.

Nesta seção, apresentamos o **teste χ^2 para variâncias com base em uma amostra**, utilizado para testar hipóteses relativas à variância de uma distribuição normal. Começando na caixa "Iniciar" do fluxograma (Figura 7.18), chegamos a um teste χ^2 para variância respondendo sim a cada uma das três seguintes perguntas: (1) uma variável de interesse? (2) problema de uma amostra? e (3) a distribuição é normal ou pode-se assumir que o teorema central do limite é válido? e respondendo não para (4) inferência relativa a μ? e sim para (5) inferência relativa a σ?

7.9 INFERÊNCIA PARA A DISTRIBUIÇÃO BINOMIAL COM BASE EM UMA AMOSTRA

Métodos da Teoria Normal

EXEMPLO 7.48 Câncer Considere os dados de câncer de mama do Exemplo 6.45. Nesse exemplo, estávamos interessados no efeito do histórico familiar de câncer de mama na incidência desse tipo de câncer. Suponha que 400 das 10.000 mulheres de 50 a 54 anos, cujas mães tiveram câncer de mama, tenham câncer de mama em algum momento da vida delas. Considerando grandes estudos, suponha que a taxa de prevalência de câncer de mama para as mulheres norte-americanas nessa faixa etária seja de cerca de 2%. A pergunta é: existe diferença significativa entre a taxa de 4% observada na amostra e a taxa de 2% da população?

Outra maneira de fazer essa pergunta é reformulá-la em termos de testes de hipóteses: se p = a taxa de prevalência de câncer de mama em mulheres de 50 a 54 anos, cujas mães tiveram câncer de mama, queremos testar a hipótese $H_0: p = 0{,}02 = p_0$ versus $H_1: p \neq 0{,}02$. Como fazer isso?

O teste de significância baseia-se na proporção de casos $\hat{p}$ na amostra. Suponha que a aproximação normal para a distribuição binomial seja válida. Essa suposição é razoável quando $np_0q_0 \geq 5$. Portanto, com base na Equação 6.17, sabemos que, sob H_0,

$$\hat{p} \sim N\left(p_0, \frac{p_0 q_0}{n}\right)$$

É mais conveniente padronizar $\hat{p}$. Para isso, subtraímos o valor esperado de $\hat{p}$ sob $H_0 = p_0$ e dividimos pelo erro padrão de $\hat{p}$ sob $H_0 = \sqrt{p_0 q_0 / n}$, criando a estatística z dada por

$$z = \frac{\hat{p} - p_0}{\sqrt{p_0 q_0 / n}}$$

Segue que, sob H_0, $z \sim N(0,1)$.

No entanto, uma aproximação melhor da distribuição binomial pela distribuição normal é obtida se usarmos a versão com correção de continuidade da estatística de teste. Especificamente, Se $\hat{p} < p_0$, então

$$z = \frac{\hat{p} - p_0 + \frac{1}{2n}}{\sqrt{p_0 q_0 / n}},$$

Enquanto se $\hat{p} \geq p_0$, então

$$z = \frac{\hat{p} - p_0 - \frac{1}{2n}}{\sqrt{p_0 q_0 / n}}.$$

Podemos generalizar essas expressões por definição:

$$z_{corr} = \frac{|\hat{p} - p_0| - \frac{1}{2n}}{\sqrt{p_0 q_0 / n}},$$

e por um teste bilateral ao nível α, rejeitando se $z_{corr} > z_{1-\alpha/2}$.

Assim, o teste assume a forma a seguir.

EQUAÇÃO 7.27 Teste para uma Proporção Binomial — Método da Teoria Normal (Teste Bilateral)

Seja a estatística de teste $z_{corr} = \left(|\hat{p} - p_0| - \frac{1}{2n}\right) / \sqrt{p_0 q_0 / n}$.

Se $z_{corr} > z_{1-\alpha/2}$, H_0 é rejeitada. Se $z_{corr} < z_{1-\alpha/2}$, H_0 é aceita. Esse teste só deve ser usado se $np_0 q_0 \geq 5$.

As regiões de aceitação e de rejeição são mostradas na Figura 7.12.

FIGURA 7.12 Regiões de aceitação e de rejeição para o teste binomial — método da teoria normal (teste bilateral)

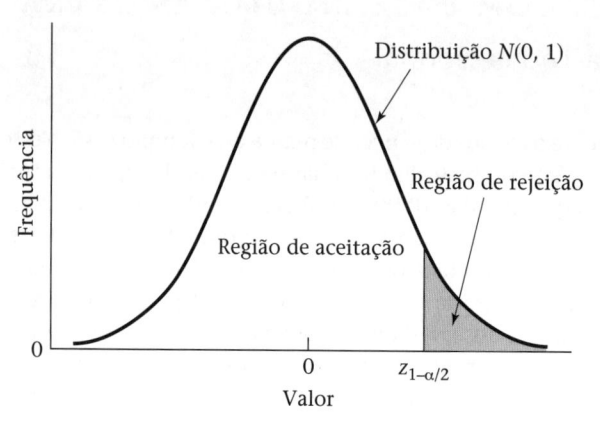

Como alternativa, um valor-p pode ser calculado, onde

valor-p = 2 × área à direita de z_{corr} sob uma curva $N(0, 1)$

Isso está resumido a seguir.

EQUAÇÃO 7.28 Cálculo do Valor-p para o Teste Binomial — Método da Teoria Normal (Teste Bilateral)

Seja a estatística de teste $z_{corr} = \left(|\hat{p} - p_0| - \frac{1}{2n}\right) / \sqrt{p_0 q_0 / n}$.

O valor-p = 2 × [1 − $\Phi(z_{corr})$] = duas vezes a área à direita de z_{corr} sob uma curva $N(0, 1)$. O cálculo do valor-p é ilustrado na Figura 7.13.

Como alternativa, também podemos calcular

$$X^2_{corr} = \frac{\left(|\hat{p} - p_0| - \frac{1}{2n}\right)^2}{p_0 q_0 / n} \sim \chi^2_1 \text{ sob } H_0,$$

com o valor-p dado por

$$p = Pr\left(\chi^2_1 > X^2_{corr}\right).$$

Esse é o mesmo valor-p conforme obtido com z_{corr} na Figura 7.13.

FIGURA 7.13 Ilustração do valor-p para o teste binomial — método da teoria normal (teste bilateral)

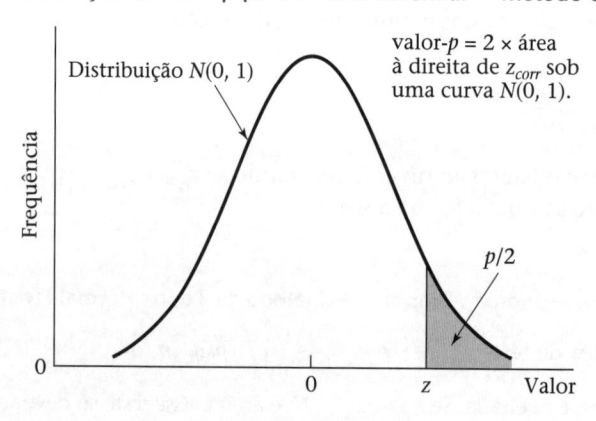

Essas definições de um valor-p são novamente compatíveis com a ideia de um valor-p como a probabilidade de obter resultados tão ou mais extremos que os resultados de nossa amostra.

EXEMPLO 7.49 **Câncer** Avalie a significância estatística dos dados do Exemplo 7.48.

Solução: Usando o método do valor crítico, calculamos a estatística de teste

$$Z_{corr} = \frac{|\hat{p} - p_0| - \frac{1}{2n}}{\sqrt{p_0 q_0/n}}$$

$$= \frac{|0,04 - 0,02| - \frac{1}{2(10.000)}}{\sqrt{0,02(0,98)/10.000}} = \frac{0,0200}{0,0014} = 14,3$$

Como $z_{1-\alpha/2} = z_{0,975} = 1,96$, segue que H_0 pode ser rejeitada usando um teste bilateral com $\alpha = 0,05$. Para calcular o valor-p, temos

valor-p = $2 \times [1 - \Phi(z_{corr})]$
= $2 \times [1 - \Phi(14,3)] < 0,001$

Assim, os resultados são altamente significativos.

Usando o Computador para Executar o Teste Binomial com base em uma Amostra (Método da Teoria Normal)

Podemos usar o comando prop.test do R para implementar a versão de amostra grande do teste binomial. O comando é:

```
prop.test(x, n, p = p0, alternative = "two.sided", correct = TRUE)
```

onde x = número de sucessos, n = número de ensaios e p0 é o valor-p sob H_0.

EXEMPLO 7.50 **Obstetrícia** Suponha que, na população em geral, 20% das mulheres que estão tentando engravidar levem 12 meses ou mais para tanto (o que definiremos como infertilidade). Suponha que seja proposta uma SNP que pode afetar a infertilidade. A SNP tem 2 genótipos (a, c), dos quais o alelo c é o tipo selvagem e o alelo a pode ser um alelo mutante.

Em um estudo-piloto, 200 mulheres que estão tentando engravidar são genotipadas para esse SNP. Verificou-se que, entre 40 mulheres homozigotas para o SNP (isto é, têm o genótipo aa), 10 são inférteis de acordo com a definição apresentada aqui. Teste se isso representa uma diferença significativa na taxa de infertilidade entre as mulheres homozigotas (em comparação com a população geral de mulheres que tentam engravidar).

Solução: Usaremos o comando prop.test do R para resolver esse problema:

prop.test(10, 40, p = 0.20, alternative = "two.sided", correct = TRUE). Os resultados são dados na Tabela 7.3.

TABELA 7.3 Resultados para estudo do gene da infertilidade usando o R

```
>prop.test(10, 40, p=0.20, alternative="two.sided", correct = TRUE)
    1-sample proportions test with continuity correction
data: 10 out of 40, null probability 0.2
X-squared = 0.3516, df = 1, - p-vaule = 0.5532
alternative hypothesis: true p is not equal to 0.2
```

Observe que o R usa a versão qui-quadrado do teste binomial para uma amostra grande. O valor-p = 0,55, o que indica que não existe diferença significativa entre a taxa de infertilidade para mulheres homozigotas para esse SNP (isto é, têm o genótipo aa) e a taxa de infertilidade da população em geral.

Métodos Exatos

O procedimento apresentado nas Equações 7.27 e 7.28 para testar a hipótese $H_0: p = p_0$ versus $H_1: p \neq p_0$ depende da suposição de que a aproximação normal para a distribuição binomial seja válida. Essa suposição só é verdadeira se $np_0q_0 \geq 5$. Como podemos testar a hipótese anterior se esse critério não for satisfeito?

Basearemos nosso teste em probabilidades binomiais *exatas*. Em particular, seja X uma variável aleatória binomial com parâmetros n e p_0 e seja $\hat{p} = x/n$, onde x é o número observado de eventos. O cálculo do valor-p depende se $\hat{p} \leq p_0$ ou $\hat{p} > p_0$. Se $\hat{p} \leq p_0$, então

$$p/2 = Pr(\leq x \text{ sucessos em } n \text{ tentativas} | H_0)$$

$$= \sum_{k=0}^{x} \binom{n}{k} p_0^k (1-p_0)^{n-k}$$

Se $\hat{p} > p_0$, então

$$p/2 = Pr(\geq x \text{ sucessos em } n \text{ tentativas} | H_0)$$

$$= \sum_{k=x}^{n} \binom{n}{k} p_0^k (1-p_0)^{n-k}$$

Isso está resumido a seguir.

EQUAÇÃO 7.29 | **Cálculo do Valor-*p* para o Teste Binomial com base em uma Amostra — Método Exato (Teste Bilateral)**

$$\text{If } \hat{p} \leq p_0, p = 2 \times Pr(X \leq x) = \min\left[2\sum_{k=0}^{x} \binom{n}{k} p_0^k (1-p_0)^{n-k}, 1\right]$$

$$\text{If } \hat{p} > p_0, p = 2 \times Pr(X \geq x) = \min\left[2\sum_{k=x}^{n} \binom{n}{k} p_0^k (1-p_0)^{n-k}, 1\right]$$

O cálculo do valor-p está representado na Figura 7.14, no caso de $n = 30$, $p_0 = 0{,}5$ e $x = 10$ e 20, respectivamente.

FIGURA 7.14 Ilustração do valor-p para um teste binomial com base em uma amostra — método exato (teste bilateral)

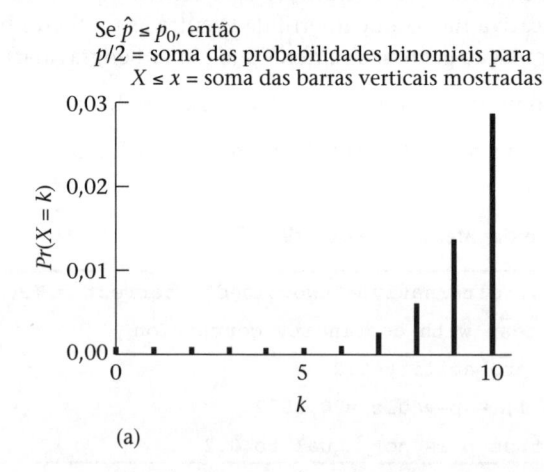

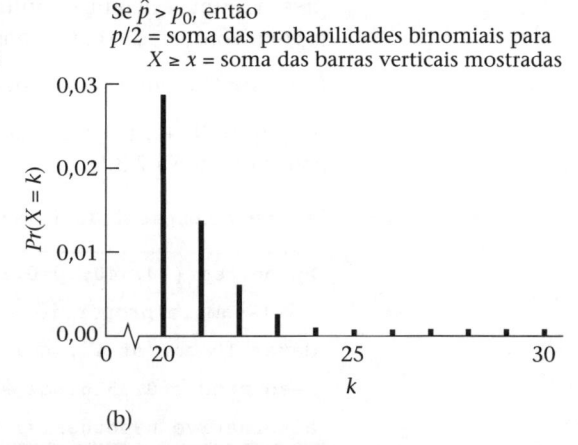

De qualquer forma, o valor-p corresponde à soma das probabilidades de todos os eventos tão ou mais extremos que o resultado obtido da amostra.

EXEMPLO 7.51 **Saúde Ocupacional, Câncer** A segurança das pessoas que trabalham ou vivem perto de usinas de energia nuclear tem sido objeto de amplo debate nos últimos anos. A exposição à radiação pode resultar em excesso de mortes decorrentes de câncer entre as pessoas expostas. Um problema com o estudo dessa questão é que, como o número de mortes atribuíveis ao câncer em categorias gerais ou específicas é pequeno, atingir estatisticamente conclusões significativas é difícil, exceto após longos períodos de acompanhamento. Uma abordagem alternativa é a realização de um *estudo de mortalidade proporcional*, no qual a proporção de mortes atribuídas a uma causa específica em um grupo exposto é comparada com a proporção correspondente de uma grande população. Suponha, por exemplo, que 13 mortes tenham ocorrido entre trabalhadores do sexo masculino de 55 a 64 anos em uma usina de energia nuclear e que a causa de 5 delas tenha sido câncer. Com base nos relatórios de estatísticas vitais, considere que aproximadamente 20% de todas as mortes possam ser atribuídas a algum tipo de câncer. Esse resultado é significativo?

Solução: Queremos testar a hipótese H_0: $p = 0,20$ versus H_1: $p \neq 0,20$, em que p = probabilidade de que a causa da morte de trabalhadores de usinas de energia nuclear tenha sido câncer. A aproximação normal para a binomial não pode ser utilizada, porque

$$np_0q_0 = 13(0,2)(0,8) = 2,1 < 5$$

No entanto, o procedimento exato na Equação 7.29 pode ser utilizado:

$$\hat{p} = \frac{5}{13} = 0,38 > 0,20$$

Portanto, $p = 2\sum_{k=5}^{13} \binom{13}{k}(0,2)^k(0,8)^{13-k} = 2 \times \left[1 - \sum_{k=0}^{4} \binom{13}{k}(0,2)^k(0,8)^{13-k}\right]$

De acordo com a Tabela 1 do Apêndice Tabelas, com $n = 13$ e $p = 0,2$, temos

$Pr(0) = 0,0550$
$Pr(1) = 0,1787$
$Pr(2) = 0,2680$
$Pr(3) = 0,2457$
$Pr(4) = 0,1535$

Portanto, $p = 2 \times [1 - (0,0550 + 0,1787 + 0,2680 + 0,2457 + 0,1535)]$
$= 2 \times (1 - 0,9009) = 0,198$

Em resumo, a proporção de mortes por câncer não é significativamente diferente para trabalhadores de usinas de energia nuclear em relação aos homens de idade comparável na população em geral.

Utilização do Computador para Realizar o Teste Binomial com base em uma Amostra (Versão Exata)

Podemos usar o comando bitesti do Stata para executar a versão exata do teste binomial. No entanto, o procedimento é diferente do apresentado na Equação 7.29.

EQUAÇÃO 7.30 **Teste Binomial com base em uma Amostra — Versão Exata (Rotina do Stata)**

Suponha que observemos x sucessos em n tentativas e desejemos testar a hipótese

H_0: $p = p_0$ versus H_1: $p \neq p_0$.

O valor-p bilateral é dado por:

$$\text{valor-}p_{\text{exact,Stata}} = \sum_{\{k:Pr(k) \leq Pr(x)\}} \binom{n}{k} p_0^k q_0^{n-k}$$

Assim, o valor-p do teste bilateral = soma das probabilidades de todos os k resultados possíveis em que $Pr(k) \leq Pr(x)$. O comando é bitesti n x p_0

em que n = número de tentativas, x = número de sucessos e p_0 = valor de p sob H_0.

EXEMPLO 7.52 **Saúde Ocupacional** Use o comando bitesti do Stata para avaliar a significância dos resultados do Exemplo 7.51.

Solução: Neste caso, n = 13, x = 5 e p_0 = 0,2. Assim, temos:

```
. bitesti 13 5 0.2
        N        Observed k    Expected k    Assumed p    Observed p
-------------------------------------------------------------------
       13            5            2.6         0.20000      0.38462
Pr(k ≥ 5)           = 0.099131    (one-sided test)
Pr(k ≤ 5)           = 0.969965    (one-sided test)
Pr(k ≤ 0 ou k ≥ 5)  = 0.154106    (two-sided test)
```

Assim, o valor-p bilateral pelo Stata = 0,15 *versus* o valor-p = 0,20 com base na Equação 7.29 no Exemplo 7.51.

EQUAÇÃO 7.31 **Comparação das Versões do Stata (Equação 7.30) e do Livro-Texto (Equação 7.29) do Teste Binomial com Base em uma Amostra (Versão de Amostra Pequena)**

A justificativa para a versão do livro do teste binomial com base em uma amostra é que esta atinja a seguinte propriedade desejável. Suponha que queiramos testar a hipótese

H_0: $p = p_0$ *versus* H_1: $p \neq p_0$

e especificar o valor-p bilateral como

$$\text{valor-}p = 2 \times \min\left\{\sum_{k=0}^{x}\binom{n}{k}p_0^k q_0^{n-k}, \sum_{k=x}^{n}\binom{n}{k}p_0^k q_0^{n-k}, 0{,}5\right\}.$$

O valor-p bilateral será < α se, e somente se, o IC $(1-\alpha) \times 100\%$ bilateral exato para o p dado na Equação 6.20 exclui p_0. De modo inverso, o valor-p bilateral será > α se, e somente se, o IC $(1-\alpha) \times 100\%$ bilateral exato para p incluir p_0. Essa propriedade não é alcançada pela versão Stata do teste dado na Equação 7.30.

EXEMPLO 7.53 **Geral** Suponha que queiramos testar a hipótese

H_0: p = 0,35 *versus* H_1: p ≠ 0,35

e atingimos 2 sucessos em 17 tentativas. Compare o valor-p exato bilateral usando as Equações 7.29 e 7.30, e forneça um IC de 95% bilateral exato para p.

Solução: O IC exato de 95% para p obtido do comando cii do Stata é dado por

```
. cii 17 2
                              Binomial Exact
Variable |   Obs    Mean    Std. Err.   [95% Conf. Interval]
---------+---------------------------------------------------
         |    17  .1176471  .0781425    .0145793   .3644092
```

O valor-p bilateral exato pela Equação 7.29 é dado por

$$\text{valor-}p = 2 \times \min\left\{\sum_{k=0}^{2}\binom{17}{k}(0{,}35)^k(0{,}65)^{17-k}, \sum_{k=2}^{17}\binom{17}{k}(0{,}35)^k(0{,}65)^{17-k}, 0{,}5\right\}.$$

Usamos o comando binomialtail do Stata para avaliar essas probabilidades: valor-p = 2 × min [1 − binomialtail (17, 3, 0.35), binomialtail (17, 2, 0.35), 0.5]

Temos:

```
. display binomialtail(17,3,0.35)
.96727464
. display binomialtail (17,2,0.35)
.99329872
```

Assim, o valor-p = 2 × min(1 − 0,9673, 0,9933, 0,5) = 0,065.
O valor-p exato para teste bilateral a pela Equação 7.30 é dado por

```
. bitesti 17 2 0,35

    N    Observed k    Expected k    Assumed p    Observed p
------------------------------------------------------------
   17        2            5.95        0.35000      0.11765

Pr(k >= 2)                 = 0.993299   (one-sided test)
Pr(k <= 2)                 = 0.032725   (one-sided test)
Pr(k <= 2 or k >= 11)      = 0.044752   (two-sided test)
```

Observe que o valor-p no livro-texto (Equação 7.29) é > 0,05, enquanto o valor-p do Stata (Equação 7.30) é < 0,05. No entanto, o IC de 95% bilateral exato inclui 0,35 (p_0), o que é consistente com o livro, mas não com a versão Stata.

Na opinião do autor, a versão do livro-texto é preferível em razão da coerência entre o teste de hipóteses e as abordagens do intervalo de confiança.

Estimativa de Poder e Tamanho da Amostra

O poder do teste binomial também pode ser considerado usando o procedimento do teste para grandes amostras dado anteriormente. Suponha que estamos conduzindo um teste bilateral com nível de significância α, onde $p = p_0$ sob a hipótese nula. Sob a hipótese alternativa de $p = p_1$, o poder é dado pela fórmula a seguir.

EQUAÇÃO 7.32 **Poder para o Teste Binomial com base em uma Amostra (Teste Bilateral)**

O poder do teste binomial para a hipótese

$H_0: p = p_0$ versus $H_1: p \neq p_0$

para a alternativa específica $p = p_1$ é dada por

$$\Phi\left[\sqrt{\frac{p_0 q_0}{p_1 q_1}}\left(z_{\alpha/2} + \frac{|p_0 - p_1|\sqrt{n}}{\sqrt{p_0 q_0}}\right)\right]$$

Para usar essa fórmula, consideramos que $np_0 q_0 \geq 5$ de modo que os métodos da teoria normal apresentados anteriormente sejam válidos.

EXEMPLO 7.54 **Câncer** Suponha que queiramos testar a hipótese de que mulheres que tenham irmã com câncer de mama apresentem mais risco de desenvolver a doença. Assumimos, como no Exemplo 7.48, que a taxa de prevalência de câncer de mama seja de 2% entre mulheres de 50 a 54 anos nos Estados Unidos e de 5% entre as mulheres cuja irmã tenha apresentado a doença. Propomos entrevistar 500 mulheres de 50 a 54 anos cujas irmãs tenham tido a doença. Qual é o poder desse estudo, considerando que realizamos um teste bilateral, com $\alpha = 0,05$?

Solução: Temos $\alpha = 0,05$, $p_0 = 0,02$, $p_1 = 0,05$, $n = 500$. O poder, conforme a Equação 7.32, é

$$\text{Poder} = \Phi\left[\sqrt{\frac{0{,}02(0{,}98)}{0{,}05(0{,}95)}}\left(z_{0{,}025} + \frac{0{,}03\sqrt{500}}{\sqrt{0{,}02(0{,}98)}}\right)\right]$$
$$= \Phi[0{,}642(-1{,}96 + 4{,}792)] = \Phi(1{,}819) = 0{,}966$$

Assim, deve haver possibilidade de 96,6% de encontrar uma diferença significativa com base em uma amostra de 500, se a verdadeira taxa de câncer de mama entre as mulheres cujas irmãs apresentaram a doença é 2,5 vezes mais elevada que a da típica mulher de 50 a 54 anos.

Da mesma forma, podemos considerar a questão do tamanho da amostra adequada se o teste binomial para determinado α, p_0, p_1 e poder for usado. O tamanho da amostra é dado pela fórmula a seguir.

EQUAÇÃO 7.33 **Estimativa de Tamanho de Amostra para o Teste Binomial com base em uma Amostra**

Suponha que queiramos testar H_0: $p = p_0$ versus H_1: $p \neq p_0$. O tamanho da amostra necessária para realizar um teste bilateral, com nível de significância α e poder $1 - \beta$ versus a hipótese alternativa específica $p = p_1$, é

$$n = \frac{p_0 q_0\left(z_{1-\alpha/2} + z_{1-\beta}\sqrt{\frac{p_1 q_1}{p_0 q_0}}\right)^2}{(p_1 - p_0)^2}$$

EXEMPLO 7.55 **Câncer** Quantas mulheres devemos entrevistar no estudo proposto no Exemplo 7.54 para alcançar o poder de 90%, se um teste de significância bilateral, com $\alpha = 0{,}05$, for usado?

Solução: Temos $\alpha = 0{,}05$, $1 - \beta = 0{,}90$, $p_0 = 0{,}02$, $p_1 = 0{,}05$. O tamanho da amostra é dado pela Equação 7.33:

$$n = \frac{0{,}02(0{,}98)\left[z_{0{,}975} + z_{0{,}90}\sqrt{\frac{0{,}05(0{,}95)}{0{,}02(0{,}98)}}\right]^2}{(0{,}03)^2}$$
$$= \frac{0{,}0196[1{,}96 + 1{,}28(1{,}557)]^2}{0{,}0009} = \frac{0{,}0196(15{,}623)}{0{,}0009} = 340{,}2, \text{ ou 341 mulheres}$$

Assim, 341 mulheres cujas irmãs tiveram câncer de mama devem ser entrevistadas para que haja 90% de chance de detectar uma diferença significativa usando um teste bilateral com $\alpha = 0{,}05$ se a verdadeira taxa de câncer de mama entre as mulheres cujas irmãs apresentaram a doença for 2,5 vezes mais elevada que a de uma mulher típica de 50 a 54 anos.

Observe que, se desejamos executar um teste unilateral, em vez de um teste bilateral com nível α, então α é substituído por $\alpha/2$ na fórmula de poder da Equação 7.32 e na fórmula do tamanho da amostra da Equação 7.33.

Utilização do Computador para Estimar o Poder e o Tamanho da Amostra para o Teste Binomial com Base em uma Amostra

Podemos usar novamente o comando sampsi do Stata para calcular o poder e o tamanho de amostra para o teste binomial. Para calcular o poder, especificamos

```
sampsi p0 p1, n (xx)  onesample
```

Para calcular o tamanho da amostra, especificamos

```
sampsi p0 p1, power(0.xx) onesample
```

EXEMPLO 7.56

Câncer Calcule o poder e as estimativas de tamanho da amostra nos Exemplos 7.54 e 7.55 usando o Stata.

Solução:

Poder: Temos

    . sampsi 0.02 0.05, n(500) onesample

O poder estimado para comparação da proporção com o valor hipotético
Teste Ho: p = 0,0200, em que p é a proporção na população

Suposições:

            alpha =   0.0500   (two-sided)
    alternative p =   0.0500
    sample size n =   500

Poder estimado:

            power =   0.9655

Tamanho da amostra: Temos

    . sampsi 0.02 0.05, power(0.90) onesample

Tamanho estimado da amostra para comparação da proporção com o valor hipotético
Teste Ho: p = 0,0200, onde p é a proporção na população

Suposições:

            alpha =   0.0500   (two-sided)
            power =   0.9000
    alternative p =   0.0500

Tamanho estimado da amostra necessária:

                n =   341

Os resultados estão de acordo com as soluções dadas para os Exemplos 7.54 e 7.55.

Nesta seção, apresentamos o **teste binomial com base em uma amostra**, o qual é utilizado para testar hipóteses relativas ao parâmetro p de uma distribuição binomial. Começando na caixa "Iniciar" do fluxograma (Figura 7.18), chegamos ao teste binomial de uma amostra respondendo sim para (1) uma variável de interesse? e (2) problema de uma amostra? não para (3) a distribuição é normal ou pode-se assumir que o teorema central do limite é válido? e sim para (4) a distribuição é binomial?

QUESTÕES DE REVISÃO 7C

1 Pesa-se uma amostra de 120 estudantes do ensino médio (60 meninos, 60 meninas) em sua aula de educação física. Dos alunos, 15% estão acima do percentil 95º para o índice de massa corporal (IMC) [peso(kg)/altura²(m²)], conforme determinado pelas normas nacionais. Os profissionais de saúde querem determinar se o perfil de obesidade na escola é diferente do que seria esperado.

  (a) Quais hipóteses podem ser utilizadas para resolver essa questão?

  (b) Qual teste pode ser usado para comprovar essas hipóteses?

  (c) Escreva a estatística de teste para este teste.

  (d) Qual é o valor-p do teste?

  (e) O que você conclui com base em suas descobertas?

> **2** O diretor da escola também pretende abordar a questão anterior para grupos étnicos específicos. Dos 50 estudantes latinos na escola, 10 estão acima do percentil 95º para o IMC.
>
> **(a)** Que teste pode ser usado para abordar a questão entre os estudantes latinos?
>
> **(b)** Qual é o valor-p do teste?
>
> **(c)** O que você conclui com base em seus resultados?
>
> **3** Qual é o poder do teste da questão 1 se o verdadeiro percentual de alunos na escola acima do percentil 95º para o IMC é de 15%?

7.10 INFERÊNCIA PARA A DISTRIBUIÇÃO DE POISSON COM BASE EM UMA AMOSTRA

EXEMPLO 7.57 **Saúde Ocupacional** Muitos estudos têm analisado os possíveis perigos para a saúde enfrentados pelos profissionais que trabalham com borracha. Em um desses estudos, um grupo de 8.418 trabalhadores brancos do sexo masculino com idade de 40 a 84 anos (ativos ou aposentados) em 1º de janeiro de 1964 foi acompanhado por 10 anos em relação a vários desfechos de mortalidade [1]. Suas taxas de mortalidade foram então comparadas com as taxas de mortalidade de brancos do sexo masculino nos Estados Unidos em 1968. Em um dos resultados relatados, 4 mortes decorrentes da doença de Hodgkin foram observadas em comparação com 3,3 óbitos esperados com base nas taxas de mortalidade dos Estados Unidos. Essa diferença é significativa?

Um problema com esse tipo de estudo é que os trabalhadores de diferentes idades, em 1964, têm diferentes riscos de mortalidade ao longo do tempo. Além disso, diferentes trabalhadores podem ser acompanhados por diferentes períodos. Assim, os testes apresentados nas Equações 7.27 e 7.29, que assumem um p constante para todas as pessoas incluídas na amostra, não são aplicáveis. No entanto, esses testes podem ser generalizados para considerar os diferentes riscos de mortalidade de diferentes indivíduos. Seja

X = número total de mortes observadas para os membros da população do estudo

p_i = probabilidade de morte para o i-ésimo indivíduo $\cong \lambda_i t_i$.

onde λ_i = taxa de incidência para a i-ésima pessoa e t_i = tempo desse acompanhamento para a i-ésima pessoa.

Sob a hipótese nula de que as taxas de mortalidade para a população do estudo são as mesmas para a população em geral dos Estados Unidos, o número esperado de eventos μ_0 é dado por

$$\mu_0 = \sum_{i=1}^{n} p_i$$

Se a doença sob estudo é rara, a distribuição do número observado de eventos pode ser considerada aproximada pela distribuição de Poisson com valor esperado desconhecido = μ. Queremos testar a hipótese de H_0: $\mu = \mu_0$ versus H_1: $\mu \neq \mu_0$.

Uma abordagem para o teste de significância é usar o método do valor crítico. Sabemos, com base na Seção 7.5, que o IC $(1 - \alpha) \times 100\%$ bilateral para μ dado por (c_1, c_2) contém todos os valores de μ_0 para os quais aceitaríamos H_0 com base no teste de hipótese anterior. Assim, se $c_1 \leq \mu_0 \leq c_2$, aceitamos H_0; ao passo que, se $\mu_0 < c_1$ ou $\mu_0 > c_2$, rejeitamos H_0. A Tabela 7 do Apêndice Tabelas contém limites de confiança exatos para o valor esperado de Poisson μ, e isso nos leva à seguinte abordagem simples para o teste de hipóteses.

EQUAÇÃO 7.34 **Inferência para a Distribuição de Poisson com base em uma amostra (Teste de Amostra Pequena — Método do Valor Crítico)**

Seja X uma variável aleatória de Poisson com valor esperado = μ. Para testar a hipótese de H_0: $\mu = \mu_0$ versus H_1: $\mu \neq \mu_0$, utilizando um teste bilateral com nível de significância α,

(1) Obtenha o IC $(1-\alpha) \times 100\%$ bilateral para μ com base no valor observado x de X. Indique esse IC por (c_1, c_2).

(2) Se $\mu_0 < c_1$ ou $\mu_0 > c_2$, rejeitamos H_0.

Se $c_1 \leq \mu_0 \leq c_2$, aceitamos H_0.

EXEMPLO 7.58 **Saúde Ocupacional** Teste o significado dos resultados do Exemplo 7.57, utilizando o método do valor crítico com nível de significância bilateral de 0,05.

Solução: Queremos testar a hipótese de H_0: $\mu = 3{,}3$ versus H_1: $\mu \neq 3{,}3$. Observamos 4 eventos = $= x$. Assim, com referência à Tabela 7, o IC de 95% bilateral para μ com base em $x = 4$ é (1,09; 10,24). Pela Equação 7.34, como $1{,}09 \leq 3{,}3 \leq 10{,}24$, aceitamos H_0 ao nível de significância de 5%.

Outra abordagem para o teste de significância é o método do valor-p. Queremos rejeitar H_0 se x for muito maior ou muito menor que μ_0. Isso leva ao procedimento de teste a seguir.

EQUAÇÃO 7.35 **Inferência para a Distribuição de Poisson (Teste para Amostra Pequena — Método do Valor-p)**

Seja μ = valor esperado de uma distribuição de Poisson. Para testar a hipótese de H_0: $\mu = \mu_0$ versus H_1: $\mu \neq \mu_0$.

(1) Calcule

x = número observado de mortes na população do estudo

(2) Sob H_0, a variável aleatória X seguirá uma distribuição de Poisson com parâmetro μ_0. Assim, o valor-p exato do teste bilateral é dado por

$$\min\left(2 \times \sum_{k=0}^{x} \frac{e^{-\mu_0}\mu_0^k}{k!}, 1\right) \text{ se } x < \mu_0$$

$$\min\left[2 \times \left(1 - \sum_{k=0}^{x-1} \frac{e^{-\mu_0}\mu_0^k}{k!}\right), 1\right] \text{ se } x \geq \mu_0$$

Esses cálculos são mostrados na Figura 7.15 para o caso de $\mu_0 = 5$, com $x = 3$ e 8, respectivamente.

FIGURA 7.15 Cálculo do valor-p exato para o teste de Poisson

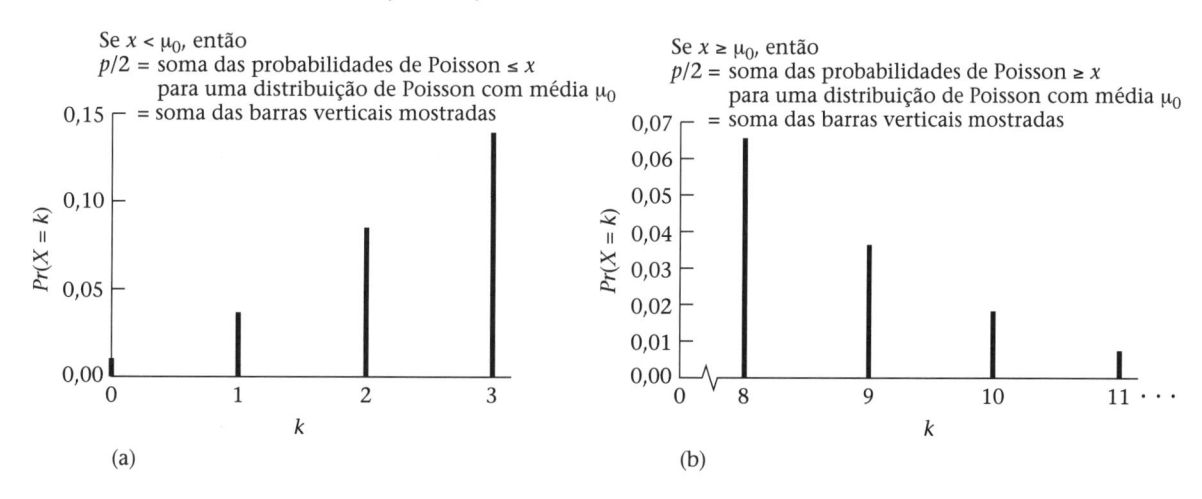

Se $x < \mu_0$, então
$p/2$ = soma das probabilidades de Poisson $\leq x$
para uma distribuição de Poisson com média μ_0
= soma das barras verticais mostradas

Se $x \geq \mu_0$, então
$p/2$ = soma das probabilidades de Poisson $\geq x$
para uma distribuição de Poisson com média μ_0
= soma das barras verticais mostradas

(a)   (b)

EXEMPLO 7.59 **Saúde Ocupacional** Teste o significado dos resultados do Exemplo 7.58 utilizando o método do valor-p.

Solução: Consideremos a Equação 7.35. Como $x = 4 > \mu_0 = 3{,}3$, o valor-p é dado por

$$p = 2 \times \left[1 - \sum_{k=0}^{3} \frac{e^{-3,3}(3{,}3)^k}{k!}\right]$$

Pela distribuição de Poisson, temos

$Pr(0) = e^{-3,3} = 0{,}0369$

$Pr(1) = \dfrac{e^{-3,3}(3{,}3)}{1!} = 0{,}1217$

$Pr(2) = \dfrac{e^{-3,3}(3{,}3)^2}{2!} = 0{,}2008$

$Pr(3) = \dfrac{e^{-3,3}(3{,}3)^3}{3!} = 0{,}2209$

Assim, $p = 2 \times [1 - (0{,}0369 + 0{,}1217 + 0{,}2008 + 0{,}2209)]$

$= 2 \times (1 - 0{,}5803) = 0{,}839$

Portanto, não há excesso ou déficit significativo da doença de Hodgkin nessa população.

Um índice frequentemente utilizado para quantificar o risco em uma população em estudo em relação à população geral é a razão de mortalidade padronizada (RMP).

DEFINIÇÃO 7.16 A **razão de mortalidade padronizada** é definida por $O/E \times 100\%$ = o número observado de mortes na população em estudo, dividido pelo número esperado de óbitos na população em estudo × 100% sob a suposição de que as taxas de mortalidade para a população em estudo são as mesmas da população em geral. Para condições não fatais, a RMP é conhecida como a **razão da morbidade padronizada**.

Assim,
- Se RMP > 100%, existe um excesso de risco na população em estudo em relação à população em geral.
- Se RMP < 100%, existe um risco reduzido na população em estudo em relação à população em geral.
- Se RMP = 100%, não há nem excesso nem déficit de risco na população estudada em relação à população em geral.

EXEMPLO 7.60 **Saúde Ocupacional** Qual é a RMP para a doença de Hodgkin usando os dados no Exemplo 7.57?

Solução: RMP = $4/3{,}3 \times 100\%$ = 121%

Os procedimentos de teste nas Equações 7.34 e 7.35 também podem ser interpretados como testes para inferir se a RMP é significativamente diferente de 100%.

EXEMPLO 7.61 **Saúde Ocupacional** Nos dados do profissional que trabalha com borracha descritos no Exemplo 7.57, houve 21 mortes por câncer de bexiga, sendo que a taxa de mortalidade esperada por câncer na população em geral é de 18,1. Avalie a significância estatística dos resultados.

Solução: Consideremos a linha 21 e a coluna 95 da Tabela 7 do Apêndice Tabelas e o IC de 95% para $\mu = (13{,}00, 32{,}10)$. Como μ_0 = número esperado de mortes = 18,1 está dentro do IC de 95%, podemos aceitar H_0 ao nível de 5% de significância. Para ter um valor-p exato, consideramos a Equação 7.35 e calculamos

$$p = 2 \times \left(1 - \sum_{k=0}^{20} e^{-18,1}(18{,}1)^k / k!\right)$$

Este é um cálculo extenso; por isso, utilizamos a função ppois do R, como mostra a Tabela 7.4. Pelo R, vemos que $\Pr(X \leq 20|\mu = 18,1) = 0,7227$. Portanto, o valor-$p = 2 \times (1 - 0,7227) =$ $= 0,55$. Assim, não há excesso nem déficit de mortes significativos por câncer de bexiga na população que trabalha com borracha. A RMP para câncer de bexiga $= 21/18,1 \times 100\% =$ $= 116\%$. Outra interpretação dos testes de significância das Equações 7.34 e 7.35 é que a RMP na população de referência não difere significativamente de 100%.

TABELA 7.4 Cálculo do valor exato de *p* para os dados de câncer de bexiga no Exemplo 7.61

```
Utilizamos o comando do R para esta finalidade como se segue:
> a<-ppois(20,18.1)
>a
> 0.7227
>p_value<-2*(1-a)
p_value
[1] 0,5546078
```

Assim, o valor-*p* bilateral exato = 0,55.

Os procedimentos de teste das Equações 7.34 e 7.35 são métodos exatos. Se o número esperado de eventos for grande, o método aproximado a seguir pode ser usado.

EQUAÇÃO 7.36 **Inferência para a Distribuição de Poisson (Teste para Amostra Grande)**

Seja μ = valor esperado de uma variável aleatória de Poisson. Para testar a hipótese de $H_0: \mu = \mu_0$ versus $H_1: \mu \neq \mu_0$,

(1) Calcule x = número observado de eventos na população em estudo.

(2) Calcule a estatística de teste

$$X^2 = X^2_{corr} = \frac{\left(|x - \mu_0| - \frac{1}{2}\right)^2}{\mu_0} \sim \chi^2_1 \quad \text{sob } H_0$$

(3) Para um teste bilateral ao nível α, H_0 é rejeitada se

$$X^2_{corr} > \chi^2_{1,1-\alpha}.$$

e H_0 é aceita se $X^2_{corr} \leq \chi^2_{1,1-\alpha}$

(4) O valor-p é dado por $\Pr\left(\chi^2_1 > X^2_{corr}\right)$.

(5) Este teste só deve ser usado se $\mu_0 \geq 10$.

As regiões de aceitação e de rejeição para este teste estão representadas na Figura 7.16.

O cálculo do valor-p é dado na Figura 7.17.

EXEMPLO 7.62 **Saúde Ocupacional** Avalie a significância estatística dos dados de câncer de bexiga no Exemplo 7.61 usando o teste para amostra grande.

Solução: Queremos testar a hipótese $H_0: \mu = 18,1$ versus $H_1: \mu \neq 18,1$. Neste caso, $x = 21$ e temos a estatística de teste

$$X^2_{carr} = \frac{(|21 - 18,1| - 0,5)^2}{18,1}$$

$$= \frac{5,76}{18,1} = 0,32 \sim \chi^2_1 \text{ sob } H_0.$$

FIGURA 7.16 Regiões de aceitação e de rejeição para o teste de Poisson com base em uma amostra (teste para amostra grande)

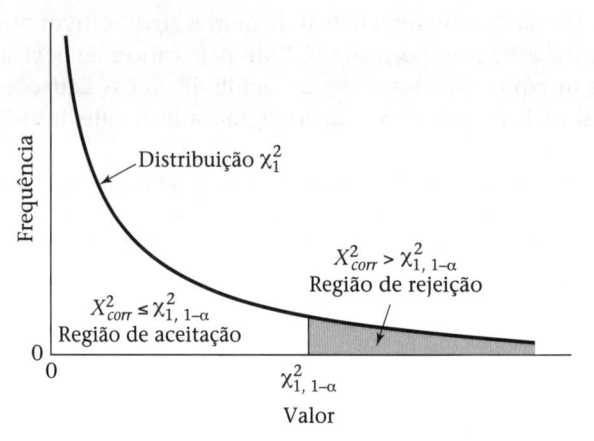

FIGURA 7.17 Cálculo do valor-p para o teste de Poisson com base em uma amostra (teste para amostra grande)

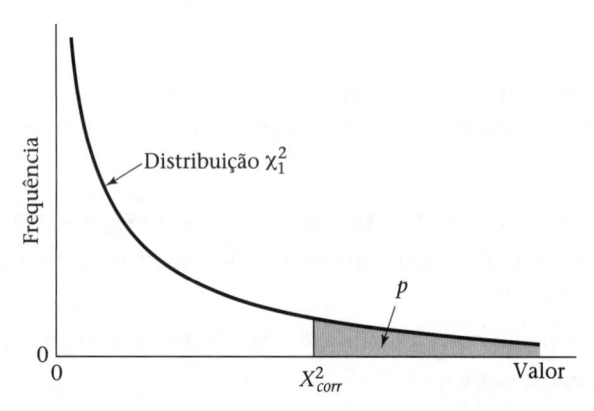

Como $\chi^2_{1,0,95} = 3{,}84 > X^2$, $p > 0{,}05$ e H_0 é aceita. Portanto, os profissionais que trabalham com borracha nessa instalação não têm risco significativamente aumentado de mortalidade por câncer de bexiga em relação à população em geral. Usando o Minitab para calcular o valor-p para o teste de amostra grande obtemos um valor-$p = \Pr(\chi^2_1 > 0{,}32) = 0{,}57$ com duas casas decimais.

EQUAÇÃO 7.37 Estimativas de Limite de Confiança para Amostra Grande para a Distribuição de Poisson

(a) Com base na Equação 7.36, se assumirmos que X é normalmente distribuído com média = μ e variância = μ, para uma amostra grande, o IC $(1 - \alpha) \times 100\%$ para μ é dado por

$$x \pm z_{1-\alpha/2}\sqrt{x}.$$

(b) No entanto, pode-se mostrar que, para uma distribuição de Poisson, a distribuição de $\ln(x)$ se aproxima mais da distribuição normal que a distribuição de x, sendo que variância aproximada de $\ln(x) = 1/x$.

Assim, um IC $(1 - \alpha) \times 100\%$ para $\ln(\mu)$ é dado por:

$\ln(x) \pm z_{1-\alpha/2}/\sqrt{x} = (c_1, c_2)$. O IC $(1 - \alpha) \times 100\%$ correspondente para μ é dado por: $[\exp(c_1), \exp(c_2)]$.

EXEMPLO 7.63 Saúde Ocupacional   Forneça um IC de 95% para μ com base nos dados do Exemplo 7.61.

Solução: Um IC de 95% aproximado para μ com base no método (a) da Equação 7.37 é dado por

$$21 \pm 1{,}96\sqrt{21} = (12{,}0;\ 30{,}0).$$

Com base no método (b), um IC aproximado de 95% para ln(μ) é dado por

$$\ln(21) \pm 1{,}96/\sqrt{21}$$
$$= 3{,}044 \pm 0{,}428 = (2{,}617;\ 3{,}472).$$

O IC de 95% para μ é dado por:

$$[\exp(2{,}617),\ \exp(3{,}472)] = (13{,}7;\ 32{,}2).$$

Usando a Tabela 7 do Apêndice Tabelas, o IC de 95% exato para μ = (13,0; 32,1).

Claramente, o método (b) proporciona melhor aproximação para amostra grande para o IC de 95%. Em geral, os métodos exatos são preferidos para inferência, no que se refere à distribuição de Poisson.

Nesta seção, apresentamos o **teste de Poisson com base em uma amostra**, utilizado para testar hipóteses relativas ao parâmetro μ de uma distribuição de Poisson. Começando na caixa "Iniciar" do fluxograma (Figura 7.18), chegamos ao teste de Poisson com base em uma amostra respondendo sim para (1) uma variável de interesse? e (2) problema de uma amostra?; não a (3) a distribuição é normal ou pode-se assumir que o teorema central do limite é válido? e (4) a distribuição é binomial?; e sim para (5) a distribuição é de Poisson?

7.11 ESTUDO DE CASO: EFEITOS DO USO DO TABACO NA DENSIDADE MINERAL ÓSSEA EM MULHERES DE MEIA-IDADE

No Capítulo 6, comparamos a densidade mineral óssea (DMO) da coluna lombar entre gêmeas mais fumantes e gêmeas menos fumantes, utilizando a metodologia do IC. Consideremos agora um problema semelhante com base em testes de hipóteses.

EXEMPLO 7.64 Endocrinologia   A diferença média na DMO na coluna lombar entre gêmeas mais fumantes e menos fumantes, quando expressa como uma porcentagem da média do par de gêmeas, foi −5,0% ± 2,0% (média ± *ep*) com base em 41 pares de gêmeas. Avalie a significância estatística dos resultados.

Veja a página 213 para a
EQUAÇÃO 7.10

Solução: Usaremos o teste *t* com base em uma amostra para testar a hipótese H_0: μ = 0 versus H_1: μ ≠ 0, em que μ = diferença média na DMO entre as gêmeas mais fumantes e as menos fumantes. Usando a Equação 7.10, temos a estatística de teste

$$t = \frac{\bar{x} - \mu_0}{s/\sqrt{n}}$$

Como $\mu_0 = 0$ e $s/\sqrt{n} = ep$, temos que

$$t = \frac{\bar{x}}{ep} = \frac{-5{,}0}{2{,}0} = -2{,}5 \sim t_{40} \text{ sob } H_0.$$

Usando a Tabela 5 do Apêndice, vemos que $t_{40;0,99} = 2{,}423$ e $t_{40;0,995} = 2{,}704$. Como 2,423 < < 2,5 < 2,704, segue que 1− 0,995 < *p*/2 < 1 − 0,99 ou 0,005 < *p*/2 < 0,01 ou 0,01 < *p* < 0,02. O valor-*p* exato pelo Excel = 2 × $Pr(t_{40} < -2{,}5)$ = 2 × DIST.T.CD(2,5;40) = 0,017. Assim, há uma diferença significativa na DMO média entre gêmeas mais fumantes e menos fumantes, tendo as gêmeas mais fumantes menor média de DMO.

7.12 OBTENÇÃO DE FÓRMULAS SELECIONADAS

Veja a
EQUAÇÃO 7.13

Obtenção da fórmula de poder da Equação 7.20.

Observe que, com base na Equação 7.13, rejeitamos H_0 se

$$z = \frac{\bar{x} - \mu_0}{\sigma/\sqrt{n}} < z_{\alpha/2} \quad \text{ou} \quad z = \frac{\bar{x} - \mu_0}{\sigma/\sqrt{n}} > z_{1-\alpha/2}$$

Se multiplicarmos cada lado da desigualdade por $\sigma/\sqrt{n}$ e adicionarmos μ_0, podemos expressar novamente os critérios de rejeição em termos de $\bar{x}$, como se segue:

EQUAÇÃO 7.38

$$\bar{x} < \mu_0 + z_{\alpha/2}\,\sigma/\sqrt{n} \quad \text{ou} \quad \bar{x} > \mu_0 + z_{1-\alpha/2}\,\sigma/\sqrt{n}$$

O poder do teste *versus* a alternativa $\mu = \mu_1$ é dado por

EQUAÇÃO 7.39

$$\text{Poder} = Pr\!\left(\bar{X} < \mu_0 + z_{\alpha/2}\,\sigma/\sqrt{n}\,\big|\,\mu = \mu_1\right) + Pr\!\left(\bar{X} > \mu_0 + z_{1-\alpha/2}\,\sigma/\sqrt{n}\,\big|\,\mu = \mu_1\right)$$

$$= \Phi\!\left(\frac{\mu_0 + z_{\alpha/2}\,\sigma/\sqrt{n} - \mu_1}{\sigma/\sqrt{n}}\right) + 1 - \Phi\!\left(\frac{\mu_0 + z_{1-\alpha/2}\,\sigma/\sqrt{n} - \mu_1}{\sigma/\sqrt{n}}\right)$$

$$= \Phi\!\left[z_{\alpha/2} + \frac{(\mu_0 - \mu_1)\sqrt{n}}{\sigma}\right] + 1 - \Phi\!\left[z_{1-\alpha/2} + \frac{(\mu_0 - \mu_1)\sqrt{n}}{\sigma}\right]$$

Utilizando a relação $1 - \Phi(x) = \Phi(-x)$, os dois últimos termos podem ser combinados da seguinte forma:

EQUAÇÃO 7.40

$$\text{Poder} = \Phi\!\left[z_{\alpha/2} + \frac{(\mu_0 - \mu_1)\sqrt{n}}{\sigma}\right] + \Phi\!\left[-z_{1-\alpha/2} + \frac{(\mu_1 - \mu_0)\sqrt{n}}{\sigma}\right]$$

Por fim, recordando a relação $z_{\alpha/2} = -z_{1-\alpha/2}$, temos

EQUAÇÃO 7.41

$$\text{Poder} = \Phi\!\left[-z_{1-\alpha/2} + \frac{(\mu_0 - \mu_1)\sqrt{n}}{\sigma}\right] + \Phi\!\left[-z_{1-\alpha/2} + \frac{(\mu_1 - \mu_0)\sqrt{n}}{\sigma}\right]$$

$$\cong \Phi\!\left[-z_{1-\alpha/2} + \frac{|\mu_0 - \mu_1|\sqrt{n}}{\sigma}\right]$$

Obtenção da Equação 7.23

Usamos a fórmula do poder aproximado da Equação 7.20(b) e resolvemos para n em termos de outros parâmetros, por meio da expressão

EQUAÇÃO 7.42

$$\Phi\!\left(-z_{1-\alpha/2} + \frac{|\mu_0 - \mu_1|\sqrt{n}}{\sigma}\right) = 1 - \beta$$

$$\text{ou} \quad -z_{1-\alpha/2} + \frac{|\mu_0 - \mu_1|\sqrt{n}}{\sigma} = z_{1-\beta}$$

Se $z_{1-\alpha/2}$ é adicionado a ambos os lados da equação e o resultado é multiplicado por $\sigma/|\mu_0 - \mu_1|$, obtemos

EQUAÇÃO 7.43
$$\sqrt{n} = \frac{(z_{1-\beta} + z_{1-\alpha/2})\sigma}{|\mu_0 - \mu_1|}$$

Se ambos os lados da equação são elevados ao quadrado, obtemos

EQUAÇÃO 7.44
$$n = \frac{(z_{1-\beta} + z_{1-\alpha/2})^2 \sigma^2}{(\mu_0 - \mu_1)^2}$$

7.13 RESUMO

Neste capítulo, foram apresentadas algumas das ideias fundamentais de testes de hipóteses: (1) especificação das hipóteses nula (H_0) e alternativa (H_1); (2) erro tipo I (α), erro tipo II (β) e poder ($1 - \beta$) de um teste de hipóteses; (3) o valor-p de um teste de hipóteses; e (4) a distinção entre testes unilaterais e bilaterais. Também foram discutidos os métodos para estimar o tamanho adequado da amostra para um estudo proposto, conforme as hipóteses nula e alternativa preestabelecidas e os erros tipo I e tipo II.

Esses conceitos gerais foram aplicados em várias situações de testes de hipóteses para uma amostra:

(1) A média de uma distribuição normal com variância desconhecida (teste t para uma amostra)
(2) A média de uma distribuição normal com variância conhecida (teste z para uma amostra)
(3) A variância de uma distribuição normal (teste χ^2 para uma amostra)
(4) O parâmetro p de uma distribuição binomial (teste binomial para uma amostra)
(5) O valor esperado μ de uma distribuição de Poisson (teste de Poisson para uma amostra)

Cada um dos testes de hipóteses pode ser realizado de uma das duas maneiras:

(1) Especificar valores críticos para determinar as regiões de aceitação e de rejeição (método do valor crítico) com base em um erro tipo I (α) especificado.
(2) Calcular os valores-p (método do valor-p).

Esses métodos mostraram-se equivalentes uma vez que produzem as mesmas inferências com respeito à aceitação e à rejeição da hipótese nula.

Além disso, a relação entre os métodos de testes de hipóteses deste capítulo e os métodos de IC do Capítulo 6 foi explorada. Mostramos que as deduções que podem ser extraídas com o uso desses métodos são geralmente as mesmas.

Muitos testes de hipóteses são abordados neste livro. Os testes de hipóteses específicos abordados neste capítulo foram apresentados em um extrato do fluxograma mostrado na Figura 7.18 e foram citados em vários trechos neste capítulo. Por exemplo, se estamos interessados em realizar testes de hipóteses relativos à média de uma distribuição normal com variância conhecida, então, começando na caixa "Iniciar" do fluxograma, responderíamos *sim* a cada uma das seguintes perguntas: (1) apenas uma variável de interesse? (2) problema de uma amostra? (3) a distribuição é normal ou pode-se assumir que o teorema central do limite é válido? (4) inferência relativa a μ? (5) σ conhecido? O fluxograma nos leva para a caixa no canto inferior esquerdo da figura, indicando que deve ser usado o teste z para uma amostra. Além disso, o número das páginas, em que é discutido o teste de hipóteses específicas, também é fornecido na caixa apropriada do fluxograma.

O estudo de testes de hipóteses é estendido no Capítulo 8 para situações em que duas amostras diferentes são comparadas. Esse tópico corresponde à resposta *sim* para (1) apenas uma variável de interesse? e *não* para (2) problema de uma amostra?

FIGURA 7.18 Fluxograma para métodos adequados de inferência estatística

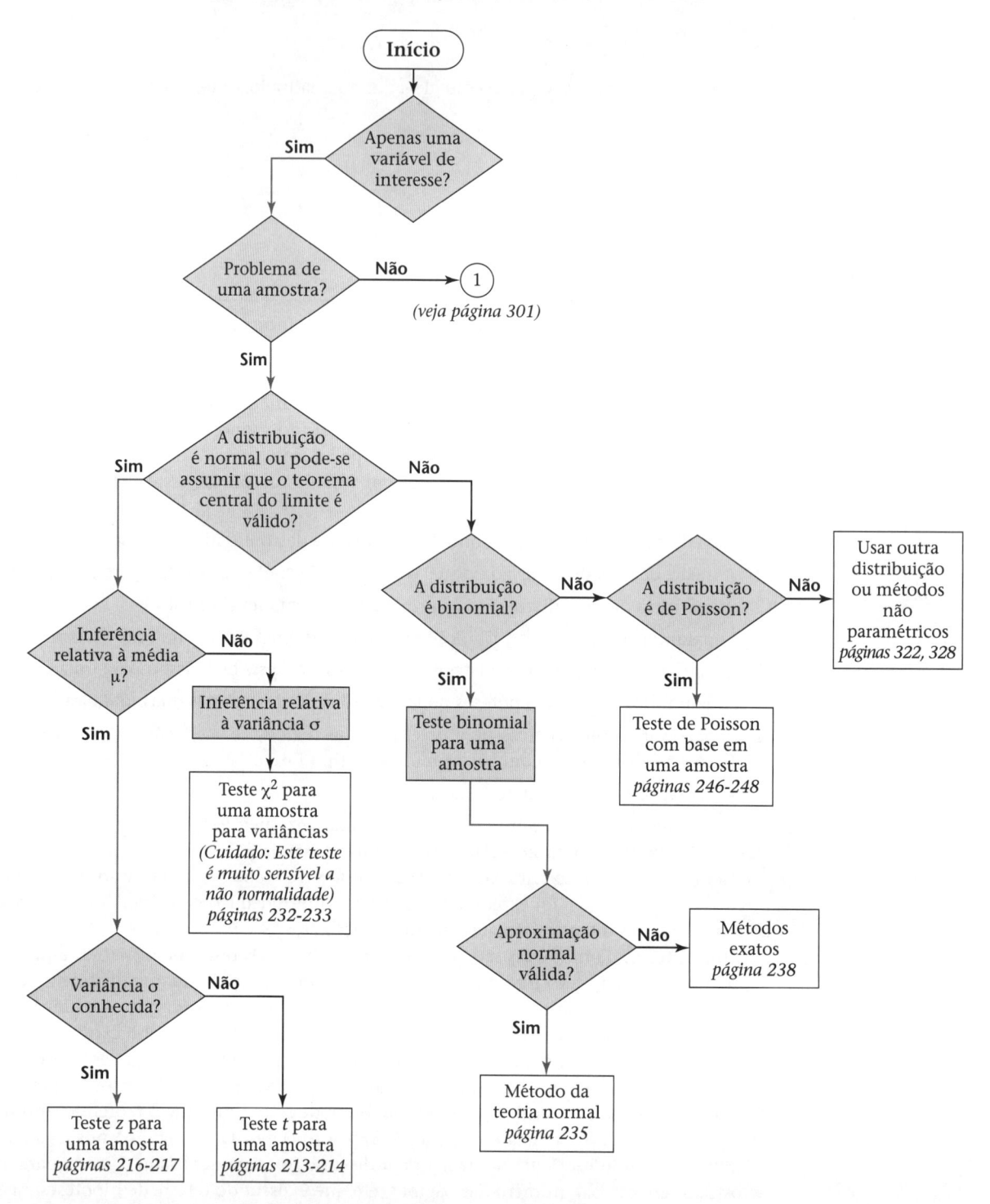

```
                          Início
                            │
                            ▼
              Sim    ┌──────────────┐
         ┌───────────│ Apenas uma   │
         │           │ variável de  │
         │           │ interesse?   │
         │           └──────────────┘
         ▼
  ┌──────────────┐    Não    ┌───┐
  │ Problema de  │──────────▶│ 1 │
  │ uma amostra? │           └───┘
  └──────────────┘    (veja página 301)
         │ Sim
         ▼
  ┌──────────────────┐
  │ A distribuição   │
  │ é normal ou      │    Não
  │ pode-se assumir  │─────────────┐
  │ que o teorema    │             │
  │ central do limite│             │
  │ é válido?        │             │
  └──────────────────┘             │
         │ Sim                     ▼
         ▼                 ┌──────────────┐    Não    ┌──────────────┐    Não    ┌──────────────┐
  ┌──────────────┐         │ A distribuição│──────────▶│ A distribuição│──────────▶│ Usar outra   │
  │ Inferência   │  Não    │ é binomial?  │           │ é de Poisson?│           │ distribuição │
  │ relativa à   │────┐    └──────────────┘           └──────────────┘           │ ou métodos   │
  │ média μ?     │    │           │ Sim                      │ Sim              │ não          │
  └──────────────┘    ▼           ▼                          ▼                  │ paramétricos │
         │ Sim  ┌──────────────┐  ┌──────────────┐   ┌──────────────┐           │ páginas      │
         │      │ Inferência   │  │ Teste binomial│   │ Teste de Poisson│        │ 322, 328     │
         │      │ relativa à   │  │ para uma     │   │ com base em  │           └──────────────┘
         │      │ variância σ  │  │ amostra      │   │ uma amostra  │
         │      └──────────────┘  └──────────────┘   │ páginas      │
         │             │                  │          │ 246-248      │
         │             ▼                  │          └──────────────┘
         │      ┌──────────────┐          │
         │      │ Teste χ² para│          │
         │      │ uma amostra  │          │
         │      │ para variâncias│        │
         │      │ (Cuidado: Este│         │
         │      │ teste é muito │         │
         │      │ sensível a   │          │
         │      │ não normalidade)│       │
         │      │ páginas 232-233│        │
         │      └──────────────┘          ▼
         │                         ┌──────────────┐    Não    ┌──────────────┐
         │                         │ Aproximação  │──────────▶│ Métodos      │
         │                         │ normal       │           │ exatos       │
         │                         │ válida?      │           │ página 238   │
         │                         └──────────────┘           └──────────────┘
         ▼                                │ Sim
  ┌──────────────┐                        ▼
  │ Variância σ  │   Não           ┌──────────────┐
  │ conhecida?   │────┐            │ Método da    │
  └──────────────┘    │            │ teoria normal│
         │ Sim        │            │ página 235   │
         ▼            ▼            └──────────────┘
  ┌──────────────┐  ┌──────────────┐
  │ Teste z para │  │ Teste t para │
  │ uma amostra  │  │ uma amostra  │
  │ páginas      │  │ páginas      │
  │ 216-217      │  │ 213-214      │
  └──────────────┘  └──────────────┘
```

PROBLEMAS

Doença Renal

O nível médio de creatinina sérica medido em 12 pacientes, 24 horas depois que eles receberam o antibiótico proposto recentemente, foi de 1,2 mg/dL.

*7.1 Se a média e o desvio-padrão de creatinina sérica na população em geral são 1,0 e 0,4 mg/dL, respectivamente, então, utilizando-se um nível de significância de 0,05, teste se o nível médio de creatinina sérica nesse grupo é diferente do índice da população em geral.

*7.2 Qual é o valor-p para o teste?

7.3 Suponha que o desvio-padrão da amostra da creatinina sérica no Problema 7.1 seja 0,6 mg/dL. Assuma que o desvio-padrão da creatinina sérica não seja conhecido e execute o teste de hipótese no Problema 7.1. Relate um valor-p.

7.4 Calcule um IC bilateral de 95% para o verdadeiro nível médio de creatinina sérica no Problema 7.3.

7.5 Qual é a relação da sua resposta ao Problema 7.4 com a resposta ao Problema 7.3?

7.6 Suponha que $\frac{\bar{x}-\mu_0}{s/\sqrt{n}} = -1,52$ e um teste t para uma amostra seja realizado com base em sete indivíduos. Qual é o valor-p do teste bicaudal?

7.7 Utilize um programa de computador para calcular a probabilidade de que uma distribuição t com 36 gl exceda 2,5.

7.8 Use um programa de computador para calcular o percentil 10 inferior de uma distribuição t com 54 gl.

Diabetes

Os níveis de glicose no plasma são utilizados para determinar a presença de diabetes. Suponha que a concentração média do logaritmo natural (ln) da glicose no plasma (mg/dL) em pessoas de 35 a 44 anos seja de 4,86, com desvio-padrão = 0,54. Um estudo realizado em 100 pessoas sedentárias nessa faixa etária testou se elas têm maior ou menor nível de glicose no plasma que a população em geral.

7.9 Se a diferença esperada for de 0,10 unidade de ln, então qual é o poder desse estudo se um teste bilateral for usado com $\alpha = 0,05$?

7.10 Responda ao Problema 7.9 se a diferença esperada for de 0,20 unidade de ln.

7.11 Quantas pessoas precisam ser estudadas para ter um poder de 80% sob as suposições do Problema 7.9?

Doença Cardiovascular

Suponha que a taxa de incidência de infarto do miocárdio foi de 5 por 1.000 entre homens de 45 a 54 anos no ano 2000. Para analisar mudanças na incidência ao longo do tempo, 5.000 homens nessa faixa etária foram acompanhados por 1 ano a partir de 2010. Foram encontrados quinze novos casos de infarto do miocárdio.

7.12 Usando o método do valor crítico com $\alpha = 0,05$, teste a hipótese de que as taxas de incidência de infarto do miocárdio mudaram de 2000 para 2010.

7.13 Calcule um valor-p para corresponder à sua resposta para o Problema 7.12.

Suponha que 25% dos pacientes com infarto do miocárdio em 2000 morreram no período de 24 horas. Essa proporção é chamada de taxa de letalidade de 24 horas.

7.14 Dos 15 novos casos de infarto do miocárdio no estudo anterior, 5 morreram no período de 24 horas. Teste se a taxa de letalidade de 24 horas mudou de 2000 para 2010.

7.15 Suponha que nós, eventualmente, planejamos observar 50 casos de infarto do miocárdio no período de 2010 a 2015. Assuma que a taxa de letalidade de 24 horas seja realmente de 20% durante esse período. Qual poder esse estudo precisaria ter para distinguir entre as taxas de letalidade em 2000 e 2010-2015, se um teste bilateral com nível de significância de 0,05 for realizado?

7.16 Qual tamanho de amostra é necessário no Problema 7.15 para atingir 90% de poder?

Doença Pulmonar

Suponha que a incidência anual de asma na população de crianças entre 0 a 4 anos seja de 1,4% para meninos e 1% para meninas.

7.17 Se 10 casos são observados durante 1 ano entre 500 meninos de 0 a 4 anos com mães fumantes, teste se existe diferença significativa na incidência de asma entre esse grupo e a população em geral usando o método do valor crítico com um teste bilateral.

7.18 Reporte um valor-p correspondente a sua resposta para o Problema 7.17.

7.19 Suponha que quatro casos são observados em 1 ano entre 300 meninas de 0 a 4 anos com mães fumantes. Responda ao Problema 7.17 com base nesses dados.

7.20 Reporte um valor-p correspondente a sua resposta para o Problema 7.19.

Genética

O RNA 5S ribossômico pode ser representado como uma sequência de 120 nucleotídeos. Cada nucleotídeo pode ser representado por um de quatro caracteres: A (adenina), G (guanina), C (citosina) ou U (uracila). Os caracteres ocorrem com probabilidades diferentes para cada posição. Desejamos testar se uma nova sequência é equivalente ao RNA 5S ribossômico. Para isso, replicamos a nova sequência 100 vezes e descobrimos que há 60 A na 20ª posição.

7.21 Se a probabilidade de um A na posição 20 em RNA 5S ribossômico é 0,79, teste a hipótese de que a nova sequência seja a mesma que o RNA 5S ribossômico utilizando o método de valor crítico.

7.22 Reporte um valor-p correspondente aos seus resultados no Problema 7.21.

Suponha que queremos testar a hipótese $H_0: \mu = 45$ versus $H_1: \mu > 45$.

7.23 Qual será o resultado se concluirmos que a média é maior que 45 quando a média real é 45?

(i) Cometemos um erro tipo I.

(ii) Cometemos um erro tipo II.

(iii) Tomamos a decisão correta.

7.24 Qual será o resultado se concluirmos que a média é 45, quando a média real é 50?

(i) Cometemos um erro tipo I.

(ii) Cometemos um erro tipo II.

(iii) Tomamos a decisão correta.

Suponha que queiramos testar $H_0: \mu = 30$ versus $H_1: \mu \neq 30$ com base em uma amostra de tamanho 31.

7.25 Qual dos seguintes resultados da amostra produz o valor-p menor? Por quê?

(i) $\bar{x} = 28$, s = 6

(ii) $\bar{x} = 27$, s = 4

(iii) $\bar{x} = 32$, s = 2

(iv) $\bar{x} = 26$, s = 9

Câncer

7.26 Suponha que identifiquemos 50 mulheres de 50 a 54 anos que têm uma mãe e uma irmã com histórico de câncer de mama. Cinco dessas mulheres desenvolveram câncer de mama em algum momento da vida. Se assumirmos que a taxa de prevalência esperada de câncer de mama em mulheres cujas mães tiveram câncer de mama seja de 4%, ter uma irmã com a doença aumenta o risco? Explique.

Obstetrícia

A droga eritromicina tem sido proposta para possivelmente reduzir o risco de parto prematuro. Uma área de interesse é a sua associação com a incidência de efeitos colaterais durante a gravidez. Assuma que 30% de todas as mulheres grávidas queixam-se de náuseas entre a 24ª e a 28ª semanas da gravidez. Além disso, suponha que, de 200 mulheres que estão tomando eritromicina regularmente durante o período, 110 queixam-se de náuseas.

*7.27 Teste a hipótese de que a taxa de incidência de náuseas para o grupo de eritromicina é a mesma para uma mulher grávida típica.

Hipertensão

Um estudo-piloto de um novo agente anti-hipertensivo é realizado com a finalidade de planejar um estudo maior. Cinco pacientes que têm PAD média de pelo menos 95 mm Hg são recrutados para o estudo e mantidos sob o agente por 1 mês. Após 1 mês, a queda média observada na PAD nesses cinco pacientes é de 4,8 mm Hg, com um desvio-padrão de 9 mm Hg.

*7.28 Se μ_d = diferença média verdadeira na PAD no período de 1 mês, quantos pacientes seriam necessários para haver 90% de chance de detectar uma mudança significativa na PAD durante 1 mês usando um teste unicaudal com nível de significância de 5%? Assuma que a verdadeira média e o desvio-padrão da diferença de PAD foram os mesmos que os observados no estudo-piloto.

*7.29 Suponha que realizemos um estudo da hipótese anterior com base em 20 participantes. Qual é a probabilidade de que seremos capazes de rejeitar H_0 usando o teste unilateral ao nível de 5%, se a verdadeira média e o desvio-padrão da diferença de PAD são os mesmos que no estudo-piloto?

Saúde Ocupacional

A proporção de mortes por câncer de pulmão em homens de 15 a 64 anos na Inglaterra e no País de Gales no período de 1970 a 1972 foi de 12%. Suponha que, das 20 mortes que ocorrem entre trabalhadores do sexo masculino nessa faixa etária, que tenham trabalhado durante pelo menos 1 ano em uma fábrica de produtos químicos, 5 sejam decorrentes de câncer de pulmão. Queremos determinar se existe diferença entre a proporção de mortes por câncer de pulmão nessa fábrica e a proporção na população em geral.

7.30 Exponha as hipóteses usadas ao responder a essa pergunta.

7.31 É apropriado aqui um teste unilateral ou bilateral?

7.32 Realize o teste de hipótese e reporte um valor-p.

Depois de analisar os resultados de uma fábrica, a empresa decide expandir seu estudo para incluir os resultados de três outras fábricas. Ela descobre que, das 90 mortes que ocorreram entre trabalhadores do sexo masculino entre 15 e 64 anos, que tenham trabalhado por pelo menos 1 ano nessas quatro fábricas, 19 são decorrentes de câncer de pulmão.

7.33 Responda ao Problema 7.32 usando os dados de quatro fábricas e reporte um valor-p.

Uma crítica a estudos desse tipo é que eles são influenciados pelo efeito do "trabalhador saudável", ou seja, os trabalhadores em geral são mais saudáveis que a população em geral, particularmente em relação aos desfechos cardiovasculares, o que torna a proporção de mortes por causas não cardiovasculares anormalmente alta.

7.34 Se a proporção de mortes por doença isquêmica do coração (DIC) é de 40% para todos os homens de 15 a 64 anos na Inglaterra e no País de Gales, ao passo que 18 das 90 mortes anteriores são atribuídas à DIC, responda ao Problema 7.33 se as mortes causadas por DIC são *excluídas* do total.

Nutrição

A anemia por deficiência de ferro é um importante problema de saúde nutricional nos Estados Unidos. A avaliação dietética foi realizada em 51 meninos de 9 a 11 anos cujas famílias estavam abaixo do nível de pobreza. A ingestão diária de ferro entre esses meninos era, em média, 12,50 mg, com desvio-padrão de 4,75 mg. Suponha que a ingestão diária de ferro em uma grande população de meninos de 9 a 11 anos, de todos os estratos de renda, seja de 14,44 mg. Queremos testar se o consumo médio de ferro entre o grupo de baixa renda é diferente do da população geral.

*7.35 Exponha a hipótese que podemos usar para considerar essa questão.

*7.36 Realize o teste de hipótese do Problema 7.35 usando o método do valor crítico com um nível α de 0,05 e resuma suas descobertas.

*7.37 Qual é o valor-p para o teste realizado no Problema 7.36?

O desvio-padrão de ingestão diária de ferro na grande população de meninos de 9 a 11 anos foi 5,56 mg. Queremos testar se o desvio-padrão do grupo de baixa renda é comparável ao da população em geral.

*7.38 Exponha a hipótese que podemos usar para responder a essa pergunta.

*7.39 Realize o teste do Problema 7.38 usando o método do valor crítico com um nível α de 0,05 e resuma suas descobertas.

7.40 Qual é o valor-*p* para o teste realizado no Problema 7.39?

7.41 Calcule um IC de 95% para a variação da ingestão diária de ferro no grupo de baixa renda. O que você pode inferir por esse IC?

7.42 Compare as inferências feitas por você dos procedimentos nos Problemas 7.39, 7.40 e 7.41.

Geral

Suponha que seja proposto um novo teste para identificar pacientes com uma condição específica.

O teste será aplicado a uma amostra de 220 indivíduos da população. Dos quais 51 têm a condição e 169 não, de acordo com o teste padrão ouro (referido na Tabela 7.5 como Padrão de referência) utilizado para avaliar a presença da condição. Os seguintes resultados são obtidos:

TABELA 7.5 Comparação de um novo teste com um padrão de referência

		Padrão de referência		
		Condição atual	Condição ausente	Total
Novo teste	+	44	1	45
	–	7	168	175
	Total	51	169	220

7.43 Qual é a sensibilidade estimada do teste?

7.44 Forneça um IC de 95% para a sensibilidade.

7.45 Qual é a especificidade estimada do teste?

7.46 Forneça um IC de 95% para a especificidade (*Sugestão:* use um programa de computador.)

Suponha que uma pontuação de *qualidade* seja construída para o teste. Um verdadeiro positivo identificado pelo teste recebe uma pontuação de +20. Um verdadeiro negativo identificado pelo teste recebe uma pontuação de +10.

Um falso positivo identificado pelo teste recebe uma pontuação de –5. Um falso negativo identificado pelo teste recebe uma pontuação de –20.

7.47 O Food and Drug Administration (FDA) aprovará o novo teste se o limite inferior de um IC de 90% para a pontuação média for ≥ +5. O FDA deve aprovar o teste? Justifique.

Sugestão: Assuma que a distribuição da pontuação seja aproximadamente normal ou que o teorema central do limite é válido.

Sugestão: Assuma que a distribuição *t* com gl > 200 é aproximadamente normal.

Sugestão: Para calcular a média e a variância de dados agrupados, use as fórmulas

$$\bar{x} = \sum_{i=1}^{k} f_i x_i \Big/ \sum_{i=1}^{k} f_1$$

$$s^2 = \frac{\sum_{i=1}^{k} f_i x_i^2 - \frac{\left(\sum_{i=1}^{k} f_i x_i\right)^2}{N}}{N-1}$$

em que x_i é o i-ésimo valor da pontuação, f_i é a frequência do i-ésimo valor pontuação, k = número de valores de pontuação, e

$$N = \sum_{i=1}^{k} f_i = 220.$$

Saúde Ocupacional

A experiência de mortalidade de 8.146 funcionários do sexo masculino de uma siderúrgica de pesquisa, engenharia e fabricação de metal em Tonawanda, Nova York, foi estudada de 1946 a 1981 [2]. Exposições potenciais em local de trabalho incluíram fumaças de solda, óleos de corte, amianto, solventes orgânicos e radiação ionizante ambiental, como resultado da eliminação de resíduos durante o Projeto Manhattan da Segunda Guerra Mundial. As comparações foram feitas para causas específicas de morte entre as taxas de mortalidade dos trabalhadores e as taxas de mortalidade de funcionários brancos, do sexo masculino, dos Estados Unidos de 1950 a 1978.

Suponha que 17 mortes por cirrose tenham sido observadas entre os trabalhadores contratados antes de 1946 e que haviam trabalhado na fábrica por 10 anos ou mais, embora a taxa esperada de mortalidade nos Estados Unidos de indivíduos brancos do sexo masculino seja de 6,3.

7.48 Qual é a RMP para esse grupo?

7.49 Realize um teste de significância para avaliar se existe associação entre a longa permanência no emprego e a mortalidade por cirrose no grupo contratado antes de 1946. Reporte um valor-*p*.

7.50 Uma análise similar foi realizada entre os trabalhadores contratados depois de 1945 e que permaneceram no emprego por 10 anos ou mais. Foram constatadas 4 mortes por cirrose, embora apenas 3,4 fossem esperadas. Qual é a RMP para esse grupo?

7.51 Realize um teste de significância para avaliar se existe associação entre a mortalidade por cirrose do fígado e o tempo de permanência no emprego no grupo contratado depois de 1945. Reporte um valor-*p*.

Oftalmologia

Pesquisadores relataram que a taxa de incidência de catarata pode ser elevada entre pessoas com exposição excessiva à luz solar. Para confirmar isso, um estudo-piloto foi realizado com 200 pessoas de 65 a 69 anos que relatam tendência excessiva de bronzear-se sob exposição à luz solar. Das 200 pessoas, 4 desenvolvem catarata ao longo de 1 ano. Suponha que a taxa de incidência esperada de catarata entre 65 e 69 anos seja de 1% durante 1 ano.

7.52 Qual procedimento de teste pode ser utilizado para comparar a taxa de catarata de 1 ano nessa amostra com a da população em geral?

7.53 Resolva o procedimento de teste do Problema 7.52 e relate um valor-*p* (bilateral).

Os pesquisadores decidem estender o estudo por um período de 5 anos e descobrem que 20 das 200 pessoas desenvolvem catarata ao longo de 5 anos. Suponha que a incidência esperada de catarata entre 65 e 69 anos na população em geral seja de 5% ao longo de 5 anos.

7.54 Teste a hipótese de que a taxa de 5 anos de incidência de catarata é diferente no grupo de exposição excessiva à luz solar em comparação com a população em geral e relate um valor-*p* (bilateral).

7.55 Construa um IC de 95% para a verdadeira taxa de catarata entre o grupo de exposição excessiva à luz solar.

Doença Cardiovascular, Pediatria

A massa ventricular esquerda (MVE) é um importante fator de risco para a doença cardiovascular subsequente. Um estudo é proposto para avaliar a relação entre os níveis de pressão arterial na infância e MVE em crianças, que é determinado por ecocardiogramas. O objetivo é estratificar as crianças em um grupo bp normal (percentil < 80 para idade, sexo e altura) e um grupo bp elevado (percentil ≥ 90 para idade, sexo e altura) e comparar a mudança na MVE entre os 2 grupos. Antes disso, é preciso demonstrar que a MVE realmente muda em crianças a partir de 4 anos.

Para ajudar a planejar o estudo principal, um estudo-piloto foi conduzido em que ecocardiogramas de 10 crianças aleatórias são obtidos do *Bogalusa Heart Study* no início do estudo e após 4 anos de acompanhamento. Os dados são apresentados na Tabela 7.6.

TABELA 7.6 Dados piloto sobre a massa ventricular esquerda (MVE) em crianças pelo *Bogalusa Heart Study*

ID	MVE (g) no início do estudo	MVE de 4 anos (g)	Alteração (g)*
1	139	163	24
2	134	126	−8
3	86	142	56
4	98	96	−2
5	78	111	33
6	90	108	18
7	102	167	65
8	73	82	9
9	93	77	−16
10	162	172	10
Média	105,5	124,4	18,9
dp	29,4	35,2	26,4

*MVE de 4 anos menos valores iniciais de MVE

7.56 Qual teste pode ser utilizado para avaliar se existe alteração na MVE ao longo de 4 anos?

7.57 Implemente o teste no Problema 7.56 e forneça um valor-*p* do teste bicaudal.

7.58 Forneça um IC de 95% para a mudança no MVE durante 4 anos, com base nos dados na Tabela 7.6.

7.59 Uma vez que esse foi um estudo-piloto, a principal questão de interesse é: quantas pessoas seriam necessárias para detectar o aumento de 10 g em média na MVE ao longo de 4 anos usando o teste bilateral com $\alpha = 0,05$ e poder = 80%? *Sugestão:* assuma que a variância estimada de mudança de MVE no estudo-piloto seja a verdadeira variância da mudança na MVE.

Nutrição, Doença Cardiovascular

Estudos anteriores demonstraram que a suplementação da dieta com farelo de aveia pode diminuir os níveis séricos de colesterol. No entanto, não se sabe se o colesterol é reduzido pelo efeito direto do farelo de aveia ou pela substituição de alimentos gordos na dieta. Para resolver essa questão, foi realizado um estudo para comparar o efeito da suplementação dietética com farelo de aveia rica em fibras (87 g/dia) com a suplementação dietética com um produto de trigo refinado de baixa fibra sobre o colesterol sérico de 20 participantes saudáveis entre 23 e 49 anos [3]. Cada pessoa teve o nível de colesterol medido no início do estudo e, em seguida, foi atribuída aleatoriamente para receber dieta rica em fibras ou dieta pobre em fibras, durante 6 semanas. No período de 2 semanas seguidas, nenhum suplemento foi ingerido. Os participantes, então, tomaram o suplemento alternativo pelo período de 6 semanas. Os resultados são apresentados na Tabela 7.7.

7.60 Teste a hipótese de que a dieta rica em fibras tem efeito sobre os níveis de colesterol, em comparação com os valores basais (relate seus resultados como $p < 0,05$ ou $p > 0,05$).

7.61 Teste a hipótese de que a dieta pobre em fibras tem efeito sobre os níveis de colesterol, em comparação com os valores basais (relate seus resultados como $p < 0,05$ ou $p > 0,05$).

7.62 Teste a hipótese de que a dieta rica em fibras tem efeito diferencial sobre os níveis de colesterol em comparação com a dieta pobre em fibras (relate os seus resultados como $p < 0,05$ ou $p > 0,05$).

7.63 Qual é o erro padrão aproximado da média para a dieta rica em fibras, quando comparada com a dieta pobre em fibras (isto é, a diferença média de nível de colesterol entre as dietas rica e pobre em fibras)?

7.64 Quantos participantes seriam necessários para ter 90% de chance de encontrar diferença significativa na dimi-

TABELA 7.7 Níveis séricos de colesterol antes e durante a suplementação rica em fibras e pobre em fibras

	N	Valores basais	Rica em fibras	Pobre em fibras	Diferença (rica em fibras - pobre em fibras)	Diferença (rica em fibras - linha de base)	Diferença (pobre em fibras - linha de base)
Colesterol total (mg/dl)	20	186 ± 31	172 ± 28	172 ± 25	−1 (−8, +7)	−14 (−21, −7)	−13 (−20, −6)

Observação: O símbolo ± (mais ou menos) significa média ± dp. Os valores entre parênteses são os limites do IC de 95%.

nuição do colesterol médio entre as dietas rica e pobre em fibras se a dieta rica em fibras reduz o colesterol médio em 5 mg/dL a mais que a dieta pobre em fibras, e um teste bilateral é utilizado com nível de significância = 0,05?

Nutrição

📊 Consulte o Conjunto de Dados VALID.DAT.

7.65 Avalie se existe diferença significativa entre o consumo de nutrientes relatados (gordura saturada, gordura total, consumo de álcool, ingestão calórica total) para o registro da dieta e do questionário de frequência alimentar. Utilize o teste de hipóteses e/ou IC.

7.66 Responda ao Problema 7.65 para o percentual de calorias provenientes de gordura (separadamente para gordura total e gordura saturada), conforme relatado no registro da dieta e no questionário de frequência alimentar. Suponha que haja 9 calorias de gordura para cada grama de gordura consumida.

Demografia

📊 Consulte o Conjunto de Dados SEXRAT.DAT.

7.67 Aplique o teste de hipóteses para responder às questões colocadas no Problema 4.53.

Cardiologia

📊 Consulte o Conjunto de Dados NIFED.DAT.

7.68 Utilize o teste de hipóteses para avaliar se o tratamento afeta a pressão arterial ou a frequência cardíaca em pacientes com angina grave.

Câncer

A combinação de fotoquimioterapia com metoxisaleno oral (psoraleno) e radiação ultravioleta A (chamado tratamento PUVA) é um tratamento eficaz para a psoríase. No entanto, PUVA é mutagênico, aumenta o risco de câncer de pele de células escamosas e pode causar lesões irregulares de pele pigmentada. Stern et al. [4] realizaram um estudo para avaliar a incidência de melanoma entre os pacientes tratados com PUVA. O estudo identificou 1.380 pacientes com psoríase que foram tratados primeiro com PUVA em 1975 ou 1976. Os pacientes foram subdivididos de acordo com o número total de tratamentos recebidos (< 250 ou ≥ 250 de 1975 a 1996). Em cada grupo, o número observado de melanomas foi determinado de 1975 a 1996 e comparado com o número esperado de melanomas, conforme determinado pelas taxas de incidência de melanoma específicas de gênero e idade publicadas nos Estados Unidos. Os resultados são apresentados na Tabela 7.8.

TABELA 7.8 Relação do tratamento PUVA com a incidência de melanoma

	Observada	Esperada
< 250 tratamentos	5	3,7
≥ 250 tratamentos	6	1,1

7.69 Suponha que queiramos comparar o número observado e o esperado de eventos entre o grupo com < 250 tratamentos. Execute um teste de significância apropriado e relate um valor-*p* do teste bicaudal.

7.70 Forneça um IC de 95% para o número esperado de eventos no grupo com ≥ 250 tratamentos.

7.71 Interprete os resultados dos Problemas 7.69 e 7.70.

Câncer

O câncer de mama é fortemente influenciado pela história reprodutiva da mulher. Em particular, quanto mais longo o tempo entre a idade da menarca (quando começa a menstruação) e a idade do primeiro parto, maior é o risco para o câncer de mama.

A projeção foi feita com base em um modelo matemático de que o risco de uma mulher de 30 anos na população em geral dos Estados Unidos desenvolver câncer de mama dos 40 aos 70 anos é de 7%. Suponha que tenha sido estudado um subgrupo especial de 500 mulheres de 40 anos, sem câncer de mama, cuja menarca ocorreu aos 17 anos (em comparação com a média de 13 anos na população em geral), e o primeiro parto tenha sido aos 20 anos (em comparação com a média de 25 anos na população em geral). Essas mulheres foram acompanhadas quanto ao desenvolvimento de câncer de mama dos 40 aos 70 anos. O estudo constatou que 18 das mulheres desenvolveram câncer de mama entre 40 e 70 anos.

7.72 Teste a hipótese de que a taxa de câncer de mama seja igual ou diferente nesse grupo em relação à população em geral.

7.73 Forneça um IC de 95% para a taxa de incidência verdadeira de câncer de mama dos 40 aos 70 anos nesse subgrupo especial.

7.74 Suponha que 100 milhões de mulheres na população dos Estados Unidos *não* desenvolveram câncer de mama por volta dos 40 anos.

Qual é a sua melhor estimativa do número de casos de câncer de mama que seriam evitados dos 40 aos 70 anos, se todas as mulheres da população dos Estados Unidos atingissem a menarca aos 17 anos e dessem à luz o primeiro filho aos 20 anos? Forneça um IC de 95% para o número de casos de câncer de mama evitados.

Oftalmologia

Um pesquisador quer testar um novo colírio que supõe-se evitar prurido ocular durante a temporada de alergia. Para estudar o medicamento, ele usa um *projeto contralateral* em que, para cada um dos participantes, um olho é aleatorizado (usando uma tabela de número aleatório) para obter o medicamento ativo (A) enquanto o outro olho recebe o placebo (P). Os participantes utilizam o colírio três vezes por dia, por 1 semana, e, então, comunicam o seu grau de prurido em cada olho em uma escala de 4 pontos (1 = nenhum, 2 = suave, 3 = moderado, 4 = grave) sem saber em qual olho o colírio é utilizado. Dez participantes são aleatorizados no estudo.

7.75 Qual é a principal vantagem do projeto contralateral?

Suponha que a atribuição de aleatorização seja conforme a indicada na Tabela 7.9.

TABELA 7.9 Atribuição de aleatorização

Sujeito	Olho[a] E	Olho[a] D	Sujeito	Olho E	Olho D
1	A	P	6	A	P
2	P	A	7	A	P
3	A	P	8	P	A
4	A	P	9	A	P
5	P	A	10	A	P

a. A = medicamento ativo, P = placebo, E = Esquerdo, D = Direito.

7.76 Mais olhos esquerdos parecem ser atribuídos a A que a P, e o pesquisador questiona se as atribuições são realmente aleatórias. Realize um teste de significância para avaliar quão bem a randomização está funcionando. (*Sugestão:* use as tabelas binomiais.)

A Tabela 7.10 fornece as pontuações do grau de prurido relatadas pelos participantes.

TABELA 7.10 Graus de pruridos relatados pelos participantes

Sujeito	Olho E	Olho D	Diferença*
1	1	2	−1
2	3	3	0
3	4	3	1
4	2	4	−2
5	4	1	3
6	2	3	−1
7	2	4	−2
8	3	2	1
9	4	4	0
10	1	2	−1
Média	2,60	2,80	−0,20
dp	1,17	1,03	1,55
N	10	10	10

*Grau de prurido no olho esquerdo − grau de prurido no olho direito

7.77 O teste pode ser utilizado para testar a hipótese de que o grau significativo de prurido é o mesmo para os olhos que recebem medicamento ativo *versus* os olhos que receberam placebo?

7.78 Solucione o teste no Problema 7.77 usando um teste bilateral (relate um valor-*p*).

Endocrinologia

Considere o Conjunto de Dados BONEDEN.DAT.

7.79 Realize um teste de hipóteses para avaliar se existem diferenças significativas na DMO média para o colo do fêmur entre os gêmeos mais fumantes e os menos fumantes.

7.80 Responda ao Problema 7.79 para DMO média no eixo femoral.

Doenças Infecciosas

Acredita-se que parceiros sexuais simultâneos sejam uma das principais causas da epidemia de HIV na África Subsaariana. F. Tanser et al. acompanharam 7.284 mulheres inicialmente HIV-negativas (≥15 anos) residentes em KwaZulu-Natal, África do Sul, por uma média de 5 anos para avaliar as relações dos padrões de atividade sexual com a incidência de HIV [5]. Os pesquisadores entrevistaram homens que residem nos bairros das participantes do estudo para determinar os padrões de atividade sexual em cada bairro. A Tabela 7.11 mostra a incidência de aquisição do HIV conforme uma participante do estudo resida em um bairro que estava acima ou abaixo da média, em termos de número típico de parceiros sexuais ao longo da vida entre os homens no bairro delas.

TABELA 7.11 Relação entre a taxa de incidência de HIV e o número de parceiros sexuais ao longo da vida em KwaZulu-Natal, África do Sul

Parceiros sexuais ao longo da vida	Pessoas-anos	Casos de HIV*
<6,2 parceiros (isto é, abaixo da média)	9.735,66	305
≥6,2 parceiros (isto é, acima da média)	9.539,92	388

*Incidência de aquisição do HIV (isto é, número de novos casos)

7.81 Forneça uma estimativa para a incidência de HIV por 100 pessoas-ano entre as mulheres que residem em bairros com números acima da média de parceiros sexuais entre os homens, e uma estimativa para a probabilidade de em 5 anos uma mulher nessa região ser infectada pelo HIV.

7.82 Forneça um IC de 95% para a estimativa do Problema 7.81.

7.83 Suponha que 100 mulheres que residem em um bairro com números acima da média de parceiros sexuais entre homens são acompanhadas por uma média de 5 anos. Qual é a probabilidade de exatamente 20 das mulheres serem infectadas pelo HIV?

7.84 Qual é a probabilidade de 20 ou mais dessas mulheres serem infectadas pelo HIV?

7.85 Suponha que a taxa de HIV em bairros com número médio de parceiros sexuais abaixo da média conhecida (sem erro) seja de 3,15 casos por 100 pessoas-ano. Teste se a taxa de mulheres de bairros acima da média em parceiros sexuais durante a vida (≥6,2 parceiros) é significativamente diferente da taxa em bairros abaixo do número médio de parceiros sexuais.

Simulação

Considere os dados de peso ao nascer do Exemplo 7.2.

7.86 Suponha que o verdadeiro peso médio para os bebês de baixo nível socioeconômico seja de 120 oz, o desvio-padrão seja de 24 oz e a distribuição de peso ao nascer seja aproximadamente normal. Gere 100 amostras aleatórias de tamanho 100 cada, com base nessa distribuição. Realize o teste t apropriado para cada amostra para testar a hipótese indicada no Exemplo 7.2 e calcule a proporção de amostras para as quais identificamos uma diferença significativa usando o nível de significância de 5% com o teste unilateral.

7.87 Qual deve ser esta proporção para um grande número de amostras simuladas? Como os resultados do Problema 7.86 se comparam com isso?

7.88 Agora suponha que o verdadeiro peso médio ao nascer seja de 115 oz e repita o exercício do Problema 7.86, considerando que as outras condições estabelecidas no Problema 7.86 ainda estejam corretas.

7.89 Para qual proporção de amostras você declara diferença significativa? Qual deve ser essa proporção para um grande número de amostras simuladas?

Câncer

Um programa de rastreamento para o neuroblastoma (um tipo de câncer) foi realizado na Alemanha entre crianças nascidas entre 1º de novembro de 1993 e 30 de junho de 2000, que estavam com 9 a 18 meses de idade entre maio de 1995 e abril de 2000 [6].

Um total de 1.475.773 crianças participaram do programa de triagem, das quais 204 foram diagnosticadas entre 12 e 60 meses de idade. Os pesquisadores esperavam que a taxa de incidência de neuroblastoma fosse 7,3 por 100.000 crianças durante esse período, na ausência de rastreamento.

7.90 Teste se o número de casos detectados pelo programa de rastreamento é significativamente maior que o esperado.

Forneça um valor-p do teste unicaudal. (*Sugestão:* use a aproximação normal para a distribuição binomial.)

7.91 Forneça um IC de 95% para a taxa de incidência de neuroblastoma na população rastreada. Exprima o IC de 95% como p_1 e p_2, em que p_1 e p_2 representam unidades de número de casos por 100.000 crianças. O p_0 (7,3 casos por 100.000 crianças) está nesse intervalo?

Outra questão investigada nesse estudo foi a taxa de letalidade (número de pacientes que morreram de neuroblastoma/número de casos identificados pelo programa de triagem).

7.92 Suponha que a taxa de letalidade de neuroblastoma seja 1/6. Além disso, 17 casos fatais ocorreram entre os 204 casos identificados no programa de rastreamento. Teste se a taxa de letalidade no âmbito do programa de rastreamento é diferente da taxa de letalidade de costume. Forneça um valor-p do teste bicaudal.

Saúde Ambiental, Doença Pulmonar

Um estudo epidemiológico clínico foi conduzido para determinar os efeitos para a saúde em longo prazo da exposição no local de trabalho para o processo de fabricação do herbicida (2,4,5 triclorofenoxi) ácido acético (2,4,5-T), que contém o contaminante dioxina [7]. Esse estudo foi realizado entre trabalhadores ativos e aposentados da fábrica da Nitro, West Virginia, expostos ao processo de 2,4,5-T entre 1948 e 1969. Trabalhadores expostos a 2,4,5-T têm altas taxas de cloracne (uma erupção acneiforme generalizada). Outros potenciais efeitos da exposição ao 2,4,5-T são menos conhecidos. Uma das variáveis estudadas foi a função pulmonar.

Suponha que os pesquisadores esperem da população em geral que 5% dos trabalhadores apresentem volume expiratório forçado (FEV) anormal, definido como menos de 80% do previsto, com base na idade e na altura. Eles descobriram que 32 dos 203 homens expostos ao 2,4,5-T, enquanto trabalhavam na fábrica, tiveram FEV anormal.

7.93 Qual teste de hipóteses pode ser utilizado para testar a hipótese de que a porcentagem dos valores de FEV anormais entre os homens expostos seja diferente das estimativas da população em geral?

7.94 Solucione o teste do Problema 7.93 e relate um valor-p do teste bicaudal.

Outro tipo de resultado reportado foram óbitos fetais. Suponha que os pesquisadores esperem, dadas as estatísticas de gravidez da população em geral no momento da pesquisa, que 1,5% das gestações resultará em morte fetal. Eles descobriram que entre 586 gestações em que um trabalhador exposto era o pai, 11 resultaram em morte fetal.

7.95 Forneça um IC de 95% para a taxa de mortalidade fetal entre os filhos dos homens expostos. Dado o IC, como você interpreta os resultados do estudo?

Oftalmologia

Foi realizada uma experiência para avaliar a eficácia de um colírio na prevenção de "olho seco". A principal medida para avaliar a eficácia é o tempo de ruptura lacrimal (do inglês tear breakup time, TBUT), o qual é reduzido em pessoas com olho seco, e que os pesquisadores esperam que aumente depois da utilização do colírio.

No estudo atual, os participantes são distribuídos aleatoriamente para uma droga ativa ou placebo, com base em uma amostra grande. No entanto, um estudo-piloto foi realizado primeiro com base em 14 participantes. Sob o protocolo A, os participantes tiveram a TBUT medida no início do estudo e foram então instruídos a não piscar por 3 segundos, após isso o colírio placebo foi instilado. O TBUT foi medido outra vez, imediatamente após a instilação, bem como 5, 10, e 15 minutos depois, tempo durante o qual os participantes do estudo estavam em um ambiente com câmara controlada, de baixa umidade, para exacerbar os sintomas de olho seco. Em 2 outros dias os participantes receberam os protocolos B e C. O protocolo B era idêntico ao protocolo A, mas os participantes foram orientados a não piscar durante 6 segundos antes da instilação da gota. O protocolo C era idêntico ao protocolo A, mas os participantes foram orientados a não piscar por 10 segundos antes da instilação da gota. Observe que os mesmos participantes foram usados para cada protocolo e que estão disponíveis informações referentes a cada um dos dois olhos. Além disso, para cada olho, foram feitas duas medições repetidas.

📊 Os dados estão em TEAR.DAT. Para cada protocolo, TBUT (em segundos) foi medida (1) no início do estudo (antes da instilação da gota), (2) imediatamente após a instilação da gota, (3) 5 minutos após a instilação, (4) 10 minutos após a instilação e (5) 15 minutos após a instilação.

O protocolo padrão usado em estudos clínicos anteriores de TBUT é um intervalo de 6 segundos sem piscar (protocolo B). Todos os seguintes dados dizem respeito aos dados do protocolo B. Para esse efeito, calculou-se a TBUT média ao longo de duas repetições e sobre ambos os olhos para encontrar um valor de resumo para cada período de tempo para cada participante.

7.96 Existe um efeito imediato do colírio no TBUT? (*Sugestão:* compare a média de TBUT pós-instilação imediatamente *versus* a média de TBUT antes da instilação.)

7.97 Será que o efeito do colírio placebo muda ao longo do tempo após a instilação da gota? (*Sugestão:* compare a média de TBUT em 5, 10 e 15 minutos após a instilação com a média TBUT imediatamente após a instilação da gota.)

Epidemiologia Hospitalar

Erros médicos são comuns em hospitais em todo o mundo. Um fator causal possível são as longas horas de trabalho das equipes. Segundo um estudo-piloto, os médicos residentes foram incentivados a dormir de 6 a 8 horas por noite por 3 semanas em vez de seu horário habitual de sono irregular. Os pesquisadores esperavam, com base nos dados anteriores, que houvesse um erro médico por residente por dia em seu horário habitual de sono irregular.

Suponha que dois residentes participem do programa (3 semanas cada) e a revisão dos prontuários encontre um total de 20 erros médicos feitos pelos dois residentes combinados.

7.98 Qual teste pode ser utilizado para verificar a hipótese de que o aumento na quantidade de sono alterará o número de erros médicos por dia?

7.99 Solucione o teste do Problema 7.98, e relate um valor-*p* do teste bicaudal.

Suponha que o verdadeiro efeito da intervenção seja reduzir o número de erros médicos por dia em 20% (para 0,8 erro médico por dia). Imagine que, no presente estudo, 10 residentes participem do programa, cada um durante 3 semanas.

7.100 Qual seria o poder do tipo de teste utilizado no Problema 7.99 sob essas suposições? (*Sugestão:* use a aproximação normal para a distribuição de Poisson.)

Oftalmologia

Um estudo foi realizado entre pacientes com glaucoma, importante doença ocular geralmente manifestada por pressão intraocular (PIO) elevada. Se não for tratado, o glaucoma pode causar cegueira.

Os pacientes estavam atualmente sob dois medicamentos (A e B) a serem tomados em conjunto para essa condição. O objetivo desse estudo foi determinar se os pacientes podem deixar os medicamentos A e B e ser transferidos para um terceiro medicamento (C) sem mudanças consideráveis na PIO. Dez pacientes foram incluídos no estudo. Eles receberam os medicamentos A + B durante 60 dias e mediram a PIO no final do período de 60 dias (designado como PIO_{A+B}). Interromperam então os medicamentos A e B e iniciaram a medicação C, a qual tomaram por mais 60 dias. A PIO foi medida pela segunda vez no final do período de 60 dias, enquanto o paciente estava sob a medicação C (referida como PIO_C). Os resultados são mostrados na Tabela 7.12.

TABELA 7.12 Efeito da alteração de medicação na PIO entre pacientes com glaucoma

Paciente número	PIO^{A+B} (mm Hg)	PIO^C (mm Hg)
1	18,0	14,5
2	16,0	18,0
3	17,0	11,5
4	18,0	18,0
5	20,0	21,0
6	19,0	22,0
7	19,0	24,0
8	12,0	14,0
9	17,0	16,0
10	21,5	19,0

7.101 Qual procedimento pode ser utilizado para testar a hipótese de que não houve diferença média na pressão intraocular após 60 dias entre os dois tipos de medicamentos?

7.102 Execute o procedimento mencionado no Problema 7.101 e relate um valor-*p* do teste bicaudal.

O objetivo do estudo era determinar se a mudança para a medicação C era "equivalente" ao efeito original das medicações A e B. "Equivalência" aqui significa que a média da PIO após a mudança para a medicação C não mudou em mais de 2 mm Hg em qualquer direção.

7.103 Qual procedimento pode ser usado para estabelecer a equivalência? A equivalência é a mesma conforme aceita a hipótese nula no Problema 7.101? Por quê?

7.104 Resolva o procedimento do Problema 7.103 para saber se os efeitos das medicações são equivalentes.

Endocrinologia

A osteoporose é uma importante causa de morbidade em mulheres de meia-idade e idosas. Vários medicamentos são utilizados para prevenir fraturas em mulheres na pós-menopausa.

Suponha que a taxa de incidência de fraturas ao longo de um período de 4 anos seja de 5% entre as mulheres pós-menopáusicas não tratadas sem fraturas anteriores.

Um estudo-piloto realizado entre 100 mulheres sem fraturas anteriores visa determinar se um novo medicamento pode prevenir fraturas. Verificou-se que duas das mulheres tiveram fraturas ao longo de 4 anos.

7.105 Existe diferença significativa entre a taxa de fraturas em mulheres tratadas e a taxa de fratura nas mulheres não tratadas? (Informe um valor-*p* do teste bicaudal.)

Suponha que 8 das 100 mulheres anteriores apresentaram dor abdominal durante o ensaio, embora apenas 1,5% fosse esperado com base em estudos de história natural anteriores.

7.106 Forneça um IC de 95% para a taxa de dor abdominal entre as mulheres tratadas. Interprete os resultados comparados com estudos anteriores de história natural.

7.107 Suponha que o novo fármaco possa produzir uma taxa de fratura de 2,5% ao longo de 4 anos. Quantas pessoas precisam ser estudadas para ter 80% de chance de detectar diferença significativa entre a taxa de incidência de fraturas em mulheres tratadas e a taxa de incidência de fraturas em mulheres não tratadas (considerando-se 5% do Problema 7.105)?

Geral

7.108 Qual é o percentil 25 de uma distribuição χ^2 com 20 graus de liberdade? Qual símbolo é usado para denotar esse valor?

7.109 Suponha que desejemos testar a hipótese H_0: $\mu = 2$ versus H_1: $\mu \neq 2$. Encontramos um valor-*p* bilateral de 0,03 e um IC de 95% para μ de (1,5; 4,0). Esses dois resultados são compatíveis? Por que sim ou por que não?

Doença Cardiovascular

O tratamento com estatinas pode reduzir o risco de grande evento cardiovascular em pessoas com fatores de risco especificados. Durante cerca de 2 anos de acompanhamento no estudo JUPITER (P. M. Ridker et al. [8]), 142 dos 8.901 indivíduos tratados com estatina tiveram um grande evento cardiovascular.

7.110 Estime o risco de ocorrência de um grande evento cardiovascular e forneça o intervalo de confiança de 95% para essa estimativa.

7.111 Considerando que o risco permaneça constante ao longo do tempo, forneça a estimativa do risco de um evento cardiovascular em 10 anos com a terapia à base de estatina.

7.112 Suponha que o risco esperado de um evento cardiovascular em pessoas semelhantes, mas não tratadas, seja 0,028. Teste se o risco em indivíduos tratados com estatina é significativamente diferente do risco esperado ao nível de 5%. Indique suas hipóteses nula e alternativa e explique a sua conclusão.

7.113 Controvérsias persistem sobre se as estatinas reduzem o risco de eventos cardiovasculares exclusivamente por meio de seus efeitos sobre os níveis de colesterol ou porque também ela reduz a inflamação. Em JUPITER, a terapia à base de estatina foi associada com a redução média de 1,2 mmol por litro na concentração de colesterol LDL. Com base em efeitos médios ao longo de vários ensaios clínicos (C. Baigent et al. [9]), estima-se que cada 1 mmol de redução por litro de colesterol LDL esteja associado com a redução de 20% no risco de eventos cardiovasculares grandes. Assim, a taxa de eventos esperada pela redução do LDL seria

$$0,028 - 0,2(0,028)(1,2) = 0,0213.$$

Avalie se há diferença no risco observado no estudo JUPITER com essa taxa de eventos ao nível de 5%. *Sugestão:* use uma abordagem de intervalo de confiança.

Câncer

Um estudo foi realizado na Suécia para relacionar a idade na cirurgia de testículo não descido ao risco subsequente de câncer testicular [10]. Doze eventos foram relatados em 22.884 pessoas-anos de acompanhamento entre homens que tinham de 13 a 15 anos quando fizeram a cirurgia.

7.114 Qual é a taxa de incidência estimada de câncer testicular entre esse grupo de homens? Expresse a taxa por 100.000 pessoas-anos.

Relatou-se que a taxa de incidência padronizada nesse grupo em comparação com os homens na população sueca geral era de 5,06.

7.115 Qual é o número esperado de eventos na população em geral sobre 22.884 pessoas-anos de acompanhamento?

7.116 Forneça um IC de 95% para o número de eventos entre os homens que tinham de 13 a 15 anos de idade quando se submeteram à cirurgia.

7.117 Existe diferença significativa ($p < 0,05$) entre a incidência de câncer testicular em homens tratados cirurgicamente para testículo não descido entre 13 e 15 anos em comparação com a população geral?

7.118 Qual é o risco durante a vida (dos 15 aos 70 anos) de câncer de testículo para os homens com 15 anos no momento da cirurgia, considerando que a taxa de incidência permaneça constante ao longo do tempo? Suponha que todos os homens não morram em decorrência de nenhuma outra doença até os 70 anos.

Câncer

Dados do programa de epidemiologia dos Estados Unidos (SEER, do inglês Surveillance Epidemiology and End Results) fornecem informações sobre a incidência de diferentes cânceres, de acordo com idade e sexo, para vários registros de tumores em todo o mundo. Os dados da Tabela 7.13 foram obtidos para o câncer de cólon em mulheres, do Connecticut Tumor Registry de 1988-1992.

7.119 Qual é a probabilidade de uma mulher de 40 anos desenvolver câncer de cólon ao longo dos próximos 5 anos?

7.120 Qual é a probabilidade de uma mulher de 40 anos desenvolver câncer de cólon ao longo dos próximos 20 anos (isto é, de 40,0 anos até 59,9 anos)?

TABELA 7.13 Dados do Connecticut Tumor Registry: Taxas de incidência anual para câncer de cólon de 1988-1992 em mulheres

Idade	Taxa de incidência anual (por 10^5 pessoas-anos)
40-44	8
45-49	16
50-54	27
55-59	50

Os dados na Tabela 7.14 foram obtidos do *Nurses' Health Study* sobre a incidência de câncer de cólon no período de 1980 a 2004.

TABELA 7.14 Dados de incidência de câncer de cólon do *Nurses' Health Study* de 1980-2004

Idade	Casos	Pessoa-anos
40-44	10	139.922
45-49	35	215.399
50-54	79	277.027
55-59	104	321.250

7.121 As taxas do SEER fornecem um bom ajuste com dados de incidência do *Nurses' Health Study*? Realize um teste separado para cada faixa etária e relate $p > 0,05$ ou $p < 0,05$. (*Sugestão:* use a distribuição de Poisson.)

REFERÊNCIAS

[1] Andjelkovic, D.; Taulbee, J.; Symons, M. Mortality experience of a cohort of rubber workers, 1964-1973. *Journal of Occupational Medicine*, n. 18, v. 6, 1976, p. 387-394.

[2] Teta, M. J.; Ott, M. G. A mortality study of a research, engineering and metal fabrication facility in western New York State. *American Journal of Epidemiology*, n. 127, v. 3, 1988, p. 540-551.

[3] Swain, J. F. et al. Comparison of the effects of oat bran and low-fiber wheat on serum lipoprotein levels and blood pressure. *New England Journal of Medicine*, n. 322, v. 3, 1990, p. 147-152.

[4] Stern, R. S.; Nichols, K. J.; Vakeva, L. H. Malignant melanoma in patients treated for psoriasis with methoxsalen (Psoralen) and ultraviolet A radiation (PUVA). The PUVA follow-up study. *New England Journal of Medicine*, n. 336, 1997, p. 1041-1045.

[5] Tanser, F. et al. Effect of concurrent sexual partnerships on the rate of new HIV infections in a high-prevalence, rural South African population: a cohort study. *Lancet*, n. 378, v. 9787, 2011, p. 247-255.

[6] Woods, W. G. et al. Screening of infants and mortality due toneuroblastoma. *New England Journal of Medicine*, n. 346, 2002, p. 1041-1046.

[7] Suskind, R. R.; Hertzberg, V. S. Human health effects of 2,4,5-T and its toxic contaminants. *JAMA*, n. 251, 1984, p. 2372-2380.

[8] Ridker, P. M. et al. For the JUPITER Study Group. Rosuvastatin to prevent vascular events in men and women with elevated C-reactive protein. *New England Journal of Medicine*, n. 359, 2008, p. 2195-2207.

[9] Baigent, C. et al. Efficacy and safety of cholesterol-lowering treatment: prospective meta-analysis of data from 90,056 participants in 14 randomised trials of statins. Cholesterol Treatment Trialists' (CTT) Collaborators. *Lancet*, n. 366, v. 9493, 2005, Oct. 8, p. 1267-1278.

[10] Pettersson, A. et al. Age at surgery for undescended testis and risk of testicular cancer. *New England Journal of Medicine*, n. 356, v. 18, 2007, p. 1835-1841.

Teste de hipóteses: inferência baseada em duas amostras

8.1 INTRODUÇÃO

Todos os testes apresentados no Capítulo 7 basearam-se em uma amostra, ou seja, os parâmetros da população da qual a amostra foi retirada foram comparados com valores semelhantes de outras populações geralmente grandes, *cujos parâmetros foram considerados conhecidos*.

EXEMPLO 8.1 **Obstetrícia** Nos dados referentes ao peso de recém-nascidos do Exemplo 7.2, o peso médio em uma maternidade foi comparado com o peso médio ao nascer nos Estados Unidos, *valor que foi considerado conhecido*.

Uma situação encontrada com mais frequência é o problema de teste de hipóteses para duas amostras.

DEFINIÇÃO 8.1 Em um **problema de teste de hipóteses para duas amostras** os parâmetros de duas populações diferentes são comparados, e *nenhum deles é conhecido*.

EXEMPLO 8.2 **Hipertensão** Estamos interessados na relação entre o uso de contraceptivo oral e a pressão arterial em mulheres.

Dois experimentos podem ser usados para avaliar essa relação. Um método envolve o seguinte esquema:

EQUAÇÃO 8.1 **Estudo longitudinal**
(1) Identificar um grupo de mulheres na pré-menopausa e não grávidas em idade fértil (16-49 anos), que atualmente não usam contraceptivo oral, e realizar a medição da pressão arterial de cada membro desse grupo, que será denominada *pressão arterial basal*.
(2) Avaliar novamente essas mulheres um ano mais tarde para verificar se o subgrupo permaneceu sem engravidar durante todo o ano e se tornou usuária de contraceptivo oral. Esse subgrupo é a população do estudo.
(3) Medir a pressão arterial da população de estudo na visita de acompanhamento.
(4) Comparar a pressão arterial basal e após acompanhamento para determinar a diferença entre os níveis de pressão arterial das mulheres quando elas *estavam usando* a pílula no acompanhamento e quando elas *não estavam* usando a pílula no início do estudo.

Outro método envolve o seguinte esquema:

EQUAÇÃO 8.2

Estudo transversal

(1) Identificar um grupo de usuárias de contraceptivo oral e um grupo de mulheres que não utiliza esse recurso entre as mulheres não grávidas, na pré-menopausa e em idade fértil (16-49 anos), para medir-lhes a pressão arterial.

(2) Comparar o nível de pressão arterial entre as mulheres que usam e as que não usam contraceptivo oral.

DEFINIÇÃO 8.2 Em um **estudo longitudinal** ou **de acompanhamento**, o mesmo grupo de pessoas foi seguido *ao longo do tempo*.

DEFINIÇÃO 8.3 Em um **estudo transversal**, os participantes são vistos uma única vez.

Há outra diferença importante entre esses dois esquemas. O estudo longitudinal representa uma abordagem de *amostra pareada* porque cada mulher continua sendo o próprio controle. O estudo transversal representa uma abordagem de *amostra independente*, uma vez que dois grupos de mulheres completamente diferentes estão sendo comparados.

DEFINIÇÃO 8.4 Duas amostras são consideradas **pareadas** quando cada dado na primeira amostra é correspondente e está relacionado a um único dado na segunda amostra.

EXEMPLO 8.3 Amostras pareadas podem representar dois conjuntos de medições na mesma pessoa. Nesse caso, cada pessoa é considerada o próprio controle, como na Equação 8.1. As amostras pareadas podem, da mesma forma, representar as medidas em diferentes pessoas que são escolhidas individualmente usando critérios de pareamento como idade e sexo, por serem muito semelhantes entre si.

DEFINIÇÃO 8.5 Duas amostras são consideradas **independentes** quando os dados em uma amostra não estão relacionados aos dados em uma segunda amostra.

EXEMPLO 8.4 As amostras na Equação 8.2 são completamente independentes porque os dados foram obtidos de grupos de mulheres não relacionados.

Que tipo de estudo é melhor nesse caso? O primeiro é, provavelmente, mais definitivo porque outros fatores que influenciam a pressão arterial das mulheres na primeira triagem (chamados de variáveis de confundimento) também estarão presentes na segunda triagem e não influenciarão a comparação dos níveis de pressão arterial na primeira e na segunda triagens. Contudo, seria benéfico ao estudo ter um grupo de controle com mulheres que não usaram contraceptivo oral durante o ano. O grupo de controle permite excluir outras causas possíveis de alteração da pressão arterial na condição de usuária de contraceptivo oral. O segundo tipo de estudo seria mais sugestivo porque outros fatores de confundimento podem influenciar a pressão arterial nas duas amostras e causar uma diferença aparente a ser identificada, sem que realmente esteja presente.

Por exemplo, mulheres que usam contraceptivo oral são conhecidas por pesar menos que as que não usam. O baixo peso tende a estar associado à baixa pressão arterial, de modo que os níveis da pressão arterial em mulheres que usam contraceptivo oral, como um grupo, pareceriam mais baixos que os níveis de mulheres que não usam.

Contudo, um estudo longitudinal é mais caro que um estudo transversal. Portanto, um estudo transversal pode ser o único caminho viável, em termos financeiros, para fazer o estudo.

Neste capítulo, serão estudados os métodos apropriados do teste de hipóteses para situações de amostras pareadas e independentes.

8.2 O TESTE t PAREADO

Suponha que o experimento de amostra pareada da Equação 8.1 tenha sido adotado e os dados amostrais da Tabela 8.1 tenham sido obtidos. O nível de pressão arterial sistólica (PAS) da i-ésima mulher no início do estudo é denotado por x_{i1} e, após o acompanhamento, por x_{i2}.

EQUAÇÃO 8.3 Assuma que a PAS no início do estudo da i-ésima mulher tenha distribuição aproximadamente normal com média μ_i e variância σ^2 e, após o período de acompanhamento, com média $\mu_i + \Delta$ e variância σ^2.

Assume-se que a diferença média na PAS entre o acompanhamento e o início do estudo é Δ. Se $\Delta = 0$, não há diferença entre a PAS média no início do estudo e no acompanhamento. Se $\Delta > 0$, o uso de contraceptivo oral está associado a uma PAS média aumentada. Se $\Delta < 0$, o uso de contraceptivo oral está associado a uma PAS média baixa.

Queremos testar a hipótese H_0: $\Delta = 0$ versus H_1: $\Delta \neq 0$. Como faríamos isso? O problema é que μ_i é desconhecido e supomos, em geral, que é diferente em cada mulher. Contudo, precisamos considerar a diferença $d_i = x_{i2} - x_{i1}$. Com base na Equação 8.3, sabemos que d_i tem distribuição aproximadamente normal com média Δ e variância que denotamos σ_d^2. Assim, embora os níveis de pressão arterial μ_i sejam diferentes para cada mulher, as diferenças na pressão arterial entre o início do estudo e após o acompanhamento têm a mesma média (Δ) e variância $\left(\sigma_d^2\right)$ em toda a população de mulheres. O problema do teste de hipóteses pode, então, ser considerado um *teste t baseado nas diferenças* (d_i). Como foi visto na Seção 7.4 sobre o teste t com base em uma amostra, o melhor teste para as hipóteses H_0: $\Delta = 0$ versus H_1: $\Delta \neq 0$, quando a variância é desconhecida, baseia-se na diferença média

$$\bar{d} = (d_1 + d_2 + \cdots + d_n)/n$$

TABELA 8.1 Níveis de PAS (mm Hg) em 10 mulheres que não usam contraceptivo oral (início do estudo) e que o usam (após acompanhamento)

i	Nível de PAS, quando não estão usando contraceptivo oral (x_{i1})	Nível de PAS, quando estão usando contraceptivo oral (x_{i2})	d_i^*
1	115	128	13
2	112	115	3
3	107	106	−1
4	119	128	9
5	115	122	7
6	138	145	7
7	126	132	6
8	105	109	4
9	104	102	−2
10	115	117	2

*$d_i = x_{i2} - x_{i1}$

Especificamente, com base na Equação 7.10, para um teste bilateral com nível de significância α, temos o seguinte teste, chamado de teste t pareado.

EQUAÇÃO 8.4 **Teste t pareado**

Denote a estatística de teste $\bar{d}/(d_p/\sqrt{n})$ por t, em que d_p é o desvio-padrão amostral das diferenças observadas:

$$d_p = \sqrt{\left[\sum_{i=1}^{n} d_i^2 - \left(\sum_{i=1}^{n} d_i\right)^2 \Big/ n\right] \Big/ (n-1)}$$

n = número de pares

Se $t > t_{n-1,1-\alpha/2}$ ou $t < -t_{n-1,1-\alpha/2}$

então, H_0 é rejeitada.

Se $-t_{n-1,1-\alpha/2} \le t \le t_{n-1,1-\alpha/2}$

então, H_0 é aceita. As regiões de aceitação e rejeição para esse teste são mostradas na Figura 8.1.

De modo similar, na Equação 7.11, um valor-p para o teste pode ser calculado como se segue.

EQUAÇÃO 8.5 **Cálculo do valor-p para o teste t pareado**

Se $t < 0$,

$p = 2 \times$ [área à esquerda de $t = \bar{d}/(d_p/\sqrt{n})$ sob uma distribuição t_{n-1}]

Se $t \ge 0$,

$p = 2 \times$ [a área à direita de t sob uma distribuição t_{n-1}]

O cálculo do valor-p está ilustrado na Figura 8.2.

FIGURA 8.1 Regiões de aceitação e rejeição para o teste t pareado

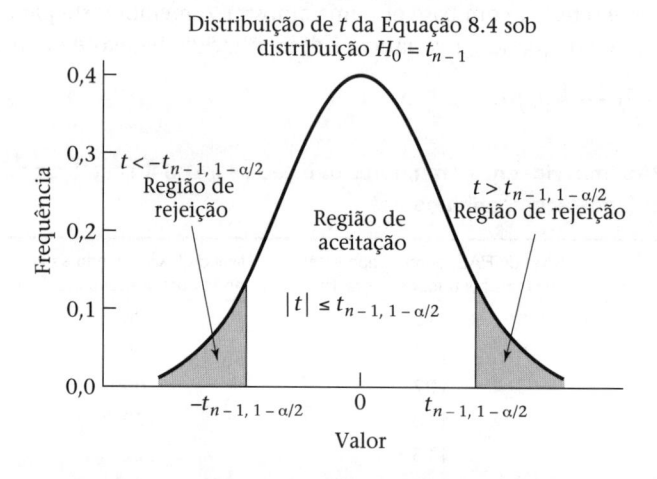

Distribuição de t da Equação 8.4 sob distribuição $H_0 = t_{n-1}$

$t < -t_{n-1, 1-\alpha/2}$ Região de rejeição

Região de aceitação $|t| \le t_{n-1, 1-\alpha/2}$

$t > t_{n-1, 1-\alpha/2}$ Região de rejeição

Frequência — Valor

EXEMPLO 8.5 **Hipertensão** Avalie a significância estatística dos dados de pressão arterial e contraceptivo oral na Tabela 8.1.

Solução:

$\bar{d} = (13 + 3 + \cdots + 2)/10 = 4{,}80$

$d_p^2 = \left[(13 - 4{,}8)^2 + \cdots + (2 - 4{,}8)^2\right]/9 = 20{,}844$

$d_p = \sqrt{20{,}844} = 4{,}566$

$t = 4{,}80/(4{,}566/\sqrt{10}) = 4{,}80/1{,}444 = 3{,}32$

FIGURA 8.2   Cálculo do valor-p para o teste t pareado

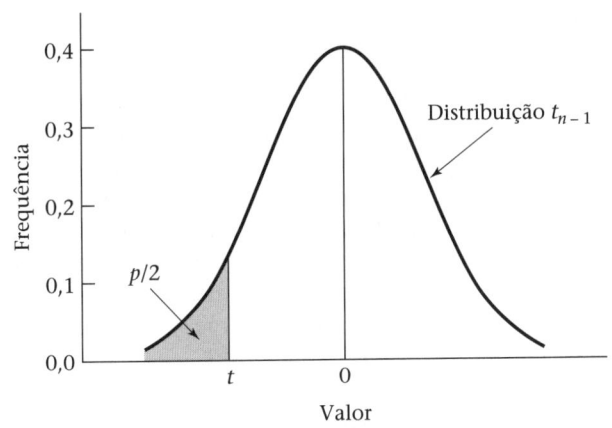

Se $t = \bar{d}/(d_p/\sqrt{n}) < 0$, então $p = 2 \times$ (área à esquerda de t sob uma distribuição t_{n-1}).

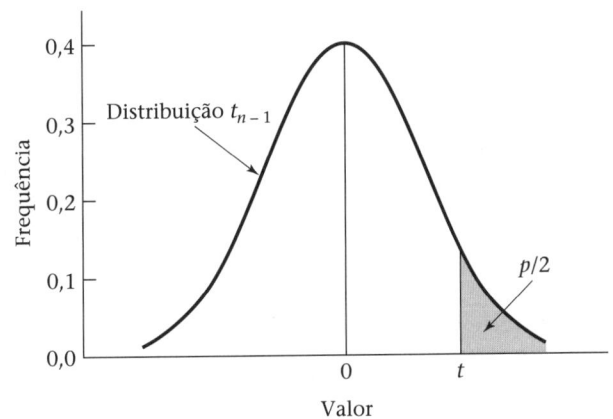

Se $t = \bar{d}/(d_p/\sqrt{n}) \geq 0$, então $p = 2 \times$ (área à direita de t sob uma distribuição t_{n-1}).

O método do valor crítico é usado em primeiro lugar para realizar o teste de significância. Há $10 - 1 = 9$ graus de liberdade (gl) e, com base na Tabela 5 do Apêndice, observamos que $t_{9;0,975} = 2,262$. Uma vez que $t = 3,32 > 2,262$, pela Equação 8.4, H_0 pode ser rejeitada usando um teste de significância bilateral com $\alpha = 0,05$. Para calcular um valor-p aproximado, consulte a Tabela 5 e observe que $t_{9;0,9995} = 4,781$, $t_{9;0,995} = 3,250$. Uma vez que $3,25 < 3,32 < 4,781$, então $0,0005 < p/2 < 0,005$ ou $0,001 < p < 0,01$. Para calcular um valor-p mais exato, um programa de computador deve ser usado. Os resultados na Tabela 8.2 foram obtidos usando o comando t.test do R.

TABELA 8.2   Usando o R para realizar o teste t pareado com base nos dados da pressão arterial da Tabela 8.1

```
> t.test(sbp.oc.no,sbp.oc.yes,paired=TRUE}
     Paired t-test
data: sbp.oc.no and sbp.oc.yes
t = -3.3247, df = 9, p-value = 0.008874
alternative hypothesis: true difference in means is not equal to 0
95 percent confidence interval:
-8.066013 -1.533987
sample estimates: mean of the differences
     -4.8
```

Para usar o programa, é necessário utilizar o seguinte comando:

```
t.test(x,y,paired = TRUE)
```

em que x e y são as amostras pareadas que estão sendo comparadas. Nesse caso, marcamos x = sbp.oc.no e y = sbp.oc.yes (ou seja, as pressões sanguíneas quando contraceptivos orais não estão ou estão em uso, respectivamente). Também no t.test, as diferenças $d_i = x_i - y_i =$ = $SBP_{oc.no,i} - SBP_{oc.yes,i}$. Consequentemente, $\bar{d} = -4,8$ em vez de 4,8 como no Exemplo 8.5.

Observe na Tabela 8.2 que o valor-p exato bilateral = 0,009. Portanto, podemos concluir que o uso de contraceptivo oral está associado a uma alteração significativa na pressão arterial. O Exemplo 8.5 é um clássico de um estudo pareado porque cada mulher é considerada o próprio controle. Em muitos outros estudos pareados, pessoas diferentes são incluídas em dois grupos, mas recebem um pareamento individual com base nas características específicas do pareamento.

EXEMPLO 8.6 **Ginecologia** Um tópico de interesse clínico recente é o efeito de métodos contraceptivos diferentes na fertilidade. Suponha que desejemos comparar quanto tempo as usuárias de contraceptivo oral e de diafragma levam para ficar grávidas depois de interromperem a contracepção. Um grupo de estudo com 20 usuárias de contraceptivo oral é formado e usuárias de diafragma são pareadas a cada usuária de contraceptivo oral, tendo em vista idade (dentro de 5 anos), raça, paridade (número de gravidezes anteriores) e condição socioeconômica. Os pesquisadores calcularam as diferenças no tempo de fertilidade entre o uso anterior de contraceptivo oral e diafragma e concluem que a diferença média $\bar{d}$ (contraceptivo oral menos diafragma) do tempo de fertilidade é de 4 meses com um desvio-padrão (d_p) de 8 meses. O que podemos concluir com base nesses dados?

Solução: Realizar o teste t pareado. Temos

$$t = \bar{d}/(d_p/\sqrt{n}) = 4/(8/\sqrt{20}) = 4/1{,}789 = 2{,}24 \sim t_{19}$$

sob H_0. Consultando a Tabela 5 do Apêndice, descobrimos que

$$t_{19;0,975} = 2{,}093 \quad e \quad t_{19;0,99} = 2{,}539$$

Assim, uma vez que $2{,}093 < 2{,}24 < 2{,}539$, então $0{,}01 < p/2 < 0{,}025$ ou $0{,}02 < p < 0{,}05$. Portanto, mulheres que usavam contraceptivo oral levam um tempo significativamente maior para ficar grávidas se comparadas a mulheres que usavam diafragma.

O valor-p exato obtido do Excel é DIST.T.CD(2,24; 19; 2) = 0,038.

Nesta seção, apresentamos o teste t pareado, usado para comparar o nível médio de uma variável aleatória com distribuição aproximadamente normal (ou uma variável aleatória com um tamanho amostral grande o suficiente para que a distribuição possa ser aproximada pelo teorema central do limite) entre duas amostras pareadas. Se consultarmos o fluxograma (Figura 8.13), começando da posição 1, responderemos sim para (1) problema de duas amostras?, (2) distribuição normal ou pode-se assumir que o teorema central do limite é válido? e (3) inferências relativas às médias? Por outro lado, responderemos não para (4) são amostras independentes? Isso nos leva ao denominado "teste t pareado".

8.3 ESTIMAÇÃO POR INTERVALO PARA A COMPARAÇÃO DE MÉDIAS DE DUAS AMOSTRAS PAREADAS

Na seção anterior, foram discutidos métodos de teste de hipóteses para comparar médias de duas amostras pareadas. É também útil construir os limites de confiança para a verdadeira diferença das médias (Δ). Os índices observados de diferenças (d_i) são normalmente distribuídos com a média Δ e a variância σ_d^2. Então, a diferença da média amostral ($\bar{d}$) é normalmente distribuída com a média Δ e a variância σ_d^2/n, onde σ_d^2 é desconhecido. Os métodos de estimação por IC da Equação 6.6 podem ser usados para obter um IC $(1 - \alpha) \times 100\%$ para Δ, que é dado por

$$\left(\bar{d} - t_{n-1,1-\alpha/2} d_p/\sqrt{n},\ \bar{d} + t_{n-1,1-\alpha/2} d_p/\sqrt{n}\right)$$

EQUAÇÃO 8.6 | **Intervalo de Confiança para a Diferença Real (Δ) Entre as Médias de Duas Amostras Emparelhadas (Bilaterais)**

O $(1 - \alpha) \times 100\%$ CI para a diferença média real (Δ) entre duas amostras emparelhadas é dado por

$$\left(\bar{d} - t_{n-1,1-\alpha/2} d_p/\sqrt{n},\ \bar{d} + t_{n-1,1-\alpha/2} d_p/\sqrt{n}\right)$$

EXEMPLO 8.7 **Hipertensão** Usando os dados da Tabela 8.1, calcule um IC de 95% para o aumento verdadeiro na média de PAS após o início do uso de contraceptivo oral.

Solução: Com base no Exemplo 8.5, temos $\bar{d} = 4{,}80$ mm Hg, $d_p = 4{,}566$ mm Hg, $n = 10$. Da Equação 8.6, um IC de 95% para uma alteração na verdadeira PAS média é dado por

$$\bar{d} \pm t_{n-1,\,0{,}975}\, d_p/\sqrt{n} = 4{,}80 \pm t_{9,\,0{,}975}(1{,}444)$$
$$= 4{,}80 \pm 2{,}262(1{,}444) = 4{,}80 \pm 3{,}27 = (1{,}53;\ 8{,}07)\ \text{mm Hg}$$

Então, a alteração na verdadeira PAS média está provavelmente entre 1,5 e 8,1 mm Hg. Também podemos obter um IC de 95% com o comando t.test do R como mostrado na Tabela 8.2.

EXEMPLO 8.8 **Ginecologia** Usando os dados do Exemplo 8.6, calcule um IC de 95% para a diferença média verdadeira no tempo de fertilidade entre as mulheres que usam contraceptivo oral e as que usam diafragma.

Solução: No Exemplo 8.6, temos $\bar{d} = 4$ meses, $d_p = 8$ meses, $n = 20$. Então, o IC de 95% para μ_d é dado por

$$\bar{d} \pm \frac{t_{n-1,\,0{,}975}\, d_p}{\sqrt{n}} = 4 \pm \frac{t_{19,\,0{,}975}(8)}{\sqrt{20}}$$
$$= 4 \pm \frac{2{,}093(8)}{\sqrt{20}} = 4 \pm 3{,}74 = (0{,}26;\ 7{,}74)\ \text{meses}$$

O verdadeiro lapso de tempo de fertilidade pode estar em qualquer lugar entre cerca de 0,25 meses até aproximadamente 8 meses. Um estudo muito maior é necessário para diminuir a amplitude desse IC.

QUESTÕES DE REVISÃO 8A

1. Quais as diferenças entre um estudo com amostras pareadas e um estudo com amostras independentes?

2. Um homem mede sua frequência cardíaca antes de usar a esteira e após andar na esteira por 10 minutos em 7 dias diferentes. Sua frequência cardíaca média antes de usar a esteira e 10 minutos após a caminhada na esteira são 85 e 93 batidas por minuto (bpm), respectivamente. Essa alteração média em 10 minutos é de 8 bpm com um desvio-padrão de 6 bpm.

    (a) Que teste podemos usar para comparar a frequência cardíaca antes e depois do uso da esteira?

    (b) Execute o teste do item anterior e apresente o valor-p. Forneça bicaudal.

    (c) Estipule um IC de 90% para a alteração da frequência cardíaca média após o uso da esteira por 10 minutos.

    (d) Qual é sua conclusão geral em relação aos dados?

8.4 TESTE t PARA DUAS AMOSTRAS INDEPENDENTES COM VARIÂNCIAS IGUAIS

Discutiremos agora a questão apresentada no Exemplo 8.2, supondo que o estudo transversal definido na Equação 8.2 está sendo usado em vez do estudo longitudinal definido na Equação 8.1.

EXEMPLO 8.9

Hipertensão Suponha que uma amostra de oito mulheres que usam contraceptivo oral na pré-menopausa, não grávidas, entre 35 e 39 anos, que trabalham em uma empresa, têm a pressão arterial sistólica média de 132,86 mm Hg com o desvio-padrão amostral de 15,34 mm Hg. Uma amostra de 21 mulheres que não usam contraceptivo oral na pré-menopausa, não grávidas, na mesma faixa etária, são similarmente identificadas, tendo PAS média de 127,44 mm Hg e desvio-padrão amostral de 18,23 mm Hg. O que pode ser dito sobre as diferenças na pressão arterial média entre os dois grupos?

Assuma que a PAS é normalmente distribuída no primeiro grupo, com média μ_1 e variância σ_1^2, e no segundo grupo com média μ_2 e variância σ_2^2. Queremos testar a hipótese $H_0: \mu_1 = \mu_2$ versus $H_1: \mu_1 \neq \mu_2$. Suponha, nesta seção, que as variâncias nos dois grupos são as mesmas (ou seja, $\sigma_1^2 = \sigma_2^2 = \sigma^2$). As médias e as variâncias nas duas amostras são representadas por $\bar{x}_1, \bar{x}_2, s_1^2, s_2^2$, respectivamente.

O teste de significância é baseado na diferença entre as duas médias amostrais $\bar{x}_1 - \bar{x}_2$. Se essa diferença estiver distante de 0, então H_0 será rejeitada; do contrário, será aceita. Então, desejamos estudar o comportamento de $\bar{x}_1 - \bar{x}_2$ sob H_0. Sabemos que $\bar{X}_1$ é normalmente distribuída com a média μ_1 e variância σ^2/n_1 e $\bar{X}_2$ é normalmente distribuída com a média μ_2 e variância σ^2/n_2. Consequentemente, com base na Equação 5.10, como as duas amostras são independentes, $\bar{X}_1 - \bar{X}_2$ é normalmente distribuído com a média $\mu_1 - \mu_2$ e variância $\sigma^2(1/n_1 + 1/n_2)$. Em símbolos,

EQUAÇÃO 8.7
$$\bar{X}_1 - \bar{X}_2 \sim N\left[\mu_1 - \mu_2, \sigma^2\left(\frac{1}{n_1} + \frac{1}{n_2}\right)\right]$$

Sob H_0, sabemos que $\mu_1 = \mu_2$. Então, a Equação 8.7 se reduz a

EQUAÇÃO 8.8
$$\bar{X}_1 - \bar{X}_2 \sim N\left[0, \sigma^2\left(\frac{1}{n_1} + \frac{1}{n_2}\right)\right]$$

Se σ^2 for conhecido, $\bar{X}_1 - \bar{X}_2$ poderia ser dividido por $\sigma\sqrt{1/n_1 + 1/n_2}$. Da Equação 8.8,

EQUAÇÃO 8.9
$$\frac{\bar{X}_1 - \bar{X}_2}{\sigma\sqrt{\frac{1}{n_1} + \frac{1}{n_2}}} \sim N(0,1)$$

e a estatística de teste da Equação 8.9 poderia ser usada como base para o teste de hipóteses. Infelizmente, σ^2 em geral é desconhecido e deve ser estimado com base nos dados. Como estimar melhor σ^2 nessa situação?

Com base na primeira e na segunda amostras, as variâncias das amostras são s_1^2 e s_2^2, respectivamente, cada uma das quais pode ser usada para estimar σ^2. A média de s_1^2 e s_2^2 poderia ser simplesmente usada como a estimativa de σ^2. Contudo, essa média vai ponderar igualmente as variâncias amostrais, mesmo se os tamanhos das amostras forem muito diferentes entre si. As variâncias amostrais não devem ser igualmente avaliados porque a variância das amostras maiores é provavelmente mais exata e deveria ser mais bem ponderada. A melhor estimativa da variância da população σ^2, representada por s^2, é dada pela média ponderada das variâncias de duas amostras, onde os pesos são os números de gl em cada amostra.

EQUAÇÃO 8.10   A **estimativa combinada da variância** de duas amostras independentes é dada por

$$s^2 = \frac{(n_1 - 1)s_1^2 + (n_2 - 1)s_2^2}{n_1 + n_2 - 2}$$

Em particular, s^2 terá, então, $n_1 - 1$ gl referente à primeira amostra e $n_2 - 1$ gl da segunda amostra ou

$$(n_1 - 1) + (n_2 - 1) = n_1 + n_2 - 2 \ gl$$

no geral. Assim, s pode ser substituído por σ na Equação 8.9 e a estatística de teste apresenta uma distribuição t com $n_1 + n_2 - 2$ gl ao invés de uma distribuição $N(0,1)$, porque σ^2 é desconhecida. Então, o seguinte teste é usado.

EQUAÇÃO 8.11   **Teste t para Duas Amostras Independentes com Variâncias Iguais**

Suponha que desejemos testar a hipótese H_0: $\mu_1 = \mu_2$ versus H_1: $\mu_1 \neq \mu_2$ com um nível de significância α para duas populações normalmente distribuídas, onde σ^2 é considerado o mesmo para cada população.

Cálculo da estatística de teste:

$$t = \frac{\bar{x}_1 - \bar{x}_2}{s\sqrt{\frac{1}{n_1} + \frac{1}{n_2}}}$$

onde $s = \sqrt{\left[(n_1 - 1)s_1^2 + (n_2 - 1)s_2^2\right]/(n_1 + n_2 - 2)}$

Se $t > t_{n_1 + n_2 - 2, 1 - \alpha/2}$ ou $t < t_{n_1 + n_2 - 2, 1 - \alpha/2}$

então H_0 é rejeitada.

Se $-t_{n_1 + n_2 - 2, 1 - \alpha/2}$ ou $t \leq t_{n_1 + n_2 - 2, 1 - \alpha/2}$

então H_0 é aceita.

As regiões de aceitação e rejeição para esse teste são mostradas na Figura 8.3.

FIGURA 8.3   Regiões de aceitação e rejeição do teste t para duas amostras independentes com variâncias iguais

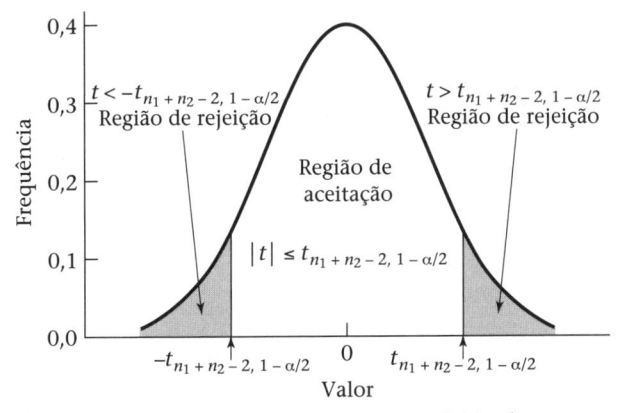

Similarmente, um valor-p pode ser calculado para o teste. O cálculo do valor-p depende de se $\bar{x}_1 \leq \bar{x}_2$ ($t \leq 0$) ou $\bar{x}_1 > \bar{x}_2$ ($t > 0$). Em cada caso, o valor-p corresponde à probabilidade de obter um teste estatístico pelo menos tão extremo quanto o valor observado t. Isso é dado na Equação 8.12.

EQUAÇÃO 8.12 Cálculo do Valor-p para o Teste *t* para Duas Amostras Independentes com Variâncias Iguais

A estatística de teste é dada por:

$$t = \frac{\bar{x}_1 - \bar{x}_2}{s\sqrt{\dfrac{1}{n_1} + \dfrac{1}{n_2}}}$$

onde $s = \sqrt{\left[(n_1-1)s_1^2 + (n_2-1)s_2^2\right]/(n_1+n_2-2)}$

Se $t \le 0$, $p = 2 \times$ (área à esquerda de t sob a distribuição $t_{n_1+n_2-2}$).

Se $t > 0$, $p = 2 \times$ (área à direita de t sob a distribuição $t_{n_1+n_2-2}$).

O cálculo do valor-p está ilustrado na Figura 8.4.

FIGURA 8.4 Cálculo do valor-p para teste t de duas amostras independentes com variâncias iguais

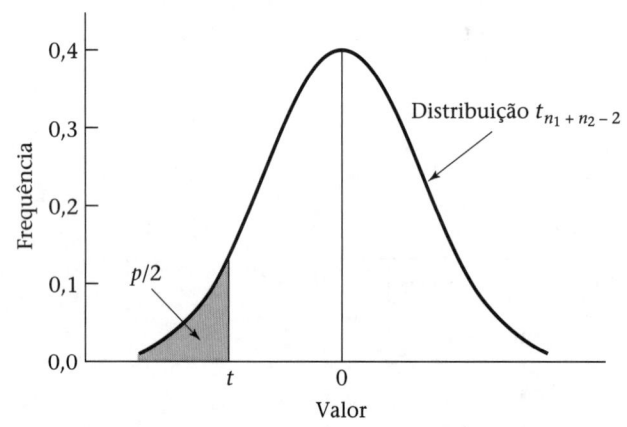

Se $t = (\bar{x}_1 - \bar{x}_2)\Big/\left(s\sqrt{\dfrac{1}{n_1} + \dfrac{1}{n_2}}\right) \le 0$, então $p = 2 \times$ (área à esquerda de t sob uma distribuição $t_{n_1+n_2-2}$).

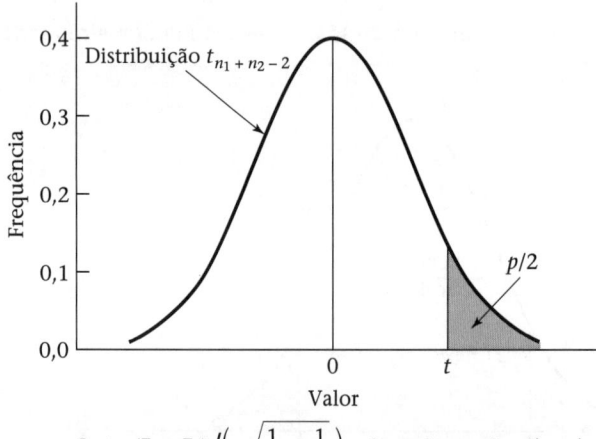

Se $t = (\bar{x}_1 - \bar{x}_2)\Big/\left(s\sqrt{\dfrac{1}{n_1} + \dfrac{1}{n_2}}\right) > 0$, então $p = 2 \times$ (área à direita de t sob uma distribuição $t_{n_1+n_2-2}$).

EXEMPLO 8.10 **Hipertensão** Avalie a significância estatística dos dados do Exemplo 8.9.

Solução: A variância combinada é primeiramente estimada como:

$$s^2 = \frac{7(15,34)^2 + 20(18,23)^2}{27} = \frac{8.293,9}{27} = 307,18$$

ou $s = 17{,}527$. A seguinte estatística de teste é, então, calculada:

$$t = \frac{132{,}86 - 127{,}44}{17{,}527\sqrt{1/8 + 1/21}} = \frac{5{,}42}{17{,}527 \times 0{,}415} = \frac{5{,}42}{7{,}282} = 0{,}74$$

Se o método do valor crítico for usado, observe que, sob H_0, t vem de uma distribuição t_{27}. Consultando a Tabela 5 do Apêndice, observamos que $t_{27;0{,}975} = 2{,}052$. Como $-2{,}052 \leq 0{,}74 \leq 2{,}052$, H_0 é aceita usando um teste bilateral ao nível de 5% e concluímos que a pressão arterial média não difere significativamente entre as mulheres que usam e as que não usam contraceptivo oral. De certo modo, esse resultado mostra a superioridade do estudo longitudinal no Exemplo 8.5. Apesar da similaridade nas magnitudes da pressão arterial média entre as mulheres que usam e as que não usam contraceptivo oral nos dois estudos, as diferenças significativas poderiam ser detectadas no Exemplo 8.5, ao contrário dos resultados não significativos que foram obtidos usando, anteriormente, um estudo transversal. O estudo longitudinal é geralmente mais eficiente porque as pessoas são os próprios controles.

Para calcular um valor-p aproximado, observe na Tabela 5 que $t_{27;0{,}75} = 0{,}684$ e $t_{27;0{,}80} = 0{,}855$. Como $0{,}684 < 0{,}74 < 0{,}855$, verifica-se que $0{,}2 < p/2 < 0{,}25$ ou $0{,}4 < p < 0{,}5$. O valor-p exato obtido pelo Minitab é $p = 2 \times P(t_{27} > 0{,}74) = 0{,}46$.

8.5 ESTIMAÇÃO POR INTERVALO PARA A COMPARAÇÃO DAS MÉDIAS DE DUAS AMOSTRAS INDEPENDENTES (CASO DAS VARIÂNCIAS IGUAIS)

Na seção anterior, foram discutidos os métodos de teste de hipóteses para comparar médias de duas amostras independentes. Também é útil calcular o IC de $(1 - \alpha) \times 100\%$ para a diferença média verdadeira entre os dois grupos iguais a $\mu_1 - \mu_2$.

EQUAÇÃO 8.13 **Intervalo de confiança para a diferença média ($\mu_1 - \mu_2$) entre dois grupos (bilateral) ($\sigma_1^2 = \sigma_2^2$)**

Um IC bilateral de $(1 - \alpha) \times 100\%$ para a diferença média verdadeira $\mu_1 - \mu_2$ baseado em duas amostras independentes com variâncias iguais é dado por

$$\left(\bar{x}_1 - \bar{x}_2 - t_{n_1+n_2-2, 1-\alpha/2} s \sqrt{\frac{1}{n_1} + \frac{1}{n_2}},\ \bar{x}_1 - \bar{x}_2 + t_{n_1+n_2-2, 1-\alpha/2} s \sqrt{\frac{1}{n_1} + \frac{1}{n_2}} \right)$$

onde s^2 é igual à estimação combinada da variância dada na Equação 8.12.

A derivação dessa fórmula é fornecida na Seção 8.11.

EXEMPLO 8.11 **Hipertensão** Usando os dados dos Exemplos 8.9 e 8.10, calcule um IC de 95% para a diferença média verdadeira na pressão sistólica (PAS) entre mulheres de 35 a 39 anos que usam e que não usam contraceptivo oral.

Solução: Um IC de 95% para a diferença média representativa na PAS entre a população de mulheres de 35 a 39 anos que usam e que não usam contraceptivo oral foi dado por

$$\left[5{,}42 - t_{27, 0{,}975}(7{,}282),\ 5{,}42 + t_{27, 0{,}975}(7{,}282) \right]$$
$$= \left[5{,}42 - 2{,}052(7{,}282),\ 5{,}42 + 2{,}052(7{,}282) \right] = (-9{,}52;\ 20{,}36)$$

Esse intervalo é bastante amplo e indica que uma amostra muito maior é necessária para avaliar precisamente a diferença média verdadeira.

EXEMPLO 8.12 **Hipertensão** Os dados da Tabela 8.3 foram coletados de mais de 200 crianças de 1 mês de idade em Providence, Rhode Island. Nesse estudo, uma enfermeira pesquisadora visitou a casa de cada criança e mediu a pressão arterial delas usando um aparelho especial. Ela também observou se o bebê estava adormecido ou acordado e se estava agitado quando a pressão arterial foi medida.

TABELA 8.3 Média da pressão arterial sistólica (PAS) segundo a condição de sono dos bebês

Condição de sono	PAS	dp	n
Sono tranquilo	81,9	9,8	64
Acordado e tranquilo	86,1	10,3	175

Foi possível examinar cada bebê apenas uma vez. Então, 64 bebês no grupo de sono tranquilo são diferentes dos 175 bebês no grupo acordado e tranquilo. Como podemos comparar a PAS média de acordo com a condição de sono dos bebês e fornecer um IC de 95% para a diferença média na PAS entre os bebês de sono tranquilo e aqueles acordados e tranquilos?

Solução: Usaremos o teste t para duas amostras com as variâncias iguais dadas na Equação 8.12 e com o intervalo de confiança obtido na Equação 8.13. Para realizar esse teste com base em dados resumidos, usaremos o comando ttesti do Stata:

```
ttesti n1 mean1 sd1 n2 mean2 sd2
```

Neste caso, especificamos

```
ttesti 64 81.9 9.8 175 86.1 10.3
```

Os resultados são dados na Tabela 8.4.

O comando ttesti do Stata foi usado para resolver a questão no Exemplo 8.12.

TABELA 8.4 Teste t de duas amostras com variâncias iguais

```
              Obs     Mean      Std. Err.   Std. Dev.   [95°%  Conf. Interval]
   x          64      81.9      1.225       9.8         79.5         84.3
   y          175     86.1       .779       10.3        84.6         87.6
   combined   239     85.0       .667       10.3        83.7         86.3
   diff        -      -4.2      1.486                   -7.13        -1.27

   diff = mean(x) - mean(y)                                  t = -2.8272
   Ho: diff = 0                                  degrees of freedom = 237

   Ha: diff< 0              Ha: diff != 0                 Ha: diff > 0
   Pr(T < t) = 0.0025       Pr(|T| > |t|) = 0.0051         Pr(T > t) = 0.9975
```

Observamos que há uma diferença significativa na PAS média ($p = 0,005$) com IC de 95% entre as duas médias = (–7,1; –1,3). O Stata também fornece o desvio-padrão e o IC de 95% para as médias dos grupos individuais e a amostra combinada.

Nesta seção, apresentamos o teste t para duas amostras independentes com variâncias iguais. Esse teste é usado para comparar a média de uma variável aleatória distribuída normalmente (ou de uma variável aleatória com um tamanho amostral grande o suficiente para que possa ser aproximado pelo teorema central do limite) entre duas amostras independentes com variâncias iguais. Se consultamos o fluxograma (Figura 8.13), começando da posição 1, respondemos sim para (1) problema de duas amostras? (2) distribuição normal ou pode-se assumir que o teorema central do limite é válido? (3) Inferências relativas às médias? (4) São amostras independentes? Em contrapartida, responderíamos não para (5) as variâncias de duas amostras são significativamente diferentes? (Discutidas na Seção 8.6). Isso nos leva a um quadro denominado "teste t para duas amostras com variâncias iguais".

8.6 TESTANDO A IGUALDADE DE DUAS VARIÂNCIAS

Na Seção 8.4, quando conduzimos um teste t para duas amostras independentes, consideramos que as variâncias das duas amostras eram as mesmas. Estimamos, então, a variância comum usando uma média ponderada das variâncias individuais das amostras. Nesta seção, desenvolveremos um teste de significância para validar essa suposição. Em particular, queremos testar a hipótese $H_0: \sigma_1^2 = \sigma_2^2$ versus $H_1: \sigma_1^2 \neq \sigma_2^2$, onde as duas amostras foram consideradas aleatórias, independentes com distribuição $N(\mu_1, \sigma_1^2)$ e $N(\mu_2, \sigma_2^2)$, respectivamente.

EXEMPLO 8.13

Doença Cardiovascular, Pediatria Considere um problema discutido anteriormente, denominado agregação familiar dos níveis de colesterol. Suponha, em particular, que os níveis de colesterol sejam mensurados em 100 crianças, de 2 a 14 anos, filhos de homens que morreram de doença cardíaca, e verificou-se que o nível médio de colesterol no grupo ($\bar{x}_1$) é 207,3 mg/dL. Suponha que o desvio-padrão nesse grupo (s_1) seja de 35,6 mg/dL. Anteriormente, os níveis de colesterol nesse grupo de crianças foram comparados com 175 mg/dL, considerado como o nível médio em crianças dessa idade, com base em grandes estudos anteriores.

O melhor planejamento experimental seria selecionar um grupo de controle de crianças, cujos pais estão vivos e não têm doença cardíaca e que são da mesma área censitária e, então, comparar o nível de colesterol com aqueles das crianças do exemplo. Se os pais do exemplo fossem identificados por uma pesquisa de registro de óbito da área censitária, os pesquisadores poderiam selecionar as crianças que vivem na mesma área censitária que as famílias do exemplo, mas cujos pais não tiveram histórico de doença cardíaca. As crianças de caso e controle vêm da mesma área censitária, mas *não* estão pareadas individualmente. Assim, elas são consideradas muito mais como duas amostras independentes do que duas amostras pareadas. Os níveis de colesterol nessas crianças podem, então, ser medidos. Suponha que os pesquisadores verificaram que, entre as 74 crianças do grupo de controle, o nível médio de colesterol ($\bar{x}_2$) é 193,4 mg/dL com um desvio-padrão (s_2) de 17,3 mg/dL. Gostaríamos de comparar as médias desses dois grupos usando o teste t para duas amostras independentes dado na Equação 8.11, mas hesitamos em supor que as variâncias são iguais porque a variância das amostras do grupo de caso é cerca de quatro vezes maior que a do grupo de controle:

$$35,6^2/17,3^2 = 4,23$$

O que devemos fazer?

O que precisamos é de um teste de significância para determinar se as variâncias são, de fato, iguais, ou seja, queremos testar a hipótese $H_0: \sigma_1^2 = \sigma_2^2$ versus $H_1: \sigma_1^2 \neq \sigma_2^2$. Faz sentido basear o teste de significância nas magnitudes relativas das variâncias das amostras (s_1^2, s_2^2). O melhor teste nesse caso baseia-se no coeficiente das variâncias das amostras (s_1^2/s_2^2) em vez das diferenças entre as variâncias das amostras ($s_1^2 - s_2^2$). Então, H_0 seria rejeitada se o quociente (ou razão) das variâncias fosse muito grande ou muito pequeno e seria aceita, caso contrário. Para realizar esse teste, a distribuição da amostra s_1^2/s_2^2 sob a hipótese nula $\sigma_1^2 = \sigma_2^2$ deve ser determinada.

A distribuição F

A distribuição do quociente das variâncias (s_1^2/s_2^2) foi estudada pelos estatísticos R. A. Fisher e G. Snedecor. É possível mostrar que esse quociente de variância segue uma **distribuição F** sob a hipótese nula $\sigma_1^2 = \sigma_2^2$. Não há uma distribuição F única, mas sim uma família de distribuições F. Essa família está indexada por dois parâmetros denominados *graus de liberdade do numerador* e *do denominador*. Se o tamanho da primeira e da segunda amostra são n_1 e n_2, respectivamente, a razão das variâncias resulta na distribuição F com $n_1 - 1$ (gl do numerador) e $n_2 - 1$ (gl do denominador), chamada de distribuição F_{n_1-1, n_2-1}.

A distribuição F é, em geral, positivamente assimétrica, sendo a assimetria dependente das magnitudes relativas de dois graus de liberdade. Se o gl do numerador é 1 ou 2, a distribuição tem moda em 0; senão, tem moda maior que 0. Essa distribuição é ilustrada na Figura 8.5. A Tabela 8 do Apêndice fornece o percentil da distribuição F para alguns valores selecionados de gl do numerador e do denominador.

FIGURA 8.5 Densidade de probabilidade da distribuição F

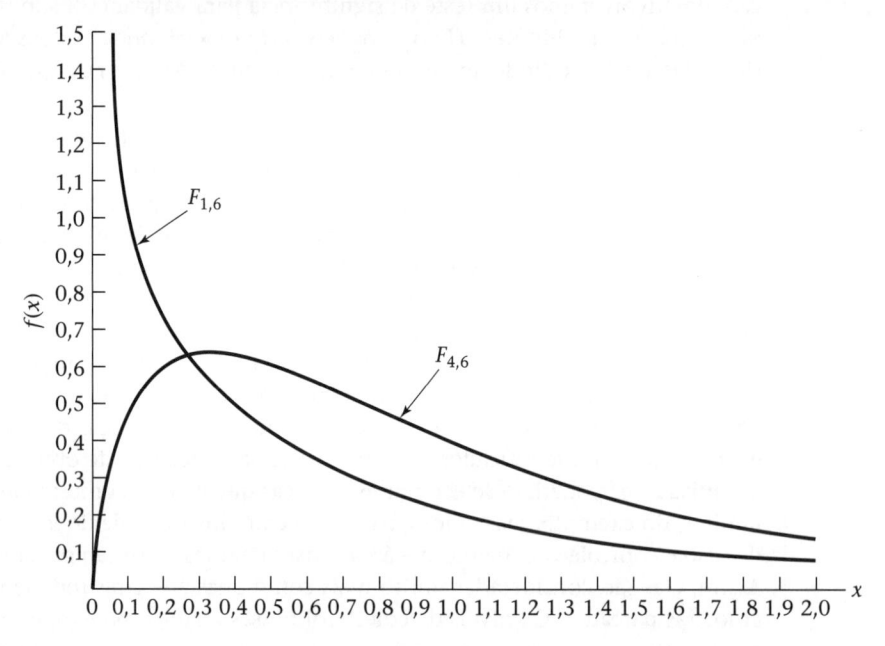

DEFINIÇÃO 8.6 O ésimo percentil de uma distribuição F com graus de liberdade d_1 e d_2 é indicado por $F_{d_1,d_2,p}$. Assim,

$$Pr\left(F_{d_1,d_2} \leq F_{d_1,d_2,p}\right) = p$$

A tabela F é organizada de modo que os gl do numerador (d_1) sejam mostrados na primeira linha, os gl do denominador (d_2), na primeira coluna e os vários percentis (p) apareçam na segunda coluna.

EXEMPLO 8.14 Encontre o primeiro percentil superior de uma distribuição F com 5 e 9 gl.

Solução: $F_{5;9;\,0,99}$ deve ser encontrada. Observe na coluna 5, na linha 9, sublinha marcada com 0,99 para obter

$$F_{5;9;\,0,99} = 6,06$$

Geralmente, a tabela da distribuição F fornece apenas percentis superiores porque as propriedades de simetria da distribuição F permitem encontrar os percentis inferiores de qualquer distribuição F a partir dos percentis superiores correspondentes de uma distribuição F com graus de liberdade invertidos. Especificamente, observe que sob H_0, S_2^2/S_1^2 resulta em uma distribuição $F_{d_2,\,d_1}$. Portanto,

$$Pr\left(S_2^2/S_1^2 \geq F_{d_2,d_1,1-p}\right) = p$$

Tomando o inverso de cada lado e invertendo a direção da desigualdade, obtemos

$$Pr\left(\frac{S_1^2}{S_2^2} \leq \frac{1}{F_{d_2,d_1,1-p}}\right) = p$$

Sob H_0, contudo, S_1^2/S_2^2 segue uma distribuição F_{d_1, d_2}. Portanto,

$$Pr\left(\frac{S_1^2}{S_2^2} \leq F_{d_1, d_2, p}\right) = p$$

Resulta das duas últimas desigualdades que

$$F_{d_1, d_2, p} = \frac{1}{F_{d_2, d_1, 1-p}}$$

Essa função é definida como se segue.

EQUAÇÃO 8.14 | **Cálculo dos percentis mais baixos de uma distribuição F**

O **ésimo percentil inferior** de uma distribuição F com d_1 e d_2 gl é o recíproco do ésimo **percentil superior** de uma distribuição F com d_2 e d_1 gl. Em símbolos,

$$F_{d_1, d_2, p} = 1/F_{d_2, d_1, 1-p}$$

Então, da Equação 8.14, observamos que o ésimo percentil inferior de uma distribuição F é o mesmo que o inverso do ésimo percentil superior de uma distribuição F com graus de liberdade inversos.

Usando o Computador para Obter Percentis e Áreas para a Distribuição F

Para graus de liberdade que não aparecem na Tabela 8 do Apêndice, um programa de computador pode ser usado. Por exemplo, no R, os comandos qf e pf podem ser usados para essa finalidade. A sintaxe é a seguinte:

qf(p,dl,d2) = ésimo percentil inferior de uma distribuição F com d1 e d2 gl.

pf(x,d1,d2) = $Pr(F_{d1, d2} \leq x)$.

EXEMPLO 8.15 Qual é o 10° percentil superior de uma distribuição F com 24 e 39 gl?

Solução: Especificamos qf(0,90; 24; 39) como se segue:

```
>qf(0.90,24,39)
[1] 1.578993
```

Assim, o 10° percentil superior mais elevado = 1,579.

EXEMPLO 8.16 Qual é a probabilidade de uma distribuição F com 24 e 39 gl exceder 2?

Solução: Especificamos 1– pf(2,0; 24; 39) como se segue:

```
> 1—pf(2.0, 24, 39)
[1] 0.02637477
```

Então, a probabilidade é 2,6%.

O Teste F

Agora, retornamos ao teste de significância para a igualdade de duas variâncias. Queremos testar a hipótese H_0: $\sigma_1^2 = \sigma_2^2$ versus H_1: $\sigma_1^2 \neq \sigma_2^2$. Afirmamos que o teste seria baseado no quociente de variâncias S_1^2/S_2^2, que sob H_0 segue uma distribuição F com n_1-1 e n_2-1 gl. Esse é um teste bilateral, assim será possível rejeitar H_0 para valores pequenos e grandes de S_1^2/S_2^2. Esse procedimento pode ser mais específico, como se segue.

EQUAÇÃO 8.15 **Teste F para a igualdade de duas variâncias**

Suponha que queiramos conduzir um teste de hipóteses H_0: $\sigma_1^2 = \sigma_2^2$ versus H_1: $\sigma_1^2 \neq \sigma_2^2$ com nível de significância α.

Calcule a estatística de teste $F = s_1^2/s_2^2$.

Se $F > F_{n_1-1, n_2-1, 1-\alpha/2}$ ou $F < F_{n_1-1, n_2-1, \alpha/2}$

então H_0 é rejeitada.

Se $F_{n_1-1, n_2-1, \alpha/2} \leq F \leq F_{n_1-1, n_2-1, 1-\alpha/2}$

então H_0 é aceita. As regiões de aceitação e rejeição para este teste são mostradas na Figura 8.6.

Alternativamente, o valor-p exato é dado pela Equação 8.16.

FIGURA 8.6 Regiões de aceitação e rejeição do teste F para igualdade de duas variâncias

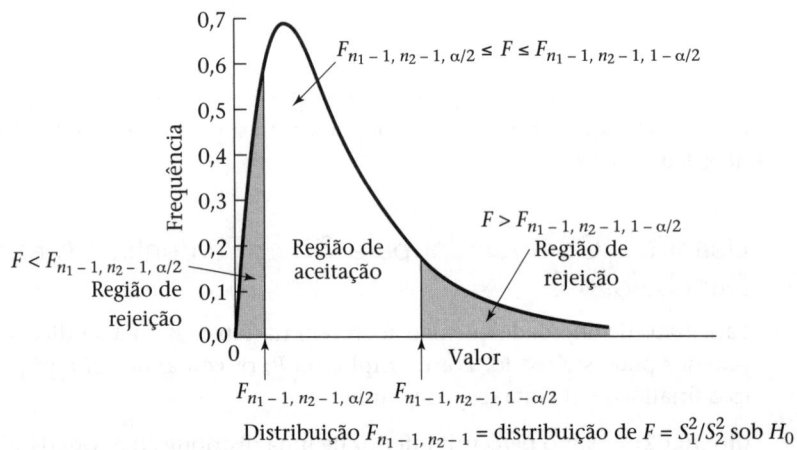

EQUAÇÃO 8.16 **Cálculo do valor-p do teste F para a igualdade de duas variâncias**

Calcule a estatística de teste $F = s_1^2/s_2^2$.

Se $F \geq 1$, então $p = 2 \times Pr(F_{n_1-1, n_2-1} > F)$

Se $F < 1$, então $p = 2 \times Pr(F_{n_1-1, n_2-1} < F)$

Esse cálculo é ilustrado na Figura 8.7.

FIGURA 8.7 Cálculo do valor-p do teste F para a igualdade de duas variâncias

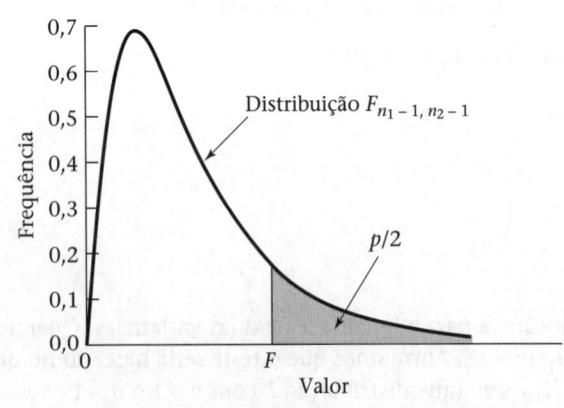

Se $F = s_1^2/s_2^2 \geq 1$, então $p = 2 \times$ (área à direita de F sob uma distribuição F_{n_1-1, n_2-1})

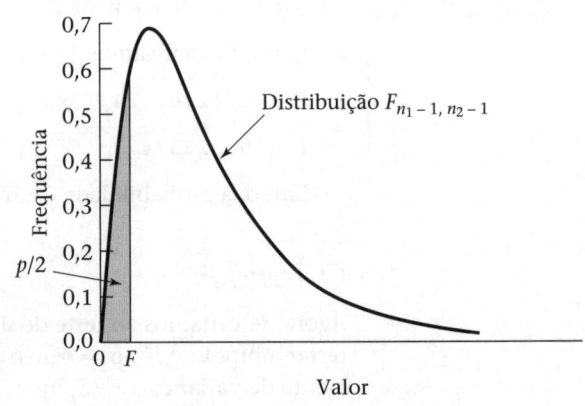

Se $F = s_1^2/s_2^2 < 1$, então $p = 2 \times$ (área à esquerda de F sob uma distribuição F_{n_1-1, n_2-1})

EXEMPLO 8.17 **Doença cardiovascular, Pediatria** Teste para a igualdade de duas variâncias dado no Exemplo 8.13.

Solução: $F = s_1^2 / s_2^2 = 35{,}6^2 / 17{,}3^2 = 4{,}23$

Como as duas amostras têm 100 e 74 pessoas, respectivamente, sabemos, com base na Equação 8.15, que, sob H_0, $F \sim F_{99,73}$. Então H_0 será rejeitada se

$$F > F_{99;73;0,975} \quad \text{ou} \quad F > F_{99;73;0,025}$$

Observe que nem 99 *gl* nem 73 *gl* aparecem na Tabela 8 do Apêndice. Uma abordagem consiste em obter os percentis usando um programa de computador. Nesse exemplo, queremos encontrar o valor $c_1 = F_{99;73;0,025}$ e $c_2 = F_{99;73;0,975}$. tal que

$$Pr(F_{99;73} \leq c_1) = 0{,}025 \quad \text{e} \quad Pr(F_{99;73} \geq c_2) = 0{,}975$$

Podemos usar o comando qf do R para este propósito. Temos:

c_1 = qf(0,025, 99, 73),

c_2 = qf(0,975, 99, 73).

Os resultados são apresentados a seguir:

```
>qf(0.025, 99, 73)
[1] 0.65476
>qf(0.975, 99, 73)
[1] 1.549079.
```

Então, $c_1 = 0{,}655$, $c_2 = 1{,}549$. Como $F = 4{,}23 > c_2$, temos que $p < 0{,}05$. Alternativamente, poderíamos calcular um valor-*p* exato, o qual é dado por:

$p = 2 \times Pr(F_{99;73} > 4{,}23) = 2 \times [1 - pf(4.23, 99, 73)]$. Os resultados são apresentados a seguir:

```
>p.value < —2 * (1 — pf(4.23, 99, 73))
>p.value
[1] 8.839514e-10
```

Então, o valor-*p* = $8{,}8 \times 10^{-10}$ indica que as variâncias são significativamente diferentes. Portanto, o teste *t* para duas amostras com as variâncias iguais dadas na Seção 8.4 não pode ser usado, porque esse teste depende da suposição de que as variâncias sejam iguais.

Uma questão frequente sobre o teste *F* é se faz diferença qual amostra será selecionada como a amostra do numerador e qual será a amostra do denominador. A resposta é que, para um teste bilateral, isso *não* faz diferença em razão das regras de cálculo dos percentis inferiores na Equação 8.14. Uma razão de variância > 1 é em geral mais conveniente, assim, não é necessário usar a Equação 8.14. Então, as variâncias maiores são geralmente colocadas no numerador e as variâncias menores no denominador.

Usando o Computador para Realizar o Teste *F* para Igualdade de Duas Variâncias

O comando sdtest do Stata pode realizar o teste *F* para a igualdade de duas variâncias:

```
Sdtest varname, by (groupvar)
```

em que estamos comparando a variância da variável varname entre os indivíduos em dois grupos diferentes definidos pela variável groupvar. A variável groupvar deve ter somente dois valores únicos para esse comando ser utilizado.

EXEMPLO 8.18 **Epidemiologia hospitalar** Compare as variâncias do tempo de internação pelo uso de antibióticos (1 = sim/2 = não) no conjunto de dados HOSPITAL.DAT.

Solução: Especificamos:

```
. sdtest dur_stay, by(antibio)
```

```
Variance ratio test
```

Group	Obs	Mean	Std. Err.	Std. Dev.	[95% Conf. Interval]	
1	7	11.57143	3.32993	8.810167	3.423383	19.71947
2	18	7.444444	.8715632	3.697729	5.605607	9.283282
combined	25	8.6	1.143095	5.715476	6.240767	10.95923

```
ratio = sd(1)/sd(2)                              f = 5.6767
Ho: ratio = 1
                                                 degrees of freedom = 6, 17
Ha: ratio < 1           Ha: ratio != 1           Ha: ratio > 1
Pr(F < f) 0.9979        2*Pr(F > f) = 0.0043     Pr(F > f) = 0.0021
```

Pelo programa tem-se a estatística F = 5,6767 com 6 e 17 *gl* e os dois valores-*p* unilaterais (1º e 3º valores-*p* na última linha, marcada como Pr(F < f) e Pr(F > f), respectivamente), e um valor-*p* bilateral (listado na última linha como 2 × Pr(F > f) = 0,0043).

Então, a variância da duração do tempo de internação é significativamente diferente entre os indivíduos que usaram e os que não usaram antibióticos.

Nesta seção, apresentamos o teste *F* para igualdade de duas variâncias. Esse teste é usado para comparar as estimativas de variância de duas amostras de distribuição normal. Se consultarmos o fluxograma (Figura 8.13), começando da posição 1, responderemos sim para (1) problema de duas amostras? e (2) distribuição normal ou pode-se assumir que o teorema central do limite é válido?, não para (3) inferências relativas às médias? e sim para (4) inferências relativas às variâncias? Isso nos leva ao quadro denominado "teste *F* para duas amostras para comparar variâncias". Seja cuidadoso ao usar esse teste quando as amostras não apresentam distribuição normal.

8.7 TESTE *t* PARA DUAS AMOSTRAS INDEPENDENTES COM VARIÂNCIAS DIFERENTES

O teste *F* para igualdade de duas variâncias em amostras independentes de distribuição normal foi apresentado na Equação 8.15. Se duas variâncias *não são* significativamente diferentes, pode-se usar o teste *t* para duas amostras independentes com *variâncias iguais* descritas na Seção 8.4. Se duas variâncias *são* significativamente diferentes, um teste *t* para duas amostras independentes com *variâncias diferentes*, apresentado nesta seção, deve ser usado.

Especificamente, suponha que há duas amostras de distribuição normal, sendo a primeira uma amostra aleatória de tamanho n_1 de uma distribuição $N(\mu_1, \sigma_1^2)$ e, a segunda, uma amostra aleatória de uma distribuição $N(\mu_2, \sigma_2^2)$ e $\sigma_1^2 \neq \sigma_2^2$. Queremos testar novamente a hipótese $H_0: \mu_1 = \mu_2$ *versus* $H_1: \mu_1 \neq \mu_2$. Os estatísticos referem-se a esse problema como o **problema de Behrens-Fisher**.

Faz sentido basear o teste de significância na diferença entre as médias amostrais $\bar{x}_1 - \bar{x}_2$. Sob qualquer uma das hipóteses, $\bar{X}_1$ tem distribuição normal com média μ_1 e variância σ_1^2/n_1 e $\bar{X}_2$ tem distribuição normal com média μ_2 e variância σ_2^2/n_2. Consequentemente,

EQUAÇÃO 8.17

$$\bar{X}_1 - \bar{X}_2 \sim N\left(\mu_1 - \mu_2, \frac{\sigma_1^2}{n_1} + \frac{\sigma_2^2}{n_2}\right)$$

Sob H_0, $\mu_1 - \mu_2 = 0$. Então, na Equação 8.17,

EQUAÇÃO 8.18

$$\bar{X}_1 - \bar{X}_2 \sim N\left(0, \frac{\sigma_1^2}{n_1} + \frac{\sigma_2^2}{n_2}\right)$$

Se σ_1^2 e σ_2^2 forem desconhecidos, a estatística de teste

EQUAÇÃO 8.19

$$z = (\bar{x}_1 - \bar{x}_2) \bigg/ \sqrt{\frac{\sigma_1^2}{n_1} + \frac{\sigma_2^2}{n_2}}$$

poderá ser usada para o teste de significância, que sob H_0 teria uma distribuição $N(0,1)$. Contudo, σ_1^2 e σ_2^2 são desconhecidos e são estimados por s_1^2 e s_2^2, respectivamente (as variâncias das duas amostras). Observe que a estimativa combinada da variância não foi calculada como na Equação 8.10 porque as variâncias (σ_1^2, σ_2^2) são diferentes. Se s_1^2 for substituído por σ_1^2 e s_2^2 por σ_2^2 na Equação 8.19, obtém-se a seguinte estatística de teste:

EQUAÇÃO 8.20

$$t = (\bar{x}_1 - \bar{x}_2) \bigg/ \sqrt{s_1^2/n_1 + s_2^2/n_2}$$

É difícil determinar a distribuição exata de t sob H_0. Contudo, várias soluções aproximadas foram propostas tendo o erro tipo I apropriado. A aproximação de Satterthwaite é apresentada aqui. Sua vantagem é a fácil aplicação, usando as tabelas ordinárias t [1].

EQUAÇÃO 8.21

Teste t para duas amostras independentes com variâncias diferentes (método de Satterthwaite)

(1) Calcule a estatística de teste

$$t = \frac{\bar{x}_1 - \bar{x}_2}{\sqrt{\dfrac{s_1^2}{n_1} + \dfrac{s_2^2}{n_2}}}$$

(2) Calcule os graus de liberdade aproximados d', em que

$$d' = \frac{\left(s_1^2/n_1 + s_2^2/n_2\right)^2}{\left(s_1^2/n_1\right)^2 / (n_1 - 1) + \left(s_2^2/n_2\right)^2 / (n_2 - 1)}$$

(3) Arredonde d' para o menor número inteiro mais próximo d''.

Se $t > t_{d'', 1-\alpha/2}$ ou $t < -t_{d'', 1-\alpha/2}$

então, rejeite H_0.

Se $-t_{d'', 1-\alpha/2} \leq t \leq t_{d'', 1-\alpha/2}$

então, aceite H_0.

As regiões de aceitação e de rejeição para esse teste são mostradas na Figura 8.8.

FIGURA 8.8 Regiões de aceitação e rejeição para o teste *t* de duas amostras independentes com variâncias diferentes

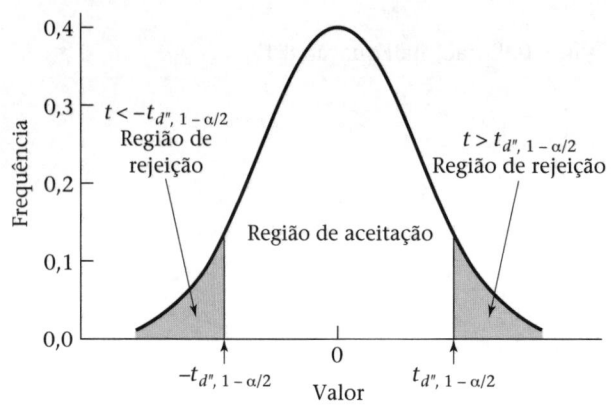

Distribuição $t_{d''}$ = distribuição aproximada de t na Equação 8.21 sob H_0

Similarmente, o valor-*p* aproximado para o teste de hipóteses pode ser calculado como se segue.

EQUAÇÃO 8.22 Cálculo do valor -*p* para o teste *t* de duas amostras independentes com variâncias diferentes (aproximação de Satterthwaite)

Calcule a estatística de teste

$$t = \frac{\bar{x}_1 - \bar{x}_2}{\sqrt{\frac{s_1^2}{n_1} + \frac{s_2^2}{n_2}}}$$

Se $t \leq 0$, $p = 2 \times$ (área à esquerda de t sob a distribuição $t_{d''}$)

Se $t > 0$, $p = 2 \times$ (área à direita de t sob a distribuição $t_{d''}$)

onde d'' é dado na Equação 8.21.

O cálculo do valor-*p* está ilustrado na Figura 8.9.

EXEMPLO 8.19

Doença cardiovascular, Pediatria Considere os dados de colesterol do Exemplo 8.13. Teste a igualdade dos níveis médios de colesterol das crianças cujos pais morreram de doença cardíaca em comparação com as crianças cujos pais não têm histórico de doença cardíaca.

Solução: Testamos a igualdade de duas variâncias no Exemplo 8.17 e as consideramos significativamente diferentes. Então, o teste *t* para variâncias diferentes da Equação 8.21 deve ser usado. A estatística de teste é

$$t = \frac{207{,}3 - 193{,}4}{\sqrt{35{,}6^2/100 + 17{,}3^2/74}} = \frac{13{,}9}{4{,}089} = 3{,}40$$

Os graus de liberdade aproximados são calculados como:

$$d' = \frac{\left(s_1^2/n_1 + s_2^2/n_2\right)^2}{\left(s_1^2/n_1\right)^2/(n_1-1) + \left(s_2^2/n_2\right)^2/(n_2-1)}$$

$$= \frac{\left(35{,}6^2/100 + 17{,}3^2/74\right)^2}{\left(35{,}6^2/100\right)^2/99 + \left(17{,}3^2/74\right)^2/73} = \frac{16{,}718^2}{1{,}8465} = 151{,}4$$

Portanto, os graus de liberdade aproximados são iguais a $d'' = 151$. Se o método do valor crítico for usado, observe que $t = 3{,}40 > t_{120;0{,}975} = 1{,}980 > t_{151;0{,}975}$. Alternativamente, podemos usar o comando qt do R para avaliar $t_{151;0{,}975}$ diretamente como se segue:

FIGURA 8.9 Cálculo do valor-p do teste t para duas amostras independentes com variâncias diferentes

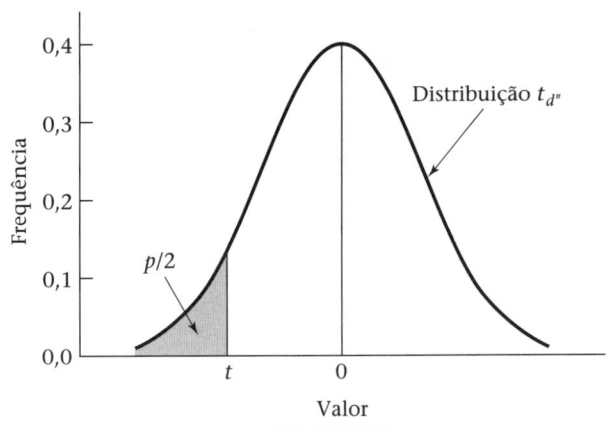

Se $t = (\bar{x}_1 - \bar{x}_2)/\sqrt{s_1^2/n_1 + s_2^2/n_2} \leq 0$, então $p = 2 \times$
(área à esquerda de t sob uma distribuição $t_{d''}$)

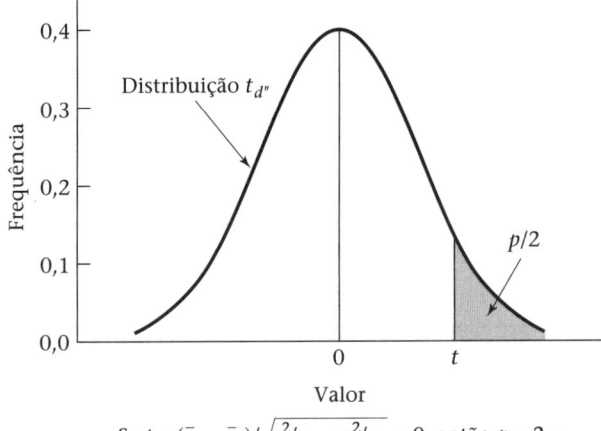

Se $t = (\bar{x}_1 - \bar{x}_2)/\sqrt{s_1^2/n_1 + s_2^2/n_2} > 0$, então $p = 2 \times$
(área à direita de t sob uma distribuição $t_{d''}$)

```
> qt(0.975, 151)
[1] 1.975799
```

Então, uma vez que t = 3,40 > 1,976, podemos rejeitar H_0 usando um teste bilateral ao nível de 5%.

Para obter o valor-p exato, usamos o comando pt do R, a seguir:

```
> p.value< —2 * (1 - pt(3.40, 151))
> p.value
[1] 0.0008622208
```

Então, o valor-p bilateral = 0,0009.

Concluímos que os níveis médios de colesterol nas crianças cujos pais morreram de doença cardíaca são significativamente maiores que esses níveis em crianças de pais sem doença cardíaca. Seria de grande interesse identificar a causa dessa diferença, ou seja, se ela decorre devido a fatores genéticos e/ou ambientais (como dieta).

Neste capítulo, dois testes para comparar as médias de duas amostras independentes de distribuição normal foram apresentados. O primeiro passo nesse processo é testar a igualdade de duas variâncias, usando o teste F apresentado na Equação 8.15. Se o teste não for significativo, use o teste t com variâncias iguais; senão, use o teste t com variâncias diferentes. Essa estratégia global está ilustrada na Figura 8.10.

FIGURE 8.10 Estratégia para testar a igualdade das médias de duas amostras independentes normalmente distribuídas

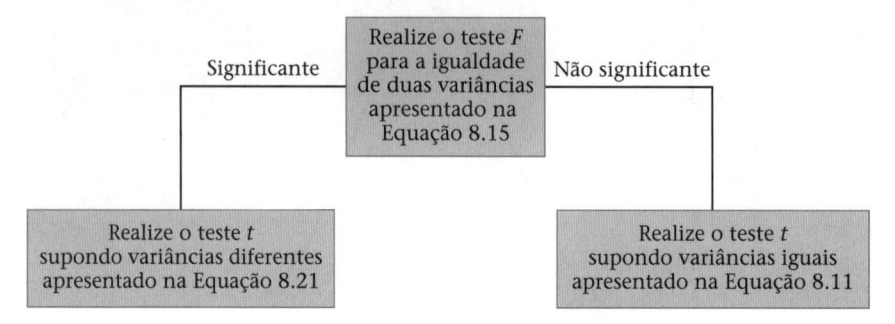

```
                    Realize o teste F
                    para a igualdade
     Significante   de duas variâncias    Não significante
                    apresentado na
                    Equação 8.15
         |                                        |
  Realize o teste t                        Realize o teste t
  supondo variâncias diferentes            supondo variâncias iguais
  apresentado na Equação 8.21              apresentado na Equação 8.11
```

Usando o Computador para Realizar o Teste t para Duas Amostras com Variâncias Diferentes

Uma vez que o cálculo dos graus de liberdade usado para o teste t com variâncias diferentes apresentado na Equação 8.21 é trabalhoso, torna-se vantajoso usar um programa de computador para realizá-lo. Pode-se usar o comando ttest do Stata:

    ttest depvar, by (groupvar) unequal

depvar é a principal variável de interesse, enquanto groupvar é uma variável com duas categorias que definem os grupos a ser comparados.

EXEMPLO 8.20 **Epidemiologia Hospitalar** Compare a duração da média do tempo de internação entre os indivíduos que usam e os que não usam antibióticos em HOSPITAL.DAT.

Solução: Já mostramos que a variância do tempo de internação é significativamente diferente entre os dois grupos no Exemplo 8.18. Consequentemente, usamos o teste t para duas amostras com as variâncias diferentes baseadas no comando ttest do Stata. A sintaxe é a seguinte:

    ttest dur_stay, by(antibio) unequal

Os resultados são apresentados a seguir:

    . ttest dur_stay, by(antibio) unequal

Two-sample t test with unequal variances

Group	Obs	Mean	Std. Err.	Std. Dev.	[95% Conf. Interval]	
1	7	11.57143	3.32993	8.810167	3.423383	19.71947
2	18	7.444444	.8715632	3.697729	5.605607	9.283282
combined	25	8.6	1.143095	5.715476	6.240767	10.95923
diff		4.126984	3.442101		-4.05132	12.30529

    diff = mean(1) - mean(2)   t = 1.1990
    Ho: diff = 0   Satterthwaite's degrees of freedom = 6.8389
    Ha: diff < 0   Ha: diff != 0   Ha: diff > 0
    Pr(T < t) = 0.8648   Pr(|T|>|t|) = 0.2704   Pr(T > t) = 0.1352

Observamos que o valor-p bilateral dado em Pr(|T| > |t|) na última linha é 0,2704. Consequentemente, as médias não são significativamente diferentes.

Usando métodos similares àqueles desenvolvidos na Seção 8.5, podemos mostrar que um IC bilateral de $(1 - \alpha) \times 100\%$ para a diferença média $\mu_1 - \mu_2$ no caso de variâncias iguais é dado como se segue:

EQUAÇÃO 8.23   IC Bilateral de $(1 - \alpha) \times 100\%$ para $\mu_1 - \mu_2 \left(\sigma_1^2 \neq \sigma_2^2 \right)$

$$\left(\bar{x}_1 - \bar{x}_2 - t_{d'',1-\alpha/2} \sqrt{s_1^2/n_1 + s_2^2/n_2}, \; \bar{x}_1 - \bar{x}_2 + t_{d'',1-\alpha/2} \sqrt{s_1^2/n_1 + s_2^2/n_2} \right)$$

onde d'' é dado na Equação 8.21.

EXEMPLO 8.21 **Doença infecciosa** Usando os dados do Exemplo 8.20, calcule um IC de 95% para a diferença no tempo médio de internação entre os pacientes que receberam e os que não receberam antibióticos.

Solução: O IC de 95% é dado por

$$\left[(11{,}571 - 7{,}444) - t_{6,0{,}975} \sqrt{8{,}810^2/7 + 3{,}698^2/18}, \right.$$
$$\left. (11{,}571 - 7{,}444) + t_{6,0{,}975} \sqrt{8{,}810^2/7 + 3{,}698^2/18} \right]$$
$$= \left[4{,}127 - 2{,}447(3{,}442), 4{,}127 + 2{,}447(3{,}442) \right]$$
$$= (4{,}127 - 8{,}423, \; 4{,}127 + 8{,}423) = (-4{,}30, \; 12{,}55)$$

Os resultados diferem levemente daqueles fornecidos pelo Stata porque o Stata usa uma fração *gl* (6,8) para a distribuição t enquanto, na Equação 8.23, o *gl* foi arredondado para o número inteiro mais próximo (6).

Nesta seção, apresentamos o teste *t* para comparar as médias de duas amostras independentes com variâncias diferentes. Esse teste é usado para comparar a média de uma variável aleatória de distribuição normal (ou uma variável aleatória com amostras suficientemente grandes, de forma que a distribuição possa ser aproximada pelo teorema central do limite) entre duas amostras independentes com variâncias diferentes. Se consultamos o fluxograma (Figura 8.13), começando da posição 1, responderemos sim para as cinco questões a seguir: (1) problema de duas amostras? (2) distribuição normal ou pode-se assumir que o teorema central do limite é válido? (3) inferência relativa à média? (4) as amostras são independentes? e (5) as variâncias das duas amostras são significativamente diferentes? Isso nos leva ao quadro denominado "use o teste *t* para duas amostras com variâncias diferentes".

QUESTÕES DE REVISÃO 8B

1 Para que é usada uma distribuição *F*? Em que ela difere de uma distribuição *t*?

2 Suponha que desejemos comparar o nível médio da pressão arterial sistólica (PAS) entre crianças caucasianas norte-americanas e afro-americanas. Os seguintes dados foram obtidos do *Bogalusa Heart Study* em meninas de 10 a 14 anos:

TABELA 8.5 Comparação da PAS média de meninas caucasianas norte-americanas e afro-americanas entre 10 e 14 anos de idade

	Média	dp	N
Caucasianas	104,4	9,0	1.554
Afro-americanas	104,7	9,3	927

(a) Que teste pode ser usado para comparar as médias dos dois grupos?

(b) Com base no item anterior, apresente um valor-*p* (bicaudal). [*Sugestão*: $F_{926;1553;0,975} = 1{,}121$. Assuma também que, para $gl \geq 200$, uma distribuição t_d é a mesma que uma distribuição $N(0,1)$.]

(c) Qual é o IC de 95% para a diferença da PAS média entre os dois grupos étnicos?

3 Os seguintes dados que comparam PAS entre mulheres adultas jovens caucasianas e afro-americanas foram obtidos do mesmo estudo:

TABELA 8.6 Comparação da pressão arterial sistólica (PAS) média de mulheres caucasianas e afro--americanas de 30 a 34 anos

	Média	dp	N
Caucasianas	107,7	9,5	195
Afro-americanas	115,3	14,9	96

Responda às mesmas questões do item anterior. (*Observação*: $F_{95;194;0,975}$ = 1,402.)

8.8 ESTUDO DE CASO: EFEITOS DA EXPOSIÇÃO AO CHUMBO NAS FUNÇÕES NEUROLÓGICAS E PSICOLÓGICAS DE CRIANÇAS

EXEMPLO 8.22 **Saúde ambiental, Pediatria** Na Seção 2.9, descrevemos um estudo realizado em El Paso, Texas, que avaliou a associação entre a exposição ao chumbo e as características desenvolvidas em crianças [2]. Há diferentes maneiras de quantificar a exposição ao chumbo. Um método usado no estudo consistiu em definir um grupo de controle de crianças cujos níveis sanguíneos de chumbo foram < 40 μg/100 mL em 1972 e 1973 (n = 78) e um grupo exposto de crianças que tinha níveis sanguíneos de chumbo ≥ 40 μg/100 mL em 1972 ou 1973 (n = 46). Duas variáveis importantes do resultado no estudo foram o número de toques com o dedo indicador da mão dominante a cada 10 segundos (uma medida da função neurológica), bem como o escore de QI da escala completa de Wechsler (uma medida do desenvolvimento intelectual). Como somente crianças ≥ 5 anos foram submetidas aos testes neurológicos, temos, na verdade, 35 crianças expostas e 64 controles com a contagem da frequência de pulso. As distribuições dessas variáveis por grupo foram mostradas em um diagrama de caixa nas Figuras 2.9 e 2.10. As distribuições pareceram ser razoavelmente simétricas, em particular no grupo exposto, embora observemos a presença de alguns *outliers*. (Discutimos melhor a identificação dos *outliers* na Seção 8.10). Também observamos nessas figuras que o grupo exposto parece ter níveis mais baixos que o grupo de controle para essas variáveis. Como confirmar se essa impressão está correta?

Uma abordagem é usar o teste t para duas amostras para comparar o nível médio do grupo exposto com o nível médio do grupo de controle nessas variáveis. Usamos o comando PROC TTEST do SAS para essa finalidade, como mostrado nas Tabelas 8.7 e 8.8.

O programa realiza, na verdade, três testes de significância diferentes cada vez que o comando do teste t é especificado. Na Tabela 8.7, analisamos a contagem média da frequência de pulso. Seguindo o fluxograma na Figura 8.10, primeiro realizamos o teste F para a igualdade de duas variâncias. Na Tabela 8.7, a estatística F (marcada como F *Value*) = 1,19 com 34 e 63 gl. O valor-p (marcado como Pr > F) é igual a 0,5408, o que implica que podemos aceitar H_0 pois as variâncias *não* são significativamente diferentes. Portanto, seguindo a Figura 8.10, deveríamos realizar o teste t para duas amostras com variâncias iguais (Equação 8.11). A estatística t encontrada na coluna t *Value* e linha *Equal* é 2,68 com 97 gl. O valor-p bilateral encontrado na coluna Pr > |t| e linha *Equal* é 0,0087, mostrando que há uma diferença significativa na contagem média da frequência de pulso entre os grupos exposto e de controle, com o grupo exposto tendo os índices médios mais baixos. Se a diferença entre as variâncias do teste F fosse significativa – ou seja, se (Pr > F) < 0,05 – usaríamos o teste t bilateral com variâncias diferentes. O comando realiza automaticamente ambos os testes t e permite ao usuário decidir qual usar. Se um teste t bilateral para duas amostras com variâncias diferentes for usado, então na linha

TABELA 8.7 Comparação da contagem da frequência de pulso para o grupo exposto *versus* grupo de controle usando PROC TTEST de SAS

```
                        The SAS System
                       The TTEST Procedure
                        Variable: maxfwt

    group        N        Mean      Std Dev    Std Err    Minimum    Maximum
    Control      64      54.4375    12.0566    1.5071     13.0000    84.0000
    Exposed      35      47.4286    13.1558    2.2237     13.0000    83.0000
    Diff (1-2)            7.0089    12.4529    2.6180
```

group	Method	Mean	95% CL	Mean	Std Dev	95% CL	Std Dev
Control		54.4375	51.4259	57.4491	12.0566	10.2698	14.6020
Exposed		47.4286	42.9094	51.9478	13.1558	10.6414	17.2368
Diff (1-2)	Pooled	7.0089	1.8130	12.2049	12.4529	10.9201	14.4902
Diff (1-2)	Satterthwaite	7.0089	1.6440	12.3739			

Method	Variances	DF	t Value	Pr > |t|
Pooled	Equal	97	2.68	0.0087
Satterthwaite	Unequal	65.004	2.61	0.0113

Equality of Variances

Method	Num DF	Den DF	F Value	Pr > F
Folded F	34	63	1.19	0.5408

TABELA 8.8 Comparação dos escores médios de QI em escala completa para o grupo exposto *versus* grupo de controle usando PROC TTEST de SAS

```
                        The SAS System
                       The TTEST Procedure
                         Variable: iqf

    group        N        Mean      Std Dev    Std Err    Minimum    Maximum
    Control      78      92.8846    15.3445    1.7374     50.0000    141.0
    Exposed      46      88.0217    12.2065    1.7998     46.0000    114.0
    Diff (1-2)            4.8629    14.2676    2.6524
```

group	Method	Mean	95% CL	Mean	Std Dev	95% CL	Std Dev
Control		92.8846	89.4250	96.3443	15.3445	13.2570	18.2184
Exposed		88.0217	84.3968	91.6466	12.2065	10.1246	15.3744
Diff (1-2)	Pooled	4.8629	-0.3878	10.1135	14.2676	12.6800	16.3134
Diff (1-2)	Satterthwaite	4.8629	-0.0939	9.8197			

Method	Variances	DF	t Value	Pr > |t|
Pooled	Equal	122	1.83	0.0692
Satterthwaite	Unequal	111.41	1.94	0.0544

Equality of Variances

Method	Num DF	Den DF	F Value	Pr > F
Folded F	77	45	1.58	0.0982

Unequal, a estatística *t* será igual a 2,61 (conforme dado na Equação 8.21) com 65 *gl* (*d'* na Equação 8.21) e valor-*p* bilateral igual a 0,0113. O comando também fornece a média, o desvio-padrão (Std Dev) e o erro padrão (Std Err) para cada grupo. Considerando a Tabela 8.8, para as análises dos índices de QI da escala completa, observamos que o valor-*p* para o teste *F* é 0,0982, que não é estatisticamente significativo. Portanto, devemos utilizar novamente o teste *t* para variâncias iguais. A estatística *t* é 1,83 com 122 *gl*, e valor-*p* bilateral é igual a 0,0692. Os índices médios da escala completa de QI para os dois grupos *não* diferem significativamente.

O comando SAS usado para gerar as Tabelas 8.7 e 8.8 é dado na Tabela 8.9. A expressão *class* diz ao SAS para tratar a variável grupo como uma variável categórica.

TABELA 8.9 Comando SAS usado para gerar as Tabelas 8.7 e 8.8

```
proc ttest;
class group;
var maxfwt;

proc ttest;
class group;
var iqf;
```

8.9 DETERMINAÇÃO DO TAMANHO DA AMOSTRA E PODER PARA COMPARAÇÃO DE DUAS MÉDIAS

Cálculo do Tamanho da Amostra

Os métodos para cálculo do tamanho da amostra para um teste *z* para a média de uma distribuição normal com as variâncias conhecidas foram apresentados na Seção 7.7. Esta seção aborda estimativas do tamanho da amostra para os estudos nos quais as médias de *duas* amostras são comparadas.

EXEMPLO 8.23 **Hipertensão** Considere os dados da pressão arterial para as mulheres usuárias e as não usuárias de contraceptivo oral do Exemplo 8.9 como um estudo piloto conduzido a fim de obter as estimativas dos parâmetros para planejar um estudo maior. Suponha que a distribuição da pressão arterial verdadeira entre as mulheres que usam contraceptivo oral entre 35 e 39 anos seja normal com média μ_1 e variância σ_1^2. Similarmente, para as mulheres que não usam contraceptivo oral, supomos que a distribuição seja normal com média μ_2 e variância σ_2^2. Desejamos testar novamente a hipótese H_0: $\mu_1 = \mu_2$ *versus* H_1: $\mu_1 \neq \mu_2$. Como podemos estimar o tamanho da amostra necessário para um estudo maior?

Assumimos que σ_1^2 e σ_2^2 são conhecidos e desejamos tamanhos iguais de amostras nos dois grupos. Para conduzir um teste bilateral com nível de significância α e poder de $1 - \beta$, o tamanho apropriado da amostra para *cada* grupo é:

EQUAÇÃO 8.24 Tamanho da amostra necessário para comparar as médias de duas amostras normalmente distribuídas de tamanhos iguais usando um teste bilateral com nível de significância α e poder $1 - \beta$

$$n = \frac{(\sigma_1^2 + \sigma_2^2)(z_{1-\alpha/2} + z_{1-\beta})^2}{\Delta^2} = \text{tamanho da amostra para cada grupo}$$

onde $\Delta = |\mu_2 - \mu_1|$. As médias e as variâncias dos dois respectivos grupos são (μ_1, σ_1^2) e (μ_2, σ_2^2).

Ou seja, n é um tamanho de amostra apropriado de cada grupo para ter uma probabilidade de $1 - \beta$ de encontrar uma diferença significativa baseada em um teste bilateral com nível de significância α, se o valor absoluto das diferenças verdadeiras nas médias entre os dois grupos for de $\Delta = |\mu_2 - \mu_1|$ e um erro tipo I de α for usado.

EXEMPLO 8.24

Hipertensão Determine o tamanho apropriado da amostra para o estudo proposto no Exemplo 8.23, usando um teste bilateral com nível de significância de 0,05 e poder de 0,80.

Solução: Em um estudo pequeno, $\bar{x}_1 = 132{,}86$, $s_1 = 15{,}34$, $\bar{x}_2 = 127{,}44$ e $s_2 = 18{,}23$.

Se as estimativas amostrais ($\bar{x}_1, s_1^2, \bar{x}_2, s_2^2$) são usadas como estimativas dos parâmetros populacionais ($\mu_1, \sigma_1^2, \mu_2, \sigma_2^2$), assegurar uma chance de 80% de encontrar uma diferença significativa usando um teste de significância bilateral com $\alpha = 0{,}05$ exigiria um tamanho de amostra de

$$n = (15{,}34^2 + 18{,}23^2)(1{,}96 + 0{,}84)^2/(132{,}86 - 127{,}44)^2 = 151{,}5$$

ou 152 pessoas em *cada* grupo. Não é de admirar que nenhuma diferença significativa seja encontrada no Exemplo 8.10 com tamanhos de amostra de 8 e 21 nos dois grupos.

Em muitos casos, um desequilíbrio entre os grupos pode ser esperado e pode ser previsto antecipadamente que o número de pessoas em um grupo será k vezes o número em outro grupo para algum número $k \neq 1$. Nesse caso, em que $n_2 = kn_1$, o tamanho apropriado da amostra nos dois grupos para alcançar um poder de $1 - \beta$ usando um teste bilateral com nível de significância α é dado pelas fórmulas a seguir:

EQUAÇÃO 8.25 Tamanho da amostra necessário para comparar as médias de duas amostras normalmente distribuídas de tamanhos diferentes usando um teste bilateral com nível de significância α e poder $1 - \beta$

$$n_1 = \frac{(\sigma_1^2 + \sigma_2^2/k)(z_{1-\alpha/2} + z_{1-\beta})^2}{\Delta^2} = \text{tamanho da amostra para o primeiro grupo}$$

$$n_2 = \frac{(k\sigma_1^2 + \sigma_2^2)(z_{1-\alpha/2} + z_{1-\beta})^2}{\Delta^2} = \text{tamanho da amostra para o segundo grupo}$$

onde $\Delta = |\mu_2 - \mu_1|$; (μ_1, σ_1^2), (μ_2, σ_2^2) são as médias e variâncias dos dois respectivos grupos e $k = n_2/n_1$ é a razão dos dois tamanhos de amostra.

Observe que, se $k = 1$, as estimativas do tamanho da amostra dadas na Equação 8.25 são as mesmas daquelas na Equação 8.24.

EXEMPLO 8.25

Hipertensão Suponha que esperemos que o dobro de mulheres que não usam contraceptivo oral em relação às que usam contraceptivo oral ingresse no estudo proposto no Exemplo 8.23. Projete o tamanho necessário da amostra se o teste bilateral com um nível de significância de 5% e um poder de 80% for desejado.

Solução: Se a Equação 8.25 for usada com $\mu_1 = 132{,}86$, $\sigma_1 = 15{,}34$, $\mu_2 = 127{,}44$, $\sigma_2 = 18{,}23$, $k = 2$, $\alpha = 0{,}05$, e $1 - \beta = 0{,}8$, então para alcançar um poder de 80% no estudo usando um teste bilateral com $\alpha = 0{,}05$, precisaremos incluir

$$n_1 = \frac{(15{,}34^2 + 18{,}23^2/2)(1{,}96 + 0{,}84)^2}{(132{,}86 - 127{,}44)^2} = 107{,}1 \text{ ou } 108 \text{ mulheres usuárias de contraceptivo oral}$$

e $n_2 = 2(108) = 216$ de mulheres não usuárias de contraceptivo oral

Se as variâncias nos dois grupos forem as mesmas, para um dado α e β, o menor tamanho amostral é alcançado pela *regra de atribuição de tamanho amostral igual* na Equação 8.24. No caso das variâncias iguais, o tamanho da amostra nos dois grupos deveria ser tão próximo quanto possível.

Por fim, para realizar um teste unilateral em vez de bilateral, substituímos α por $\alpha/2$ nas Equações 8.24 e 8.25.

Usando o Computador para Determinar o Tamanho da Amostra para Comparar as Médias de Duas Amostras Independentes

O comando sampsi do Stata pode ser usado para essa finalidade:

```
sampsi m1 m2, sd1(aa) sd2(bb) alpha(0.xx) power(0.yy)
```

em que

m1, m2 são as médias hipotéticas dos grupos 1 e 2 sob H_1,

aa, bb são desvios-padrão hipotéticos dentro dos grupos 1 e 2 sob H_0 ou H_1,

0.xx é o erro tipo I (α),

0.yy é o poder $(1 - \beta)$.

Por padrão, o tamanho da amostra para o teste bilateral será calculado. Se um teste unilateral é desejado, adicione a opção one-sided em algum lugar após a vírgula. Além disso, por padrão, um tamanho de amostra igual por grupo é usado. Se o tamanho da amostra para o grupo 2 (n2) é k vezes maior para o grupo 1 (n1), adicione o coeficiente (k) em qualquer lugar após a vírgula.

EXEMPLO 8.26 **Oftalmologia** Suponha que uma nova droga seja indicada para diminuir a pressão intraocular (PIO) entre pessoas com glaucoma. Prevê-se que a PIO média cairá em 8 mm Hg após 1 mês com a nova droga. O grupo de comparação obterá uma droga padrão, e é prevista uma queda média na PIO de 5 mm Hg após 1 mês. Prevê-se que o dp da alteração dentro de cada grupo será de 10 mm Hg. Quantos indivíduos precisam participar do estudo para alcançar um poder de 90% se uma amostra de tamanho igual foi planejada para cada grupo e um teste bilateral com $\alpha = 0,05$ será usado?

Solução: Usamos o comando sampsi do Stata com sintaxe:

```
sampsi -8 -5, sd1(10) sd2(10) alpha(0.05) power(0.90)
```

Os resultados são apresentados a seguir:

```
Estimated sample size for two-sample comparison of means
Test Ho: m1 = m2, where m1 is the mean in population 1
    and m2 is the mean in population 2
Assumptions:
   alpha =   0,0500  (two-sided)
   power =   0,9000
      m1 =       -8
      m2 =       -5
     dp1 =       10
     dp2 =       10
   n2/n1 =     1,00
```

```
Estimated required sample sizes:
  n1 = 234
  n2 = 234
```

Então, precisamos incluir 234 pacientes em cada grupo para alcançar 90% de poder ou 468 pacientes no total.

Cálculo do Poder do Teste

Em muitas situações, um tamanho de amostra predeterminado está disponível para o estudo e o poder necessário para detectar diferenças específicas precisa ser determinado.

EXEMPLO 8.27 **Hipertensão** Suponha que 100 mulheres que usam contraceptivo oral e 100 que não usam estejam disponíveis para estudo e uma diferença verdadeira na PAS média de 5 mm Hg tenha sido esperada; as mulheres que usam contraceptivo oral teriam uma PAS média maior. Qual seria o poder do teste nesse estudo, supondo que as estimativas das variâncias no estudo piloto do Exemplo 8.9 estejam corretas, ou seja, σ_1 = dp (usuárias de contraceptivo oral) = 15,34, σ_2 = dp (não usuárias de contraceptivo oral) = 18,23?

Supondo que σ_1^2 e σ_2^2 sejam conhecidos, o poder usando um teste bilateral com nível de significância α é dado pela Equação 8.26.

EQUAÇÃO 8.26 **Poder do teste para comparar as médias de duas amostras normalmente distribuídas usando o nível de significância α**

Para testar a hipótese H_0: $\mu_1 = \mu_2$ versus H_1: $\mu_1 \neq \mu_2$ para uma alternativa específica $|\mu_1 - \mu_2|$ = Δ, com nível de significância α,

$$\text{Poder} = \Phi\left(-z_{1-\alpha/2} + \frac{\Delta}{\sqrt{\sigma_1^2/n_1 + \sigma_2^2/n_2}}\right)$$

onde (μ_1, σ_1^2), (μ_2, σ_2^2) são as médias e as variâncias dos dois respectivos grupos e n_1, n_2 são os tamanhos das amostras dos dois grupos.

EXEMPLO 8.28 **Hipertensão** Estime o poder disponível para o estudo proposto no Exemplo 8.27, usando um teste bilateral com um nível de significância = 0,05.

Solução: Com base no Exemplo 8.27, $n_1 = n_2 = 100$, $\Delta = 5$, $\sigma_1 = 15,34$, $\sigma_2 = 18,23$ e $\alpha = 0,05$. Portanto, da Equação 8.26,

$$\text{Poder} = \Phi\left(-z_{0,975} + \frac{5}{\sqrt{15,34^2/100 + 18,23^2/100}}\right) = \Phi\left(-1,96 + \frac{5}{2,383}\right)$$
$$= \Phi(-1,96 + 2,099) = \Phi(0,139) = 0,555$$

Assim, há uma chance de 55,5% de detectar uma diferença significativa usando um teste bilateral com nível de significância = 0,05.

Para calcular o poder para um teste unilateral em vez do teste bilateral, simplesmente substitua α por $\alpha/2$ na Equação 8.26.

Usando o Computador para Calcular o Poder de um Teste para Comparar as Médias de Duas Amostras Independentes

O comando ttest do Stata poderá também ser usado para essa finalidade. A sintaxe é a seguinte:

```
sampsi m1 m2, sd1(aa) sd2(bb) alpha(0.xx) n1(yy) n2(zz)
```

em que

m1, m2 são médias hipotéticas dos grupos 1 e 2 sob H_1,

aa, bb são desvios padrão hipotéticos dos grupos 1 e 2 sob H_0 ou H_1,

0.xx é erro tipo I,

yy, zz são os tamanhos de amostras dos grupos 1 e 2.

Por padrão, o poder para um teste bilateral será calculado. Se for necessário calcular o poder para um teste unilateral, adicione a palavra one-sided em qualquer lugar depois da vírgula.

EXEMPLO 8.29 **Oftalmologia** Suponha que o estudo do Exemplo 8.26 tenha sido proposto. Os pesquisadores podem alocar 200 pacientes para cada grupo. Qual será o poder se um teste bilateral for usado com α = 0,05?

Solução: Neste caso, $\mu_1 = -8$, $\mu_2 = -5$, $\sigma_1 = \sigma_2 = 10$, α = 0,05, $n_1 = n_2 = 200$. Então, usamos a sintaxe:

```
sampsi -8 -5, sd1(10) sd2(10) alpha(0.05) n1(200) n2(200)
```

Os resultados são apresentados a seguir:

```
Estimated power for two-sample comparison of means
   Test Ho: m1 = m2, where m1 is the mean in population 1
   and m2 is the mean in population 2
Assumptions:
   alpha =  0.0500   (two-sided)
   m1 = -8
   m2 = -5
   sd1 = 10
   sd2 = 10
sample size n1 = 200
   n2 = 200
   n2/n1 = 1.00
Estimated power:
   power = 0.8508
```

Assim, o estudo teria 85% de poder com essas suposições.

8.10 O TRATAMENTO DE *OUTLIERS*

Observamos que o estudo de caso da Seção 8.8 sugeriu que poderá haver alguns *outliers* no número de toques com o dedo indicador e índices do QI. Os *outliers* têm um impacto importante nas conclusões de um estudo. É fundamental identificar os *outliers* e excluí--los por completo ou, pelo menos, realizar análises alternativas com e sem os valores extremos presentes. Nesta seção, estudaremos algumas regras de decisão para detecção dos *outliers*.

As Figuras 8.11 e 8.12 fornecem os diagramas ramo-e-folha e diagrama de caixa do SAS do número de toques com o dedo e os índices da escala completa de QI para o grupo de controle e o grupo exposto, respectivamente. De acordo com o diagrama de caixa na Figura 8.11, possíveis *outliers* do número de toques com o dedo (representado por zeros no diagrama) são 13, 23, 26 e 84 batimentos a cada 10 segundos para o grupo de controle e 13, 14 e 83 batimentos a cada 10 segundos para o grupo exposto. De acordo com os diagramas de

FIGURA 8.11 Diagramas de caixa e ramo-e-folha da contagem de frequência de pulso por grupo, estudo conduzido em El Paso

(a) Control group

Stem	Leaf	#	Boxplot
8	4	1	0
7	69	2	
7	224	3	
6	55558	5	
6	01122344	8	+-----+
5	566677778999	12			
5	000000011222334	15	*--+--*
4	566666888999	12	+-----+
4	02	2	
3	8	1	
3			
2	6	1	0
2	3	1	0
1			
1	3	1	0

----+----+----+----+
Multiply Stem.Leaf by 10**+1

(b) Exposed group

Stem	Leaf	#	Boxplot
8	3	1	0
7			
7	0	1	
6			
6	2	1	
5	567789	6	+-----+
5	0122244	7			
4	56889	5	*--+--*
4	0012244	7	+-----+
3	5788	4	
3	4	1	
2			
2			
1			
1	34	2	0

----+----+----+----+
Multiply Stem.Leaf by 10**+1

FIGURA 8.12 Diagramas de caixa e ramo-e-folha da escala completa de QI por grupo, estudo conduzido em El Paso

(a) Control group

Stem	Leaf	#	Boxplot
14	1	1	0
13			
13			
12	58	2	0
12	0	1	
11	558	3	
11	1	1	
10	55677778	8	
10	011244	6	+-----+
9	566666667789999	15			
9	123444	6	*--+--*
8	5555666677888999	16	+-----+
8	0004	4	
7	566666778	9	
7	0234	4	
6			
6			
5	6	1	0
5	0	1	0

----+----+----+----+
Multiply Stem.Leaf by 10**+1

(b) Exposed group

Stem	Leaf	#	Boxplot
11	124	3	
10			
10	01144	5	
9	678	3	+-----+
9	0111222334	10	*--+--*
8	55568889	8			
8	0002233	7	+-----+
7	5567899	7	
7	12	2	
6			
6			
5			
5			
4	6	1	0

----+----+----+----+
Multiply Stem.Leaf by 10**+1

caixa na Figura 8.12, possíveis *outliers* para os índices da escala completa de QI são 50, 56, 125, 128 e 141 para o grupo de controle e 46 para o grupo exposto. Todos os valores potencialmente extremos estão distantes da média em valor absoluto. Portanto, uma maneira útil de quantificar um *outlier* é pelo número de desvios-padrão que um valor está em relação à média. Essa estatística aplicada aos valores mais extremos em uma amostra é chamada de Desvio Studentizado Extremo, o qual é definido como se segue.

DEFINIÇÃO 8.7 O **Desvio Studentizado Extremo (ou estatística DSE)** = $\max_{i=1,\ldots,n} |x_i - \bar{x}|/s$.

EXEMPLO 8.30 Calcule a estatística DSE para o número de toques com o dedo para o grupo de controle.

Solução: Com base na Tabela 8.7, observamos que $\bar{x} = 54,4$ e $s = 12,1$. Na Figura 8.11a, observamos que as distâncias até a média do menor e do maior valor são |13 − 54,4| = = 41,4 e |84 − 54,4| = 29,6, respectivamente. Portanto, como 41,4 > 29,6, resulta que DSE = = 41,4/12,1 = 3,44.

Qual deve ser o valor da estatística DSE para concluirmos que o valor mais extremo é um *outlier*? Lembre-se de que em uma amostra de tamanho n sem *outliers*, devemos esperar que o maior valor corresponda aproximadamente ao $100\% \times \left(\dfrac{n}{n+1}\right)$-ésimo percentil.

Assim, para uma amostra de tamanho 64 de uma distribuição normal, isso deveria corresponder ao 64/65-ésimo percentil ≈ 98,5-ésimo percentil = 2,17. Se um *outlier* estiver presente, a estatística DSE será maior que 2,17. Os valores críticos apropriados dependem da distribuição da estatística DSE para amostras de tamanho n da distribuição normal. Os valores críticos de Rosner [3] com base na aproximação fornecida por Quesenberry e David [4] estão apresentados na Tabela 9 do Apêndice. Os valores críticos dependem do tamanho da amostra n e do percentil p. O p-ésimo percentil para a estatística DSE com base no tamanho da amostra n é representado por $DSE_{n,p}$.

EXEMPLO 8.31 Encontre o 5º percentil superior para a estatística DSE baseada em uma amostra de tamanho 50.

Solução: O percentil apropriado = $DSE_{50;0,95}$ é encontrado consultando-se a linha 50 e a coluna 0,95, e é 3,13.

Para valores de n que não estão na Tabela 9, podemos obter valores críticos utilizando a fórmula

EQUAÇÃO 8.27
$$DSE_{n,1-\alpha} = \frac{t_{n-2,p}(n-1)}{\sqrt{n(n-2+t_{n-2,p}^2)}}, \text{ em que } p = 1 - [\alpha/(2n)].$$

EXEMPLO 8.32 Encontre o 95º percentil para a estatística DSE para n = 130.

Solução: Neste caso, como n = 130 não está na Tabela 9, usaremos a Equação 8.27. Temos n = 130, α = 0,05, p = 1 − 0,05/260 = 0,9998. Usamos o seguinte comando do programa R para avaliar a Equação 8.27.

Comando do R para avaliar $DSE_{130;0,95}$

```
p <- 1 - .05/(2*130)
> p
[1] 0.9998077
> x<- qt(p,128)
> x
```

```
[1] 3.647064
> DSE<- x*129/sqrt(130*(128 + x^2))
> DSE
[1] 3.471272
```

Então, o 95º percentil = 3,471 para n = 130.

EQUAÇÃO 8.28

Procedimento para detecção de um *outlier* utilizando o DSE

Suponha que tenhamos uma amostra $x_1, ..., x_n \sim N(\mu, \sigma^2)$, mas perceba que pode haver algum *outlier* presente. Para testar a hipótese, H_0: nenhum *outlier* está presente *versus* H_1: há um *outlier* presente, com um erro tipo I de α,

(1) Calculamos $DSE = \max_{i=1,...,n} \frac{|x_i - \bar{x}|}{s}$. O valor amostral x_i, tal que $DSE = \frac{|x_i - \bar{x}|}{s}$ é referido como $x^{(n)}$.

(2) (a) Utilizamos a Tabela 9 do Apêndice para obter o valor crítico = $DSE_{n, 1-\alpha}$.

(b) Se o valor de n não aparecer na Tabela 9, então use a fórmula

$$DSE_{n,1-\alpha} = \frac{t_{n-2,p}(n-1)}{\sqrt{n(n-2+t^2_{n-1,p})}}, \text{ em que } p = 1 - [\alpha/(2n)].$$

(3) Se $DSE > DSE_{n,1-\alpha}$, rejeitamos H_0 e afirmamos que $x^{(n)}$ é um *outlier*. Se $DSE \leq DSE_{n,1-\alpha}$, afirmamos que nenhum *outlier* está presente.

EXEMPLO 8.33 Avalie se *outliers* estão presentes para o número de toques com o dedo no grupo de controle.

Solução: Com base na Equação 8.28, devemos calcular a estatística de teste DSE. Do Exemplo 8.30, temos DSE = 3,44 e n = 64, sendo 13 o valor mais extremo. Para avaliar a significância estatística com α = 0,05, consultaremos a Tabela 9 do Apêndice. Com base na Tabela 9, $DSE_{70;0,95}$ = 3,26. Como DSE = 3,44 > $DSE_{70;0,95}$ = 3,26 > $DSE_{64;0,95}$, então $p < 0,05$. Alternativamente, usando o R e a Equação 8.27, obtemos $DSE_{64;0,95}$ = 3,224. Uma vez que DSE = 3,44 > 3,224, então $p < 0,05$. Portanto, inferimos que 13 toques por 10 segundos é um *outlier*.

Em alguns casos, quando muitos *outliers* estão presentes, é difícil identificar observações específicas como sendo *outliers* usando o teste de detecção de um *outlier*, pois o desvio-padrão pode aumentar na presença de múltiplos *outliers*, reduzindo a magnitude da estatística de teste DSE da Equação 8.28.

EXEMPLO 8.34 Avalie se está presente algum *outlier* na contagem da frequência de pulso no grupo exposto.

Solução: Com base na Tabela 8.7, observamos que $\bar{x}$ = 47,4, s = 13,2, e n = 35 no grupo exposto. Além disso, os valores mínimos e máximos são 13 e 83, respectivamente. Como |83 − 47,4| = 35,6 > |13 − 47,4| = 34,4, a estatística DPE é 35,6/13,2 = 2,70. Com base na Tabela 9 do Apêndice, observamos que $DSE_{35;0,95}$ = 2,98 > DSE = 2,70. Portanto, $p > 0,05$ e aceitamos a hipótese nula de que nenhum *outlier* está presente.

A solução do Exemplo 8.34 é preocupante porque é inconsistente com a Figura 8.11b. Parece que os valores 13, 14 e 83 são *outliers*, contudo nenhum *outlier* foi identificado pelo procedimento dos *outliers* simples na Equação 8.28. O problema é que os múltiplos *outliers* aumentaram, artificialmente, o desvio-padrão. Isso é chamado de *problema de mascaramento*, porque os múltiplos *outliers* tornam difícil identificar um simples ponto mais extremo como um *outlier*. Isso é particularmente verdadeiro se os vários *outliers* são aproximadamente equidistantes da média amostral, conforme a Figura 8.11b. Para superar esse problema, devemos empregar um teste flexível que possa identificar precisamente *outliers* simples ou múltiplos e que sejam menos suscetíveis a mascarar o problema. Para essa finalidade, primeiro determinamos um limite superior aceitável para o número de *outliers* no conjunto de dados. Em minha experiência, um limite superior aceitável para o número de *outliers* possíveis é min([$n/10$], 5), em que [$n/10$] é o maior número inteiro $\leq n/10$. Se houver mais de cinco *outliers* em um conjunto de dados, muito provavelmente a distribuição não será normal, a menos que o tamanho da amostra seja muito grande. O procedimento para detecção de múltiplos *outliers* descrito a seguir [3] atinge esse objetivo.

EQUAÇÃO 8.29

Procedimento para detecção de múltiplos *outliers* utilizando o DSE

Suponha que $x_1,...,x_n \sim N(\mu, \sigma^2)$ para a maioria dos pontos de amostragem, mas suspeitamos que podemos ter pelo menos k *outliers*, onde $k = \min([n/10], 5)$, em que [$n/10$] é o maior número inteiro $\leq n/10$. Desejamos ter um erro tipo I de α para testar a hipótese H_0: não há nenhum *outlier versus* H_1: há entre 1 e k *outliers* e gostaríamos de usar uma regra de decisão que pudesse identificar de modo específico os *outliers*. Para esse objetivo,

1. Calculamos a estatística DSE com base na amostra completa = $\max_{i=1,...,n} |x_i - \bar{x}|/s$. Representamos essa estatística por $DSE^{(n)}$ e a observação mais extrema por $x^{(n)}$.

2. Removemos $x^{(n)}$ da amostra e calculamos a média, o desvio-padrão e a estatística DSE com base nos $n - 1$ dados remanescentes. Representamos a estatística DSE da amostra reduzida por $DSE^{(n-1)}$.

3. Continuamos a remover os pontos da amostra mais distantes e recalculamos a estatística DSE até calcularmos k estatísticas DSE representadas por $DSE^{(n)}, DSE^{(n-1)}, ..., DSE^{(n-k+1)}$ com base na amostra original de tamanho n e nas amostras sucessivas de tamanho reduzido $n - 1, ..., n - k + 1$. Os valores mais extremos identificados a cada um dos k passos são marcados por $x^{(n)}, x^{(n-1)}, ..., x^{(n-k+1)}$.

4. Os valores críticos correspondentes à estatística DSE são $DSE_{n,1-\alpha}, DSE_{n-1,1-\alpha}, ..., DSE_{n-k+1,1-\alpha}$.

5. Usamos, então, a seguinte regra de decisão para a identificação dos *outliers*:

    se $DSE^{(n-k+1)} > DSE_{n-k+1, 1-\alpha}$, declaramos os valores k $x^{(n)}, ..., x^{(n-k+1)}$, como *outliers*.

    se $DSE^{(n-k+2)} > DSE_{n-k+2, 1-\alpha}$, declaramos os valores $k - 1$ $x^{(n)}, ..., x^{(n-k+2)}$ como *outliers*

    $\vdots$

    se $DSE^{(n)} > DSE_{n,1-\alpha}$, declaramos um *outlier*, $x^{(n)}$

    se $DSE^{(n)} \leq DSE_{n,1-\alpha}$, afirmamos que nenhum *outlier* está presente

    Assim, podemos declarar 0, 1, ..., ou k pontos amostrais como *outliers*.

6. Devemos usar a Tabela 9 do Apêndice para realizar esse teste somente se $n \geq 20$.

Observe que devemos calcular todas as k estatísticas de testes para todos os k *outliers*, $DSE^{(n)}, DSE^{(n-1)}, ..., DSE^{(n-k+1)}$, independentemente da significância de qualquer estatística de teste (ou seja, $DSE^{(n)}$). Esse procedimento tem bom poder para afirmar que não há *outliers* ou detectar de 1 a k *outliers* com pouca suscetibilidade para os efeitos de mascaramento, a menos que o número verdadeiro de *outliers* seja maior que k.

8.10 O tratamento de outliers

EXEMPLO 8.35 Analise novamente o número de toques com o dedo indicador para o grupo exposto na Figura 8.11b, usando o teste de múltiplos outliers da Equação 8.29.

Solução: Estabeleceremos o número máximo de outliers para ser detectado em [35/10] = 3. No Exemplo 8.34, observamos que $DSE^{(35)} = 2{,}70$ e os valores mais extremos = $x^{(35)} = 83$. Removemos 83 da amostra e recalculamos a média amostral (46,4) e o desvio-padrão (11,8) da amostra reduzida de tamanho 34. Como $|13 - 46{,}4| = 33{,}4 > |70 - 46{,}4| = 23{,}6$, 13 é o valor mais extremo e $DSE^{(34)} = 33{,}4/11{,}8 = 2{,}83$. Então, removemos 13 da amostra e recalculamos a média amostral (47,4) e o desvio-padrão (10,4) da amostra reduzida de tamanho 33. Como $|14 - 47{,}4| = 33{,}4 > |70 - 47{,}4| = 22{,}6$, resulta que $DSE^{(33)} = 33{,}4/10{,}4 = 3{,}22$.

Para avaliar essa significância estatística, primeiro comparamos 3,22 com os valores críticos $DSE_{33,\,0{,}95}$. Com base na Tabela 9 do Apêndice, observamos que $DSE^{(33)} = 3{,}22 > DSE_{35,0{,}95} = 2{,}98 > DSE_{33,\,0{,}95}$. Portanto, $p < 0{,}05$ e afirmamos que os três valores mais extremos (83, 13 e 14) são outliers. Observe que, embora as significâncias tenham sido alcançadas por uma análise do terceiro valor mais extremo (14), uma vez que foi identificado como um outlier, os pontos mais extremos (13, 83) são também designados como outliers. Além disso, note que os resultados são consistentes com a Figura 8.11b e diferentes dos resultados do teste do outlier simples, no qual nenhum outlier foi encontrado.

EXEMPLO 8.36 Avalie se algum outlier está presente para o número de toques com o dedo indicador do grupo de controle.

Solução: Como $n = 64$, $\min([64/10], 5) = \min(6, 5) = 5$. Portanto, definimos o número máximo de outliers para a detecção em 5 e organizamos as estatísticas de teste e os valores críticos em uma tabela (Tabela 8.10).

TABELA 8.10 Estatística de teste e valores críticos para o Exemplo 8.36

n	$\bar{x}$	s	$x^{(n)}$	$DPE^{(n)}$	$DPE^*_{n,\,0{,}95}$	valor-p
64	54,4	12,1	13	3,44	3,224	<0,05
63	55,1	10,9	23	2,94	3,218	NS
62	55,6	10,2	26	2,90	3,212	NS
61	56,1	9,6	84	2,92	3,206	NS
60	55,6	8,9	79	2,62	3,200	NS

*Obtido usando o R com base na Equação 8.27

Na Tabela 8.10, observamos que 79, 84, 26 e 23 *não* são identificados como outliers, ao passo que 13 *é* identificado como um outlier. Então, declaramos um outlier presente. Essa decisão é consistente com o teste de outlier simples no Exemplo 8.33.

Em geral, devemos usar o teste de múltiplos outliers da Equação 8.29 em vez do teste de outliers simples da Equação 8.28, a não ser que estejamos muito confiantes de que só haja, no máximo, um outlier.

A questão permanece: o que fazer agora que identificamos um outlier entre os controles e três outliers entre os expostos? Escolhemos analisar novamente os dados, usando um teste t para duas amostras, após excluir as observações extremas.

EXEMPLO 8.37 Analise novamente os dados da contagem da frequência de pulso da Tabela 8.7 após excluir os outliers identificados nos Exemplos 8.35 e 8.36.

Solução: Os resultados do teste t após excluir os outliers são dados na Tabela 8.11, usando PROC TTEST do SAS.

Vemos que continua havendo uma diferença significativa entre o número médio de toques com o dedo para os grupos expostos e de controle ($p = 0{,}003$). De fato, os resultados são mais significativos do que anteriormente porque os desvios-padrão são menores após a exclusão dos outliers, particularmente para o grupo exposto.

TABELA 8.11 Comparação do número de toques com o dedo indicador para os grupos exposto e de controle após os *outliers* serem excluídos, usando o comando do PROC TTEST SAS

```
                        The SAS System
                       The TTEST Procedure
                        Variable: maxfwt

   group         N      Mean      Std Dev    Std Err    Minimum    Maximum
   Control       63    55.0952    10.9349    1.3777     23.0000    84.0000
   Exposed       32    48.4375     8.5833    1.5173     34.0000    70.0000
   Diff (1-2)           6.6577    10.2114    2.2167


   group        Method       Mean     95% CL Mean      Std Dev    95% CL Std Dev
   Control                  55.0952   52.3413  57.8491 10.9349    9.3033  13.2658
   Exposed                  48.4375   45.3429  51.5321  8.5833    6.8813  11.4113
   Diff (1-2)   Pooled       6.6577    2.2559  11.0596 10.2114    8.9312  11.9233
   Diff (1-2)   Satterthwaite 6.6577   2.5768  10.7387


              Method          Variances       DF      t-Value     Pr > |t|
              Pooled          Equal           93       3.00        0.0034
              Satterthwaite   Unequal         77.011   3.25        0.0017


                          Equality of Variances
              Method      Num DF    Den DF    F Value    Pr > F
              Folded F      62        31       1.62      0.1424
```

Podemos empregar várias abordagens no tratamento dos *outliers* para realizar as análises de dados. Uma abordagem possível seria usar os métodos eficientes da detecção dos *outliers* e excluí-los de outras análises de dados ou realizar as análises dos dados com e sem os *outliers* e comparar os resultados. Outra possibilidade é não excluir os *outliers*, mas usar um método de análise que minimize seu efeito nos resultados gerais. Um método para fazer isso é converter variáveis contínuas, como o número de toques com o dedo indicador, em variáveis categóricas (por exemplo, alto = acima da mediana *versus* baixo = abaixo da mediana) e analisar os dados usando os métodos de dados categóricos. Discutimos essa abordagem no Capítulo 10. Outra possibilidade seria usar métodos não paramétricos para analisar os dados. Esses métodos fazem suposições muito mais fracas sobre as distribuições dos dados do que os métodos da teoria normal, como o teste *t*. Discutimos essa abordagem no Capítulo 9. Outra abordagem é usar os estimadores "robustos" de parâmetros populacionais importantes (como μ). Esses estimadores atribuem menos peso aos *outliers* na amostra, mas não os excluem completamente. O motivo da estimativa robusta está além do âmbito deste livro. Usar cada um desses métodos pode resultar em diminuição do poder estatístico relativo por usar testes *t* se nenhum *outlier* for encontrado, mas oferece a vantagem de ganho no poder estatístico se alguns *outliers* estiverem presentes. Em geral, não existe a maneira correta para analisar os dados; as conclusões de um estudo são consolidadas se elas forem consistentemente encontradas ao usar diferentes técnicas analíticas.

A macro para realizar o teste DSE de múltiplos *outliers* da Equação 8.29 no SAS está disponível em http://www.hsph.harvard.edu/carey/outlier.html.

Um exemplo de como usar essa macro na identificação dos *outliers* no número de toques com o dedo indicador entre os indivíduos expostos em LEAD.DAT é dado na Tabela 8.12.

TABELA 8.12 Uso da macro DEGS (Desvio Studentizado Extremo generalizado) para identificar os *outliers* no grupo exposto de LEAD.DAT (n = 35)

```
data group2;
    set lead
    if group=2;
    %cloutdt (data=group2, varname = maxfwt, idvar = id, method = gesd, k=3);
```

There were 35 observations read from the data set WORK.GROUP2.

WHERE maxfwt not = .;

Outlier Values estimated by GESD

Obs	id	maxfwt
1	312	83
2	212	13
3	210	14

Observe que há um máximo de 3 *outliers* para ser detectados pelo usuário (k = 3) e 3 *outliers* (13,14 e 83) foram detectados pela macro, o que é consistente com os resultados no Exemplo 8.35. Contudo, a macro pode ser usada com qualquer valor para k, em que k ≤ n.

8.11 OBTENÇÃO DA EQUAÇÃO 8.13

Na Equação 8.7, se σ é conhecido, então $\overline{X}_1 - \overline{X}_2 \sim N[\mu_1 - \mu_2, \sigma^2(1/n_1 + 1/n_2)]$ ou equivalentemente,

$$\frac{\overline{X}_1 - \overline{X}_2 - (\mu_1 - \mu_2)}{\sigma\sqrt{\frac{1}{n_1} + \frac{1}{n_2}}} \sim N(0,1)$$

Se σ é desconhecido, então σ é estimado por *s* na Equação 8.10 e

$$\frac{\overline{X}_1 - \overline{X}_2 - (\mu_1 - \mu_2)}{S\sqrt{\frac{1}{n_1} + \frac{1}{n_2}}} \sim t_{n_1+n_2-2}$$

Para construir um IC bilateral de $(1 - \alpha) \times 100\%$, observe que

$$Pr\left[-t_{n_1+n_2-2,1-\alpha/2} \leq \frac{\overline{X}_1 - \overline{X}_2 - (\mu_1 - \mu_2)}{S\sqrt{\frac{1}{n_1} + \frac{1}{n_2}}} \leq t_{n_1+n_2-2,1-\alpha/2}\right] = 1 - \alpha$$

Isso pode ser escrito na forma de duas desigualdades:

$$-t_{n_1+n_2-2,1-\alpha/2} \leq \frac{\overline{X}_1 - \overline{X}_2 - (\mu_1 - \mu_2)}{S\sqrt{\frac{1}{n_1} + \frac{1}{n_2}}}$$

e

$$\frac{\overline{X}_1 - \overline{X}_2 - (\mu_1 - \mu_2)}{S\sqrt{\frac{1}{n_1} + \frac{1}{n_2}}} \leq t_{n_1+n_2-2,1-\alpha/2}$$

Cada desigualdade é multiplicada por $S\sqrt{\frac{1}{n_1} + \frac{1}{n_2}}$ e $\mu_1 - \mu_2$ é adicionado dos dois lados para obter

$$\mu_1 - \mu_2 - t_{n_1+n_2-2,1-\alpha/2} S\sqrt{\frac{1}{n_1} + \frac{1}{n_2}} \leq \overline{X}_1 - \overline{X}_2$$

e $\overline{X}_1 - \overline{X}_2 \leq \mu_1 - \mu_2 + t_{n_1+n_2-2,1-\alpha/2} S\sqrt{\frac{1}{n_1} + \frac{1}{n_2}}$

Finalmente, $t_{n_1+n_2-2,1-\alpha/2}S\sqrt{\dfrac{1}{n_1}+\dfrac{1}{n_2}}$ é adicionado a ambos os lados da primeira desigualdade e subtraído de ambos os lados da segunda desigualdade para obter

$$\mu_1 - \mu_2 \leq \bar{X}_1 - \bar{X}_2 + t_{n_1+n_2-2,1-\alpha/2}S\sqrt{\dfrac{1}{n_1}+\dfrac{1}{n_2}}$$

$$\bar{X}_1 - \bar{X}_2 - t_{n_1+n_2-2,1-\alpha/2}S\sqrt{\dfrac{1}{n_1}+\dfrac{1}{n_2}} \leq \mu_1 - \mu_2$$

Se essas duas desigualdades são combinadas, o intervalo de confiança é obtido.

$$\left(\bar{X}_1 - \bar{X}_2 - t_{n_1+n_2-2,1-\alpha/2}S\sqrt{\dfrac{1}{n_1}+\dfrac{1}{n_2}},\ \bar{X}_1 - \bar{X}_2 + t_{n_1+n_2-2,1-\alpha/2}S\sqrt{\dfrac{1}{n_1}+\dfrac{1}{n_2}}\right)$$

Se as médias amostrais $\bar{x}_1$ e $\bar{x}_2$ forem substituídas por variáveis aleatórias $\bar{X}_1, \bar{X}_1$ e o desvio-padrão amostral s for substituído por S, então o resultado na Equação 8.13 será obtido.

8.12 RESUMO

Neste capítulo, estudamos métodos de teste de hipóteses para comparar as médias e as variâncias de duas amostras de distribuição normal. A estratégia básica está delineada no fluxograma na Figura 8.13. Tendo por referência 1, na parte superior esquerda, primeiro observe que estamos lidando com o caso de duas amostras, no qual as distribuições são normais ou podem ser aproximadas pelo teorema central do limite. Se estamos interessados em comparar as médias de duas amostras, então devemos consultar o quadro 3. Se nossas duas amostras são pareadas – ou seja, se cada pessoa for usada como o próprio controle ou se as amostras consistem em pessoas diferentes que são correspondidas caso a caso –, então o teste t pareado é apropriado. Se as amostras são independentes, então o teste F para a igualdade de duas variâncias deve ser usado para decidir se as variâncias são significativamente diferentes. Se as variâncias não são significativamente diferentes, então o teste t para duas amostras com variâncias iguais será usado; se as variâncias são significativamente diferentes, então o teste t para duas amostras com variâncias diferentes é a opção a ser usada. Se estamos somente comparando as variâncias de duas amostras, então somente o teste F para comparar as variâncias é usado, como indicado na parte inferior esquerda da Figura 8.13.

O capítulo, então, apresentou métodos para determinar o tamanho apropriado da amostra e as fórmulas de poder estatístico para planejar pesquisas cujo objetivo é comparar as médias de duas amostras independentes, concluindo com métodos de detecção de *outliers*. No Capítulo 9, estendemos nosso trabalho sobre a comparação de duas amostras para o caso no qual há dois grupos a ser comparados, mas a suposição de normalidade é questionável. Apresentaremos métodos não paramétricos para resolver esse problema e complementar os métodos paramétricos discutidos nos Capítulos 7 e 8.

PROBLEMAS

8.1 Encontre o 2,5º percentil de uma distribuição F com 14 e 7 gl. Qual o símbolo usado para representar essa área?

Nutrição

A média ±1 *dp* de ln [ingestão de cálcio (mg)] entre 25 meninas de 12 a 14 anos e abaixo do nível de pobreza é de 6,56 ±0,64. Similarmente, a média ±1 *dp* de ln [ingestão de cálcio (mg)] entre 40 meninas de 12 e 14 anos e acima do nível de pobreza é de 6,80 ± 0,76.

8.2 Teste se há uma diferença significativa entre as variâncias dos dois grupos.

8.3 Qual é o teste apropriado para verificar se existe uma diferença significativa nas médias dos dois grupos?

8.4 Realize o teste no Problema 8.3 usando o método do valor crítico.

FIGURA 8.13 Fluxograma resumindo a inferência estatística para duas amostras — métodos da teoria normal

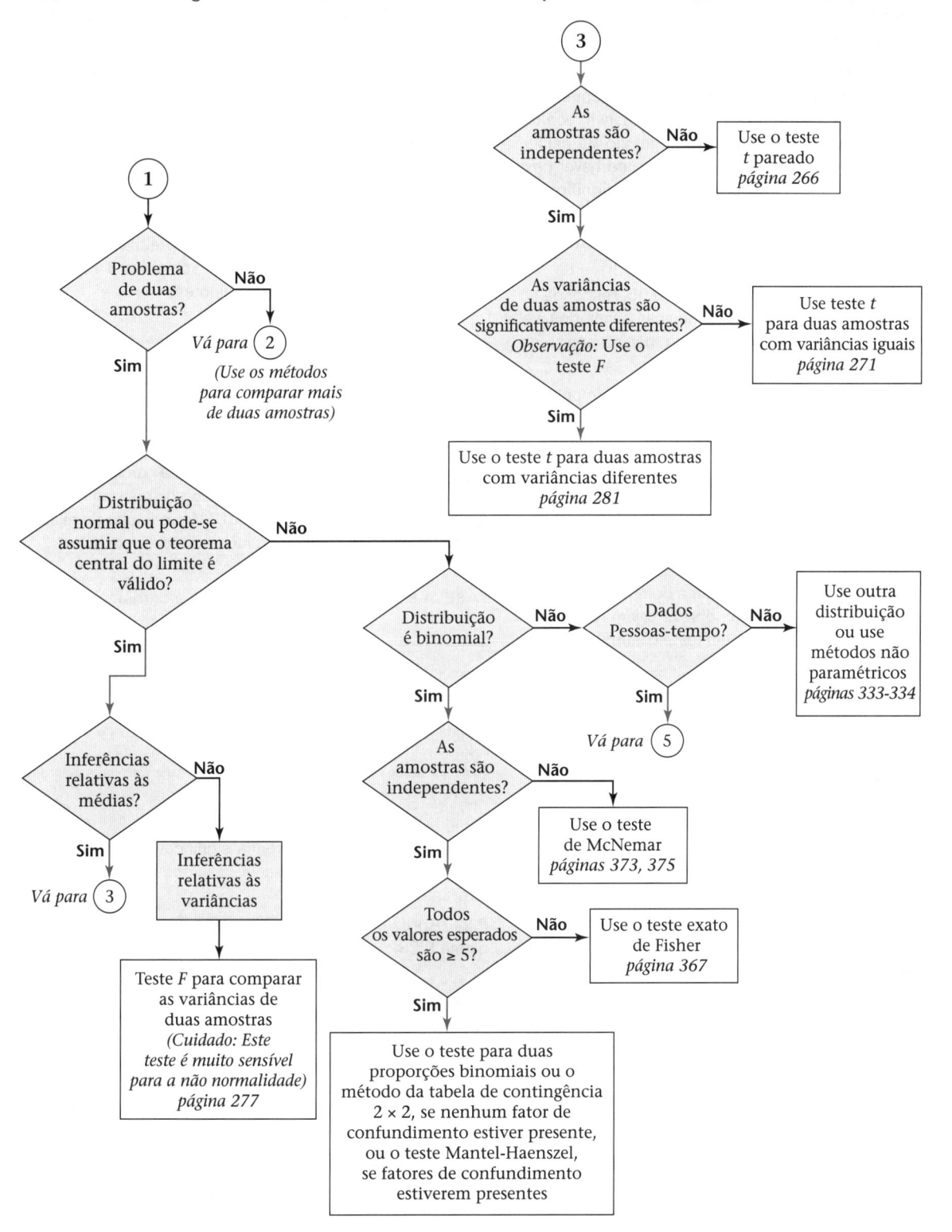

①

Problema de duas amostras?
- **Não** → *Vá para* ② *(Use os métodos para comparar mais de duas amostras)*
- **Sim** ↓

Distribuição normal ou pode-se assumir que o teorema central do limite é válido?
- **Não** → (segue para ramo da direita)
- **Sim** ↓

Inferências relativas às médias?
- **Não** → Inferências relativas às variâncias → Teste F para comparar as variâncias de duas amostras *(Cuidado: Este teste é muito sensível para a não normalidade)* *página 277*
- **Sim** → *Vá para* ③

③

As amostras são independentes?
- **Não** → Use o teste t pareado *página 266*
- **Sim** ↓

As variâncias de duas amostras são significativamente diferentes? *Observação:* Use o teste F
- **Não** → Use teste t para duas amostras com variâncias iguais *página 271*
- **Sim** → Use o teste t para duas amostras com variâncias diferentes *página 281*

(Ramo "Não" da distribuição normal:)

Distribuição é binomial?
- **Não** → Dados Pessoas-tempo?
  - **Não** → Use outra distribuição ou use métodos não paramétricos *páginas 333-334*
  - **Sim** → *Vá para* ⑤
- **Sim** ↓

As amostras são independentes?
- **Não** → Use o teste de McNemar *páginas 373, 375*
- **Sim** ↓

Todos os valores esperados são ≥ 5?
- **Não** → Use o teste exato de Fisher *página 367*
- **Sim** → Use o teste para duas proporções binomiais ou o método da tabela de contingência 2×2, se nenhum fator de confundimento estiver presente, ou o teste Mantel-Haenszel, se fatores de confundimento estiverem presentes

8.5 Qual é o valor-*p* correspondente para sua resposta no Problema 8.4?

8.6 Calcule um IC de 95% para a diferença nas médias entre os dois grupos.

*8.7 Suponha que um número igual de meninas entre 12 e 14 anos, abaixo e acima do nível de pobreza, sejam recrutadas para o estudo das diferenças da ingestão de cálcio. Quantas meninas deveriam ser recrutadas para haver uma chance de 80% de detectar uma diferença significativa usando o teste bilateral com $\alpha = 0{,}05$?

*8.8 Responda ao Problema 8.7 se um teste unilateral for usado no lugar de um teste bilateral.

*8.9 Usando um teste bilateral com $\alpha = 0{,}05$, responda ao Problema 8.7, esperando que duas meninas acima do nível de pobreza sejam recrutadas para cada menina abaixo do nível de pobreza.

*8.10 Suponha que 50 meninas acima do nível de pobreza e 50 meninas abaixo do nível de pobreza sejam recrutadas para o estudo. Qual será o poder do estudo para encontrar uma diferença significativa usando um teste bilateral com $\alpha = 0{,}05$, supondo que os parâmetros populacionais são os mesmos das estimativas amostrais do Problema 8.2?

*8.11 Responda ao Problema 8.10, usando um teste unilateral em vez de um teste bilateral.

*8.12 Suponha que 50 meninas acima do nível de pobreza e 25 meninas abaixo do nível de pobreza sejam recrutadas. Qual será o poder do estudo se um teste bilateral for usado com $\alpha = 0{,}05$?

*8.13 Responda ao Problema 8.12 supondo que um teste unilateral será usado com $\alpha = 0{,}05$. Consulte os dados na Tabela 2.13.

8.14 Teste se existe diferença significativa nas variâncias da contagem inicial de glóbulos brancos entre os pacientes que realizaram ou não uma cultura bacteriana.

8.15 Qual é o teste apropriado para testar se existe diferença significativa na média da contagem de glóbulos brancos no sangue entre as pessoas que realizaram ou não uma cultura bacteriana?

8.16 Realize o teste do Problema 8.15 usando o método do valor crítico.

8.17 Qual é o valor-*p* correspondente para sua resposta no Problema 8.16?

8.18 Calcule um IC de 95% para a diferença verdadeira na contagem média dos glóbulos brancos do sangue entre os dois grupos.

Oftalmologia

A droga diflunisal é usada para tratar dor leve a moderada devido à osteoartrite (OA) e artrite reumatoide (AR). Os efeitos oculares de diflunisal não foram considerados até um estudo ser conduzido sobre seu efeito na pressão intraocular em pacientes com glaucoma que já receberam terapia máxima para o glaucoma [5].

*8.19 Suponha que a alteração (média $\pm dp$) na pressão intraocular após administração de diflunisal (acompanhamento − início do estudo) entre 10 pacientes cuja terapia padrão foi metazolamida e medicações tópicas para glaucoma foi $-1{,}6 \pm 1{,}5$ mm Hg. Avalie a significância estatística dos resultados.

*8.20 A alteração na pressão intraocular após a administração de diflunisal em 30 pacientes, com terapia padrão somente com drogas tópicas, foi de $-0{,}7 \pm 2{,}1$ mm Hg. Avalie a significância estatística dos resultados.

*8.21 Calcule o IC de 95% para a alteração média na pressão em cada um dos dois grupos identificados nos Problemas 8.19 e 8.20.

*8.22 Compare a alteração média na pressão intraocular nos dois grupos identificados nos Problemas 8.19 e 8.20 usando os métodos de teste de hipóteses.

Doença Cardiovascular, Pediatria

Um estudo em Pittsburgh avaliou vários riscos cardiovasculares em crianças ao nascer e durante os seus 5 primeiros anos de vida [6]. Em particular, a frequência cardíaca foi avaliada ao nascer, aos 5 meses, aos 15 meses, aos 24 meses e anualmente até os 5 anos de idade. A frequência cardíaca foi associada a idade, sexo, raça e condição socioeconômica. Os dados apresentados na Tabela 8.13 têm o intuito de relacionar as frequências cardíacas à raça em recém-nascidos.

TABELA 8.13 Relação da frequência cardíaca com a raça dos recém-nascidos

Raça	Frequência cardíaca média (batimentos por minuto)	dp	n
Caucasianas	125	11	218
Afro-americanas	133	12	156

Fonte: Publicado com permissão de *American Journal of Epidemiology*, n. 119, v. 4, p. 554-563.

8.23 Teste se existe diferença significativa na frequência cardíaca média entre os recém-nascidos caucasianos e os afro-americanos.

8.24 Apresente o valor-*p* para o teste realizado no Problema 8.23.

Doença Pulmonar

Um estudo de 1980 foi conduzido com a finalidade de comparar a qualidade do ar dentro de escritórios, onde fumar era permitido, com aquela em escritórios onde fumar não era permitido [7]. As medidas tomadas foram de monóxido de carbono (CO) às 13h20min. em 40 áreas de trabalho onde fumar era permitido e em 40 áreas de trabalho onde fumar não era permitido. Nos locais onde fumar era permitido, o nível médio de CO foi de 11,6 partes por milhão (ppm) e o desvio-padrão de CO era 7,3 ppm. Já onde fumar não era permitido, o nível médio de CO foi 6,9 ppm e o desvio-padrão foi 2,7 ppm.

8.25 Teste se o desvio-padrão de CO é significativamente diferente nos dois tipos de ambiente de trabalho.

8.26 Teste se a média de CO é significativamente diferente nos dois tipos de ambientes de trabalho.

8.27 Estipule um IC de 95% para a diferença no nível médio de CO entre os ambientes de trabalho de fumantes e não fumantes.

Oftalmologia

Uma câmera foi desenvolvida para detectar a presença de catarata de maneira precisa. Usando-se essa câmera, o nível cinza em cada ponto (ou pixel) na lente de um olho humano pode ser caracterizado em 256 gradações, em que o nível cinza 1 representa preto e um nível cinza de 256 representa branco. Para testar a câmera, foram selecionadas aleatoriamente fotografias de 6 olhos normais e 6 olhos com catarata (os dois grupos são constituídos de diferentes pessoas). O nível cinza mediano em cada olho foi calculado acima de 10.000 pixels na lente. Os dados são apresentados na Tabela 8.14.

TABELA 8.14 Nível cinza mediano para olhos normais e com catarata

Número do paciente	Nível cinza mediano na catarata	Nível cinza mediano normal
1	161	158
2	140	182
3	136	185
4	171	145
5	106	167
6	149	177
$\bar{x}$	143,8	169,0
s	22,7	15,4

8.28 Que procedimento estatístico pode ser usado para testar se há uma diferença significativa nos níveis cinza medianos entre olhos normais e com catarata?

8.29 Execute o teste no Problema 8.28 e apresente o valor-p.

8.30 Apresente um IC de 99% para a diferença média nos níveis cinza medianos entre olhos normais e com catarata.

Doença pulmonar

Um possível determinante ambiental importante da função pulmonar em crianças é a quantidade de fumantes em casa. Suponha que essa questão seja estudada com base na seleção de dois grupos: o grupo 1 consiste em 23 crianças não fumantes de 5 a 9 anos, com *ambos* os pais fumantes, cujo volume expiratório forçado (VEF) é de 2,1 L, com desvio-padrão de 0,7 L, e o grupo 2 consiste em 20 crianças não fumantes de idade comparável, cujos pais *não são* fumantes e cujo VEF médio é de 2,3 L, com desvio-padrão de 0,4 L.

*8.31 Quais são as hipóteses nula e alternativa apropriadas para comparar as médias dos dois grupos?

*8.32 Qual é o teste para as hipóteses do Problema 8.31?

8.33 Realize o teste no Problema 8.32 usando o método do valor crítico.

*8.34 Estipule o IC de 95% para as diferenças médias verdadeiras no VEF em crianças de 5 a 9 anos cujos pais fumam em comparação com as crianças cujos pais não fumam.

*8.35 Supondo que esse seja um estudo piloto, quantas crianças são necessárias em cada grupo (supondo números iguais em cada grupo) para haver 95% de chance de detectar uma diferença significativa usando o teste bilateral com $\alpha = 0{,}05$?

*8.36 Responda à questão do Problema 8.35 se os pesquisadores usarem um teste unilateral.

Suponha que 40 crianças cujos pais fumam e 50 crianças cujos pais não fumam tenham sido recrutadas para o estudo.

*8.37 Qual seria o poder desse estudo usando um teste bilateral com nível de significância = 0,05, supondo que as estimativas dos parâmetros da população no estudo piloto estejam corretas?

*8.38 Responda ao Problema 8.37 usando um teste unilateral.

Doença Infecciosa

O grau de concordância clínica entre os médicos na presença e na ausência de linfoadenopatia generalizada foi avaliado em 32 participantes selecionados aleatoriamente de um estudo prospectivo de contato sexual masculino com síndrome da imunodeficiência adquirida (Aids) ou uma condição associada à Aids (CAA) [8]. Um número total de linfonodos palpáveis foi avaliado pelos três médicos. Os resultados de dois dos três médicos estão presentes na Tabela 8.15.

8.39 Qual é o teste apropriado para determinar se há uma diferença significativa entre as avaliações do Médico A em comparação com as do Médico B?

8.40 Um teste unilateral ou bilateral deveria ser realizado? Por quê?

8.41 Use o teste do Problema 8.40 e apresente um valor-p bilateral.

8.42 Calcule o IC de 95% para a diferença média verdadeira entre os observadores. Como isso se relaciona com a sua resposta ao Problema 8.41?

8.43 Suponha que os resultados do Problema 8.41 não mostrem nenhuma diferença significativa. A média desse tipo de avaliação é largamente reproduzível? Por que sim ou por que não?

Doença Renal

Dez pacientes com nefropatia diabética avançada (complicações renais do diabetes) foram tratados com captopril por um período de 8 semanas [9]. A proteína urinária foi quantificada antes e depois da terapia com a droga; os resultados estão listados na Tabela 8.16 na escala primária e ln.

*8.44 Qual é o teste estatístico apropriado para testar se a média da proteína urinária sofreu alterações em um período de 8 semanas?

*8.45 Realize o teste do Problema 8.44 usando a escala original e a escala ln e apresente um valor-p. Há alguma vantagem em usar a escala original ou a escala ln?

TABELA 8.15 Reprodutibilidade da avaliação do número de linfonodos palpáveis entre contatos sexuais de pacientes com Aids ou CAA

Paciente	Número de linfonodos palpáveis		
	Médico A	Médico B	Diferença
1	4	1	3
2	17	9	8
3	3	2	1
4	11	13	−2
5	12	9	3
6	5	2	3
7	5	6	−1
8	6	3	3
9	3	0	3
10	5	0	5
11	9	6	3
12	1	1	0
13	5	4	1
14	8	4	4
15	7	7	0
16	8	6	2
17	4	1	3
18	12	9	3
19	10	7	3
20	9	11	−2
21	5	0	5
22	3	0	3
23	12	12	0
24	5	1	4
25	13	9	4
26	12	6	6
27	6	9	−3
28	19	9	10
29	8	4	4
30	15	9	6
31	6	1	5
32	5	4	1
Média	7,91	5,16	2,75
dp	4,35	3,93	2,83
n	32	32	32

*8.46 Qual é a melhor estimativa da alteração percentual na proteína urinária com base nos dados da Tabela 8.16?

*8.47 Estipule um IC de 95% associado com sua estimativa no Problema 8.46.

Consulte os dados NIFED.DAT no conjunto de dados disponível no site da Cengage Learning, na página do livro. Consulte a Tabela 5.3 para uma descrição completa dos dados.

8.48 Avalie se há alguma diferença entre os grupos nifedipino e propranolol em relação a esses efeitos na pressão arterial e na frequência cardíaca. Consulte os índices de alteração definidos nos Problemas 6.70-6.74

TABELA 8.16 Alterações na proteína urinária após o tratamento com captopril

Paciente	Proteína urinária na escala primária (g/24 h)		Proteína urinária na escala ln (g/24 h)	
	Antes	Depois	Antes	Depois
1	25,6	10,1	3,24	2,31
2	17,0	5,7	2,83	1,74
3	16,0	5,6	2,77	1,72
4	10,4	3,4	2,34	1,22
5	8,2	6,5	2,10	1,87
6	7,9	0,7	2,07	−0,36
7	5,8	6,1	1,76	1,81
8	5,4	4,7	1,69	1,55
9	5,1	2,0	1,63	0,69
10	4,7	2,9	1,55	1,06

Genética

Um estudo foi conduzido sobre as influências genéticas e ambientais nos níveis de colesterol. Os dados usados para o estudo foram obtidos do registro de gêmeos na Suécia [10]. Especificamente, quatro populações de gêmeos adultos foram estudadas: (1) gêmeos monozigóticos (MZ) criados separadamente, (2) gêmeos MZ criados juntos, (3) gêmeos dizigóticos (DZ) criados separadamente e (4) gêmeos DZ criados juntos. Uma questão é se é necessário corrigir o sexo antes de realizar análises genéticas mais complexas. Os dados na Tabela 8.17 foram apresentados para níveis de colesterol total para gêmeos MZ criados separadamente, por sexo.

TABELA 8.17 Comparação do colesterol total médio para gêmeos MZ criados separadamente, por sexo

	Homens	Mulheres
Média	253,3	271,0
dp	44,1	44,1
n	44	48

Nota: n = número de pessoas (ou seja, para homens, 22 pares de gêmeos = 44 pessoas) os níveis de colesterol em cada amostra resultaram de observações independentes.

*8.49 Se supomos que (a) o colesterol sérico tenha distribuição normal, (b) os níveis de colesterol em cada amostra resultaram de observações independentes e (c) os desvios-padrão para homens e mulheres são os mesmos, qual teste estatístico deve ser usado para comparar os dois grupos?

*8.50 Suponha que queiramos usar a descrição do Problema 8.49 usando um teste bilateral. Determine as hipóteses que estão sendo testadas e execute o método. Apresente um valor-p.

*8.51 Suponha que queiramos usar a descrição no Problema 8.49 usando um teste unilateral no qual a hipótese alternativa é que homens têm níveis de colesterol mais ele-

vados do que mulheres. Determine as hipóteses testadas e execute o método do Problema 8.49. Apresente um valor-*p*.

*8.52 As suposições que estão no Problema 8.49 provavelmente parecem ser válidas para essas amostras? Por que sim ou por que não?

Doença Pulmonar

Um estudo foi realizado observando os efeitos da exposição média ao ozônio na alteração da função pulmonar. Cinquenta excursionistas foram recrutados para o estudo; 25 participantes do estudo excursionaram em dia com baixa exposição ao ozônio e 25 excursionistas em dias com elevada exposição ao ozônio. A alteração da função pulmonar após uma excursão de 4 horas foi registrada para cada participante. Os resultados são dados na Tabela 8.18.

TABELA 8.18 Comparação das alterações no VEF em dias com elevados níveis de ozônio comparados a dias com baixos níveis

Nível de ozônio	Alteração média no VEF[a]	dp	n
Alto	0,101	0,253	25
Baixo	0,042	0,106	25

a. Alterações no VEF, volume expiratório forçado, em 1 segundo (L) (início do estudo – acompanhamento)

8.53 Que teste pode ser usado para determinar a alteração média no VEF entre os dias com elevados níveis de ozônio e os com baixos níveis de ozônio?

8.54 Use o teste no Problema 8.53 e apresente um valor-*p* (bicaudal).

8.55 Suponha que tenhamos determinado um IC de 95% para a alteração média verdadeira na função pulmonar nos dias com elevados níveis de ozônio. Esse IC é mais restrito, mais amplo ou do mesmo tamanho do IC de 90%? *(Não calcule efetivamente o IC.)*

Doença Cardiovascular

A lipólise é um regulador do metabolismo de energia. Os genes codificantes das proteínas que regulam o metabolismo energético por meio da lipólise têm um papel importante na determinação da suscetibilidade às doenças metabólicas. Um estudo foi realizado sequenciando 12 genes da via lipolítica na população amish (Albert et al. [11]). Uma deleção de 19 pares de bases (pb) foi identificada em um dos genes que estava presente em aproximadamente 5% da população amish e 0,2% da população não amish com descendentes de europeus. A deleção foi genotipada em 2.738 pessoas amish, das quais 140 eram heterozigotas para a deleção (ou seja, genótipo ID), 1 foi homozigoto (ou seja, genótipo DD) e 2.597 pessoas não tiveram a deleção (ou seja, genótipo II). Na Tabela 8.19 comparamos o colesterol HDL médio entre os indivíduos com ID e os de genótipo II.

8.56 Qual teste pode ser usado para comparar as variâncias dos dois grupos genéticos?

TABELA 8.19 O colesterol HDL de acordo com o genótipo de deleção LIPE

Genótipo de deleção LIPE	Média[+]	dp[+]	n
II	55,2	15,0	2.597
ID	49,0	13,3	140

[+] mg/dL
Sugestão: Suponha que o colesterol HDL tenha distribuição normal.

8.57 Realize o teste do Problema 8.56 e apresente um valor-*p* bicaudal.

8.58 Suponha que desejemos realizar um teste para comparar as médias de dois grupos genéticos. Descreva a hipótese a ser testada, a forma algébrica da estatística de teste usado para testar as hipóteses e o nome do teste de hipóteses.

8.59 Realize o teste do Problema 8.58 e apresente um valor-*p* bicaudal.

8.60 Quais são suas conclusões com base nas análises nos Problemas 8.56–8.59?

8.61 Suponha que outro pesquisador queira reproduzir os resultados do estudo amish. Ele pode recrutar 100 indivíduos com genótipo II e 100 indivíduos com o genótipo ID. Qual seria o poder do estudo se a média e o dp representativos em cada grupo de genótipo fossem os mesmos da Tabela 8.19 e utilizássemos um teste bilateral com $\alpha = 0,05$?

Reumatologia

Um estudo foi conduzido [12] comparando a função muscular entre pacientes com artrite reumatoide (AR) e osteoartrite (OA). Uma escala de 10 pontos foi usada para avaliar o equilíbrio e a coordenação, na qual um índice elevado indicava melhor coordenação. Os resultados foram mostrados na Tabela 8.20 para 36 pacientes com AR e 30 pacientes com OA.

TABELA 8.20 Comparação dos índices de equilíbrio para pacientes com AR *versus* OA

	Índice médio de equilíbrio	dp	n
AR	3,4	3,0	36
OA	2,5	2,8	30

*8.62 Qual teste pode ser usado para determinar se o índice médio de equilíbrio é o mesmo para pacientes com AR ou OA? Quais seriam algumas das suposições desse teste?

*8.63 Realize o teste mencionado no Problema 8.62 e apresente o valor-*p*.

*8.64 Qual é a melhor estimativa da proporção dos pacientes com AR e OA com o equilíbrio reduzido, tendo-se definido como um índice de equilíbrio reduzido ≤2 e assumida a normalidade?

*8.65 Suponha que um estudo maior seja planejado. Quantos participantes são necessários para detectar uma diferença de 1 unidade no equilíbrio médio reduzido com poder de 80%, se o número de participantes em cada grupo é o mesmo e um teste bilateral é usado com $\alpha = 0{,}05$?

Cardiologia

Um teste clínico comparou a angioplastia coronariana transluminal percutânea (ACTP) com a terapia médica para tratar doença arterial coronariana em artéria única [13]. Os pesquisadores selecionaram 107 pacientes para a terapia médica e 105 para ACTP. Os pacientes submeteram-se a testes de exercícios no início do estudo e após 6 meses de acompanhamento. Os testes de exercícios foram realizados até o esforço máximo, no limite em que sinais clínicos (como angina) se apresentaram. Os resultados mostrados na Tabela 8.21 foram obtidos para a alteração na duração total do exercício (min) (6 meses – início do estudo).

TABELA 8.21 Alteração na duração total do exercício para pacientes com doença arterial coronariana aleatorizados para receber terapia médica *versus* ACPT

	Alteração média (min)	dp	n
Terapia médica	0,5	2,2	100
ACPT	2,1	3,1	99

*8.66 Qual teste pode ser realizado para alteração na duração média total do exercício em um grupo de tratamento *específico*?

*8.67 Realize o teste do Problema 8.66 para o grupo terapia médica e apresente o valor-*p*.

*8.68 Qual teste pode ser realizado para comparar a alteração média na duração do exercício *entre* os dois grupos de tratamento?

*8.69 Realize o teste mencionado no Problema 8.68 e apresente o valor-*p*.

Doença Hepática

Um experimento foi conduzido para examinar a influência de polipeptídeo pancreático aviário (PPa), colescistoquinina (CCK), peptídeo vasoativo intestinal (PVI) e secretina nas secreções pancreáticas e biliares em galinhas poedeiras. Em particular, os pesquisadores consideraram aprofundar se esses hormônios aumentaram ou diminuíram os fluxos biliares e pancreáticos e seus valores de pH.

Foram implantadas cânulas em galinhas carijós brancas, com idade de 14 a 29 semanas, para coletar as secreções pancreáticas e biliares e uma cânula jugular para infusão contínua de PPa, CCK, PVI ou secretina. Um teste por dia foi conduzido em uma galinha desde que as cânulas implantadas permanecessem funcionais. Assim, havia um número variável de testes por galinha.

Cada teste começou com a infusão de solução salina por 20 minutos. No fim desse período, as secreções pancreáticas e biliares foram coletadas e as cânulas foram ligadas a novos tubos. As taxas de fluxo biliar e pancreático (em microlitros por minuto) e os valores de pH (se possível) foram medidos. A infusão de um hormônio foi, então, iniciada e continuada por 40 minutos.

As medidas foram, então, repetidas.

O conjunto de dados HORMONE.DAT (disponível na página do livro, no site da Cengage Learning) contém dados para quatro hormônios e soro fisiológico, em que o soro fisiológico indica os testes nos quais foi injetado soro fisiológico no lugar do hormônio ativo durante o segundo período. Cada teste é um registro no arquivo. Há 11 variáveis associadas com cada teste como mostrado na Tabela 8.22.

TABELA 8.22 Formato do HORMONE.DAT

Variável	Coluna	Descrição/código
ID	A	ID
Bilsecpr	B	Secreção biliar (pré)
Bilphpr	C	pH biliar (pré)
Pansecpr	D	Secreção pancreática (pré)
Panphpr	E	pH pancreático (pré)
Dose	F	Dose
Bilsecpt	G	Secreção biliar (pós)
Bilphpt	H	pH biliar (pós)
Pansecpt	I	Secreção pancreática (pós)
Panphpt	J	pH pancreático (pós)
Hormone	K	Hormônio 1=SAL/2=APP/3=CCK/ 4=SEC/5=VIP

8.70 Avalie se há alterações significativas nas taxas de secreção ou níveis de pH com qualquer dos hormônios ou com soro fisiológico.

8.71 Compare as alterações na taxa de secreção ou nos níveis de pH para cada grupo hormônio ativo *versus* placebo (soro fisiológico). Use os métodos de teste de hipóteses e/ou os ICs para expressar estatisticamente essas comparações.

8.72 Para cada grupo de hormônio ativo, classifique a dosagem em alta dose (acima da mediana) *versus* baixa dose (na mediana ou abaixo dela) e avalie se há alguma relação dose-resposta (qualquer diferença nas alterações médias na taxa de secreção ou pH entre os grupos de alta e baixa dose). Considere os Dados FEV.DAT.

8.73 Compare os níveis médios do VEF entre homens e mulheres separadamente nos três grupos de idades diferentes (5-9, 10-14 e 15-19 anos de idade).

8.74 Compare os níveis do VEF médio entre pais fumantes e não fumantes, separadamente, para meninos de 10 a 14 anos, meninas de 10 a 14 anos, meninos de 15 a 19 anos e meninas de 15 a 19 anos.

Hipertensão, Pediatria

Consulte os dados INFANTBP.DAT e INFANTBP.DOC no site da Cengage Learning, na página do livro.

Considere novamente os índices de sabor salgado e doce calculados nos Problemas 6.56-6.57.

8.75 Obtenha uma distribuição da frequência e subdivida os bebês conforme estejam acima ou abaixo do valor da mediana para os índices. Use o método do teste de hipóteses e o IC para comparar os níveis médios da pressão arterial entre as crianças.

8.76 Responda ao Problema 8.75 a fim de subdividir os índices de sabor salgado e doce mais precisamente (como em quintis ou decis). Compare o nível médio da pressão arterial para crianças nos extremos (ou seja, aqueles no quintil mais elevado *versus* os de quintil mais baixo). Você tem a impressão de que os índices estão relacionados com os níveis de pressão arterial? Por que sim ou por que não?

Saúde Mental

Um estudo foi realizado observando o efeito da atividade física nas funções cognitivas entre os adultos com alto risco para mal de Alzheimer (Lautenschlager et al. [14]). Havia 170 indivíduos qualificados e aleatoriamente selecionados para a intervenção com exercício (grupo de exercício) ou intervenção de controle (grupo de controle). Os indivíduos foram seguidos em intervalos de 6 meses até 18 meses de acompanhamento. A escala primária de avaliação foi a subescala cognitiva da escala de avaliação do mal de Alzheimer (ADAS-Cog). Os resultados de 18 meses de acompanhamento entre os indivíduos com leve deficiência cognitiva são dados na Tabela 8.23.

TABELA 8.23 Diferença das médias (índice de 18 meses menos o índice do início do estudo) entre os participantes com deficiência cognitiva leve no índice ADAS-Cog*

	Grupo de exercício	Grupo de controle
Alteração da média	−0,38	−0,45
IC de 95%	(−1,39, 0,63)	(−0,46, 1,36)
n	48	52

*Uma alteração negativa indica melhoria uma vez que altos valores no teste indicam piora da função cognitiva.

8.77 Qual é o erro padrão da média da alteração no grupo de exercício?

8.78 Qual é o erro padrão da média da alteração no grupo de controle?

8.79 Qual teste pode ser usado para comparar as alterações médias nos dois grupos em 18 meses?

8.80 Faça o teste do Problema 8.79 e apresente o valor-*p* bilateral.

Medicina do Esporte

Cotovelo de tenista é uma condição dolorosa que aflige muitos tenistas num dado momento. Vários tratamentos diferentes são usados para essa condição, incluindo repouso, aquecimento e medicações anti-inflamatórias. Um estudo clínico foi conduzido entre 87 participantes, comparando a eficácia de Motrin (nome genérico, ibuprofeno), um agente anti-inflamatório amplamente usado, *versus* placebo. Os participantes receberam droga e placebo, mas a ordem da administração dos dois foi determinada de modo aleatório. Especificamente, cerca de metade dos participantes (grupo A) recebeu uma dosagem inicial durante 3 semanas de Motrin, enquanto os outros participantes (grupo B) receberam 3 semanas de placebo. Após o período de 3 semanas, os participantes foram submetidos a um período de 2 semanas de **remoção do efeito** em que eles não receberam a medicação do estudo. O objetivo do período de remoção do efeito foi eliminar qualquer efeito biológico residual da primeira administração da medicação. Após o período de remoção do efeito, um segundo período de administração da droga ativa começou com participantes do grupo A recebendo 3 semanas de placebo e participantes do grupo B recebendo 3 semanas de Motrin. No fim de cada período de droga ativa e no fim do período de remoção do efeito, os participantes foram solicitados avaliar a intensidade de dor em comparação com o início do estudo (antes do primeiro período de droga ativa). O objetivo do estudo foi comparar a intensidade de dor enquanto usaram Motrin com a intensidade de dor enquanto usaram um placebo. Esse tipo de estudo é chamado de **estudo cruzado**.

A intensidade de dor em comparação com o início do estudo foi medida na escala de 1 a 6, sendo 1 "pior que o início do estudo" e 6 "alívio completo". A comparação foi feita de quatro maneiras diferentes: (1) durante atividade máxima, (2) 12 horas depois da atividade máxima, (3) durante um dia normal e (4) pela impressão global da eficácia da droga. Os dados também estão disponíveis em TENNIS2.DAT com documentação em TENNIS2. DOC.

8.81 Compare a intensidade de dor enquanto se usa Motrin com a intensidade de dor enquanto se usa placebo durante atividade máxima.

8.82 Responda ao Problema 8.81 considerando a intensidade de dor 12 horas após atividade máxima.

8.83 Responda ao Problema 8.81 considerando a intensidade de dor durante um dia normal.

8.84 Responda ao Problema 8.81 considerando a ideia geral da eficácia da droga.

Saúde Ambiental, Pediatria

Consulte a Figura 8.12 e a Tabela 8.7.

8.85 Avalie se há *outliers* para a escala completa de QI no grupo de controle.

8.86 Avalie se há *outliers* para a escala completa de QI no grupo de expostos.

8.87 Com base em suas respostas para os Problemas 8.85 e 8.86, compare a escala média completa de QI entre os grupos de expostos e controle após a exclusão dos *outliers*.

Doença Pulmonar

8.88 Consulte os dados FEV.DAT. Avalie se há algum *outlier* de VEF para os seguintes grupos: meninos de 5 a 9 anos, meninas de 5 a 9 anos, meninos de 10 a 14 anos, meninas de 10 a 14 anos, meninos de 15 a 19 anos e meninas de 15 a 19 anos.

Oftalmologia

Um estudo comparou a amplitude média do eletrorretinograma (ERG) de pacientes com diferentes tipos genéticos de retinite pigmentosa (RP), uma doença ocular genética que frequentemente resulta em cegueira. Os resultados mostrados na Tabela 8.24 foram obtidos por ln (amplitude de ERG) em pacientes de 18 a 29 anos.

TABELA 8.24 Comparação das médias ln (amplitude de ERG) por um tipo genético entre os pacientes com RP

Tipo genético	Média ± dp	n
Dominante	0,85 ±0,18	62
Recessivo	0,38 ±0,21	35
Ligado ao cromossomo X	−0,09 ±0,21	28

8.89 Qual é o erro padrão de ln (amplitude de ERG) entre os pacientes com RP dominante? Qual a diferença do desvio-padrão na tabela?

8.90 Que teste pode ser usado para comparar a variância de ln (amplitude de ERG) entre os pacientes com RP recessiva *versus* dominante?

8.91 Use o teste do Problema 8.90 e apresente um valor-*p* (bicaudal).

8.92 Que teste pode ser usado para comparar a ln (amplitude de ERG) média entre os pacientes com RP recessiva *versus* dominante?

8.93 Use o teste do Problema 8.92 e apresente um valor-*p* bicaudal.

Hipertensão

Um estudo foi realizado, comparando diferentes tratamentos não farmacológicos para pessoas com pressão arterial diastólica acima do normal (PAD) (80-89 mm Hg). Uma das modalidades de tratamento estudadas foi o manejo do estresse. As pessoas foram aleatoriamente distribuídas em um grupo intervenção de manejo do estresse (IME) ou grupo de controle. Os participantes aleatórios foram orientados em um grupo em relação às diferentes técnicas de manejo do estresse e encontraram-se periodicamente no período de um mês. Os pacientes aleatórios no grupo de controle foram aconselhados a seguir um estilo de vida normal e informados de que sua pressão arterial seria cuidadosamente monitorada e que o médico deveria ser notificado sobre qualquer elevação consistente. Os resultados para o grupo IME (*n* = 242) no fim do estudo (18 meses) foram os seguintes:

Média (alteração) = −5,53 mm Hg (acompanhamento − início do estudo), *dp* (alteração) = 6,48 mm Hg.

8.94 Que teste pode ser usado para avaliar se a média da pressão arterial média mudou significativamente no grupo IME?

8.95 Realize o teste do Problema 8.94 e apresente o valor-*p* bicaudal.

Os resultados para o grupo de controle (*n* = 320) no fim do estudo foram os seguintes:

Média (alteração) = −4,77 mm Hg,

dp (alteração) = 6,09 mm Hg.

8.96 Que teste pode ser usado para comparar as alterações médias na pressão arterial entre os dois grupos?

8.97 Use o teste do Problema 8.96 e apresente um valor-*p* bicaudal.

8.98 Qual foi o poder do estudo para detectar uma diferença significante entre os grupos (usando um teste bilateral com nível de 5% de significância), se o efeito verdadeiro da intervenção IME foi reduzir a PAD média para 2 mm Hg a mais do que o grupo de controle e o desvio-padrão da alteração dentro de um grupo é de 6 mm Hg?

Endocrinologia

Um estudo foi realizado para determinar o efeito de introduzir uma dieta com pouca gordura nos níveis hormonais de 73 mulheres pós-menopausa que não estão usando hormônios exógenos [15]. Os dados da Tabela 8.25 foram apresentados para o estradiol plasmático em $\log_{10}$ (picogramas/mililitros).

TABELA 8.25 Alteração no estradiol plasmático após a adoção da dieta com pouca gordura

	Estradiol $\log_{10}$(pg/mL)[a]
Pré-intervenção	0,71 (0,26)
Pós-intervenção	0,63 (0,26)
Diferença (pós-intervenção − pré-intervenção)	−0,08 (0,20)

a. Os valores são a média e o *dp* (entre parênteses) para log (base 10) das medidas de pré-intervenção e pós-intervenção e para sua diferença.

8.99 Que teste pode ser realizado para avaliar os efeitos de adotar uma dieta com pouca gordura nos níveis médios de estradiol plasmático?

8.100 Realize o teste do Problema 8.99 e apresente o valor-*p* bicaudal.

8.101 Estime um IC de 95% para a alteração na média $\log_{10}$ (estradiol plasmático).

8.102 Suponha que um estudo semelhante seja planejado entre mulheres que usam hormônios exógenos. Quantos participantes precisam estar envolvidos se a alteração média em $\log_{10}$ (estradiol plasmático) é de −0,08, o desvio-padrão da alteração é de 0,20, e queremos conduzir um teste bilateral com um nível α de 0,05 e um poder estatístico de 0,80?

Oftalmologia

Um estudo foi planejado para avaliar um colírio tópico antialérgico na prevenção de sinais e sintomas de conjuntivite alérgica. Em um estudo piloto, na visita inicial, os participantes recebem um teste alergênico, ou seja, são expostos a uma substância que provoca sinais de alergia (por exemplo, pelos de gato) e o índice de vermelhidão foi registrado 10 minutos após o teste alergênico (índice 1 da visita). Na visita de acompanhamento, realizou-se o mesmo procedimento, com a diferença de que os participantes receberam colírio ativo em um olho e placebo no outro olho 3 horas antes do teste; uma visita de índice 2 foi obtida 10 minutos após o teste. Os dados coletados são mostrados na Tabela 8.26.

TABELA 8.26 Efeito de um colírio na redução da vermelhidão ocular entre os participantes submetidos ao teste alergênico

	Olho ativo	Olho placebo	Índice de alteração no olho ativo − índice de alteração no olho placebo
	Média ± dp	Média ± dp	Média ± dp
Alteração no índice médio de vermelhidão (índice da visita 2 − visita 1)	−0,61 ±0,70	−0,04 ±0,68	−0,57 ±0,86

O índice de vermelhidão varia entre 0 e 4 com incrementos de 0,5, onde 0 corresponde a não haver vermelhidão e 4 é a vermelhidão mais grave.

8.103 Suponha que queiramos estimar o número de participantes necessários no estudo principal, com uma chance de 90% para encontrar uma diferença significante entre os olhos ativo e placebo, usando um teste bilateral com nível de significância de 0,05. Esperamos que os olhos ativos tenham um índice médio de vermelhidão 0,5 menor que os olhos placebo. Quantos participantes são necessários no estudo principal?

8.104 Suponha que 60 participantes estejam envolvidos no estudo principal. Qual seria o poder estatístico do estudo para detectar uma diferença média de 0,5, se o teste bilateral fosse usado com nível de significância de 0,05?

8.105 Em um subestudo, os participantes serão subdivididos em dois grupos iguais, de acordo com a gravidade dos sintomas prévios de alergia (n = 30 cada) e a eficácia do colírio (*versus* placebo) será comparada entre os dois grupos. Se 60 participantes estiverem envolvidos no estudo principal (nos dois grupos combinados), qual seria o poder estatístico do subestudo se houvesse uma diferença média verdadeira na eficácia de 0,25 [ou seja, (índice médio de alteração do olho ativo − índice médio de alteração do olho placebo, subgrupo 1) − (índice médio de alteração do olho ativo − índice médio de alteração do olho placebo, subgrupo 2) = = 0,25] entre os dois grupos e o teste bilateral fosse usado com o nível de significância de 0,05?

Doença Cardiovascular

A massa do ventrículo esquerdo (MVE) é um fator de risco importante para subsequente doença cardiovascular. Um estudo foi proposto para avaliar a relação entre os níveis de pressão arterial na infância e a MVE em crianças, conforme determinado por ecocardiogramas. O objetivo foi estratificar as crianças no grupo de pressão arterial normal (< 80º percentil para idade, sexo e altura) e um grupo de pressão arterial elevada (< 90º percentil para idade, sexo e altura) e comparar a alteração da MVE entre os dois grupos. Antes disso, é preciso demonstrar que a MVE de fato se altera nas crianças em um período de 4 anos.

Para ajudar a planejar o estudo principal, foi conduzido um estudo piloto no qual foram obtidos ecocardiogramas de 10 crianças aleatórias do *Bogalusa Heart Study* no início do estudo e após quatro anos de acompanhamento (Urbina et al., Comunicação pessoal). Os dados são apresentados na Tabela 8.27.

TABELA 8.27 Dados do estudo piloto da massa do ventrículo esquerdo (MVE) nas crianças do *Bogalusa Heart Study*

ID	MVE (g) no início do estudo	MVE nos 4 anos (g)	Alteração (g)*
1	139	163	24
2	134	126	−8
3	86	142	56
4	98	96	−2
5	78	111	33
6	90	108	18
7	102	167	65
8	73	82	9
9	93	77	−16
10	162	172	10
Média	105,5	124,4	18,9
dp	29,4	35,2	26,4

*MVE no ano quatro menos MVE no início do estudo

8.106 Que teste pode ser usado para avaliar se há uma alteração no MVE médio nos quatro anos?

8.107 Realize o teste do Problema 8.106 e apresente o valor-*p* bicaudal.

8.108 Estipule um IC de 95% para alteração em MVE nos quatro anos com base nos dados da Tabela 8.27.

8.109 Como foi um estudo piloto, a principal questão de interesse é: quantos indivíduos seriam necessários para detectar um aumento médio de 10 g na MVE nos quatro anos usando um teste bilateral com $\alpha = 0,05$ e poder = = 80%? *Sugestão:* suponha que a variação estimada da média de MVE no estudo piloto é a variância verdadeira da alteração em MVE.

Microbiologia

Realizou-se um estudo com o objetivo de demonstrar que os grãos de soja inoculados com bactérias fixadoras de nitrogênio rendem mais e crescem adequadamente sem a utilização de fertilizantes caros sintetizados e ambientalmente nocivos.

O experimento foi conduzido sob condições controladas com quantidades uniformes de solo. A hipótese inicial era de que plantas inoculadas superariam as homólogas não inoculadas. Essa suposição estava baseada em fatos: as plantas precisam de nitrogênio para fabricar proteínas vitais e aminoácidos e as bactérias fixadoras de nitrogênio disponibilizariam essa substância para as plantas, aumentando-lhes o tamanho e o rendimento. Havia 8 plantas inoculadas (I) e 8 não inoculadas (N). A produtividade da planta, medida em peso para cada planta, é mostrada na Tabela 8.28.

TABELA 8.28 Peso (g) de plantas inoculadas (I) e não inoculadas (N)[a]

	I	N
	1,76	0,49
	1,45	0,85
	1,03	1,00
	1,53	1,54
	2,34	1,01
	1,96	0,75
	1,79	2,11
	1,21	0,92
Média	1,634	1,084
dp	0,420	0,510
n	8	8

a. Os dados para este problema foram fornecidos por David Rosner.

8.110 Estipule um IC de 95% para o peso médio em cada grupo.

8.111 Suponha que haja uma sobreposição entre os ICs de 95% do Problema 8.110. Isso implica, necessariamente, que não há diferença significativa entre os pesos médios para os dois grupos? Por que sim ou por que não?

8.112 Que teste pode ser usado para comparar os pesos médios entre os dois grupos?

8.113 Use o teste do Problema 8.112 e apresente um valor-p (bicaudal).

8.114 Obtenha um IC de 95% para a diferença de peso entre os dois grupos.

Doença Renal

O objetivo do *Swiss Analgesic Study* foi avaliar o efeito de analgésicos que contêm fenacetina na função renal e outros parâmetros clínicos. Um grupo de 624 mulheres foi identificado em ambientes de trabalho próximos a Basel, Suíça, com alta ingestão de analgésicos com fenacetina. Esse é o grupo de "estudo". Além disso, um grupo de controle de 626 mulheres foi identificado no mesmo ambiente de trabalho e com níveis normais de N-acetil-P-aminofenil (NAPAP), que provavelmente tiveram baixa ou nenhuma ingestão de fenacetina. Os níveis de NAPAP na urina foram usados como marcador da ingestão recente de fenacetina. Esse grupo de estudo foi, então, subdividido em subgrupos com alta concentração de NAPAP e baixa concentração de NAPAP, de acordo com os níveis absolutos de NAPAP.

Contudo, o aumento dos níveis de NAPAP dos subgrupos foram maiores que o do grupo de controle. As mulheres foram avaliadas no início do estudo em 1967 e 1968 e também em 1969, 1970, 1971, 1972, 1975 e 1978, período no qual sua função renal foi avaliada por vários testes objetivos de laboratório. Os dados SWISS.DAT no site da Cengage Learning, na página do livro contêm dados longitudinais nos níveis de creatinina sérica (um índice importante da função renal) e outros índices das funções renais. A documentação desses dados é dada em SWISS.DOC no site da Cengage Learning, na página do livro.

8.115 Uma hipótese é de que as usuárias de analgésicos teriam níveis diferentes de creatinina sérica no início do estudo. Usando os dados do início do estudo, você pode abordar essa questão?

8.116 A hipótese principal do estudo é que mulheres com alta ingestão de fenacetina mostrariam maior alteração nos níveis séricos de creatinina em comparação com mulheres com baixa ingestão de fenacetina. Você pode avaliar essa questão usando os resultados longitudinais dos dados? (*Sugestão:* uma abordagem simples é analisar a alteração na creatinina sérica entre o início do estudo e a de acompanhamento.)

Hipertensão

Um estudo foi recentemente apresentado comparando os efeitos de diferentes padrões de dieta na pressão arterial em um período de 8 semanas de acompanhamento [16]. Os participantes foram distribuídos aleatoriamente em três grupos: A, um grupo de controle da dieta, $N = 154$; B, um grupo com dieta rica em frutas e vegetais, $N = 154$; C, um grupo com dieta rica em frutas, vegetais e laticínios com baixo teor de gordura e com gordura total e saturada reduzida, $N = 151$. Os resultados apresentados pela pressão arterial sistólica (PAS) são mostrados na Tabela 8.29.

TABELA 8.29 Efeitos do padrão da dieta nas alterações da PAS

Alteração da média no grupo frutas e vegetais	−2,8 mm Hg
Alteração negativa da média no grupo controle (IC de 97,5%)	(−4,7 para −0,9)

8.117 Suponha que queiramos calcular o valor-p bilateral para essa comparação. *Sem fazer nenhum outro cálculo*, qual das seguintes afirmações deve ser falsa?

(1) $p = 0,01$ **(2)** $p = 0,04$ **(3)** $p = 0,07$ **(4)** $p = 0,20$

(*Observação*: o valor-p real pode diferir de todos esses valores.)

8.118 Suponha que o desvio-padrão da alteração da pressão arterial seja o mesmo em cada grupo e conhecido sem erro. Calcule o valor-p exato com base nas informações fornecidas.

8.119 Suponha que queiramos calcular um IC de 95% bilateral para a alteração média verdadeira no grupo de frutas e vegetais menos a alteração média verdadeira no grupo de controle, que representamos por (c_1, c_2). *Sem fazer nenhum outro cálculo*, qual das seguintes afirmações deve ser *falsa*?

(1) O limite de confiança mais baixo $(c_1) = -5,0$.
(2) O limite de confiança mais alto $(c_2) = -1,0$.
(3) A amplitude de IC $(c_2 - c_1) = 3,0$.

[*Observação*: os valores reais de c_1, c_2 ou $(c_2 - c_1)$ podem diferir dos valores dados acima.]

8.120 Fazendo as mesmas suposições do Problema 8.118, calcule o IC de 95% com base nas informações fornecidas.

Diabetes

O *Diabetes Prevention Study* foi um estudo de padrão aleatório na Finlândia que envolveu participantes de meia-idade (idade média de 55 anos) com tolerância reduzida à glicose (TRG) [17]. Os participantes do estudo que tinham níveis de glicose acima do normal foram distribuídos aleatoriamente nos grupos intervenção e de controle. As pessoas do grupo intervenção foram incentivadas a (a) reduzir o peso, (b) reduzir a ingestão de gordura, (c) aumentar a ingestão de fibra e (d) aumentar tempo de exercício por semana. Elas também se submeteram a aconselhamento intensivo individual para reduzir os níveis dos fatores de risco. As pessoas no grupo de controle receberam panfletos com informações gerais relativas à dieta e ao exercício, mas não receberam aconselhamento individual. Os dados relacionados às alterações no peso após um ano são mostrados na Tabela 8.30.

TABELA 8.30 Alteração do peso médio por grupo de tratamento entre pessoas com tolerância reduzida à glicose (TRG) no *Diabetes Prevention Study*

	Grupo intervenção (n = 256)	Grupo de controle (n = 250)
	Média ± *dp*	Média ± *dp*
Alteração no peso (kg) em um ano*	−4,2 ±5,1	−0,8 ±3,7

*Peso do acompanhamento − peso do início do estudo.

Para a finalidade desse problema, para qualquer grau de liberdade $(d) \geq 200$, suponha que a distribuição $t_d \cong N(0,1)$.

8.121 Que teste pode ser usado para avaliar as alterações médias no peso no grupo intervenção?

8.122 Realize o teste do Problema 8.121 e apresente um valor-*p* bicaudal.

8.123 Que teste pode ser usado para comparar a alteração média no peso entre os grupos intervenção e de controle? (*Observação*: $F_{255;\ 249;\ 0,975} = 1,281$.)

8.124 Realize o teste do Problema 8.123 e apresente um valor-*p* bicaudal.

Promoção da Saúde

Uma pesquisa analisou a influência da aposentadoria no nível de atividade física entre pessoas de 45 a 64 anos no estudo *Atherosclerosis Risk in Communities* (ARIC) [18]. Para essa finalidade, um índice para esporte de 1 (baixa atividade física) até 5 (alta atividade física) e um índice para lazer de 1 (baixa atividade física) até 5 (alta atividade física) foi determinado. A principal medida do resultado foi a soma dos índices para esporte e lazer [variação de 2 (baixa atividade física) para 10 (alta atividade física)]. Esses índices foram estabelecidos no início do estudo (ano 0) e no acompanhamento (ano 6). Uma comparação foi feita entre as pessoas que ainda estavam trabalhando no ano 6 *versus* aquelas que estavam aposentadas no ano 6. Os dados na Tabela 8.31 são apresentados para as mulheres afro-americanas.

TABELA 8.31 Alterações no índice de esporte e lazer para mulheres afro-americanas no estudo ARIC (índice do ano 6 − índice do ano 0)

	Alteração da média	IC de 95%	n
Aposentadas no ano 6	0,29	(0,17, 0,42)	295
Trabalhando no ano 6	0,15	(0,05, 0,25)	841

[*Sugestão*: Assuma que, para $d > 200$, t_d tenha uma distribuição $N(0,1)$.]

8.125 Quais são o desvio-padrão e o erro padrão da média para o índice de alteração de mulheres aposentadas?

8.126 Construa um IC de 90% bilateral para o índice médio de alteração para mulheres aposentadas. O que isso significa?

8.127 Que teste pode ser usado para avaliar se o índice da alteração média representativa difere entre mulheres aposentadas e mulheres que estão trabalhando?

8.128 Realize o teste do Problema 8.127 e apresente um valor-*p* bicaudal.

Promoção da Saúde

Fumar cigarros tem consequências importantes para a saúde e está positivamente associado com doenças cardíacas e pulmonares. Bem menos conhecidas são as consequências de parar de fumar. Um grupo de 10 enfermeiras, do *Nurses' Health Study*, de 50 a 54 anos, fumou, pelo menos, 1 maço por dia e parou por, pelo menos, 6 anos. As enfermeiras relataram o peso antes e 6 anos depois de parar de fumar. Uma medida comumente usada de obesidade que considera a altura e o peso é o IMC = peso/altura^2 (em unidades de kg/m^2). Os IMCs de 10 mulheres antes e 6 anos depois de parar de fumar são dados nas últimas 2 colunas da Tabela 8.32.

8.129 Que teste pode ser usado para avaliar se houve uma alteração significativa do IMC médio de mulheres 6 anos após parar de fumar?

8.130 Realize o teste do Problema 8.129 e apresente o valor-*p* bicaudal.

Houve alteração secular no peso em nossa sociedade. Por isso, um grupo de controle de mulheres não fumantes de 50 a 54 anos também foi identificado e seus IMCs foram apresentados no início do estudo (50 a 54 anos) e 6 anos mais tarde na visita de acompanhamento. Os resultados são dados nas colunas 2 e 3 da Tabela 8.32.

TABELA 8.32 Alteração do IMC em mulheres de 50 a 54 anos no período de 6 anos

Mulheres que nunca fumaram			Mulheres que fumaram muito (≥ 1 pacote/dia)		
ID	IMC no início do estudo	IMC no acompanhamento do ano 6	ID	IMC no início do estudo	IMC 6 anos depois de parar de fumar
1	26,5	29,3	11	25,6	31,1
2	33,8	32,9	12	24,4	27,6
3	27,6	25,5	13	31,0	36,6
4	24,4	28,3	14	20,4	20,8
5	21,6	23,3	15	22,3	23,2
6	32,3	37,1	16	22,2	23,8
7	31,9	35,4	17	20,8	26,1
8	23,0	24,8	18	23,5	31,0
9	31,2	30,4	19	26,6	29,2
10	36,3	37,1	20	23,0	24,0
Média	28,9	30,4		24,0	27,3
dp	4,9	5,1		3,1	4,7
n	10	10		10	10

8.131 Que teste pode ser usado para avaliar se a alteração média no IMC em 6 anos é diferente entre as mulheres que pararam de fumar e as que nunca fumaram?

8.132 Realize o teste do Problema 8.131 e apresente um valor-*p* bicaudal.

8.133 Suponha que o aumento do verdadeiro IMC médio entre as mulheres que fumaram 6 anos, após parar de fumar, é 3,0 kg/m^2 com um desvio-padrão de 2,5 kg/m^2. A média verdadeira comparável de aumento no IMC entre as mulheres que nunca fumaram em 6 anos é 1,5 kg/m^2 com um desvio-padrão de 2,0 kg/m^2. Qual é o poder do estudo no Problema 8.132 de encontrar uma diferença significativa se um teste bilateral for usado com nível de significância de 5%?

Hematologia

O fator de crescimento 1 semelhante à insulina (IGF-1) é um hormônio que tem papel importante no crescimento durante a infância e pode ser associado a vários tipos de câncer. Em alguns estudos, é quantificado no soro; em outros, no plasma. O plasma sanguíneo costuma ser preparado centrifugando-se um tubo de sangue fresco com anticoagulante até as células se deslocarem para o fundo do tubo. O plasma sanguíneo é, então, derramado ou removido. O soro sanguíneo é o plasma sanguíneo sem os fatores de coagulação (ou seja, sangue total menos as células e os fatores de coagulação).

Em um estudo multicêntrico, o IGF-1 foi quantificado em alguns centros com soro e em outros centros com o plasma. Os seguintes resultados foram obtidos:

TABELA 8.33 Comparação dos níveis de IGF-1 mensurados no soro *versus* plasma

IGF-1 (ng/mL)	n	média	dp
soro	140	149,1	42,3
plasma	404	136,6	49,0

[*Sugestão*: nas questões a seguir, supõe-se que as variâncias representativas de IGF-1, conforme quantificadas no soro e no plasma, sejam as mesmas.]

8.134 Supondo-se que a distribuição de IGF-1 é aproximadamente normal, que teste pode ser usado para comparar os valores médios de IGF-1 obtidos das duas fontes?

8.135 Realize o teste do Problema 8.134 e apresente um valor-*p* (bicaudal).

Câncer

A idade da menarca (início do período menstrual) é um fator de risco importante para câncer de mama e, possivelmente, câncer ovariano. Em geral, mulheres que tiveram a menarca em idade precoce têm maior incidência de câncer de mama. A tendência em longo prazo em países desenvolvidos é de diminuição na idade da menarca nos últimos 50 anos. Uma hipótese é de que as mulheres com melhor condição socioeconômica têm uma idade precoce na menarca.

Suponha que identifiquemos 20 meninas com baixa condição socioeconômica (ou seja, o chefe da família é um trabalhador braçal) e encontremos a idade média na menarca de 13,4 anos com um desvio-padrão de 1,4 ano. Identificamos outras 30 meninas com elevadas condições socioeconômicas na infância (chefe da família é um funcionário de escritório ou executivo) e encontremos uma idade média na menarca de 12,9 anos com um desvio-padrão de 1,5 ano. Suponha que a variância da idade na menarca das meninas com baixa condição socioeconômica e de meninas com elevada condição socioeconômica seja a mesma.

8.136 Que teste pode ser usado para comparar as médias dos dois grupos?

8.137 Realize o teste do Problema 8.136 e apresente um valor-*p* bicaudal.

8.138 Quantas participantes seriam envolvidas em cada grupo em um estudo futuro, se (a) a diferença média verdadeira da idade na menarca entre as meninas com baixa e elevada condição socioeconômica na infância fosse de 0,5 ano, (b) o desvio-padrão da idade na menarca fosse de 1,5 ano dentro de cada grupo, (c) houvesse o mesmo número de meninas em cada grupo e (d) quiséssemos ter uma chance de 90% de detectar uma diferença significativa entre meninas com alta e baixa condição socioeconômica na infância?

Diabetes

O diabetes tipo I é uma doença comum entre crianças. É amplamente aceito que manter o controle da glicemia, regulando as doses de insulina, é essencial para evitar consequências em longo prazo do diabetes, que incluem problemas neurológicos, de visão e de rim e, eventualmente, doença cardíaca prematura ou morte.

O que é menos evidente é se manter o controle do diabetes afeta o crescimento e o desenvolvimento na infância. Para essa finalidade, um grupo de adolescentes de 9 a 15 anos foi examinado periodicamente (a cada 3 meses aproximadamente, mas com uma ampla variação). A cada exame, o nível de controle do diabetes foi avaliado, quantificando-se a hemoglobina glicosada (HgbA1c). Quanto maior a HgbA1c, menor o controle do diabetes (indivíduos normais tipicamente apresentam HgbA1c < 7,0). Além disso, a idade, a altura e o peso de cada criança foram determinados a cada visita. As datas exatas das visitas estão disponíveis nos dados apresentados em DIABETES.DAT no site da Cengage Learning, na página do livro. Os dados estão disponíveis para 94 meninos em 910 visitas.

A principal questão de interesse reside na relação global entre o controle glicêmico e o crescimento (peso, principalmente, mas você pode considerar outras medidas de crescimento) para a população inteira e não nessa relação para um menino em particular.

8.139 Os meninos com melhor controle glicêmico têm diferentes padrões de crescimento quanto ao peso do que meninos com pior controle glicêmico?

Uma abordagem para observar isso é calcular a média de HgbA1c em todas as visitas para cada menino e classificar meninos como adeptos de um bom controle se a HgbA1c média está abaixo da mediana para os 94 meninos e como pior controle, se o contrário ocorrer. A medida mais simples de crescimento é calcular alterações no peso por ano = = (peso na última visita − peso na primeira visita)/(idade em anos na última visita − idade em anos na primeira visita). Você pode usar o teste t para comparar o crescimento entre os meninos que estão com bom controle e meninos que têm pior controle.

8.140 Responda ao Problema 8.139 para altura em vez de peso.

8.141 Responda ao Problema 8.139 para IMC (IMC = = peso/altura^2 em unidades de kg/m^2).

Pediatria

Um estudo foi conduzido para avaliar a associação entre as condições climáticas na infância e a pressão arterial com as medidas antropométricas (ou seja, altura e peso) em adultos [19]. Havia 3.964 mulheres britânicas entre 1919 e 1940 que foram divididas em quartis (n = 991 por quartil) de acordo com a temperatura média no verão (°C) no primeiro ano de vida. Os dados são apresentados na Tabela 8.34.

TABELA 8.34 Altura média dos adultos pela temperatura média no verão no primeiro ano de vida

Grupo	Quartil	Variação de temperatura (°C)	Altura média dos adultos (cm)	IC de 95%	n
Q1	1	10,8–13,7	159,1	(158,8, 159,4)	991
Q2	2	13,8–14,6	159,0	(158,7, 159,3)	991
Q3	3	14,7–15,7	158,4	(158,1, 158,7)	991
Q4	4	15,8–18,1	158,1	(157,8, 158,4)	991

Assumiremos que a distribuição da altura dos adultos dentro de um quartil é normal e que as amostras são suficientemente grandes para que a distribuição t possa ser aproximada por uma distribuição normal.

8.142 Qual é desvio-padrão da altura das mulheres no primeiro quartil do grupo (grupo Q1)?

8.143 Que teste pode ser realizado para comparar a altura média dos adultos entre o primeiro (Q1) e o quarto (Q4) quartis? (Assuma que as variâncias da altura dos adultos em Q1 e Q4 são as mesmas.)

8.144 Realize o teste do Problema 8.143 e apresente um valor-p (bicaudal). Assuma que as variâncias em Q1 e Q4 são as mesmas.

8.145 Estipule um IC de 95% para a diferença da altura média dos adultos entre as mulheres do primeiro e quarto quartis.

Doença Cardiovascular

Um estudo dos fatores genéticos relacionados à doença cardíaca coronariana (DCC) foi realizado como um subestudo dentro do estudo ARIC [20]. Os dados na Tabela 8.35 foram fornecidos por grupo étnico para lipoproteína de alta densidade (HDL) do colesterol (mg/dL).

TABELA 8.35 Média do colesterol HDL (mg/dL) por grupo étnico

	Caucasiano	Afro-americano
Média	51,1	55,3
dp	16,8	17,2
n	9389	3167

8.146 Qual é o erro padrão da média para cada grupo?

8.147 Estipule um intervalo de confiança de 95% para a diferença entre as médias. [*Sugestão*: considere que, para $d \leq 200$, $t_d \approx$ distribuição $N(0,1)$. Assuma também que as variâncias são as mesmas em cada grupo.]

8.148 Suponha que um novo estudo tenha sido conduzido, no qual havia n_1 indivíduos caucasianos e n_2 indivíduos afro-americanos, onde $n_2 = 2n_1$. Qual seria o tamanho de n_1 e n_2 para o novo estudo ter 90% de poder estatístico para detectar uma diferença média de 5 mg/dL entre os dois grupos, onde o teste bilateral foi conduzido com nível de significância $\alpha = 0{,}05$? (*Sugestão*: presuma que os desvios-padrão da Tabela 8.35 para cada grupo étnico são os desvios-padrão verdadeiros.)

8.149 Suponha que 100 indivíduos caucasianos e 150 indivíduos afro-americanos estejam realmente envolvidos no estudo. Qual seria o poder estatístico do estudo para detectar uma diferença média de 5 mg/dL, usando um teste bilateral com $\alpha = 0{,}05$?

Diabetes

A bomba de insulina é um dispositivo que distribui insulina para um paciente diabético em intervalos regulares. Ela provavelmente regula a insulina melhor que as injeções padrão. Contudo, há poucos dados para dar suporte a essa afirmação, especialmente em crianças.

O seguinte estudo foi realizado para avaliar o efeito de usar a bomba de insulina em HgbA1c, que é um marcador de longo prazo de compatibilidade com os protocolos de insulina. Em geral, uma variação normal para HgbA1c é <7%.

Os dados foram coletados de 256 pacientes diabéticos por um ano antes e depois de usar a bomba de insulina. Um subconjunto de dados para os 10 pacientes é dado na Tabela 8.36.

TABELA 8.36 HgbA1c média um ano antes e um ano após o uso da bomba de insulina

ID	HgbA1c média no ano anterior (%)	HgbA1c média no ano posterior (%)	Antes - Depois (%)
1	6,7	7,0	−0,3
2	7,4	7,4	0
3	9,2	8,6	0,6
4	9,6	8,1	1,5
5	7,4	6,8	0,6
6	8,1	7,0	1,1
7	10,8	8,5	2,3
8	7,1	7,7	−0,6
9	7,9	9,7	−1,8
10	10,8	7,7	3,1
Média	8,5	7,9	0,65
dp	1,5	0,9	1,44

8.150 Que teste pode ser usado para comparar a HgbA1c média no ano anterior *versus* a HgbA1c média no ano posterior ao uso da bomba de insulina?

8.151 Realize o teste do Problema 8.150 e apresente um valor-*p* bicaudal.

8.152 Estipule um intervalo de confiança de 95% para a diferença média em HgbA1c anterior menos a diferença média em HgbA1c posterior ao uso da bomba de insulina.

8.153 Assuma que queremos um intervalo de confiança de 99%. Esse intervalo seria mais longo, mais curto ou do mesmo tamanho de 95% do Problema 8.152? (*Não calcule efetivamente o intervalo.*)

Promoção da Saúde

Um indivíduo exercita-se em uma academia local há cerca de 10 anos. Ele sempre começa com uma sessão de 10 a 15 minutos na esteira a uma velocidade de 3,7 mph (milhas por hora). Durante o período de 12 horas em 2010, ele registrou sua frequência cardíaca antes de usar a esteira e depois de 5 minutos de uso. Os dados são mostrados na Tabela 8.37.

TABELA 8.37 Alteração na frequência cardíaca resultante do uso da esteira em 2010

Dias	Frequência cardíaca		
	Início do estudo	5 min	Diferença
1	85	103	18
2	77	92	15
3	81	97	16
4	81	96	15
5	74,5	93	18,5
6	83,75	96	12,25
7	76,5	93	16,5
8	77,75	94	16,25
9	79,25	90	10,75
10	84,25	99	14,75
11	76,5	94	17,5
12	84,75	97	12,25
Média	80,1	95,3	15,2
dp	3,7	3,5	2,4

8.154 Estipule um intervalo de confiança de 95% para a variação média na frequência cardíaca após usar a esteira por 5 minutos.

O indivíduo também registrou sua frequência cardíaca no início do estudo e 5 minutos após começar o exercício na esteira (na velocidade de 2,5 mph) em 2000. Os dados são mostrados na Tabela 8.38.

8.155 Execute um teste para comparar a frequência cardíaca do início do estudo (2000) e depois de 10 anos de exercício (2010) e forneça o valor-*p* bilateral.

8.156 Interprete os resultados dos testes do Problema 8.155.

8.157 Forneça um intervalo de confiança de 95% para a diferença da frequência cardíaca média do início do estudo ao começar um programa de exercícios (2000) e após 10 anos de exercício regular (2010).

TABELA 8.38 Alteração na frequência cardíaca resultante do uso da esteira em 2000

	Frequência cardíaca			Frequência cardíaca	
Dias	Início do estudo	5 min	Dias	Início do estudo	5 min
1	84	87	6	86	92
2	87	92	7	88	93
3	90	93	8	84	90
4	94	98	9	86	92
5	98	100	10	98	104
Média	89,5	94,1			
dp	5,4	5,1			

Em geral

Suponha que tenhamos dois grupos com tamanhos amostrais de 8 e 15.

8.158 O grupo 1 tem um dp amostral de 10,0 (n = 8) enquanto o grupo 2 tem um dp amostral de 8 (n = 15). Teste se as variâncias nos dois grupos são significativamente diferentes em um nível de 5%.

8.159 Suponha que a média no grupo 1 seja igual a 15,4 e a média no grupo 2 seja igual a 12,6. Com base em sua resposta para o Problema 8.158, teste se as médias nos dois grupos são significativamente diferentes e apresente um valor-p bilateral.

8.160 Suponha que esse estudo seja um estudo piloto para outro maior. Os pesquisadores querem determinar o tamanho da amostra do estudo maior, de forma que

(i) O poder seja de 90%

(ii) Um teste bilateral seja usado com $\alpha = 0,05$

(iii) As médias e os desvios-padrão em cada grupo sejam os mesmos dos Problemas 8.158 e 8.159

(iv) Haja duas vezes mais indivíduos no grupo 2 que no grupo 1. Quantos indivíduos seriam envolvidos em *cada grupo* para alcançar esses objetivos?

Neurologia

No acompanhamento de 5 anos da estimulação bilateral do núcleo subtalâmico entre 49 pacientes com doença de Parkinson avançada, os pesquisadores avaliaram as alterações dos sintomas pela escala unificada de classificação da doença de Parkinson (variação = 0 a 108 com valores mais elevados denotando mais sintomas). Suponha que essa medida resulte de uma distribuição normal. O índice médio no início do estudo foi 55,7. O desvio-padrão da alteração no início do estudo para 5 anos foi de 15,3.

8.161 Qual é o poder desse estudo para detectar uma diferença média de 5 unidades na escala de sintomas se for usado um teste bilateral com $\alpha = 0,05$?

8.162 Qual seria o tamanho mínimo da amostra para detectar uma alteração média de 5 unidades com 80% de poder se um teste bilateral for usado com $\alpha = 0,05$?

8.163 O estudo acima não tem nenhum grupo de controle. Supondo que o mesmo desvio-padrão da alteração ocorresse entre os controles e a alteração da média entre os controles = 0, quantos participantes seriam necessários para detectar uma diferença média de 5 unidades de alteração entre a estimulação e um grupo de controle de tamanho igual com 80% de poder se um teste bilateral fosse usado com $\alpha = 0,05$?

Oftalmologia

Os dados a seguir são de um estudo de injeções de Botox. Os pacientes receberam alta dose em um olho (tratamento experimental = tratamento E) e baixa dose no outro olho (tratamento de controle = tratamento C). Eles foram solicitados a avaliar o nível de dor em cada olho em uma escala de 1 a 10, com índices mais elevados indicando mais dor. A distribuição dos tratamentos dos olhos foi feita de forma aleatória. Os indivíduos voltaram para várias visitas. Os dados da última visita são fornecidos na Tabela 8.39.

TABELA 8.39 Efeito da injeção de Botox na dor ocular

	Índice de dor na última visita	
Sujeito	Dor no olho E	Dor no olho C
1	1,3	8,8
2	7,3	1,3
3	0	0,8
4	0	9,5
5	3	7,8
6	0	9,0
7	3,5	5,0
8	0	2,3
9	0	2,5
10	2,0	8,0
11	0	4,5
12	3,0	4,5
13	5,0	9,0
14	0,3	7,5
15	0	0,5
16	0,8	4,3

Suponha que desejemos comparar o índice de dor no olho E com o índice de dor no olho C.

8.164 Que teste pode ser usado para fazer essa comparação?

8.165 Use o teste do Problema 8.164 e apresente um valor-p (bicaudal).

Outra maneira de comparar os olhos E tratados com os olhos C tratados é analisar as porcentagens dos indivíduos que têm menos dor no olho E em comparação com o olho C.

8.166 Se os tratamentos E e C forem comparáveis, que teste poderíamos usar para comparar a porcentagem de indivíduos que têm menos dor no olho E que no olho C?

8.167 Use o teste do Problema 8.166 e apresente um valor-p (bicaudal).

Nutrição

O estudo *EPIC-Norfolk*, um estudo de dieta e câncer na Grã-Bretanha, foi realizado para avaliar a relação entre a ingestão dietária de vitamina C, níveis plasmáticos de vitamina C (no sangue) e outros preditores. Uma hipótese é de que os fumantes podem ter uma ingestão e níveis plasmáticos de vitamina C diferentes dos não fumantes. A ingestão de vitamina C na dieta foi obtida usando os registros da dieta por 7 dias, nos quais os indivíduos registraram o que comeram e um programa de computador foi usado para estimar a ingestão de nutrientes com base nos dados registrados da dieta. Os dados na Tabela 8.40 foram obtidos para os fumantes e os não fumantes.

TABELA 8.40 Associação entre os fumantes atuais e o registro da ingestão de vitamina C na dieta no Estudo *EPIC-Norfolk*[a]

Grupo	Média da ingestão de vitamina C (mg/dia)	dp (mg/dia)	N
Não fumantes	92,5	50,4	306
Fumantes	57,0	26,3	17

a. O registro de ingestão da dieta inclui ingestão de alimentos, mas não de suplementos vitamínicos.

8.168 Que teste pode ser usado para comparar o desvio-padrão na ingestão de vitamina C registrada na dieta entre fumantes e não fumantes?

8.169 Realize o teste do Problema 8.168 e identifique se há uma diferença significativa entre as duas variâncias (ou seja, se $p < 0,05$ ou $p > 0,05$).

8.170 Que teste pode ser usado para comparar a ingestão média de vitamina C registrada na dieta entre os dois grupos?

8.171 Use o teste do Problema 8.170 e apresente um valor-p (bicaudal).

8.172 Obtenha um IC de 95% para a diferença média na ingestão de vitamina C registrada na dieta entre os dois grupos.

Ortopedia

A síndrome do piriforme é uma condição pélvica que envolve o mau funcionamento do músculo piriforme (um músculo profundo das nádegas), que muitas vezes provoca dores nas costas e nas nádegas com dor ciática (dor que irradia para a perna). Um estudo clínico duplo-cego e aleatório foi realizado, no qual os pacientes foram submetidos a injeções com uma das três substâncias:

Grupo 1: o grupo TL recebeu uma injeção de uma combinação de triancinolona e lidocaína.

Grupo 2: o grupo placebo recebeu uma injeção de placebo.

Grupo 3: o grupo Botox recebeu uma injeção de Botox.

Faremos uma comparação do grupo 3 com o grupo 2 para esse problema. Os pacientes foram solicitados a retornar em 2 semanas, 1 mês, 2 meses etc. até o limite de 17 meses. A cada visita, os pacientes avaliaram sua porcentagem de alívio da dor em relação ao início do estudo em uma escala analógica visual com um máximo de 100% de melhora (indicado por 100). Os resultados das visitas de acompanhamento de 3 meses foram os seguintes:

TABELA 8.41 Melhora percentual no estudo de Botox com 3 meses de acompanhamento

Grupo	Média	dp	N
Placebo (2)	19,8	20,9	11
Botox (3)	49,7	38,2	19

Suponha a normalidade da distribuição da melhora percentual.

8.173 Que teste pode usado para comparar as variâncias de dois grupos?

8.174 Use o teste do Problema 8.173 e avalie se há uma diferença significativa entre as variâncias ao nível de 5%.

8.175 Que teste pode ser usado para comparar as médias dos dois grupos?

8.176 Use o teste do Problema 8.175 e apresente um valor-p bilateral.

REFERÊNCIAS

[1] Satterthwaite, E W. An approximate distribution of estimates of variance components. *Biometrics Bulletin*, n. 2, 1946, p. 110-114.

[2] Landrigan, P. J. et al. Neuropsychological dysfunction in children with chronic low-level lead absorption. *Lancet*, 1975, mar. 29, p. 708-715.

[3] Rosner, B. Percentage points for a generalized ESD many-outlier procedure. *Technometrics*, n. 25, v. 2, 1983. p.165-172.

[4] Quesenberry, C. P.; David, H. A. Some tests for outliers. *Biometrika*, n. 48, 1961, p. 379-399.

[5] Yablonski, M. E. et al. Enhancement of the ocular hypertensive effect of acetazolamide by diflunisal. *American Journal of Ophthalmology*, n. 106, 1988, p. 332-336.

[6] Schachter, J.; Kuller, L. H.; Perfetti, C. Heart rate during the first five years of life: Relation to ethnic group (black or white) and to parental hypertension. *American Journal of Epidemiology*, n. 119, v. 4, 1984, p. 554-563.

[7] White, J. R.; Froeb, H. E. Small airway dysfunction in nonsmokers chronically exposed to tobacco smoke. *New England Journal of Medicine*, n. 302, v. 13, 1980, p. 720-723.

[8] Coates, R. A. et al. Assessment of generalized lymphadenopathy in AIDS research: The degree of clinical agreement. *Journal of Clinical Epidemiology*, n. 41, v. 3, 1988, p. 267-273.

[9] Taguma, Y. et al. Effect of captopril on heavy proteinuria in azotemic diabetics. *New England Journal of Medicine*, n. 313, v. 26, 1985, p. 1617-1620.

[10] Heller, D. A. et al. Genetic and environmental influences on serum lipid levels in twins. *New England Journal of Medicine*, n. 328, v. 16, 1993, p. 1150-1156.

[11] Albert, J. S. et al. Null mutation in hormone-sensitive lipase gene and risk of type 2 diabetes. *New England Journal of Medicine*, n. 370, p. 2307-2315.

[12] Ekdahl, C.; Andersson, S. I.; Svensson, B. Muscle function of the lower extremities in rheumatoid arthritis and osteoarthrosis. A descriptive study of patients in a primary health care district. *Journal of Clinical Epidemiology*, n. 42, v. 10, 1989, p. 947-954.

[13] Parisi, A. F.; Folland, E. D.; Hartigan, P. A comparison of angioplasty with medical therapy in the treatment of single-vessel coronary artery disease. *New England Journal of Medicine*, n. 326, v. 1, 1992, p. 10-16.

[14] Lautenschlager, N. T. et al., Effect of physical activity on cognitive function in older adults at risk for Alzheimer disease: a randomized trial. *Journal of the American Medical Association*, n. 300, v. 9, 2008, p. 1027-1037.

[15] Prentice, R. et al. Dietary fat reduction and plasma estradiol concentration in healthy postmenopausal women. The Women's Health Trial Study Group. *Journal of the National Cancer Institute*, n. 82, 1990, p. 129-134.

[16] Appel, L. J. et al. A clinical trial of the effects of dietary patterns on blood pressure. *New England Journal of Medicine*, n. 336, 1997, p. 1117-1124.

[17] Tuomilehto, J. et al; the Finnish Diabetes Prevention Study Group. Prevention of type 2 diabetes mellitus by changes in lifestyle among subjects with impaired glucose tolerance. *New England Journal of Medicine*, n. 344, 2001, p. 1343-1350.

[18] Evenson, K. R. et al. Influence of retirement on leisure-time physical activity: The Atherosclerosis Risk in Communities Study. *American Journal of Epidemiology*, n. 155, 2002, p. 692-699.

[19] Lawlor, D. A. et al. Adult blood pressure and climate conditions in infancy: A test of the hypothesis that dehydration in infancy is associated with higher adult blood pressure. *American Journal of Epidemiology*, n. 163, v. 7, 2006, p. 608-614.

[20] Bare, L. A. et al. Five common gene variants identify elevated genetic risk for coronary heart disease. *Genetics in Medicine*, n. 9, v. 10, 2007, p. 682-689.

Métodos não paramétricos

9.1 INTRODUÇÃO

Até o momento, neste livro, consideramos que os dados são obtidos de alguma distribuição característica, como distribuição normal ou binominal, cuja forma geral foi dada como conhecida. Os métodos de estimação e teste de hipóteses basearam-se nessas suposições. Esses procedimentos são geralmente chamados de métodos estatísticos paramétricos porque a forma paramétrica da distribuição é dada como conhecida. Se essas suposições sobre a forma da distribuição não forem feitas e/ou se o teorema central do limite não for aplicável em virtude do pequeno tamanho da amostra, então os métodos estatísticos não paramétricos, que fazem suposições menores sobre a forma da distribuição, devem ser usados.

Outra suposição que faremos a seguir é de que é relevante medir a distância entre os valores possíveis dos dados. Essa suposição é característica dos dados cardinais.

DEFINIÇÃO 9.1 **Dados cardinais** estão em uma escala na qual é relevante medir a distância entre os valores possíveis desses dados.

EXEMPLO 9.1 O peso do corpo é uma variável cardinal porque a diferença de 6 lb é o dobro da diferença de 3 lb.

Há, efetivamente, dois tipos de dados cardinais: dados em escala intervalar e dados em escala de razões.

DEFINIÇÃO 9.2 Para dados cardinais, se o ponto zero é arbitrário, dizemos que os dados estão em uma **escala intervalar**; se o ponto zero estiver fixo, os dados estão em uma **escala de razões**.

EXEMPLO 9.2 A temperatura do corpo está em uma escala intervalar porque o valor zero é arbitrário. Por exemplo, o valor zero tem um significado diferente para temperaturas medidas em Fahrenheit e Celsius.[1]

EXEMPLO 9.3 A pressão arterial e o peso do corpo estão em escala de razão porque o ponto zero está bem definido em ambos os casos.[2]

---

1. O valor zero é arbitrário, pois uma temperatura de 0° não significa completa ausência de temperatura. (N.R.T.)
2. Nesse caso, o valor zero realmente indica ausência da quantidade. (N.R.T.)

É justificável calcular razões entre valores para dados em escala de razão (por exemplo, o peso da pessoa A é 10% maior que o peso da pessoa B), mas não para dados em uma escala intervalar (por exemplo, a razão de temperaturas específicas em graus F é diferente daquela em graus C). Faz sentido usar médias e desvios-padrão para dados cardinais de ambos os tipos.

Outro tipo de dados frequente em trabalhos médicos e biológicos, mas que não satisfaz à Definição 9.1, são os dados ordinais.

DEFINIÇÃO 9.3 Os **dados ordinais** podem ser organizados, mas não têm valores numéricos específicos. Assim, a aritmética usual *não pode* ser realizada em dados ordinais de maneira razoável.

EXEMPLO 9.4 **Oftalmologia** A acuidade visual pode ser medida em uma escala ordinal porque sabemos que a visão 20-20 é melhor que 20-30, a qual é melhor que 20-40, e assim por diante. Contudo, um valor numérico não pode ser facilmente atribuído a cada nível de acuidade visual de modo que todos os oftalmologistas concordem.

EXEMPLO 9.5 Em alguns estudos clínicos, a principal variável de interesse é a alteração em uma condição do paciente após o tratamento. Essa variável é frequentemente medida na seguinte escala de 5 pontos: 1 = muito melhor, 2 = levemente melhor, 3 = persiste no mesmo estado, 4 = levemente pior, 5 = muito pior. Essa variável é ordinal porque os diferentes resultados, 1, 2, 3, 4 e 5, são organizados de modo que a condição 1 é melhor que a condição 2, a qual é melhor que a condição 3, e assim por diante. Contudo, não podemos dizer que a diferença entre as categorias 1 e 2 (2 menos 1) é a mesma da diferença entre as categorias 2 e 3 (3 menos 2), e assim por diante. Se essas categorias estivessem em uma escala cardinal, a variável teria essa propriedade.

Como as variáveis ordinais não podem ser dadas em uma escala numérica que faça sentido, o cálculo das médias e dos desvios-padrão para esses dados não é razoável. Portanto, os métodos de estimação e testes de hipóteses com base nas distribuições normais, conforme discutido nos Capítulos 6 a 8, não podem ser usados. Contudo, ainda estamos interessados em fazer comparações entre os grupos para as variáveis, como acuidade visual e resultados do tratamento, e os métodos não paramétricos podem ser usados para essa finalidade.

Outra escala de dados, cuja estrutura é ainda menor que a escala ordinal e que está relacionada com as associações entre os valores de dados, é a escala nominal.

DEFINIÇÃO 9.4 Os dados estão em uma **escala nominal** se diferentes valores de dados podem ser classificados em categorias, mas estas não têm nenhuma organização específica.

EXEMPLO 9.6 **Doença renal** Quanto à classificação da causa da morte entre pacientes com dependência documentada de analgésicos, as seguintes categorias foram usadas: (1) doença cardiovascular, (2) câncer, (3) doença renal ou geniturinária e (4) todas as outras causas de morte. A causa de morte é um bom exemplo de escala nominal porque os valores (as categorias de morte) não têm nenhuma organização específica em relação uns aos outros.

Neste capítulo, os testes estatísticos não paramétricos mais utilizados são desenvolvidos supondo-se que os dados estão em uma escala cardinal ou ordinal. Se eles estiverem em uma escala cardinal, os métodos são mais úteis se houver motivo para questionar a normalidade da distribuição da estatística de teste (por exemplo, tamanho pequeno da amostra). Para os dados nominais (ou categóricos), os métodos de dados discretos descritos no Capítulo 10 são usados.

9.2 O TESTE DO SINAL

Como discutido na Seção 9.1, para dados ordinais é possível avaliar a ordenação de diferentes categorias de uma variável. Nesta seção, consideramos dados com suposições ainda mais restritivas, ou seja, para quaisquer duas pessoas A e B, podemos identificar se o escore da pessoa A é maior, menor ou igual ao escore da pessoa B, mas não a magnitude relativa das diferenças entre os escores.

EXEMPLO 9.7

Dermatologia Suponha que desejamos comparar a eficácia de duas pomadas (A e B) para reduzir a vermelhidão excessiva em pessoas que não podem ser, de modo nenhum, expostas à luz solar. A pomada A foi aleatoriamente aplicada no braço direito e a pomada B, na área correspondente no outro braço. A pessoa foi então exposta a uma hora de luz solar e os dois braços comparados quanto ao grau de vermelhidão. Suponha que somente as seguintes avaliações qualitativas possam ser feitas:

(1) O braço A não está tão vermelho quanto o braço B.
(2) O braço B não está tão vermelho quanto o braço A.
(3) Ambos os braços estão similarmente vermelhos.

Das 45 pessoas testadas com a condição, 22 estão em melhor situação no braço A, 18 estão em melhor situação no braço B e 5 estão em boa situação em ambos os braços. Como podemos decidir se essa evidência é suficiente para concluir que a pomada A é melhor que a pomada B?

Método da Teoria Normal

Nesta seção, consideramos um método de amostra grande para abordar a questão colocada no Exemplo 9.7.

Suponha que o grau de vermelhidão poderia ser avaliado em uma escala quantitativa com um número maior indicando mais vermelhidão. Considere x_i = grau de vermelhidão no braço A e y_i = grau de vermelhidão no braço B para a i-ésima pessoa. Vamos focar em $d_i = x_i - y_i$ = diferença na vermelhidão entre os braços A e B para o i-ésimo participante e avaliar a hipótese $H_0: \Delta = 0$ versus $H_1: \Delta \neq 0$, em que Δ = mediana da população de d_i ou o 50º percentil da distribuição de d_i.

(1) Se $\Delta = 0$, as pomadas são igualmente eficazes.
(2) Se $\Delta < 0$, a pomada A é melhor porque o braço A está menos vermelho que o braço B.
(3) Se $\Delta > 0$, a pomada B é melhor porque o braço A está mais vermelho do que o braço B.

Note que a verdadeira diferença d_i não pode ser observada; podemos somente observar se $d_i > 0$, $d_i < 0$ ou $d_i = 0$. As pessoas cuja $d_i = 0$ serão excluídas porque não podemos dizer qual pomada é melhor para elas. O teste será fundamentado no número de pessoas C cuja $d_i > 0$ entre o total de n pessoas com d_i não nula. Esse teste faz sentido porque, se C é grande, a maioria das pessoas prefere o tratamento B em relação ao tratamento A; se C é pequeno, elas preferem o tratamento A em relação ao tratamento B. Esperaríamos que, sob H_0, $Pr(d_i \text{ não nula } d_i > 0) = \frac{1}{2}$. Vamos supor que a aproximação normal para a distribuição binomial seja válida. Essa suposição será verdadeira se

$$npq \geq 5 \quad \text{ou} \quad n\left(\frac{1}{2}\right)\left(\frac{1}{2}\right) \geq 5$$

Ou $\quad \frac{n}{4} \geq 5 \quad$ ou $\quad n \geq 20$

onde n = o número de d_i não nula.

O procedimento a seguir para um teste bilateral com nível de significância α, chamado de **teste do sinal**, pode então ser usado:

EQUAÇÃO 9.1 O Teste do Sinal

Para testar a hipótese $H_0: \Delta = 0$ versus $H_1: \Delta \neq 0$ com erro tipo I = α, onde o número de $d_i's$ não nulas = $n \geq 20$ e C = o número de d_i onde $d_i > 0$, se

$$C > c_2 = \frac{n}{2} + \frac{1}{2} + z_{1-\alpha/2}\sqrt{n/4} \quad \text{ou} \quad C < c_1 = \frac{n}{2} - \frac{1}{2} - z_{1-\alpha/2}\sqrt{n/4}$$

então, H_0 é rejeitada. Senão, H_0 é aceita.

As regiões de aceitação e rejeição para esse teste são mostradas na Figura 9.1.

FIGURA 9.1 Regiões de aceitação e rejeição para o teste do sinal

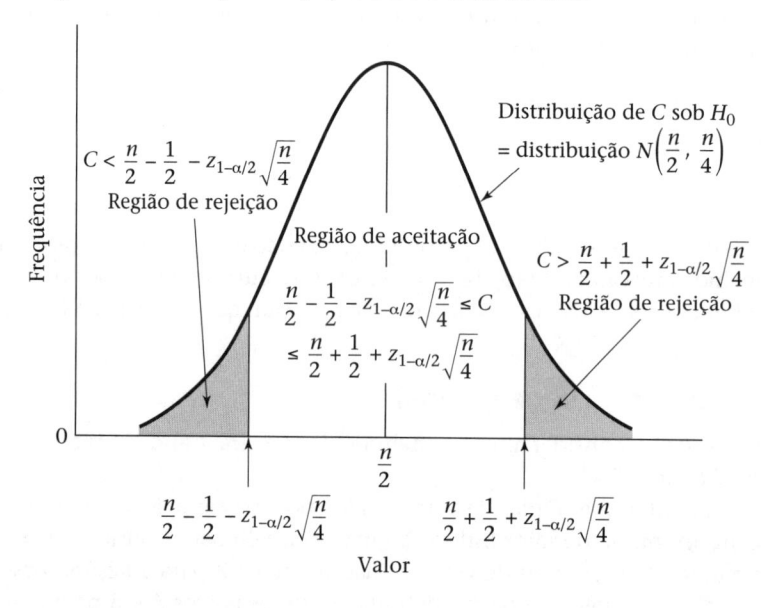

Distribuição de C sob H_0 = distribuição $N\left(\frac{n}{2}, \frac{n}{4}\right)$

Região de rejeição: $C < \frac{n}{2} - \frac{1}{2} - z_{1-\alpha/2}\sqrt{\frac{n}{4}}$

Região de aceitação:
$$\frac{n}{2} - \frac{1}{2} - z_{1-\alpha/2}\sqrt{\frac{n}{4}} \leq C \leq \frac{n}{2} + \frac{1}{2} + z_{1-\alpha/2}\sqrt{\frac{n}{4}}$$

Região de rejeição: $C > \frac{n}{2} + \frac{1}{2} + z_{1-\alpha/2}\sqrt{\frac{n}{4}}$

Similarmente, o valor-p para o procedimento é calculado usando a fórmula a seguir.

EQUAÇÃO 9.2 Cálculo do valor-p para o teste do sinal (Método da Teoria Normal)

$$p = 2 \times \left[1 - \Phi\left(\frac{C - \frac{n}{2} - 0{,}5}{\sqrt{n/4}}\right)\right] \quad \text{se} \quad C > \frac{n}{2}$$

$$p = 2 \times \Phi\left(\frac{C - \frac{n}{2} + 0{,}5}{\sqrt{n/4}}\right) \quad \text{se} \quad C < \frac{n}{2}$$

$$p = 1{,}0 \quad \text{se} \quad C = \frac{n}{2}$$

Esse cálculo está ilustrado na Figura 9.2.

FIGURA 9.2 Cálculo do valor-p para o teste do sinal

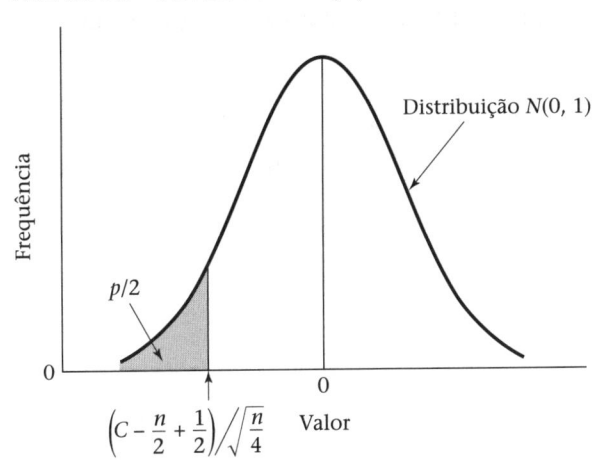

Se $C < n/2$, então $p = 2 \times$ área à esquerda de $\left(C - \dfrac{n}{2} + \dfrac{1}{2}\right)\bigg/\sqrt{\dfrac{n}{4}}$ sob uma distribuição $N(0, 1)$

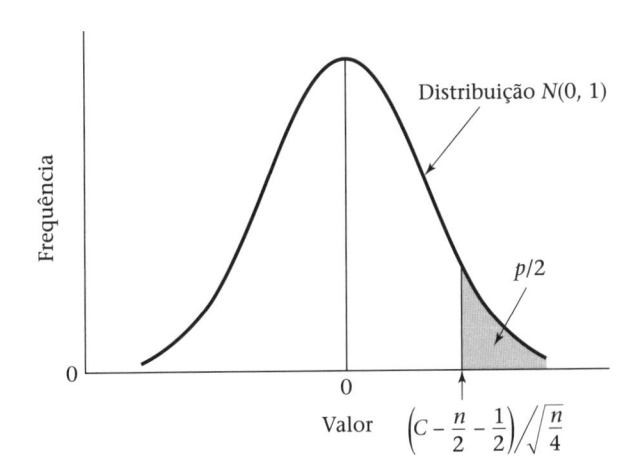

Se $C > n/2$, então $p = 2 \times$ área à direita de $\left(C - \dfrac{n}{2} - \dfrac{1}{2}\right)\bigg/\sqrt{\dfrac{n}{4}}$ sob uma distribuição $N(0, 1)$

EQUAÇÃO 9.3 **Fórmulas alternativas para o teste do sinal**

(a) Uma fórmula alternativa e equivalente para o valor-p é dada por

$$p = 2 \times \left[1 - \Phi\left(\dfrac{|C - D| - 1}{\sqrt{n}}\right)\right] \text{ se } C \neq D \quad \text{e} \quad p = 1{,}0 \text{ se } C = D$$

onde C = o número de $d_i > 0$ e D = o número de $d_i < 0$.

(b) Outra fórmula equivalente para obter o valor-p para o teste do sinal é baseada na distribuição qui-quadrado. Especificamente, seja

$$X^2 = \dfrac{(|C - D| - 1)^2}{n} \sim \chi_1^2 \text{ sob } H_0.$$

O valor-p do teste bilateral é dado por:

Valor-$p = Pr\left(\chi_1^2 > X^2\right)$.

Esse teste é chamado de *teste do sinal* porque depende somente do sinal das diferenças e não de sua magnitude real.

O teste do sinal é verdadeiramente um caso especial do teste binomial com base em uma amostra da Seção 7.9, onde a hipótese H_0: $p = 1/2$ versus H_1: $p \neq 1/2$ foi testada. Nas Equações 9.1 e 9.2, um teste para amostra grande está sendo usado e estamos supondo que a aproximação normal da distribuição binomial é válida. Sob H_0, $p = 1/2$ e $E(C) = np = n/2$,

$Var(C) = npq = n/4$ e $C \sim N(n/2, n/4)$. Além disso, o termo 0,5 no cálculo da região crítica e do valor-p servem como correção de continuidade para melhor aproximação da distribuição binomial pela distribuição normal.

EXEMPLO 9.8 **Dermatologia** Avalie a significância estatística dos dados da pomada do Exemplo 9.7.

Solução: Neste caso há empates em 40 pares[3] e $C = 18 < n/2 = 20$. Com base na Equação 9.1, os valores críticos são dados por

$$c_2 = n/2 + 1/2 + z_{1-\alpha/2}\sqrt{n/4}$$
$$= 40/2 + 1/2 + z_{0,975}\sqrt{40/4} = 20,5 + 1,96(3,162) = 26,7$$

e $c_1 = n/2 - 1/2 - z_{1-\alpha/2}\sqrt{n/4} = 19,5 - 1,96(3,162) = 13,3$

Como $13,3 \le C = 18 \le 26,7$, H_0 é aceita usando o teste bilateral com $\alpha = 0,05$ e concluímos que a eficácia das pomadas não difere significativamente. Com base na Equação 9.2, como $C = 18 < n/2 = 20$, o valor-p exato é dado por

$$p = 2 \times \Phi\left[\left(18 - 20 + \frac{1}{2}\right)\Big/\sqrt{40/4}\right] = 2 \times \Phi(-0,47) = 2 \times 0,3176 = 0,635$$

que não é estatisticamente significativo. Portanto, aceitamos H_0, as pomadas são igualmente eficientes.

Alternativamente, podemos calcular a estatística de teste

$$z = \frac{|C - D| - 1}{\sqrt{n}}$$

onde $C = 18$, $D = 22$ e $n = 40$, produzindo

$$z = \frac{|18 - 22| - 1}{\sqrt{40}} = \frac{3}{\sqrt{40}} = 0,47$$

e obtemos o valor-p de

$$p = 2 \times [1 - \Phi(0,47)] = 0,635$$

Da mesma forma, podemos também calcular $\chi^2 = z^2 = \frac{9}{40} = 0,225$ e obter o valor-p de $P = Pr(\chi^2_1 > 0,225) = $ 1-DIST.QUIQUA.CD(0,225;VERDADEIRO)[4] $= 0,635$.

Usando o Computador para Executar o Teste do Sinal (Método da Teoria Normal)

Podemos usar o comando prop.test do R para executar a versão para amostras grandes do teste do sinal. A sintaxe é semelhante àquela usada para o teste binomial em uma amostra com $p_0 = 0,50$. Assim, a sintaxe é:

prop.test(x, n, $p = 0,5$, alternative = "two.sided", correct = TRUE)

onde x = número de indivíduos com $d_i > 0$ e n = número total de indivíduos com $d_i \ne 0$.

EXEMPLO 9.9 **Dermatologia** Avalie a significância estatística dos dados da pomada do Exemplo 9.7 usando o R.

Solução: Neste caso, $n = 40$ e $x = 18$. Consequentemente, usamos a sintaxe:

prop.test(18, 40, $p = 0,5$, alternative = "two.sided", correct = TRUE)

Os resultados são apresentados a seguir:

---

3. Os empates referem-se aos casos em que $x_i = y_i$ e, portanto, $d_i = 0$. (N.R.T.)
4. Comando do Excel. (N.R.T.)

```
> prop.test(18, 40, p = 0.5, alternative = "two.sided", correct = TRUE)
1-sample proportions test with continuity correction:
data: 18 out of 40, null probability 0,5
X-squared = 0.225, df = 1, value p = 0.6353
alternative hypothesis: true p is not equal to: 0.5
95 percent confidence interval:
0.2960304 0.6134103
sample estimative:
p
0.45
```

Os resultados são os mesmos do Exemplo 9.8, baseados na versão do qui-quadrado do teste.

Método Exato

Se $n < 20$, devem ser usadas as probabilidades binomiais exatas, e não a aproximação normal, para calcular o valor-p. H_0 deve ainda ser rejeitada se C for muito grande ou muito pequeno. As expressões para o valor-p com base nas probabilidades binomiais exatas são:

EQUAÇÃO 9.4 **Cálculo do valor-p para o teste do sinal (Método Exato)**

$$\text{Se } C > n/2, \quad p = 2 \times \sum_{k=C}^{n} \binom{n}{k}\left(\frac{1}{2}\right)^n$$

$$\text{Se } C < n/2, \quad p = 2 \times \sum_{k=0}^{C} \binom{n}{k}\left(\frac{1}{2}\right)^n$$

$$\text{Se } C = n/2, \quad p = 1,0$$

Essa aproximação é mostrada na Figura 9.3.

Esse teste é um caso especial do teste binomial para uma amostra pequena, descrito na Equação 7.29, onde a hipótese $H_0: p = \frac{1}{2}$ versus $H_1: p \neq \frac{1}{2}$ foi testada.

FIGURA 9.3 Cálculo do valor-p para o teste do sinal (teste exato)

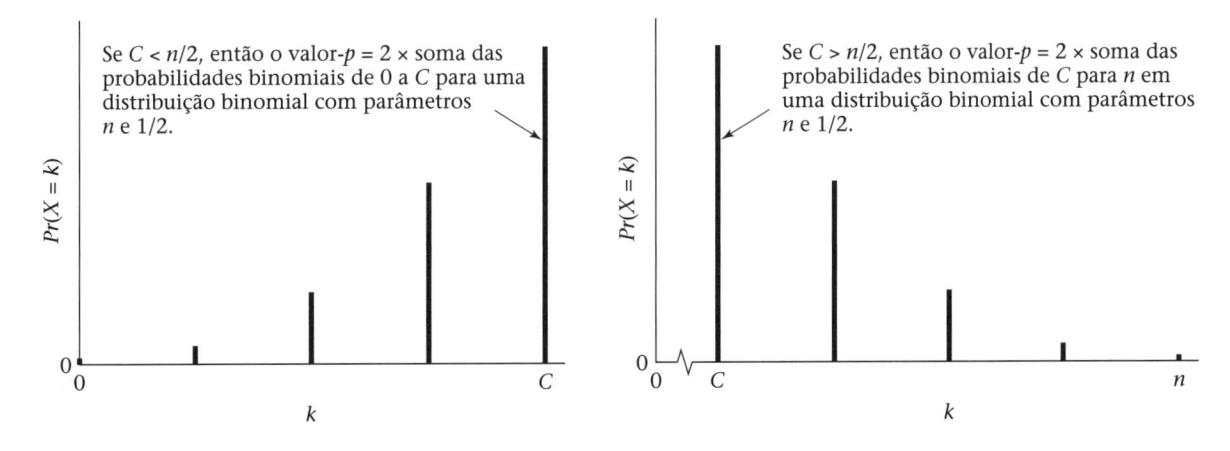

EXEMPLO 9.10 **Oftalmologia** Suponha que desejemos comparar dois tipos diferentes de colírios (A e B), que são destinados a evitar vermelhidão em pessoas com a febre do feno. A droga A é aleatoriamente administrada em um olho e a droga B no outro olho. A vermelhidão é observada no início do estudo e após 10 minutos por um observador que não está ciente de qual droga foi administrada em cada olho. Descobriu-se que, para 15 pessoas com vermelhidão similar em cada olho no início do estudo, após 10 minutos o olho da droga A está menos vermelho que o olho da droga B em 2 pessoas ($d_i < 0$); o olho da droga B está menos vermelho que o olho da droga A em 8 pessoas ($d_i > 0$); e os olhos são igualmente vermelhos em 5 pessoas ($d_i = 0$). Avalie a significância estatística dos resultados.

Solução: O teste baseia-se em 10 pessoas que tiveram uma resposta diferencial para dois tipos de colírios. Como $n = 10 < 20$, não se pode utilizar o método da teoria normal da Equação 9.2; em vez disso, o método exato da Equação 9.3 deve ser usado. Como

$$C = 8 > \frac{10}{2} = 5,$$

$$p = 2 \times \sum_{k=8}^{10} \binom{10}{k}\left(\frac{1}{2}\right)^{10}$$

Consulte as tabelas binomiais (Tabela 1 do Apêndice) usando $n = 10$, $p = 0,5$ e observe que $Pr(X = 8) = 0,0439$, $Pr(X = 9) = 0,0098$, $Pr(X = 10) = 0,0010$. Então, $p = 2 \times Pr(X \geq 8) = 2(0,0439 + 0,0098 + 0,0010) = 2 \times 0,0547 = 0,109$, o que não é estatisticamente significativo. Então, aceitamos H_0, ou seja, os dois tipos de colírios são igualmente eficazes para a redução da vermelhidão em pessoas com febre do feno.

9.3 O TESTE DE POSTOS COM SINAIS DE WILCOXON

EXEMPLO 9.11 **Dermatologia** Considere os dados do Exemplo 9.7 com base em uma perspectiva diferente. Supõe-se que somente as avaliações possíveis partem do fato de que o grau de queimadura solar com a pomada A foi maior ou menor que com a pomada B. Suponha, em vez disso, que o grau da queimadura foi quantificado em uma escala de 10 pontos, na qual 10 = a pior queimadura e 1 = ausência de queimadura. Agora podemos calcular $d_i = x_i - y_i$, onde x_i é o grau de queimadura para a pomada A e y_i é o grau de queimadura para a pomada B. Se d_i é positiva, a pomada B é melhor que a pomada A; se d_i é negativa, a pomada A é melhor que a pomada B. Por exemplo, se $d_i = +5$, o grau de vermelhidão é 5 unidades maior no braço da pomada A que no braço da pomada B; se $d_i = -3$, o grau de vermelhidão é 3 unidades menor no braço da pomada A que no braço da pomada B. Como essas informações adicionais podem ser utilizadas para testar se as pomadas são igualmente eficientes?

Suponha que os dados da amostra na Tabela 9.1 tenham sido obtidos. Os valores f_i representam a frequência ou o número de pessoas com a diferença d_i em vermelhidão entre os braços tratados com pomada A ou pomada B.

Observe que o número de pessoas com d_i negativa (ou seja, que apresentam melhores resultados com a pomada A, 22) é levemente maior do que o número de pessoas com d_i positiva (ou seja, quem tem melhores resultados com a pomada B, 18). Contudo, a intensidade com a qual as 22 pessoas parecem melhores é bem maior que das 18 porque as d_i negativas geralmente têm valor absoluto muito maior que as d_i positivas. Isso é ilustrado na Figura 9.4.

Queremos testar a hipótese H_0: $\Delta = 0$ versus H_1: $\Delta \neq 0$, onde Δ = a diferença da pontuação mediana entre os braços tratados com a pomada A e a pomada B. Se $\Delta < 0$, a pomada A é melhor; se $\Delta > 0$, a pomada B é melhor. Em termos mais gerais, podemos testar a hipótese H_0, de que a distribuição de d_i é simétrica sobre zero, versus H_1, de que a distribuição de d_i não é simétrica sobre zero.

Vamos supor que as diferenças d_i tenham distribuição contínua. Com base na Figura 9.4, um teste aparentemente aceitável dessa hipótese seria levar em consideração a magni-

9.3 O teste de postos com sinais de Wilcoxon

TABELA 9.1 Diferenças no grau de vermelhidão entre as pomadas A e B após 10 minutos de exposição à luz solar

$|d_i|$	Negativo		Positivo		Número de pessoas com o mesmo valor absoluto	Postos	Posto médio
	d_i	f_i	d_i	f_i			
10	−10	0	10	0		—	—
9	−9	0	9	0	0	—	—
8	−8	1	8	0	1	40	40,0
7	−7	3	7	0	3	37-39	38,0
6	−6	2	6	0	2	35-36	35,5
5	−5	2	5	0	2	33-34	33,5
4	−4	1	4	0	1	32	32,0
3	−3	5	3	2	7	25-31	28,0
2	−2	4	2	6	10	15-24	19,5
1	−1	4	1	10	14	1-14	7,5
		22		18			
0	0	5					

FIGURA 9.4 Gráfico de barras das diferenças na vermelhidão entre os braços onde foram aplicadas as pomadas A e B para os dados do Exemplo 9.11

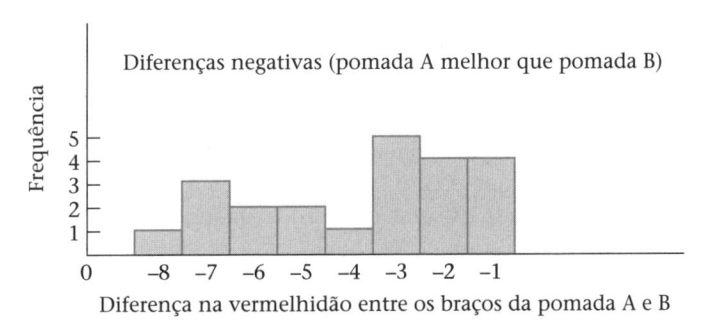

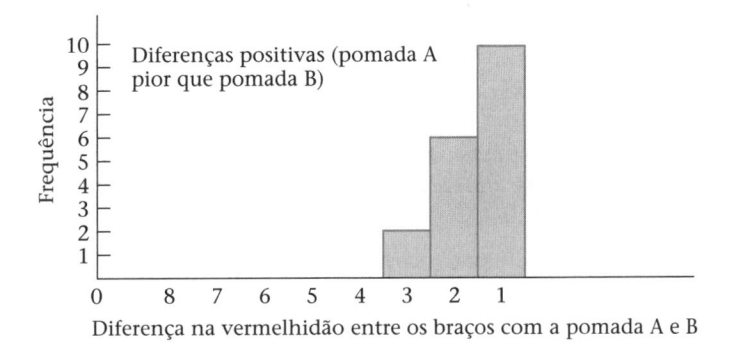

tude e o sinal das diferenças d_i. Um teste t pareado pode ser usado aqui, mas o problema é que a escala de classificação é ordinal. A determinação $d_i = -5$ não significa que a diferença em graus da queimadura seja cinco vezes maior que $d_i = -1$; significa, simplesmente, que há uma classificação relativa das diferenças no grau da queimadura com −8 mais favorável à pomada A, −7 o próximo mais favorável, e assim por diante. Então, é necessário aqui um teste não paramétrico que seja análogo ao teste t pareado. Esse teste é o **teste de postos com sinais de Wilcoxon**. Ele é não paramétrico porque se baseia nos postos das observações, e não nos valores reais, como é o teste t pareado.

O primeiro passo nesse teste é atribuir os postos para cada observação, como se segue.

EQUAÇÃO 9.5 **Procedimento de atribuição de postos para o teste de postos com sinais de Wilcoxon**

(1) Ordene as diferenças d_i por ordem de *valor absoluto* como na Tabela 9.1.

(2) Conte o número de diferenças com o mesmo valor absoluto.

(3) Ignore as observações onde $d_i = 0$ e ordene as observações restantes de 1 para a observação com o menor valor absoluto até *n* para a observação com o maior valor absoluto.

(4) Se há um grupo de várias observações com o mesmo valor absoluto, encontre o menor posto = $1 + R$ e o maior maior posto = $G + R$, onde R = o maior posto usado antes de considerar esse grupo e G = o número de diferenças *no* grupo. Atribua o *posto médio* = (menor posto + maior posto do grupo)/2 como o posto para cada diferença do grupo.

EXEMPLO 9.12 **Dermatologia** Calcule os postos dos dados da pomada na pele da Tabela 9.1.

Solução: Primeiro, identifique as diferenças com o mesmo valor absoluto. Quatorze pessoas têm o valor absoluto 1; esse grupo tem postos de 1 a 14 e um posto médio de (1 + + 14)/2 = 7,5. O grupo de 10 pessoas com o valor absoluto 2 tem postos de (1 + 14) a (10 + + 14) = 15 a 24 e um posto médio = (15 + 24)/2 = 19,5... e assim por diante.

O teste baseia-se na soma dos postos (R_1), para o grupo de pessoas com d_i positiva, ou seja, a soma dos postos de pessoas para as quais a pomada A não é tão boa quanto a pomada B. Uma soma de postos grande indica que as diferenças no grau de queimadura em favor do tratamento B tendem a um grau superior àquele para o tratamento A, enquanto uma soma de postos pequena indica que as diferenças no grau de queimadura em favor do tratamento A tendem a ser maiores que para o tratamento B. Se a hipótese nula é verdadeira, então a variância e o valor esperado da soma dos postos (quando não há empates) são dados por

$$E(R_1) = n(n+1)/4, \quad Var(R_1) = n(n+1)(2n+1)/24$$

onde *n* é o número de diferenças diferentes de zero.

Se o número de d_i diferentes de zero é ≥ 16, então a aproximação normal pode ser usada para a distribuição amostral de R_1. Este procedimento do teste de postos com sinais de Wilcoxon, é dado como se segue.

EQUAÇÃO 9.6 **Teste de postos com sinais de Wilcoxon (método de aproximação normal para o teste bilateral com nível de significância α)**

(1) Atribua postos às diferenças conforme mostrado na Equação 9.5.

(2) Calcule a soma de postos R_1 das diferenças positivas.

(3) (a) Se $R_1 \neq \dfrac{n(n+1)}{4}$ e *não há empates* (nenhum grupo de diferenças com o mesmo valor absoluto), então

$$T = \left[\left|R_1 - \frac{n(n+1)}{4}\right| - \frac{1}{2}\right] \Big/ \sqrt{n(n+1)(2n+1)/24}$$

(b) Se $R_1 \neq \dfrac{n(n+1)}{4}$ e *há empates*, onde t_i refere-se ao número de diferenças com o mesmo valor absoluto no *i*-ésimo grupo associado e *g* é o número de grupos associados, então

$$T = \left[\left|R_1 - \frac{n(n+1)}{4}\right| - \frac{1}{2}\right] \Big/ \sqrt{n(n+1)(2n+1)\Big/24 - \sum_{i=1}^{g}(t_i^3 - t_i)/48}$$

(c) Se $R_1 = \dfrac{n(n+1)}{4}$, então $T = 0$.

(4) Se

$$T > z_{1-\alpha/2}$$

rejeite H_0. Caso contrário, aceite H_0.

(5) O valor-p para o teste é dado por

$$p = 2 \times [1 - \Phi(T)]$$

(6) Esse teste só deve ser usado se o número de diferenças diferentes de zero for ≥ 16 e se as diferenças tiverem uma distribuição contínua simétrica. O cálculo do valor-p é ilustrado na Figura 9.5.

FIGURA 9.5 Cálculo do valor-p para o teste de postos com sinais de Wilcoxon

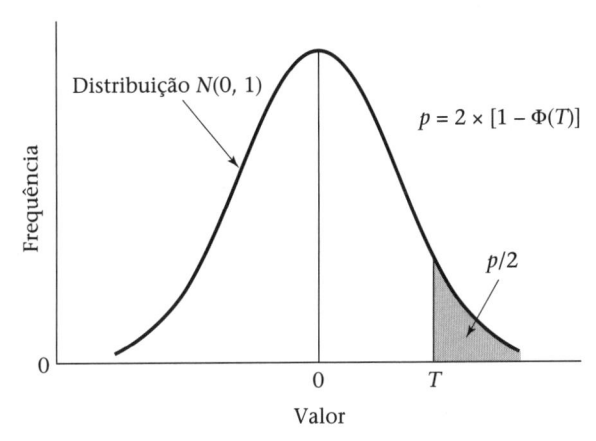

O fundamento para a estatística de teste diferente na ausência (3a) ou na presença (3b) de empates é que a variância de R_1 é reduzida na presença de empates (às vezes, substancialmente) [1].

Uma fórmula alternativa de variância para R_1 é

$$Var(R_1) = \sum_{j=1}^{n} r_j^2 / 4$$

onde r_j = posto do valor absoluto da j-ésima observação e a soma é feita para todas as observações, seja positiva seja negativa. Essa fórmula é válida na presença ou na ausência de empates, mas é computacionalmente mais fácil que a fórmula das variâncias em 3b se os empates estiverem presentes.

O termo 1/2 no cálculo de T serve como correção de continuidade como no teste do sinal nas Equações 9.1 e 9.2.

EXEMPLO 9.13 **Dermatologia** Faça o teste de postos com sinais de Wilcoxon para os dados do Exemplo 9.11.

Solução: Como o número de diferenças diferentes de zero (22 + 18 = 40) ≥ 16, pode-se utilizar o método da aproximação normal da Equação 9.6. Calcule a soma de postos para as pessoas com d_i positiva – ou seja, para quem a pomada B funciona melhor que a pomada A, como se segue:

$$R_1 = 10(7,5) + 6(19,5) + 2(28,0) = 75 + 117 + 56 = 248$$

A soma de postos esperada é dada por

$$E(R_1) = 40(41) / 4 = 410$$

A variância da soma de postos corrigida para os empates é dada por

$$Var(R_1) = 40(41)(81)/24 - [(14^3 - 14) + (10^3 - 10) + (7^3 - 7) + (1^3 - 1) + (2^3 - 2)$$
$$+ (2^3 - 2) + (3^3 - 3) + (1^3 - 1)]/48$$
$$= 5.535 - (2.730 + 990 + 336 + 0 + 6 + 6 + 24 + 0)/48$$
$$= 5.535 - 4.092/48 = 5.449,75$$

Se a fórmula da variância alternativa for usada, então

$$Var(R_1) = [14(7,5)^2 + 10(19,5)^2 + \cdots + (40)^2]/4$$
$$= 21.799/4 = 5.449,75$$

Assim, $dp(R_1) = \sqrt{5.449,75} = 73,82$. Portanto, a estatística de teste T é dada por

$$T = \left(|248 - 410| - \frac{1}{2}\right)\Big/73,82 = 161,5/73,82 = 2,19$$

O valor-p do teste é dado por

$$p = 2[1 - \Phi(2,19)] = 2 \times (1 - 0,9857) = 0,029$$

Portanto, podemos concluir que há uma diferença significativa entre as pomadas; a pomada A é mais eficaz que a pomada B porque a soma de postos observada (248) é menor que a soma de postos esperada (410). Essa conclusão difere da conclusão baseada no teste do sinal do Exemplo 9.8, de acordo com o qual nenhuma diferença significativa entre as pomadas foi encontrada. Esse resultado indica que, quando houver informações disponíveis, vale a pena considerar a magnitude e a direção da diferença entre os tratamentos, como no teste de postos com sinais, em vez de apenas a direção da diferença, como no teste do sinal usual.

Em geral, para o teste bilateral, se o teste de postos com sinais basear-se nas diferenças negativas e não nas diferenças positivas, teremos sempre o mesmo resultado para a estatística de teste e para o valor-p. Então, a soma dos postos pode ser arbitrariamente calculada com base nas diferenças positivas ou negativas.

EXEMPLO 9.14 **Dermatologia** Faça o teste de postos com sinais de Wilcoxon para os dados do Exemplo 9.11 com base nas diferenças negativas em vez das diferenças positivas.

Solução: $R_2 =$ soma dos postos para as diferenças negativas

$$= 4(7,5) + 4(19,5) + 5(28,0) + 1(32,0) + 2(33,5) + 2(35,5) + 3(38,0) + 1(40,0)$$
$$= 572$$

Assim,

$$\left|R_2 - \frac{n(n+1)}{4}\right| - 0,5 = |572 - 410| - 0,5 = 161,5 = \left|R_1 - \frac{n(n+1)}{4}\right| - 0,5$$

Como $Var(R_1) = Var(R_2)$, a estatística de teste $T = 2,19$ e o valor-$p = 0,029$ são os mesmos obtidos quando se usam as diferenças positivas.

Se o número de pares diferentes de zero d_i for ≤ 15, então a aproximação normal não é mais válida e tabelas especiais para amostras pequenas que fornecem os níveis de significância para esse teste devem ser usadas. A Tabela 10 do Apêndice é uma dessas tabelas, que fornece os valores críticos mais elevados e mais baixos para R_1 para um teste bilateral com níveis α de 0,10, 0,05, 0,02 e 0,01, respectivamente. Em geral, os resultados são estatisticamente significativos em um nível α somente se $R_1 \leq$ ao menor valor crítico ou $R_1 \geq$ ao maior valor crítico para esse nível α.

EXEMPLO 9.15 Suponha que existam 9 diferenças pareadas diferentes de zero sem empates e uma soma de postos de 43. Avalie a significância estatística dos resultados.

Solução: Como $R_1 = 43 \geq 42$, segue-se que $p < 0,02$. Como $R_1 = 43 < 44$, então $p \geq 0,01$. Assim, $0,01 \leq p < 0,02$ e os resultados são estatisticamente significantes.

Se você tem < 16 diferenças pareadas diferentes de zero e há empates, a Tabela 10 do Apêndice não se aplica e métodos mais complicados com base no teste de permutação devem ser usados (consulte [1] para mais detalhes).

Usando o Computador para Executar o Teste de Postos com Sinais de Wilcoxon

O comando R wilcox.test pode executar o teste de postos com sinais de Wilcoxon para o método de amostras grandes e para o método exato. Para o método de amostras grandes, se você tem uma amostra de diferenças armazenadas em uma variável x, a sintaxe é a seguinte:

```
wilcox.test(x, y = NULL, alternative = "two.sided", mu = 0, paired =
FALSE, exact = NULL, correct = TRUE, conf.int = FALSE)
```

Se você tem duas amostras pareadas armazenadas em variáveis x e y, use a sintaxe:

```
wilcox.test(x, y, alternative = "two.sided", mu = 0, paired = TRUE,
exact = NULL, correct = TRUE, conf.int = FALSE)
```

EXEMPLO 9.16 **Dermatologia** Faça o teste de postos com sinais de Wilcoxon para os dados da Tabela 9.1 usando o programa de computador e compare os resultados com aqueles do Exemplo 9.13.

Solução: Armazenamos as 40 diferenças da Tabela 9.1 na variável d e usamos o comando wilcox.test do R para executar o teste de postos com sinais. Os resultados são apresentados a seguir:

```
>wilcox.test(d,y=NULL,alternative="two.sided",mu=0,paired=FALSE,
exact=NULL,correct=TRUE,conf.int=FALSE)
    Wilconxon signed rank test with continuity correction
data: d
V = 248, p-value = 0.02869
alternative hypothesis: true location is not equal to 0
```

Veja a página 328 para a **EQUAÇÃO 9.6**

Observamos que a estatística de teste V (que é a mesma de R_1 na Equação 9.6) = 248 e o valor-p para o teste bilateral = 0,029. Esse é o mesmo resultado que obtivemos no Exemplo 9.13.

Se a opção do teste exato for usada (ou seja, exact = TRUE), os dados não podem ter nenhum empate.

Um exemplo do teste de postos com sinais para dados ordinais foi apresentado. Esse e outros testes não paramétricos podem ser aplicados aos dados cardinais, bem como, particularmente, se o tamanho da amostra for pequeno e a suposição de normalidade parecer grosseiramente violada. Contudo, uma suposição do teste de postos com sinais é de que há uma distribuição contínua e simétrica, mas não necessariamente normal. Se a distribuição real revelar-se normal, o teste de postos com sinais tem poder menor que o teste t pareado.

QUESTÕES DE REVISÃO 9A

1. Quais são as diferenças entre os dados cardinais, ordinais e nominais?
2. Qual é a diferença entre um teste paramétrico e um não paramétrico?
3. Qual é a diferença entre o teste do sinal e o teste de postos com sinais?
4. Suponha que os pesquisadores estudem um procedimento cirúrgico experimental em um grupo de 10 pacientes com retinite pigmentosa (RP). Os pesquisadores descobriram que 9 dos pacientes pioraram depois desse procedimento e 1 paciente melhorou em pouco tempo (3 a 6 meses). Supondo que na ausência de tratamento, seria esperado que os pacientes não mostrassem alteração nesse período, avalie os resultados do estudo.
5. Os escores de alteração reais do eletrorretinograma (ERG), uma medida da atividade elétrica na retina, são apresentados para cada paciente na Tabela 9.2.

TABELA 9.2 Índices de alteração do ERG após a cirurgia para RP (Berson et al. [2])

Paciente	Índice[a]	Paciente	Índice
1	−0,238	6	+0,090
2	−0,085	7	−0,736
3	−0,215	8	−0,365
4	−0,227	9	−0,179
5	−0,037	10	−0,048

a. Os índices de alteração = ln(amplitude de ERG) no acompanhamento − ln(amplitude de ERG) no início do estudo. Um índice negativo indica piora no quadro.

Avalie a significância dos resultados sem supor que os índices de alteração estão normalmente distribuídos. O que os resultados indicam?

9.4 TESTE DA SOMA DE POSTOS DE WILCOXON

Na seção anterior, um análogo não paramétrico do teste t pareado – o teste de postos com sinais de Wilcoxon – foi apresentado. Nesta seção, será descrito um análogo não paramétrico ao teste t para duas amostras independentes.

EXEMPLO 9.17 **Oftalmologia** Acredita-se que diferentes tipos genéticos de retinite pigmentosa (RP) têm diferentes taxas de progressão: a forma dominante da doença é a mais lenta, a forma recessiva é menos lenta e a forma ligada ao sexo é a mais rápida. Essa hipótese pode ser testada comparando-se a acuidade visual de pessoas que têm diferentes tipos genéticos de RP. Suponha que há 25 pessoas de 10 a 19 anos com doença dominante e 30 pessoas com a doença ligada ao sexo. As acuidades visuais mais ajustadas (ou seja, com óculos apropriados) ao melhor olho dessas pessoas estão apresentadas na Tabela 9.3. Como esses dados podem ser usados para testar se a distribuição das acuidades visuais é diferente nos dois grupos?

TABELA 9.3 Comparação da acuidade visual em pessoas de 10 a 19 anos com RP dominante e ligada ao sexo

Acuidade visual	Dominante	Ligada ao sexo	Amostra combinada	Postos	Posto médio
20−20	5	1	6	1−6	3,5
20−25	9	5	14	7−20	13,5
20−30	6	4	10	21−30	25,5
20−40	3	4	7	31−37	34,0
20−50	2	8	10	38−47	42,5
20−60	0	5	5	48−52	50,0
20−70	0	2	2	53−54	53,5
20−80	0	1	1	55	55,0
	25	30	55		

Queremos testar a hipótese H_0: $F_D = F_{LS}$ versus H_1: $F_D(x) = F_{LS}(x + \Delta)$, onde $\Delta \neq 0$. F_D = função de distribuição acumulada (fda) da acuidade visual para o grupo dominante, F_{LS} = = função de distribuição acumulada da acuidade visual para o grupo ligado ao sexo e Δ é uma mudança de localização da fda para o grupo ligado ao sexo em relação ao grupo dominante. Se $\Delta > 0$, pacientes dominantes tendem a ter melhor acuidade visual do que pacientes ligados ao sexo; se $\Delta < 0$, pacientes dominantes tendem a ter pior acuidade visual do que pacientes ligados ao sexo; se $\Delta = 0$, pacientes dominantes têm a mesma distribuição de acuidade que pacientes ligados ao sexo. O teste t para duas amostras independentes, discutido nas Seções 8.4 e 8.7, seria utilizado para esse tipo de problema. Contudo, não se pode atribuir à acuidade visual um valor numérico específico com o qual todos os oftalmologistas concordariam. Então, o teste t é inaplicável e o análogo não paramétrico pode ser usado. O análogo não paramétrico para o teste t de amostras independentes é o **teste da soma de postos de Wilcoxon**. Esse teste é não paramétrico porque se baseia nos postos das observações individuais em vez dos valores reais que seriam usados no teste t. O procedimento de atribuição de postos para esse teste é descrito a seguir.

EQUAÇÃO 9.7

Procedimento de atribuição de postos para o teste da soma de postos de Wilcoxon

(1) Combine os dados dos dois grupos e ordene os valores do menor para o maior ou, no caso da acuidade visual, do melhor (20-20) para o pior (20-80).

(2) Atribua os postos aos valores individuais designando melhor acuidade visual (20-20) o menor posto e à pior acuidade visual (20-80) o maior pior ou vice-versa.

Veja a página 328 para a **EQUAÇÃO 9.5**

(3) Se um grupo de observações tem o mesmo valor, calcule os *postos para o grupo*, conforme foi feito para o teste de postos com sinais na Equação 9.5, e atribua o *posto médio* para cada observação no grupo.

EXEMPLO 9.18 Atribua postos para os dados de acuidade visual da Tabela 9.3.

Solução: Primeiro, relacione todas as pessoas com a mesma acuidade visual nos dois grupos, como mostrado na Tabela 9.3. Há 6 pessoas com acuidade visual 20-20 que têm postos de 1-6, para as quais foi atribuída uma classificação média de $(1 + 6)/2 = 3{,}5$. Há 14 pessoas para dois grupos combinados com acuidade visual 20-25. Os postos para esse grupo são de $(1 + 6)$ a $(14 + 6) = 7$ a 20. Então, a todas as pessoas nesse grupo são atribuídos o posto médio = $(7 + 20)/2 = 13{,}5$ e similarmente para os outros grupos.

A estatística de teste para esse teste é a soma dos postos da primeira amostra (R_1). Se essa soma é grande, o grupo dominante tem acuidade visual pior que o grupo ligado ao sexo, ao passo que, se é pequena, o grupo dominante tem melhor acuidade visual. Se o número de observações nos dois grupos é n_1 e n_2, respectivamente, então o posto médio na amostra combinada é $(1 + n_1 + n_2)/2$. Então, em H_0, a soma esperada dos postos no primeiro grupo = $E(R_1) = n_1 \times$ posto médio na amostra combinada = $n_1(n_1 + n_2 + 1)/2$. Pode ser mostrado que a variância de R_1 sob H_0 se não há nenhum empate[5] é dada por $Var(R_1) = n_1 n_2 (n_1 + n_2 + 1)/12$. Além disso, vamos supor que o menor dos dois grupos é o de tamanho 10, pelo menos, e que a variável sob estudo tem uma distribuição contínua. Admitindo essas hipóteses, a distribuição amostral da soma dos postos R_1 é aproximadamente normal. Então, o seguinte procedimento de teste é usado.

EQUAÇÃO 9.8

Teste da soma de postos de Wilcoxon (Método da aproximação normal para o teste bilateral com nível α de significância)

(1) Atribua postos às observações, como mostrado na Equação 9.7.

---

5. Nesse teste, empate significa observações com valores iguais, às quais são atribuídas postos médios. (N.R.T.)

(2) Calcule a soma de postos R_1 na primeira amostra (a escolha da amostra é arbitrária).

(3) (a) Se $R_1 \neq n_1(n_1 + n_2 + 1)/2$ e não há empates, então calcule

$$T = \left[\left|R_1 - \frac{n_1(n_1+n_2+1)}{2}\right| - \frac{1}{2}\right] \bigg/ \sqrt{\left(\frac{n_1 n_2}{12}\right)(n_1 + n_2 + 1)}$$

(b) Se $R_1 \neq n_1(n_1 + n_2 + 1)/2$ e há empates, então calcule

$$T = \left[\left|R_1 - \frac{n_1(n_1+n_2+1)}{2}\right| - \frac{1}{2}\right] \bigg/ \sqrt{\left(\frac{n_1 n_2}{12}\right)\left[n_1 + n_2 + 1 - \frac{\sum_{i=1}^{g} t_i(t_i^2 - 1)}{(n_1+n_2)(n_1+n_2-1)}\right]}$$

onde t_i refere-se ao número de observações com o mesmo valor no i-ésimo grupo e g é o número de grupos com empates.

(c) Se $R_1 = n_1(n_1 + n_2 + 1)/2$, então $T = 0$.

(4) Se

$$T > z_{1-\alpha/2}$$

então, rejeite H_0. Caso contrário, aceite H_0.

(5) Calcule o valor-p exato, que é dado por

$$p = 2 \times [1 - \Phi(T)]$$

(6) Esse teste só deve ser usado se n_1 e n_2 forem, pelo menos, 10 e se a distribuição for contínua.

O cálculo do valor-p é ilustrado na Figura 9.6.

O fundamento para a estatística de teste diferente na presença ou na ausência de empates é que a variância (ou seja, $Var(R_1)$) é reduzida na presença de empates.

Uma fórmula de variância alternativa para R_1, que é válida na presença ou na ausência de empates, é dada por:

$$Var(R_1) = \left(\frac{n_1 n_2}{N}\right) \sum_{i=1}^{N} \left(r_i - \frac{N+1}{2}\right)^2,$$

onde $N = n_1 + n_2$ e r_i = posto da i-ésima observação na amostra combinada de tamanho N.

FIGURA 9.6 Cálculo do valor-p para o teste de soma de postos de Wilcoxon

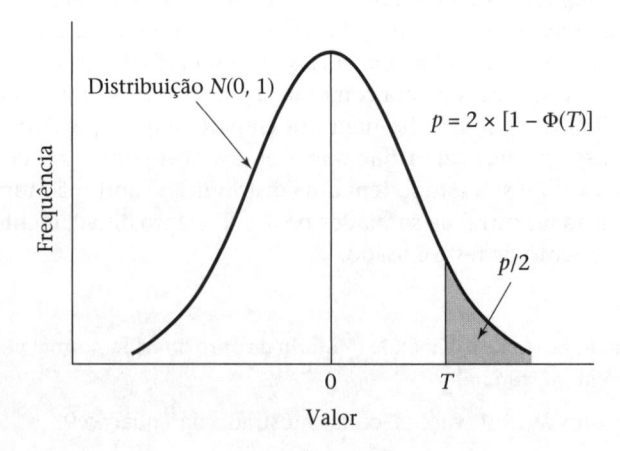

EXEMPLO 9.19 Faça o teste de soma de postos de Wilcoxon para os dados do Exemplo 9.3.

Solução: Como o tamanho mínimo da amostra nas duas amostras é de 25 ≥ 10, a aproximação normal pode ser usada. A soma dos postos no grupo dominante é dada por

$$R_1 = 5(3,5) + 9(13,5) + 6(25,5) + 3(34) + 2(42,5)$$
$$= 17,5 + 121,5 + 153 + 102 + 85 = 479$$

Além disso, $E(R_1) = \dfrac{25(56)}{2} = 700$

e $Var(R_1)$ corrigida para empates é dada por

$$[25(30)/12]\{56 - [6(6^2-1) + 14(14^2-1) + 10(10^2-1) + 7(7^2-1) + 10(10^2-1)$$
$$+ 5(5^2-1) + 2(2^2-1) + 1(1^2-1)]/[55(54)]\}$$
$$= 62,5(56 - 5.382/2.970) = 3.386,74$$

Então, a estatística de teste T é dada por

$$T = \dfrac{|479 - 700| - 0,5}{\sqrt{3.386,74}} = \dfrac{220,5}{58,2} = 3,79$$

que segue uma distribuição normal $N(0, 1)$ sob H_0. O valor-p do teste é

$$p = 2 \times [1 - \Phi(3,79)] < 0,001$$

Concluímos que as acuidades visuais dos dois grupos são significativamente diferentes. Uma vez que a soma observada dos postos no grupo dominante (479) é mais baixa que a soma esperada dos postos (700), o grupo dominante tem melhor acuidade visual que o grupo ligado ao sexo.

Se o tamanho da amostra é menor que 10, a aproximação normal não é válida e uma tabela para amostras pequenas com níveis exatos de significância deve ser usada. A Tabela 11 do Apêndice fornece valores críticos superior e inferior para a soma dos postos na primeira das duas amostras (T) para um teste bilateral com níveis α de 0,10, 0,05, 0,02 e 0,01, respectivamente, supondo que não haja nenhum empate. Em geral, os resultados são estatisticamente significativos a um nível α se $T \leq T_l$ = ao valor crítico inferior ou $T \geq T_r$ = ao valor crítico superior para aquele nível α.

EXEMPLO 9.20 Suponha que haja duas amostras de tamanhos 8 e 15, com uma soma de postos de 73 em uma amostra de tamanho 8. Avalie a significância estatística dos resultados.

Solução: Consulte $n_1 = 8$, $n_2 = 15$, α = 0,05 e encontre $T_l = 65$ e $T_r = 127$. Como $T = 73 > 65$ e $T < 127$, os resultados não são estatisticamente significativos usando um teste bilateral ao nível de 5%.

A Tabela 11 do Apêndice foi elaborada com a suposição de ausência de empates. Se não houver empates e min $(n_1, n_2) < 10$, então um teste de permutação exata deve ser usado para avaliar a significância estatística (consulte Lehmann [1] ou a seção 9.6 para mais detalhes).

O teste de soma de postos de Wilcoxon é chamado, na literatura, de **teste U de Mann-Whitney**. A estatística para o teste U de Mann-Whitney baseia-se no número de pares de observações (x_i, y_j), um de cada amostra, tal que $x_i < y_j$; além disso, adiciona-se 0,5 à estatística de teste para cada par (x_i, y_j) tal que $x_i = y_j$. O teste U de Mann-Whitney e o teste da soma de postos de Wilcoxon são completamente equivalentes.

A relação entre eles é a seguinte:

$$U = R_1 - \dfrac{m(m+1)}{2},$$

onde m é o tamanho da amostra x

Pode-se mostrar que $E(U) = E(R_1) - m(m+1)/2 = mn/2$, $Var(U) = Var(R_1)$ e o valor-p do teste de soma de postos de Wilcoxon e o do teste U de Mann-Whitney são os mesmos. Portanto, a escolha do teste a ser utilizado é uma questão de conveniência (ou, mais especificamente, a escolha do software a ser usado).

Usando o Computador para Executar o Teste de Soma de Postos de Wilcoxon

O comando wilcox.test do R pode também executar o teste da soma de postos de Wilcoxon para o método de amostras grandes e para o método exato. Os escores para os dois grupos precisam ser mantidos em uma única variável (por exemplo, z). A variável de grupo, que identifica o grupo das observações, é mantida em uma variável separada (por exemplo, g) e deve ter dois valores possíveis. A sintaxe é como se segue para o método de amostras grandes:

```
wilcox.test(z ~ g, alternative = "two.sided", mu = 0, paired = FALSE, exact = NULL, correct = TRUE, conf.int = FALSE)
```

Alternativamente, podemos manter os valores para um grupo em uma variável chamada x e os valores para o outro grupo em uma variável chamada y e usar a sintaxe:

```
wilcox.test(x,y,alternative = "two.sided", mu = 0, paired = FALSE, exact = NULL, correct = TRUE, conf.int = FALSE)
```

EXEMPLO 9.21 **Oftalmologia** Faça o teste da soma de postos de Wilcoxon para os dados da Tabela 9.3 usando um programa de computador.

Solução: Colocamos os dados em uma planilha com a acuidade visual mantida em uma variável chamada VA e o tipo genético em outra variável chamada g (que é codificada como DOM para dominante e LS para a forma ligada ao sexo). Uma lista das primeiras 10 observações é dada da seguinte forma:

ID	VA	g
1	20	DOM
2	20	DOM
3	20	DOM
4	20	DOM
5	20	DOM
6	25	DOM
7	25	DOM
8	25	DOM
9	25	DOM
10	25	DOM

Os resultados da análise para esses dados são os seguintes:

```
> wilcox.test(VA ~ g, alternative = "two.sided", mu = 0, paired = FALSE, exact = NULL, correct = TRUE, conf.int = FALSE)

    Wilconxon rank-sum test with continuity correction

data: VA by g
W = 154, p-value = 0.0001513
alternative hypothesis: true location shift is not equal to 0.
```

Alternativamente, criamos uma planilha diferente com os valores de VA para o grupo dominante em uma coluna chamada dom e para o grupo ligado ao sexo em uma coluna chamada ls. Uma lista das 10 primeiras observações desta planilha são dadas abaixo.

dom	ls
20	20
20	25
20	25
20	25
20	25
25	25
25	30
25	30
25	30

Os resultados da análise são mostrados abaixo.

```
> wilcox.test(dom, ls, alternative = "two.sided", mu = 0, paired =
FALSE, exact = NULL, correct = TRUE, conf.int = FALSE)

   Wilcoxon rank-sum test with continuity correction
data: dom and sl
W = 154, p-value = 0.0001513
alternative hypothesis: true location is not equal to 0
```

Assim, os resultados de ambas as análises são os mesmos.

Observe que, em ambos os casos, o software R calcula a estatística de Mann-Whitney (chamada W) em vez da estatística da soma de postos de Wilcoxon, que é obtida da fórmula $W = R_1 - 25(25 + 1)/2 = 479 - 325 = 154$. Contudo, o valor-$p$ é o mesmo no teste de soma de postos de Wilcoxon e conforme o Exemplo 9.19.

Por fim, uma condição necessária para a validade do teste de soma de postos é que as distribuições que estão sendo comparadas sejam contínuas. Contudo, McNeil investigou o uso desse teste comparando distribuições discretas e encontrou somente pequenas perdas no poder ao aplicar esse teste a dados agrupados de distribuições normais, em comparação com as observações não agrupadas dessas distribuições [3]. Ele conclui que o teste da soma de postos é aproximadamente válido nesse caso, com a abordagem adequada para empates como dado na Equação 9.8.

Veja a página 333 para a **EQUAÇÃO 9.8**

9.5 ESTUDO DE CASO: EFEITOS DA EXPOSIÇÃO AO CHUMBO NAS FUNÇÕES NEUROLÓGICAS E PSICOLÓGICAS EM CRIANÇAS

Em capítulos anteriores, consideramos o efeito da exposição ao chumbo nas funções cognitivas e neurológicas de crianças. Outros efeitos do chumbo, como descrito na literatura, são de natureza comportamental. Uma das variáveis é a hiperatividade. Nesse estudo, os pais das crianças foram convocados para avaliar o grau de hiperatividade de seus filhos em uma escala de quatro pontos, de normal (0) a muito hiperativo (3). A escala é de natureza ordinal. Então, para comparar o grau de hiperatividade entre os grupos exposto e de controle, os métodos não paramétricos são mais apropriados. Como essa pergunta só é feita para crianças mais novas, os dados são disponíveis para apenas 49 crianças do grupo de controle e 35 crianças expostas. Os dados são apresentados na Tabela 9.4. As linhas da tabela correspondem aos grupos (1 = controle, 2 = exposto). As colunas da tabela correspondem ao grau de hiperatividade. Dentro de cada grupo, a porcentagem de crianças com o índice de hiperatividade específica (as porcentagens da linha) também é dada. As crianças expostas parecem levemente mais hiperativas que as crianças no grupo de controle.

Usamos o teste U de Mann-Whitney no programa Minitab 17 para comparar a distribuição de hiperatividade dos dois grupos. Os resultados são dados na Tabela 9.5. Vemos que o valor-p para teste bilateral (ajustado para empates) dado na última linha da tabela é 0,46. Então, não há diferença significativa na distribuição do nível de hiperatividade entre os dois grupos.

TABELA 9.4 Dados de hiperatividade para o estudo referente à exposição ao chumbo

```
Estatísticas tabuladas: grupo hiperatividade p
   LINHAS:     GRUPO        COLUNAS:    HIPERATIV.
                  0             1           2          3        TODOS
      1          24            20           3          2          49
                48,98         40,82        6,12       4,08      100,00
      2          15            14           5          1          35
                42,86         40,00       14,29       2,86      100,00
```

TABELA 9.5 Resultados do teste U de Mann-Whitney para os dados de exposição ao chumbo usando Minitab 17

```
Resultados para: hyperact.MTW
Teste de Mann-Whitney e IC: hyper_1, hyper_2
              N        Median
hyper_1      49        1,0000
hyper_2      35        1,0000
Estimativa pontual para η1-η2 é 0,0000
95,1 por cento de IC para η1-η2 é (-0,0000, 0,0001)
W = 2008,5
Teste de η1 = η2 versus η1 ≠ η2 é significativo em 0,5049
O teste é significativo em 0,4649 (ajustado para empates)
```

QUESTÕES DE REVISÃO 9B

1 Qual é a diferença entre o teste de postos com sinais de Wilcoxon e o teste de soma de postos de Wilcoxon?

2 Um estudo piloto foi planejado para testar a eficácia da suplementação da vitamina E como um possível agente preventivo para a doença de Alzheimer. Vinte indivíduos de mais de 65 anos são dispostos aleatoriamente para receber um suplemento de vitamina E de 400 UI/dia (grupo 1, $n = 10$) ou placebo (grupo 2, $n = 10$). É importante comparar a ingestão total de vitamina E (de alimentos e suplementos) dos dois grupos no início do estudo. A ingestão no início do estudo para cada grupo em UI/dia é a seguinte:

Grupo 1 ($n = 10$): 7,5, 12,6, 3,8, 20,2, 6,8, 403,3, 2,9, 7,2, 10,5, 205,4

Grupo 2 ($n = 10$): 8,2, 13,3, 102,0, 12,7, 6,3, 4,8, 19,5, 8,3, 407,1, 10,2

(a) Que teste pode ser usado para comparar a ingestão de vitamina E no início do estudo dos dois grupos se não desejamos supor a normalidade?

(b) Faça o teste bilateral mencionado no item anterior e apresente o valor-p.

9.6 TESTES DE PERMUTAÇÃO

A versão exata do teste da soma de postos de Wilcoxon pode ser vista como um tipo especial do *teste de permutação*.

EXEMPLO 9.22 Por questões de simplicidade, suponha que temos dois grupos, cada um de tamanho 3 com escores mostrados na Tabela 9.6.

TABELA 9.6 Escores e postos para a comparação de dois grupos usando o teste da soma de postos de Wilcoxon ($m = n = 3$).

ID	Grupo	Escore	Posto
1	1	10	3
2	1	20	5
3	1	36	6
4	2	5	1
5	2	9	2
6	2	11	4

Com base na Tabela 9.6, a soma dos postos para grupo 1 (ou seja, R_1) = 3 + 5 + 6 = 14. Como avaliar a significância da soma observada de postos sem supor a normalidade da distribuição amostral da soma de postos? Vamos adotar a seguinte abordagem: usaremos um *teste de permutação*.

EQUAÇÃO 9.9 **Teste de Permutação**

1. Suponha que temos duas amostras independentes, X e Y, de tamanhos m e n, respectivamente. Desejamos testar a hipótese

   $H_0 : F_X = F_Y$ *versus* $H_1 : F_Y(x) = F_X(x - \delta)$, para algo como $\delta \neq 0$.

   onde F_X e F_Y são as fda para X e Y, respectivamente.

2. Usamos o teste da soma de postos de Wilcoxon e calculamos a soma de postos R_1 da amostra X, onde os postos são baseados nas amostras combinadas de tamanho $N = m + n$, e representamos essa soma de postos por $R_{1,obs}$.

3. Para avaliar a significância, misturamos os rótulos dos grupos ao acaso e consideramos todas as maneiras possíveis de distribuir os m indivíduos de N para ser a amostra hipotética X.

   Existem $K = \binom{N}{m}$ maneiras.

   As amostras hipotéticas X são chamadas de *elementos do conjunto de permutação*.

4. Agora calculamos a soma de postos da amostra X para cada elemento do conjunto de permutação. A distribuição da soma de postos R_1 no conjunto de permutação é chamada de *distribuição de permutação* e é representada por $R_{1,perm}$.

   Observe que em H_0, X e Y têm a mesma distribuição; assim, as somas de postos que correspondem a cada elemento da distribuição de permutação são identicamente distribuídas.

5. O valor-p do teste de permutação bilateral é obtido a partir de:

   valor-p_{perm} = $2 \times \min[\Pr(R_{1,perm} \leq R_{1,obs}), \Pr(R_{1,perm} \geq R_{1,obs}), 0{,}5]$.

Essa é a abordagem utilizada para calcular o valor-p exato para o Teste da Soma de Postos de Wilcoxon, que pode ser aplicada na presença ou na ausência de empates. Contudo, a Tabela 11 do Apêndice avalia somente valores críticos para a distribuição de permutação para m e n selecionados na ausência de empates.

Além disso, se m e n são suficientemente grandes, a distribuição de $R_{1,perm}$ pode ser aproximada pela distribuição normal, que forma a base para a versão das grandes amostras do teste da soma de postos de Wilcoxon dada na Equação 9.8. Observe que até se considerarmos a normalidade da distribuição de permutação, ainda não supomos a normalidade para a distribuição representativa de X e Y. São dois conceitos não relacionados.

Veja a página 333 para a **EQUAÇÃO 9.8**

EXEMPLO 9.23 Avalie a significância da soma de postos do Exemplo 9.22 usando uma abordagem do teste de permutação.

Solução: Para avaliar a significância, misturamos os rótulos dos grupos e consideramos a soma de postos para todas as permutações possíveis dos rótulos dos grupos entre os 6 indivíduos, onde há 3 indivíduos no grupo 1 e 3 indivíduos no grupo 2.

Há $\binom{6}{3} = 20$ maneiras de atribuir os rótulos dos grupos para 6 indivíduos.

Então, o conjunto de permutação tem 20 elementos neste caso.
Calculamos a soma de postos correspondente a cada elemento como mostrado na Tabela 9.7.

TABELA 9.7 Soma de postos para cada elemento da distribuição de permutação

Elemento	Escore	Posto	Escore	Posto	Escore	Posto	Soma de postos
1	10	3	20	5	36	6	14
2	10	3	20	5	5	1	9
3	10	3	20	5	9	2	10
4	10	3	20	5	11	4	12
5	10	3	36	6	5	1	10
6	10	3	36	6	9	2	11
7	10	3	36	6	11	4	13
8	20	5	36	6	5	1	12
9	20	5	36	6	9	2	13
10	20	5	36	6	11	4	15
11	10	3	5	1	9	2	6
12	10	3	5	1	11	4	8
13	10	3	9	2	11	4	9
14	20	5	5	1	9	2	8
15	20	5	5	1	11	4	10
16	20	5	9	2	11	4	11
17	36	6	5	1	9	2	9
18	36	6	5	1	11	4	11
19	36	6	9	2	11	4	12
20	5	1	9	2	11	4	7

Então, obtemos a distribuição da frequência da soma de postos dos elementos da distribuição de permutação como mostrado na Tabela 9.8.

TABELA 9.8 Distribuição de permutação da soma de postos para os dados do Exemplo 9.22

Soma de postos	Frequência	Soma de postos	Frequência
6	1	11	3
7	1	12	3
8	2	13	2
9	3	14	1
10	3	15	1
		Total	20

Agora, obtemos o valor-p do teste de permutação, que é dado por:

$$\text{valor-}p = 2 \times \min[Pr(R_{1,perm} \leq R_{1,obs}), Pr(R_{1,perm} \geq R_{1,obs}), 0,5].$$

Nesse caso,

$$\begin{aligned}\text{Valor-}p &= 2 \times \min[Pr(R_{1,perm} \leq 14), Pr(R_{1,perm} \geq 14), 0,5] \\ &= 2 \times \min(19/20, 2/20, 0,5) \\ &= 2 \times 2/20 = 4/20 = 0,20.\end{aligned}$$

Veja a página 333 para a **EQUAÇÃO 9.8**

Se m e n são grandes (ou seja, ≥ 10), a distribuição de permutação pode ser bem aproximada por uma distribuição normal. Neste caso, obtemos um teste da soma de postos para amostras grandes dado na Equação 9.8.

Usando o Computador para Fazer um Teste de Permutação

No Exemplo 9.22, $m = 3$ e $n = 3$ e o número de elementos da distribuição de permutação é

$$K = \binom{6}{3} = 20$$

Contudo, à medida que m e n aumentam, K pode aumentar muito. Por exemplo, se $m = 10$, $n = 10$, então

$$K = \binom{20}{10} = 184.756 \text{ e é vantajoso usar um programa de computador.}$$

Às vezes, K é tão grande que só é possível retirar uma amostra da distribuição de permutação em vez de obter a distribuição completa. O comando sample do R pode ser usado para essa finalidade. A sintaxe desse comando é a seguinte:

```
sample(x, k, replace = FALSE).
```

Esse comando selecionará uma amostra aleatória de tamanho k sem reposição de um vetor das observações x.

EXEMPLO 9.24 **Envelhecimento** Suponha que consideremos o estudo piloto proposto na Questão de Revisão 9B.2, em que comparamos a ingestão total de vitamina E em dois grupos de tratamento no início do estudo. Obtenha o valor-p do teste de permutação com base no teste da soma de postos de Wilcoxon.

Solução: Podemos usar o comando sample do R da seguinte maneira:

1. Seja x = vetor da ingestão de vitamina E no início do estudo para o grupo suplemento e y = vetor da ingestão de vitamina E no início do estudo para o grupo placebo, com x e y mostrados a seguir.

   ```
   > x
   [1]   7.5  12.6   3.8  20.2   6.8 403.3   2.9   7.2  10.5 205.4
   > y
   [1]   8.2  13.3 102.0  12.7   6.3   4.8  19.5   8.3 407.1  10.2
   ```

2. Combinamos x e y em um vetor z de tamanho 20:

   ```
   > z<- c(x,y)
   > z
    [1]   7.5  12.6   3.8  20.2   6.8 403.3   2.9   7.2  10.5 205.4   8.2  13.3
   [13] 102.0  12.7   6.3   4.8  19.5   8.3 407.1  10.2
   ```

3. Obtemos os postos dos elementos de z e os mantemos em um vetor r:

    ```
    > r<- rank(z)
    > r
    [1]  7 12  2 16  5 19  1  6 11 18  8 14 17 13  4  3 15  9 20 10
    ```

4. Calculamos a soma dos 10 primeiros elementos de r = à soma de postos observada e a representamos por r1(= 97).

    ```
    > r1<- sum(r[1:10])
    > r1
    [1] 97
    ```

5. Retiramos 1.000 amostras de tamanho 10 sem reposição de r (representados por s), usando o comando sample do R. Então, calculamos a soma de postos para cada amostra (s) e mantemos as 1.000 somas de postos em um vetor:

    ```
    > a<- numeric(1000)
    > for(i in 1:1000){
    + s<- sample(r,10,replace = FALSE)
    + a[i]<- sum(s)}
    ```

6. Formamos o subvetor a1, que consiste nos elementos de a, cuja soma de postos < = soma de postos observada (97).

    ```
    > a1<- a[a<= r1]
    ```

    Por exemplo, os 20 primeiros elementos de a1 são listados abaixo.

    ```
    > a1[1:20]
    [1] 94 89 79 96 95 91 96 92 97 90 89 92 92 87 87 67 79 91 81 93
    ```

7. Similarmente, formamos o subvetor a2 composto de elementos de a (ou seja, o subconjunto de 1.000 amostras) que têm uma soma de postos > = 97.

    ```
    > a2<- a[a>= r1]
    ```

    Uma lista dos 20 primeiros elementos de a2 é dada a seguir.

    ```
    > a2[1:20]
    [1]  98 109 114 113 103  99 105 101 121 105 121 111 121 105 135
        115 105 111 100
    [20] 109
    ```

8. Agora calculamos b1 = número de amostras em a1, que corresponde a

    $Pr(R_{1,perm} \leq R_{1,obs}) \times 1.000$

    e b2 = número de amostras em a2, que corresponde a

    $Pr(R_{1,perm} \geq R_{1,obs}) \times 1.000$ como se segue:

    ```
    > b1<- length(a1)
    > b2<- length(a2)
    > b1
    [1] 286
    > b2
    [1] 737
    ```

    Neste caso, b1 = 286 e b2 = 737.

Veja a página 339 para a **EQUAÇÃO 9.9**

9. Finalmente, calculamos o valor-*p* do teste de permutação bilateral como dado na Equação 9.9 da seguinte maneira:

```
> p.value<- 2 * min(b1,b2,500)/1000
> p.value
[1] 0.572
```

Então, o valor-*p* do teste de permutação bilateral é = 0,572, que indica que não há diferenças significativas entre a ingestão de vitamina E no início do estudo para os dois grupos.

Veja a página 333 para a **EQUAÇÃO 9.8**

10. Por último, para fins de comparação, também executamos o teste de Wilcoxon para grandes amostras com base na Equação 9.8, usando o comando wilcox.test do R da seguinte maneira:

```
> wilcox.test(x,y)
   Wilcoxon rank sum test
dados: x e y
W = 42, valor-p = 0.5787
alternative hypothesis: true location shift is not equal to 0.
```

Então, o valor-*p* para teste bilateral para amostras grandes = 0,579. Isso mostra excelente concordância entre o teste de permutação e os valores-*p* para amostras grandes e justifica o critério de que, para min(m, n) > = 10, podemos usar o teste de grandes amostras.

Nesta seção, discutimos o uso dos métodos do teste de permutação para fornecer um teste exato para o teste da soma de postos de Wilcoxon. Contudo, uma abordagem do teste de permutação pode também ser usada no contexto de outros testes não paramétricos (por exmplo, teste de postos com sinais de Wilcoxon) (consulte [1] para mais detalhes) ou, até mesmo, para testes paramétricos como o teste *t* para duas amostras, quando os tamanhos das amostras são pequenos e as suposições da normalidade baseada no teorema central do limite podem não ser aplicáveis.

9.7 RESUMO

Este capítulo apresentou alguns dos testes estatísticos não paramétricos mais amplamente usados correspondentes aos procedimentos paramétricos do Capítulo 8. A principal vantagem dos métodos não paramétricos é que a suposição da normalidade feita em capítulos anteriores pode ser simplificada se essas suposições forem inadequadas. Uma desvantagem dos procedimentos não paramétricos é que se perde um pouco do poder em relação ao procedimento paramétrico (como um teste *t*) se os dados seguirem verdadeiramente uma distribuição normal ou se o teorema central do limite for aplicável. Além disso, os dados devem ser tipicamente expressos em termos de postos, uma escala que alguns pesquisadores encontram dificuldade de entender em comparação com a manutenção dos dados na escala original.

Os procedimentos específicos abordados pela comparação de duas amostras incluem o teste do sinal, o teste de postos com sinais de Wilcoxon e o teste da soma de postos de Wilcoxon. O teste do sinal e o teste de postos com sinais são análogos não paramétricos para o teste *t* pareado. Para o teste do sinal só é necessário determinar se um membro de um par tem um índice maior ou menor que outro membro do par. Para o teste de postos com sinais, a magnitude do valor absoluto da diferença dos escores (à qual é, então, atribuída um posto), bem como seu sinal, serão usados para realizar o teste de significância. O teste da soma de postos de Wilcoxon (também conhecido como teste *U* de Mann-Whitney) é um análogo do teste *t* para amostras independentes, no qual os valores reais são substituídos pelos postos dos escores.

Os testes abordados neste capítulo estão entre os mais básicos dos testes não paramétricos. Hollander e Wolfe [4] e Lehmann [1] fornecem um tratamento mais detalhado dos métodos estatísticos não paramétricos.

PROBLEMAS

Odontologia

Em um estudo, 28 adultos com doença periodontal são avaliados antes e 6 meses após a implementação de um programa de educação dental destinado a promover melhor higiene bucal. Após 6 meses, a condição periodontal melhorou em 15 pacientes, piorou em 8 e permaneceu a mesma em 5.

*9.1 Avalie estatisticamente o impacto do programa (use um teste bilateral).

Suponha que os pacientes sejam avaliados quanto ao grau de alteração na condição periodontal em uma escala de 7 pontos, em que +3 indica grande melhora, 0 indica nenhuma alteração e −3 indica grande piora na condição periodontal. Os dados são apresentados na Tabela 9.9.

9.2 Que teste não paramétrico pode ser usado para determinar se uma alteração significativa na condição periodontal ocorreu com o passar do tempo?

9.3 Use o teste do Problema 9.2 e apresente o valor-p.

TABELA 9.9 Grau de alteração na condição periodontal

Alteração no escore	Número de pacientes
+3	4
+2	5
+1	6
0	5
−1	4
−2	2
−3	2

9.4 Suponha que há duas amostras de tamanhos 6 e 7, com uma soma de postos de 58 na amostra de tamanho 6. Usando o teste da soma de postos de Wilcoxon, avalie a significância dos resultados, supondo que não haja nenhum empate.

9.5 Responda ao Problema 9.4 considerando duas amostras de tamanhos 7 e 10, com uma soma de postos de 47 na amostra de tamanho 7. Suponha que não haja empates.

9.6 Responda o Problema 9.4 considerando duas amostras de tamanhos 12 e 15 com uma soma de postos de 220 na amostra de tamanho 12. Suponha que não haja empates.

Administração dos Serviços de Saúde

Suponha que queiramos comparar o tempo de internação de pacientes com o mesmo diagnóstico em dois hospitais diferentes. Os resultados são dados na Tabela 9.10.

TABELA 9.10 Comparação do tempo de internação em 2 hospitais

Primeiro hospital	21, 10, 32, 60, 8, 44, 29, 5, 13, 26, 33
Segundo hospital	86, 27, 10, 68, 87, 76, 125, 60, 35, 73, 96, 44, 238

*9.7 Por que um teste t não é muito útil neste caso?

*9.8 Realize um procedimento não paramétrico para testar a hipótese de que o tempo de internação é comparável nos dois hospitais.

Doenças Infecciosas

A distribuição da contagem de glóbulos brancos no sangue é assimétrica positiva e as suposições de normalidade não são geralmente válidas.

9.9 Para comparar a distribuição da contagem de glóbulos brancos de pacientes nos serviços médicos e cirúrgicos na Tabela 2.13 ou em HOSPITAL.DAT, quando não se supõe normalidade, qual teste pode ser usado?

9.10 Use o teste do Problema 9.9 e apresente o valor-p.

Medicina do Esporte

Considere o Conjunto de Dados TENNIS2.DAT.

9.11 Qual teste não paramétrico pode ser usado para comparar a intensidade de dor durante a atividade máxima no primeiro período entre as pessoas escolhidas aleatoriamente nos grupos Motrin e placebo?

9.12 Use o teste no Problema 9.11 e apresente o valor-p.

Otorrinolaringologia, Pediatria

Um sintoma comum da otite média em crianças é a presença prolongada de fluido no ouvido médio, conhecida como *derrame do ouvido médio*. A presença do fluido pode resultar em perda temporária da audição e interfere em habilidades normais de aprendizagem nos primeiros 2 anos de vida. Uma hipótese é que bebês amamentados por, pelo menos, 1 mês desenvolveram alguma imunidade contra os efeitos da infecção e tiveram derrame menos prolongado que os bebês alimentados com mamadeira. Realizou-se um pequeno estudo com 24 pares de bebês, os quais foram combinados um a um de acordo com idade, sexo, condição socioeconômica e tipo de medicação administrada. Um membro do par é um bebê que é amamentado e outro membro é um bebê alimentado com mamadeira. A variável de interesse é a duração do derrame do ouvido médio após o primeiro episódio de otite média. Os resultados são dados na Tabela 9.11.

*9.13 Que hipóteses estão sendo testadas aqui?

*9.14 Por que um teste não paramétrico deve ser útil para testar as hipóteses?

*9.15 Quais testes não paramétricos devem ser usados aqui?

*9.16 Teste a hipótese de que a duração do derrame é diferente entre os bebês amamentados e os bebês alimentados com mamadeira usando o teste não paramétrico.

TABELA 9.11 Duração do derrame do ouvido médio em bebês amamentados e alimentados com mamadeira

Número do par	Duração do derrame em bebês amamentados (dias)	Duração do derrame em bebês alimentados com mamadeira (dias)
1	20	18
2	11	35
3	3	7
4	24	182
5	7	6
6	28	33
7	58	223
8	7	7
9	39	57
10	17	76
11	17	186
12	12	29
13	52	39
14	14	15
15	12	21
16	30	28
17	7	8
18	15	27
19	65	77
20	10	12
21	7	8
22	19	16
23	34	28
24	25	20

Hipertensão

Ácidos graxos polinsaturados na dieta afetam favoravelmente vários fatores de risco para doenças cardiovasculares. A principal gordura insaturada da dieta é o ácido linoleico. Para testar os efeitos da suplementação da dieta com ácido linoleico na pressão arterial, 17 adultos consumiram 23 g/dia de óleo de cártamo, rico em ácido linoleico, por 4 semanas. As medidas da pressão arterial sistólica (PAS) foram feitas no início do estudo (antes da ingestão do óleo) e 1 mês mais tarde, com os valores médios em várias leituras a cada visita, conforme a Tabela 9.12.

9.17 Que teste paramétrico pode ser usado para testar o efeito do ácido linoleico na PAS?

9.18 Use o teste do Problema 9.17 e apresente o valor-*p*.

9.19 Que teste não paramétrico pode ser usado para testar o efeito do ácido linoleico na PAS?

9.20 Use o teste do Problema 9.19 e apresente o valor-*p*.

9.21 Compare seus resultados dos Problemas 9.18 e 9.20 e discuta que método você considera mais apropriado.

TABELA 9.12 Efeito do ácido linoleico na PAS

Indivíduo	PAS no início do estudo	PAS em 1 mês	PAS 1 mês após início do estudo
1	119,67	117,33	2,34
2	100,00	98,78	1,22
3	123,56	123,83	−0,27
4	109,89	107,67	2,22
5	96,22	95,67	0,55
6	133,33	128,89	4,44
7	115,78	113,22	2,56
8	126,39	121,56	4,83
9	122,78	126,33	−3,55
10	117,44	110,39	7,05
11	111,33	107,00	4,33
12	117,33	108,44	8,89
13	120,67	117,00	3,67
14	131,67	126,89	4,78
15	92,39	93,06	−0,67
16	134,44	126,67	7,77
17	108,67	108,67	0,00

Hipertensão

Um instrumento utilizado em alguns estudos da pressão arterial é o dispositivo zero aleatório, no qual o ponto zero da máquina é aleatoriamente ajustado a cada uso e o observador não sabe a medida real da pressão arterial no momento da medição. Esse instrumento destina-se a reduzir a interferência do observador. Antes de usar essa máquina, é importante verificar se as leituras estão, na média, comparáveis àquelas de um manguito padrão. Para isso, duas medidas foram feitas em 20 crianças com manguito padrão e dispositivo zero aleatório. As médias da pressão arterial sistólica (PAS) para duas leituras em cada máquina são dadas na Tabela 9.13. Suponha que os observadores estejam relutantes em supor que as distribuições sejam normais.

*9.22 Que teste não paramétrico deve ser usado para testar a hipótese de que as PAS médias para as duas máquinas são comparáveis?

*9.23 Faça o teste recomendado no Problema 9.22.

Outro aspecto do mesmo estudo é comparar a variabilidade da pressão arterial em cada método. Essa comparação é realizada calculando $|x_1 - x_2|$ para cada participante e método (ou seja, a diferença absoluta entre a primeira e a segunda leitura), além de comparar as diferenças absolutas entre as máquinas para cada participante. Os dados são apresentados na Tabela 9.14. Os observadores estão relutantes em supor que as distribuições sejam normais.

*9.24 Que teste não paramétrico deve ser usado para testar a hipótese de que a variabilidade das duas máquinas é comparável?

*9.25 Faça o teste recomendado no Problema 9.24.

TABELA 9.13 Comparação da PAS média com o manguito padrão *versus* o dispositivo zero aleatório (mm Hg)

Pessoa	PAS média (manguito padrão)	PAS média (zero aleatório)
1	79	84
2	112	99
3	103	92
4	104	103
5	94	94
6	106	106
7	103	97
8	97	108
9	88	77
10	113	94
11	98	97
12	103	103
13	105	107
14	117	120
15	94	94
16	88	87
17	101	97
18	98	93
19	91	87
20	105	104

TABELA 9.14 Comparação da variabilidade da PAS com o manguito padrão *versus* o dispositivo zero aleatório (mm Hg)

Pessoa	Diferença absoluta, manguito padrão (a_s)	Diferença absoluta, zero aleatório (a_r)
1	2	12
2	4	6
3	6	0
4	4	2
5	8	4
6	4	4
7	2	6
8	2	8
9	4	2
10	2	4
11	0	6
12	2	6
13	6	6
14	2	4
15	8	8
16	0	2
17	6	6
18	4	6
19	2	14
20	2	4

Promoção da Saúde

Consulte os dados SMOKE.DAT.

9.26 Use métodos não paramétricos para testar se há diferença entre o número de dias de abstinência de homens *versus* mulheres fumantes.

9.27 Divida os dados em grupos de idade (acima/abaixo da mediana) e use métodos não paramétricos para testar se o número de dias de abstinência está relacionado à idade.

9.28 Use a mesma abordagem do Problema 9.27 para testar se a quantidade fumada anteriormente está relacionada ao número de dias de abstinência.

9.29 Use a mesma abordagem do Problema 9.27 para testar se o nível ajustado de monóxido de carbono (CO) está relacionado ao número de dias de abstinência do fumo.

9.30 Por que os métodos não paramétricos são adequados para um estudo de fatores de risco para o abandono do hábito de fumar?

Doença Renal

Consulte os dados da proteína urinária na Tabela 8.16.

9.31 Use métodos não paramétricos para avaliar se o tratamento com captopril é efetivo para reduzir a proteína urinária.

Doença Hepática

Considere os dados HORMONE.DAT.

9.32 Use métodos não paramétricos para responder ao Problema 8.70.

9.33 Use métodos não paramétricos para responder ao Problema 8.71.

9.34 Use métodos não paramétricos para responder ao Problema 8.72.

9.35 Compare seus resultados dos Problemas 9.32 a 9.34 com os resultados correspondentes usando métodos paramétricos dos Problemas 8.70 a 8.72.

Oftalmologia

Consulte os dados nas Tabelas 7.9 e 7.10.

9.36 Responda ao Problema 7.77 usando métodos não paramétricos.

9.37 Faça o teste bilateral sugerido no Problema 9.36 e apresente o valor-*p*.

9.38 Compare os resultados do Problema 9.37 com aqueles obtidos no Problema 7.78.

Endocrinologia

Considere os dados BONEDEN.DAT.

9.39 Responda ao Problema 7.79 usando métodos não paramétricos e compare seus resultados com aqueles obtidos com métodos paramétricos.

9.40 Responda ao Problema 7.80 usando métodos não paramétricos e compare seus resultados com aqueles obtidos com métodos paramétricos.

Doenças Infecciosas

9.41 Analise novamente os dados da Tabela 8.15 usando métodos não paramétricos e compare seus resultados com aqueles obtidos no Problema 8.41.

Microbiologia

Consulte os dados da Tabela 8.28.

9.42 Que teste pode ser usado para comparar a distribuição dos pesos das vagens em plantas inoculadas *versus* não inoculadas?

9.43 Use o computador para para implementar o teste (bilateral) de permutação mencionado no Problema 9.42 e apresente o valor-*p*.

9.44 Compare seus resultados com aqueles obtidos no Problema 8.113.

Diabetes

Demonstrou-se que o crescimento durante a adolescência entre meninas com diabetes se relaciona com a consistência em tomar injeções de insulina. Uma hipótese similar foi testada em meninos adolescentes de 13 a 17 anos. Os meninos foram vistos em visitas repetidas com aproximadamente 90 dias de intervalo. O peso e HgbA1c, um marcador que reflete consistência em tomar injeções de insulina nos últimos 30 dias, foram medidos a cada visita. As pessoas com diabetes têm uma concentração de HgbA1c maior que o normal; o objetivo do tratamento da insulina é diminuir os níveis de HgbA1c o máximo possível. Para observar a relação entre a alteração no peso e a alteração em HgbA1c, cada um dos 23 meninos foi avaliado durante um intervalo de 90 dias quando a alteração de HgbA1c foi mínima (ou seja, alteração < 1%) (período controle) e durante outro intervalo de 90 dias quando HgbA1c aumentou em ≥1% (período de falta de consistência); esse é um aumento bem grande, que indica falta de consistência em tomar as injeções de insulina. Esses dados representam um subconjunto dos dados DIABETES.DAT. A alteração de peso foi comparada entre esses intervalos usando a seguinte medida:

Δ = (alteração do peso, período de controle) − (alteração de peso, período de falta de consistência)

Uma distribuição de frequência dos dados em ordem crescente de Δ é mostrada na Tabela 9.15.

Suponha que tenhamos assumido distribuição normal para a alteração dos escores na Tabela 9.15.

9.45 Que teste paramétrico pode ser usado para comparar a alteração de peso durante o período de controle *versus* a alteração de peso durante o período de falta de consistência?

9.46 Faça o teste bilateral mencionado no Problema 9.45 e apresente o valor-*p*.

9.47 Responda ao Problema 9.45 considerando que não estamos dispostos a fazer a suposição de normalidade.

9.48 Faça o teste bilateral mencionado no Problema 9.47 e apresente o valor-*p*.

TABELA 9.15 (Alteração de peso, período de controle) − (alteração de peso, período de falta de consistência) entre 23 meninos diabéticos adolescentes

i	Δ_i	i	Δ_i	i	Δ_i
1	−12,6	9	+2,2	17	+11,5
2	−10,3	10	+3,5	18	+12,2
3	−5,9	11	+4,8	19	+13,9
4	−5,4	12	+5,4	20	+14,2
5	−4,5	13	+5,8	21	+18,0
6	−2,7	14	+6,0	22	+18,6
7	−1,8	15	+6,7	23	+21,7
8	+0,3	16	+9,6		
				Média	4,83
				dp	9,33
				n	23

Câncer

O estradiol sérico é um fator de risco importante para o câncer de mama em mulheres na pós-menopausa. Para entender melhor a etiologia do câncer de mama, foram coletadas amostras de estradiol sérico de 25 mulheres na pré-menopausa (quase no mesmo tempo do ciclo menstrual), das quais 10 eram caucasianas e 15 eram afro-americanas. Foram coletados dados do nível de estradiol sérico e do índice de massa corpórea (IMC) = peso (kg)/altura^2 (m^2), que é uma medida importante da obesidade total. Os dados são mostrados na Tabela 9.16.

A distribuição do estradiol sérico é, em geral, altamente assimétrica (especialmente para mulheres na pré-menopausa) e estamos relutantes em supor a normalidade.

9.49 Que teste podemos usar para comparar a distribuição de estradiol sérico em mulheres caucasianas *versus* afro-americanas?

9.50 Faça o teste mencionado no Problema 9.49 e apresente o valor-*p* do teste bilateral baseado em amostras grandes.

9.51 Responda ao Problema 9.50 usando o teste de permutação.

9.52 Compare seus resultados nos Problemas 9.50 e 9.51.

Outra variável importante na epidemiologia do câncer de mama é o IMC que, de acordo com estudos anteriores, relaciona-se com estradiol sérico e etnia.

9.53 Suponha que queiramos comparar o IMC médio entre mulheres caucasianas e afro-americanas na pré-menopausa com base nos dados na tabela e estejamos dispostos a supor que a distribuição do IMC é aproximadamente normal. Que teste podemos usar para fazer essa comparação?

(*Observe* que, para mulheres caucasianas, IMC médio = 22,0, *dp* = 2,47, *n* = 10; para mulheres afro-americanas, IMC médio = 25,4, *dp* = 5,01, *n* = 15.)

9.54 Faça o teste bilateral mencionado no Problema 9.53 e apresente o valor-*p*.

TABELA 9.16 Relação do estradiol sérico, IMC e etnia em 25 mulheres na pré-menopausa

ID	Estradiol sérico (pg/mL)	Posto do estradiol	IMC	Grupo étnico*
1	94	25	18,9	0
2	54	20	19,7	1
3	31	9,5	20,7	0
4	21	5	23,4	1
5	46	18	23,3	1
6	56	21	25,1	0
7	18	3	35,6	1
8	19	4	26,2	1
9	12	1	22,3	1
10	14	2	20,4	0
11	25	7	21,7	0
12	35	12	20,0	1
13	22	6	21,0	1
14	71	23	21,8	0
15	43	16	32,7	1
16	35	12	23,6	1
17	42	15	24,7	1
18	50	19	23,2	1
19	44	17	33,9	1
20	41	14	20,6	0
21	28	8	24,7	0
22	65	22	26,3	0
23	31	9,5	20,1	0
24	35	12	22,5	1
25	91	24	29,1	1

*1 = Afro-americana, 0 = caucasiana.

Oftalmologia

Queremos comparar o tempo de rompimento do filme lacrimal (TBUT[6]) imediatamente após a instilação do colírio *versus* a TBUT antes da instilação. Para essa finalidade, calcularemos o TBUT médio em ambos os olhos e em duas repetições para cada olho (ou seja, o escore é uma média de quatro valores). Além disso, usaremos somente os dados com um período de piscada de 6 segundos.

9.55 Que teste podemos usar para realizar a análise se não queremos supor que TBUT seja normalmente distribuído?

9.56 Use o teste bilateral mencionado no Problema 9.55 e apresente o valor-*p*.

9.57 Responda ao Problema 9.56 comparando TBUT com 5 minutos após a instilação do colírio *versus* TBUT antes da instilação.

9.58 Responda ao Problema 9.56 comparando TBUT com 10 minutos após a instilação do colírio *versus* TBUT antes da instilação.

9.59 Responda ao Problema 9.56 comparando TBUT com 15 minutos após a instilação do colírio *versus* TBUT antes da instilação.

9.60 Com base nos seus resultados dos Problemas 9.55 a 9.59, você considera que a resposta para o colírio é curta ou longa?

Endocrinologia

Um estudo avaliou o efeito de uma dieta com baixos níveis de gordura no metabolismo do estrogênio em 6 mulheres saudáveis, com idades entre 21 e 32 anos [5]. As mulheres estavam dentro dos 5% do seu peso ideal, não praticavam esportes e consumiam uma dieta tipicamente norte-americana. Nas primeiras 4 semanas, elas foram alimentadas com uma dieta rica em gordura (40% de calorias totais de gordura). Depois, foram submetidas a uma dieta pobre em gordura (25% das calorias da gordura) por 2 meses. Durante a fase folicular do ciclo menstrual (dias 5-7), cada mulher recebeu um cubo de açúcar com [^{3}H]E$_2$ (estradiol). Isso foi feito uma vez durante o período rico em gordura e novamente após a mulher ter comido uma dieta pobre em gordura por 2 meses. A porcentagem de [^{3}H]E$_2$ administrado oralmente, excretado na urina como glucoronídeos 16a-hidroxilados, é dada na Tabela 9.17.

9.61 Que teste paramétrico pode ser usado para comparar as porcentagens de 16α-OHE$_1$ em uma dieta rica em gordura *versus* uma dieta pobre em gordura?

9.62 Use o teste bilateral mencionado no Problema 9.61 e apresente o valor-*p*.

9.63 Que teste não paramétrico pode ser usado para comparar as porcentagens de 16α-OHE$_1$ em uma dieta rica em gordura *versus* uma dieta pobre em gordura?

9.64 Use o teste bilateral mencionado no Problema 9.63 e apresente o valor-*p*.

TABELA 9.17 Porcentagens de [^{3}H]E^2 administrado oralmente e excretado na urina como glucoronídeos de 16α-OHE$_1$

Indivíduo	Dieta rica em gordura	Dieta pobre em gordura
1	2,55	1,27
2	2,92	1,60
3	1,71	0,53
4	4,00	1,02
5	0,77	0,74
6	1,03	0,67

Doença Cardiovascular

A massa do ventrículo esquerdo (MVE) é um fator de risco para doença cardiovascular. Um estudo foi proposto para avaliar a relação entre os níveis de pressão arterial na infância e a MVE em crianças determinada nos ecocardiogra-

---
6. Do inglês, *tear break-up time*. (N.R.T.)

mas. O objetivo é estratificar as crianças em um grupo de pressão arterial normal (< 80° percentil para idade, sexo e altura) e um grupo de pressão arterial elevada (≥ 90° percentil para idade, sexo e altura) e comparar a alteração da MVE entre os dois grupos. Antes disso, é preciso demonstrar as alterações de MVE ocorridas nas crianças em um período de 4 anos.

Para apoiar o estudo principal, um estudo piloto foi conduzido, no qual foram obtidos os ecocardiogramas de 10 crianças aleatórias do *Bogalusa Heart Study* no início do estudo e após quatro anos de acompanhamento. Os dados são apresentados na Tabela 9.18 (*Observação*: estes são os mesmos dados da Tabela 8.27).

TABELA 9.18 Dados piloto sobre a massa ventricular esquerda (MVE) em crianças do *Bogalusa Heart Study*

ID	MVE (g) no início do estudo	MVE (g) nos 4 anos	Alteração (g)*
1	139	163	24
2	134	126	−8
3	86	142	56
4	98	96	−2
5	78	111	33
6	90	108	18
7	102	167	65
8	73	82	9
9	93	77	−16
10	162	172	10

*MVE após 4 anos - MVE no início do estudo

9.65 Suponha que os pesquisadores estejam relutantes em supor que a alteração na MVE em quatro anos seja normalmente distribuída. Que teste pode ser usado para avaliar se há uma alteração na MVE média ao longo dos quatro anos?

9.66 Que hipóteses estão sendo testadas com esse teste?

9.67 Qual é a estatística de teste para esse teste aplicado nos dados da Tabela 9.18?

Sugestão: suponha que o teste para smostras grandes seja válido para esses dados, apesar de $n = 10$.

9.68 Qual é a região crítica ao nível de 5%? (ou seja, para quais valores da estatística de teste rejeitaremos H_0 a um nível de 5%?)

9.69 Qual é o valor-*p* para esse teste?

9.70 Faça o teste bilateral usando o método exato e obtenha o valor-*p*.

9.71 Compare seus resultados nos Problemas 9.69 e 9.70.

9.72 Compare seus resultados com aqueles obtidos usando os métodos do teste *t* do Problema 8.107.

Hipertensão

Em alguns estudos, a aldosterona plasmática foi associada aos níveis de pressão arterial em adultos, podendo haver também diferenças étnicas. Para crianças, há menos dados disponíveis. Na Figura 5.22, apresentamos a distribuição de aldosterona plasmática para 53 crianças caucasianas e 46 crianças afro-americanas [6]. As distribuições estão muito assimétricas e uma análise não paramétrica é apropriada aqui. Agrupamos os dados para fins ilustrativos como mostrado na Tabela 9.19.

TABELA 9.19 Níveis plasmáticos de aldosterona em 53 crianças caucasianas e 46 crianças afro-americanas (dados agrupados)

Grupo aldosterona (pmol/L)	Caucasianas	Afro-americanas
0–199	12	28
200–399	17	10
400–599	15	5
≥ 600	9	3

9.73 Que teste não paramétrico pode ser usado para comparar o grupo aldosterona plasmático entre crianças caucasianas e afro-americanas?

9.74 Faça o teste bilateral para amostras grandes mencionado no Problema 9.73 e apresente o valor-*p*.

9.75 Faça o teste de permutação (bilateral) mencionado no Problema 9.73 e apresente o valor-*p*.

9.76 Como os resultados dos Problemas 9.74 e 9.75 são comparados?

9.77 O que você conclui de sua análise dos dados?

REFERÊNCIAS

[1] Lehmann, E. L. *Nonparametrics: Statistical methods based on ranks*. New York: Springer, 1998.

[2] Berson, E. L. et al. Evaluation of patients with retinitis pigmentosa receiving electrical stimulation, ozonated blood, and ocular surgery in Cuba. *Archives of Ophthalmology*, n. 114, p. 560-563, 1996.

[3] McNeil, D. R. Efficiency loss due to grouping in distribution free tests. *Journal of the American Statistical Association*, n. 62, p. 954-965, 1967.

[4] Hollander, M.; Wolfe, D. *Nonparametric statistical methods*. 2nd ed. New York: Wiley, 1999.

[5] Longcope C. et al. The effect of a low fat diet on estrogen metabolism. *Journal of Clinical Endocrinology and Metabolism*, n. 64, p. 1246-1250, 1987.

[6] Pratt, J. H. et al. Racial differences in aldosterone excretion and plasma aldosterone concentrations. *New England Journal of Medicine*, n. 321, v. 17, p. 1152-1157, 1989.

Teste de hipóteses: dados categóricos

10.1 INTRODUÇÃO

Nos Capítulos 7 e 8, foram apresentados os métodos de teste de hipóteses para dados contínuos. Para cada teste, os dados consistiram em uma ou duas amostras, as quais foram consideradas originadas de distribuições normais; os procedimentos apropriados foram desenvolvidos com base nessa suposição. No Capítulo 9, a suposição de normalidade foi relaxada e uma classe de métodos não paramétricos foram apresentados. Usando esses métodos, assumimos que a variável sob estudo pode ser ordenada sem supor nenhuma distribuição.

Se a variável do estudo não for contínua e, em vez disso, for classificada em categorias que podem ou não ser ordenadas, devem ser utilizados métodos diferentes de inferência. Considere os Exemplos 10.1 a 10.3.

EXEMPLO 10.1   **Câncer**   Suponha que estejamos interessados na associação entre o uso de contraceptivo oral e a incidência de câncer ovariano em um período de cinco anos, entre 1º de janeiro de 2013 e 1º de janeiro de 2018. Mulheres que não tiveram doenças em 1º de janeiro de 2013 são classificadas em duas categorias de uso do contraceptivo oral a partir dessa data: usuárias constantes e não usuárias. O interesse aqui está em determinar se a incidência de câncer de ovário em 5 anos é diferente entre as usuárias constantes e as não usuárias. Consequentemente, este é um problema de comparação entre duas proporções binomiais, e a metodologia do teste t do Capítulo 8 não pode ser usada porque a variável resultante, o desenvolvimento de câncer de ovário, é uma variável discreta com duas categorias (sim/não), e não uma variável contínua.

EXEMPLO 10.2   **Câncer**   Suponha que as usuárias de contraceptivo oral do Exemplo 10.1 estejam subdivididas em usuárias "abusivas", que usaram a pílula por 5 anos ou mais, e usuárias "moderadas", que usaram a pílula por menos de 5 anos. Nosso interesse talvez esteja em comparar as taxas de incidência de câncer de ovário em 5 anos entre as usuárias abusivas, as moderadas e as não usuárias. Neste exemplo, três proporções binomiais estão sendo comparadas e precisamos considerar métodos que comparem mais de duas proporções binomiais.

EXEMPLO 10.3   **Doenças infecciosas**   O ajuste de um modelo de probabilidade com base na distribuição de Poisson para variáveis aleatórias definidas pelo número anual de óbitos por poliomielite nos Estados Unidos no período de 1968 a 1977 foi discutido, como mostrado na Tabela 4.10. Queremos desenvolver um teste para a qualidade do ajuste desse ou de outros modelos de probabilidade nos dados amostrais.

Neste capítulo, são apresentados os métodos de teste de hipóteses para comparar duas ou mais proporções binomiais. Serão considerados também os métodos para testar a qualidade do ajuste de um modelo de probabilidade previamente especificado para dados reais.

Da mesma forma, consideraremos as relações entre as abordagens categóricas e não paramétricas para a análise de dados.

10.2 TESTE PARA DUAS PROPORÇÕES BINOMIAIS

EXEMPLO 10.4

Câncer Foi proposta uma hipótese de que o câncer de mama em mulheres é causado, em parte, por eventos que ocorrem entre a idade da menarca (quando ocorre a primeira menstruação) e a idade no primeiro parto. A hipótese é de que o risco de câncer de mama aumenta à medida que a duração desse intervalo aumenta. Se essa teoria estiver correta, um fator de risco importante para o câncer de mama é a idade no primeiro parto. Essa teoria explicaria, em parte, por que a incidência de câncer de mama parece maior para mulheres em grupos socioeconômicos mais elevados, uma vez que elas tendem a ter filhos relativamente tarde na idade reprodutiva.

Um estudo internacional testou essa hipótese [1]. Casos de câncer de mama foram identificados entre mulheres em hospitais selecionados nos Estados Unidos, na Grécia, na Iugoslávia, no Brasil, em Taiwan e no Japão. Os controles foram escolhidos entre mulheres de idade comparável que estiveram no hospital ao mesmo tempo que os casos em foco, mas *não* tiveram câncer de mama. Todas as mulheres foram perguntadas sobre a idade delas no primeiro parto.

Um grupo de mulheres com pelo menos um parto foi arbitrariamente dividido em duas categorias: (1) mulheres cuja idade no primeiro parto era ≤29 anos e (2) mulheres cuja idade do primeiro parto era ≥30 anos. Os seguintes resultados foram encontrados entre as mulheres com, pelo menos, um parto: 683 de 3.220 (21,2%) com câncer de mama (mulheres-caso) e 1.498 de 10.245 (14,6%) sem câncer de mama (mulheres-controle) tiveram idade do primeiro parto ≥30 anos. Como podemos avaliar se essa diferença é significativa ou simplesmente devida ao acaso?

Seja p_1 = a probabilidade de que a idade no primeiro parto seja ≥30 anos nas mulheres-caso que tiveram pelo menos um parto, e p_2 = a probabilidade de que a idade no primeiro parto seja ≥30 anos nas mulheres controle que tiveram pelo menos um parto. A questão é se a probabilidade de ter uma idade ≥30 anos no primeiro parto é diferente nos dois grupos. Esse problema é equivalente ao teste da hipótese H_0: $p_1 = p_2 = p$ versus H_1: $p_1 \neq p_2$ para alguns valores de p constantes.

Duas abordagens para o teste de hipóteses são apresentadas. A primeira usa métodos de teoria normal semelhantes àqueles desenvolvidos no Capítulo 8 e discutidos a seguir. A segunda utiliza os métodos da tabela de contingência, que serão discutidas neste capítulo. Essas duas abordagens são *equivalentes* porque elas sempre produzem os mesmos valores-*p*; assim, qual delas utilizar é uma questão de conveniência.

Método da Teoria Normal

O teste de significância é baseado nas diferenças entre as proporções das amostras $(\hat{p}_1 - \hat{p}_2)$. Se essa diferença for muito diferente de 0 (seja em termos positivos ou negativos), H_0 é rejeitada; senão, H_0 é aceita. As amostras serão consideradas suficientemente grandes, de forma que a *aproximação binomial pela distribuição normal é válida*. Então, sob H_0, $\hat{p}_1$ é normalmente distribuído com média p e variância pq/n_1, e $\hat{p}_2$ é normalmente distribuído com média p e variância pq/n_2. Portanto, com base na Equação 5.10, como as amostras são independentes, a diferença $\hat{p}_1 - \hat{p}_2$ é normalmente distribuída com média 0 e variância

$$\frac{pq}{n_1} + \frac{pq}{n_2} = pq\left(\frac{1}{n_1} + \frac{1}{n_2}\right)$$

Se dividirmos $\hat{p}_1 - \hat{p}_2$ por seu erro padrão,

$$\sqrt{pq\left(\frac{1}{n_1} + \frac{1}{n_2}\right)}$$

então, sob H_0,

EQUAÇÃO 10.1
$$z = (\hat{p}_1 - \hat{p}_2)/\sqrt{pq(1/n_1 + 1/n_2)} \sim N(0,1)$$

O problema é que p e q são desconhecidos e, então, o denominador de z não pode ser calculado, a menos que algumas estimativas para p sejam encontradas. A melhor estimativa para p baseia-se em uma média ponderada das proporções das amostras $\hat{p}_1$ e $\hat{p}_2$. Essa média ponderada, chamada de $\hat{p}$, é dada por

EQUAÇÃO 10.2
$$\hat{p} = \frac{n_1\hat{p}_1 + n_2\hat{p}_2}{n_1 + n_2} = \frac{x_1 + x_2}{n_1 + n_2}$$

em que x_1 = ao número observado de eventos na primeira amostra e x_2 = ao número observado de eventos na segunda amostra. Essa estimativa é intuitiva porque cada uma das proporções amostrais é ponderada pelo número de pessoas na amostra. Então, substituímos a estimativa $\hat{p}$ na Equação 10.2 por p na Equação 10.1. Por fim, para melhor ajustar a aproximação binomial pela distribuição normal, uma correção de continuidade é introduzida no numerador da Equação 10.1. Se $\hat{p}_1 \geq \hat{p}_2$, subtraímos $\left(\frac{1}{2n_1} + \frac{1}{2n_2}\right)$; se $\hat{p}_1 < \hat{p}_2$, adicionamos $\left(\frac{1}{2n_1} + \frac{1}{2n_2}\right)$. De modo equivalente, podemos reescrever o numerador em termos de $|\hat{p}_1 - \hat{p}_2| - \left(\frac{1}{2n_1} + \frac{1}{2n_2}\right)$ e rejeitar H_0 somente para valores de z positivos grandes. Isso sugere a estatística de teste a seguir.

EQUAÇÃO 10.3

Teste para duas proporções binomiais (teste da teoria normal)

Para testar a hipótese H_0: $p_1 = p_2 = p$ versus H_1: $p_1 \neq p_2$, em que as proporções são obtidas de duas amostras independentes, use o seguinte procedimento:

(1) Calcule a estatística de teste

$$z = \frac{|\hat{p}_1 - \hat{p}_2| - \left(\frac{1}{2n_1} + \frac{1}{2n_2}\right)}{\sqrt{\hat{p}\hat{q}\left(\frac{1}{n_1} + \frac{1}{n_2}\right)}}$$

em que $\hat{p} = \frac{n_1\hat{p}_1 + n_2\hat{p}_2}{n_1 + n_2} = \frac{x_1 + x_2}{n_1 + n_2}$, $\hat{q} = 1 - \hat{p}$

e x_1 e x_2 são os números de eventos na primeira e na segunda amostras, respectivamente.

(2) Para um teste bilateral de nível α,

Se $z > z_{1-\alpha/2}$

então rejeite H_0;

Se $z \leq z_{1-\alpha/2}$

então aceite H_0.

(3) O valor-p aproximado para esse teste é dado por

$p = \min \{2[1 - \Phi(z)], 1\}$

(4) Use esse teste somente quando a aproximação binomial pela distribuição normal for válida para cada uma das duas amostras — ou seja, quando $n_1\hat{p}\hat{q} \geq 5$ e $n_2\hat{p}\hat{q} \geq 5$.

As regiões de aceitação e rejeição para esse teste estão mostradas na Figura 10.1. O cálculo do valor-p exato está ilustrado na Figura 10.2.

FIGURA 10.1 Regiões de aceitação e rejeição do teste para duas proporções binomiais (teste da teoria normal)

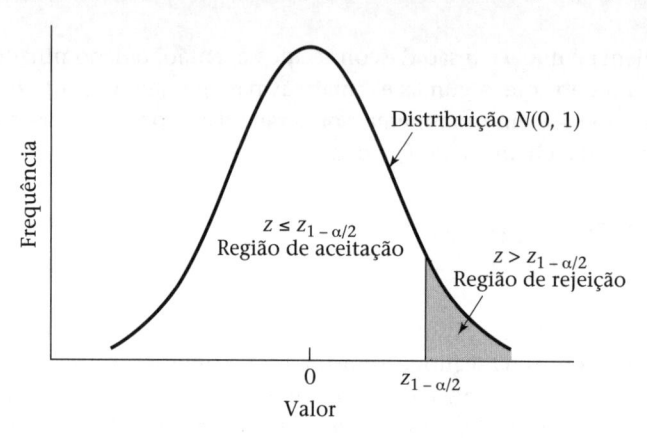

FIGURA 10.2 Cálculo do valor-p bilateral de teste para duas proporções binomiais (quando $z \geq 0$) (teste da teoria normal)

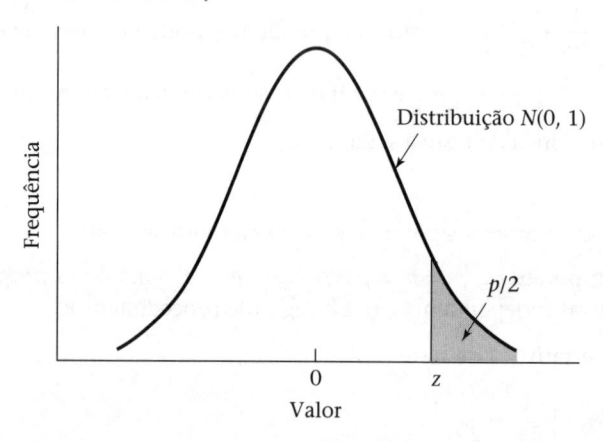

EXEMPLO 10.5 **Câncer** Avaliar a significância estatística dos resultados do estudo no Exemplo 10.4.

Solução: A proporção das mulheres-caso cuja idade no primeiro parto era ≥ 30 anos é $683/3.220 = 0,212 = \hat{p}_1$ e a proporção das mulheres-controle cuja idade no primeiro parto foi ≥ 30 é $1.498/10.245 = 0,146 = \hat{p}_2$. Para calcular a estatística de teste z na Equação 10.3, a proporção estimada $\hat{p}$ deve ser obtida, dada por

$$\hat{p} = (683 + 1.498)/(3.220 + 10.245) = 2.181/13.465 = 0,162$$

$$\hat{q} = 1 - 0,162 = 0,838$$

Observe que

$$n_1 \hat{p}\hat{q} = 3.220(0,162)(0,838) = 437 \geq 5$$

e $\quad n_2 \hat{p}\hat{q} = 10.245(0,162)(0,838) = 1.391 \geq 5$

Então, o teste da Equação 10.3 pode ser usado.

A estatística de teste é dada por

$$z = \left\{|0,212 - 0,146| - \left[\frac{1}{2(3.220)} + \frac{1}{2(10.245)}\right]\right\} \Big/ \sqrt{0,162(0,838)\left(\frac{1}{3.220} + \frac{1}{10.245}\right)}$$

$$= 0,0657/0,00744$$

$$= 8,8$$

O valor-$p = 2 \times [1 - \Phi(8,8)] < 0,001$, e os resultados são altamente significativos. Portanto, podemos concluir que as mulheres com câncer de mama são significativamente mais propensas a terem tido o primeiro parto depois dos 30 anos em comparação às mulheres sem câncer de mama.

EXEMPLO 10.6 **Doença Cardiovascular** Um estudo analisou os efeitos do uso de contraceptivo oral em doença cardíaca em mulheres com idades de 40 a 44 anos. Os pesquisadores descobriram que, entre 5.000 mulheres usuárias atuais de contraceptivo oral no início do estudo, 13 desenvolveram um infarto agudo do miocárdio (IAM) em um período de 3 anos, ao passo que, entre as 10.000 mulheres que nunca usaram contraceptivo oral, 7 desenvolveram um IAM em um período de 3 anos. Avalie a significância estatística dos resultados.

Solução: Observe que $n_1 = 5.000$, $\hat{p}_1 = 13/5.000 = 0,0026$, $n_2 = 10.000$, $\hat{p}_2 = 7/10.000 = 0,0007$. Queremos testar a hipótese $H_0: p_1 = p_2$ versus $H_1: p_1 \neq p_2$. A melhor estimativa da proporção p é dada por

$$\hat{p} = \frac{13+7}{15.000} = \frac{20}{15.000} = 0,00133$$

Como $n_1\hat{p}\hat{q} = 5.000(0,00133)(0,99867) = 6,7$, $n_2\hat{p}\hat{q} = 10.000(0,00133)(0,99867) = 13,3$, o teste da teoria normal da Equação 10.3 pode ser usado. A estatística de teste é dada por

$$z = \frac{|0,0026 - 0,0007| - \left[\frac{1}{2(5.000)} + \frac{1}{2(10.000)}\right]}{\sqrt{0,00133(0,99867)(1/5.000 + 1/10.000)}} = \frac{0,00175}{0,00063} = 2,77$$

O valor-p é dado por $2 \times [1 - \Phi(2,77)] = 0,006$. Então, há uma diferença significativa entre as taxas de incidência de IAM para as mulheres usuárias de contraceptivo oral em comparação com as que nunca usaram o contraceptivo oral. Em outras palavras, o uso de contraceptivo oral está significativamente associado com a maior incidência de IAM em um período de 3 anos.

Método da Tabela de Contingência

O mesmo teste apresentado no início dessa seção é agora abordado de uma perspectiva diferente.

EXEMPLO 10.7 **Câncer** Suponha que todas as mulheres com pelo menos um parto no estudo do Exemplo 10.4 sejam classificadas como casos ou controles e com a idade no primeiro parto ≤ 29 ou ≥ 30 anos. As quatro possíveis combinações são mostradas na Tabela 10.1.

TABELA 10.1 Dados para o estudo do Exemplo 10.4, comparando a idade no primeiro parto nos casos de câncer de mama com os controles comparáveis

Condição	Idade no primeiro parto		Total
	≥30	≤29	
Caso	683	2.537	3.220
Controle	1.498	8.747	10.245
Total	2.181	11.284	13.465

Fonte: Baseado em *WHO Bulletin*, n. 43, p. 209-221, 1970.

A condição de controle e a de caso estão mostradas nas linhas da tabela e os grupos da idade no primeiro parto estão apresentados nas colunas da tabela. Consequentemente, cada mulher é classificada em um dos quatro compartimentos ou *células* da tabela. Em particular, há 683 mulheres com câncer de mama cuja idade no primeiro parto é ≥ 30, 2.537 mulheres com câncer de mama cuja idade no primeiro parto é ≤ 29, 1.498 mulheres-controle cuja idade no primeiro parto é ≥ 30 e 8.747 mulheres-controle cuja idade no primeiro parto é ≤ 29. Além disso, o número de mulheres em cada linha e coluna pode ser totalizado e mostrado nos totais da tabela. Então, há 3.220 mulheres-caso (683 + 2.537), 10.245 mulheres-controle (1.498 + 8.747), 2.181 mulheres com idade no primeiro parto ≥ 30 (683 + 1.498) e 11.284 mulheres com idade no primeiro parto ≤ 29 (2.537 + 8.747). Essas somas são os totais das linhas e das colunas, respectivamente. Por fim, o número total de unidades = 13.465 é dado no canto inferior direito; esse total pode ser obtido somando-se as quatro células (683 + 2.537 + 1.498 + 8.747) ou os totais da linha (3.220 + 10.245) ou da coluna (2.181 + 11.284). Essa soma é chamada de *total geral*.

A Tabela 10.1 é chamada de *tabela de contingência* 2 × 2 porque tem duas categorias para a condição caso-controle e duas categorias para a condição idade no primeiro parto.

DEFINIÇÃO 10.1 A **tabela de contingência 2 × 2** é uma tabela de duas linhas e duas colunas. É uma maneira apropriada de mostrar que os dados podem ser classificados por duas variáveis diferentes, *cada uma* delas tendo somente dois possíveis resultados. Uma variável é arbitrariamente atribuída às linhas e outra às colunas. Cada uma das quatro células representa o número de unidades (mulheres, no exemplo anterior) com um valor específico para cada uma das duas variáveis. As células são, às vezes, indicadas pelo número, sendo a célula (1, 1) aquela na primeira linha e na primeira coluna, a célula (1, 2) aquela na primeira linha e na segunda coluna, a célula (2, 1) na segunda linha e na primeira coluna e a célula (2, 2) na segunda linha e na segunda coluna. Os números observados de unidades nas quatro células são igualmente indicados como O_{11}, O_{12}, O_{21} e O_{22}, respectivamente.

Além disso, é habitual totalizar

(1) O número de unidades em cada linha e mostrá-lo na margem direita da tabela: esses totais são chamados **totais marginais das linhas** ou **totais das linhas**.

(2) O número de unidades em cada coluna e mostrá-lo na margem inferior da tabela: esses totais são chamados **totais marginais das colunas** ou **totais das colunas**.

(3) O número de unidades nas quatro células, mostrado no canto direito inferior da tabela e chamá-lo de **total geral**.

EXEMPLO 10.8 **Doença Cardiovascular** Disponha os dados de IAM do Exemplo 10.6 mostrados na forma de uma tabela de contingência 2 × 2.

Solução: Sejam as linhas da tabela o grupo de uso de contraceptivo oral, com a primeira linha representando as mulheres usuárias de contraceptivo oral e a segunda representando as mulheres que nunca usaram o contraceptivo. Considere que as colunas da tabela representem IAM, com a primeira coluna significando "sim" e a segunda, "não". Estudamos 5.000 mulheres usuárias atuais de contraceptivo oral, das quais 13 desenvolveram IAM e 4.987 não. Estudamos 10.000 não usuárias, das quais 7 desenvolveram IAM e 9.993 não. Desse modo, a tabela de contingência é apresentada na Tabela 10.2.

TABELA 10.2 Tabela de contingência 2 × 2 para os dados no Exemplo 10.6

Grupo uso de contraceptivo oral	Incidência de IAM em 3 anos		Total
	Sim	Não	
Mulheres usuárias	13	4.987	5.000
Mulheres que nunca usaram	7	9.993	10.000
Total	20	14.980	15.000

Dois planos amostrais diferentes adaptam-se à estrutura da tabela de contingência. Os dados do câncer de mama do Exemplo 10.4 têm duas amostras independentes (ou seja, as mulheres-caso e mulheres-controle), e queremos comparar a proporção de mulheres em cada grupo que têm o primeiro parto com idade ≥30 anos. Similarmente, nos dados do

Exemplo 10.6, há duas amostras independentes de mulheres com padrões diferentes do uso de contraceptivo oral, e queremos comparar a proporção de mulheres em cada grupo que desenvolveu IAM. Em ambos os exemplos, queremos testar se as proporções são as mesmas nas duas amostras independentes. Esse teste é chamado de **teste para a homogeneidade das proporções binomiais**. Nessa situação, um dos totais é fixado (por exemplo, as linhas) e o número de sucessos em cada linha é uma variável aleatória. No Exemplo 10.4, o número total de casos e controles de câncer de mama está fixado e o número de mulheres com a idade no primeiro parto ≥30 é uma variável aleatória binomial condicional no total das linhas fixadas (ou seja, 3.220 casos e 10.245 controles).

Outro plano amostral possível a partir do qual surgem as tabelas de contingências é o teste para a independência de duas características na mesma amostra quando nenhuma característica é particularmente apropriada como um denominador. Nesse cenário, os totais são considerados fixos. A frequência em uma célula específica da tabela [por exemplo, a célula (1, 1)] é uma variável aleatória e todas as outras células podem ser determinadas a partir dos totais fixos e na célula (1, 1). Um exemplo desse plano amostral é dado no Exemplo 10.9.

EXEMPLO 10.9 Nutrição O questionário de frequência alimentar é amplamente utilizado para medir a ingestão alimentar. Especifica-se o número de porções consumidas por dia de cada um dos muitos produtos alimentares diferentes. A composição total de nutrientes é então calculada com base nos componentes alimentares específicos de cada produto alimentar. Uma maneira de julgar quanto o questionário mede a ingestão alimentar é por sua reprodutibilidade. Para avaliar a reprodutibilidade, o questionário é administrado duas vezes para 50 pessoas e a ingestão de nutrientes dos dois questionários é comparada. Suponha que o colesterol da dieta é quantificado como alto se for superior a 300 mg/dia e normal, caso contrário. A tabela de contingência (Tabela 10.3) compara os resultados dos dois levantamentos. Observe que esse exemplo não tem um denominador natural. Simplesmente queremos testar se há alguma associação entre as duas medidas informadas de colesterol da dieta para a mesma pessoa. Mais especificamente, queremos determinar quão improvável é que 15 mulheres informem elevada ingestão de colesterol na dieta em ambos os questionários, dado que 20 das 50 informaram elevada ingestão no primeiro questionário e 24 das 50 informaram elevada ingestão no segundo questionário. Esse teste é chamado de **teste de independência** ou **teste de associação** entre as duas características.

TABELA 10.3 Uma comparação do colesterol da dieta, de acordo com o questionário de frequência alimentar aplicado em dois momentos diferentes

Primeiro questionário de frequência alimentar	Segundo questionário de frequência alimentar		Total
	Alta	Normal	
Alta	15	5	20
Normal	9	21	30
Total	24	26	50

O mesmo procedimento é utilizado se um teste de homogeneidade ou um teste de independência é realizado; assim, não distinguiremos mais esses dois planos amostrais nesta seção.

Teste de Significância Usando a Abordagem da Tabela de Contingência

A Tabela 10.1 é uma **tabela de contingência observada** ou uma **tabela observada**. Para determinar a significância estatística, precisamos desenvolver uma **tabela esperada**, que é a tabela de contingência que seria esperada se não houvesse relação entre câncer de mama e idade no primeiro parto – ou seja, se $H_0: p_1 = p_2 = p$ fosse verdadeiro. Neste exemplo, p_1 e p_2 são as probabilidades (entre as mulheres com, pelo menos, um parto) de um caso de câncer de mama e um controle, respectivamente, ter um parto na idade ≥30. Para essa finalidade, uma tabela geral observada, se houver x_1 expostos de n_1 mulheres com câncer de mama e x_2 expostos de n_2 mulheres-controle, será fornecida na Tabela 10.4.

TABELA 10.4 Tabela geral de contingência para os dados do estudo no Exemplo 10.4 se (1) de n_1 mulheres no grupo caso, x_1 são expostas e (2) de n_2 mulheres no grupo controle, x_2 são expostas (ou seja, tendo uma idade ≥ 30 anos no primeiro parto)

Condição caso-controle	Idade no primeiro parto		Total
	≥30	≤29	
Caso	x_1	$n_1 - x_1$	n_1
Controle	x_2	$n_2 - x_2$	n_2
Total	$x_1 + x_2$	$n_1 + n_2 - (x_1 + x_2)$	$n_1 + n_2$

Se H_0 for verdadeira, a melhor estimativa da proporção p é $\hat{p}$, que é dado na Equação 10.2 como

$$(n_1 \hat{p}_1 + n_2 \hat{p}_2)/(n_1 + n_2)$$

ou como $(x_1 + x_2)/(n_1 + n_2)$

em que x_1 e x_2 são os números de mulheres expostas nos grupos 1 e 2, respectivamente. Além disso, sob H_0, o número esperado de unidades na célula (1, 1) é igual ao número esperado de mulheres de ≥30 anos no primeiro parto entre as mulheres com câncer de mama, que é dado por

$$n_1 \hat{p} = n_1(x_1 + x_2)/(n_1 + n_2)$$

Contudo, na Tabela 10.4, esse número é simplesmente o produto do primeiro total da linha (n_1) multiplicado pelo primeiro total da coluna ($x_1 + x_2$), dividido pelo total geral ($n_1 + n_2$). Similarmente, o número esperado de unidades na célula (2, 1) é igual ao número esperado de mulheres-controle de ≥30 anos no primeiro parto:

$$n_2 \hat{p} = n_2(x_1 + x_2)/(n_1 + n_2)$$

que é igual ao produto do segundo total da linha multiplicado pelo primeiro total da coluna, dividido pelo total geral. Normalmente, a regra a seguir pode ser aplicada.

EQUAÇÃO 10.4 **Cálculo dos valores esperados para tabelas de contingência 2 × 2**

O **número esperado de unidades na célula** (i, j), geralmente indicado por E_{ij}, é o produto do total da i-ésima linha multiplicado pelo total da j-ésima coluna, dividido pelo total geral.

EXEMPLO 10.10 **Câncer** Calcule as tabelas esperadas para dados de câncer de mama no Exemplo 10.4.

Solução: A Tabela 10.1 fornece uma tabela observada para esses dados. O total de linha é dado por 3.220 e 10.245; o total de colunas, por 2.181 e 11.284; e o total geral, por 13.465. Assim,

E_{11} = número esperado de unidades na célula (1, 1)
= 3.220(2.181)/13.465 = 521,6

E_{12} = número esperado de unidades na célula (1, 2)
= 3.220(11.284)/13.465 = 2.698,4

E_{21} = número esperado de unidades na célula (2, 1)
= 10.245(2.181)/13.465 = 1.659,4

E_{22} = número esperado de unidades na célula (2, 2)
= 10.245(11.284)/13.465 = 8.585,6

Esses valores esperados são mostrados na Tabela 10.5.

TABELA 10.5 Tabela esperada para os dados de câncer de mama do Exemplo 10.4

Condição caso-controle	Idade no primeiro parto		Total
	≥30	≤29	
Caso	521,6	2.698,4	3.220
Controle	1.659,4	8.585,6	10.245
Total	2.181	11.284	13.465

EXEMPLO 10.11 **Doença Cardiovascular** Calcule a tabela esperada para os dados de contraceptivo oral-IAM do Exemplo 10.6.

Solução: A partir da Tabela 10.2, que fornece uma tabela observada para esses dados,

$$E_{11} = \frac{5.000(20)}{15.000} = 6,7$$

$$E_{12} = \frac{5.000(14.980)}{15.000} = 4.993,3$$

$$E_{21} = \frac{10.000(20)}{15.000} = 13,3$$

$$E_{22} = \frac{10.000(14.980)}{15.000} = 9.986,7$$

Os valores esperados são apresentados na Tabela 10.6.

TABELA 10.6 Tabela esperada para os dados de contraceptivo oral-IAM do Exemplo 10.6

Grupo que usa contraceptivo oral	Incidência de IAM em 3 anos		Total
	Sim	Não	
Mulheres usuárias atuais	6,7	4.993,3	5.000
Mulheres que nunca usaram	13,3	9.986,7	10.000
Total	20	14.980	15.000

Mostraremos a partir da Equação 10.4 que o *total* do número esperado de unidades em qualquer linha ou coluna deve ser igual ao total da linha ou coluna observada correspondente. Essa relação fornece uma verificação útil de que os valores esperados são calculados corretamente.

EXEMPLO 10.12 Verifique se os valores esperados na Tabela 10.5 foram calculados corretamente.

Solução: As seguintes informações são dadas:

(1) O total dos valores esperados na primeira linha = $E_{11} + E_{12}$ = 521,6 + 2.698,4 = 3.220 = total da primeira linha na tabela observada.

(2) O total dos valores esperados na segunda linha = $E_{21} + E_{22}$ = 1.659,4 + 8.585,6 = 10.245 = total da segunda linha na tabela observada.

(3) O total dos valores esperados na primeira coluna = $E_{11} + E_{21}$ = 521,6 + 1.659,4 = 2.181 = total da primeira coluna na tabela observada.

(4) O total dos valores esperados na segunda coluna = $E_{12} + E_{22}$ = 2.698,4 + 8.585,6 = 11.284 = total da segunda coluna na tabela observada.

Queremos comparar a tabela observada na Tabela 10.1 com a tabela esperada na Tabela 10.5. Se as células correspondentes nessas duas tabelas forem próximas, H_0 será aceita; se diferirem bastante, H_0 será rejeitada. Como devemos decidir quão diferentes as células deverão ser para que H_0 seja rejeitada? Demonstrou-se que a melhor maneira de comparar as células nas duas tabelas é usar a estatística $(O - E)^2/E$, em que O e E são o número observado e esperado de unidades, respectivamente, em uma célula específica. Em particular, sob H_0 pode-se mostrar que a soma de $(O - E)^2/E$ nas quatro células da tabela tem aproximadamente uma distribuição qui-quadrado com 1 grau de liberdade (gl). Isso é geralmente indicado como a estatística qui-quadrado de Pearson. H_0 será rejeitada somente se a soma for grande e será aceita em qualquer outro caso porque os valores pequenos dessa soma correspondem a uma boa concordância das duas tabelas, ao passo que valores maiores correspondem à concordância insatisfatória. Esse teste é usado somente quando a aproximação binomial pela distribuição normal é válida. Nesse cenário, pode-se mostrar que a aproximação pela normal é aproximadamente verdadeira se *nenhum valor esperado na tabela for menor que 5* (o que, às vezes, é conhecido como "*a regra dos cinco*").

Além disso, em certas circunstâncias, uma versão dessa estatística de teste com uma *correção de continuidade* produz valores-p mais precisos que a versão não corrigida quando aproximada pela distribuição qui-quadrado. Para a versão corrigida da continuidade, a estatística $\left(|O - E| - \frac{1}{2}\right)^2 / E$, em vez de $(O - E)^2/E$ é calculada para cada célula e a expressão anterior é somada nas quatro células. Esse teste é chamado qui-quadrado com correção de Yates e está resumido a seguir.

EQUAÇÃO 10.5 **Teste qui-quadrado com correção de Yates para uma tabela de contingência 2 × 2**

Suponha que desejemos testar a hipótese $H_0: p_1 = p_2$ *versus* $H_1: p_1 \neq p_2$ usando uma abordagem da tabela de contingência, em que O_{ij} representa o número observado de unidades na célula (i, j) e E_{ij} representa o número esperado de unidades na célula (i, j).

(1) Calcule a estatística de teste
$$X^2 = \left(|O_{11} - E_{11}| - 0{,}5\right)^2 / E_{11} + \left(|O_{12} - E_{12}| - 0{,}5\right)^2 / E_{12}$$
$$+ \left(|O_{21} - E_{21}| - 0{,}5\right)^2 / E_{21} + \left(|O_{22} - E_{22}| - 0{,}5\right)^2 / E_{22}$$

que, sob H_0, tem aproximadamente uma distribuição χ_1^2.

(2) Para o nível α, rejeite H_0 se $X^2 > \chi_{1,1-\alpha}^2$ e aceite H_0 se $X^2 \leq \chi_{1,1-\alpha}^2$.

(3) O valor-p aproximado é dado pela área à direita de X^2 sob distribuição χ_1^2.

(4) Use esse teste somente se nenhum dos quatro valores esperados for menor que 5.

As regiões de aceitação e rejeição para esse teste estão mostradas na Figura 10.3. O cálculo do valor-p está ilustrado na Figura 10.4.

O teste qui-quadrado com correção de Yates é um teste *bilateral* apesar da região crítica, baseada na distribuição do qui-quadrado, ser unilateral. O fundamento é que valores grandes de $|O_{ij} - E_{ij}|$ e, correspondentemente, da estatística de teste X^2, serão obtidos sob H_1, independentemente se $p_1 < p_2$ ou $p_1 > p_2$. Os valores pequenos de X^2 são evidências a favor de H_0.

EXEMPLO 10.13 **Câncer** Avalie os dados de câncer de mama do Exemplo 10.4 quanto à significância estatística utilizando uma abordagem da tabela de contingência.

Solução: Primeiro, calcule as tabelas observadas e esperadas conforme fornecidas pelas Tabelas 10.1 e 10.5, respectivamente. Verifique se todos os valores esperados na Tabela 10.5 são, pelo menos, 5, o que claramente acontece. Então, na Equação 10.5,

FIGURA 10.3 Regiões de aceitação e rejeição para o teste qui-quadrado com correção de Yates para uma tabela de contingência 2 × 2

$$X^2 = \frac{(|O_{11} - E_{11}| - 0,5)^2}{E_{11}} + \frac{(|O_{12} - E_{12}| - 0,5)^2}{E_{12}}$$
$$+ \frac{(|O_{21} - E_{21}| - 0,5)^2}{E_{21}} + \frac{(|O_{22} - E_{22}| - 0,5)^2}{E_{22}}$$

Distribuição χ_1^2

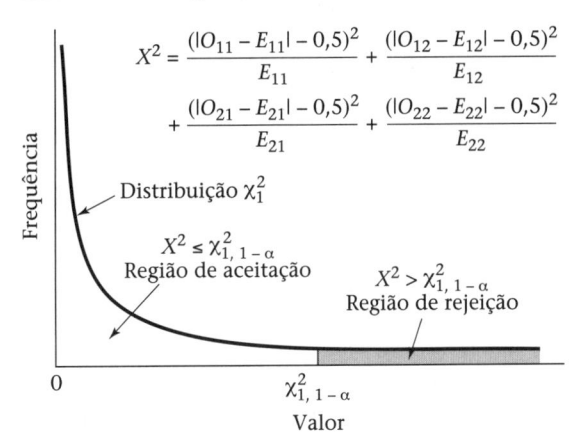

$X^2 \leq \chi_{1,\,1-\alpha}^2$
Região de aceitação

$X^2 > \chi_{1,\,1-\alpha}^2$
Região de rejeição

FIGURA 10.4 Cálculo do valor-*p* para o teste qui-quadrado com correção de Yates para uma tabela de contingência 2 × 2

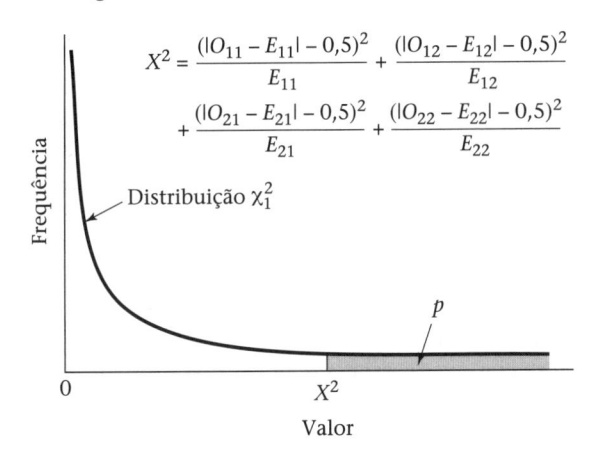

$$X^2 = \frac{(|O_{11} - E_{11}| - 0,5)^2}{E_{11}} + \frac{(|O_{12} - E_{12}| - 0,5)^2}{E_{12}}$$
$$+ \frac{(|O_{21} - E_{21}| - 0,5)^2}{E_{21}} + \frac{(|O_{22} - E_{22}| - 0,5)^2}{E_{22}}$$

Distribuição χ_1^2

$$X^2 = \frac{(|683 - 521,6| - 0,5)^2}{521,6} + \frac{(|2.537 - 2.698,4| - 0,5)^2}{2.698,4}$$
$$+ \frac{(|1.498 - 1.659,4| - 0,5)^2}{1.659,4} + \frac{(|8.747 - 8.585,6| - 0,5)^2}{8.585,6}$$
$$= \frac{160,9^2}{521,6} + \frac{160,9^2}{2.698,4} + \frac{160,9^2}{1.659,4} + \frac{160,9^2}{8.585,6}$$
$$= 49,661 + 9,599 + 15,608 + 3,017 = 77,89 \sim \chi_1^2 \text{ sob } H_0$$

Como $\chi_{1,\,0,999}^2 = 10,83 < 77,89 = X^2$, temos $p < 1 - 0,999 = 0,001$ e os resultados são significativos. Então, a incidência de câncer de mama está significativamente associada com o primeiro parto após os 30 anos.

EXEMPLO 10.14 **Doença Cardiovascular** Avalie os dados do Exemplo 10.6 quanto à significância estatística usando uma abordagem da tabela de contingência.

Solução: Primeiro, calcule as tabelas observadas e esperadas conforme dadas nas Tabelas 10.2 e 10.6, respectivamente. Observe que o menor valor esperado na Tabela 10.6 é 6,7, que é ≥5. Então, o procedimento do teste na Equação 10.5 pode ser usado:

$$X^2 = \frac{(|13-6{,}7|-0{,}5)^2}{6{,}7} + \frac{(|4.987-4.993{,}3|-0{,}5)^2}{4.993{,}3}$$

$$+ \frac{(|7-13{,}3|-0{,}5)^2}{13{,}3} + \frac{(|9.993-9.986{,}7|-0{,}5)^2}{9.986{,}7}$$

$$= \frac{5{,}8^2}{6{,}7} + \frac{5{,}8^2}{4.993{,}3} + \frac{5{,}8^2}{13{,}3} + \frac{5{,}8^2}{9.986{,}7}$$

$$= 5{,}104 + 0{,}007 + 2{,}552 + 0{,}003 = 7{,}67 \sim \chi_1^2 \text{ sob } H_0$$

Como $\chi_{1;\,0{,}99}^2 = 6{,}63$, $\chi_{1;\,0{,}995}^2 = 7{,}88$, e $6{,}63 < 7{,}67 < 7{,}88$, segue-se que $1 - 0{,}995 < p < 1 - 0{,}99$ ou $0{,}005 < p < 0{,}01$ e os resultados são significativos. O valor-p exato obtido do Excel = DIST. QUI (7,67; 1) ou R = 1 − pchisq (7,67; 1) = 0,006. Há, então, entre mulheres de 40 a 44 anos, uma diferença significativa entre as taxas de incidência de IAM para usuárias atuais de contraceptivo oral e para mulheres que nunca o usaram, tendo as usuárias atuais taxas maiores.

Veja a página
353 para a
EQUAÇÃO 10.3

Os procedimentos de teste das Equações 10.3 e 10.5 são equivalentes porque sempre fornecem os mesmos valores-p e sempre resultam nas mesmas decisões sobre aceitar ou rejeitar H_0. Qual procedimento de teste deve ser usado é uma questão de conveniência. Muitos pesquisadores consideram a abordagem da tabela de contingência mais compreensível e os resultados são mais frequentemente apresentados nesse formato na literatura científica.

Veja a página
360 para a
EQUAÇÃO 10.5

Neste momento, os estatísticos discordam amplamente sobre se a correção de continuidade é necessária para o teste da tabela de contingência na Equação 10.5. Por exemplo, a opção predefinida usando o Stata é um qui-quadrado não corrigido, ao passo que a opção predefinida usando o R é um qui-quadrado com correção de continuidade. O SAS fornece os resultados de ambos os testes. Geralmente, os valores-p obtidos usando a correção de continuidade são amplamente maiores. Então, os resultados obtidos são levemente menos significativos comparando os resultados sem usar a correção de continuidade. Contudo, a diferença nos resultados obtidos usando esses dois métodos deve ser pequena para tabelas baseadas em amostras grandes. A estatística do teste com correção de Yates é um pouco mais utilizada na literatura aplicada e, portanto, será usada nesta seção. Outra possível abordagem para realizar os testes de hipóteses com base nas tabelas de contingência 2 × 2 é usar o teste exato de Fisher. Esse procedimento é discutido na Seção 10.3.

Usando o Computador para Executar o Teste Qui-Quadrado para Tabelas 2 × 2

Usamos o comando chisq.test do R para realizar o teste.

A. Dados brutos

Usamos o comando

```
chisq.test(x, y)
```

em que x e y são vetores pertencentes a 2 variáveis em um conjunto de dados. Cada variável deve ter dois valores possíveis e os vetores devem ser do mesmo tamanho.

B. Dados resumidos

1. Suponha que tenhamos uma tabela geral de contingência com as contagens de células de a, b, c e d como mostrado na Tabela 10.7.

TABELA 10.7 Tabela geral de contingência

a	b	a + b
c	d	c + d
a + c	b + d	n = a + b + c + d

2. Primeiro, usamos o comando matrix do R para formar a matriz da tabela de contingência e atribuir a ela um nome como se segue:

```
table<- matrix(c(a,c,b,d), nrow = 2)
```

Observe que as contagens das células devem ser inseridas por coluna; assim, as contagens das células *a* e *c* são colocadas na primeira coluna da matriz e, então, as contagens das células *b* e *d* são colocadas na segunda coluna da matriz.

3. Então, especificamos

```
chisq.test(table)
```

para obter a estatística do teste qui-quadrado com correção de Yates.

EXEMPLO 10.15

Câncer Avalie a associação entre a idade no primeiro parto e a incidência de câncer de mama com base nos dados da Tabela 10.1, usando um programa de computador.

Solução: Podemos usar o comando chisq.test do R para executar o teste. Primeiro, formamos a matriz de contagens e atribuímos a ela o nome de tabela como se segue:

```
> table<- matrix(c(683,1498,2537,8747),nrow = 2)
```

Mostramos a tabela como se segue:

```
> table
     [,1] [,2]
[1,]  683 2537
[2,] 1498 8747
```

que corresponde à Tabela 10.1. Agora realizamos o teste como se segue:

```
> chisq.test(table)

    Pearson's chi-squared test with Yates' continuity correction

data:  table
X-squared = 77.8851, df = 1, p-valor < 2.2e-16
```

Os resultados concordam com aqueles do Exemplo 10.13.

EXEMPLO 10.16

Doença Pulmonar Suponha que consideremos os dados FEV.txt, que fornece os dados da função pulmonar e a história de tabagismo para 654 crianças de 3 a 19 anos. Avalie se há uma associação entre o tabagismo e o sexo.

Solução: Neste caso, x = Sexo(1 = masculino/0 = feminino) e y = Tabagismo(1 = sim/0 = = não) e usamos o comando chisq.test do R com base nos dados da linha como se segue:

```
> chisq.test(Sex,Smoke)
```

Pearson's Chi-squared test with Yates' continuity correction

```
data: Sex and Smoke
X-square = 3.2504, df = 1, p-valor = 0.0714
```

Vemos que não há uma associação significativa entre tabagismo e sexo (qui-quadrado = = 3,25, p = 0,07). Para entender melhor essa associação, primeiro usamos o comando da tabela do R como se segue:

```
> table(Smoke, Sex)
       Sex
Smoke    0      1
    0  279    310
    1   39     26
```

Agora obtemos as estimativas da proporção dos fumantes para meninos (Sexo = 1) e meninas (Sexo = 0), respectivamente, usando o comando tapply do R como se segue:

```
> tapply(Smoke, Sex, mean)
      0          1
0.12264151 0.07738095
```

Observamos que a proporção de fumantes é de 7,7% entre os meninos e 12,3% entre as meninas, mas essa diferença não é estatisticamente significativa ($p = 0,07$).

Nesta seção, discutimos o teste para duas proporções binomiais. Este é o análogo do teste t para comparar as médias de duas amostras independentes apresentadas no Capítulo 8, exceto que aqui estamos comparando as proporções em vez das médias.

Considere o fluxograma (Figura 10.16). Para todos os métodos do Capítulo 10, respondemos sim para (1) somente uma variável de interesse?, não para (2) problema de uma amostra?, sim para (3) problema de duas amostras?, não para (4) distribuição normal ou pode-se assumir que o teorema central do limite é válido? e sim para (5) distribuição é binomial?

Consideramos agora o fluxograma no final deste capítulo. Respondemos sim para (1) são amostras independentes? (2) todos os valores esperados são ≥5? e (3) tabela de contingência 2 × 2? Isso nos leva à caixa marcada "Use o teste para duas proporções binomiais ou métodos da tabela de contingência 2 × 2, se nenhum fator de confundimento estiver presente, ou o teste Mantel-Haenszel, se fatores de confundimento estiverem presentes". Em resumo, um fator de confundimento é outra variável potencialmente relacionada com as variáveis de classificação das linhas e das colunas e deve ser controlada. Neste capítulo, supomos que nenhum fator de confundimento está presente. Então, usamos o teste para duas proporções binomiais (Equação 10.3) ou o teste qui-quadrado equivalente para as tabelas de contingência 2 × 2 (Equação 10.5).

Veja a página 353 para a **EQUAÇÃO 10.3**

Veja a página 360 para a **EQUAÇÃO 10.5**

QUESTÕES DE REVISÃO 10A

1 O que é uma tabela de contingência?

2 Suponha que temos 50 casos de câncer ovariano e 100 controles de 50 a 54 anos. Dez dos casos de câncer ovariano e 12 dos controles alcançaram a menarca (idade quando os períodos menstruais começam) antes dos 11 anos.

(a) Que teste pode ser usado para avaliar se há uma associação significativa entre a idade precoce na menarca e câncer ovariano?

(b) Faça o teste do item anterior e apresente o valor-p bicaudal.

10.3 TESTE EXATO DE FISHER

Na Seção 10.2, discutimos os métodos para comparar duas proporções binomiais usando os métodos da teoria normal e da tabela de contingência. Ambos os métodos produzem valores-p idênticos. Contudo, eles requerem que a aproximação binomial pela distribuição normal seja válida, o que não acontece sempre, especialmente em se tratando de amostras pequenas.

EXEMPLO 10.17 **Doença Cardiovascular, Nutrição** Suponha que queiramos investigar a associação entre a ingestão de dietas ricas em sal e morte por doença cardiovascular (DCV). Grupos de usuários com dietas ricas e pobres em sal foram identificados e acompanhados por um longo período para comparar a frequência relativa de mortes por DCV nos dois grupos. Em contrapartida, um estudo muito menos oneroso envolveria considerar os registros de morte, separando mortes causadas por DCV e as não causadas por DCV, perguntando a um parente próximo (como o cônjuge) sobre os hábitos alimentares do falecido e, então, comparar a ingestão de sal entre pessoas que morreram em decorrência de DCV em relação a pessoas que morreram por outras causas.

O último tipo de estudo, um estudo retrospectivo, pode ser impossível de ser realizado por várias razões; contudo, se for possível, quase sempre custa menos que o tipo anterior, um estudo prospectivo.

EXEMPLO 10.18 **Doença Cardiovascular, Nutrição** Suponha que um estudo retrospectivo seja realizado em homens de 50 a 54 anos em um país específico e que morreram em um período de 1 mês. Os pesquisadores tentaram incluir aproximadamente o mesmo número de homens que morreram de DCV (os casos) e homens que morreram por outras causas (os controles). Das 35 pessoas que morreram de DCV, 5 consumiram uma dieta rica em sal antes de morrer, ao passo que, das 25 pessoas que morreram por outras causas, 2 consumiram essa dieta. Esses dados, apresentados na Tabela 10.8, estão na forma de tabela de contingência 2 × 2, de modo que os métodos da Seção 10.2 podem ser aplicados.

TABELA 10.8 Dados relativos à possível associação entre a causa da morte e alta ingestão de sal

Causa da morte	Tipo de dieta		Total
	Elevada concentração de sal	Baixa concentração de sal	
Não DCV	2	23	25
DCV	5	30	35
Total	7	53	60

No entanto, os valores esperados dessa tabela são muito pequenos para esses métodos serem válidos. De fato,

$E_{11} = 7(25)/60 = 2{,}92$

$E_{12} = 7(35)/60 = 4{,}08$

Então, duas das quatro células têm valores esperados menores que 5. Como seria possível avaliar a associação entre a causa de morte e o tipo de dieta?

Veja a página 360 para a **EQUAÇÃO 10.5**

Neste caso, **o teste exato de Fisher** pode ser usado. Esse procedimento fornece níveis exatos de significância para qualquer tabela 2 × 2, mas só é necessário para as tabelas com valores esperados pequenos, tabelas nas quais o teste qui-quadrado padrão da Equação 10.5 não é aplicável. Para tabelas nas quais o uso do teste qui-quadrado é apropriado, os dois testes fornecem resultados muito similares. Suponha que a probabilidade de determinado homem que consumia uma dieta rica em sal não ter morrido em decorrência de DCV (não DCV) = p_1 e a probabilidade de um homem que consumia uma dieta rica em sal ter morrido de DCV (DCV) = p_2. Desejamos testar a hipótese $H_0: p_1 = p_2 = p$ versus $H_1: p_1 \neq p_2$. A Tabela 10.9 fornece a disposição geral dos dados.

TABELA 10.9 Disposição geral dos dados para o exemplo do teste exato de Fisher

Causa da morte	Tipo de dieta		Total
	Elevada concentração de sal	Baixa concentração de sal	
Não DCV	a	b	a + b
DCV	c	d	c + d
Total	a + c	b + d	n

Por conveniência matemática, supomos que os totais marginais dessa tabela estão *fixados*, ou seja, os números de mortes não DCV e mortes DCV estão fixados em $a + b$ e $c + d$, respectivamente, e os números das pessoas com dietas ricas e pobres em sal estão fixados em $a + c$ e $b + d$, respectivamente. Na verdade, é difícil calcular as probabilidades exatas, a menos que sejam assumidos totais marginais fixados. A probabilidade *exata* de observar a tabela com células a, b, c e d é mostrada a seguir.

EQUAÇÃO 10.6 Probabilidade exata de observar uma tabela com células a, b, c, d

$$Pr(a,b,c,d) = \frac{(a+b)!(c+d)!(a+c)!(b+d)!}{n!a!b!c!d!}$$

A Equação 10.6 é fácil de lembrar porque o numerador é o produto de fatoriais de cada total marginal das linhas e das colunas e o denominador é o produto do fatorial do total geral e dos fatoriais das células individuais.

EXEMPLO 10.19 Considere a tabela 2 × 2 mostrada na Tabela 10.10. Calcule a probabilidade exata de obter essa tabela supondo que os totais marginais estão fixados.

Solução:

$$Pr(2,5,3,1) = \frac{7!4!5!6!}{11!2!5!3!1!} = \frac{5.040(24)(120)(720)}{39.916.800(2)(120)(6)} = \frac{1{,}0450944 \times 10^{10}}{5{,}7480192 \times 10^{10}} = 0{,}182$$

TABELA 10.10 Tabela de contingência 2 × 2 hipotética no Exemplo 10.19

2	5	7
3	1	4
5	6	11

A Distribuição Hipergeométrica

Suponha que consideremos todas as possíveis tabelas com totais marginais das linhas fixados indicados por N_1 e N_2 e totais marginais das colunas fixados indicados por M_1 e M_2. Suponhamos que as linhas e as colunas foram rearranjadas, de forma que $M_1 \le M_2$ e $N_1 \le N_2$. Consultamos cada tabela pela célula (1, 1) porque todas as outras células são, então, determinadas dos totais fixados nas linhas e nas colunas. Seja a variável aleatória X a contagem na célula (1, 1). A distribuição da probabilidade de X é dada por

EQUAÇÃO 10.7

$$Pr(X = a) = \frac{N_1! N_2! M_1! M_2!}{N! a! (N_1 - a)! (M_1 - a)! (M_2 - N_1 + a)!}, a = 0, \ldots, \min(M_1, N_1)$$

e $N = N_1 + N_2 = M_1 + M_2$. Essa distribuição de probabilidade é chamada de **distribuição hipergeométrica**.

A variância e o valor esperado da distribuição hipergeométrica são como se segue.

EQUAÇÃO 10.8 Valor esperado e variância da distribuição hipergeométrica

Suponha que consideremos todas as possíveis tabelas com os totais marginais das linhas fixos N_1 e N_2 e os totais marginais das colunas fixos M_1 e M_2, em que $N_1 \le N_2$, $M_1 \le M_2$ e $N = N_1 + N_2 = M_1 + M_2$. A variável aleatória X indica a contagem na célula (1, 1). O valor esperado e a variância de X são

$$E(X) = \frac{M_1 N_1}{N}$$

$$Var(X) = \frac{M_1 M_2 N_1 N_2}{N^2(N-1)}$$

Então, a probabilidade exata de obter uma tabela com células a, b, c e d na Equação 10.6 é um caso especial da distribuição hipergeométrica, em que $N_1 = a + b$, $N_2 = c + d$, $M_1 = a + c$, $M_2 = b + d$ e $N = a + b + c + d$. Podemos avaliar essa probabilidade usando a função DIST.

HIPERGEOM do Excel. Então, para avaliar $Pr(a, b, c, d)$, especificamos DIST.HIPERGEOM $(a;a+b;a+c;N)$. A distribuição hipergeométrica avalia a probabilidade da obtenção de a sucessos de uma amostra de $a + b$ observações, dado que a população total (neste caso, duas amostras combinadas) é do tamanho N, das quais as observações $a + c$ são sucessos. Então, para avaliar a probabilidade exata na Tabela 10.10, especificamos DIST.HIPERGEOM $(2;7;5;11) = 0,182$, que é a probabilidade de obter dois sucessos em uma amostra de 7 observações, tendo em vista que a população total consiste em 11 observações, das quais 5 são sucessos. A distribuição hipergeométrica difere da distribuição binomial porque, no último caso, simplesmente avaliamos a probabilidade de obter a sucessos de $a + b$ observações, supondo que cada resultado seja independente. Para a distribuição hipergeométrica, os resultados não são independentes porque, uma vez que um sucesso ocorre, é menos provável que outra observação seja um sucesso, já que o número total de sucessos está fixado (em $a + c$). Se N é grande, as duas distribuições serão muito semelhantes porque há somente um desvio leve da independência para a distribuição hipergeométrica.

A estratégia básica de testar a hipótese H_0: $p_1 = p_2$ versus H_1: $p_1 \neq p_2$ será enumerar todas as possíveis tabelas com os mesmos totais marginais da tabela observada e calcular a probabilidade exata para cada tabela baseando-se na distribuição hipergeométrica. Um método para realizar isso é apresentado a seguir.

EQUAÇÃO 10.9 **Enumeração de todas as possíveis tabelas com os mesmos totais marginais da tabela observada**

(1) Rearranje as linhas e as colunas da tabela observada, assim o menor total de linhas estará na primeira linha e o menor total de colunas, na primeira coluna.

Suponha que, após o rearranjo, as células na tabela observada sejam a, b, c e d, como mostrado na Tabela 10.9.

(2) Comece com a tabela em que 0 está na célula (1, 1). As outras células nessa tabela são, então, determinadas com base nos totais marginais das linhas e das colunas. Na verdade, para manter os mesmos totais marginais das linhas e das colunas da tabela observada, o elemento (1, 2) deve ser $a + b$, a célula (2, 1) deve ser $a + c$ e o elemento (2, 2) deve ser $(c + d) - (a + c) = d - a$.

(3) Construa a próxima tabela, aumentando a célula (1, 1) em 1 (ou seja, de 0 a 1), diminuindo as células (1, 2) e (2, 1) em 1 e aumentando a célula (2, 2) em 1.

(4) Continue aumentando ou diminuindo as células em 1, como no passo 3, até uma das células ser 0 ou até que todas as possíveis tabelas com os totais marginais de linha e coluna sejam enumeradas. Cada tabela na sequência das tabelas é indicada por seu elemento (1, 1). Então, a primeira tabela é a tabela "0", a próxima tabela é a tabela "1", e assim por diante.

EXEMPLO 10.20 **Doença Cardiovascular, Nutrição** Enumere todas as possíveis tabelas com os mesmos totais marginais de linhas e colunas da tabela observada na Tabela 10.8.

Solução: A tabela observada tem $a = 2$, $b = 23$, $c = 5$, $d = 30$. As linhas e as colunas não precisam ser rearranjadas porque o primeiro total da linha é menor que o segundo total da linha e o primeiro total da coluna é menor que o segundo total da coluna. Comece com a tabela "0", que tem 0 na célula (1, 1), 25 na célula (1, 2), 7 na célula (2, 1) e 30 – 2 ou 28 na célula (2, 2). A tabela "1" terá, então, 1 na célula (1, 1), 25 – 1 = 24 na célula (1, 2), 7 – 1 = = 6 na célula (2, 1) e 28 + 1 = 29 na célula (2, 2). Continue assim até a tabela "7" ser alcançada, que tem 0 na célula (2, 1), para que todas as possíveis tabelas com os totais marginais de linhas e colunas sejam enumerados como mostrado na Tabela 10.11. O conjunto de probabilidades hipergeométricas na Tabela 10.11 pode ser avaliado usando a Equação 10.6 ou um programa de computador. A coleção de tabelas e suas probabilidades associadas com base na distribuição hipergeométrica da Equação 10.6 são dadas na Tabela 10.11.

TABELA 10.11 Enumeração de todas as possíveis tabelas com os totais marginais fixos e suas probabilidades associadas, com base na distribuição hipergeométrica para o Exemplo 10.19

0	25
7	28

0,017

1	24
6	29

0,105

2	23
5	30

0,252

3	22
4	31

0,312

4	21
3	32

0,214

5	20
2	33

0,082

6	19
1	34

0,016

7	18
0	35

0,001

A questão agora é: o que deve ser feito com essas probabilidades para avaliar a significância dos resultados? A resposta depende de se estar usando uma hipótese alternativa uni ou bilateral. Em geral, o método a seguir pode ser usado.

EQUAÇÃO 10.10

Teste exato de Fisher: procedimento geral e cálculo do valor-p

Para testar a hipótese $H_0: p_1 = p_2$ versus $H_1: p_1 \neq p_2$, em que o valor esperado de pelo menos uma célula é <5 quando os dados são analisados na forma de uma tabela de contingência 2 × 2, usamos o seguinte procedimento:

(1) Enumere todas as possíveis tabelas com os mesmos totais marginais de linhas e colunas da tabela observada, conforme mostrado na Equação 10.9.

(2) Calcule a probabilidade exata de cada tabela enumerada no passo 1, usando o computador ou a fórmula da Equação 10.6.

(3) Suponha que a tabela observada seja a tabela a e a última tabela enumerada seja a tabela k.

(a) Para testar a hipótese $H_0: p_1 = p_2$ versus $H_1: p_1 \neq p_2$, o valor-p = 2 × min[$Pr(0) + Pr(1) + \ldots + Pr(a)$; $Pr(a) + Pr(a+1) + \ldots + Pr(k)$; 0,5].

(b) Para testar a hipótese $H_0: p_1 = p_2$ versus $H_1: p_1 < p_2$, o valor-$p = Pr(0) + Pr(1) + \ldots + Pr(a)$.

(c) Para testar a hipótese $H_0: p_1 = p_2$ versus $H_1: p_1 > p_2$, o valor-$p = Pr(a) + Pr(a+1) + \ldots + Pr(k)$.

Para cada uma dessas três hipóteses alternativas, o valor-p pode ser interpretado como a probabilidade de obter uma tabela tão extrema quanto ou mais extrema que a tabela observada.

EXEMPLO 10.21 **Doença Cardiovascular, Nutrição** Avalie a significância estatística dos dados do Exemplo 10.18 usando uma alternativa bilateral.

Solução: Queremos testar a hipótese $H_0: p_1 = p_2$ versus $H_1: p_1 \neq p_2$. Nossa tabela é a tabela "2", cuja probabilidade é 0,252 na Tabela 10.11. Então, para calcular o valor-p, as menores probabilidades da cauda que correspondem à tabela "2" são calculadas e duplicadas. Essa estratégia corresponde aos procedimentos de vários testes de teoria normal dos Capítulos 7 e 8. Primeiro, calcule a área da cauda do lado esquerdo,

$Pr(0) + Pr(1) + Pr(2) = 0,017 + 0,105 + 0,252 = 0,375$

e a área da cauda do lado direito,

$Pr(2) + Pr(3) + \ldots + Pr(7) = 0,252 + 0,312 + 0,214 + 0,082 + 0,016 + 0,001 = 0,878$

Então, $p = 2 \times \min(0,375, 0,878, 0,5) = 2(0,375) = 0,749$

Se uma alternativa unilateral da forma $H_0: p_1 = p_2$ versus $H_1: p_1 < p_2$ for usada, o valor-p é

$Pr(0) + Pr(1) + Pr(2) = 0,017 + 0,105 + 0,252 = 0,375$

Assim, as duas proporções neste exemplo *não* são significativamente diferentes com um teste uni ou bilateral e *não podemos* dizer, com base nessa quantidade limitada de dados, que há uma associação significativa entre a ingestão de sal e a causa da morte.

Em muitos exemplos, os programas de computador são usados para implementar o teste exato de Fisher usando um pacote de estatística, como SAS ou R. Há outras abordagens possíveis para teste da significância no caso bilateral. Por exemplo, a abordagem usada pelo SAS é calcular

$$\text{valor-}p \text{ (bicaudal)} = \sum_{\{i: Pr(i) \leq Pr(a)\}} Pr(i)$$

Em outras palavras, o valor-*p* bicaudal usando SAS é a soma das probabilidades de todas as tabelas cujas probabilidades são ≤ à probabilidade da tabela observada. Usando essa abordagem, o valor-*p* bicaudal seria

$$\text{valor-}p \text{ (bicaudal)} = Pr(0) + Pr(1) + Pr(2) + Pr(4) + Pr(5) + Pr(6) + Pr(7)$$
$$= 0,017 + 0,105 + 0,252 + 0,214 + 0,082 + 0,016 + 0,001 = 0,688$$

A lógica para a versão deste livro do valor-*p* bilateral para o teste exato de Fisher é que, segundo a experiência do autor, ele é muito próximo ao valor-*p* bilateral do teste qui-quadrado com correção de Yates para as tabelas 2 × 2 quando o menor valor esperado é próximo de 5. Isso não pode ocorrer com a fórmula SAS ou R para o valor-*p* bilateral do teste exato de Fisher, criando uma descontinuidade dos dois procedimentos quando o menor valor esperado for considerado 4,9 ou 5,1, que não parece razoável.

Usando o Computador para Executar o Teste Exato de Fisher para Tabelas 2 × 2

Usamos o comando fisher.test do R para esta finalidade.

Para testar a hipótese

$H_0: p_1 = p_2$ versus $H_1: p_1 \neq p_2$,

1. Primeiro, testamos a hipótese

$H_0: p_1 = p_2$ versus $H_1: p_1 < p_2$

e obtemos o valor-*p* marcado com p.value.lower.

2. Segundo, testamos a hipótese

$H_0: p_1 = p_2$ versus $H_1: p_1 > p_2$

e obtemos o valor-*p* marcado como p.value.upper.

3. Terceiro, calculamos o valor-*p* bilateral dado por:

`p.value.two.sided = 2* min(p.value.lower, p.value.upper, 0.5)`

A. Dados brutos

Usamos a sintaxe:

1. `p.value.lower<- fisher.test(x,y,alternative = "less")`
2. `p.value.upper<- fisher.test(x,y,alternative = "greater")`

O valor-*p* bilateral é dado por:

3. `p.value.two.sided <- 2 * min(p.value.lower, p.value.upper, 0.5)`, em que avaliamos a associação entre as variáveis x e y.

Observação: Você terá que calcular os valores-*p* nos passos 1 e 2 e inseri-los no passo 3.

B. Dados resumidos

1. Suponha que tenhamos uma tabela de contingência geral com as contagens de células de *a, b, c* e *d* como mostrado na Tabela 10.9.
2. Primeiro, usamos o comando matrix do R para formar a matriz da tabela 2 × 2 e atribuir a ela o nome table como se segue:

   table<- matrix(c(a,c,b,d), nrow = 2)

   lembrando de inserir as contagens das células por coluna. Então, especificamos
3. p.value.lower<- fisher.test(table, alternative = "less")
4. p.value.upper<- fisher.test(table, alternative = "greater")
5. p.value.two.sided<- 2 * min(p.value.lower, p.value.upper, 0.5)

Observação: Você terá que calcular os valores-*p* nos passos 3 e 4 e inseri-los no passo 5.

EXEMPLO 10.22   **Doença Cardiovascular, Nutrição**   Avalie a significância estatística dos dados do Exemplo 10.18 para uma alternativa bilateral usando um computador.

Solução: Usamos o comando fisher.test do R para essa finalidade.
Primeiro, formamos a tabela 2 × 2 de contagens, inserindo os dados por coluna.

```
> table<- matrix(c(2,5,23,30),nrow = 2)
> table
     [,1] [,2]
[1,]   2   23
[2,]   5   30
```

Então, calculamos os dois valores-*p* unilaterais como p.value.lower e p.value. upper. Esses valores correspondem aos valores-*p* para as hipóteses:

$H_0: p_1 = p_2$ versus $H_1: p_1 < p_2$ e $H_0: p_1 = p_2$ versus $H_1: p_1 > p_2$, respectivamente.

```
> p.value.lower<- fisher.test(table,alternative = "l")
> p.value.upper<- fisher.test(table,alternative = "g")
> p.value.lower
```

   Teste exato de Fisher para dados contáveis

```
data: table
p-value = 0.3747
> p.value.upper
```

   Teste exato de Fisher para dados contáveis

```
data : table
p-value = 0.8775
```

Então, calculamos o valor-*p* bilateral indicado por p.value.two.sided como se segue:

```
> p.value.two.sided<- 2 * min(0.3747, 0.8775, 0.5)
> p.value.two.sided
[1] 0,7494
```

O valor-*p* concorda com os resultados do Exemplo 10.21.

Veja a página 238 para a **EQUAÇÃO 7.29**

Nesta seção, aprendemos sobre o teste exato de Fisher, que é usado para comparar as proporções binomiais de amostras independentes nas tabelas 2 × 2 com contagens esperadas pequenas (< 5). É um análogo de duas amostras para o teste binomial exato para uma amostra dado na Equação 7.29. Se consultarmos o fluxograma no final deste capítulo

(Figura 10.16), devemos responder sim para (1) são amostras independentes? e não para (2) todos os valores esperados são ≥ 5? Isso nos leva ao quadro denominado "Use o teste exato de Fisher".

QUESTÕES DE REVISÃO 10B

1 Qual é a diferença entre o teste qui-quadrado para tabelas 2 × 2 e o teste exato de Fisher? Em quais circunstâncias usar cada teste?

2 Suponha que tenhamos uma tabela 2 × 2 com as contagens de células de a, b, c e d como na Tabela 10.9. Para cada uma das seguintes tabelas, identifique qual teste da questão anterior devemos usar:

(a) $a = 5, b = 10, c = 11, d = 7$

(b) $a = 2, b = 3, c = 7, d = 10$

(c) $a = 1, b = 99, c = 10, d = 90$

3 Suponha que 2 dos 4.000 homens e 3 das 3.500 mulheres (todos entre 40 e 44 anos) desenvolverão câncer de pulmão no próximo ano. Todas essas pessoas fumaram 1 maço de cigarros por dia desde os 18 anos de idade até hoje. Execute o teste de significância para comparar a incidência de câncer de pulmão de homens e mulheres de 40 a 44 anos. Apresente o valor-p bicaudal.

10.4 TESTE PARA DUAS PROPORÇÕES BINOMIAIS PARA DADOS PAREADOS (TESTE DE MCNEMAR)

EXEMPLO 10.23 **Câncer** Suponha que queiramos comparar dois esquemas diferentes de quimioterapia para câncer de mama após mastectomia. Os dois grupos de tratamento devem ser comparáveis na medida do possível aos outros fatores de prognóstico. Para atingir esse objetivo, um estudo com pareamento é realizado, de modo que o membro aleatório de cada par recebe o tratamento A (quimioterapia) no período perioperatório[1] (dentro de 1 semana após a mastectomia) e para 6 meses adicionais, ao passo que os outros membros recebem tratamento B (quimioterapia somente antes da cirurgia). Os pacientes são atribuídos aos pares conforme idade (dentro de 5 anos) e condição clínica. Os pacientes são acompanhados por um período de 5 anos com a sobrevivência como variável de resultado. Os dados são mostrados em uma tabela 2 × 2, conforme a Tabela 10.12. Observe as pequenas diferenças na sobrevivência no período de 5 anos entre os dois grupos de tratamento: grupo tratamento A = 526/621 = 0,847 *versus* grupo tratamento B = 515/621 = 0,829. De fato, a estatística qui-quadrado com correção de Yates, como mostrado na Equação 10.5, é 0,59 com 1 gl, que não é significativo. Contudo, *o uso desse teste é válido somente se duas amostras são independentes*. Da maneira pela qual essas amostras foram selecionadas, é óbvio que elas *não* são independentes porque os dois membros de cada par são similares em idade e condição clínica. Assim, o teste qui-quadrado com correção de Yates *não pode* ser usado nessa situação porque o valor-p não será o correto. Como os dois tratamentos podem ser comparados usando um teste de hipóteses?

Veja a página 360 para a **EQUAÇÃO 10.5**

TABELA 10.12 Tabela de contingência 2 × 2 comparando os tratamentos A e B para câncer de mama com base em 1.242 pacientes

Tratamento	Resultado		Total
	Sobrevive por 5 anos	Morre em 5 anos	
A	526	95	621
B	515	106	621
Total	1.041	201	1.242

---
1. Período que compreende desde a decisão da cirurgia até o retorno ao médico para a alta. (N.E.)

Suponha que um tipo diferente de tabela 2 × 2 tenha sido construído para descrever esses dados. Na Tabela 10.12, a *pessoa* foi a unidade de análise e o tamanho da amostra foi de 1.242 pessoas. Na Tabela 10.13, o *par* foi a unidade de análise e os *pares* foram classificados de acordo com o fato de os membros daquele par terem sobrevivido no período de 5 anos. Observe que a Tabela 10.13 tem 621 unidades em vez das 1.242 unidades na Tabela 10.12. Além disso, há 90 pares nos quais ambos os pacientes morreram no período de 5 anos, 510 pares nos quais ambos os pacientes sobreviveram por mais de 5 anos, 16 pares nos quais o paciente do tratamento A sobreviveu e o paciente do tratamento B morreu e 5 pares nos quais o paciente do tratamento B sobreviveu e o paciente do tratamento A morreu. A dependência das duas amostras pode ser ilustrada observando-se que a probabilidade de o membro do par com tratamento B sobreviver, dado que o membro do par com tratamento A sobreviveu = 510/526 = 0,970, enquanto a probabilidade de o membro do par com tratamento B sobreviver, dado que o membro do par com tratamento A morreu = 5/95 = 0,053. Se as amostras forem independentes, então essas duas probabilidades devem ser aproximadamente as mesmas. Então, concluímos que as amostras são altamente dependentes e o teste qui-quadrado não pode ser usado.

TABELA 10.13 Tabela de contingência 2 × 2 com o par como a unidade de amostra com base nos 621 pares

Resultado do paciente do tratamento A	Resultado do paciente do tratamento B		Total
	Sobrevive por 5 anos	Morre em 5 anos	
Sobrevive por 5 anos	510	16	526
Morre em 5 anos	5	90	95
Total	515	106	621

Na Tabela 10.13, para 600 pares (90 + 510), os resultados dos dois tratamentos são os mesmos, ao passo que, para 21 pares (16 + 5), os resultados dos dois tratamentos são diferentes. Os seguintes nomes especiais são dados para cada um dos tipos de pares:

DEFINIÇÃO 10.2 Um **par concordante** é um par no qual o resultado é o mesmo para cada membro do par.

DEFINIÇÃO 10.3 Um **par discordante** é um par no qual o resultado difere para os membros do par.

EXEMPLO 10.24 Há 600 pares concordantes e 21 discordantes para os dados na Tabela 10.13.

Os pares concordantes não fornecem nenhuma informação sobre as *diferenças entre os tratamentos* e não são usados na avaliação. Na verdade, focamos nos pares discordantes, que podem ser divididos em dois tipos.

DEFINIÇÃO 10.4 Um **par discordante tipo A** é um par discordante no qual o membro do tratamento A tem o evento e o membro do tratamento B não tem. Similarmente, um **par discordante tipo B** é um par discordante no qual o membro do tratamento B tem o evento e o membro do tratamento A não tem.

EXEMPLO 10.25 Se definirmos que temos um evento (como morrer no período de 5 anos), há 5 tipos de pares discordantes tipo A e 16 pares discordantes tipo B para os dados na Tabela 10.13.

Seja p = à probabilidade de um par discordante ser do tipo A. Se os tratamentos forem igualmente eficazes, um número igual de pares discordantes tipo A e tipo B seriam esperados, e p deve ser = $\frac{1}{2}$. Se o tratamento A for mais eficiente que o tratamento B, seriam esperados menos pares discordantes tipo A em comparação ao tipo B, e p deveria ser < $\frac{1}{2}$. Por fim, se o tratamento B for mais eficiente que o tratamento A, seriam esperados mais pares discordantes tipo A em comparação ao tipo B, e p deve ser $> \frac{1}{2}$.

Desejamos testar a hipótese $H_0: p = \frac{1}{2}$ versus $H_1: p \neq \frac{1}{2}$.

Teste da Teoria Normal

Suponha que, de n_D pares discordantes, n_A sejam do tipo A. Então, dado que o número observado de pares discordantes $= n_D$, sob H_0, $E(n_A) = n_D/2$ e $Var(n_A) = n_D/4$, a partir da média e na variância de uma distribuição binomial, respectivamente. Vamos supor que a aproximação binomial pela distribuição normal seja válida, mas usaremos a correção de continuidade para melhor ajuste. Essa aproximação será válida se $npq = n_D/4 \geq 5$ ou $n_D \geq 20$. O seguinte procedimento de teste, chamado teste de McNemar, pode ser então usado.

EQUAÇÃO 10.11 — **Teste de McNemar para proporções pareadas – teste da teoria normal**

(1) Construa uma tabela 2 × 2 de pares, em que os resultados dos membros com tratamento A dos pares estão listados nas linhas e os resultados dos membros com tratamento B estão listados nas colunas.

(2) Conte o número total de pares discordantes (n_D) e o número de pares discordantes tipo A (n_A).

(3) Calcule a estatística de teste

$$X^2 = \left(\left|n_A - \frac{n_D}{2}\right| - \frac{1}{2}\right)^2 \bigg/ \left(\frac{n_D}{4}\right)$$

Uma versão equivalente da estatística de teste é também dada por

$$X^2 = \left(\left|n_A - n_B\right| - 1\right)^2 \big/ (n_A + n_B)$$

em que n_B = número de pares discordantes tipo B.

(4) Para um teste bilateral com nível α,

Se $X^2 > \chi^2_{1,1-\alpha}$, rejeite H_0;

Se $X^2 \leq \chi^2_{1,1-\alpha}$, aceite H_0.

(5) O valor-p exato é dado pelo valor-$p = Pr\left(\chi^2_1 \geq X^2\right)$.

(6) Use esse teste somente se $n_D \geq 20$.

As regiões de aceitação e rejeição para esse teste são mostradas na Figura 10.5. O cálculo do valor-p para o teste de McNemar é apresentado na Figura 10.6.

Esse é um teste bilateral, apesar da natureza unilateral da região crítica na Figura 10.5. A razão para isso é que, se $p < \frac{1}{2}$ ou $p > \frac{1}{2}$, então $[n_A - n_D/2]$ será maior e, correspondentemente, X^2 será maior. Então, para alternativas em ambos os lados da hipótese nula ($p = \frac{1}{2}$), H_0 é rejeitada se X^2 for grande e aceita se X^2 for pequeno.

EXEMPLO 10.26 **Câncer** Avalie a significância estatística dos dados da Tabela 10.13.

Solução: Observe que $n_D = 21$. Como $n_D\left(\frac{1}{2}\right)\left(\frac{1}{2}\right) = 5{,}25 \geq 5$, a aproximação binomial pela distribuição normal é válida e o teste da Equação 10.11 pode ser usado.

Temos

$$X^2 = \frac{\left(\left|5-10{,}5\right|-\frac{1}{2}\right)^2}{21/4} = \frac{\left(5{,}5-\frac{1}{2}\right)^2}{5{,}25} = \frac{5^2}{5{,}25} = \frac{25}{5{,}25} = 4{,}76$$

FIGURA 10.5 Regiões de aceitação e rejeição para o teste de McNemar – método da teoria normal

$$X^2 = \left(\left|n_A - \frac{n_D}{2}\right| - \frac{1}{2}\right)^2 \Big/ \left(\frac{n_D}{4}\right)$$

Distribuição χ_1^2

$X^2 \leq \chi_{1,1-\alpha}^2$
Região de aceitação

$X^2 > \chi_{1,1-\alpha}^2$
Região de rejeição

Frequência

$\chi_{1,1-\alpha}^2$

Valor

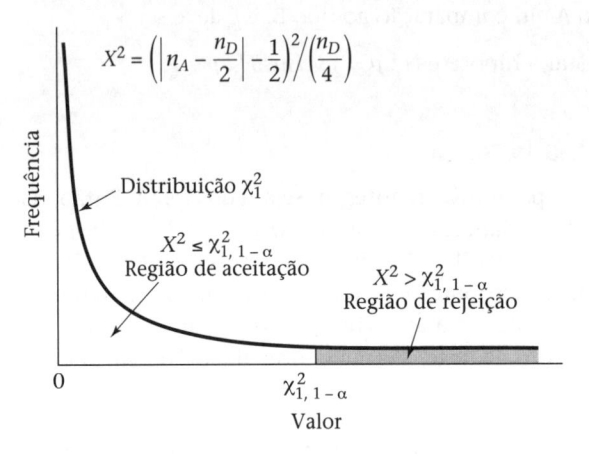

FIGURA 10.6 Cálculo do valor-p para o teste de McNemar – método da teoria normal

$$X^2 = \left(\left|n_A - \frac{n_D}{2}\right| - \frac{1}{2}\right)^2 \Big/ \left(\frac{n_D}{4}\right)$$

Distribuição χ_1^2

valor-p

Frequência

X^2

Valor

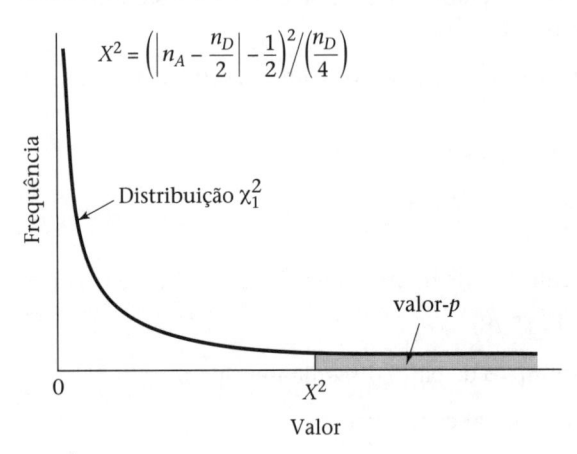

Equivalentemente, podemos calcular a estatística de teste de

$$X^2 = \frac{(|5-16|-1)^2}{5+16} = \frac{10^2}{21} = 4{,}76.$$

Com base na Tabela 6 do Apêndice, temos que

$\chi_{1,\,0{,}95}^2 = 3{,}84$

$\chi_{1,\,0{,}975}^2 = 5{,}02$

Então, uma vez que $3{,}84 < 4{,}76 < 5{,}02$, segue-se que $0{,}025 < p < 0{,}05$ e os resultados são estatisticamente significativos. O valor-p exato usando o Excel é valor-p = DIST.QUI (4,76; 1) = 0,029.

Concluímos que, *se os tratamentos fornecem resultados diferentes entre eles* para os membros de um par, o membro do tratamento A do par possui chance significativamente maior de sobreviver no período de 5 anos em relação ao membro do tratamento B. Então, sendo todas as outras caraterísticas iguais (como toxicidade, custo etc.), o tratamento A seria o escolhido.

Teste Exato

Se $n_D/4 < 5$ – ou se $n_D < 20$ –, a aproximação binomial pela distribuição normal não pode ser usada, e um teste com base nas probabilidades binomiais exatas é necessário. Os detalhes

10.4 Teste para duas proporções binomiais para dados pareados (teste de McNemar)

Veja a página 238 para a
EQUAÇÃO 7.29

do procedimento de teste são similares ao teste binomial para amostra pequena da Equação 7.29 e estão resumidos a seguir.

EQUAÇÃO 10.12 | **Teste de McNemar para proporções pareadas – teste exato**

(1) Siga o procedimento no passo 1 da Equação 10.11.

(2) Siga o procedimento no passo 2 da Equação 10.11.

(3) O valor-p exato é dado por

(a) $p = 2 \times \sum_{k=0}^{n_A} \binom{n_D}{k} \left(\frac{1}{2}\right)^{n_D}$ se $n_A < n_D/2$

(b) $p = 2 \times \sum_{k=n_A}^{n_D} \binom{n_D}{k} \left(\frac{1}{2}\right)^{n_D}$ se $n_A > n_D/2$

(c) $p = 1$ se $n_A = n_D/2$

(4) Este teste é válido para qualquer número de pares discordantes (n_D), mas é particularmente útil para $n_D < 20$, quando o teste da teoria normal da Equação 10.11 não pode ser usado.

O cálculo do valor-p para esse teste é mostrado na Figura 10.7.

FIGURA 10.7 Cálculo do valor-p para o teste de McNemar — método exato

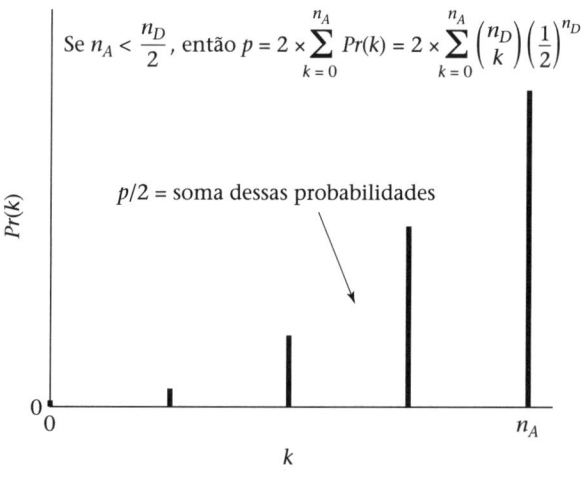

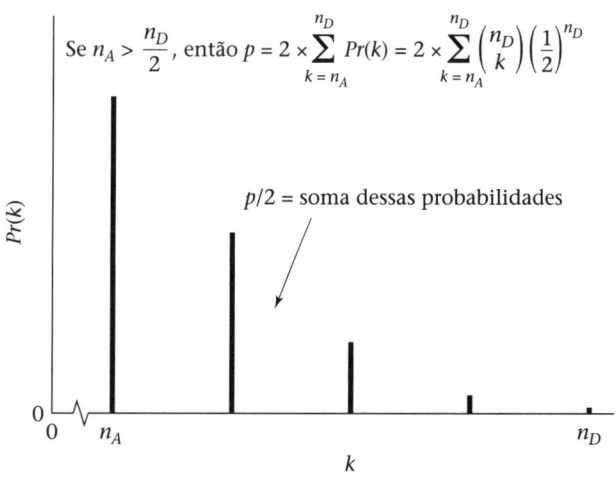

Se $n_A < \dfrac{n_D}{2}$, então $p = 2 \times \sum_{k=0}^{n_A} Pr(k) = 2 \times \sum_{k=0}^{n_A} \binom{n_D}{k}\left(\dfrac{1}{2}\right)^{n_D}$

$p/2$ = soma dessas probabilidades

Se $n_A > \dfrac{n_D}{2}$, então $p = 2 \times \sum_{k=n_A}^{n_D} Pr(k) = 2 \times \sum_{k=n_A}^{n_D} \binom{n_D}{k}\left(\dfrac{1}{2}\right)^{n_D}$

$p/2$ = soma dessas probabilidades

EXEMPLO 10.27 **Hipertensão** Um fenômeno recente é o desenvolvimento de máquinas automatizadas para medir a pressão arterial. Mediante uma pequena taxa, uma pessoa pode sentar-se em uma cabine e medir sua pressão em um dispositivo computadorizado. Um estudo será conduzido para comparar o dispositivo computadorizado com os métodos padrão de medida da pressão arterial. Vinte pacientes são recrutados e a condição hipertensiva é avaliada pelo computador e por um observador treinado. O paciente é definido como hipertenso (+) se a pressão arterial sistólica for ≥160 mm Hg ou se a pressão arterial diastólica for ≥95 mm Hg; caso contrário, o paciente é considerado normotenso (–). Os dados são apresentados na Tabela 10.14. Avalie a significância estatística desses resultados.

Solução: O teste qui-quadrado com correção de Yates não pode ser usado para esses dados porque cada pessoa funciona como o próprio controle e *não* há duas amostras independentes. Em vez disso, uma tabela 2 × 2 de pares é formada, como na Tabela 10.15. Observe que 3 pessoas são avaliadas como hipertensas pelo dispositivo computadorizado e pelo observador treinado, 9 pessoas são normotensas por ambos os métodos, 7 pessoas são hipertensas pelo observador treinado e normotensas pelo dispositivo computadorizado e 1 é hipertensa pelo observador treinado. Portanto, há 12 (9 + 3) pares concordantes e 8 (7 + 1) pares discordantes (n_D). Como $n_D < 20$, o método exato deve ser usado. Observamos que $n_A = 7$ e $n_D = 8$. Portanto, como $n_A > n_D/2 = 4$, verifica-se da Equação 10.12 que

$$p = 2 \times \sum_{k=7}^{8} \binom{8}{k} \left(\frac{1}{2}\right)^8$$

TABELA 10.14 Comparação da condição hipertensa de 20 pacientes avaliada por um dispositivo computadorizado e por um observador treinado

	Condição hipertensa			Condição hipertensa	
Pessoa	Computador	Observador treinado	Pessoa	Computador	Observador treinado
1	–	–	11	+	–
2	–	–	12	+	–
3	+	–	13	–	–
4	+	+	14	+	–
5	–	–	15	–	+
6	+	–	16	+	–
7	–	–	17	+	–
8	+	+	18	–	–
9	+	+	19	–	–
10	–	–	20	–	–

TABELA 10.15 Comparação da condição hipertensa avaliada por um dispositivo computadorizado e por um observador treinado

	Observador treinado	
Computador	+	–
+	3	7
–	1	9

Essa expressão pode ser avaliada usando a Tabela 1 no Apêndice, indicando $n = 8$, $p = 0{,}5$ e observando que $Pr(X \geq 7 \mid p = 0{,}5) = 0{,}0313 + 0{,}0039 = 0{,}0352$. Então, o valor-$p$ bicaudal $= 2 \times 0{,}0352 = 0{,}070$.

Em resumo, os resultados não são estatisticamente significativos e não podemos concluir que há uma diferença significativa entre os dois métodos, embora se observe uma *tendência* de o computador identificar mais hipertensos que o observador treinado.

Observe que, para um teste binomial bilateral para uma amostra, a hipótese H_0: $p = p_0$ versus H_1: $p \neq p_0$ foi testada. No caso especial em que $p_0 = 1/2$, o mesmo procedimento de teste para o teste de McNemar também foi seguido.

Por fim, se permutarmos a designação de qual dos dois resultados é um evento, então os valores-p serão os mesmos nas Equações 10.11 e 10.12. Por exemplo, se definirmos um evento como sobreviver por mais de 5 anos, em vez de morrer em 5 anos na Tabela 10.13, então $n_A = 16$, $n_B = 5$ [em vez de $n_A = 5$, $n_B = 16$, no Exemplo 10.25]. Contudo, a estatística de teste X^2 e o valor-p são os mesmos porque $|n_A - n_B|$ permanece o mesmo na Equação 10.11. Similarmente, o valor-p permanece o mesmo na Equação 10.12 por causa da simetria da distribuição binomial quando $p = 1/2$ (sob H_0).

Usando o Computador para Executar o Teste de McNemar para Proporções Pareadas

Nós podemos usar o comando mcnemar.test do R para executar a versão da amostra grande do teste de McNemar.

A. Dados brutos

Usamos o comando

```
mcnemar.test(x, y)
```

em que x e y são variáveis (vetores), que consistem em resultados para os pares.
Então, x_i e y_i correspondem aos valores da variável de interesse para o caso e o controle do i-ésimo par.
Observação: A distribuição de x e y deve ser binária (ou seja, deve haver somente dois resultados possíveis).

B. Dados resumidos

1. Suponha que tenhamos uma tabela de contingência 2 × 2 com contagens de células *a, b, c* e *d* para classificação cruzada da condição de exposição para casos e controle em pares específicos.
2. Usamos o comando matrix para construir a tabela 2 × 2 e atribuímos a ela o nome table, como se segue:

    ```
    table<- matrix(c(a, c, b, d), nrow = 2)
    ```

3. Especificamos

    ```
    mcnemar.test(table)
    ```

Veja a página 373 para a **EQUAÇÃO 10.11**

Os resultados de (A) e (B) serão as estatísticas de testes e o valor-p para um teste de McNemar para amostras grandes com a correção de continuidade, como fornecido na Equação 10.11.

EXEMPLO 10.28

Câncer Considere os dados do par de quimioterapia presentes na Tabela 10.13. Execute o teste McNemar nessa tabela usando um programa de computador.

Solução: Usamos o comando mcnemar.test do R com base nos dados da Tabela 10.13.

1. Primeiro, construímos a tabela de contagens 2 × 2 (chamada de tabela) para o par como se segue:

```
> table<- matrix(c(510,5,16,90), nrow = 2)
> table
      [,1]    [,2]
[1,]   510     16
[2,]     5     90
```

2. Para executar o teste, usamos o comando

```
> mcnemar.test(table)
  McNemar´s Chi-squared test with continuity correction
data: table
  McNemar´s chi-squared = 4.7619, df = 1, p-value = 0.0291
```

A estatística do teste e o valor-*p* são valores parecidos com aqueles obtidos no Exemplo 10.26.

Nesta seção, estudamos o teste de McNemar para proporções correlacionadas, que é usado para comparar duas proporções binomiais de amostras pareadas. Estudamos um teste para amostras grandes quando a aproximação binomial pela distribuição normal é válida (ou seja, quando o número de pares discordantes, n_D, é ≥20) e um teste para amostras pequenas quando $n_D < 20$. Consultando o fluxograma da Figura 10.16, respondemos não para (1) são amostras independentes?, o que nos leva à caixa marcada "Use teste de McNemar".

QUESTÕES DE REVISÃO 10C

1 (a) Qual é a diferença entre o teste de McNemar e o teste qui-quadrado para as tabelas 2 × 2?

   (b) Quando usar cada teste?

2 O que é um par discordante? Um par concordante? Que tipo de par é usado no teste de McNemar?

3 Um estudo com gêmeos é realizado para avaliar a degeneração macular associada à idade (DMI), uma doença ocular comum na velhice que resulta em perda substancial da visão. Suponha que tenhamos entrado em contato com 66 gêmeos idênticos, em que um dos gêmeos tem DMI e o outro não tem. É fornecido um questionário sobre a dieta aos gêmeos para registrar sua dieta normal. Descobrimos que, em 10 gêmeos, o indivíduo que tem DMI toma suplementos polivitamínicos e o indivíduo com visão normal não. Em 8 gêmeos, o indivíduo com visão normal consome suplementos polivitamínicos e o indivíduo que tem DMI não. Em 3 pares de gêmeos, ambos os indivíduos tomam suplementos polivitamínicos e, em 45 pares, nenhum deles consome suplementos polivitamínicos.

   (a) Que teste pode ser usado para avaliar se há uma associação significativa entre DMI e o consumo de suplementos polivitamínicos?

   (b) DMI e o consumo de suplementos polivitamínicos estão associados significativamente com base nesses dados?

10.5 DETERMINAÇÃO DO TAMANHO DA AMOSTRA E PODER PARA COMPARAR DUAS PROPORÇÕES BINOMIAIS

Na Seção 8.9, os métodos de determinação do tamanho da amostra necessário para comparar as médias de duas populações normalmente distribuídas são apresentados. Nesta seção, métodos similares para estimar o tamanho da amostra necessária para comparar duas proporções são desenvolvidos.

Amostras Independentes

EXEMPLO 10.29 **Câncer, Nutrição** Suponha que conheçamos os dados de registro de tumores em Connecticut e que a taxa de incidência de câncer de mama no período de 1 ano para mulheres de 45 a 49 anos inicialmente sem a doença é de 150 casos em 100.000 [2]. Desejamos estudar se a ingestão de grandes doses de vitamina E em cápsulas evitaria o câncer de mama. O estudo é composto de (1) um grupo de controle, de mulheres de 45 a 49 anos, que recebe pílulas de placebo e espera-se ter a mesma taxa de doença como indicado nos dados do registro de tumor de Connecticut e (2) um grupo de estudo de mulheres com idades similares, que recebem pílulas de vitamina E e espera-se ter uma redução de 20% no risco. Quão grande uma amostra precisa ser se um teste bilateral com nível de significância de 0,05 for usado e um poder de 80% for desejado?

Queremos testar a hipótese H_0: $p_1 = p_2$ versus H_1: $p_1 \neq p_2$. Suponha que queiramos conduzir um teste com nível de significância α e poder $1 - \beta$ e prevemos que haverá k vezes mais pessoas no grupo 2 que no grupo 1; ou seja, $n_2 = kn_1$. O tamanho da amostra necessário em cada um dos dois grupos para alcançar esses objetivos é o seguinte.

EQUAÇÃO 10.13 Tamanho da amostra necessário para comparar as proporções binomiais usando um teste bilateral com nível de significância α e poder $1 - \beta$, em que uma amostra (n_2) é k vezes maior que outra amostra (n_1) (caso de amostras independentes)

Para testar a hipótese H_0: $p_1 = p_2$ versus H_1: $p_1 \neq p_2$ para a alternativa específica $|p_1 - p_2| = \Delta$, com um nível de significância α e poder $1 - \beta$, o seguinte tamanho da amostra é necessário

$$n_1 = \left[\sqrt{\bar{p}\bar{q}\left(1+\frac{1}{k}\right)}z_{1-\alpha/2} + \sqrt{p_1 q_1 + \frac{p_2 q_2}{k}}z_{1-\beta}\right]^2 \Big/ \Delta^2$$

$$n_2 = kn_1$$

em que p_1 e p_2 = probabilidades verdadeiras de sucesso nos dois grupos

$$q_1, q_2 = 1 - p_1, 1 - p_2$$
$$\Delta = |p_2 - p_1|$$
$$\bar{p} = \frac{p_1 + kp_2}{1+k}$$
$$\bar{q} = 1 - \bar{p}$$

EXEMPLO 10.30 Câncer, Nutrição Calcule o tamanho da amostra necessário para o estudo proposto no Exemplo 10.29, se os grupos tiverem tamanhos iguais.

Solução:

$p_1 = 150$ por 100.000 ou $150/10^5 = 0,00150$

$q_1 = 1 - 0,00150 = 0,99850$

Se quisermos detectar 20% de redução no risco, então $p_2 = 0,8 p_1$ ou

$p_2 = (150 \times 0,8)/10^5 = 120/10^5 = 0,00120$

$q_2 = 1 - 0,00120 = 0,99880$

$\alpha = 0,05$

$1 - \beta = 0,8$

$k = 1$ porque ($n_1 = n_2$)

$$\bar{p} = \frac{0,00150 + 0,00120}{2} = 0,00135$$

$\bar{q} = 1 - 0,00135 = 0,99865$

$z_{1-\alpha/2} = z_{0,975} = 1,96$

$z_{1-\beta} = z_{0,80} = 0,84$

Então, considerando a Equação 10.13,

$$n_1 = \frac{\left[\sqrt{0{,}00135(0{,}99865)(1+1)}\,(1{,}96) + \sqrt{0{,}00150(0{,}99850) + 0{,}00120(0{,}99880)}\,(0{,}84)\right]^2}{(0{,}00150 - 0{,}00120)^2}$$

$$= \frac{[0{,}05193(1{,}96) + 0{,}05193(0{,}84)]^2}{0{,}00030^2} = \frac{0{,}14539^2}{0{,}00030^2} = 235.148 = n_2$$

ou cerca de 235.000 mulheres em cada grupo.

Veja a página 379 para a **EQUAÇÃO 10.13**

Para realizar um teste unicaudal em vez de um teste bicaudal, simplesmente substitua α por $\alpha/2$ na fórmula para o cálculo do tamanho da amostra da Equação 10.13.

Claramente, com base nos resultados do Exemplo 10.30, não poderíamos conduzir um estudo tão grande no período de 1 ano. O tamanho necessário da amostra seria reduzido consideravelmente se o período do estudo fosse aumentado além de 1 ano, porque o número de eventos esperados aumentaria o estudo em vários anos.

Em muitos casos, o tamanho da amostra disponível para a investigação é fixado por limitações práticas e desejaríamos determinar o poder estatístico usando aquele tamanho amostral disponível. Em outros casos, depois de um estudo ser concluído, queremos calcular o poder usando os tamanhos das amostras que foram realmente usados no estudo. Para essas finalidades, a seguinte estimativa do poder é fornecida para testar a hipótese H_0: $p_1 = p_2$ versus H_1: $p_1 \neq p_2$, com nível de significância α e tamanho de amostra de n_1 e n_2 nos dois grupos.

EQUAÇÃO 10.14 | **Poder alcançado na comparação de duas proporções binomiais usando um teste bilateral com nível de significância α e amostras de tamanho n_1 e n_2 (caso de amostras independentes)**

Para testar a hipótese H_0: $p_1 = p_2$ versus H_1: $p_1 \neq p_2$ para a alternativa específica $|p_1 - p_2| = \Delta$, calcule

$$\text{Poder} = \Phi\left[\frac{\Delta}{\sqrt{p_1 q_1/n_1 + p_2 q_2/n_2}} - z_{1-\alpha/2}\frac{\sqrt{\bar{p}\bar{q}(1/n_1 + 1/n_2)}}{\sqrt{p_1 q_1/n_1 + p_2 q_2/n_2}}\right]$$

onde

p_1 e p_2 = às probabilidades verdadeiras de sucesso nos grupos 1 e 2, respectivamente

$q_1, q_2 = 1 - p_1, 1 - p_2$

$\Delta = |p_2 - p_1|$

$\bar{p} = \dfrac{n_1 p_1 + n_2 p_2}{n_1 + n_2}$

$\bar{q} = 1 - \bar{p}$

EXEMPLO 10.31 Otorrinolaringologia Suponha que um estudo seja planejado comparando-se um tratamento clínico e um tratamento cirúrgico para crianças que têm um número excessivo de episódios de otite média (OTM) durante os primeiros três anos de vida. O sucesso é definido como ≤1 episódio de OTM nos primeiros 12 meses após o tratamento. Suponha que as taxas de sucesso sejam de 50% e 70% nos grupos do tratamento clínico e cirúrgico, respectivamente, e foram recrutados 100 pacientes para cada grupo. Qual é poder do estudo para detectar uma diferença significativa se o teste bilateral com o nível α de 0,05 for usado?

Solução: Observe que $p_1 = 0{,}5$, $p_2 = 0{,}7$, $q_1 = 0{,}5$, $q_2 = 0{,}3$, $n_1 = n_2 = 100$, $\Delta = 0{,}2$, $\bar{p} = (0{,}5 + 0{,}7)/2 = 0{,}6$, $\bar{q} = 0{,}4$, $\alpha = 0{,}05$, $z_{1-\alpha/2} = z_{0{,}975} = 1{,}96$. Assim, com base na Equação 10.14, o poder pode ser calculado como se segue:

$$\text{Poder} = \Phi\left[\frac{0{,}2}{\sqrt{[0{,}5(0{,}5) + 0{,}7(0{,}3)]/100}} - \frac{1{,}96\sqrt{0{,}6(0{,}4)(1/100 + 1/100)}}{\sqrt{[0{,}5(0{,}5) + 0{,}7(0{,}3)]/100}}\right]$$

10.5 Determinação do tamanho da amostra e poder para comparar duas proporções binomiais

$$= \Phi\left[\frac{0,2}{0,0678} - 1,96\frac{(0,0693)}{0,0678}\right] = \Phi(2,949 - 2,002) = \Phi(0,947) = 0,83$$

Então, há uma chance de 83% de encontrar uma diferença significativa usando 100 pacientes em cada grupo.

Se um teste unilateral for usado, então a Equação 10.14 pode ser usada após substituir $z_{1-\alpha/2}$ por $z_{1-\alpha}$.

Usando o Computador para Determinar o Tamanho das Amostras e o Poder para Comparar Duas Proporções Binomiais

Usamos o comando sampsi do Stata para essa finalidade.

1. Estimativa do Tamanho da Amostra

Especificamos:

```
sampsi p1 p2, power(0.xx) ratio(yy) nocontinuity
```

onde
p1 e p2 são as probabilidades hipotéticas de sucesso para os grupos 1 e 2 sob H_1, 0.xx é o poder desejado e yy = razão = n2/n1. Se essa opção for omitida, o coeficiente deverá ser 1 (ou seja, amostras de tamanhos iguais para cada grupo).

2. Estimativa de Poder

Especificamos:

```
sampsi p1 p2, n1(xx) n2(yy) nocontinuity
```

onde
p1 e p2 são as probabilidades hipotéticas de sucesso para os grupos 1 e 2 sob H_1, xx, yy são os tamanhos das amostras para os grupos 1 e 2.

EXEMPLO 10.32 Câncer, Nutrição   Faça a estimativa do tamanho da amostra necessário em cada grupo para alcançar um poder de 80% para o estudo proposto no Exemplo 10.29 usando um programa de computador.

Solução: Usamos o comando sampsi do Stata:

```
sampsi 0.00150 0.00120, power(0.80) nocontinuity
```

Os resultados são os seguintes:

Estimated sample size for two-sample comparison of proportions

```
Test Ho: p1 = p2, where p1 is the proportion in population 1 and p2
is the proportion in population 2
```

Assumptions:

```
alpha = 0.0500 (two-sided)
power = 0.8000
   p1 = 0.0015
   p2 = 0.0012
n2/n1 = 1.00
```

Estimated required sample sizes:

```
n1 = 235148
n2 = 235148
```

Então, precisamos de 235.148 indivíduos em cada grupo, o que é consistente com a solução do Exemplo 10.30.

EXEMPLO 10.33 **Otorrinolaringologia** Faça a estimativa do poder para o estudo proposto no Exemplo 10.31 usando um programa de computador.

Solução: Usamos a sintaxe:

```
sampsi 0.5 0.7, n1(100) n2(100) nocontinuity
```

Os resultados são apresentados a seguir:

Estimated power for two-sample comparison of proportions

```
Test Ho: p1 = p2, where p1 is the proportion in population 1 and p2
is the proportion in population 2
```

Assumptions:

```
         alpha = 0.0500 (two-sided)
            p1 = 0.5000
            p2 = 0.7000
  sample size n1 = 100
               n2 = 100
            n2/n1 = 1.00
```

Estimated power:

```
         power = 0.8281
```

Então, o estudo teria um poder de 83%, o que é consistente com a solução do Exemplo 10.31.

Amostras Pareadas

Na Seção 10.4, foi apresentado o teste de McNemar para comparar as proporções binomiais para amostras pareadas. Esse teste é um caso especial do teste binomial para uma amostra. Portanto, para estimar o tamanho da amostra e o poder, podem ser utilizadas as fórmulas mais gerais para um teste binomial fornecidas na Seção 7.9. Especificamente, considerando a Equação 7.33 para testar a hipótese $H_0: p = p_0$ versus $H_1: p \neq p_0$ usando um teste bilateral com nível de significância α e poder $1 - \beta$ para uma alternativa específica $p = p_1$, um tamanho da amostra de

Veja a página 242 para a **EQUAÇÃO 7.33**

$$n = \frac{p_0 q_0 \left[z_{1-\alpha/2} + z_{1-\beta}\sqrt{p_1 q_1/(p_0 q_0)} \right]^2}{(p_1 - p_0)^2}$$

é necessário. Para usar essa fórmula no caso do teste de McNemar, considere $p_0 = q_0 = 1/2$, $p_1 = p_A$ = a proporção de pares discordantes que são do tipo A e $n = n_D$ = ao número de pares discordantes. Substituindo,

$$n_D = \frac{\left(z_{1-\alpha/2} + 2z_{1-\beta}\sqrt{p_A q_A}\right)^2}{4(p_A - 0{,}5)^2}$$

Contudo, o número de pares discordantes (n_D) = ao número total de pares (n) × a probabilidade de um par ser discordante. Se a última probabilidade é indicada por p_D, então $n_D = np_D$, ou $n = n_D/p_D$. Então, a fórmula para o cálculo do tamanho da amostra a seguir pode ser usada.

EQUAÇÃO 10.15 | **Tamanho da amostra necessário para comparar duas proporções binomiais usando um teste bilateral com nível de significância α e poder 1 − β (caso de amostra pareada)**

Se o teste de McNemar para proporções pareadas é usado para testar a hipótese $H_0: p = \frac{1}{2}$ versus $H_1: p \neq \frac{1}{2}$, para a alternativa específica $p = p_A$, em que $p = $ a probabilidade que um par discordante do tipo A, com um nível de significância α e poder 1 − β, use

$$n = \frac{\left(z_{1-\alpha/2} + 2z_{1-\beta}\sqrt{p_A q_A}\right)^2}{4(p_A - 0{,}5)^2 p_D} \text{ pares}$$

ou $\quad 2n = \dfrac{\left(z_{1-\alpha/2} + 2z_{1-\beta}\sqrt{p_A q_A}\right)^2}{2(p_A - 0{,}5)^2 p_D}$ indivíduos

em que $\quad p_D = $ proporção de pares discordantes entre todos os pares

$\quad\quad\quad\; p_A = $ proporção de pares discordantes do tipo A entre os pares discordantes

EXEMPLO 10.34 **Câncer** Suponha que queiramos comparar dois esquemas diferentes de quimioterapia (A e B) para tratamento do câncer de mama, em que o evento de interesse é a recorrência de câncer de mama ou a morte em um período de 5 anos. Utiliza-se um plano amostral em que os pacientes são pareados em idade e estágio clínico da doença, com um paciente do par atribuído ao tratamento A e o outro ao tratamento B. Com base em um trabalho anterior, estima-se que os pacientes no par responderão similarmente aos tratamentos em 85% dos pares (ou seja, ambos morrerão ou terão uma recorrência dentro de 5 anos ou ambos sobreviverão e não terão uma recorrência no período de 5 anos). Além disso, para pares nos quais há uma diferença no resultado, estima-se que, em dois terços dos pares, o paciente do tratamento A morrerá ou terá uma recorrência dentro de 5 anos e o paciente do tratamento B não; em um terço dos pares, o paciente do tratamento B morrerá ou terá uma recorrência dentro de 5 anos e o paciente A não. Quantas participantes (ou pares) precisam ser admitidas no estudo para haver uma chance de 90% de encontrar uma diferença significante usando um teste bilateral com erro tipo I = 0,05?

Solução: Temos que α = 0,05, β = 0,10, p_D = 1 − 0,85 = 0,15, p_A = 2/3, q_A = 1/3. Portanto, a partir da Equação 10.15,

$$n \text{ (pares)} = \frac{\left[z_{0{,}975} + 2z_{0{,}90}\sqrt{(2/3)(1/3)}\right]^2}{4(2/3 - 1/2)^2 (0{,}15)}$$

$$= \frac{\left[1{,}96 + 2(1{,}28)(0{,}4714)\right]^2}{4(1/6)^2 (0{,}15)} = \frac{3{,}1668^2}{0{,}0167} = 602 \text{ pares}$$

$$2n = 2 \times 602 = 1.204 \text{ indivíduos}$$

Portanto, 1.204 mulheres em 602 pares devem ser admitidas. Isso produzirá aproximadamente 0,15 × 602 = 90 pares discordantes.

Veja a página 241 para a **EQUAÇÃO 7.32**

Em alguns casos, o tamanho da amostra será fixado, e nossa meta será determinar qual é o poder do estudo para detectar alternativas específicas. Para um teste binomial unilateral para uma amostra com nível de significância α para testar as hipóteses $H_0: p = p_0$ versus $H_1: p \neq p_0$ para a alternativa específica $p = p_1$, o poder é dado por (veja a Equação 7.32)

$$\text{Poder} = \Phi\left[\sqrt{p_0 q_0/(p_1 q_1)}\left(z_{\alpha/2} + \frac{|p_1 - p_0|\sqrt{n}}{\sqrt{p_0 q_0}}\right)\right]$$

Para o teste de McNemar, considere $p_0 = q_0 = \frac{1}{2}$, $p_1 = p_A$ e $n = n_D$, obtendo

$$\text{Poder} = \Phi\left[\frac{1}{2\sqrt{p_A q_A}}\left(z_{\alpha/2} + 2|p_A - 0{,}5|\sqrt{n_D}\right)\right]$$

Substituindo $n_D = np_D$ à seguinte fórmula para calcular o poder é obtida.

EQUAÇÃO 10.16 **Poder alcançado na comparação de duas proporções binomiais usando um teste bilateral com nível de significância α (caso de amostra pareada)**

Se o teste de McNemar para as proporções pareadas for usado para testar a hipótese H_0: $p = \frac{1}{2}$ versus H_1: $p \neq \frac{1}{2}$, para alternativa específica $p = p_A$, em que $p = $ à probabilidade de um par discordante ser do tipo A,

$$\text{Poder} = \Phi\left[\frac{1}{2\sqrt{p_A q_A}}\left(z_{\alpha/2} + 2|p_A - 0{,}5|\sqrt{np_D}\right)\right]$$

onde

$n = $ número de pares

$p_D = $ proporção de pares discordantes entre todos os pares

$p_A = $ proporção de pares discordantes do tipo A entre os pares discordantes

EXEMPLO 10.35 **Câncer** Considere o estudo do Exemplo 10.34. Se 400 pares estão incluídos, qual seria o poder do estudo?

Solução: Temos que $\alpha = 0{,}05$, $p_D = 0{,}15$, $p_A = 2/3$, $n = 400$. Portanto, da Equação 10.16,

$$\text{Poder} = \Phi\left\{\frac{1}{2\sqrt{(2/3)(1/3)}}\left[z_{0{,}025} + 2|2/3 - 0{,}5|\sqrt{400(0{,}15)}\right]\right\}$$

$$= \Phi\{1{,}0607[-1{,}96 + 2(1/6)(7{,}7460)]\}$$

$$= \Phi[1{,}0607(0{,}6220)] = \Phi(0{,}660) = 0{,}745$$

Portanto, o estudo teria um poder de 74,5% ou uma chance de 74,5% para detectar uma diferença estatisticamente significativa.

Para calcular o tamanho da amostra e o poder para uma alternativa unilateral, substitua $\alpha/2$ por α nas fórmulas das Equações 10.15 e 10.16.

Observe que um elemento crucial para calcular o tamanho da amostra e o poder para os estudos de pares combinados, com base nas proporções binomiais e que utiliza as Equações 10.15 e 10.16, é a probabilidade da discordância de resultados para os membros do par (p_D). Essa probabilidade depende do rigor dos critérios de pareamento e de quão fortemente relacionados esses critérios estão com o evento de interesse.

Além disso, os métodos no caso de amostras pareadas referem-se aos estudos pareados 1:1 (como no Exemplo 10.33, cada paciente do tratamento A foi pareado com um único paciente do tratamento B). Dupont [3] discute métodos mais avançados de cálculo do poder para estudos pareados com combinação m:1 (por exemplo, m controles por caso).

Para usar o computador para estimar o tamanho da amostra e o poder dos estudos pareados, consulte a Seção 7.9, onde essas questões foram discutidas mais genericamente para um teste binomial para uma amostra.

Tamanho da Amostra e Poder em um Ensaio Clínico

Nos Exemplos 10.30 e 10.31, estimamos o tamanho da amostra e o poder nos ensaios clínicos propostos, supondo que a adesão ao esquema de tratamento (capacidade de acompanhá-lo) seja perfeita. Para ser mais realistas, devemos examinar como essas estimativas mudarão se a adesão não for perfeita.

Suponha que planejamos um ensaio clínico que compare um tratamento ativo *versus* placebo. Há potencialmente dois tipos de não adesão a considerar.

DEFINIÇÃO 10.5 A **taxa de evasão** é definida pela proporção de participantes no grupo tratamento ativo que não recebem realmente o tratamento ativo.

DEFINIÇÃO 10.6 A **taxa de não adesão** é definida como a proporção de participantes no grupo placebo que receberam o tratamento ativo fora do protocolo do estudo.

EXEMPLO 10.36 **Doença Cardiovascular** O *Physicians' Health Study* foi um ensaio clínico aleatorizado que teve como um dos objetivos avaliar o efeito da aspirina na prevenção do infarto agudo do miocárdio (IAM). Os participantes foram 22.000 médicos do sexo masculino de 40 a 84 anos sem doença cardiovascular em 1982. Os médicos foram escolhidos aleatoriamente para aspirina ativa (uma pílula branca com 325 mg de aspirina ingerida em dias alternados) ou aspirina placebo (uma pílula branca ingerida em dias alternados). À medida que o estudo progrediu, estimou-se, a partir de autoavaliação, que 10% dos participantes no grupo aspirina não aderiram ao tratamento (ou seja, não estavam tomando as cápsulas do estudo). Então, a taxa de evasão foi de 10%. Além disso, estimou-se, a partir de autoavaliação, que 5% dos participantes no grupo placebo estavam tomando aspirina regularmente por conta própria fora do protocolo de estudo. Então, a taxa de não adesão foi de 5%. A questão é: de que forma essa ausência de adesão ao tratamento afeta a estimativa do tamanho da amostra e do poder para o estudo?

EQUAÇÃO 10.17 **Estimativa do tamanho da amostra para comparar duas proporções binomiais em um ensaio clínico (caso de amostras independentes)**

Suponha que queiramos testar a hipótese $H_0: p_1 = p_2$ *versus* $H_1: p_1 \neq p_2$ para a alternativa específica $|p_1 - p_2| = \Delta$ com nível de significância α e poder $1 - \beta$ em um ensaio clínico aleatorizado, no qual o grupo 1 recebeu o tratamento ativo, o grupo 2 recebeu o placebo e um número igual de indivíduos são colocados em cada grupo.

Supomos que p_1 e p_2 referem-se às taxas de doença nos grupos de tratamento 1 e 2 sob a suposição de adesão perfeita. Nós também supomos que

λ_1 = taxa de evasão = proporção dos participantes no grupo tratamento ativo que não cumpriu suas atribuições

λ_2 = taxa de não adesão = proporção dos participantes no grupo placebo que receberam o tratamento ativo fora do protocolo do estudo

(1) O tamanho apropriado da amostra em cada grupo é

$$n_1 = n_2 = \left(\sqrt{2\overline{p}^*\overline{q}^*}\, z_{1-\alpha/2} + \sqrt{p_1^* q_1^* + p_2^* q_2^*}\, z_{1-\beta}\right)^2 \Big/ \Delta^{*2}$$

onde

$$p_1^* = (1-\lambda_1)p_1 + \lambda_1 p_2$$
$$p_2^* = (1-\lambda_2)p_2 + \lambda_2 p_1$$
$$\overline{p}^* = (p_1^* + p_2^*)/2,\, \overline{q}^* = 1 - \overline{p}^*,\, \Delta^* = |p_1^* - p_2^*| = (1-\lambda_1-\lambda_2)|p_1 - p_2|$$
$$= (1-\lambda_1-\lambda_2)\Delta$$

A obtenção dessa fórmula é apresentada na Seção 10.9.

(2) Se as taxas de não adesão são baixas (λ_1 e $\lambda_2 \leq 0{,}10$), então uma estimativa do tamanho aproximado da amostra é dada por

$$n_{1,\text{aproximado}} = n_{2,\text{aproximado}} = \frac{\left(\sqrt{2\bar{p}\bar{q}}\, z_{1-\alpha/2} + \sqrt{p_1 q_1 + p_2 q_2}\, z_{1-\beta}\right)^2}{\Delta^2} \times \frac{1}{(1-\lambda_1-\lambda_2)^2}$$

$$= n_{\text{adesão perfeita}} \big/ (1-\lambda_1-\lambda_2)^2$$

em que $n_{\text{adesão perfeita}}$ é o tamanho da amostra em cada grupo sob a suposição de adesão perfeita, como calculado na Equação 10.13 com $p_1^* = p_1$, $p_2^* = p_2$ e $k = n_2/n_1 = 1$.

A obtenção dessa fórmula é dada na Seção 10.9.

EXEMPLO 10.37

Doença Cardiovascular Considere o Exemplo 10.36. Supomos que a incidência de IAM é 0,005 por ano entre os participantes que geralmente tomaram placebo e que aspirina evita 20% de IAMs (ou seja, risco relativo = $p_1/p_2 = 0{,}8$). Também supomos que a duração do estudo é de 5 anos e que a taxa de evasão no grupo aspirina = 10% e a taxa de não adesão no grupo placebo = 5%. Quantos participantes precisam ser incluídos em cada grupo para alcançar poder de 80% se um teste bilateral for usado com nível de significância = 0,05?

Solução: Este é um estudo de 5 anos; assim, a incidência de IAM no período de 5 anos entre os participantes que realmente tomaram o placebo $\approx 5(0{,}005) = 0{,}025 = p_2$. Como o risco relativo = 0,8, temos $p_1/p_2 = 0{,}8$ ou $p_1 = 0{,}020 =$ incidência de IAM entre os participantes que realmente tomaram aspirina. Para estimar as taxas de incidência observadas no estudo, devemos indicar as taxas esperadas de não adesão. Com base na Equação 10.17, as taxas ajustadas de não adesão p_1^* e p_2^* são dadas por

$$p_1^* = (1-\lambda_1)p_1 + \lambda_1 p_2$$
$$= 0{,}9(0{,}020) + 0{,}1(0{,}025) = 0{,}0205$$

$$p_2^* = (1-\lambda_2)p_2 + \lambda_2 p_1$$
$$= 0{,}95(0{,}025) + 0{,}05(0{,}020) = 0{,}02475$$

Além disso, $\Delta^* = |p_1^* - p_2^*| = 0{,}00425$

$$\bar{p}^* = \frac{p_1^* + p_2^*}{2} = \frac{0{,}0205 + 0{,}02475}{2} = 0{,}02263, \quad \bar{q}^* = 1 - \bar{p}^* = 0{,}97737$$

Por fim, $z_{1-\beta} = z_{0{,}80} = 0{,}84$, $z_{1-\alpha/2} = z_{0{,}975} = 1{,}96$. Portanto, a partir da Equação 10.17, o tamanho da amostra em cada grupo é

$$n_1 = n_2 = \frac{\left[\sqrt{2(0{,}02263)(0{,}97737)}(1{,}96) + \sqrt{0{,}0205(0{,}9795) + 0{,}02475(0{,}97525)}(0{,}84)\right]^2}{0{,}00425^2}$$

$$= \left[\frac{0{,}2103(1{,}96) + 0{,}2103(0{,}84)}{0{,}00425}\right]^2 = 19.196 \text{ por grupo}$$

Veja a página 379 para a **EQUAÇÃO 10.13**

O tamanho total da amostra necessário = 38.392.

Se não indicamos a adesão em nossas estimativas do tamanho da amostra, precisaríamos, com base na Equação 10.13

$$n_1 = n_2 = \frac{\left(\sqrt{2\bar{p}\bar{q}}\, z_{1-\alpha/2} + \sqrt{p_1 q_1 + p_2 q_2}\, z_{1-\beta}\right)^2}{2}$$

$$= \frac{\sqrt{2(0{,}0225)(0{,}9775)}\, 1{,}96 + \sqrt{0{,}02(0{,}98) + 0{,}025(0{,}975)}\, 0{,}84^2}{|0{,}02 - 0{,}025|^2}$$

$$= 13.794 \text{ por grupo}$$

ou um tamanho total da amostra = 2(13.794) = 27.588.

A fórmula do tamanho aproximado da amostra no passo 2 da Equação 10.17 produziria

$$n_{1,\text{aproximado}} = n_{2,\text{aproximado}} = \frac{n_{\text{adesão perfeita}}}{(1 - 0{,}10 - 0{,}05)^2}$$

$$= \frac{13.794}{0{,}85^2} = 19.093$$

ou um tamanho total da amostra de 2(19.093) = 38.186 participantes.

Então, o efeito da não adesão é diminuir a diferença observada no risco entre os grupos aspirina e placebo e, consequentemente, aumentar o tamanho da amostra necessária em aproximadamente $(1/0{,}85^2 - 1) \times 100\% = 38\%$ ou, mais exatamente, $(38.392 - 27.588)/27.588 \times 100\% = 39\%$.

O *Physicians' Health Study* incluiu realmente 22.000 participantes, o que implica que o poder do estudo com 5 anos de acompanhamento seria ligeiramente menor que 80%. Além disso, os médicos estavam muito mais saudáveis que o esperado e o risco de IAM no grupo placebo foi muito menor que o esperado. Contudo, a aspirina provou ser muito mais eficaz que o previsto, evitando 40% de IAMs (risco relativo = 0,6), em vez dos 20% previstos. Isso levou a um significativo benefício no tratamento com aspirina após 5 anos de acompanhamento e uma alteração eventual nas indicações aprovadas pela Food and Drug Administration (FDA) para incluir na embalagem a informação de que previne doenças cardiovasculares para homens acima dos 50 anos.

Veja a página 380 para a
EQUAÇÃO 10.14

A fórmula do poder para a comparação das proporções binomiais da Equação 10.14 também supõe adesão perfeita. Para corrigir essa estimativa para não adesão no ensaio clínico, substitua p_1, p_2, Δ, $\bar{p}$ e $\bar{q}$ na Equação 10.14 por p_1^*, p_2^*, Δ^*, $\bar{p}^*$, $\bar{q}^*$ conforme foi dado na Equação 10.17. O poder resultante é uma estimativa do poder ajustado à adesão ao tratamento.

QUESTÕES DE REVISÃO 10D

1 Suponha que estejamos planejando um ensaio aleatorizado para intervenções alimentares que afetam o ganho de peso nas mulheres. Queremos comparar mulheres aleatorizadas para uma dieta rica em fibras com mulheres aleatorizadas para uma dieta pobre em fibras, sendo o evento de interesse "mais de 10 libras de ganho de peso em 5 anos". Acreditamos que, após 5 anos, 20% das mulheres do grupo da dieta pobre em fibras e 10% das mulheres do grupo da dieta rica em fibras ganharão mais de 10 libras de peso.

 (a) Quantas mulheres precisam ser aleatorizadas em cada grupo para alcançar 80% de poder se um teste bilateral for usado com nível de significância de 5%?

 (b) Suponha que tenhamos recrutado 250 mulheres em cada grupo. Qual será o poder do estudo?

2 Considere o estudo da questão anterior. Suponha que 20% das mulheres aleatorizadas para a dieta rica em fibras não seguem as instruções alimentares (e, em vez disso, consomem uma dieta ocidental padrão que, supomos, é pobre em fibras).

 (a) Quantas mulheres seriam necessárias para o estudo nas condições da questão 1(a)?

 (b) Que poder terá o estudo se 250 mulheres forem recrutadas para cada grupo?

3 Suponha que planejamos um estudo comparativo de dois colírios (A e B) para reduzir a pressão intraocular (PIO) entre pacientes com glaucoma. Um *estudo contralateral* é usado, no qual o colírio A é designado aleatoriamente para um olho e o colírio B é designado ao outro olho. Os pacientes recebem colírios por 1 mês; depois disso, sua PIO pode ser medida novamente. O resultado é uma diminuição na PIO de mais de 5 mm Hg em um olho. Esperamos o seguinte: (i) que ambos os olhos não serão bem-sucedidos (ou seja, não mostrarão uma diminuição de mais de 5 mm Hg) em 50% dos pacientes; (ii) que os dois olhos serão bem-sucedidos (ou seja, mostrarão uma diminuição de mais de 5 mm Hg) em 30% dos pacientes; (iii) que em 15% dos pacientes o colírio A mostrará uma diminuição de mais de 5 mm Hg na PIO, mas o colírio B não; e (iv) que em 5% dos pacientes, o colírio B mostrará uma diminuição de mais de 5 mm Hg na PIO, mas o colírio A não.

(a) Que método de análise pode ser usado para comparar a eficácia do colírio A em relação ao colírio B?

(b) Quantos pacientes precisamos aleatorizar para alcançar um poder de 80% se tivermos um teste bilateral com $\alpha = 0,05$, supondo que todos os pacientes receberam colírio?

10.6 TABELAS DE CONTINGÊNCIA $R \times C$

Testes de Associação para Tabelas de Contingências $R \times C$

Na seção anterior, os métodos de análise de dados que podem ser organizados na forma de uma tabela de contingência 2×2 – ou seja, cada variável no estudo tem somente duas categorias – foram estudados. Frequentemente, uma ou duas variáveis no estudo têm mais de duas categorias.

DEFINIÇÃO 10.7 Uma **tabela de contingência** $R \times C$ é uma tabela com R linhas e C colunas. Ela mostra a associação entre duas variáveis, em que a variável nas linhas tem R categorias e a variável nas colunas tem C categorias.

EXEMPLO 10.38 **Câncer** Suponha que queiramos estudar outra associação entre a idade no primeiro parto e o desenvolvimento de câncer de mama, como no Exemplo 10.4. Desejamos, em particular, saber se o efeito da idade no primeiro parto produz uma tendência consistente, ou seja, (1) mais proteção para as mulheres cuja idade no primeiro parto seja <20 do que mulheres cuja idade no primeiro parto seja 25 a 29 anos e (2) maior risco para mulheres cuja idade no primeiro parto seja ≥35 do que mulheres cuja idade no primeiro parto seja 30 a 34 anos. Os dados estão apresentados na Tabela 10.16, onde a condição caso-controle está indicada nas linhas e a idade no primeiro parto é indicada nas colunas. Os dados estão dispostos na forma de uma tabela de contingência 2×5 porque a condição caso-controle tem duas categorias e idade no primeiro parto tem cinco categorias. Queremos testar a associação entre idade no primeiro parto e condição caso-controle. Como isso deve ser feito?

TABELA 10.16 Dados do estudo internacional do Exemplo 10.4 que investiga a possível associação entre idade no primeiro parto e condição caso-controle

Condição caso-controle	Idade no primeiro parto					Total
	<20	20-24	25-29	30-34	≥35	
Caso	320	1.206	1.011	463	220	3.220
Controle	1.422	4.432	2.893	1.092	406	10.245
Total	1.742	5.638	3.904	1.555	626	13.465
% casos	0,184	0,214	0,259	0,298	0,351	0,239

Fonte: Baseado em *WHO Bulletin*, n. 43, p. 209-221, 1970.

Generalizando a situação 2×2, a tabela esperada para uma tabela $R \times C$ sob H_0 pode ser construída da mesma maneira que uma tabela 2×2.

EQUAÇÃO 10.18 **Construção da tabela esperada para uma tabela de contingência $R \times C$**

O número esperado de unidades na célula $(i, j) = E_{ij}$ = o produto do número de unidades na i-ésima linha, multiplicado pelo número de unidades na j-ésima coluna, dividido pelo número total de unidades na tabela.

EXEMPLO 10.39 Câncer Construa a tabela esperada para os dados da Tabela 10.16.

Solução:

$$\text{Os valores esperados da célula (1,1)} = \frac{\text{total da primeira linha} \times \text{total da primeira coluna}}{\text{total geral}} = \frac{3.220(1.742)}{13.465} = 416{,}6$$

$$\text{Os valores esperados da célula (1,2)} = \frac{\text{total da primeira linha} \times \text{total da segunda coluna}}{\text{total geral}} = \frac{3.220(5.638)}{13.465} = 1.348{,}3$$

⋮

$$\text{Os valores esperados da célula (2,5)} = \frac{\text{total da segunda linha} \times \text{total da quinta coluna}}{\text{total geral}} = \frac{10.245(626)}{13.465} = 476{,}3$$

Todos os 10 valores esperados são apresentados na Tabela 10.17.

TABELA 10.17 Tabela esperada para os dados do estudo internacional da Tabela 10.18

Condição caso-controle	Idade no primeiro parto					Total
	<20	20-24	25-29	30-34	≥35	
Caso	416,6	1.348,3	933,6	371,9	149,7	3.220
Controle	1.325,4	4.289,7	2.970,4	1.183,1	476,3	10.245
Total	1.742	5.638	3.904	1.555	626	13.465

A soma dos valores esperados de qualquer linha ou coluna deve ser igual ao total da linha ou coluna correspondente, como foi o caso das tabelas 2 × 2. Esse fato fornece uma boa forma de verificação de que os valores esperados foram calculados corretamente. Os valores esperados na Tabela 10.17 satisfazem esse critério, exceto pelo erro do arredondamento dos dados.

Novamente, queremos comparar a tabela observada com a tabela esperada. Quanto mais semelhantes essas tabelas, mais dispostos estaremos a aceitar a hipótese nula que não tem nenhuma associação entre as duas variáveis. Quanto mais diferentes as tabelas, mais dispostos estaremos a rejeitar H_0. Novamente, o critério $(O - E)^2/E$ é usado para comparar as contagens observadas e as esperadas para uma célula particular. Além disso, para todas as células da tabela soma-se a quantidade $(O - E)^2/E$ para obter a medida total de concordância entre as tabelas observadas e esperadas. Sob H_0, para uma tabela de contingência $R \times C$, a soma de $(O - E)^2/E$ nas $R \times C$ células da tabela terá aproximadamente uma distribuição qui-quadrado com $(R - 1) \times (C - 1)$ gl. H_0 será rejeitada para valores grandes dessa soma e será aceita para valores pequenos.

Genericamente falando, a correção de continuidade não é usada para tabelas de contingência maiores que 2 × 2 porque os estatísticos observaram empiricamente que a correção não ajuda na aproximação da estatística de teste pela distribuição qui-quadrado. Assim como para tabelas 2 × 2, esse teste não deve ser usado se os valores esperados das células forem muito pequenos. Cochran [4] estudou a validade da aproximação nesse caso e recomenda seu uso se

(1) Não mais de 1/5 das células tiveram valores esperados < 5.

e

(2) Nenhuma célula teve um valor esperado < 1.

O procedimento de teste pode ser resumido como se segue.

EQUAÇÃO 10.19 Teste qui-quadrado para uma tabela de contingência $R \times C$

Para testar a associação entre duas variáveis discretas, em que uma variável tem R categorias e a outra tem C categorias, use o seguinte procedimento:

(1) Organize os dados na forma de uma tabela de contingência $R \times C$, em que O_{ij} representa o número observado de unidades na célula (i, j).

(2) Construa a tabela esperada conforme mostrado na Equação 10.18, em que E_{ij} representa o número esperado de unidades na célula (i, j).

(3) Calcule a estatística de teste

$$X^2 = (O_{11} - E_{11})^2/E_{11} + (O_{12} - E_{12})^2/E_{12} + \ldots + (O_{RC} - E_{RC})^2/E_{RC}$$

que, sob H_0, tem aproximadamente uma distribuição qui-quadrado com $(R-1) \times (C-1)$ gl.

(4) Para um teste com nível de significância α,

Se $X^2 > \chi^2_{(R-1)\times(C-1), 1-\alpha}$, rejeite H_0.

Se $X^2 \leq \chi^2_{(R-1)\times(C-1), 1-\alpha}$, aceite H_0.

(5) O valor-p aproximado é dado pela área à direita de X^2 sob uma distribuição $\chi^2_{(R-1)\times(C-1)}$.

(6) Use esse teste somente se as duas seguintes condições forem satisfeitas:

(a) Não mais de 1/5 das células tiveram valores esperados < 5.

(b) Nenhuma célula tiver um valor esperado < 1.

As regiões de aceitação e rejeição para esse teste estão mostradas na Figura 10.8. O cálculo do valor-p para esse teste está ilustrado na Figura 10.9.

FIGURA 10.8 Regiões de aceitação e rejeição para o teste qui-quadrado para uma tabela de contingência $R \times C$

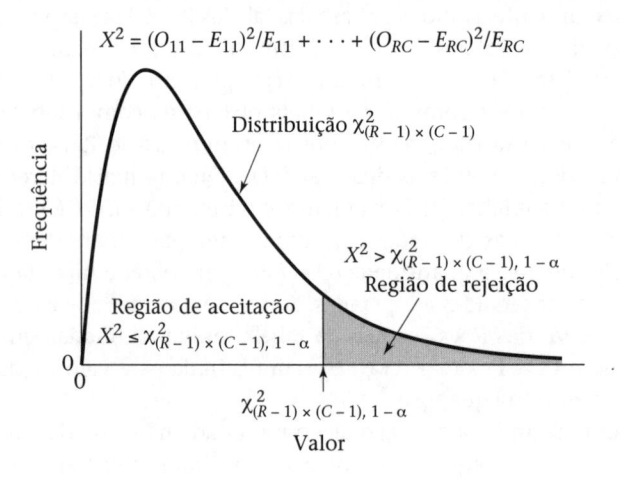

FIGURA 10.9 Cálculo do valor-p para o teste qui-quadrado para uma tabela de contingência $R \times C$

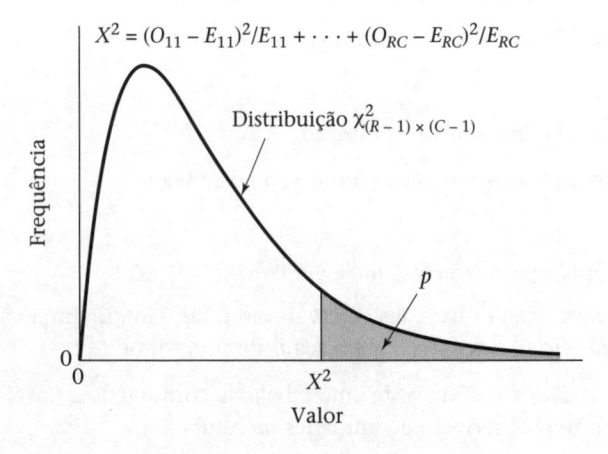

EXEMPLO 10.40 **Câncer** Avalie a significância estatística dos dados do Exemplo 10.38.

Solução: Com base na Tabela 10.17, vemos que todos os valores esperados são ≥5; assim, o procedimento de teste da Equação 10.19 pode ser usado. Com base nas Tabelas 10.16 e 10.17,

$$X^2 = \frac{(320 - 416{,}6)^2}{416{,}6} + \frac{(1.206 - 1.348{,}3)^2}{1.348{,}3} + \cdots + \frac{(406 - 476{,}3)^2}{476{,}3} = 130{,}3$$

Sob H_0, X^2 produz uma distribuição qui-quadrado com $(2 - 1) \times (5 - 1)$ ou 4 *gl*. Como

$$\chi^2_{4,\,0{,}999} = 18{,}47 < 130{,}3 = X^2$$

temos que $p < 1 - 0{,}999 = 0{,}001$

Portanto, os resultados são altamente significativos, e podemos concluir que há uma relação significativa entre a idade no primeiro parto e a prevalência do câncer de mama.

Usando o Computador para Realizar o Teste Qui-Quadrado para Tabelas $R \times C$

Podemos usar o comando chisq.test do R para essa finalidade.

A. Dados brutos

Usamos a sintaxe:

```
chisq.test(x, y)
```

em que x e y são vetores pertencentes a duas variáveis no conjunto de dados. A variável x deve ter r valores distintos; a variável y deve ter c valores distintos.

B. Dados resumidos

1. Suponha que tenhamos uma tabela de contingência geral com uma frequência O_{ij} na célula (i,j);

   $i = 1,\ldots, r;\ j = 1,\ldots, c.$

2. Usamos o comando matrix para construir a tabela como se segue:

   ```
   table<- matrix(c(O_{11},O_{21},...,O_{r1},O_{12},O_{22},...,O_{r2},...,O_{1c},...,O_{rc}),
   nrow = r)
   ```

3. Então, especificamos:

   ```
   chisq.test(table)
   ```

EXEMPLO 10.41 **Câncer** Avalie a significância estatística dos dados na Tabela 10.16 usando o computador.

Solução: Usamos o comando chisq.test do R para essa finalidade. Nesse caso, há 2 linhas e 5 colunas. Primeiro, formamos a matriz como se segue:

```
> table<- matrix
(c(320,1422,1206,4432,1011,2893,463,1092,220,406),nrow = 2)
> table
     [,1] [,2] [,3] [,4] [,5]
[1,]  320 1206 1011  463  220
[2,] 1422 4432 2893 1092  406
```

Em seguida, analisamos os dados usando o comando chisq.test como se segue:

```
> chisq.test(table)
  Pearson´s Chi-squared test
data: table
X-squared = 130.338, df = 4, p-value < 2.2e-16
```
Os resultados são os mesmos do Exemplo 10.40.

Teste Qui-Quadrado para Tendência em Proporções Binomiais

Considere novamente os dados do estudo internacional da Tabela 10.16. No Exemplo 10.40, o procedimento de teste da Equação 10.19 foi usado para analisar os dados. Para o caso especial de uma tabela $2 \times k$, esse procedimento de teste permite-nos testar a hipótese $H_0: p_1 = p_2 = ... = p_k$ versus H_1: pelo menos dois dos valores p_i são diferentes, em que p_i = probabilidade de sucesso para o i-ésimo grupo = probabilidade de que uma observação da i-ésima coluna fique na primeira linha. Quando o procedimento de teste foi aplicado no Exemplo 10.40, uma estatística qui-quadrado de 130,3 com 4 gl foi encontrada, sendo altamente significante ($p < 0{,}001$). Consequentemente, H_0 foi rejeitada e concluímos que a prevalência dos casos de câncer de mama em, pelo menos, 2 dos 5 grupos de idade no primeiro parto foram diferentes. Contudo, embora esse resultado mostre alguma relação entre câncer de mama e a idade no primeiro parto, não sabemos especificamente a natureza da relação. Em particular, a partir da Tabela 10.16, observamos uma *tendência* crescente na proporção de mulheres com câncer de mama em cada coluna subsequente. Gostaríamos de empregar um teste específico para detectar essas tendências. Para essa finalidade, um **escore**[2] S_i será criado para identificar o *i*-ésimo grupo. O escore pode representar algum atributo numérico particular do grupo. Em outros casos, para simplificar, 1 é atribuído ao primeiro grupo, 2, ao segundo grupo, ..., k, ao k-ésimo (último) grupo.

EXEMPLO 10.42   **Câncer** Construa um escore para os dados do estudo internacional da Tabela 10.16.

Solução: É natural usar uma idade média no primeiro parto dentro de um grupo como o escore para aquele grupo. Essa regra não apresenta problemas para o segundo, o terceiro e o quarto grupos, nos quais a idade média é estimada como 22,5 [(20 + 25)/2], 27,5 e 32,5 anos, respectivamente. Contudo, um cálculo semelhante não pode ser executado para o primeiro e o quinto grupos porque eles são definidos como <20 e ≥35, respectivamente. Pela simetria, uma média de 17,5 anos de idade poderia ser atribuída ao primeiro grupo e 37,5 anos de idade ao quinto grupo. Contudo, como os escores são igualmente espaçados, nossas finalidades são igualmente bem atendidas pela atribuição dos escores 1, 2, 3, 4 e 5 para os cinco grupos. Para simplificar, esse método de atribuição será adotado.

Queremos associar a proporção dos casos de câncer de mama em um grupo com o escore daquele grupo. Em outras palavras, desejamos testar se a proporção dos casos de câncer de mama aumenta ou diminui conforme a idade no primeiro parto aumenta. Para essa finalidade, o seguinte procedimento de teste será apresentado.

EQUAÇÃO 10.20   **Teste qui-quadrado para tendência das proporções binomiais (teste bilateral)**

Suponha que há *k* grupos e queiramos testar se há uma tendência de aumento (ou diminuição) na proporção de "sucessos" p_i (a proporção das unidades na primeira linha do *i*-ésimo grupo) à medida que *i* aumenta.

(1) Organize os dados na forma de uma tabela de contingência $2 \times k$, em que o sucesso ou fracasso esteja listado nas linhas e os *k* grupos estejam listados nas colunas.

---

2. Também conhecido como variável de grupo. (N.R.T.)

(2) Denote o número de sucessos no *i*-ésimo grupo por x_i, o número total de unidades no *i*-ésimo grupo por n_i e a proporção de sucessos no *i*-ésimo grupo por $\hat{p}_i = x_i / n_i$. Denote o número total de sucessos em todos os grupos por x, o número total de unidades em todos os grupos por n, a proporção total de sucessos por $\bar{p} = x/n$ e a proporção total de fracassos por $\bar{q} = 1 - \bar{p}$.

(3) Construa um escore S_i para corresponder ao *i*-ésimo grupo. Essa variável geralmente poderá ser tanto 1, 2, ..., para os grupos *k* quanto pode corresponder a alguns outros atributos numéricos do grupo.

(4) Mais especificamente, desejamos testar a hipótese H_0: não há nenhuma tendência entre os valores p_i versus H_1: os valores p_i estão em função crescente ou decrescente de S_i, expressos na forma $p_i = \alpha + \beta S_i$ para algumas constantes α e β[3]. Para relacionar p_i e S_i, calcule a estatística de teste $X_1^2 = A^2 / B$, em que

$$A = \sum_{i=1}^{k} n_i (\hat{p}_i - \bar{p})(S_i - \bar{S})$$

$$= \left(\sum_{i=1}^{k} x_i S_i\right) - x\bar{S} = \left(\sum_{i=1}^{k} x_i S_i\right) - x\left(\sum_{i=1}^{k} n_i S_i\right)\bigg/n$$

$$B = \bar{p}\bar{q}\left[\left(\sum_{i=1}^{k} n_i S_i^2\right) - \left(\sum_{i=1}^{k} n_i S_i\right)^2\bigg/n\right]$$

que resulta, sob H_0, aproximadamente numa distribuição qui-quadrado com 1 *gl*.

(5) Para um teste com nível α bilateral,

Se $X_1^2 > \chi_{1,1-\alpha}^2$, rejeite H_0.

Se $X_1^2 \leq \chi_{1,1-\alpha}^2$, aceite H_0.

(6) O valor-*p* aproximado é dado pela área à direita de X_1^2 na distribuição χ_1^2.

(7) A direção da tendência nas proporções é indicada pelo sinal de *A*. Se $A > 0$, as proporções aumentam com o escore; se $A < 0$, as proporções diminuem à medida que o escore aumenta.

(8) Use esse teste somente se $n\bar{p}\bar{q} \geq 5{,}0$.

As regiões de aceitação e rejeição para esse teste são mostradas na Figura 10.10. O cálculo do valor-*p* está ilustrado na Figura 10.11.

FIGURA 10.10 Regiões de aceitação e rejeição para o teste qui-quadrado para tendência das proporções binomiais

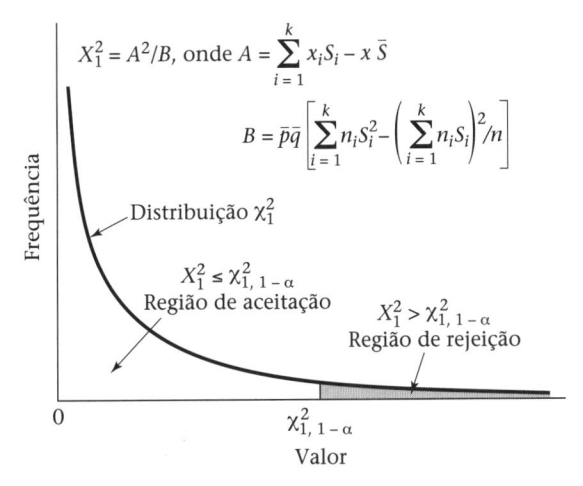

---

3. Apesar do autor utilizar a mesma notação, essas constantes não têm relação com o poder do teste nem com o nível de significância. (N.R.T.)

FIGURA 10.11 Cálculo do valor-p para o teste qui-quadrado para tendência das proporções binomiais

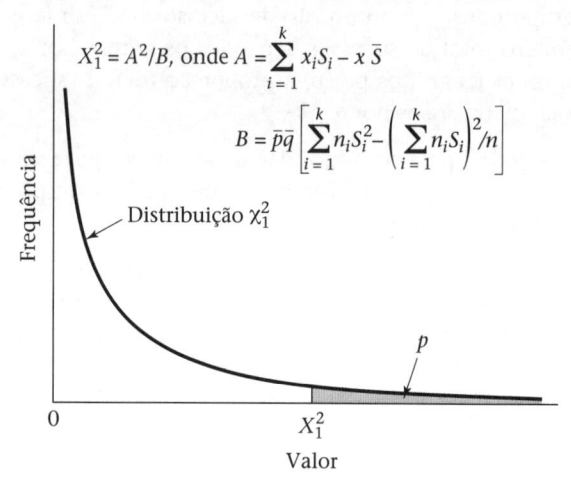

$$X_1^2 = A^2/B, \text{ onde } A = \sum_{i=1}^{k} x_i S_i - x\bar{S}$$

$$B = \bar{p}\bar{q}\left[\sum_{i=1}^{k} n_i S_i^2 - \left(\sum_{i=1}^{k} n_i S_i\right)^2/n\right]$$

Distribuição χ_1^2

A estatística de teste na Equação 10.20 é razoável, porque se $\hat{p}_i$ (ou $\hat{p}_i - \bar{p}$) aumenta à medida que S_i aumenta, então $A > 0$, ao passo que, se $\hat{p}_i$ diminui à medida que S_i aumenta, então $A < 0$. Em ambos os casos, A^2 e a estatística de teste X_1^2 serão grandes. Contudo, se $\hat{p}_i$ não mostra nenhuma tendência particular em relação a S_i, então A será próximo de 0 e a estatística de teste X_1^2 será pequena. Esse teste pode ser usado até mesmo se alguns dos grupos têm tamanho amostral pequeno, pois ele se baseia na tendência global nas proporções. Essa propriedade está em contraste com o teste qui-quadrado da Equação 10.19, que testa a heterogeneidade entre as proporções e exige que o número esperado de unidades nas células individuais não seja tão pequeno.

EXEMPLO 10.43 **Câncer** Usando os dados do estudo internacional da Tabela 10.16, avalie se há uma tendência de aumento na proporção dos casos de câncer de mama à medida que aumenta a idade no primeiro parto.

Solução: Observe que $S_i = 1, 2, 3, 4, 5$ nos cinco grupos, respectivamente. Além disso, com Tabela 10.16, $x_i = 320, 1.206, 1.011, 463, 220$, e $n_i = 1.742, 5.638, 3.904, 1.555, 626$ nos cinco respectivos grupos, em que $x = 3.220, n = 13.465, \bar{p} = x/n = 0,239, \bar{q} = 1 - \bar{p} = 0,761$. A partir da Equação 10.20, verifica-se que

$$A = 320(1) + 1.206(2) + \ldots + 220(5)$$
$$- (3.220)(1.742(1) + 5.638(2) + \ldots + 626(5))/13.465$$
$$= 8.717 - (3.220)(34.080)/13.465 = 8.717 - 8.149,84 = 567,16$$

$$B = (0,239)(0,761)\{1.742(1^2) + 5.638(2^2) + \ldots + 626(5^2)$$
$$- [1.742(1) + (5.638)(2) + \ldots + 626(5)]^2/13.465\}$$
$$= 0,239(0,761)(99.960 - 34.080^2/13.465)$$
$$= 0,239(0,761)(99.960 - 86.256,70) = 2.493,33$$

Então, $X_1^2 = A^2/B = \dfrac{567,16^2}{2.493,33} = 129,01 \sim \chi_1^2$ sob H_0

Como $\chi_{1, 0,999}^2 = 10,83 < 129,01 = X_1^2$, H_0 pode ser rejeitada com $p < 0,001$ e podemos concluir que há uma tendência significativa na proporção de casos de câncer de mama entre os grupos de idade no primeiro parto. Como $A > 0$, verifica-se que, na medida em que a idade no primeiro parto aumenta, a proporção de casos de câncer de mama aumenta.

Com uma tabela $2 \times k$, o teste qui-quadrado na Equação 10.20 é frequentemente mais relevante para hipóteses de interesse do que o teste qui-quadrado para a heterogeneidade na Equação 10.19. Isso acontece porque o primeiro testa as tendências específicas nas proporções, enquanto o segundo faz o teste para qualquer diferença nas proporções, onde as proporções podem seguir qualquer padrão. Em contrapartida, métodos mais avançados para avaliar as tabelas de contingências $R \times C$ são dados em *Analyzing Qualitative Data* de Maxwell [5].

Usando o Computador para Executar o Teste Qui-Quadrado para Tendência

Podemos usar o comando prop.trend.test do R para essa finalidade. A sintaxe é a seguinte:

```
prop.trend.test(x, n, score)
```

em que x é um vetor com o número de sucessos em cada grupo,
n é um vetor com o tamanho amostral em cada grupo,
score é um vetor com o escore para cada grupo.
Se há k grupos, então x, n e score devem ser de tamanho k.

EXEMPLO 10.44 **Câncer** Use o computador para realizar o teste qui-quadrado para tendência baseado nos dados da Tabela 10.16.

Solução: Consultando a Tabela 10.16, temos que

```
> x<- c(320, 1206, 1011, 463, 220)
> x
[1] 320 1206 1011 463 220
> n<- c(1742, 5638, 3904, 1555, 626)
> n
[1] 1742 5638 3904 1555 626
> score<- c(1:5)
> score
[1] 1 2 3 4 5
> prop.trend.test(x,n,score)

    Chi-squared Test for Trend in Proportions

data: x out of n,
 using scores: 1 2 3 4 5
X-squared = 129.012, df = 1, p-value < 2.2e-16
```

Os resultados são os mesmos do Exemplo 10.43.

Nesta seção, discutimos os testes para a associação entre duas variáveis categóricas com R e C categorias, em que $R > 2$ e/ou $C > 2$. Se R e C forem > 2, o teste qui-quadrado para as tabelas de contingências $R \times C$ será usado. Consultando o fluxograma no final deste capítulo (Figura 10.16), responderemos não para (1) tabela de contingência 2×2? e (2) tabela de contingência $2 \times k$?, o que leva à (3) tabela de contingência $R \times C, R > 2$ e $C > 2$ e, então, até a caixa identificada como "Use o teste qui-quadrado para tabelas $R \times C$". Se R ou $C = 2$, então temos de rearranjar as variáveis nas linhas e das colunas, de forma que a variável da linha tenha duas categorias. Vamos determinar o número de categorias da coluna por k (em vez de C). Se estivermos interessados em avaliar a tendência nas k proporções binomiais formadas pelas proporções das unidades na primeira linha de cada uma das k colunas, usaremos o teste qui-quadrado para tendência nas proporções binomiais. Consultando o fluxograma na Figura 10.16 no final deste capítulo, responderemos não para (1) tabela de contingência 2×2?, sim para (2) tabela de contingência $2 \times k$? e sim para (3) interessado na tendência nas proporções binomiais k? Isso nos leva à caixa "Use o teste qui-quadrado para tendência, se nenhum fator de confundimento estiver presente ou o teste de extensão Mantel, se o fator de confundimento estiver presente".

Relação entre o Teste da Soma de Postos de Wilcoxon e o Teste Qui-Quadrado para Tendência

O teste da soma dos postos de Wilcoxon dado na Equação 9.8 é na verdade um caso especial do teste qui-quadrado para tendência.

EQUAÇÃO 10.21 **Relação entre o teste da soma de postos de Wilcoxon e o teste qui-quadrado para tendência**

Suponha que temos uma tabela $2 \times k$ como mostrado na Tabela 10.18.

Assume-se que a i-ésima categoria da variável de exposição tem um escore S_i, $i = 1, ..., k$.

Seja p_i = probabilidade da doença do i-ésimo grupo exposto. Se $p_i = \alpha + \beta S_i$ e desejarmos testar a hipótese H_0: $\beta = 0$ versus H_1: $\beta \neq 0$, então

(1) Podemos usar o teste qui-quadrado para tendência, de modo que podemos escrever a estatística de teste na forma

$$X^2 = \frac{(|O - E| - 0{,}5)^2}{V} \sim \chi_1^2 \text{ sob } H_0$$

onde

O = escore total observado entre os indivíduos com a doença = $\sum_{i=1}^{k} x_i S_i$

E = escore total esperado entre os indivíduos com doença sob H_0 = $\frac{x}{n}\sum_{i=1}^{k} n_i S_i$

$$V = \frac{x(n-x)}{n(n-1)} \left[\sum_{i=1}^{k} n_i S_i^2 - \left(\sum_{i=1}^{k} n_i S_i\right)^2 / n \right]$$

e rejeitamos H_0 se $X^2 > \chi_{1,1-\alpha}^2$

e, caso contrário, aceitamos H_0.

Veja a página 333 para a **EQUAÇÃO 9.8**

(2) Podemos usar o teste da soma de postos de Wilcoxon como dado na Equação 9.8, onde temos a estatística de teste

$$T = \frac{\left| R_1 - \frac{x(n+1)}{2} \right| - \frac{1}{2}}{\sqrt{\left[\frac{x(n-x)}{12}\right]\left[n + 1 - \frac{\sum_{i=1}^{k} n_i(n_i^2 - 1)}{n(n-1)}\right]}}$$

e rejeitamos H_0 se $T > z_{1-\alpha/2}$

e aceitamos H_0 se $T \leq z_{1-\alpha/2}$

em que $z_{1-\alpha/2}$ = percentil superior $\alpha/2$ de uma distribuição $N(0, 1)$.

Veja a página 333 para a **EQUAÇÃO 9.7**

(3) Se os escores S_i são definidos como iguais ao posto médio do i-ésimo grupo, como definido na Equação 9.7, em que o posto médio da i-ésima categoria da variável de exposição = número de observações nos primeiros grupos $i - 1$ grupos + $\left(\frac{1+n_i}{2}\right)$

$$= \sum_{j=1}^{i-1} n_j + \frac{(1+n_i)}{2} \quad \text{se } i > 1$$

$$= \frac{1+n_1}{2} \quad \text{se } i = 1$$

então, os passos (1) e (2) desse procedimento produzem os mesmos valores-p e são equivalentes. Em particular,

$$O = R_1 = \text{soma dos postos na primeira linha, } E = \frac{x(n+1)}{2}$$

$$V = \left[\frac{x(n-x)}{12}\right]\left[n+1-\sum_{i=1}^{k}\frac{n_i(n_i^2-1)}{n(n-1)}\right] \text{ e } X_1^2 = T^2$$

TABELA 10.18 Uma tabela hipotética 2 × k que relaciona a variável dicotômica doença D a uma variável de exposição categórica E com as k categorias ordenadas

		E				
		1	2	...	k	
D	+	x_1	x_2	...	x_k	x
	−	$n_1 - x_1$	$n_2 - x_2$	...	$n_k - x_k$	$n - x$
		n_1	n_2	...	n_k	n
	Escore	S_1	S_2	...	S_k	

EXEMPLO 10.45 **Oftalmologia** Teste a hipótese de que a acuidade visual média é diferente para as pessoas com herança dominante e pessoas com herança ligada ao sexo na Tabela 9.3 ou, de forma equivalente, que a proporção de indivíduos dominantes altera consistentemente na medida em que a acuidade visual diminui, usando o teste qui-quadrado para tendência.

Solução: Temos a seguinte tabela 2 × 8:

	Acuidade visual								
	20-20	20-25	20-30	20-40	20-50	20-60	20-70	20-80	
Dominante	5	9	6	3	2	0	0	0	25
Ligada ao sexo	1	5	4	4	8	5	2	1	30
	6	14	10	7	10	5	2	1	55
Posto médio	3,5	13,5	25,5	34,0	42,5	50,0	53,5	55,0	

Se os escores são iguais para classificações médias dadas na Tabela 9.3, temos que

$$O = 5(3,5) + 9(13,5) + 6(25,5) + 3(34,0) + 2(42,5) = 479$$

$$E = \frac{25}{55}[6(3,5) + 14(13,5) + 10(25,5) + 7(34,0) + 10(42,5) + 5(50,0)$$
$$+ 2(53,5) + 1(55,0)]$$

$$= \frac{25}{55}(1.540) = 700$$

$$V = \frac{25(30)}{55(54)}\left\{\left[6(3,5)^2 + 14(13,5)^2 + 10(25,5)^2 + 7(34,0)^2 + 10(42,5)^2 + 5(50,0)^2\right.\right.$$
$$\left.\left.+ 2(53,5)^2 + 1(55,0)^2\right] - \frac{1.540^2}{55}\right\}$$

$$= \frac{25(30)}{55(54)}(56.531,5 - 43.120)$$

$$= \frac{25(30)}{55(54)}(13.411,5) = 3.386,74$$

$$X^2 = \frac{(|479 - 700| - 0,5)^2}{3.386,74} = 14,36 \quad \chi_1^2 \text{ sob } H_0$$

O valor-$p = Pr(\chi_1^2 > 14{,}36) < 0{,}001$. Além disso, considerando o Exemplo 9.19, observamos que $O = R_1 = 479$, $E = E(R_1) = 700$, $V = V(R_1)$ corrigido para empates $= 3.386{,}74$ e

$$X^2 = 14{,}36 = T^2 = 3{,}79^2$$

Então, os dois testes são equivalentes. Contudo, se escolhermos escores diferentes (por exemplo, 1, ..., 8) para os 8 grupos de acuidade visual, os testes *não* seriam os mesmos. A escolha dos escores é relativamente arbitrária. Se cada coluna corresponde a uma categoria quantitativa específica de exposição, é aceitável usar a exposição média dentro da categoria como um escore. Se o nível de exposição não for facilmente quantificado, então escores médios ou números inteiros consecutivos são escolhas aceitáveis para os escores. Se o número de indivíduos em cada categoria da variável de exposição for o mesmo, esses dois métodos de pontuação terão estatísticas de testes e valores-p idênticos usando o teste qui-quadrado para tendência.

A estimativa da variância (V) dada na Equação 10.21 é obtida da distribuição hipergeométrica e difere levemente da estimativa da variância para o teste qui-quadrado da tendência na Equação 10.20 dada por

Veja a página 392 para a **EQUAÇÃO 10.20**

$$V = \frac{x(n-x)}{n^2}\left[\sum_{i=1}^{k}n_1 S_i^2 - \left(\sum_{i=1}^{k} n_i S_i\right)^2 \bigg/ n\right]$$

que é baseada na distribuição binomial. A distribuição hipergeométrica é mais apropriada, embora a diferença geralmente seja pequena, particularmente para n grande. Além disso, uma correção de continuidade de 0,5 é usada no numerador de X^2 na Equação 10.21, mas não em A no numerador de X_1^2 na Equação 10.20. Essa diferença também, em geral, é pequena.

QUESTÕES DE REVISÃO 10E

1 **(a)** Qual é a diferença entre o teste qui-quadrado para tendência e o teste qui-quadrado para a heterogeneidade?

(b) Quando usar cada teste?

2 Suponha a seguinte tabela 2 × 5 com duas categorias de doenças e cinco categorias de exposição como na Tabela 10.19.

TABELA 10.19 Tabela hipotética que ilustra a associação entre exposição e doença

Categoria de doença	Categoria de exposição				
	1	2	3	4	5
+	2	3	4	6	3
−	6	5	5	4	2

(a) Se a exposição for tratada como uma variável categórica nominal, é válido usar o teste qui-quadrado para a heterogeneidade nesses dados? Por quê?

(b) Se a exposição for tratada como uma variável categórica ordinal, é válido usar o teste qui-quadrado para a tendência nestes dados? Por quê?

3 Estamos interessados em estudar a relação entre a prevalência da hipertensão em adolescentes e grupos étnicos, sendo a hipertensão definida como acima do 90º percentil para a idade, sexo e altura das adolescentes, tendo por base as normas norte-americanas.

(a) Suponha que 8 das 100 adolescentes caucasianas, 12 das 95 adolescentes afro-americanas e 10 das 90 adolescentes hispânicas estejam acima do 90º percentil para a pressão arterial. Qual teste pode ser usado para avaliar se há uma associação significativa entre hipertensão em adolescentes e grupo étnico?

(b) Realiza o teste no item anterior e apresente o valor-p bicaudal.

4 Estamos interessados na relação entre hipertensão das adolescentes e obesidade. Para essa finalidade, escolhemos 30 meninos adolescentes com peso normal (ou seja, índice de massa corporal [IMC] = kg/m² < 25), 30 meninos adolescentes com sobrepeso (25 ≤ IMC < 30) e 35 meninos adolescentes obesos (IMC ≥ 30). Consideramos que 2 dos meninos com peso normal, 5 dos meninos com sobrepeso e 10 dos meninos obesos são hipertensos.

(a) Qual teste pode ser usado para avaliar se há uma associação significativa entre hipertensão nos adolescentes e IMC?

(b) Realize o teste no item anterior e apresente o valor-*p* bicaudal.

10.7 TESTE QUI-QUADRADO DE QUALIDADE DO AJUSTE

Em nosso trabalho anterior sobre estimação e teste de hipóteses, geralmente supomos que os dados vieram de um modelo de probabilidade específico para, então, prosseguir na estimação dos parâmetros do modelo ou no teste de hipóteses relacionando possíveis valores diferentes dos parâmetros. Esta seção apresenta um método geral de teste para a qualidade *do ajuste de um modelo de probabilidade*. Considere os problemas do Exemplo 10.46.

EXEMPLO 10.46 **Hipertensão** As medidas da pressão arterial diastólica foram coletadas em casa dentro de um programa de triagem de larga escala na comunidade de 14.736 adultos de 30 a 69 anos em East Boston, Massachusetts, como parte de um estudo nacional para detectar e tratar pessoas hipertensas [6]. As pessoas no estudo foram avaliadas em casa e a pressão foi medida duas vezes durante uma visita. Uma distribuição de frequência da pressão arterial diastólica média é dada na Tabela 10.20 em intervalos de 10 mm Hg.

Assumimos que essas medidas vieram de uma distribuição normal porque os métodos padrão da inferência estatística poderiam, então, ser aplicados nesses dados da forma como apresentados neste texto. Como a validade dessa suposição pode ser testada?

TABELA 10.20 Distribuição da frequência da pressão arterial diastólica média para adultos de 30 a 69 anos em um programa de triagem de larga escala na comunidade de East Boston, Massachusetts

Grupo (mm Hg)	Frequência observada	Frequência esperada	Grupo	Frequência observada	Frequência esperada
<50	57	69,0	≥80, <90	4.604	4.538,6
≥50, <60	330	502,5	≥90, <100	2.119	2.545,9
≥60, <70	2.132	2.018,4	≥100, <110	659	740,4
≥70, <80	4.584	4.200,9	≥110	251	120,2
			Total	14.736	14.736

Essa suposição pode ser testada calculando-se, primeiro, qual a frequência esperada em cada grupo se os dados vieram de uma distribuição normal para, depois, comparar essas frequências esperadas com as frequências observadas correspondentes.

EXEMPLO 10.47 **Hipertensão** Calcule as frequências esperadas para os dados na Tabela 10.20, supondo uma distribuição normal.

Solução: Suponha que a média e o desvio-padrão dessa distribuição normal hipotética sejam dados pela média e pelo desvio-padrão da amostra, respectivamente ($\bar{x}$ = 80,68, s = 12,00). As frequências esperadas dentro de um intervalo de grupo de a até b seriam, então, dadas por

$$14.736\left\{\Phi\left[\left(b+\frac{1}{2}-\mu\right)\Big/\sigma\right]-\Phi\left[\left(a-\frac{1}{2}-\mu\right)\Big/\sigma\right]\right\}$$

Então, a frequência esperada no grupo (≥50, < 60) seria

$$14{,}736 \times \left\{\Phi\left[(59{,}5 - 80{,}68)/12\right] - \Phi\left[(49{,}5 - 80{,}68)/12\right]\right\}$$
$$= 14{,}736 \times \left[\Phi(-1{,}765) - \Phi(-2{,}598)\right]$$
$$= 14{,}736 \times (0{,}0388 - 0{,}0047) = 14{,}736(0{,}0341) = 502{,}5.$$

Além disso, a frequência esperada menor que a seria $\Phi\left[\left(a - \frac{1}{2} - \mu\right)/\sigma\right]$ e a frequência esperada maior ou igual a b seria $1 - \Phi\left[\left(b - \frac{1}{2} - \mu\right)/\sigma\right]$. A frequência esperada para todos os grupos é apresentada na Tabela 10.20.

Usamos as mesmas medidas de concordância entre frequências observadas e esperadas de um grupo que usamos em nosso trabalho das tabelas de contingência: $(O - E)^2/E$. Além disso, a concordância entre as frequências observadas e esperadas podem ser resumidas somando $(O - E)^2/E$ em todos os grupos. Se tivermos um modelo correto, essa soma seguirá aproximadamente uma distribuição qui-quadrado com $g - 1 - k$ gl, em que g = ao número de grupos e k = ao número de parâmetros estimados a partir dos dados usados para calcular as frequências esperadas. Novamente, essa aproximação só será válida se os valores esperados nos grupos não forem muito pequenos. Em particular, o requisito é que nenhum valor esperado pode ser <1 e não mais de 1/5 dos valores esperados pode ser <5. Caso haja muitos grupos com frequências esperadas pequenas, alguns grupos devem ser combinados com outros grupos adjacentes; assim, a regra anterior não será violada. O procedimento de teste pode ser resumido como se segue.

EQUAÇÃO 10.22

Teste qui-quadrado de qualidade do ajuste

Para testar a qualidade do ajuste de um modelo de probabilidade, use o seguinte procedimento:

(1) Divida os dados originais em grupos. As considerações para os dados agrupados são similares às da Seção 2.7. Em particular, os grupos não devem ser muito pequenos, assim o passo 7 não será violado.

(2) Estime os k parâmetros do modelo de probabilidade com base nos dados usando os métodos descritos no Capítulo 6.

(3) Use as estimativas do passo 2 para calcular a probabilidade $\hat{p}$ de obtenção de um valor em um grupo particular e a frequência esperada correspondente daquele grupo ($n\hat{p}$), em que n é o número total de dados.

(4) Se O_i e E_i são, respectivamente, os números de unidades observadas e esperadas do i-ésimo grupo, calcule

$$X^2 = (O_1 - E_1)^2/E_1 + (O_2 - E_2)^2/E_2 + \cdots + (O_g - E_g)^2/E_g$$

em que g = ao número de grupos.

(5) Para um teste com nível de significância α, se

$$X^2 > \chi^2_{g-k-1, 1-\alpha}$$

rejeite H_0; se

$$X^2 \leq \chi^2_{g-k-1, 1-\alpha}$$

aceite H_0.

(6) O valor-p aproximado para esse teste é dado por

$$Pr\left(\chi^2_{g-k-1} > X^2\right)$$

(7) Use esse teste somente se

(a) Não mais de 1/5 dos valores esperados sejam <5.

(b) Nenhum valor esperado for <1.

As regiões de aceitação e de rejeição para esse teste são mostradas na Figura 10.12. O cálculo do valor-*p* para esse teste está ilustrado na Figura 10.13.

(8) Observação: Se os parâmetros do modelo de probabilidade foram especificados *a priori*, sem usar os dados da amostra atual, então $k = 0$ e $X^2 \sim \chi^2_{g-1}$. Chamamos esse modelo de *modelo externamente especificado*, em oposição ao modelo internamente especificado descrito nos passos 1 a 7.

FIGURA 10.12 Regiões de aceitação e rejeição para o teste qui-quadrado de qualidade do ajuste

$X^2 = (O_1 - E_1)^2/E_1 + \cdots + (O_g - E_g)^2/E_g$

Distribuição χ^2_{g-k-1}

$X^2 \leq \chi^2_{g-k-1, 1-\alpha}$
Região de aceitação

$X^2 > \chi^2_{g-k-1, 1-\alpha}$
Região de rejeição

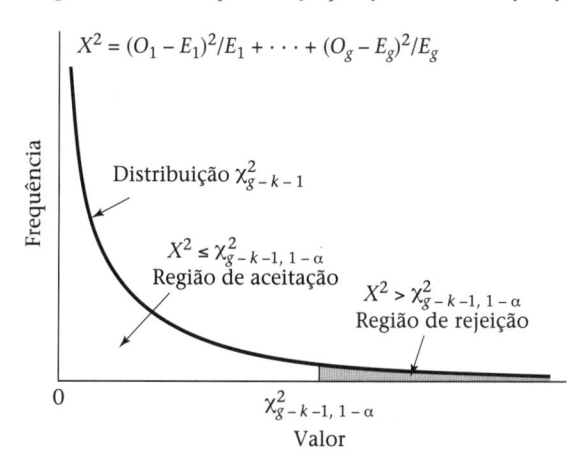

FIGURA 10.13 Cálculo do valor-*p* para o teste qui-quadrado de qualidade do ajuste

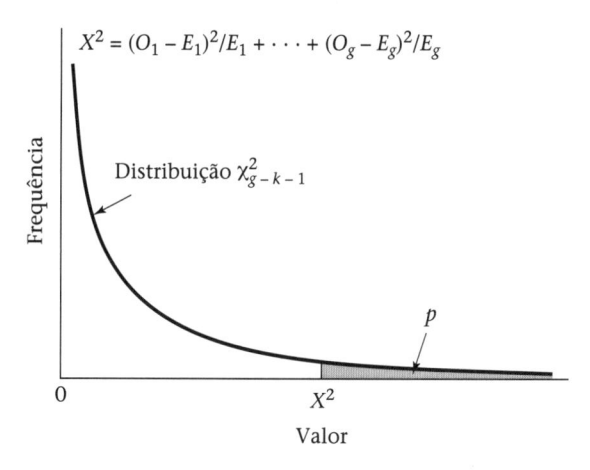

$X^2 = (O_1 - E_1)^2/E_1 + \cdots + (O_g - E_g)^2/E_g$

Distribuição χ^2_{g-k-1}

EXEMPLO 10.48 **Hipertensão** Teste a qualidade do ajuste do modelo normal de probabilidade usando os dados da Tabela 10.20.

Solução: Dois parâmetros foram estimados a partir dos dados (μ, σ^2) e há 8 grupos. Portanto, $k = 2$, $g = 8$. Sob H_0, X^2 tem uma distribuição qui-quadrado com $8 - 2 - 1 = 5$ *gl*.

$$X^2 = (O_1 - E_1)^2/E_1 + \cdots + (O_8 - E_8)^2/E_8$$
$$= (57 - 69{,}0)^2/69{,}0 + \cdots + (251 - 120{,}2)^2/120{,}2 = 362{,}2 \sim \chi^2_5 \text{ sob } H_0$$

Como $\chi^2_{5,\,0{,}999} = 20{,}52 < 326{,}2 = X^2$, o valor-$p < 1 - 0{,}999 = 0{,}001$ e os resultados são significativos.

Portanto, o modelo normal não fornece um ajuste adequado para os dados. O modelo normal parece ajustar-se adequadamente no meio da distribuição (entre 60 e 110 mm Hg), mas falha gravemente nas caudas, prevendo muitos valores da pressão arterial abaixo de 60 mm Hg e poucos acima de 110 mm Hg.

Veja a página 400 para a EQUAÇÃO 10.22

O procedimento de teste da Equação 10.22 pode ser usado para avaliar a qualidade do ajuste de um modelo de probabilidade, não apenas o modelo normal. As frequências esperadas seriam calculadas a partir da distribuição de probabilidade do modelo proposto e, depois, seria usada a mesma estatística do teste de qualidade do ajuste da Equação 10.22. Além disso, o teste pode ser usado para testar a qualidade do ajuste tanto em modelos nos quais os parâmetros são estimados a partir dos dados usados para testar o modelo como descrito nos passos 1 a 7 quanto em um modelo no qual os parâmetros foram especificados *a priori* como no passo 8.

Usando o Computador para Realizar o Teste Qui-Quadrado de Qualidade do Ajuste

O comando chisq.test do programa R pode ser usado para realizar o teste qui-quadrado de qualidade do ajuste, mas somente no caso de um modelo externamente especificado:

```
chisq.test(x, p)
```

em que x é um vetor de contagens observadas e p é um vetor de probabilidades obtidas com base no modelo.

Tanto x quanto p devem ser do mesmo tamanho e a soma dos valores de *p* deve ser igual a 1.

Contudo, se os parâmetros do modelo forem estimados com base nos mesmos dados usados para testar a qualidade do ajuste, deve-se escrever um programa personalizado em R para realizar o teste qui-quadrado da qualidade do ajuste.

EXEMPLO 10.49

Hipertensão Teste a qualidade do ajuste do modelo normal de probabilidade para os dados da Tabela 10.20 usando o R.

Solução:

1. Primeiro, inserimos o vetor das contagens observadas em um vetor obs.

```
> obs<- c(57, 330, 2132, 4584, 4604, 2119, 659, 251)
> obs
[1] 57  330 2132 4584 4604 2119  659  251
> mu<- 80.68
> sd<- 12.00
> n<- 14736
```

2. Segundo, obtemos o vetor das probabilidades esperadas conforme uma distribuição normal com média = 80,68 e dp = 12,00. Essas probabilidades são armazenadas no vetor prob (veja a seguir).

```
> cut2<- seq(59.5, 109.5, 10)
> cut1<- seq(49.5, 99.5, 10)
> cut1
[1] 49.5 59.5 69.5 79.5 89.5 99.5
> cut2
[1] 59.5 69.5 79.5 89.5 99.5 109.5
> prob1<- pnorm((cut1-mu)/sd)
> prob1
```

```
[1] 0.004683875 0.038781883 0.175754409 0.460833805 0.768830253
    0.941598320
> prob2<- pnorm((cut2-mu)/sd)
> prob2
[1] 0.03878188 0.17575441 0.46083381 0.76883025 0.94159832
    0.99183971
> prob3<- prob2 - prob1
> prob3
[1] 0.03409801 0.13697253 0.28507940 0.30799645 0.17276807
    0.05024139
> prob.50<- prob1[1]
> prob.50
[1] 0.004683875
> prob.110<- 1 - prob2[6]
> prob.110
[1] 0.008160286
> prob<- c(prob.50, prob3, prob.110)
> prob
[1] 0.004683875 0.034098007 0.136972526 0.285079396 0.307996448
    0.172768067
[7] 0.050241394 0.008160286
```

3. Terceiro, obtemos o vetor das contagens esperadas, multiplicando o tamanho da amostra pelos elementos de prob, e o armazenamos em um vetor chamado exp.

```
> exp<- n*prob
> exp
[1] 69.02159 502.46824 2018.42715 4200.92998 4538.63565
    2545.91023 740.35718
[8] 120.24998
```

4. Agora, calculamos a estatística de teste qui-quadrado da qualidade do ajuste como dado pelo comando chi.sq.

```
> X2<- (obs-exp)^2/exp
> X2
[1] 2.0938171 59.1983548 6.3905170 34.9309893 0.9413617
    71.5863206
[7] 8.9402673 142.1669120
> chi.sq<- sum(X2)
> chi.sq
[1] 326.2485
```

5. Por fim, determinamos o valor-p, comparando o valor de chi.sq com a distribuição qui-quadrado com 5 gl:

```
> p.value<- 1 - pchisq(chi.sq,5)
> p.value
[1] 0
```

Os resultados são os mesmos do Exemplo 10.48.

QUESTÕES DE REVISÃO 10F

1. Qual é a diferença entre o teste qui-quadrado da qualidade do ajuste e o teste qui-quadrado para as tabelas 2 × 2? Quando usamos cada teste?

2. Os dados da Tabela 4.13 referem-se ao número mensal de casos da síndrome Guillain-Barré na Finlândia, de abril de 1984 a outubro de 1985.

   (a) Use o teste qui-quadrado de qualidade do ajuste para avaliar a qualidade do ajuste do modelo de Poisson para esses dados. (*Observação*: Exclua o mês de março de 1985 para essa análise porque esse mês parece ser um valor extremo.)

   (b) Quais são suas conclusões gerais?

10.8 A ESTATÍSTICA KAPPA

Muitos dos nossos trabalhos anteriores referiram-se a *testes de associação* entre duas variáveis categóricas (geralmente uma doença e uma variável de exposição). Em alguns casos, espera-se alguma associação entre as variáveis e a questão será quantificar o *grau de associação*. Isso é particularmente verdadeiro em **estudos de confiabilidade**, nos quais o pesquisador quer quantificar a reprodutibilidade da mesma variável (por exemplo, ingestão de um alimento específico) medida mais de uma vez.

EXEMPLO 10.50 **Nutrição** Um questionário sobre dieta foi enviado para 537 enfermeiras norte-americanas em duas ocasiões com vários meses de intervalo. As questões incluíam as quantidades ingeridas de mais de 100 produtos. Os dados dos dois levantamentos referentes ao consumo de carne são apresentados na Tabela 10.21. Observe que as respostas dos dois levantamentos são as mesmas somente para 136 + 240 = 376 de 537 (70,0%) mulheres. Como a reprodutibilidade da resposta dos dados de consumo de carne pode ser quantificada?

Um teste qui-quadrado para a associação entre as respostas do levantamento 1 e do levantamento 2 poderia ser realizado. Contudo, esse teste não forneceria uma medida quantitativa da reprodutibilidade entre as respostas dos dois levantamentos. Em vez disso, focamos a porcentagem de mulheres com respostas concordantes nos dois levantamentos. Observamos, no Exemplo 10.50, que 70% das mulheres tinham respostas concordantes. Queremos comparar a taxa de concordância observada (p_o) com a taxa de concordância esperada (p_e), supondo que as respostas das mulheres nos dois levantamentos tenham sido estatisticamente independentes. A motivação por trás dessa definição é que o questionário seria inútil se a frequência de consumo relatada em um levantamento não tivesse nenhuma relação com a frequência de consumo relatada no segundo levantamento. Suponha que haja c categorias de resposta e a probabilidade da resposta na i-ésima categoria seja a_i para o primeiro levantamento e b_i para o segundo. Essas probabilidades podem ser estimadas dos totais marginais da linha e da coluna da tabela de contingência (Tabela 10.21). A taxa de concordância esperada (p_e) se as respostas ao levantamento forem independentes é $\sum a_i b_i$.

TABELA 10.21 Consumo de carne relatado por 537 enfermeiras norte-americanas em dois levantamentos diferentes

Levantamento 1	Levantamento 2		Total
	≤1 porção/semana	>1 porção/semana	
≤1 porção/semana	136	92	228
>1 porção/semana	69	240	309
Total	205	332	537

EXEMPLO 10.51 **Nutrição** Calcule a taxa de concordância esperada usando os dados de consumo de carne da Tabela 10.21.

Solução: Com base na Tabela 10.21,

$$a_1 = \frac{228}{537} = 0{,}425$$

$$a_2 = \frac{309}{537} = 0{,}575$$

$$b_1 = \frac{205}{537} = 0{,}382$$

$$b_2 = \frac{332}{537} = 0{,}618$$

Então, $p_e = (0{,}425 \times 0{,}382) + (0{,}575 \times 0{,}618) = 0{,}518$

Portanto, seria esperado 51,8% de concordância se as participantes respondessem independentemente em relação ao consumo de carne nos dois levantamentos.

Podemos usar $p_o - p_e$ como a medida de reprodutibilidade. Contudo, é preferível usar de forma intuitiva uma medida que equivale a +1,0 no caso de concordância perfeita e 0,0 se as respostas nos dois levantamentos forem completamente independentes. Na verdade, o valor máximo possível para $p_o - p_e$ é $1 - p_e$, que é alcançado com $p_o = 1$. Portanto, a estatística Kappa, definida como $(p_o - p_e)/(1 - p_e)$, é usada como medida da reprodutibilidade:

EQUAÇÃO 10.23 **A estatística Kappa**

(1) Se uma variável categórica for descrita nos dois levantamentos para cada um dos n indivíduos, a estatística Kappa (κ) é usada para medir a reprodutibilidade entre os levantamentos, em que

$$\kappa = \frac{p_o - p_e}{1 - p_e}$$

e p_o = probabilidade observada de concordância entre os dois levantamentos

p_e = probabilidade esperada de concordância entre os dois levantamentos

$= \sum a_i b_i$

em que a_i e b_i são probabilidades marginais para a i-ésima categoria na tabela de contingência $c \times c$ referente à resposta dos dois levantamentos.

(2) Além disso,

$$se(\kappa) = \sqrt{\frac{1}{n(1-p_e)^2} \times \left\{ p_e + p_e^2 - \sum_{i=1}^{c} \left[a_i b_i (a_i + b_i) \right] \right\}}$$

Para testar a hipótese unilateral $H_0: \kappa = 0$ versus $H_1: \kappa > 0$, use a estatística de teste

$$z = \frac{\kappa}{se(\kappa)}$$

que segue uma distribuição $N(0, 1)$ sob H_0.

(3) Rejeite H_0 ao nível α se $z > z_{1-\alpha}$; caso contrário, aceite H_0.

(4) O valor-p exato é dado por $p = 1 - \Phi(z)$.

As regiões de aceitação e rejeição para esse teste são mostradas na Figura 10.14. O cálculo do valor-p é mostrado na Figura 10.15.

FIGURA 10.14 Regiões de aceitação e rejeição para a significância da estatística Kappa

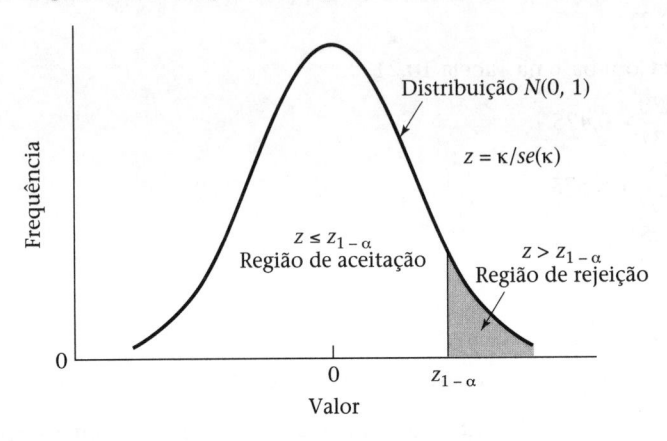

FIGURA 10.15 Cálculo do valor-p para a estatística Kappa

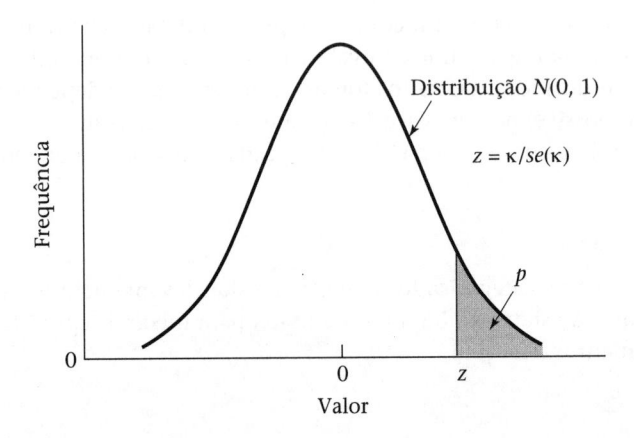

Observe que estamos habitualmente interessados nos testes unicaudais da Equação 10.23 porque os valores negativos para Kappa geralmente não têm nenhuma significância biológica.

EXEMPLO 10.52 **Nutrição** Calcule a estatística Kappa e avalie a significância estatística usando os dados de consumo de carne da Tabela 10.21.

Solução: A partir dos Exemplos 10.50 e 10.51,

$p_0 = 0{,}700$

$p_e = 0{,}518$

Portanto, a estatística Kappa é dada por

$$\kappa = \frac{0{,}700 - 0{,}518}{1 - 0{,}518} = \frac{0{,}182}{0{,}482} = 0{,}378$$

Além disso, a partir da Equação 10.23 e nos resultados do Exemplo 10.51, o erro padrão de κ é dado por

$$se(\kappa) = \sqrt{\frac{1}{537(1-0{,}518)^2} \times \left\{ 0{,}518 + 0{,}518^2 - \sum \left[a_i b_i (a_i + b_i) \right] \right\}}$$

onde

$$\sum a_i b_i (a_i + b_i) = 0{,}425 \times 0{,}382 \times (0{,}425 + 0{,}382) + 0{,}575 \times 0{,}618 \times (0{,}575 + 0{,}618)$$
$$= 0{,}555$$

Assim,

$$se(\kappa) = \sqrt{\frac{1}{537 \times 0,232} \times (0,518 + 0,268 - 0,555)} = \sqrt{\frac{1}{124,8} \times 0,231} = 0,043$$

A estatística de teste é dada por

$$z = \frac{0,378}{0,043} = 8,8 \sim N(0,1) \text{ sob } H_0$$

O valor-p é $p = 1 - \Phi(8,8) < 0,001$

Então, a estatística Kappa indica reprodutibilidade altamente significativa entre o primeiro e o segundo levantamento para o consumo de carne.

Embora a estatística Kappa seja significativa no Exemplo 10.52, ainda mostra que a reprodutibilidade estava longe de ser perfeita. Landis e Koch [7] fornecem as seguintes diretrizes para avaliação de Kappa.

EQUAÇÃO 10.24

Diretrizes para avaliar a estatística Kappa

$\kappa > 0,75$ indica reprodutibilidade *excelente*.

$0,4 \leq \kappa \leq 0,75$ indica reprodutibilidade *boa*.

$0 \leq \kappa < 0,4$ indica a reprodutibilidade *baixa*.

Em geral, a reprodutibilidade não é boa para muitos itens em levantamentos sobre dietas, indicando a necessidade de várias avaliações nutricionais para reduzir a variabilidade. Além disso, na definição da estatística Kappa, uma distinção será feita entre a concordância (quando a mesma categoria for obtida nos levantamentos 1 e 2) e a discordância (caso contrário). O Kappa ponderado é uma extensão do Kappa que permite fazer uma distinção entre o nível de discordância, que pode ser importante se a escala de classificação tiver mais de 2 categorias (ou seja, c > 2). Consulte Fleiss [8] para obter outras informações sobre a estatística Kappa, incluindo a avaliação da reprodutibilidade de mais de dois levantamentos e o uso do Kappa ponderado.

A estatística Kappa é geralmente usada como medida de reprodutibilidade entre as avaliações repetidas da mesma variável. Se estivermos interessados na concordância entre as respostas de duas variáveis diferentes, onde uma variável pode ser considerada padrão ouro, então a sensibilidade e a especificidade, que são medidas de validade de um teste de triagem (consulte o Capítulo 3), tornam-se índices mais apropriados do que a estatística Kappa, que é uma medida de confiabilidade.

Usando o Computador para Estimar Kappa

Podemos usar o comando kap do Stata para estimar a estatística Kappa, fornecer seu erro padrão e realizar um teste de significância:

```
kap vara varb
```

em que vara e varb são variáveis correspondentes às classificações no levantamento 1 e no levantamento 2 para os mesmos indivíduos.

EXEMPLO 10.53

Nutrição Estime a estatística Kappa para os dados de consumo de carne da Tabela 10.21 usando o computador.

Solução: Usamos o comando kap do Stata para essa finalidade.

1. Criamos uma planilha com base nos dados na Tabela 10.21:

Levantamento 1	Levantamento 2	freq
0	0	136
0	1	92
1	0	69
1	1	240

em que 0 = <= 1 porção/semana e 1 = > 1 porção/semana.

Uma lista dos dados é disposta como se segue:

```
.insheet using beef.kappa.csv, names comma clear
(3 vars, 8 obs)
. list

     +-------------------------+
     | surv_1   surv_2   freq  |
     |-------------------------|
  1. |    0        0     136   |
  2. |    0        1      92   |
  3. |    1        0      69   |
  4. |    1        1     240   |
  5. |    .        .       .   |
     |-------------------------|
  6. |    .        .       .   |
  7. |    .        .       .   |
  8. |    .        .       .   |
     +-------------------------+
```

2. Então, usamos o comando expand do Stata para ampliar os dados de acordo com a coluna freq.

```
. expand freq
(4 missing counts ignored; observations not deleted)
(533 observations created)
```

Então, foram criadas 135 linhas com respostas para Levantamento 1 = 0 e Levantamento 2 = 0, 91 linhas adicionais com Levantamento 1 = 0 e Levantamento 2 = 1 ,..., etc. Os dados expandidos agora têm 537 observações (ou seja, as 4 observações originais + 533 observações adicionais).

3. Agora usamos o comando kap como se segue:

```
.kap surv_1 surv_2

              Expected
Agreement    Agreement      Kappa    Std. Err.       Z      Prob>Z
-----------------------------------------------------------------
  70.02%      51.78%       0.3782    0.0430       8.80     0.0000
```

Os resultados concordam com a solução do Exemplo 10.52.

10.9 OBTENÇÃO DE FÓRMULAS SELECIONADAS

Obtenção da Equação 10.17

Sejam λ_1 = taxa de evasão, λ_2 = à taxa de não adesão, p_1 = incidência de IAM no período de 5 anos entre os médicos que realmente tomam aspirina e p_2 = incidência de IAM no período de 5 anos entre os médicos que não tomam aspirina sob a suposição de adesão perfeita. Finalmente, seja p_1^*, p_2^* = à taxa observada de IAM no período de 5 anos, respectivamente (ou seja, supondo que a adesão não é perfeita). Podemos estimar p_1^*, p_2^* usando a regra da probabilidade total. Especificamente,

EQUAÇÃO 10.25

p_1^* = Pr(IAM|atribuído ao grupo aspirina)

= Pr(IAM| adesão no grupo aspirina) × Pr(adesão no grupo aspirina)

+ Pr(IAM|não adesão no grupo aspirina) × Pr(não adesão no grupo aspirina)

= $p_1(1 - \lambda_1) + p_2\lambda_1$

Aqui, supomos que a taxa de incidência observada para um participante que não aderiu ao tratamento no grupo aspirina = p_2.

EQUAÇÃO 10.26

Similarmente, p_2^* = Pr(IAM|atribuído ao grupo placebo)

= Pr(IAM|adesão no grupo placebo) × Pr(adesão no grupo placebo)

+ Pr(IAM|não adesão no grupo placebo) × Pr(não adesão no grupo placebo)

= $p_2(1 - \lambda_2) + p_1\lambda_2$

Aqui, supomos que a não adesão no grupo placebo significa que o participante toma aspirina por conta própria e que esse participante tem a taxa de incidência = p_1 = à taxa para os congruentes do grupo aspirina. Os participantes do grupo placebo que não tomam as cápsulas do estudo e abstém-se de tomar aspirina fora do estudo são considerados congruentes do ponto de vista da discussão anterior, ou seja, sua taxa de incidência é a mesma que para os congruentes do grupo placebo = p_2.

Se subtrairmos p_2^* de p_1^*, obtemos

EQUAÇÃO 10.27

$p_1^* - p_2^* = p_1(1 - \lambda_1 - \lambda_2) - p_2(1 - \lambda_1 - \lambda_2) = (p_1 - p_2)(1 - \lambda_1 - \lambda_2)$

= à diferença da taxa ajustada à adesão

Quando ocorre a não adesão ao tratamento, o tamanho da amostra e a estimativa de poder devem estar baseados nas taxas ajustadas à adesão (p_1^*, p_2^*), em vez das taxas perfeitas de adesão (p_1, p_2).

10.10 RESUMO

Este capítulo discutiu as técnicas mais amplamente utilizadas para analisar os dados qualitativos (ou categóricos). Primeiro, estudou-se de que forma comparar as proporções binomiais de duas amostras independentes. Para o caso de amostras grandes, esse problema foi resolvido de duas maneiras diferentes (mas equivalentes): usando o teste para duas proporções binomiais ou o teste qui-quadrado para as tabelas de contingência 2 × 2. O primeiro método é similar à metodologia do teste *t* apresentada no Capítulo 8, enquanto a abordagem da tabela de contingência pode ser facilmente generalizada para problemas mais complexos que envolvam dados qualitativos. Para o caso de amostras pequenas, o teste exato de Fisher é utilizado para comparar as proporções binomiais de duas amostras independentes. Para comparar proporções binomiais em amostras pareadas, como quando uma pessoa funciona como o próprio controle, o teste de McNemar para proporções correlatas deve ser usado.

O problema da tabela de contingência 2 × 2 foi estendido para a investigação da relação entre duas variáveis qualitativas, em que uma ou ambas variáveis tem mais de duas categorias possíveis de resposta. Desenvolveu-se um teste qui-quadrado para as tabelas de contingências $R \times C$, uma generalização direta do teste da tabela de contingência 2 × 2. Além disso, se uma das variáveis é uma doença com um resultado binário e a outra é uma variá-

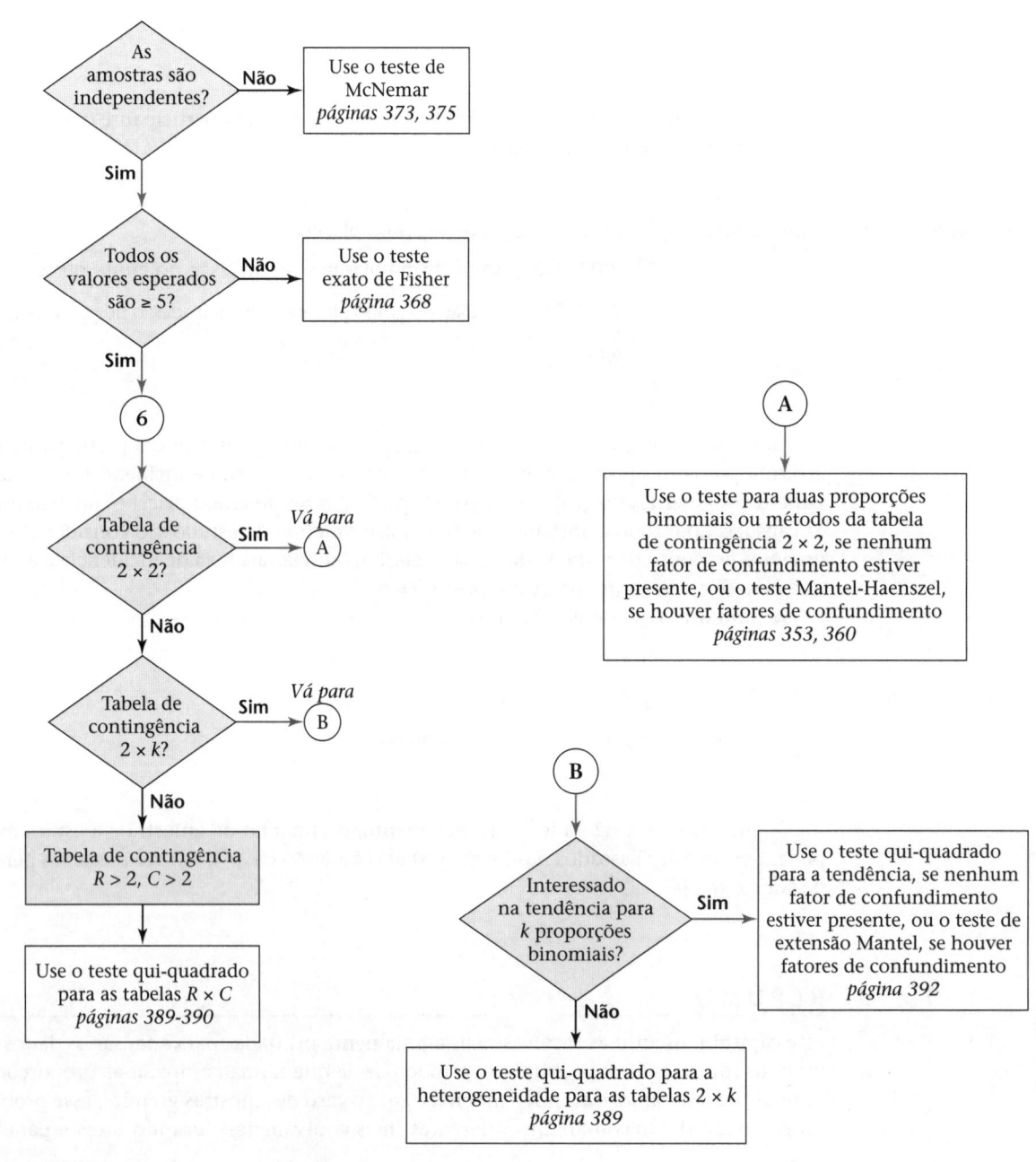

FIGURA 10.16   Fluxograma dos métodos apropriados da inferência estatística para dados categóricos

vel de exposição com k categorias ordenadas, o teste qui-quadrado para a tendência foi introduzido para avaliar se a taxa de doença segue uma tendência consistente de aumento ou diminuição conforme o nível de exposição aumenta. Estudamos também como avaliar a qualidade do ajuste de modelos propostos em capítulos anteriores usando o teste qui-quadrado de qualidade do ajuste. Além disso, a estatística Kappa foi introduzida como um índice de reprodutibilidade para os dados categóricos.

Finalmente, as fórmulas para calcular o tamanho da amostra e o poder para comparar duas proporções binomiais foram fornecidas no caso de amostras independentes e pareadas. Considerações especiais sobre o cálculo do tamanho da amostra e o poder foram discutidas em um ensaio clínico. Os métodos utilizados neste capítulo estão ilustrados na Figura 10.16.

PROBLEMAS

Doença Cardiovascular

Considere os dados do Physicians' Health Study apresentados no Exemplo 10.37.

10.1 Quantos indivíduos devem ser recrutados em cada grupo para haver uma chance de 90% de detectar uma diferença significativa usando o teste bilateral com $\alpha = 0,05$ se a adesão for perfeita?

10.2 Responda ao Problema 10.1 considerando a adesão dada no Exemplo 10.37.

10.3 Responda ao Problema 10.1 considerando um teste unilateral com poder = 0,8 e adesão perfeita.

10.4 Suponha que 11.000 homens tenham sido realmente admitidos em cada grupo de tratamento. Qual seria o poder desse estudo se um teste bilateral com $\alpha = 0,05$ fosse usado e a adesão fosse perfeita?

10.5 Responda ao Problema 10.4 considerando a adesão dada no Exemplo 10.37.

Considere a Tabela 2.13.

10.6 Que teste de significância pode ser usado para avaliar se há uma relação entre um antibiótico e a realização de uma cultura bacteriana durante a internação?

10.7 Use o teste do Problema 10.6 e apresente um valor-p.

Gastrenterologia

Duas drogas (A e B) são comparadas para o tratamento clínico de úlcera duodenal. Para isso, os pacientes foram cuidadosamente pareados em relação a idade, sexo e condição clínica. Os resultados do tratamento com base nos 200 pares mostram que, para 89 pares, ambos os tratamentos são eficazes; para 90 pares ambos os tratamentos são ineficazes; para 5 pares, a droga A é eficaz e a droga B é ineficaz; para 16 pares, a droga B é eficaz e a droga A é ineficaz.

*10.8 Qual teste pode ser usado para avaliar os resultados?

*10.9 Use o teste do Problema 10.8 e apresente um valor-p.

No mesmo estudo, se o foco estiver nos 100 pares de pacientes do sexo masculino, os seguintes resultados serão obtidos: para 52 pares, ambas as drogas são eficazes; para 35 pares, ambas as drogas são ineficazes; para 4 pares, a droga A é eficaz e a droga B não é; para 9 pares, a droga B é eficaz e a droga A não é.

*10.10 Quantos pares concordantes há entre os pares masculinos?

*10.11 Quantos pares discordantes há entre os pares masculinos?

*10.12 Realize o teste de significância para avaliar se existe diferença na eficácia das drogas entre os homens. Apresente um valor-p.

Doenças Sexualmente Transmissíveis

Suponha que os pesquisadores fizeram uma investigação epidemiológica de pessoas que frequentam uma clínica de doenças sexualmente transmissíveis. Eles descobriram que 160 dos 200 pacientes diagnosticados com gonorreia e 50 dos 105 pacientes diagnosticados com uretrite não gonocócica tiveram episódio anterior de uretrite.

*10.13 O diagnóstico atual e o episódio anterior de uretrite estão associados?

Câncer

10.14 Um estudo de 1980 investigou a relação entre o uso de contraceptivos orais e o desenvolvimento de câncer endometrial [9]. Os pesquisadores descobriram que, das 117 pacientes com câncer endometrial, 6 haviam usado o contraceptivo oral Oracon algumas vezes na vida, ao passo que 8 dos 395 do grupo de controle tinham usado esse agente. Teste uma associação entre o uso de Oracon e a incidência de câncer endometrial usando o teste bicaudal.

Oftalmologia

A retinite pigmentosa é uma doença que se manifesta por meio de diferentes heranças genéticas. Documentaram-se casos de herança dominante, recessiva e ligados ao sexo. Cogitou-se a hipótese de que o tipo de herança esteja relacionado à origem étnica do indivíduo. Casos de doença foram levantados em uma população inglesa e suíça com os seguintes resultados: dos 125 casos ingleses, 46 tinham doença ligada ao sexo, 25 tinham doença recessiva e 54 tinham doença dominante. Dos 110 casos suíços, 1 tinha doença ligada ao sexo, 99 tinham doença recessiva e 10 tinham doença dominante.

*10.15 Esses dados mostram uma associação significativa entre a origem étnica e o tipo de herança genética?

Doença Pulmonar

Um importante aspecto de diagnóstico médico é a sua reprodutibilidade. Suponha que dois médicos diferentes examinem 100 pacientes quanto a dispneia em uma clínica de doenças respiratórias e que a alteração tenha sido diagnosticada em 15 pacientes pelo médico A, em 10 pelo médico B e em 7 por *ambos os médicos*.

10.16 Calcule a estatística Kappa e seu erro padrão avaliando a reprodutibilidade do diagnóstico de dispneia nessa clínica.

Cardiologia, Radiologia

As convenções de ecocardiografia cardíaca são derivadas de estudos detalhados realizados por técnicos e cardiologistas. Tradicionalmente, os pacientes ficam na posição supina (ou seja, deitados com o abdômen para cima), embora não haja evidências que respaldem essa prática. Os médicos do pronto-socorro atendem, algumas vezes, pacientes gravemente doentes que não conseguem tolerar a posição supina. Por isso, um estudo é planejado para comparar os estudos de ultrassom realizados em pacientes na posição supina com os resultados de pacientes que ficam de pé.

Foram admitidos pacientes com idade ≥18 anos que procuram o pronto-socorro com dor torácica ou dificuldade de respirar e que aceitaram ser incluídos no estudo. Cada paciente será submetido a dois estudos de ultrassom, um na posição supina e outro em pé. A ordem de realização dos dois estudos será aleatória. Os leitores revisarão as imagens de maneira cega e avaliarão algumas características clínicas. Um importante evento de interesse é a efusão pericárdica (ou fluido ao redor do coração).

Suponha que 50 pacientes tenham sido admitidos na fase piloto do estudo. Determinou-se que:

(i) Com base em ambas as imagens, não há fluido em torno do coração em 30 pacientes.

(ii) Com base em ambas as imagens, há fluido em torno do coração em 10 pacientes.

(iii) Com base na imagem em posição supina, mas não na imagem em pé, há fluido em torno do coração em 8 pacientes.

(iv) Com base na imagem em pé, mas não na imagem em posição supina, há fluido em torno do coração em 2 pacientes.

10.17 Se focarmos nos pacientes que apresentam diferentes resultados para as imagens nas posições supina e em pé [ou seja, grupos (iii) e (iv)], que teste pode ser realizado para avaliar se há uma diferença significativa na efusão pericárdica para as imagens nas posições supina ou em pé?

10.18 Faça o teste do Problema 10.17 e apresente um valor-*p* (bicaudal). Descreva os resultados.

Otorrinolaringologia

Muitas crianças submetem-se à inserção de tubos de timpanostomia para reduzir a perda auditiva associada à otite média persistente, bem como para evitar recorrências de episódios de otite média após os tubos serem inseridos. Contudo, a otorreia aguda (uma secreção do ouvido externo que indica inflamação do ouvido externo e médio), na qual o fluido do ouvido externo é drenado por meio do tubo, é um efeito colateral comum do uso de tubos de timpanostomia.

Um ensaio clínico foi conduzido (Van Dongen et al. [10]) entre crianças de 1 a 10 anos com sintomas prévios de otorreia comparando a eficácia de (i) antibiótico em gotas para o ouvido, (ii) antibióticos orais e (iii) observação sem tratamento, mencionada como observação. As crianças foram visitadas em casa pelos médicos do estudo em 2 semanas e 6 meses após a aleatorização. O evento de interesse era a presença de otorreia em 2 semanas. Os resultados são dados na Tabela 10.22.

TABELA 10.22 Número de crianças com otorreia em 2 semanas de acompanhamento

Grupo	Número de crianças	Número de crianças com otorreia em 2 semanas
Antibióticos em gotas para o ouvido	76	4
Antibióticos orais	77	34
Observação	75	41

10.19 Forneça uma medida de precisão e um intervalo de confiança de 95% para a prevalência de otorreia em 2 semanas no grupo observação.

10.20 Forneça uma medida de precisão e um intervalo de confiança de 95% para a prevalência de otorreia no grupo antibiótico em gotas para o ouvido.

10.21 Que teste pode ser usado para comparar a prevalência de otorreia no grupo antibiótico em gotas para o ouvido com o grupo observação? Determine a hipótese a ser testada.

10.22 Faça o teste do Problema 10.21 e apresente um valor-*p* (bicaudal). Descreva os resultados.

Câncer

Os dados a seguir foram fornecidos pelos registros de câncer SEER do National Cancer Institute em 17 registradores de câncer nos Estados Unidos. Os dados estão disponíveis por estádio da doença no momento do diagnóstico em mulheres com câncer de mama de acordo com idade e raça, como mostrado na Tabela 10.23 [11].

10.23 Teste se a distribuição do estádio da doença é significativamente diferente entre mulheres caucasianas e afro-americanas com câncer de mama com menos de 50 anos. Apresente um valor-*p* (bicaudal). Ignore os casos sem estadiamento nas suas análises. As taxas de sobrevivência no período de 5 anos por estádio da doença, idade e raça no momento do diagnóstico são fornecidas na Tabela 10.24.

10.24 Teste se a taxa de sobrevivência no período de 5 anos é significativamente diferente entre as mulheres caucasianas e afro-americanas com câncer de mama com menos de 50 anos e com a doença localizada. Apresente um valor-*p* (bicaudal).

TABELA 10.23 Estádio do câncer de mama no momento do diagnóstico por idade e raça, dados sobre câncer SEER, 1999-2005

Estádio	Mulheres caucasianas		Mulheres afro-americanas	
	<50 (n = 53.060)	>50 (n = 174.080)	<50 (n = 8.063)	>50 (n = 16.300)
Localizado	54*	64	46	53
Regional	41	29	46	35
Distante	3	5	7	9
Não estadiado	2	2	2	3

*percentual.

TABELA 10.24 Taxas de sobrevida no período de cinco anos para o câncer de mama por estádio, idade e raça no momento do diagnóstico, dados sobre câncer SEER, 1999-2005

Estádio	Mulheres caucasianas		Mulheres afro-americanas	
	<50 (n = 53.060)	>50 (n = 174.080)	<50 (n = 8.063)	>50 (n = 16.300)
Localizado	96,5*	99,6	91,6	94,9
Regional	84,6	85,0	71,3	72,6
Distante	33,2	22,5	15,0	16,4
Não estadiado	76,7	53,5	49,7	42,2

*percentual.

Doenças Sexualmente Transmissíveis

Suponha que um estudo examine a eficácia relativa de penicilina e espectinomicina no tratamento da gonorreia. Três tratamentos são considerados: (1) penicilina, (2) baixa dose de espectinomicina e (3) alta dose de espectinomicina. Três possíveis respostas foram registradas: (1) esfregaço positivo, (2) esfregaço negativo, cultura positiva e (3) esfregaço negativo, cultura negativa. Os dados da Tabela 10.25 foram obtidos.

TABELA 10.25 Eficácia de diferentes tratamentos para a gonorreia

Tratamento	Resposta			
	+ Esfregaço	Esfregaço – Cultura +	Esfregaço – Cultura -	Total
Penicilina	40	30	130	200
Espectinomicina (baixa dose)	10	20	70	100
Espectinomicina (alta dose)	15	40	45	100
Total	65	90	245	400

10.25 Há alguma relação entre o tipo de tratamento e a resposta? Que forma a relação assume?

10.26 Suponha que se considere um esfregaço positivo ou cultura positiva uma resposta positiva e distinta do esfregaço negativo/cultura negativa. Existe alguma associação entre o tipo de tratamento e essa medida de resposta?

Diabetes

Melhorar o controle dos níveis de glicose sanguínea é uma motivação importante para o uso da bomba de insulina pelos pacientes diabéticos. Contudo, certos efeitos colaterais foram descritos com essa terapia. A Tabela 10.26 fornece os dados sobre a ocorrência de cetoacidose diabética (CAD) em pacientes antes e após o início da terapia com a bomba [12].

TABELA 10.26 Ocorrência de CAD em pacientes antes e após o início da terapia com bomba de insulina

	Antes da terapia com a bomba	
Após a terapia com a bomba	Nenhuma CAD	CAD
Sem CAD	128	7
CAD	19	7

Fonte: Baseado em JAMA, v. 252, n. 23, p. 3265-3269, 1984.

*10.27 Qual é o teste apropriado para verificar se a taxa de CAD é diferente antes e após o início da terapia com a bomba?

*10.28 Use o teste de significância do Problema 10.27 e apresente um valor-p.

Doença Renal

Um grupo de estudo de 576 mulheres trabalhadoras de 30 a 49 anos que tomou analgésico com fenacetina e um grupo controle de 533 mulheres com idades comparáveis que não tomaram esse analgésico foram identificados em 1968 e acompanhados tendo em vista os resultados de mortalidade e morbidade. Uma hipótese a ser testada define que a ingestão de fenacetina pode influenciar a função renal e, consequentemente, ter efeito nos índices específicos da morbidade e da mortalidade renais. A condição de mortalidade nessas mulheres foi determinada de 1968 a 1987. Os pesquisadores descobriram que 16 das mulheres do grupo de estudo e 1 do grupo controle morreram, tendo-se considerado pelo menos uma causa de morte renal [13].

10.29 Teste as diferenças na mortalidade renal entre os dois grupos e apresente um valor-p bicaudal.

O agrupamento também foi seguido quanto à mortalidade total. Os pesquisadores observaram que 74 mulheres no grupo de estudo morreram, em comparação com 27 no grupo de controle.

10.30 Que teste estatístico deve ser usado para comparar a taxa de mortalidade total do grupo de estudo com o grupo controle?

10.31 Realize o teste do Problema 10.30 e apresente o valor-p.

Saúde Mental

Um estudo foi realizado no Líbano, examinando o efeito da viuvez na mortalidade [14]. Cada um dos 151 viúvos e 544 viúvas foi pareado a pessoas casadas no mesmo período da viuvez e com a mesma idade (± 2 anos) e sexo. As pessoas nos pares foram acompanhadas até um membro do par morrer. Os resultados na Tabela 10.27 foram obtidos para aqueles pares nos quais pelo menos um dos indivíduos morreu em 1980.

TABELA 10.27 Efeito da viuvez na mortalidade

Idade (em anos)	Homens		Mulheres	
	n_1[a]	n_2[b]	n_1	n_2
36-45	4	8	3	2
46-55	20	17	17	10
56-65	42	26	16	15
66-75	21	10	18	11
Desconhecido	0	2	3	2
Total	87	63	57	40

a. n_1 = ao número de pares nos quais o indivíduo viúvo morreu e o indivíduo casado está vivo.
b. n_2 = ao número de pares nos quais o indivíduo viúvo está vivo e o indivíduo casado morreu.

Fonte: Baseado em *American Journal of Epidemiology*, n. 125, v. 1, p. 127-132, 1987.

*10.32 Suponha que todos os pares na Tabela 10.27 sejam considerados. Que método de análise pode ser usado para testar se há uma associação entre viuvez e mortalidade?

*10.33 Realize o teste do Problema 10.32 e apresente o valor-p.

*10.34 Responda à mesma questão do Problema 10.32 considerando apenas homens de 36 a 45 anos.

*10.35 Realize o teste do Problema 10.34 e apresente o valor-p.

*10.36 Com base em todos os pares, qual seria o poder do estudo mencionado em comparação com a hipótese alternativa de que um viúvo tem duas vezes a probabilidade de morrer antes de uma pessoa casada da mesma idade e sexo, supondo que todos os grupos de idade sejam considerados?

Doença Hepática

Consulte os dados HORMONE.DAT.

10.37 Que teste pode ser usado para comparar a porcentagem de galinhas cuja secreção pancreática aumentou (pós-pré) entre os cinco esquemas de tratamento?

10.38 Use o procedimento do Problema 10.37 e apresente o valor-p.

10.39 Responda ao Problema 10.38 considerando as secreções biliares.

10.40 Para todos os grupos hormônio exceto soro fisiológico, doses diferentes de hormônios foram administradas a grupos diferentes de galinhas. Há uma relação dose-resposta entre as proporções de galinhas com aumento das secreções pancreáticas e a dose de hormônio? Isso deve ser avaliado separadamente em relação a cada hormônio ativo específico.

10.41 Responda ao Problema 10.40 considerando as secreções biliares.

Doença Cardiovascular

Um estudo de prevenção secundário para diminuição de lipídeos é planejado em pacientes com infarto agudo do miocárdio (IAM) anterior. Os pacientes foram aleatorizados para um grupo tratamento com dietoterapia e que recebeu drogas que diminuem o colesterol ou um grupo controle com dietoterapia e que recebeu comprimidos placebo. O evento de interesse do estudo é um evento combinado que consiste em doença cardíaca coronariana (DCC) fatal ou IAM não fatal (ou seja, um novo IAM não fatal diferente dos eventos anteriores). Suponha que se projete a incidência dos eventos combinados entre os controles em 7% ao ano.

*10.42 Que proporção dos controles terá eventos acima dos 5 anos? *Sugestão:* assuma que não houve mortes decorrentes de causas não DCC.

Suponha que o benefício do tratamento seja uma redução de 30% na taxa do evento em 5 anos.

*10.43 Qual é a taxa esperada do evento no grupo tratado?

*10.44 Se as taxas dos Problemas 10.42 e 10.43 forem verdadeiras, quantos participantes serão necessários em cada grupo se um teste unilateral com $\alpha = 0,05$ for usado e uma chance de 80% de encontrar uma diferença significativa for desejada?

Os pesquisadores esperam que nem todos os participantes sigam as instruções. Em particular, eles projetam que 5% do grupo tratamento não cumprirá com a terapia medicamentosa e que 10% do grupo controle iniciará tomando drogas que diminuem o colesterol fora do estudo.

*10.45 Qual será a taxa esperada nos Problemas 10.42 e 10.43 se esse nível de falta de adesão for obtido?

*10.46 Qual será a estimativa do tamanho da amostra no Problema 10.44 se a falta de adesão for levada em consideração?

Pediatria, Endocrinologia

Um estudo foi realizado com 40 meninos em uma escola em Edimburgo para verificar a presença de espermatozoides nas amostras de urina de acordo com a idade [15]. Os meninos ingressaram no estudo com idades de 8 a 11 anos e deixaram o estudo com idades entre 12 e 18 anos. Uma amostra de urina de 24 horas foi colhida a cada 3 meses para cada menino. A Tabela 10.28 mostra a presença ou ausência de espermatozoides nas amostras de urina para cada menino juntamente com as idades de entrada e saída do estudo e a idade da primeira amostra de urina positiva para espermatozoides.

TABELA 10.28 Presença (+) ou ausência (−) de espermatozoides em amostras consecutivas de urina para todos os meninos; idade no momento da primeira coleta de amostra de urina, no primeiro resultado positivo e na última amostra

	Idade			
Menino	Entrada	Primeira amostra positiva	Saída	Observações
1	10,3	13,4	16,7	− − − − − − − − − − + + − − − − + + + − −
2	10,0	12,1	17,0	− − − − − − − − − − + − + + − + − − + − + − − − − − + +
3	9,8	12,1	16,4	− − − − − − − − − + − + + − + + + + + − − + + − +
4	10,6	13,5	17,7	− − − − − − − − − − + + − − − − + − − − −
5	9,3	12,5	16,3	− − − − − − − − − − − + + − − − − + − − − − − − −
6	9,2	13,9	16,2	− − − − − − − − − − − − − − + − − − − − − −
7	9,6	15,1	16,7	− − − − − − − − − − − − − − − − − − − + − − − +
8	9,2	—	12,2	− − − − − − − − − − − −
9	9,7	—	12,1	− − − − − − − − −
10	9,6	12,7	16,4	− − − − − − − − − − + − + + + + + − − + + − +
11	9,6	12,5	16,7	− − − − − − − − − + − − + − + − − + + +
12	9,3	15,7	16,0	− − − − − − − − − − − − − − − − − − − + +
14	9,6	—	12,0	− − − − − − − − −
16	9,4	12,6	13,1	− − − − − − − − − − + + + +
17	10,5	12,6	17,5	− − − − − − − + − + + + + + + + + − − + − − + +
18	10,5	13,5	14,1	− − − − − − − − − − − + − −
19	9,9	14,3	16,8	− − − − − − − − − − − − − − + − − − − − + − +
20	9,3	15,3	16,2	− − − − − − − − − − − − − − − − − + + +
21	10,4	13,5	17,3	− − − − − − − − + + − + − + + − + − + + +
22	9,8	12,9	16,7	− − − − − − − − − + + + + − + + + + − + + − + − −
23	10,8	14,2	17,3	− − − − − − − − − − − + − − + + + − +
24	10,9	13,3	17,8	− − − − − − − − + + + + − + + + + + − + + − −
25	10,6	—	13,8	− − − − − − − − − − −
26	10,6	14,3	16,3	− − − − − − − − − − − − + − − − − + − − −
27	10,5	12,9	17,4	− − − − − − − + − + + + + − − − + + − − + + + +
28	11,0	—	12,4	− − − − − −
29	8,7	—	12,3	− − − − − − − − − − − − − −
30	10,9	—	14,5	− − − − − − − − − − − − −
31	11,0	14,6	17,5	− − − − − − − − − − − + + + + + + + + + + − +
32	10,8	14,1	17,6	− − − − − − − − − − + + − − + − + − − − − −
33	11,3	14,4	18,2	− − − − − − − − − − − − + + − + + − − + − − − − −
34	11,4	13,8	18,3	− − − − − − − + − − − + − − + + + − + − +
35	11,3	13,7	17,8	− − − − − − − + + + − − + − − + + + − + +
36	11,2	13,5	15,7	− − − − − − − − − − + − − − − − − −
37	11,3	14,5	16,3	− − − − − − − − − − − + − + + − − −
38	11,2	14,3	17,2	− − − − − − − − − − − + − + − + + + + + + −
39	11,6	13,9	14,7	− − − − − + − − −
40	11,8	14,1	17,9	− − − − + − + − + − + + + + + − − − −
41	11,4	13,3	18,2	− − − − + + + − + − − − − + + + + + − −
42	11,5	14,0	17,9	− − − − − − + + − − − − − − + + − + −

Em todos os itens desta questão, exclua os meninos que saíram deste estudo sem 1 amostra de urina positiva para espermatozoides (ou seja, os meninos 8, 9, 14, 25, 28, 29 e 30).

10.47 Forneça um diagrama ramo-e-folha da idade na primeira amostra de urina positiva para espermatozoides.

*10.48 Considerando que todos os meninos não tiveram nenhum espermatozoide na idade 11 e todos tiveram espermatozoides na idade 18, estime a probabilidade de os primeiros espermatozoides terem se desenvolvido na idade 12 (ou seja, entre 12 e 12,9 anos), 13, 14, 15, 16 e 17.

*10.49 Suponha a idade média da espermatogênese = 13,67 anos, com desvio-padrão = 0,89 ano, e estabeleça que a idade na espermatogênese segue uma distribuição normal. Os pediatras gostariam de saber qual é a idade mais precoce (em meses) antes de 95% dos meninos terem espermatogênese, porque eles gostariam de indicar os meninos que não tiveram espermatogênese nessa idade a um especialista, tendo em vista o acompanhamento subsequente. É possível estimar essa idade com base nas informações fornecidas neste problema?

*10.50 Suponha que estejamos em dúvida se uma distribuição normal fornece um bom ajuste para a distribuição da idade na espermatogênese. Responda a esta questão usando os resultados dos Problemas 10.47-10.49. (Suponha que o método de amostras grandes discutido neste capítulo seja aplicável a esses dados.)

Administração de Serviços de Saúde

No *Harvard Medical Practice Study* [16], uma amostra de 31.429 prontuários dos pacientes do hospital foi revisada para avaliar a frequência de negligência médica. Dois tipos de negligência foram identificados:

(1) Um *evento adverso* foi definido como um dano causado pelo gerenciamento médico (em vez de doença representativa).

(2) *Negligência* foi definida como cuidado abaixo do padrão esperado pelos médicos na comunidade.

Revisou-se aproximadamente 1% das amostras dos registros em duas ocasiões diferentes por diferentes equipes de revisão. Os dados da Tabela 10.29 foram apresentados.

10.51 As frequências de apresentação dos eventos adversos ou negligência são comparáveis no processo de revisão A (a revisão original) e no processo de revisão B (a nova revisão)?

10.52 É possível avaliar a reprodutibilidade dos eventos adversos e as atribuições de negligência? O que parece ser mais reprodutível?

Ortopedia

Um estudo foi realizado entre indivíduos com dor ciática persistente (El Barzouhi et al. [17]). A dor ciática desce pela perna e é frequentemente causada por hérnia de disco na região lombar, na parte inferior das costas. Um estudo aleatorizado foi conduzido comparando uma estratégia de cirurgia precoce *versus* cuidado tradicional por 6 meses adicionais com a cirurgia subsequente para os pacientes que não melhoraram. Dos 267 pacientes aptos para o estudo, 131 foram admitidos aleatoriamente para submeter-se a cirurgia precoce e 136 para o cuidado tradicional prolongado. Dos 131 pacientes no grupo cirurgia, 15 recuperaram-se antes de a cirurgia ser realizada. Dos 136 pacientes no grupo de cuidado tradicional, 54 submeteram-se realmente à cirurgia no primeiro ano. Então, no total, (131 − 15) + 54 = 170 pacientes realmente submeteram-se à cirurgia e 15 + (136 − 54) = 97 pacientes não. Os resultados foram apresentados com base no tratamento realmente recebido.

Uma ressonância magnética foi realizada em 1 ano de acompanhamento para determinar se a hérnia de disco estava presente e a extensão da hérnia, caso houvesse, comparada com a do início do estudo. A hérnia de disco estava presente em 15 pacientes que realizaram a cirurgia e em 25 que não se submeteram a ela.

10.53 Que teste pode ser realizado para comparar a prevalência da hérnia de disco entre os pacientes que fizeram a cirurgia *versus* os pacientes que não a fizeram?

10.54 Faça o teste do Problema 10.53 e apresente um valor-*p* bilateral.

10.55 Interprete os resultados do Problema 10.54.

Os pesquisadores também avaliaram os resultados clínicos para os pacientes em 1 ano. Eles definiram como *resultado favorável* desaparecimento completo ou quase completo dos sintomas em pacientes descritos de acordo com uma escala Likert para a recuperação considerada global. Um dos paradoxos da dor ciática é que, algumas vezes, os pacientes sentem menos dor, até mesmo se os resultados da ressonância magnética não sofrerem alterações. Uma comparação foi feita entre os resultados favoráveis relatados pelos pacientes e as alterações na avaliação da ressonância magnética de extensão da compressão da raiz do nervo (1 ano *versus* início do estudo). Os resultados foram os seguintes:

Entre os 224 pacientes com resultado favorável, a compressão da raiz do nervo desapareceu completamente em 1 ano para 169 pacientes, esteve presente em 1 ano mas reduziu do início do estudo para 39 pacientes e ficou inalterada ou aumentou em 16 pacientes. Entre os 43 pacientes

TABELA 10.29 Reprodutibilidade dos tipos de negligência profissional

		(a) Eventos adversos				(b) Negligência	
		Processo de revisão B				Processo de revisão B	
		+	−			+	−
Processo de revisão A	+	35	13	Processo de revisão A	+	4	9
	−	21	249		−	12	293

com um resultado desfavorável, a compressão da raiz do nervo desapareceu completamente em 1 ano para 29 pacientes, esteve presente em 1 ano mas reduziu do início do estudo para 6 pacientes e ficou inalterada ou aumentou em 8 pacientes.

10.56 Que teste pode ser realizado para avaliar a associação entre a alteração na compressão do nervo e o resultado clínico?

10.57 Faça o teste do Problema 10.56 e apresente um valor-p bilateral.

10.58 Interprete os resultados no Problema 10.57.

Medicina do Esporte

Os dados de um estudo considerando o cotovelo de tenista (uma condição dolorosa experimentada por muitos tenistas) são dados em TENNIS1.DAT e o formato é dado em TENNIS1.DOC.

Membros de vários clubes de tênis na grande Boston foram estudados. Questionou-se cada participante sobre a ocorrência e a quantidade de episódios de cotovelo de tenista. Procurou-se agrupar um número aproximado de participantes com, pelo menos, um episódio de cotovelo de tenista (os casos) e aqueles sem nenhum episódio de cotovelo de tenista (os controles). O entrevistador perguntou aos participantes sobre outros fatores possivelmente relacionados, incluindo fatores demográficos (por exemplo, idade, sexo) e características da raquete de tênis (por exemplo, tipo de fio e material). Esse estudo é do tipo caso-controle e também pode ser considerado um **estudo observacional**. É nitidamente diferente de um ensaio clínico no qual os tratamentos foram atribuídos aleatoriamente. Em virtude da aleatorização, os participantes que recebem diferentes tratamentos em um ensaio clínico tenderão, em média, a ser comparáveis. Em um estudo observacional, estamos interessados em relatar fatores de risco para os resultados da doença. Contudo, é difícil fazer inferências causais (por exemplo, "raquetes de madeira causam cotovelo de tenista") porque os participantes não foram designados para um tipo de raquete aleatoriamente. Na verdade, se encontrarmos diferenças na frequência do cotovelo de tenista por tipo de raquete, pode haver alguma outra variável relacionada a essa afecção e ao tipo de raquete que constitui uma "causa" mais direta dela. Todavia, estudos observacionais são usados para obter indícios importantes sobre a etiologia da doença. Um aspecto interessante dos estudos observacionais é que não costuma haver indicação prévia de quais fatores estão associados à doença. Portanto, os pesquisadores tendem a fazer muitas perguntas sobre os possíveis fatores de risco sem ter uma ideia definida de que fatores de risco são realmente importantes.

10.59 Neste problema, aja como um detetive e verifique alguns fatores de risco nos dados separadamente, associando esses fatores de risco ao cotovelo de tenista. Como definir o cotovelo de tenista é relativamente arbitrário, você pode querer comparar os participantes com mais de um episódio dessa doença *versus* participantes sem nenhum episódio. Você pode focar especificamente os participantes com vários episódios de cotovelo de tenista ou talvez criar uma escala graduada de acordo com o número de episódios (por exemplo, 0 episódio, 1 episódio, mais de 2 episódios) etc. Neste exercício, considere cada fator de risco separadamente.

Otorrinolaringologia

Considere os dados EAR.DAT.

10.60 Para crianças com um ouvido afetado no início do estudo, compare a eficácia das duas medicações do estudo.

10.61 Em crianças com os dois ouvidos afetados no início do estudo, compare a eficácia das duas medicações do estudo, tratando a resposta a 14 dias como uma escala graduada (dois ouvidos não afetados, um ouvido não afetado, nenhum ouvido afetado).

10.62 Para crianças com dois ouvidos afetados, teste a hipótese que as respostas às medicações do estudo para o primeiro e segundo ouvidos sejam independentes.

Epidemiologia Hospitalar

A morte de um paciente em hospital é um resultado médico de alta prioridade. Algumas mortes em hospitais podem decorrer de cuidado inadequado e são potencialmente evitáveis. Um *evento adverso* durante uma hospitalização é definido como um problema de qualquer natureza e severidade experimentado por um paciente durante sua hospitalização, que é potencialmente atribuído ao gerenciamento clínico ou administrativo, em vez da doença representativa. Um estudo em um hospital em Granada, Espanha, avaliou se havia uma relação entre os eventos adversos e as mortes durante a hospitalização [18]. Neste estudo, 524 casos (ou seja, pessoas que morreram no hospital) foram identificados entre 1º de janeiro de 1990 e 1º de janeiro de 1991. Em cada caso, um paciente controle foi pareado nos diagnósticos de admissão e na data de admissão. Uma revisão retrospectiva dos prontuários determinou a ocorrência de eventos adversos entre todos os casos e controles. Havia 299 eventos adversos entre os casos e 225 entre os controles. Entre os 299 casos nos quais um evento adverso ocorreu, 126 dos controles correspondentes também tiveram um efeito adverso.

10.63 Qual método de análise pode ser usado para comparar a proporção de eventos adversos entre os casos e os controles?

10.64 Use o método sugerido no Problema 10.63 e apresente o valor-p bicaudal.

Câncer

Um tópico de interesse atual é se o aborto é um fator de risco para câncer de mama. Um problema é se as mulheres que tiveram abortos são comparáveis às mulheres que não tiveram abortos em termos de outros fatores de risco para o câncer de mama. Um dos fatores de risco conhecidos para o câncer de mama é a paridade (ou seja, número de filhos); mulheres multíparas têm cerca de 30% menos risco em relação ao câncer de mama do que mulheres nulíparas (ou seja, mulheres que não têm filhos). Consequentemente, é importante avaliar se as distribuições de paridades das mulheres com e sem abortos anteriores são comparáveis. Os dados da Tabela 10.30 foram obtidos do *Nurses' Health Study* no que se refere a esse problema.

TABELA 10.30 Distribuição de paridade em mulheres com abortos e sem abortos

	Aborto induzido	
Paridade	Sim (n = 16.353)	Não (n = 77.220)
0	34%	29%
1	23%	18%
2	30%	34%
3	10%	15%
mais de 4	3%	4%

10.65 Que teste pode ser realizado para comparar a distribuição de paridade das mulheres com e sem abortos induzidos?

10.66 Faça o teste do Problema 10.65 e apresente o valor-p bicaudal.

Suponha que, com cada criança adicional, o risco de câncer de mama seja reduzido em 10% (ou seja, o risco de câncer de mama em mulheres que têm um filho é de 90% em relação a mulheres nulíparas da mesma idade; mulheres com 2 crianças tem redução do risco de 0,9² ou 81% em relação às mulheres nulíparas etc.). (Para a finalidade deste problema, considere que mulheres com mais de 4 partos tenham exatamente 4 partos.)

10.67 Suponha que não haja nenhum efeito causal do aborto induzido no câncer de mama. Com base na distribuição de paridade nos dois grupos, espera-se que mulheres com aborto induzido tenham risco de câncer maior, menor ou equivalente? Se maior ou menor, quanto seria? (Suponha que as distribuições de idade sejam as mesmas entre mulheres que tiveram ou não abortos anteriores.)

Oftalmologia

Um estudo de 5 anos entre 601 participantes com retinite pigmentosa avaliou os efeitos de elevadas doses de vitamina A (15.000 UI por dia) e vitamina E (400 UI por dia) no curso da doença. Um problema é que a suplementação estendida com a vitamina A afetou os níveis séricos de retinol. Os dados do retinol sérico da Tabela 10.31 foram obtidos em 3 anos de acompanhamento entre 73 homens que ingerem 15.000 UI/dia de vitamina A (grupo da vitamina A) e entre 57 homens que ingerem 75 UI/dia de vitamina A (o grupo vestígio; esta é uma quantidade desprezível em relação à ingestão nutricional habitual de 3.000 UI/dia).

TABELA 10.31 Efeito da suplementação com vitamina A nos níveis séricos de retinol

		Ano 0	Ano 3
Retinol (mmol/L)	N	Média ± dp	Média ± dp
Grupo vitamina A	73	1,89 ± 0,36	2,06 ± 0,53
Grupo vestígio	57	1,83 ± 0,31	1,78 ± 0,30

10.68 Que teste pode ser usado para avaliar se o nível médio de retinol sérico aumentou nos 3 anos entre os indivíduos no grupo da vitamina A?

10.69 O teste pode ser usado com base nos dados apresentados? Por quê? Se sim, faça o teste e apresente o valor-p bicaudal.

10.70 Uma hipótese do teste do Problema 10.68 é que a distribuição do retinol sérico é aproximadamente normal. Para verificar essa hipótese, os pesquisadores obtiveram uma distribuição de frequência do retinol sérico no ano 0 entre os homens no grupo da vitamina A, cujos dados são mostrados na Tabela 10.32.

TABELA 10.32 Distribuição de retinol sérico em uma população de retinite pigmentosa

Grupo retinol sérico (μmol/L)	n
≤1,40	6
1,41-1,75	22
1,76-2,10	22
2,11-2,45	20
≥2,46	3
	73

Faça o teste estatístico para verificar a suposição de normalidade. De acordo com os seus resultados, você acha que a suposição de normalidade está garantida? Por quê?

Oftalmologia

Um aspecto interessante do estudo descrito no Problema 10.68 é avaliar as alterações de outros parâmetros devido à suplementação com vitamina A. Uma quantidade de interesse é o nível de triglicerídeos séricos. Os pesquisadores descobriram que, entre 133 participantes do grupo da vitamina A (homens e mulheres combinados) que estavam na faixa normal no início do estudo (<2,13 μmol/L), 15 estavam abaixo do limite superior ao normal em cada uma das 2 últimas visitas consecutivas do estudo. Similarmente, entre 138 participantes do grupo vestígio que estavam na faixa normal no início do estudo (<2,13 μmol/L), 2 estavam abaixo do limite superior ao normal em cada uma das 2 últimas visitas consecutivas do estudo [19].

10.71 Que proporção de pessoas em cada grupo desenvolveu níveis alterados de triglicerídeos no andamento do estudo? Essas proporções são medidas de prevalência, incidência ou nenhuma delas?

10.72 Que teste pode ser realizado para comparar a porcentagem dos participantes que desenvolveram níveis alterados de triglicerídeos entre o grupo da vitamina A e o grupo vestígio?

10.73 Faça o teste do Problema 10.72 e apresente o valor-p bicaudal.

Zoologia

Um estudo foi realizado para observar as preferências de espécies diferentes de pássaros pelos diferentes tipos de sementes de girassol. Dois alimentadores de pássaros foram definidos com tipos diferentes de sementes de girassol, um com semente preta e outro com uma semente listrada. Os alimentadores de pássaros foram observados pelo período de 1 hora por 12 dias ao longo de 1 mês. O número de pássaros de diferentes espécies que se alimentou com as sementes de um alimentador específico foi contado para cada alimentador no caso de certo número de espécies de pássaros. (Os dados para esse problema foram fornecidos por David Rosner.)

No primeiro dia do teste, 1 chapim comeu sementes oleaginosas pretas e 4 chapins comeram sementes listradas. Dos pintassilgos, 19 comeram sementes oleaginosas pretas e 5 comeram as sementes listradas.

10.74 Qual teste pode ser realizado para avaliar se as preferências alimentares dos chapins e pintassilgos são comparáveis no primeiro dia de teste?

10.75 Faça o teste do Problema 10.74 e apresente o valor-p.

Uma suposição do experimento é que as preferências alimentares da mesma espécie de pássaros permanecem as mesmas ao longo do tempo. Para testar essa suposição, os dados para pintassilgo foram separados por 6 dias diferentes em que foram observados (eles não foram observados nos outros 6 dias). Para 2 dos 6 dias, poucos pintassilgos foram observados (2 em um dia e 1 em outro dia). Então, os dados desses dois dias também não foram incluídos. Os resultados para os 4 dias restantes são mostrados na Tabela 10.33.

TABELA 10.33 Preferências alimentares dos pintassilgos em diferentes dias

Tipo de semente	Dia				Total
	1	2	3	4	
Oleaginosas pretas	19	14	9	45	87
Listradas	5	10	6	39	60

10.76 Que teste pode ser realizado para avaliar se as preferências alimentares dos chapins e pintassilgos são as mesmas em dias diferentes?

10.77 Faça o teste do Problema 10.76 e apresente o valor-p.

Câncer

O *Physicians' Health Study* foi um estudo aleatorizado, duplo cego, com efeito placebo controlado sobre o betacaroteno (50 mg em dias alternados). Em 1982, o estudo admitiu 22.071 médicos do sexo masculino de 40 a 84 anos. Os participantes foram acompanhados até 31 de dezembro de 1995 para verificar o desenvolvimento de novos cânceres (neoplasmas malignos). Os resultados apresentados [20] são mostrados na Tabela 10.34.

TABELA 10.34 Comparação da taxa de incidência de câncer entre os grupos betacaroteno e placebo

	Betacaroteno (n = 11.036)	Placebo (n = 11.035)
Neoplasmas malignos	1.273	1.293

10.78 Que teste pode ser usado para comparar as taxas de incidência de câncer entre os dois grupos de tratamento?

10.79 Faça o teste do Problema 10.78 e apresente o valor-p bicaudal.

10.80 A expectativa antes do estudo começar foi que o betacaroteno pode prevenir 10% dos cânceres incidentes em relação ao placebo. Qual seria o poder do estudo para detectar um efeito dessa magnitude se um teste bilateral for usado com α = 0,05 e considerarmos que a taxa de incidência verdadeira no grupo placebo é igual à taxa de incidência observada, além de a adesão com as medicações do estudo ser perfeita?

Demografia

Uma suposição comum é que as distribuições de sexo de descendentes sucessivos são independentes. Para testar essa suposição, foram coletados registros de nascimento nos primeiros 5 nascimentos em 51.868 famílias. Para as famílias com exatamente 5 crianças, a Tabela 10.35 mostra uma distribuição de frequência do número de descendentes do sexo masculino (com base nos dados SEXRAT.DAT).

TABELA 10.35 Distribuição da frequência do número de descendentes do sexo masculino em famílias com 5 crianças

Número de descendentes do sexo masculino	n
0	518
1	2.245
2	4.621
3	4.753
4	2.476
5	549
Total	15.162

Suponha que as dúvidas dos pesquisadores a respeito da probabilidade de um nascimento de crianças do sexo masculino seja exatamente 50%, mas que eles estejam dispostos a supor que as distribuições do sexo de descendentes sucessivos são independentes.

10.81 Qual é a melhor estimativa da probabilidade de um descendente do sexo masculino com base nos dados observados?

10.82 Qual é a probabilidade de 0, 1, 2, 3, 4 e 5 descendentes do sexo masculino em 5 nascimentos com base na estimativa do Problema 10.81?

10.83 Teste a hipótese de que as distribuições de sexo de descendentes sucessivos são independentes, com base no modelo do Problema 10.82. Quais são suas conclusões relativas à hipótese?

Pediatria, Urologia

O controle da bexiga durante a noite é um importante marco no desenvolvimento, com insucesso dependendo da idade. A continência costuma ser alcançada entre os 4 e 6 anos, mas uma minoria importante de crianças apresenta atrasos nesse processo. Um estudo longitudinal foi conduzido na Grã-Bretanha, no qual o hábito de urinar na cama foi avaliado aos 4, 6, 8, 9, 11 e 15 anos de idade entre 3.272 crianças na *National Survey or Health* do Medical Research Council de 1946 [21].

Os seguintes dados foram apresentados. Havia 1.362 meninos e 1.313 meninas que relataram não urinar na cama em nenhuma das seis idades listadas. Considere isso um grupo controle. Havia 6 meninos e 2 meninas que relataram não urinar na cama aos 4, 6 e 8 anos de idade, mas relataram alguns episódios aos 9 e 11 anos. Considere esse o grupo caso. Ignore as crianças com qualquer outro padrão de urinar na cama acima dos 6 anos.

10.84 Que teste pode ser usado para avaliar se a porcentagem dos casos entre os meninos é significativamente diferente da porcentagem dos casos entre as meninas?

10.85 Faça o teste do Problema 10.84 e apresente o valor-*p* bicaudal.

Doença Renal

Um estudo foi realizado entre pacientes com doença renal crônica progressiva para avaliar o tempo ideal para iniciar a diálise (Cooper et al. [22]). Os pacientes foram aleatorizados em

i. um **grupo de início precoce**, no qual a diálise foi iniciada quando a taxa de filtração glomerular estimada (TFG) estava entre 10,0 e 15,0 mL por minuto por 1,73 m^2 de área de superfície corporal ou

ii. um **grupo de início tardio**, em que a diálise foi iniciada quando a TFG estava entre 5,0 e 7,0 mL por minuto por 1,73 m^2 de área de superfície corporal.

O evento de interesse foi a morte dos pacientes.

Havia 404 pacientes designados para o grupo início precoce, dos quais 152 morreram. Havia 424 pacientes designados para o grupo início tardio, dos quais 155 morreram no mesmo período. Os pacientes foram inscritos no estudo de julho de 2000 a novembro de 2008 e foram acompanhados por 3 anos.

10.86 Que teste pode ser usado para comparar as taxas de mortalidade nos dois grupos?

10.87 Faça o teste do Problema 10.86 e apresente o valor-*p* bilateral.

No planejamento do estudo, previu-se que 400 indivíduos seriam admitidos por grupo e que o risco de mortalidade no período de 3 anos seria de 36% no grupo de início tardio e 26% no grupo de início precoce.

10.88 Qual seria o poder do estudo se tivesse ocorrido de acordo com as taxas de mortalidade planejada e tamanho da amostra?

Um problema é que nem todos os pacientes de início tardio começaram realmente a diálise quando o TFG estava entre 5,0 e 7,0. Na verdade, 75% dos pacientes de início tardio iniciaram a diálise com TFG > 7,0 devido aos sintomas.

10.89 Se considerarmos que esses 75% dos pacientes tiveram uma taxa de mortalidade dada pela média dos grupos de início precoce e de início tardio (ou seja, 31%), qual seria o poder do estudo sob as mesmas suposições do Problema 10.88?

Otorrinolaringologia

A OTM aguda precoce na infância pode ser um importante preditor de morbidade subsequente, incluindo dificuldades psicológicas e educacionais. Um estudo foi realizado entre crianças com elevado risco que já haviam experimentado um único episódio de OTM aguda antes dos 6 meses de idade ou dois ou mais episódios antes dos 12 meses de vida [23].

As crianças foram aleatorizadas para receberem um dos três tratamentos, (a) amoxicilina (AMX), (b) sulfisoxazol (SUL) ou (c) placebo (PLA) e seus pais foram instruídos a administrar a droga diariamente por um período de 6 meses (até mesmo na ausência de sintomas). Se as crianças tivessem um episódio de OTM durante o período do estudo, elas recebiam o melhor tratamento com antibióticos disponível, independentemente de seu grupo de droga de estudo. Os resultados estão na Tabela 10.36.

TABELA 10.36 Experiência com OTM aguda com 6 meses após a entrada no estudo

Grupo droga	% crianças sem OTM aguda	n
AMX	70	40
SUL	47	36
PLA	32	41

10.90 Qual teste pode ser realizado para comparar a porcentagem de crianças que estavam livres de OTM entre o grupo AMX e PLA?

10.91 Faça o teste do Problema 10.90 e apresente um valor-*p* bicaudal.

As crianças foram acompanhadas por um período adicional de 6 meses depois de o período de estudo da droga (primeiros 6 meses) ter terminado. Os resultados apresentados referentes à experiência com OTM aguda em um período completo de 12 meses são mostrados na Tabela 10.37.

TABELA 10.37 Experiência com OTM aguda com 12 meses após a entrada no estudo

Grupo droga	% crianças sem OTM aguda	n
AMX	38	40
SUL	28	36
PLA	22	41

10.92 Faça um teste para comparar a porcentagem de crianças sem OTM aguda no grupo AMX *versus* grupo PLA no segundo período de 6 meses do estudo entre as crianças que não tiveram OTM aguda após os primeiros 6 meses. Apresente um valor-*p* bicaudal.

Doenças Infecciosas

A vacina contra a varíola é altamente efetiva na imunização quando administrada 2 ou 3 dias após a exposição. A vacina contra a varíola é escassa e está disponível atualmente em dosagens diferentes. Um estudo aleatorizado e duplo cego foi realizado para comparar a eficácia da vacina não diluída com diferentes doses da vacina diluída [24].

Uma definição de sucesso clínico foi a formação de uma vesícula no local de inoculação 7 a 9 dias após a vacinação. Os resultados por grupo de tratamento estão na Tabela 10.38.

TABELA 10.38 Sucesso clínico de vários tipos de vacinas contra a varíola

Tipo de vacina	Sucesso/total
Dose de vacina não diluída = $10^{7,8}$ pfu/mL	19/20
Dose de vacina diluída 1:10 = $10^{6,5}$ pfu/mL	14/20
Dose de vacina diluída 1:100 = $10^{5,0}$ pfu/mL	3/20

10.93 Faça um teste para comparar a taxa de sucesso da vacina não diluída com a vacina diluída 1:100. Apresente um valor-p bicaudal.

10.94 Realize um teste para avaliar se a taxa de sucesso é uma função de $\log_{10}$ (proporção da diluição). Apresente um valor-p bicaudal. [*Observação*: para o grupo 1:10, o $\log_{10}$ (proporção de diluição) = $\log_{10}(1/10) = -1$, ..., etc.]

Uma medida mais quantitativa da eficácia foi a resposta de células T citotóxicas. Os resultados são dados na Tabela 10.39.

TABELA 10.39 Resposta de células T citotóxicas (unidades líticas por 10^6 células) para várias doses de vacina contra varíola[a]

Tipo de vacina	Resposta de células T		
	0	1-99	>100
Não diluída	1	8	10
Diluição 1:10	4	9	4
Diluição 1:100	15	3	1

a. Alguns ensaios foram perdidos, de modo que nem todos os tamanhos das amostras atingiram 20.

10.95 Que teste pode ser usado para comparar a resposta de célula T citotóxica do grupo não diluído com o grupo diluído 1:100?

10.96 Faça o teste mencionado no Problema 10.95 e apresente o valor-p bicaudal. Qual é a sua conclusão em relação à eficiência da vacina não diluída e diluída 1:100?

Promoção da Saúde

É razoavelmente reconhecido que a percepção do peso pelos adolescentes nem sempre está de acordo com o peso real. O que é menos claro é se a percepção do peso difere de acordo com o sexo. Por isso, um estudo foi realizado entre os estudantes de ensino médio de uma escola local, os quais forneceram suas alturas e pesos por meio de autoavaliação. Os seguintes dados foram obtidos de 286 estudantes (143 meninos e 143 meninas). (Os dados deste problema foram fornecidos por Laura Rosner.) Os estudantes eram classificados como baixo peso se o índice de massa corporal (IMC) (kg/m²) fosse menor que 18,0 kg/m², normal se o IMC fosse ≥18,0 e <25,0 e sobrepeso se o IMC fosse ≥25,0.

Com base nesses critérios, 17 meninas estavam com baixo peso, 113 estavam com peso normal e 13 com sobrepeso. Para os meninos, 7 estavam com baixo peso, 115 com peso normal e 21 com sobrepeso.

10.97 Que teste pode ser usado para avaliar se o peso dos meninos difere significativamente das meninas?

10.98 Faça o teste do Problema 10.97 e apresente o valor-p bicaudal.

Um problema em comparar o IMC entre grupos é a distribuição do IMC. O IMC médio de 143 meninos foi de 21,8 com dp = 3,4. A distribuição de IMC é mostrada na Tabela 10.40.

TABELA 10.40 Distribuição do IMC entre 143 meninos do ensino médio

IMC	Frequência
≤19,9	41
20-22,9	65
23-25,9	20
26-28,9	9
>29	8
Total	143

10.99 Que teste pode ser usado para avaliar se a distribuição de IMC entre os meninos é normal?

10.100 Faça o teste recomendado no Problema 10.99. Apresente um valor-p. (Suponha que o IMC seja medido exatamente sem nenhum erro de medição; então, a variação de 20-22,9 inclui todos os valores ≥20 e <23 etc.)

Câncer, Genética

Um estudo caso-controle foi realizado com carcinoma de células renais (CCR) (câncer renal) [25]. A finalidade desse estudo foi examinar os fatores ambientais de risco para CCR e avaliar se os fatores genéticos modificam a função dos fatores ambientais de risco. Foram estudados 113 casos e 256 controles.

Os participantes foram subdivididos em "acetiladores lentos" e "acetiladores rápidos" de acordo com o genótipo NAT2. A hipótese foi a de que os acetiladores lentos metabolizam as substâncias potencialmente tóxicas mais lentamente que os acetiladores rápidos, mostrando diferentes relações com fatores ambientais de risco, como fumar. A Tabela 10.41 apresenta os dados para acetiladores lentos de acordo com o número de cigarros fumados por dia.

10.101 Teste a associação entre o número de cigarros fumados por dia e o CCR entre os acetiladores lentos. (Apresente um valor-p bicaudal.)

TABELA 10.41 Relação entre o número de cigarros fumados por dia e o CCR entre os acetiladores lentos

Número de cigarros fumados por dia[a]	Casos	Controles
0	19	69
1-20	19	27
>20	31	27

a. 1 pacote com 20 cigarros.

Dados similares foram apresentados para acetiladores rápidos, como mostrado na Tabela 10.42.

TABELA 10.42 Relação entre o número de cigarros fumados por dia e o CCR entre os acetiladores rápidos

Número de cigarros fumados por dia[a]	Casos	Controles
0	18	70
1-20	11	37
>20	15	26

a. 1 pacote com 20 cigarros.

10.102 Responda o Problema 10.101 considerando os acetiladores rápidos. Apresente um valor-p bicaudal.

10.103 Com base nos dados anteriores, você acha que fatores genéticos influenciam a relação entre fumar e CCR? Por quê?

Câncer

O efeito do uso de hormônios pós-menopausa (HPM) na saúde é controverso. A maioria dos dados coletados anteriormente provém de estudos observacionais e os usuários de HPM podem seletivamente diferir dos não usuários, de modo que são difíceis de quantificar (por exemplo, mais conscientes em termos de saúde, mais consultas médicas nas quais a doença pode ser identificada). Um ensaio clínico foi planejado para aleatorizar as mulheres na pré-menopausa quanto ao uso ou não de HPM, com acompanhamento para verificação do surgimento de doenças em um período de 10 anos. Um resultado de especial interesse foi o câncer de mama.

Suponha que a taxa de incidência de câncer de mama entre as mulheres de 50 anos na pós-menopausa que não usam HPM seja 200 por 10^5 mulheres por ano. Suponha também que os HPM aumentam a incidência de câncer de mama em 20%.

10.104 Quantas mulheres devem ser estudadas em cada grupo (mesmo tamanho de amostra por grupo) para haver uma chance de 80% de detectar uma diferença significativa se um teste bilateral é usado com um erro tipo I de 5%?

10.105 Suponha que 20.000 mulheres tenham sido recrutadas em cada grupo no estudo real. Qual seria o poder do estudo considerando-se as mesmas suposições dadas?

10.106 Um problema com o planejamento é que cerca de 20% das mulheres aleatorizadas para o uso de HPM deixarão de usar o HPM durante o estudo. Além disso, 10% das participantes no grupo controle continuarão com o HPM durante o estudo. Qual seria o poder do estudo, de acordo com essas suposições revisadas, sob a suposição simplificada de que essa não adesão ocorre no início do estudo e 20.000 mulheres são recrutadas para cada grupo de tratamento?

Saúde Mental

Os pesquisadores coletaram os seguintes dados em relação à possibilidade de comparação entre os diagnósticos de esquizofrenia obtidos do relatório clínico de cuidados primários e os do relato dos representantes (dos cônjuges). Coletaram-se dados de 953 pessoas (chamadas de *indivíduos indicadores*). Os pesquisadores verificaram que a esquizofrenia foi identificada em 115 relatos dos médicos e 124 relatos dos acompanhantes. Os informantes médicos ou acompanhantes identificaram 34 pessoas como positivas, e elas foram incluídas entre os 115 e 124 indivíduos descritos.

10.107 Se o relato dos médicos for considerado padrão ouro, qual é a sensibilidade e especificidade dos relatos dos acompanhantes em relação à esquizofrenia?

Suponha que nem o relato dos médicos nem o dos acompanhantes possam ser considerados padrão ouro.

10.108 Compare as porcentagens dos indivíduos identificados como esquizofrênicos pelo relato dos médicos com aqueles identificados pelo relato dos acompanhantes. Faça um teste de hipóteses e apresente um valor-p bicaudal.

10.109 Suponha que não haja diferença na porcentagem dos indivíduos identificados como esquizofrênicos pelos relatos dos médicos e dos acompanhantes. Isso significa que as duas fontes de informação são as mesmas para cada indivíduo? Por quê?

10.110 Em um estudo de reprodutibilidade, os pesquisadores entraram em contato com os 953 cônjuges uma segunda vez 1 ano mais tarde e perguntaram se os indivíduos indicadores eram esquizofrênicos. Cerca de 112 relatos positivos de esquizofrenia foram obtidos, dos quais 89 eram positivos no primeiro e segundo relatos. Calcule o índice de reprodutibilidade para o relato dos acompanhantes de esquizofrenia com base nesses dados e forneça uma interpretação do que isso significa.

Câncer

Relatos recentes apontavam que pessoas com exposição extensiva ao sol teriam risco reduzido de incidência de câncer colorretal. Garland e Garland [26] cogitaram a hipótese de que a vitamina D seria responsável por essa associação inversa. Em estudos posteriores dessa hipótese, um estudo caso-controle foi realizado relatando os níveis sanguíneos de vitamina D quanto à ocorrência de adenoma colorretal, um precursor do câncer colorretal (Fedirko et al. [27]). Os dados de dois estudos casos-controles foram combinados: um de Minnesota (o estudo CPRU) e outro de Carolinas (o estudo MAP). Todos os pacientes foram submetidos à colonoscopia eletiva na qual a presença de adenoma foi determinada. Além disso, os pacientes forneceram uma amostra de sangue e os níveis de 25(OH) vitamina D_3 foram determinados. Daqui para frente, chamaremos os níveis de 25(OH) vitamina D_3 simplesmente de vitamina D_3. Já que a vitamina D_3 varia de acordo com as estações do ano, todos os indivíduos foram agrupados em quartis específicos ao estudo da vitamina D_3 sanguínea por mês a cada coleta de sangue. Os seguintes dados foram relatados:

TABELA 10.43 Associação entre os níveis sanguíneos de vitamina D e câncer colorretal

Quartis de vitamina D_3	Casos	Controles	Total
1	154	170	324
2	159	204	363
3	167	184	351
4	136	212	348
Total	616	770	1.386

10.111 Que teste pode ser realizado para avaliar se os casos tendem a ter níveis mais baixos de vitamina D_3 do que os controles?

10.112 Faça o teste do Problema 10.111 e apresente o valor-*p* bilateral.

10.113 Interprete os resultados (ou seja, os casos têm níveis de vitamina D_3 maiores, menores ou iguais aos controles?).

Promoção da Saúde

Considere os dados ESTADL.DAT. Suponha as mulheres são classificadas com sobrepeso se o IMC for superior a 25 kg/m².

10.114 Compare a porcentagem das mulheres caucasianas e afro-americanas que têm sobrepeso. Apresente um valor-*p* bicaudal.

Uma classificação mais exata de IMC é apresentada a seguir: <25 é normal; ≥25 e <30 é sobrepeso; ≥30 é obesidade.

10.115 Compare a distribuição de IMC entre mulheres caucasianas e afro-americanas usando essa classificação mais apurada. Apresente um valor-*p* bicaudal.

Simulação

Suponha que planejemos um ensaio clínico e esperemos uma taxa de sucesso de 20% no grupo ativo e uma taxa de sucesso de 10% no grupo placebo. Esperamos inscrever 100 participantes em cada grupo e estamos interessados no poder do estudo.

10.116 Faça um estudo de simulação e disponha de 100 participantes de uma distribuição binomial com $p = 0{,}2$ e 100 participantes de uma distribuição binomial com $p = 0{,}1$. Determine se a proporção de sucesso da amostra observada é significativamente diferente usando um teste bilateral com $\alpha = 0{,}05$.

10.117 Repita a simulação do Problema 10.116 cerca de 1.000 vezes e calcule a proporção das simulações nas quais uma diferença significativa foi encontrada (ou seja, uma estimativa do poder do estudo).

10.118 Qual seria o poder teórico para o exercício do Problema 10.117? Como o poder estimado e o poder teórico são comparados?

Doenças Infecciosas

Os aminoglicosídeos são poderosos antibióticos de largo espectro com frequência utilizados para infecções gram-negativas em pacientes gravemente doentes. Por exemplo, medicações com esse tipo de substância são frequentemente prescritas para a tuberculose resistente a drogas, conforme recomendado pela Organização Mundial da Saúde. Contudo, essas drogas têm efeitos colaterais sérios, incluindo perda irreversível da audição, chamada de ototoxicidade. O aminoglicosídeo mais comumente prescrito é a gentamicina.

Um ensaio clínico feito na China para avaliar se a adição de aspirina a um esquema padrão de gentamicina teria algum efeito na incidência da ototoxicidade [28]. Cerca de 195 pacientes foram cadastrados no ensaio clínico duplo cego, aleatorizado e prospectivo. Destes, 106 pacientes foram aleatorizados para receberem um esquema de 80-160 mg de gentamicina duas vezes ao dia associado a placebo e 89 pacientes foram aleatorizados para receber o mesmo esquema de gentamicina + 3g de aspirina (AAS) diariamente.

10.119 (i) O que é um estudo prospectivo? Quais são suas vantagens?

(ii) O que é um estudo aleatorizado? Quais são suas vantagens?

(iii) O que é um estudo duplo-cego? Há vantagens sobre outras abordagens?

Após 2 semanas de tratamento, 14 dos pacientes do grupo placebo e 3 dos pacientes do grupo da AAS desenvolveram clinicamente perda significativa da audição.

10.120 Use um teste para avaliar se a incidência da perda de audição é diferente entre os grupos. Determine claramente que teste você está usando e apresente um valor-*p* bilateral.

10.121 Interprete os resultados do seu teste no Problema 10.120.

Suponha que outro grupo de pesquisa deseje replicar os achados para esse estudo. Os pesquisadores estimaram prudentemente que a incidência da perda de audição será de 10% em um grupo gentamicina + placebo e 5% em um grupo gentamicina + AAS e planejam cadastrar o mesmo número de indivíduos em cada grupo.

10.122 Quantos indivíduos precisam ser cadastrados no total no estudo se (1) os pesquisadores querem ter 90% de chance de detectar uma diferença significativa usando um teste bilateral com $\alpha = 0{,}05$ e (2) é previsto que 5% dos indivíduos registrados não completarão o estudo?

Obstetrícia

O teste de triagem padrão para a síndrome de Down baseia-se em uma combinação da idade materna e o nível de alfafetoproteína no soro. Usando-se esse teste, 80% dos casos de síndrome de Down podem ser identificados, embora 5% dos casos normais sejam detectados como positivos.

10.123 Quais são a sensibilidade e a especificidade do teste?

Suponha que 1 de 500 crianças nasça com a síndrome de Down.

10.124 Que porcentagem de crianças cujo teste foi positivo realmente terá síndrome de Down?

Um novo teste foi proposto e pode ser melhor ou pior que o teste padrão. Para avaliar sua eficácia relativa, conduz-se um estudo piloto cujos testes foram usados nos mesmos indivíduos e comparados com o diagnóstico verdadeiro. Seja + = à avaliação correta e − = à avaliação incorreta. Os resultados são dados na Tabela 10.44.

TABELA 10.44 Comparação de dois testes de triagem para a síndrome de Down

Teste padrão	Novo teste	N
+	+	82
+	−	5
−	+	10
−	−	3
		100

Ambos os testes fornecem a classificação correta para 82 crianças e a classificação errada para 3 crianças. Além disso, o teste padrão fornece o diagnóstico correto para 5 crianças, enquanto o novo teste não; o novo teste fornece o diagnóstico correto para 10 crianças, enquanto o teste padrão não.

10.125 Realize um teste de hipóteses para comparar a precisão dos dois testes e apresente um valor-p bilateral.

10.126 Suponha que os pesquisadores planejem um estudo maior que compare os dois testes. Quantas crianças precisam ser testadas para haver uma probabilidade de 80% de encontrar uma diferença significativa usando um teste bilateral com $\alpha = 0{,}05$, se a proporção dos resultados dos testes nos quatro grupos na Tabela 10.44 for considerada como sendo a verdadeira proporção?

Oftalmologia

A secura ocular é a mais prevalente forma de desconforto e irritação ocular. Cerca de 20 milhões de pessoas nos Estados Unidos têm secura ocular leve a moderada. Um pequeno ensaio clínico comparou a eficácia de uma droga ativa com o placebo para aliviar os sintomas de secura ocular. Especificamente, os pacientes foram aleatorizados para receberem droga ativa ou placebo durante 2 semanas e, então, compareceram a uma consulta clínica onde foram expostos a uma câmara com ambiente adverso controlado (AAC) por 90 minutos (com baixa umidade, como previsto para exacerbar os sintomas da secura ocular). Pediu-se, então, que eles determinassem seu grau de desconforto enquanto estavam no AAC usando a seguinte escala: (0 = nenhum, 1 = percepção intermitente, 2 = percepção constante, 3 = desconforto intermitente, 4 = desconforto constante). Os resultados por grupo de tratamento estão na Tabela 10.45.

TABELA 10.45 Comparação da droga ativa *versus* placebo para prevenção dos sintomas da secura ocular

	Desconforto ocular			
	2	3	4	Total
Droga ativa	6	17	37	60
Placebo	2	13	44	59

10.127 Qual é a diferença entre uma variável categórica nominal e ordinal? Que tipo de variável é o desconforto ocular?

10.128 Considerando o desconforto ocular como uma escala *nominal* avalie se existe diferença significativa no desconforto ocular entre os pacientes que receberam droga ativa e placebo. Apresente um valor-p (bicaudal). (*Sugestão*: considere que os métodos de amostras grandes são apropriados para os dados.) Interprete os resultados.

10.129 Considerando o desconforto ocular como uma escala *ordinal*, avalie se existe diferença significativa no desconforto ocular entre os pacientes que receberam droga ativa e placebo. Apresente um valor-p (bicaudal). (*Sugestão*: considere que os métodos de amostras grandes sejam apropriados para os dados.) Interprete os resultados.

Hipertensão

Um estudo relatou o nível de pressão arterial neonatal em relação à responsividade do paladar neonatal (Zinner et al. [29]). Para avaliar a responsividade do paladar ao sal, crianças de 2 a 4 dias de idade receberam 3 soluções por meio de cânulas com um bico contendo (i) água, (ii) água + sal 0,1 molar e (iii) água + sal 0,3 molar. A pressão arterial das crianças foi medida separadamente com uma máquina fisiométrica entre os 2 e 4 dias de idade. Foi feita uma comparação entre o número médio de mamadas por descarga de mamada (MMD) com água + sal 0,3 molar menos o MMD com água somente = Δ MMD. Se Δ MMD ≤ -10, considerou-se uma resposta aversiva; se Δ MSB > 0, considerou-se uma resposta preferencial; senão, considerou-se uma resposta neutra. Para efeitos de estudo, as crianças com respostas neutras foram eliminadas e comparamos a distribuição da pressão diastólica entre as crianças com resposta aversiva e preferencial. Os resultados são dados na Tabela 10.46.

Queremos testar se há uma associação entre a resposta ao paladar salgado e o quintil da pressão arterial diastólica.

10.130 Determine as hipóteses nula e alternativa a serem testadas ao responder a esta questão em termos estatísticos.

10.131 Qual é o número esperado de crianças no quintil 2 da PSD com uma resposta preferencial de paladar salgado na hipótese nula?

10.132 Que teste pode ser usado para testar a hipótese do Problema 10.130?

TABELA 10.46 Associação entre o quintil da pressão arterial diastólica e a resposta ao paladar salgado

Quintil da pressão arterial diastólica	Nível da pressão arterial diastólica (mmHg)	Resposta aversiva ao paladar salgado	Resposta preferencial ao paladar salgado	Porcentagem preferencial
1	≤36	16	10	38%
2	36,1-39,9	8	12	60%
3	40,0-42,0	12	11	48%
4	42,1-49,9	5	19	79%
5	≥50	7	15	68%

10.133 Use um programa de computador para implementar esse procedimento de teste e apresente um valor-p bicaudal.

10.134 Quais são suas conclusões gerais com base nos resultados?

Cardiologia

As drogas antitrombóticas são usadas após a colocação de *stent* coronariano para evitar a trombose do *stent*. Um estudo comparou a eficácia e a segurança de três drogas antitrombóticas após a colocação do *stent* coronariano: somente aspirina, aspirina + varfarina e aspirina + ticlopidina [30]. Os pacientes foram escolhidos aleatoriamente para um dos três esquemas. O evento de interesse era observar um dos seguintes resultados: (a) morte, (b) revascularização da lesão alvo ou (c) evidência angiográfica de trombose ou IAM em 30 dias.

10.135 Qual é o principal benefício de os pacientes serem escolhidos aleatoriamente para os esquemas de tratamento?

Os resultados são apresentados na Tabela 10.47.

TABELA 10.47 Comparação dos resultados vasculares de acordo com o grupo de tratamento no ensaio clínico de três agentes antitrombóticos

Número do grupo	Nome do grupo	Número de eventos	Total
1	Somente aspirina	20	557
2	Aspirina + varfarina	15	550
3	Aspirina + ticlopidina	3	546

10.136 Que teste pode ser usado para comparar as proporções dos eventos nos três grupos?

10.137 Determine as hipóteses nula e alternativa a serem testadas.

10.138 Faça o teste do Problema 10.136 e apresente um valor-p (bicaudal).

Oftalmologia

Um estudo caso-controle foi realizado com 145 indivíduos que apresentavam degeneração macular e 34 controles, todos eram mulheres de 70 a 79 anos. Um índice de risco genético foi desenvolvido para ajudar a diferenciar os casos dos controles. O índice de risco foi classificado em seis grupos (1, 2, 3, 4, 5, 6), sendo 6 o risco mais alto e 1 o risco mais baixo. Os dados da Tabela 10.48 foram obtidos relacionando o índice de risco à condição caso-controle.

TABELA 10.48 Associação entre índice de risco genético e degeneração macular

Índice de risco	Casos	Controles
1	3	11
2	7	3
3	6	6
4	10	8
5	11	2
6	108	4
Total	145	34

10.139 Que teste pode ser realizado para estudar a associação entre a condição caso-controle e o índice de risco? Especificamente, estamos interessados em testar se os casos tendem a ter índices de riscos consistentemente mais elevados ou consistentemente mais baixos que os controles.

10.140 Faça o teste do Problema 10.139 e apresente um valor-p (bicaudal).

Outro uso para o índice de risco é calcular uma estimativa da prevalência de degeneração macular para mulheres com índices de risco diferentes. Na população geral, a prevalência de degeneração macular entre as mulheres de 70 a 79 anos é 0,025.

10.141 Qual é a prevalência estimada de degeneração macular entre as mulheres com um índice de risco no grupo 1? No grupo 6? *Sugestão*: utilize o teorema de Bayes.

10.142 Qual é o risco relativo de degeneração macular entre as mulheres do grupo 6 comparado com o das mulheres do grupo 1? O que significa esse risco relativo?

Doença Pulmonar

A asma é um importante problema de saúde para crianças que vivem nas cidades, frequentemente resultando em hospitalização se os sintomas se tornarem exacerbados. A adesão das crianças à medicação para asma é, muitas vezes, insatisfatória. Assim, muitos alérgenos domésticos (por exemplo, baratas) agravam os sintomas. Propôs-se um estudo no qual as crianças serão aleatorizadas para uma intervenção ativa, em que um profissional de saúde comunitária realizará visitas e orientará as crianças e seus pais acerca

TABELA 10.49 Resultados do *Sorbinil Retinopathy Trial* ($n = 481$) avaliando a alteração do nível de retinopatia

	Melhor			Pior					
Grupo	Mais de 2 níveis	1 nível	Nenhuma alteração	1 nível	2 níveis	3 níveis	4 níveis	Mais de 5 níveis	Total
Placebo	5	17	84	59	37	18	9	14	243
Sorbinil	4	21	97	50	22	16	14	14	238

de como proceder para reduzir o risco dos sintomas da asma, ou para uma intervenção de controle, na qual os domicílios receberão as mesmas informações em material impresso, mas nenhuma visita familiar será realizada. Espera-se que 30% das crianças no grupo ativo *versus* 10% das crianças no grupo controle apresentem melhora nos sintomas da asma.

10.143 Quantos indivíduos devem ser recrutados em cada grupo (mesmo número por grupo) para haver uma chance de 90% de detectar uma diferença significativa usando o teste bilateral $\alpha = 0,05$?

10.144 Considere que 50 domicílios foram aleatorizados por grupo. Qual seria o poder do estudo conforme as suposições anteriores?

Os resultados do estudo foram os seguintes: 14 das 50 crianças com intervenções ativas apresentaram uma melhora nos sintomas em comparação com 6 de 50 crianças com intervenção controle.

10.145 Que teste pode ser usado para comparar os resultados dos grupos ativo e controle?

10.146 Faça o teste do Problema 10.145 e apresente um valor-*p* (bicaudal).

Oftalmologia

O *Sorbinil Retinopathy Trial* foi conduzido com 497 pacientes diabéticos tipo 1 (dependentes de insulina) que tinham pouca ou nenhuma evidência de retinopatia no início do estudo [31]. As retinopatias são anormalidades da retina que ocorrem, algumas vezes, entre pacientes diabéticos e podem resultar em perdas consideráveis da visão em estágios avançados. Os pacientes foram aleatorizados para sorbinil, um inibidor de aldose redutase, ou placebo, e foram examinados em um ano e depois a cada 9 meses até 48 meses após a aleatorização. Além disso, todos os indivíduos tinham uma consulta final ao término do estudo (máximo = 56 meses). Dezesseis pacientes não deram seguimento no estudo. O evento de interesse do estudo baseou-se na alteração do nível de severidade da retinopatia no início do estudo em relação ao seguimento máximo (ou seja, nível de severidade no seguimento máximo − nível de severidade no início do estudo). Uma escala de classificação ordinal foi usada para avaliar as alterações: mais de 2 níveis melhor, 1 nível melhor, nenhuma alteração, 1 nível pior, ..., mais de 5 níveis pior. Os resultados por grupo de tratamento são apresentados na Tabela 10.49.

O resultado principal para o estudo era a piora em 2 ou mais níveis.

10.147 Que teste pode ser usado para comparar os dois grupos do tratamento quanto ao evento de interesse?

10.148 Faça o teste do Problema 10.147 e apresente um valor-*p* (bicaudal).

Um método mais eficiente de análise permitiria a alteração no nível de retinopatia em sua forma básica sem agrupar os dados, mas levaria em consideração a natureza ordinal dos índices alterados.

10.149 Que teste pode ser usado para comparar os dois grupos se esse método mais eficiente for usado?

10.150 Faça o teste do Problema 10.149 e apresente um valor-*p* (bicaudal).

10.151 Analise novamente os dados da Tabela 10.49 usando o teste de soma de postos de Wilcoxon.

10.152 Compare os resultados dos Problemas 10.149 e 10.151 Qual você acha que seria o melhor método de análise?

REFERÊNCIAS

[1] MacMahon, B. et al. Age at first birth and breast cancer risk. *Bulletin of the World Health Organization*, n. 43, 1970, p. 209–221.

[2] Doll, R., Muir, C.; Waterhouse, J. (Eds.). *Cancer in five continents*. (v. 2). Berlin: Springer, 1970.

[3] Dupont, W. D. Power calculations for matched case–control studies. *Biometrics*, n. 44, 1988, p. 1157-1168.

[4] Cochran, W. G. Some methods for strengthening the common 2 test. *Biometrics*, n. 10, 1954, p. 417-451.

[5] Maxwell, A. E. *Analyzing qualitative data*. London: Methuen, 1961.

[6] Hypertension Detection and Follow-up Program Cooperative Group. Blood pressure studies in 14 communities – A two-stage screen for hypertension. *JAMA*, n. 237, v. 22, 1977, p. 2385-2391.

[7] Landis, J. R.; Koch, G. G. The measurement of observer agreement for categorical data. *Biometrics*, n. 33, 1977, p. 159-174.

[8] Fleiss, J. *Statistical methods for rates and proportions*. New York: Wiley, 1981.

[9] Weiss, N. S.; Sayetz, T. A. Incidence of endometrial cancer in relation to the use of oral contraceptives. *New England Journal of Medicine*, n. 302, v. 10, 1980, p. 551-554.

[10] Van Dongen, T. M. et al. A trial of treatment for acute otorrhea in children with tympanostomy tubes. *New England Journal of Medicine*, n. 370, v. 8, 2014, p. 723-733.

[11] Horner, M. J. et al. (Eds.). *SEER cancer statistics review*, 1975-2006. Bethesda, MD, National Cancer Institute; Disponível em: http://seer.cancer.gov/csr/19752006/, baseado em November 2008 SEER data submission, postado no website da SEER em 2009.

[12] Mecklenburg, R. S. et al. Acute complications associated with insulin pump therapy: Report of experience with 161 patients. *JAMA*, n. 252, v. 23, 1984, p. 3265-3269.

[13] Dubach, U. C.; Rosner, B.; Stürmer, T. An epidemiological study of abuse of analgesic drugs: Effects of phenacetin and salicylate on mortality and cardiovascular morbidity (1968-1987). *New England Journal of Medicine*, n. 324, 1991, p. 155-160.

[14] Armenian, H.; Saadeh, F. M.; Armenian, S. L. Widowhood and mortality in an Armenian church parish in Lebanon. *American Journal of Epidemiology*, n. 125, v. 1, 1987, p. 127–132.

[15] Jorgensen, M.; Keiding, N.; Skakkebaek, N. E. Estimation of spermache from longitudinal spermaturia data. *Biometrics*, n. 47, 1991, p. 177-193.

[16] Brennan, T. A. et al. Incidence of adverse events and negligence in hospitalized patients. Results of the Harvard Medical Practice Study I. *New England Journal of Medicine*, n. 324, v. 6, 1991, p. 370-376.

[17] El Barzouhi A. et.al. for Leiden-The Hague Spine Intervention Prognostic Study Group (2013). Magnetic resonance imaging in follow-up assessment of sciatica. *New England Journal of Medicine*, n. 368, v. 11, 999-1007.

[18] Garc.a-Mart.n, M. et. al. Proportion of hospital deaths associated with adverse events. *Journal of Clinical Epidemiology*, n. 50, v. 12, 1997, p. 1319-1326.

[19] Sibulesky, L. et al. Safety of <7500 RE (<25000 IU) vitamin A daily in adults with retinitis pigmentosa. *American Journal of Clinical Nutrition*, n. 69, v. 4, 1999, p. 656-663.

[20] Hennekens, C. H. et al. Lack of effect of long-term supplementation with beta carotene on the incidence of malignant neoplasms and cardiovascular disease. *New England Journal of Medicine*, n. 334, v. 18, 1996, p. 1145-1149.

[21] Croudace, T. J.; Jarvelin, M.-R.; Wadsworth, M. E. J.; Jones, P. E. Developmental typology of trajectories to nighttime bladder control: Epidemiologic application of longitudinal latent class analysis. *American Journal of Epidemiology*, n. 157, 2003, p. 834-842.

[22] Cooper, B. A. et al. for IDEAL Study. (2010). A randomized, controlled trial of early versus late initiation of dialysis. *New England Journal of Medicine*, n. 363, v. 7, p. 609-619.

[23] Teele, D. W. et al. Antimicrobial prophylaxis for infants at risk for recurrent otitis media. Vaccine, n. 19 (Suppl. 1), 2000, S140-S143.

[24] Frey, S. E. et al. Dose-related effects of smallpox vaccine. New England Journal of Medicine, n. 346, 2002, p. 1275-1280.

[25] Semenza, J. C. et. al. Gene-environment interactions in renal cell carcinoma. *American Journal of Epidemiology*, n. 153, 2001, p. 851-859.

[26] Garland, C. F.; Garland, F. C. Do sunlight and vitamin D reduce the likelihood of colon cancer? *International Journal of Epidemiology*, n. 9, 1980, p. 227-231.

[27] Fedirko, V. et al. Blood 25-hydroxyvitamin D3 concentrations and incident sporadic colorectal adenoma risk: a pooled case-control study. *American Journal of Epidemiology*, n. 172, v. 5, 2010, p. 489-500.

[28] Sha, S.-H., Qiu, J.-H., & Schacht, J. Aspirin to prevent gentamicin-induced hearing loss. *New England Journal of Medicine*, n. 354, v. 17, 2006, p. 1856-1857.

[29] Zinner, S. H. et al. Neonatal blood pressure and salt taste responsiveness. *Hypertension*, n. 40, v. 3, 2002, p. 280-285.

[30] Leon, M. B. et. al. for the Stent Anticoagulation Restenosis Study Investigators. A clinical trial comparing three antithrombotic-drug regimens after coronary-artery stenting. *New England Journal of Medicine*, n. 339, v. 23, 1998, p. 1665-1671.

[31] Sorbinil Retinopathy Trial Research Group. A randomized trial of Sorbinil, an aldose reductase inhibitor, in diabetic retinopathy. *Archives of Ophthalmology*, n. 108, 1990, p. 1234-1244.

APÊNDICE TABELAS

TABELA 1 Probabilidades binomiais $Pr(X = k) = \binom{n}{k} p^k q^{n-k}$

n	k	0,05	0,10	0,15	0,20	0,25	0,30	0,35	0,40	0,45	0,50
2	0	0,9025	0,8100	0,7225	0,6400	0,5625	0,4900	0,4225	0,3600	0,3025	0,2500
	1	0,0950	0,1800	0,2550	0,3200	0,3750	0,4200	0,4550	0,4800	0,4950	0,5000
	2	0,0025	0,0100	0,0225	0,0400	0,0625	0,0900	0,1225	0,1600	0,2025	0,2500
3	0	0,8574	0,7290	0,6141	0,5120	0,4219	0,3430	0,2746	0,2160	0,1664	0,1250
	1	0,1354	0,2430	0,3251	0,3840	0,4219	0,4410	0,4436	0,4320	0,4084	0,3750
	2	0,0071	0,0270	0,0574	0,0960	0,1406	0,1890	0,2389	0,2880	0,3341	0,3750
	3	0,0001	0,0010	0,0034	0,0080	0,0156	0,0270	0,0429	0,0640	0,0911	0,1250
4	0	0,8145	0,6561	0,5220	0,4096	0,3164	0,2401	0,1785	0,1296	0,0915	0,0625
	1	0,1715	0,2916	0,3685	0,4096	0,4219	0,4116	0,3845	0,3456	0,2995	0,2500
	2	0,0135	0,0486	0,0975	0,1536	0,2109	0,2646	0,3105	0,3456	0,3675	0,3750
	3	0,0005	0,0036	0,0115	0,0256	0,0469	0,0756	0,1115	0,1536	0,2005	0,2500
	4	0,0000	0,0001	0,0005	0,0016	0,0039	0,0081	0,0150	0,0256	0,0410	0,0625
5	0	0,7738	0,5905	0,4437	0,3277	0,2373	0,1681	0,1160	0,0778	0,0503	0,0313
	1	0,2036	0,3280	0,3915	0,4096	0,3955	0,3602	0,3124	0,2592	0,2059	0,1563
	2	0,0214	0,0729	0,1382	0,2048	0,2637	0,3087	0,3364	0,3456	0,3369	0,3125
	3	0,0011	0,0081	0,0244	0,0512	0,0879	0,1323	0,1811	0,2304	0,2757	0,3125
	4	0,0000	0,0004	0,0022	0,0064	0,0146	0,0283	0,0488	0,0768	0,1128	0,1563
	5	0,0000	0,0000	0,0001	0,0003	0,0010	0,0024	0,0053	0,0102	0,0185	0,0313
6	0	0,7351	0,5314	0,3771	0,2621	0,1780	0,1176	0,0754	0,0467	0,0277	0,0156
	1	0,2321	0,3543	0,3993	0,3932	0,3560	0,3025	0,2437	0,1866	0,1359	0,0938
	2	0,0305	0,0984	0,1762	0,2458	0,2966	0,3241	0,3280	0,3110	0,2780	0,2344
	3	0,0021	0,0146	0,0415	0,0819	0,1318	0,1852	0,2355	0,2765	0,3032	0,3125
	4	0,0001	0,0012	0,0055	0,0154	0,0330	0,0595	0,0951	0,1382	0,1861	0,2344
	5	0,0000	0,0001	0,0004	0,0015	0,0044	0,0102	0,0205	0,0369	0,0609	0,0938
	6	0,0000	0,0000	0,0000	0,0001	0,0002	0,0007	0,0018	0,0041	0,0083	0,0156
7	0	0,6983	0,4783	0,3206	0,2097	0,1335	0,0824	0,0490	0,0280	0,0152	0,0078
	1	0,2573	0,3720	0,3960	0,3670	0,3115	0,2471	0,1848	0,1306	0,0872	0,0547
	2	0,0406	0,1240	0,2097	0,2753	0,3115	0,3177	0,2985	0,2613	0,2140	0,1641
	3	0,0036	0,0230	0,0617	0,1147	0,1730	0,2269	0,2679	0,2903	0,2918	0,2734
	4	0,0002	0,0026	0,0109	0,0287	0,0577	0,0972	0,1442	0,1935	0,2388	0,2734
	5	0,0000	0,0002	0,0012	0,0043	0,0115	0,0250	0,0466	0,0774	0,1172	0,1641
	6	0,0000	0,0000	0,0001	0,0004	0,0013	0,0036	0,0084	0,0172	0,0320	0,0547
	7	0,0000	0,0000	0,0000	0,0000	0,0001	0,0002	0,0006	0,0016	0,0037	0,0078
8	0	0,6634	0,4305	0,2725	0,1678	0,1001	0,0576	0,0319	0,0168	0,0084	0,0039
	1	0,2793	0,3826	0,3847	0,3355	0,2670	0,1977	0,1373	0,0896	0,0548	0,0313
	2	0,0515	0,1488	0,2376	0,2936	0,3115	0,2965	0,2587	0,2090	0,1569	0,1094
	3	0,0054	0,0331	0,0839	0,1468	0,2076	0,2541	0,2786	0,2787	0,2568	0,2188

(continua na próxima página)

TABELA 1 Probabilidades binomiais $Pr(X = k) = \binom{n}{k} p^k q^{n-k}$ *(continuação)*

n	k	0,05	0,10	0,15	0,20	0,25	0,30	0,35	0,40	0,45	0,50
	4	0,0004	0,0046	0,0185	0,0459	0,0865	0,1361	0,1875	0,2322	0,2627	0,2734
	5	0,0000	0,0004	0,0026	0,0092	0,0231	0,0467	0,0808	0,1239	0,1719	0,2188
	6	0,0000	0,0000	0,0002	0,0011	0,0038	0,0100	0,0217	0,0413	0,0703	0,1094
	7	0,0000	0,0000	0,0000	0,0001	0,0004	0,0012	0,0033	0,0079	0,0164	0,0313
	8	0,0000	0,0000	0,0000	0,0000	0,0000	0,0001	0,0002	0,0007	0,0017	0,0039
9	0	0,6302	0,3874	0,2316	0,1342	0,0751	0,0404	0,0207	0,0101	0,0046	0,0020
	1	0,2985	0,3874	0,3679	0,3020	0,2253	0,1556	0,1004	0,0605	0,0339	0,0176
	2	0,0629	0,1722	0,2597	0,3020	0,3003	0,2668	0,2162	0,1612	0,1110	0,0703
	3	0,0077	0,0446	0,1069	0,1762	0,2336	0,2668	0,2716	0,2508	0,2119	0,1641
	4	0,0006	0,0074	0,0283	0,0661	0,1168	0,1715	0,2194	0,2508	0,2600	0,2461
	5	0,0000	0,0008	0,0050	0,0165	0,0389	0,0735	0,1181	0,1672	0,2128	0,2461
	6	0,0000	0,0001	0,0006	0,0028	0,0087	0,0210	0,0424	0,0743	0,1160	0,1641
	7	0,0000	0,0000	0,0000	0,0003	0,0012	0,0039	0,0098	0,0212	0,0407	0,0703
	8	0,0000	0,0000	0,0000	0,0000	0,0001	0,0004	0,0013	0,0035	0,0083	0,0176
	9	0,0000	0,0000	0,0000	0,0000	0,0000	0,0000	0,0001	0,0003	0,0008	0,0020
10	0	0,5987	0,3487	0,1969	0,1074	0,0563	0,0282	0,0135	0,0060	0,0025	0,0010
	1	0,3151	0,3874	0,3474	0,2684	0,1877	0,1211	0,0725	0,0403	0,0207	0,0098
	2	0,0746	0,1937	0,2759	0,3020	0,2816	0,2335	0,1757	0,1209	0,0763	0,0439
	3	0,0105	0,0574	0,1298	0,2013	0,2503	0,2668	0,2522	0,2150	0,1665	0,1172
	4	0,0010	0,0112	0,0401	0,0881	0,1460	0,2001	0,2377	0,2508	0,2384	0,2051
	5	0,0001	0,0015	0,0085	0,0264	0,0584	0,1029	0,1536	0,2007	0,2340	0,2461
	6	0,0000	0,0001	0,0012	0,0055	0,0162	0,0368	0,0689	0,1115	0,1596	0,2051
	7	0,0000	0,0000	0,0001	0,0008	0,0031	0,0090	0,0212	0,0425	0,0746	0,1172
	8	0,0000	0,0000	0,0000	0,0001	0,0004	0,0014	0,0043	0,0106	0,0229	0,0439
	9	0,0000	0,0000	0,0000	0,0000	0,0000	0,0001	0,0005	0,0016	0,0042	0,0098
	10	0,0000	0,0000	0,0000	0,0000	0,0000	0,0000	0,0000	0,0001	0,0003	0,0010
11	0	0,5688	0,3138	0,1673	0,0859	0,0422	0,0198	0,0088	0,0036	0,0014	0,0005
	1	0,3293	0,3835	0,3248	0,2362	0,1549	0,0932	0,0518	0,0266	0,0125	0,0054
	2	0,0867	0,2131	0,2866	0,2953	0,2581	0,1998	0,1395	0,0887	0,0513	0,0269
	3	0,0137	0,0710	0,1517	0,2215	0,2581	0,2568	0,2254	0,1774	0,1259	0,0806
	4	0,0014	0,0158	0,0536	0,1107	0,1721	0,2201	0,2428	0,2365	0,2060	0,1611
	5	0,0001	0,0025	0,0132	0,0388	0,0803	0,1321	0,1830	0,2207	0,2360	0,2256
	6	0,0000	0,0003	0,0023	0,0097	0,0268	0,0566	0,0985	0,1471	0,1931	0,2256
	7	0,0000	0,0000	0,0003	0,0017	0,0064	0,0173	0,0379	0,0701	0,1128	0,1611
	8	0,0000	0,0000	0,0000	0,0002	0,0011	0,0037	0,0102	0,0234	0,0462	0,0806
	9	0,0000	0,0000	0,0000	0,0000	0,0001	0,0005	0,0018	0,0052	0,0126	0,0269
	10	0,0000	0,0000	0,0000	0,0000	0,0000	0,0000	0,0002	0,0007	0,0021	0,0054
	11	0,0000	0,0000	0,0000	0,0000	0,0000	0,0000	0,0000	0,0000	0,0002	0,0005
12	0	0,5404	0,2824	0,1422	0,0687	0,0317	0,0138	0,0057	0,0022	0,0008	0,0002
	1	0,3413	0,3766	0,3012	0,2062	0,1267	0,0712	0,0368	0,0174	0,0075	0,0029
	2	0,0988	0,2301	0,2924	0,2835	0,2323	0,1678	0,1088	0,0639	0,0339	0,0161
	3	0,0173	0,0852	0,1720	0,2362	0,2581	0,2397	0,1954	0,1419	0,0923	0,0537
	4	0,0021	0,0213	0,0683	0,1329	0,1936	0,2311	0,2367	0,2128	0,1700	0,1208
	5	0,0002	0,0038	0,0193	0,0532	0,1032	0,1585	0,2039	0,2270	0,2225	0,1934
	6	0,0000	0,0005	0,0040	0,0155	0,0401	0,0792	0,1281	0,1766	0,2124	0,2256
	7	0,0000	0,0000	0,0006	0,0033	0,0115	0,0291	0,0591	0,1009	0,1489	0,1934
	8	0,0000	0,0000	0,0001	0,0005	0,0024	0,0078	0,0199	0,0420	0,0762	0,1208
	9	0,0000	0,0000	0,0000	0,0001	0,0004	0,0015	0,0048	0,0125	0,0277	0,0537
	10	0,0000	0,0000	0,0000	0,0000	0,0000	0,0002	0,0008	0,0025	0,0068	0,0161
	11	0,0000	0,0000	0,0000	0,0000	0,0000	0,0000	0,0001	0,0003	0,0010	0,0029
	12	0,0000	0,0000	0,0000	0,0000	0,0000	0,0000	0,0000	0,0000	0,0001	0,0002
13	0	0,5133	0,2542	0,1209	0,0550	0,0238	0,0097	0,0037	0,0013	0,0004	0,0001
	1	0,3512	0,3672	0,2774	0,1787	0,1029	0,0540	0,0259	0,0113	0,0045	0,0016
	2	0,1109	0,2448	0,2937	0,2680	0,2059	0,1388	0,0836	0,0453	0,0220	0,0095
	3	0,0214	0,0997	0,1900	0,2457	0,2517	0,2181	0,1651	0,1107	0,0660	0,0349
	4	0,0028	0,0277	0,0838	0,1535	0,2097	0,2337	0,2222	0,1845	0,1350	0,0873
	5	0,0003	0,0055	0,0266	0,0691	0,1258	0,1803	0,2154	0,2214	0,1989	0,1571

(continua na próxima página)

APÊNDICE Tabelas

TABELA 1 Probabilidades binomiais $Pr(X = k) = \binom{n}{k} p^k q^{n-k}$ (continuação)

n	k	0,05	0,10	0,15	0,20	0,25	0,30	0,35	0,40	0,45	0,50
	6	0,0000	0,0008	0,0063	0,0230	0,0559	0,1030	0,1546	0,1968	0,2169	0,2095
	7	0,0000	0,0001	0,0011	0,0058	0,0186	0,0442	0,0833	0,1312	0,1775	0,2095
	8	0,0000	0,0000	0,0001	0,0011	0,0047	0,0142	0,0336	0,0656	0,1089	0,1571
	9	0,0000	0,0000	0,0000	0,0001	0,0009	0,0034	0,0101	0,0243	0,0495	0,0873
	10	0,0000	0,0000	0,0000	0,0000	0,0001	0,0006	0,0022	0,0065	0,0162	0,0349
	11	0,0000	0,0000	0,0000	0,0000	0,0000	0,0001	0,0003	0,0012	0,0036	0,0095
	12	0,0000	0,0000	0,0000	0,0000	0,0000	0,0000	0,0000	0,0001	0,0005	0,0016
	13	0,0000	0,0000	0,0000	0,0000	0,0000	0,0000	0,0000	0,0000	0,0000	0,0001
14	0	0,4877	0,2288	0,1028	0,0440	0,0178	0,0068	0,0024	0,0008	0,0002	0,0001
	1	0,3593	0,3559	0,2539	0,1539	0,0832	0,0407	0,0181	0,0073	0,0027	0,0009
	2	0,1229	0,2570	0,2912	0,2501	0,1802	0,1134	0,0634	0,0317	0,0141	0,0056
	3	0,0259	0,1142	0,2056	0,2501	0,2402	0,1943	0,1366	0,0845	0,0462	0,0222
	4	0,0037	0,0349	0,0998	0,1720	0,2202	0,2290	0,2022	0,1549	0,1040	0,0611
	5	0,0004	0,0078	0,0352	0,0860	0,1468	0,1963	0,2178	0,2066	0,1701	0,1222
	6	0,0000	0,0013	0,0093	0,0322	0,0734	0,1262	0,1759	0,2066	0,2088	0,1833
	7	0,0000	0,0002	0,0019	0,0092	0,0280	0,0618	0,1082	0,1574	0,1952	0,2095
	8	0,0000	0,0000	0,0003	0,0020	0,0082	0,0232	0,0510	0,0918	0,1398	0,1833
	9	0,0000	0,0000	0,0000	0,0003	0,0018	0,0066	0,0183	0,0408	0,0762	0,1222
	10	0,0000	0,0000	0,0000	0,0000	0,0003	0,0014	0,0049	0,0136	0,0312	0,0611
	11	0,0000	0,0000	0,0000	0,0000	0,0000	0,0002	0,0010	0,0033	0,0093	0,0222
	12	0,0000	0,0000	0,0000	0,0000	0,0000	0,0000	0,0001	0,0005	0,0019	0,0056
	13	0,0000	0,0000	0,0000	0,0000	0,0000	0,0000	0,0000	0,0001	0,0002	0,0009
	14	0,0000	0,0000	0,0000	0,0000	0,0000	0,0000	0,0000	0,0000	0,0000	0,0001
15	0	0,4633	0,2059	0,0874	0,0352	0,0134	0,0047	0,0016	0,0005	0,0001	0,0000
	1	0,3658	0,3432	0,2312	0,1319	0,0668	0,0305	0,0126	0,0047	0,0016	0,0005
	2	0,1348	0,2669	0,2856	0,2309	0,1559	0,0916	0,0476	0,0219	0,0090	0,0032
	3	0,0307	0,1285	0,2184	0,2501	0,2252	0,1700	0,1110	0,0634	0,0318	0,0139
	4	0,0049	0,0428	0,1156	0,1876	0,2252	0,2186	0,1792	0,1268	0,0780	0,0417
	5	0,0006	0,0105	0,0449	0,1032	0,1651	0,2061	0,2123	0,1859	0,1404	0,0916
	6	0,0000	0,0019	0,0132	0,0430	0,0917	0,1472	0,1906	0,2066	0,1914	0,1527
	7	0,0000	0,0003	0,0030	0,0138	0,0393	0,0811	0,1319	0,1771	0,2013	0,1964
	8	0,0000	0,0000	0,0005	0,0035	0,0131	0,0348	0,0710	0,1181	0,1647	0,1964
	9	0,0000	0,0000	0,0001	0,0007	0,0034	0,0116	0,0298	0,0612	0,1048	0,1527
	10	0,0000	0,0000	0,0000	0,0001	0,0007	0,0030	0,0096	0,0245	0,0515	0,0916
	11	0,0000	0,0000	0,0000	0,0000	0,0001	0,0006	0,0024	0,0074	0,0191	0,0417
	12	0,0000	0,0000	0,0000	0,0000	0,0000	0,0001	0,0004	0,0016	0,0052	0,0139
	13	0,0000	0,0000	0,0000	0,0000	0,0000	0,0000	0,0001	0,0003	0,0010	0,0032
	14	0,0000	0,0000	0,0000	0,0000	0,0000	0,0000	0,0000	0,0000	0,0001	0,0005
	15	0,0000	0,0000	0,0000	0,0000	0,0000	0,0000	0,0000	0,0000	0,0000	0,0000
16	0	0,4401	0,1853	0,0743	0,0281	0,0100	0,0033	0,0010	0,0003	0,0001	0,0000
	1	0,3706	0,3294	0,2097	0,1126	0,0535	0,0228	0,0087	0,0030	0,0009	0,0002
	2	0,1463	0,2745	0,2775	0,2111	0,1336	0,0732	0,0353	0,0150	0,0056	0,0018
	3	0,0359	0,1423	0,2285	0,2463	0,2079	0,1465	0,0888	0,0468	0,0215	0,0085
	4	0,0061	0,0514	0,1311	0,2001	0,2252	0,2040	0,1553	0,1014	0,0572	0,0278
	5	0,0008	0,0137	0,0555	0,1201	0,1802	0,2099	0,2008	0,1623	0,1123	0,0667
	6	0,0001	0,0028	0,0180	0,0550	0,1101	0,1649	0,1982	0,1983	0,1684	0,1222
	7	0,0000	0,0004	0,0045	0,0197	0,0524	0,1010	0,1524	0,1889	0,1969	0,1746
	8	0,0000	0,0001	0,0009	0,0055	0,0197	0,0487	0,0923	0,1417	0,1812	0,1964
	9	0,0000	0,0000	0,0001	0,0012	0,0058	0,0185	0,0442	0,0840	0,1318	0,1746
	10	0,0000	0,0000	0,0000	0,0002	0,0014	0,0056	0,0167	0,0392	0,0755	0,1222
	11	0,0000	0,0000	0,0000	0,0000	0,0002	0,0013	0,0049	0,0142	0,0337	0,0667
	12	0,0000	0,0000	0,0000	0,0000	0,0000	0,0002	0,0011	0,0040	0,0115	0,0278
	13	0,0000	0,0000	0,0000	0,0000	0,0000	0,0000	0,0002	0,0008	0,0029	0,0085
	14	0,0000	0,0000	0,0000	0,0000	0,0000	0,0000	0,0000	0,0001	0,0005	0,0018
	15	0,0000	0,0000	0,0000	0,0000	0,0000	0,0000	0,0000	0,0000	0,0001	0,0002
	16	0,0000	0,0000	0,0000	0,0000	0,0000	0,0000	0,0000	0,0000	0,0000	0,0000

(continua na próxima página)

TABELA 1 Probabilidades binomiais $Pr(X = k) = \binom{n}{k} p^k q^{n-k}$ *(continuação)*

n	k	0,05	0,10	0,15	0,20	0,25	0,30	0,35	0,40	0,45	0,50
17	0	0,4181	0,1668	0,0631	0,0225	0,0075	0,0023	0,0007	0,0002	0,0000	0,0000
	1	0,3741	0,3150	0,1893	0,0957	0,0426	0,0169	0,0060	0,0019	0,0005	0,0001
	2	0,1575	0,2800	0,2673	0,1914	0,1136	0,0581	0,0260	0,0102	0,0035	0,0010
	3	0,0415	0,1556	0,2359	0,2393	0,1893	0,1245	0,0701	0,0341	0,0144	0,0052
	4	0,0076	0,0605	0,1457	0,2093	0,2209	0,1868	0,1320	0,0796	0,0411	0,0182
	5	0,0010	0,0175	0,0668	0,1361	0,1914	0,2081	0,1849	0,1379	0,0875	0,0472
	6	0,0001	0,0039	0,0236	0,0680	0,1276	0,1784	0,1991	0,1839	0,1432	0,0944
	7	0,0000	0,0007	0,0065	0,0267	0,0668	0,1201	0,1685	0,1927	0,1841	0,1484
	8	0,0000	0,0001	0,0014	0,0084	0,0279	0,0644	0,1134	0,1606	0,1883	0,1855
	9	0,0000	0,0000	0,0003	0,0021	0,0093	0,0276	0,0611	0,1070	0,1540	0,1855
	10	0,0000	0,0000	0,0000	0,0004	0,0025	0,0095	0,0263	0,0571	0,1008	0,1484
	11	0,0000	0,0000	0,0000	0,0001	0,0005	0,0026	0,0090	0,0242	0,0525	0,0944
	12	0,0000	0,0000	0,0000	0,0000	0,0001	0,0006	0,0024	0,0081	0,0215	0,0472
	13	0,0000	0,0000	0,0000	0,0000	0,0000	0,0001	0,0005	0,0021	0,0068	0,0182
	14	0,0000	0,0000	0,0000	0,0000	0,0000	0,0000	0,0001	0,0004	0,0016	0,0052
	15	0,0000	0,0000	0,0000	0,0000	0,0000	0,0000	0,0000	0,0001	0,0003	0,0010
	16	0,0000	0,0000	0,0000	0,0000	0,0000	0,0000	0,0000	0,0000	0,0000	0,0001
	17	0,0000	0,0000	0,0000	0,0000	0,0000	0,0000	0,0000	0,0000	0,0000	0,0000
18	0	0,3972	0,1501	0,0536	0,0180	0,0056	0,0016	0,0004	0,0001	0,0000	0,0000
	1	0,3763	0,3002	0,1704	0,0811	0,0338	0,0126	0,0042	0,0012	0,0003	0,0001
	2	0,1683	0,2835	0,2556	0,1723	0,0958	0,0458	0,0190	0,0069	0,0022	0,0006
	3	0,0473	0,1680	0,2406	0,2297	0,1704	0,1046	0,0547	0,0246	0,0095	0,0031
	4	0,0093	0,0700	0,1592	0,2153	0,2130	0,1681	0,1104	0,0614	0,0291	0,0117
	5	0,0014	0,0218	0,0787	0,1507	0,1988	0,2017	0,1664	0,1146	0,0666	0,0327
	6	0,0002	0,0052	0,0301	0,0816	0,1436	0,1873	0,1941	0,1655	0,1181	0,0708
	7	0,0000	0,0010	0,0091	0,0350	0,0820	0,1376	0,1792	0,1892	0,1657	0,1214
	8	0,0000	0,0002	0,0022	0,0120	0,0376	0,0811	0,1327	0,1734	0,1864	0,1669
	9	0,0000	0,0000	0,0004	0,0033	0,0139	0,0386	0,0794	0,1284	0,1694	0,1855
	10	0,0000	0,0000	0,0001	0,0008	0,0042	0,0149	0,0385	0,0771	0,1248	0,1669
	11	0,0000	0,0000	0,0000	0,0001	0,0010	0,0046	0,0151	0,0374	0,0742	0,1214
	12	0,0000	0,0000	0,0000	0,0000	0,0002	0,0012	0,0047	0,0145	0,0354	0,0708
	13	0,0000	0,0000	0,0000	0,0000	0,0000	0,0002	0,0012	0,0045	0,0134	0,0327
	14	0,0000	0,0000	0,0000	0,0000	0,0000	0,0000	0,0002	0,0011	0,0039	0,0117
	15	0,0000	0,0000	0,0000	0,0000	0,0000	0,0000	0,0000	0,0002	0,0009	0,0031
	16	0,0000	0,0000	0,0000	0,0000	0,0000	0,0000	0,0000	0,0000	0,0001	0,0006
	17	0,0000	0,0000	0,0000	0,0000	0,0000	0,0000	0,0000	0,0000	0,0000	0,0001
	18	0,0000	0,0000	0,0000	0,0000	0,0000	0,0000	0,0000	0,0000	0,0000	0,0000
19	0	0,3774	0,1351	0,0456	0,0144	0,0042	0,0011	0,0003	0,0001	0,0000	0,0000
	1	0,3774	0,2852	0,1529	0,0685	0,0268	0,0093	0,0029	0,0008	0,0002	0,0000
	2	0,1787	0,2852	0,2428	0,1540	0,0803	0,0358	0,0138	0,0046	0,0013	0,0003
	3	0,0533	0,1796	0,2428	0,2182	0,1517	0,0869	0,0422	0,0175	0,0062	0,0018
	4	0,0112	0,0798	0,1714	0,2182	0,2023	0,1491	0,0909	0,0467	0,0203	0,0074
	5	0,0018	0,0266	0,0907	0,1636	0,2023	0,1916	0,1468	0,0933	0,0497	0,0222
	6	0,0002	0,0069	0,0374	0,0955	0,1574	0,1916	0,1844	0,1451	0,0949	0,0518
	7	0,0000	0,0014	0,0122	0,0443	0,0974	0,1525	0,1844	0,1797	0,1443	0,0961
	8	0,0000	0,0002	0,0032	0,0166	0,0487	0,0981	0,1489	0,1797	0,1771	0,1442
	9	0,0000	0,0000	0,0007	0,0051	0,0198	0,0514	0,0980	0,1464	0,1771	0,1762
	10	0,0000	0,0000	0,0001	0,0013	0,0066	0,0220	0,0528	0,0976	0,1449	0,1762
	11	0,0000	0,0000	0,0000	0,0003	0,0018	0,0077	0,0233	0,0532	0,0970	0,1442
	12	0,0000	0,0000	0,0000	0,0000	0,0004	0,0022	0,0083	0,0237	0,0529	0,0961
	13	0,0000	0,0000	0,0000	0,0000	0,0001	0,0005	0,0024	0,0085	0,0233	0,0518
	14	0,0000	0,0000	0,0000	0,0000	0,0000	0,0001	0,0006	0,0024	0,0082	0,0222
	15	0,0000	0,0000	0,0000	0,0000	0,0000	0,0000	0,0001	0,0005	0,0022	0,0074
	16	0,0000	0,0000	0,0000	0,0000	0,0000	0,0000	0,0000	0,0001	0,0005	0,0018
	17	0,0000	0,0000	0,0000	0,0000	0,0000	0,0000	0,0000	0,0000	0,0001	0,0003

(continua na próxima página)

TABELA 1 Probabilidades binomiais $Pr(X = k) = \binom{n}{k} p^k q^{n-k}$ (continuação)

n	k	0,05	0,10	0,15	0,20	0,25	0,30	0,35	0,40	0,45	0,50
	18	0,0000	0,0000	0,0000	0,0000	0,0000	0,0000	0,0000	0,0000	0,0000	0,0000
	19	0,0000	0,0000	0,0000	0,0000	0,0000	0,0000	0,0000	0,0000	0,0000	0,0000
20	0	0,3585	0,1216	0,0388	0,0115	0,0032	0,0008	0,0002	0,0000	0,0000	0,0000
	1	0,3774	0,2702	0,1368	0,0576	0,0211	0,0068	0,0020	0,0005	0,0001	0,0000
	2	0,1887	0,2852	0,2293	0,1369	0,0669	0,0278	0,0100	0,0031	0,0008	0,0002
	3	0,0596	0,1901	0,2428	0,2054	0,1339	0,0716	0,0323	0,0123	0,0040	0,0011
	4	0,0133	0,0898	0,1821	0,2182	0,1897	0,1304	0,0738	0,0350	0,0139	0,0046
	5	0,0022	0,0319	0,1028	0,1746	0,2023	0,1789	0,1272	0,0746	0,0365	0,0148
	6	0,0003	0,0089	0,0454	0,1091	0,1686	0,1916	0,1712	0,1244	0,0746	0,0370
	7	0,0000	0,0020	0,0160	0,0546	0,1124	0,1643	0,1844	0,1659	0,1221	0,0739
	8	0,0000	0,0004	0,0046	0,0222	0,0609	0,1144	0,1614	0,1797	0,1623	0,1201
	9	0,0000	0,0001	0,0011	0,0074	0,0271	0,0654	0,1158	0,1597	0,1771	0,1602
	10	0,0000	0,0000	0,0002	0,0020	0,0099	0,0308	0,0686	0,1171	0,1593	0,1762
	11	0,0000	0,0000	0,0000	0,0005	0,0030	0,0120	0,0336	0,0710	0,1185	0,1602
	12	0,0000	0,0000	0,0000	0,0001	0,0008	0,0039	0,0136	0,0355	0,0727	0,1201
	13	0,0000	0,0000	0,0000	0,0000	0,0002	0,0010	0,0045	0,0146	0,0366	0,0739
	14	0,0000	0,0000	0,0000	0,0000	0,0000	0,0002	0,0012	0,0049	0,0150	0,0370
	15	0,0000	0,0000	0,0000	0,0000	0,0000	0,0000	0,0003	0,0013	0,0049	0,0148
	16	0,0000	0,0000	0,0000	0,0000	0,0000	0,0000	0,0000	0,0003	0,0013	0,0046
	17	0,0000	0,0000	0,0000	0,0000	0,0000	0,0000	0,0000	0,0000	0,0002	0,0011
	18	0,0000	0,0000	0,0000	0,0000	0,0000	0,0000	0,0000	0,0000	0,0000	0,0002
	19	0,0000	0,0000	0,0000	0,0000	0,0000	0,0000	0,0000	0,0000	0,0000	0,0000
	20	0,0000	0,0000	0,0000	0,0000	0,0000	0,0000	0,0000	0,0000	0,0000	0,0000

TABELA 2 Probabilidade de Poisson $Pr(X = k) = \dfrac{e^{-\mu}\mu^k}{k!}$

					μ					
k	0,5	1,0	1,5	2,0	2,5	3,0	3,5	4,0	4,5	5,0
0	0,6065	0,3679	0,2231	0,1353	0,0821	0,0498	0,0302	0,0183	0,0111	0,0067
1	0,3033	0,3679	0,3347	0,2707	0,2052	0,1494	0,1057	0,0733	0,0500	0,0337
2	0,0758	0,1839	0,2510	0,2707	0,2565	0,2240	0,1850	0,1465	0,1125	0,0842
3	0,0126	0,0613	0,1255	0,1804	0,2138	0,2240	0,2158	0,1954	0,1687	0,1404
4	0,0016	0,0153	0,0471	0,0902	0,1336	0,1680	0,1888	0,1954	0,1898	0,1755
5	0,0002	0,0031	0,0141	0,0361	0,0668	0,1008	0,1322	0,1563	0,1708	0,1755
6	0,0000	0,0005	0,0035	0,0120	0,0278	0,0504	0,0771	0,1042	0,1281	0,1462
7	0,0000	0,0001	0,0008	0,0034	0,0099	0,0216	0,0385	0,0595	0,0824	0,1044
8	0,0000	0,0000	0,0001	0,0009	0,0031	0,0081	0,0169	0,0298	0,0463	0,0653
9	0,0000	0,0000	0,0000	0,0002	0,0009	0,0027	0,0066	0,0132	0,0232	0,0363
10	0,0000	0,0000	0,0000	0,0000	0,0002	0,0008	0,0023	0,0053	0,0104	0,0181
11	0,0000	0,0000	0,0000	0,0000	0,0000	0,0002	0,0007	0,0019	0,0043	0,0082
12	0,0000	0,0000	0,0000	0,0000	0,0000	0,0001	0,0002	0,0006	0,0016	0,0034
13	0,0000	0,0000	0,0000	0,0000	0,0000	0,0000	0,0001	0,0002	0,0006	0,0013
14	0,0000	0,0000	0,0000	0,0000	0,0000	0,0000	0,0000	0,0001	0,0002	0,0005
15	0,0000	0,0000	0,0000	0,0000	0,0000	0,0000	0,0000	0,0000	0,0001	0,0002
16	0,0000	0,0000	0,0000	0,0000	0,0000	0,0000	0,0000	0,0000	0,0000	0,0000

					μ					
k	5,5	6,0	6,5	7,0	7,5	8,0	8,5	9,0	9,5	10,0
0	0,0041	0,0025	0,0015	0,0009	0,0006	0,0003	0,0002	0,0001	0,0001	0,0000
1	0,0225	0,0149	0,0098	0,0064	0,0041	0,0027	0,0017	0,0011	0,0007	0,0005
2	0,0618	0,0446	0,0318	0,0223	0,0156	0,0107	0,0074	0,0050	0,0034	0,0023
3	0,1133	0,0892	0,0688	0,0521	0,0389	0,0286	0,0208	0,0150	0,0107	0,0076

(continua na próxima página)

TABELA 2 Probabilidade de Poisson $Pr(X = k) = \dfrac{e^{-\mu}\mu^k}{k!}$ *(continuação)*

	μ									
k	5,5	6,0	6,5	7,0	7,5	8,0	8,5	9,0	9,5	10,0
4	0,1558	0,1339	0,1118	0,0912	0,0729	0,0573	0,0443	0,0337	0,0254	0,0189
5	0,1714	0,1606	0,1454	0,1277	0,1094	0,0916	0,0752	0,0607	0,0483	0,0378
6	0,1571	0,1606	0,1575	0,1490	0,1367	0,1221	0,1066	0,0911	0,0764	0,0631
7	0,1234	0,1377	0,1462	0,1490	0,1465	0,1396	0,1294	0,1171	0,1037	0,0901
8	0,0849	0,1033	0,1188	0,1304	0,1373	0,1396	0,1375	0,1318	0,1232	0,1126
9	0,0519	0,0688	0,0858	0,1014	0,1144	0,1241	0,1299	0,1318	0,1300	0,1251
10	0,0285	0,0413	0,0558	0,0710	0,0858	0,0993	0,1104	0,1186	0,1235	0,1251
11	0,0143	0,0225	0,0330	0,0452	0,0585	0,0722	0,0853	0,0970	0,1067	0,1137
12	0,0065	0,0113	0,0179	0,0263	0,0366	0,0481	0,0604	0,0728	0,0844	0,0948
13	0,0028	0,0052	0,0089	0,0142	0,0211	0,0296	0,0395	0,0504	0,0617	0,0729
14	0,0011	0,0022	0,0041	0,0071	0,0113	0,0169	0,0240	0,0324	0,0419	0,0521
15	0,0004	0,0009	0,0018	0,0033	0,0057	0,0090	0,0136	0,0194	0,0265	0,0347
16	0,0001	0,0003	0,0007	0,0014	0,0026	0,0045	0,0072	0,0109	0,0157	0,0217
17	0,0000	0,0001	0,0003	0,0006	0,0012	0,0021	0,0036	0,0058	0,0088	0,0128
18	0,0000	0,0000	0,0001	0,0002	0,0005	0,0009	0,0017	0,0029	0,0046	0,0071
19	0,0000	0,0000	0,0000	0,0001	0,0002	0,0004	0,0008	0,0014	0,0023	0,0037
20	0,0000	0,0000	0,0000	0,0000	0,0001	0,0002	0,0003	0,0006	0,0011	0,0019
21	0,0000	0,0000	0,0000	0,0000	0,0000	0,0001	0,0001	0,0003	0,0005	0,0009
22	0,0000	0,0000	0,0000	0,0000	0,0000	0,0000	0,0001	0,0001	0,0002	0,0004
23	0,0000	0,0000	0,0000	0,0000	0,0000	0,0000	0,0000	0,0000	0,0001	0,0002
24	0,0000	0,0000	0,0000	0,0000	0,0000	0,0000	0,0000	0,0000	0,0000	0,0001
25	0,0000	0,0000	0,0000	0,0000	0,0000	0,0000	0,0000	0,0000	0,0000	0,0000

	μ									
k	10,5	11,0	11,5	12,0	12,5	13,0	13,5	14,0	14,5	15,0
0	0,0000	0,0000	0,0000	0,0000	0,0000	0,0000	0,0000	0,0000	0,0000	0,0000
1	0,0003	0,0002	0,0001	0,0001	0,0000	0,0000	0,0000	0,0000	0,0000	0,0000
2	0,0015	0,0010	0,0007	0,0004	0,0003	0,0002	0,0001	0,0001	0,0001	0,0000
3	0,0053	0,0037	0,0026	0,0018	0,0012	0,0008	0,0006	0,0004	0,0003	0,0002
4	0,0139	0,0102	0,0074	0,0053	0,0038	0,0027	0,0019	0,0013	0,0009	0,0006
5	0,0293	0,0224	0,0170	0,0127	0,0095	0,0070	0,0051	0,0037	0,0027	0,0019
6	0,0513	0,0411	0,0325	0,0255	0,0197	0,0152	0,0115	0,0087	0,0065	0,0048
7	0,0769	0,0646	0,0535	0,0437	0,0353	0,0281	0,0222	0,0174	0,0135	0,0104
8	0,1009	0,0888	0,0769	0,0655	0,0551	0,0457	0,0375	0,0304	0,0244	0,0194
9	0,1177	0,1085	0,0982	0,0874	0,0765	0,0661	0,0563	0,0473	0,0394	0,0324
10	0,1236	0,1194	0,1129	0,1048	0,0956	0,0859	0,0760	0,0663	0,0571	0,0486
11	0,1180	0,1194	0,1181	0,1144	0,1087	0,1015	0,0932	0,0844	0,0753	0,0663
12	0,1032	0,1094	0,1131	0,1144	0,1132	0,1099	0,1049	0,0984	0,0910	0,0829
13	0,0834	0,0926	0,1001	0,1056	0,1089	0,1099	0,1089	0,1060	0,1014	0,0956
14	0,0625	0,0728	0,0822	0,0905	0,0972	0,1021	0,1050	0,1060	0,1051	0,1024
15	0,0438	0,0534	0,0630	0,0724	0,0810	0,0885	0,0945	0,0989	0,1016	0,1024
16	0,0287	0,0367	0,0453	0,0543	0,0633	0,0719	0,0798	0,0866	0,0920	0,0960
17	0,0177	0,0237	0,0306	0,0383	0,0465	0,0550	0,0633	0,0713	0,0785	0,0847
18	0,0104	0,0145	0,0196	0,0255	0,0323	0,0397	0,0475	0,0554	0,0632	0,0706
19	0,0057	0,0084	0,0119	0,0161	0,0213	0,0272	0,0337	0,0409	0,0483	0,0557
20	0,0030	0,0046	0,0068	0,0097	0,0133	0,0177	0,0228	0,0286	0,0350	0,0418
21	0,0015	0,0024	0,0037	0,0055	0,0079	0,0109	0,0146	0,0191	0,0242	0,0299
22	0,0007	0,0012	0,0020	0,0030	0,0045	0,0065	0,0090	0,0121	0,0159	0,0204
23	0,0003	0,0006	0,0010	0,0016	0,0024	0,0037	0,0053	0,0074	0,0100	0,0133
24	0,0001	0,0003	0,0005	0,0008	0,0013	0,0020	0,0030	0,0043	0,0061	0,0083
25	0,0001	0,0001	0,0002	0,0004	0,0006	0,0010	0,0016	0,0024	0,0035	0,0050
26	0,0000	0,0000	0,0001	0,0002	0,0003	0,0005	0,0008	0,0013	0,0020	0,0029
27	0,0000	0,0000	0,0000	0,0001	0,0001	0,0002	0,0004	0,0007	0,0011	0,0016
28	0,0000	0,0000	0,0000	0,0000	0,0001	0,0001	0,0002	0,0003	0,0005	0,0009

(continua na próxima página)

TABELA 2 Probabilidade de Poisson $Pr(X = k) = \dfrac{e^{-\mu}\mu^k}{k!}$ (continuação)

					μ					
k	10,5	11,0	11,5	12,0	12,5	13,0	13,5	14,0	14,5	15,0
29	0,0000	0,0000	0,0000	0,0000	0,0000	0,0001	0,0001	0,0002	0,0003	0,0004
30	0,0000	0,0000	0,0000	0,0000	0,0000	0,0000	0,0000	0,0001	0,0001	0,0002
31	0,0000	0,0000	0,0000	0,0000	0,0000	0,0000	0,0000	0,0000	0,0001	0,0001
32	0,0000	0,0000	0,0000	0,0000	0,0000	0,0000	0,0000	0,0000	0,0000	0,0001
33	0,0000	0,0000	0,0000	0,0000	0,0000	0,0000	0,0000	0,0000	0,0000	0,0000

					μ					
k	15,5	16,0	16,5	17,0	17,5	18,0	18,5	19,0	19,5	20,0
0	0,0000	0,0000	0,0000	0,0000	0,0000	0,0000	0,0000	0,0000	0,0000	0,0000
1	0,0000	0,0000	0,0000	0,0000	0,0000	0,0000	0,0000	0,0000	0,0000	0,0000
2	0,0000	0,0000	0,0000	0,0000	0,0000	0,0000	0,0000	0,0000	0,0000	0,0000
3	0,0001	0,0001	0,0001	0,0000	0,0000	0,0000	0,0000	0,0000	0,0000	0,0000
4	0,0004	0,0003	0,0002	0,0001	0,0001	0,0001	0,0000	0,0000	0,0000	0,0000
5	0,0014	0,0010	0,0007	0,0005	0,0003	0,0002	0,0002	0,0001	0,0001	0,0001
6	0,0036	0,0026	0,0019	0,0014	0,0010	0,0007	0,0005	0,0004	0,0003	0,0002
7	0,0079	0,0060	0,0045	0,0034	0,0025	0,0019	0,0014	0,0010	0,0007	0,0005
8	0,0153	0,0120	0,0093	0,0072	0,0055	0,0042	0,0031	0,0024	0,0018	0,0013
9	0,0264	0,0213	0,0171	0,0135	0,0107	0,0083	0,0065	0,0050	0,0038	0,0029
10	0,0409	0,0341	0,0281	0,0230	0,0186	0,0150	0,0120	0,0095	0,0074	0,0058
11	0,0577	0,0496	0,0422	0,0355	0,0297	0,0245	0,0201	0,0164	0,0132	0,0106
12	0,0745	0,0661	0,0580	0,0504	0,0432	0,0368	0,0310	0,0259	0,0214	0,0176
13	0,0888	0,0814	0,0736	0,0658	0,0582	0,0509	0,0441	0,0378	0,0322	0,0271
14	0,0983	0,0930	0,0868	0,0800	0,0728	0,0655	0,0583	0,0514	0,0448	0,0387
15	0,1016	0,0992	0,0955	0,0906	0,0849	0,0786	0,0719	0,0650	0,0582	0,0516
16	0,0984	0,0992	0,0985	0,0963	0,0929	0,0884	0,0831	0,0772	0,0710	0,0646
17	0,0897	0,0934	0,0956	0,0963	0,0956	0,0936	0,0904	0,0863	0,0814	0,0760
18	0,0773	0,0830	0,0876	0,0909	0,0929	0,0936	0,0930	0,0911	0,0882	0,0844
19	0,0630	0,0699	0,0761	0,0814	0,0856	0,0887	0,0905	0,0911	0,0905	0,0888
20	0,0489	0,0559	0,0628	0,0692	0,0749	0,0798	0,0837	0,0866	0,0883	0,0888
21	0,0361	0,0426	0,0493	0,0560	0,0624	0,0684	0,0738	0,0783	0,0820	0,0846
22	0,0254	0,0310	0,0370	0,0433	0,0496	0,0560	0,0620	0,0676	0,0727	0,0769
23	0,0171	0,0216	0,0265	0,0320	0,0378	0,0438	0,0499	0,0559	0,0616	0,0669
24	0,0111	0,0144	0,0182	0,0226	0,0275	0,0328	0,0385	0,0442	0,0500	0,0557
25	0,0069	0,0092	0,0120	0,0154	0,0193	0,0237	0,0285	0,0336	0,0390	0,0446
26	0,0041	0,0057	0,0076	0,0101	0,0130	0,0164	0,0202	0,0246	0,0293	0,0343
27	0,0023	0,0034	0,0047	0,0063	0,0084	0,0109	0,0139	0,0173	0,0211	0,0254
28	0,0013	0,0019	0,0028	0,0038	0,0053	0,0070	0,0092	0,0117	0,0147	0,0181
29	0,0007	0,0011	0,0016	0,0023	0,0032	0,0044	0,0058	0,0077	0,0099	0,0125
30	0,0004	0,0006	0,0009	0,0013	0,0019	0,0026	0,0036	0,0049	0,0064	0,0083
31	0,0002	0,0003	0,0005	0,0007	0,0010	0,0015	0,0022	0,0030	0,0040	0,0054
32	0,0001	0,0001	0,0002	0,0004	0,0006	0,0009	0,0012	0,0018	0,0025	0,0034
33	0,0000	0,0001	0,0001	0,0002	0,0003	0,0005	0,0007	0,0010	0,0015	0,0020
34	0,0000	0,0000	0,0001	0,0001	0,0002	0,0002	0,0004	0,0006	0,0008	0,0012
35	0,0000	0,0000	0,0000	0,0000	0,0001	0,0001	0,0002	0,0003	0,0005	0,0007
36	0,0000	0,0000	0,0000	0,0000	0,0000	0,0001	0,0001	0,0002	0,0003	0,0004
37	0,0000	0,0000	0,0000	0,0000	0,0000	0,0000	0,0001	0,0001	0,0001	0,0002
38	0,0000	0,0000	0,0000	0,0000	0,0000	0,0000	0,0000	0,0000	0,0001	0,0001
39	0,0000	0,0000	0,0000	0,0000	0,0000	0,0000	0,0000	0,0000	0,0000	0,0001
40	0,0000	0,0000	0,0000	0,0000	0,0000	0,0000	0,0000	0,0000	0,0000	0,0000

TABELA 3 Distribuição normal

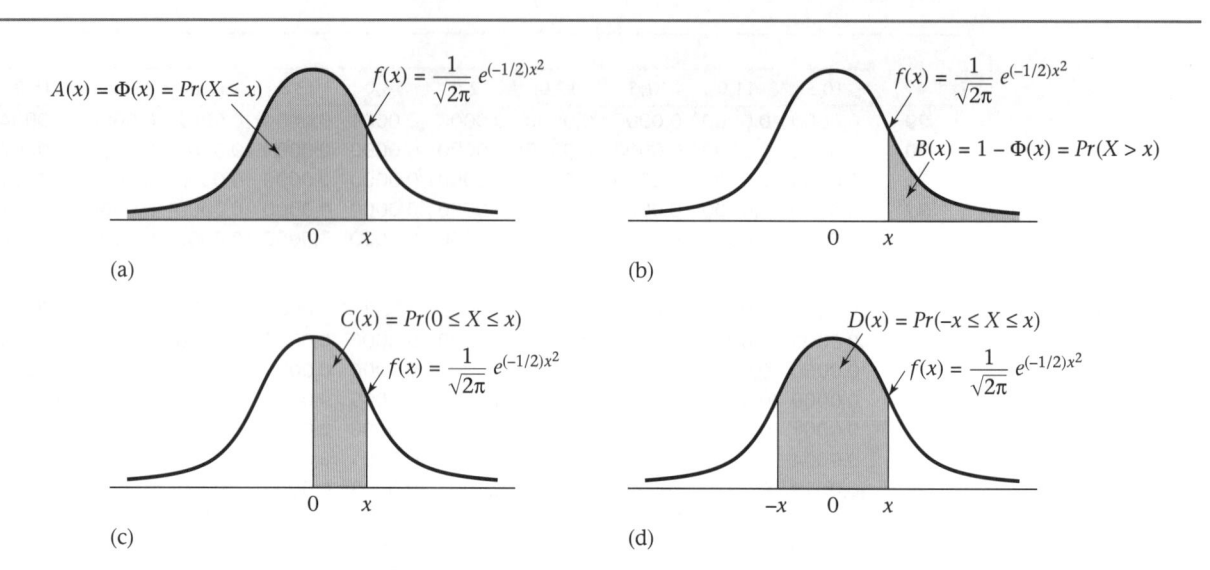

$A(x) = \Phi(x) = Pr(X \leq x)$ (a)

$f(x) = \dfrac{1}{\sqrt{2\pi}} e^{(-1/2)x^2}$

$B(x) = 1 - \Phi(x) = Pr(X > x)$ (b)

$C(x) = Pr(0 \leq X \leq x)$ (c)

$D(x) = Pr(-x \leq X \leq x)$ (d)

x	A[a]	B[b]	C[c]	D[d]	x	A	B	C	D
0,0	0,5000	0,5000	0,0	0,0	0,32	0,6255	0,3745	0,1255	0,2510
0,01	0,5040	0,4960	0,0040	0,0080	0,33	0,6293	0,3707	0,1293	0,2586
0,02	0,5080	0,4920	0,0080	0,0160	0,34	0,6331	0,3669	0,1331	0,2661
0,03	0,5120	0,4880	0,0120	0,0239	0,35	0,6368	0,3632	0,1368	0,2737
0,04	0,5160	0,4840	0,0160	0,0319	0,36	0,6406	0,3594	0,1406	0,2812
0,05	0,5199	0,4801	0,0199	0,0399	0,37	0,6443	0,3557	0,1443	0,2886
0,06	0,5239	0,4761	0,0239	0,0478	0,38	0,6480	0,3520	0,1480	0,2961
0,07	0,5279	0,4721	0,0279	0,0558	0,39	0,6517	0,3483	0,1517	0,3035
0,08	0,5319	0,4681	0,0319	0,0638	0,40	0,6554	0,3446	0,1554	0,3108
0,09	0,5359	0,4641	0,0359	0,0717	0,41	0,6591	0,3409	0,1591	0,3182
0,10	0,5398	0,4602	0,0398	0,0797	0,42	0,6628	0,3372	0,1628	0,3255
0,11	0,5438	0,4562	0,0438	0,0876	0,43	0,6664	0,3336	0,1664	0,3328
0,12	0,5478	0,4522	0,0478	0,0955	0,44	0,6700	0,3300	0,1700	0,3401
0,13	0,5517	0,4483	0,0517	0,1034	0,45	0,6736	0,3264	0,1736	0,3473
0,14	0,5557	0,4443	0,0557	0,1113	0,46	0,6772	0,3228	0,1772	0,3545
0,15	0,5596	0,4404	0,0596	0,1192	0,47	0,6808	0,3192	0,1808	0,3616
0,16	0,5636	0,4364	0,0636	0,1271	0,48	0,6844	0,3156	0,1844	0,3688
0,17	0,5675	0,4325	0,0675	0,1350	0,49	0,6879	0,3121	0,1879	0,3759
0,18	0,5714	0,4286	0,0714	0,1428	0,50	0,6915	0,3085	0,1915	0,3829
0,19	0,5753	0,4247	0,0753	0,1507	0,51	0,6950	0,3050	0,1950	0,3899
0,20	0,5793	0,4207	0,0793	0,1585	0,52	0,6985	0,3015	0,1985	0,3969
0,21	0,5832	0,4168	0,0832	0,1663	0,53	0,7019	0,2981	0,2019	0,4039
0,22	0,5871	0,4129	0,0871	0,1741	0,54	0,7054	0,2946	0,2054	0,4108
0,23	0,5910	0,4090	0,0910	0,1819	0,55	0,7088	0,2912	0,2088	0,4177
0,24	0,5948	0,4052	0,0948	0,1897	0,56	0,7123	0,2877	0,2123	0,4245
0,25	0,5987	0,4013	0,0987	0,1974	0,57	0,7157	0,2843	0,2157	0,4313
0,26	0,6026	0,3974	0,1026	0,2051	0,58	0,7190	0,2810	0,2190	0,4381
0,27	0,6064	0,3936	0,1064	0,2128	0,59	0,7224	0,2776	0,2224	0,4448
0,28	0,6103	0,3897	0,1103	0,2205	0,60	0,7257	0,2743	0,2257	0,4515
0,29	0,6141	0,3859	0,1141	0,2282	0,61	0,7291	0,2709	0,2291	0,4581
0,30	0,6179	0,3821	0,1179	0,2358	0,62	0,7324	0,2676	0,2324	0,4647
0,31	0,6217	0,3783	0,1217	0,2434	0,63	0,7357	0,2643	0,2357	0,4713

(continua na próxima página)

TABELA 3 Distribuição normal *(continuação)*

x	A[a]	B[b]	C[c]	D[d]	x	A	B	C	D
0,64	0,7389	0,2611	0,2389	0,4778	1,23	0,8907	0,1093	0,3907	0,7813
0,65	0,7422	0,2578	0,2422	0,4843	1,24	0,8925	0,1075	0,3925	0,7850
0,66	0,7454	0,2546	0,2454	0,4907	1,25	0,8944	0,1056	0,3944	0,7887
0,67	0,7486	0,2514	0,2486	0,4971	1,26	0,8962	0,1038	0,3962	0,7923
0,68	0,7517	0,2483	0,2517	0,5035	1,27	0,8980	0,1020	0,3980	0,7959
0,69	0,7549	0,2451	0,2549	0,5098	1,28	0,8997	0,1003	0,3997	0,7995
0,70	0,7580	0,2420	0,2580	0,5161	1,29	0,9015	0,0985	0,4015	0,8029
0,71	0,7611	0,2389	0,2611	0,5223	1,30	0,9032	0,0968	0,4032	0,8064
0,72	0,7642	0,2358	0,2642	0,5285	1,31	0,9049	0,0951	0,4049	0,8098
0,73	0,7673	0,2327	0,2673	0,5346	1,32	0,9066	0,0934	0,4066	0,8132
0,74	0,7703	0,2297	0,2703	0,5407	1,33	0,9082	0,0918	0,4082	0,8165
0,75	0,7734	0,2266	0,2734	0,5467	1,34	0,9099	0,0901	0,4099	0,8198
0,76	0,7764	0,2236	0,2764	0,5527	1,35	0,9115	0,0885	0,4115	0,8230
0,77	0,7793	0,2207	0,2793	0,5587	1,36	0,9131	0,0869	0,4131	0,8262
0,78	0,7823	0,2177	0,2823	0,5646	1,37	0,9147	0,0853	0,4147	0,8293
0,79	0,7852	0,2148	0,2852	0,5705	1,38	0,9162	0,0838	0,4162	0,8324
0,80	0,7881	0,2119	0,2881	0,5763	1,39	0,9177	0,0823	0,4177	0,8355
0,81	0,7910	0,2090	0,2910	0,5821	1,40	0,9192	0,0808	0,4192	0,8385
0,82	0,7939	0,2061	0,2939	0,5878	1,41	0,9207	0,0793	0,4207	0,8415
0,83	0,7967	0,2033	0,2967	0,5935	1,42	0,9222	0,0778	0,4222	0,8444
0,84	0,7995	0,2005	0,2995	0,5991	1,43	0,9236	0,0764	0,4236	0,8473
0,85	0,8023	0,1977	0,3023	0,6047	1,44	0,9251	0,0749	0,4251	0,8501
0,86	0,8051	0,1949	0,3051	0,6102	1,45	0,9265	0,0735	0,4265	0,8529
0,87	0,8078	0,1922	0,3078	0,6157	1,46	0,9279	0,0721	0,4279	0,8557
0,88	0,8106	0,1894	0,3106	0,6211	1,47	0,9292	0,0708	0,4292	0,8584
0,89	0,8133	0,1867	0,3133	0,6265	1,48	0,9306	0,0694	0,4306	0,8611
0,90	0,8159	0,1841	0,3159	0,6319	1,49	0,9319	0,0681	0,4319	0,8638
0,91	0,8186	0,1814	0,3186	0,6372	1,50	0,9332	0,0668	0,4332	0,8664
0,92	0,8212	0,1788	0,3212	0,6424	1,51	0,9345	0,0655	0,4345	0,8690
0,93	0,8238	0,1762	0,3238	0,6476	1,52	0,9357	0,0643	0,4357	0,8715
0,94	0,8264	0,1736	0,3264	0,6528	1,53	0,9370	0,0630	0,4370	0,8740
0,95	0,8289	0,1711	0,3289	0,6579	1,54	0,9382	0,0618	0,4382	0,8764
0,96	0,8315	0,1685	0,3315	0,6629	1,55	0,9394	0,0606	0,4394	0,8789
0,97	0,8340	0,1660	0,3340	0,6680	1,56	0,9406	0,0594	0,4406	0,8812
0,98	0,8365	0,1635	0,3365	0,6729	1,57	0,9418	0,0582	0,4418	0,8836
0,99	0,8389	0,1611	0,3389	0,6778	1,58	0,9429	0,0571	0,4429	0,8859
1,00	0,8413	0,1587	0,3413	0,6827	1,59	0,9441	0,0559	0,4441	0,8882
1,01	0,8438	0,1562	0,3438	0,6875	1,60	0,9452	0,0548	0,4452	0,8904
1,02	0,8461	0,1539	0,3461	0,6923	1,61	0,9463	0,0537	0,4463	0,8926
1,03	0,8485	0,1515	0,3485	0,6970	1,62	0,9474	0,0526	0,4474	0,8948
1,04	0,8508	0,1492	0,3508	0,7017	1,63	0,9484	0,0516	0,4484	0,8969
1,05	0,8531	0,1469	0,3531	0,7063	1,64	0,9495	0,0505	0,4495	0,8990
1,06	0,8554	0,1446	0,3554	0,7109	1,65	0,9505	0,0495	0,4505	0,9011
1,07	0,8577	0,1423	0,3577	0,7154	1,66	0,9515	0,0485	0,4515	0,9031
1,08	0,8599	0,1401	0,3599	0,7199	1,67	0,9525	0,0475	0,4525	0,9051
1,09	0,8621	0,1379	0,3621	0,7243	1,68	0,9535	0,0465	0,4535	0,9070
1,10	0,8643	0,1357	0,3643	0,7287	1,69	0,9545	0,0455	0,4545	0,9090
1,11	0,8665	0,1335	0,3665	0,7330	1,70	0,9554	0,0446	0,4554	0,9109
1,12	0,8686	0,1314	0,3686	0,7373	1,71	0,9564	0,0436	0,4564	0,9127
1,13	0,8708	0,1292	0,3708	0,7415	1,72	0,9573	0,0427	0,4573	0,9146
1,14	0,8729	0,1271	0,3729	0,7457	1,73	0,9582	0,0418	0,4582	0,9164
1,15	0,8749	0,1251	0,3749	0,7499	1,74	0,9591	0,0409	0,4591	0,9181
1,16	0,8770	0,1230	0,3770	0,7540	1,75	0,9599	0,0401	0,4599	0,9199
1,17	0,8790	0,1210	0,3790	0,7580	1,76	0,9608	0,0392	0,4608	0,9216
1,18	0,8810	0,1190	0,3810	0,7620	1,77	0,9616	0,0384	0,4616	0,9233
1,19	0,8830	0,1170	0,3830	0,7660	1,78	0,9625	0,0375	0,4625	0,9249
1,20	0,8849	0,1151	0,3849	0,7699	1,79	0,9633	0,0367	0,4633	0,9265
1,21	0,8869	0,1131	0,3869	0,7737	1,80	0,9641	0,0359	0,4641	0,9281
1,22	0,8888	0,1112	0,3888	0,7775	1,81	0,9649	0,0351	0,4649	0,9297

(continua na próxima página)

TABELA 3 Distribuição normal *(continuação)*

x	A[a]	B[b]	C[c]	D[d]	x	A	B	C	D
1,82	0,9656	0,0344	0,4656	0,9312	2,39	0,9916	0,0084	0,4916	0,9832
1,83	0,9664	0,0336	0,4664	0,9327	2,40	0,9918	0,0082	0,4918	0,9836
1,84	0,9671	0,0329	0,4671	0,9342	2,41	0,9920	0,0080	0,4920	0,9840
1,85	0,9678	0,0322	0,4678	0,9357	2,42	0,9922	0,0078	0,4922	0,9845
1,86	0,9686	0,0314	0,4686	0,9371	2,43	0,9925	0,0075	0,4925	0,9849
1,87	0,9693	0,0307	0,4693	0,9385	2,44	0,9927	0,0073	0,4927	0,9853
1,88	0,9699	0,0301	0,4699	0,9399	2,45	0,9929	0,0071	0,4929	0,9857
1,89	0,9706	0,0294	0,4706	0,9412	2,46	0,9931	0,0069	0,4931	0,9861
1,90	0,9713	0,0287	0,4713	0,9426	2,47	0,9932	0,0068	0,4932	0,9865
1,91	0,9719	0,0281	0,4719	0,9439	2,48	0,9934	0,0066	0,4934	0,9869
1,92	0,9726	0,0274	0,4726	0,9451	2,49	0,9936	0,0064	0,4936	0,9872
1,93	0,9732	0,0268	0,4732	0,9464	2,50	0,9938	0,0062	0,4938	0,9876
1,94	0,9738	0,0262	0,4738	0,9476	2,51	0,9940	0,0060	0,4940	0,9879
1,95	0,9744	0,0256	0,4744	0,9488	2,52	0,9941	0,0059	0,4941	0,9883
1,96	0,9750	0,0250	0,4750	0,9500	2,53	0,9943	0,0057	0,4943	0,9886
1,97	0,9756	0,0244	0,4756	0,9512	2,54	0,9945	0,0055	0,4945	0,9889
1,98	0,9761	0,0239	0,4761	0,9523	2,55	0,9946	0,0054	0,4946	0,9892
1,99	0,9767	0,0233	0,4767	0,9534	2,56	0,9948	0,0052	0,4948	0,9895
2,00	0,9772	0,0228	0,4772	0,9545	2,57	0,9949	0,0051	0,4949	0,9898
2,01	0,9778	0,0222	0,4778	0,9556	2,58	0,9951	0,0049	0,4951	0,9901
2,02	0,9783	0,0217	0,4783	0,9566	2,59	0,9952	0,0048	0,4952	0,9904
2,03	0,9788	0,0212	0,4788	0,9576	2,60	0,9953	0,0047	0,4953	0,9907
2,04	0,9793	0,0207	0,4793	0,9586	2,61	0,9955	0,0045	0,4955	0,9909
2,05	0,9798	0,0202	0,4798	0,9596	2,62	0,9956	0,0044	0,4956	0,9912
2,06	0,9803	0,0197	0,4803	0,9606	2,63	0,9957	0,0043	0,4957	0,9915
2,07	0,9808	0,0192	0,4808	0,9615	2,64	0,9959	0,0041	0,4959	0,9917
2,08	0,9812	0,0188	0,4812	0,9625	2,65	0,9960	0,0040	0,4960	0,9920
2,09	0,9817	0,0183	0,4817	0,9634	2,66	0,9961	0,0039	0,4961	0,9922
2,10	0,9821	0,0179	0,4821	0,9643	2,67	0,9962	0,0038	0,4962	0,9924
2,11	0,9826	0,0174	0,4826	0,9651	2,68	0,9963	0,0037	0,4963	0,9926
2,12	0,9830	0,0170	0,4830	0,9660	2,69	0,9964	0,0036	0,4964	0,9929
2,13	0,9834	0,0166	0,4834	0,9668	2,70	0,9965	0,0035	0,4965	0,9931
2,14	0,9838	0,0162	0,4838	0,9676	2,71	0,9966	0,0034	0,4966	0,9933
2,15	0,9842	0,0158	0,4842	0,9684	2,72	0,9967	0,0033	0,4967	0,9935
2,16	0,9846	0,0154	0,4846	0,9692	2,73	0,9968	0,0032	0,4968	0,9937
2,17	0,9850	0,0150	0,4850	0,9700	2,74	0,9969	0,0031	0,4969	0,9939
2,18	0,9854	0,0146	0,4854	0,9707	2,75	0,9970	0,0030	0,4970	0,9940
2,19	0,9857	0,0143	0,4857	0,9715	2,76	0,9971	0,0029	0,4971	0,9942
2,20	0,9861	0,0139	0,4861	0,9722	2,77	0,9972	0,0028	0,4972	0,9944
2,21	0,9864	0,0136	0,4864	0,9729	2,78	0,9973	0,0027	0,4973	0,9946
2,22	0,9868	0,0132	0,4868	0,9736	2,79	0,9974	0,0026	0,4974	0,9947
2,23	0,9871	0,0129	0,4871	0,9743	2,80	0,9974	0,0026	0,4974	0,9949
2,24	0,9875	0,0125	0,4875	0,9749	2,81	0,9975	0,0025	0,4975	0,9950
2,25	0,9878	0,0122	0,4878	0,9756	2,82	0,9976	0,0024	0,4976	0,9952
2,26	0,9881	0,0119	0,4881	0,9762	2,83	0,9977	0,0023	0,4977	0,9953
2,27	0,9884	0,0116	0,4884	0,9768	2,84	0,9977	0,0023	0,4977	0,9955
2,28	0,9887	0,0113	0,4887	0,9774	2,85	0,9978	0,0022	0,4978	0,9956
2,29	0,9890	0,0110	0,4890	0,9780	2,86	0,9979	0,0021	0,4979	0,9958
2,30	0,9893	0,0107	0,4893	0,9786	2,87	0,9979	0,0021	0,4979	0,9959
2,31	0,9896	0,0104	0,4896	0,9791	2,88	0,9980	0,0020	0,4980	0,9960
2,32	0,9898	0,0102	0,4898	0,9797	2,89	0,9981	0,0019	0,4981	0,9961
2,33	0,9901	0,0099	0,4901	0,9802	2,90	0,9981	0,0019	0,4981	0,9963
2,34	0,9904	0,0096	0,4904	0,9807	2,91	0,9982	0,0018	0,4982	0,9964
2,35	0,9906	0,0094	0,4906	0,9812	2,92	0,9982	0,0018	0,4982	0,9965
2,36	0,9909	0,0091	0,4909	0,9817	2,93	0,9983	0,0017	0,4983	0,9966
2,37	0,9911	0,0089	0,4911	0,9822	2,94	0,9984	0,0016	0,4984	0,9967
2,38	0,9913	0,0087	0,4913	0,9827	2,95	0,9984	0,0016	0,4984	0,9968

(continua na próxima página)

TABELA 3 Distribuição normal *(continuação)*

x	A[a]	B[b]	C[c]	D[d]	x	A	B	C	D
2,96	0,9985	0,0015	0,4985	0,9969	3,49	0,9998	0,0002	0,4998	0,9995
2,97	0,9985	0,0015	0,4985	0,9970	3,50	0,9998	0,0002	0,4998	0,9995
2,98	0,9986	0,0014	0,4986	0,9971	3,51	0,9998	0,0002	0,4998	0,9996
2,99	0,9986	0,0014	0,4986	0,9972	3,52	0,9998	0,0002	0,4998	0,9996
3,00	0,9987	0,0013	0,4987	0,9973	3,53	0,9998	0,0002	0,4998	0,9996
3,01	0,9987	0,0013	0,4987	0,9974	3,54	0,9998	0,0002	0,4998	0,9996
3,02	0,9987	0,0013	0,4987	0,9975	3,55	0,9998	0,0002	0,4998	0,9996
3,03	0,9988	0,0012	0,4988	0,9976	3,56	0,9998	0,0002	0,4998	0,9996
3,04	0,9988	0,0012	0,4988	0,9976	3,57	0,9998	0,0002	0,4998	0,9996
3,05	0,9989	0,0011	0,4989	0,9977	3,58	0,9998	0,0002	0,4998	0,9997
3,06	0,9989	0,0011	0,4989	0,9978	3,59	0,9998	0,0002	0,4998	0,9997
3,07	0,9989	0,0011	0,4989	0,9979	3,60	0,9998	0,0002	0,4998	0,9997
3,08	0,9990	0,0010	0,4990	0,9979	3,61	0,9998	0,0002	0,4998	0,9997
3,09	0,9990	0,0010	0,4990	0,9980	3,62	0,9999	0,0001	0,4999	0,9997
3,10	0,9990	0,0010	0,4990	0,9981	3,63	0,9999	0,0001	0,4999	0,9997
3,11	0,9991	0,0009	0,4991	0,9981	3,64	0,9999	0,0001	0,4999	0,9997
3,12	0,9991	0,0009	0,4991	0,9982	3,65	0,9999	0,0001	0,4999	0,9997
3,13	0,9991	0,0009	0,4991	0,9983	3,66	0,9999	0,0001	0,4999	0,9997
3,14	0,9992	0,0008	0,4992	0,9983	3,67	0,9999	0,0001	0,4999	0,9998
3,15	0,9992	0,0008	0,4992	0,9984	3,68	0,9999	0,0001	0,4999	0,9998
3,16	0,9992	0,0008	0,4992	0,9984	3,69	0,9999	0,0001	0,4999	0,9998
3,17	0,9992	0,0008	0,4992	0,9985	3,70	0,9999	0,0001	0,4999	0,9998
3,18	0,9993	0,0007	0,4993	0,9985	3,71	0,9999	0,0001	0,4999	0,9998
3,19	0,9993	0,0007	0,4993	0,9986	3,72	0,9999	0,0001	0,4999	0,9998
3,20	0,9993	0,0007	0,4993	0,9986	3,73	0,9999	0,0001	0,4999	0,9998
3,21	0,9993	0,0007	0,4993	0,9987	3,74	0,9999	0,0001	0,4999	0,9998
3,22	0,9994	0,0006	0,4994	0,9987	3,75	0,9999	0,0001	0,4999	0,9998
3,23	0,9994	0,0006	0,4994	0,9988	3,76	0,9999	0,0001	0,4999	0,9998
3,24	0,9994	0,0006	0,4994	0,9988	3,77	0,9999	0,0001	0,4999	0,9998
3,25	0,9994	0,0006	0,4994	0,9988	3,78	0,9999	0,0001	0,4999	0,9998
3,26	0,9994	0,0006	0,4994	0,9989	3,79	0,9999	0,0001	0,4999	0,9998
3,27	0,9995	0,0005	0,4995	0,9989	3,80	0,9999	0,0001	0,4999	0,9999
3,28	0,9995	0,0005	0,4995	0,9990	3,81	0,9999	0,0001	0,4999	0,9999
3,29	0,9995	0,0005	0,4995	0,9990	3,82	0,9999	0,0001	0,4999	0,9999
3,30	0,9995	0,0005	0,4995	0,9990	3,83	0,9999	0,0001	0,4999	0,9999
3,31	0,9995	0,0005	0,4995	0,9991	3,84	0,9999	0,0001	0,4999	0,9999
3,32	0,9995	0,0005	0,4995	0,9991	3,85	0,9999	0,0001	0,4999	0,9999
3,33	0,9996	0,0004	0,4996	0,9991	3,86	0,9999	0,0001	0,4999	0,9999
3,34	0,9996	0,0004	0,4996	0,9992	3,87	0,9999	0,0001	0,4999	0,9999
3,35	0,9996	0,0004	0,4996	0,9992	3,88	0,9999	0,0001	0,4999	0,9999
3,36	0,9996	0,0004	0,4996	0,9992	3,89	0,9999	0,0001	0,4999	0,9999
3,37	0,9996	0,0004	0,4996	0,9992	3,90	10,0000	0,0000	0,5000	0,9999
3,38	0,9996	0,0004	0,4996	0,9993	3,91	10,0000	0,0000	0,5000	0,9999
3,39	0,9997	0,0003	0,4997	0,9993	3,92	10,0000	0,0000	0,5000	0,9999
3,40	0,9997	0,0003	0,4997	0,9993	3,93	10,0000	0,0000	0,5000	0,9999
3,42	0,9997	0,0003	0,4997	0,9994	3,94	10,0000	0,0000	0,5000	0,9999
3,43	0,9997	0,0003	0,4997	0,9994	3,95	10,0000	0,0000	0,5000	0,9999
3,45	0,9997	0,0003	0,4997	0,9994	3,96	10,0000	0,0000	0,5000	0,9999
3,46	0,9997	0,0003	0,4997	0,9995	3,97	10,0000	0,0000	0,5000	0,9999
3,47	0,9997	0,0003	0,4997	0,9995	3,98	10,0000	0,0000	0,5000	0,9999
3,48	0,9997	0,0003	0,4997	0,9995	3,99	10,0000	0,0000	0,5000	0,9999

a. $A(x) = \Phi(x) = Pr(X \leq x)$, em que X é um padrão de distribuição normal.
b. $B(x) = 1 - \Phi(x) = Pr(X > x)$, em que X é um padrão de distribuição normal.
c. $C(x) = Pr(0 \leq X \leq x)$, em que X é um padrão de distribuição normal.
d. $D(x) = Pr(-x \leq X \leq x)$, em que X é um padrão de distribuição normal.

APÊNDICE Tabelas

TABELA 4 Tabela de 1.000 dígitos aleatórios

01	32924	22324	18125	09077	26	96772	16443	39877	04653
02	54632	90374	94143	49295	27	52167	21038	14338	01395
03	88720	43035	97081	83373	28	69644	37198	00028	98195
04	21727	11904	41513	31653	29	71011	62004	81712	87536
05	80985	70799	57975	69282	30	31217	75877	85366	55500
06	40412	58826	94868	52632	31	64990	98735	02999	35521
07	43918	56807	75218	46077	32	48417	23569	59307	46550
08	26513	47480	77410	47741	33	07900	65059	48592	44087
09	18164	35784	44255	30124	34	74526	32601	24482	16981
10	39446	01375	75264	51173	35	51056	04402	58353	37332
11	16638	04680	98617	90298	36	39005	93458	63143	21817
12	16872	94749	44012	48884	37	67883	76343	78155	67733
13	65419	87092	78596	91512	38	06014	60999	87226	36071
14	05207	36702	56804	10498	39	93147	88766	04148	42471
15	78807	79243	13729	81222	40	01099	95731	47622	13294
16	69341	79028	64253	80447	41	89252	01201	58138	13809
17	41871	17566	61200	15994	42	41766	57239	50251	64675
18	25758	04625	43226	32986	43	92736	77800	81996	45646
19	06604	94486	40174	10742	44	45118	36600	68977	68831
20	82259	56512	48945	18183	45	73457	01579	00378	70197
21	07895	37090	50627	71320	46	49465	85251	42914	17277
22	59836	71148	42320	67816	47	15745	37285	23768	39302
23	57133	76610	89104	30481	48	28760	81331	78265	60690
24	76964	57126	87174	61025	49	82193	32787	70451	91141
25	27694	17145	32439	68245	50	89664	50242	12382	39379

TABELA 5 Percentis da distribuição t $(t_{d,u})$[a]

Graus de liberdade, d	u								
	0,75	0,80	0,85	0,90	0,95	0,975	0,99	0,995	0,9995
1	1,000	1,376	1,963	3,078	6,314	12,706	31,821	63,657	636,619
2	0,816	1,061	1,386	1,886	2,920	4,303	6,965	9,925	31,598
3	0,765	0,978	1,250	1,638	2,353	3,182	4,541	5,841	12,924
4	0,741	0,941	1,190	1,533	2,132	2,776	3,747	4,604	8,610
5	0,727	0,920	1,156	1,476	2,015	2,571	3,365	4,032	6,869
6	0,718	0,906	1,134	1,440	1,943	2,447	3,143	3,707	5,959
7	0,711	0,896	1,119	1,415	1,895	2,365	2,998	3,499	5,408
8	0,706	0,889	1,108	1,397	1,860	2,306	2,896	3,355	5,041
9	0,703	0,883	1,100	1,383	1,833	2,262	2,821	3,250	4,781
10	0,700	0,879	1,093	1,372	1,812	2,228	2,764	3,169	4,587
11	0,697	0,876	1,088	1,363	1,796	2,201	2,718	3,106	4,437
12	0,695	0,873	1,083	1,356	1,782	2,179	2,681	3,055	4,318
13	0,694	0,870	1,079	1,350	1,771	2,160	2,650	3,012	4,221
14	0,692	0,868	1,076	1,345	1,761	2,145	2,624	2,977	4,140
15	0,691	0,866	1,074	1,341	1,753	2,131	2,602	2,947	4,073
16	0,690	0,865	1,071	1,337	1,746	2,120	2,583	2,921	4,015
17	0,689	0,863	1,069	1,333	1,740	2,110	2,567	2,898	3,965

(continua na próxima página)

TABELA 5 Percentis da distribuição t $(t_{d,u})$[a] *(continuação)*

Graus de liberdade, d	\multicolumn{9}{c}{u}								
	0,75	0,80	0,85	0,90	0,95	0,975	0,99	0,995	0,9995
19	0,688	0,861	1,066	1,328	1,729	2,093	2,539	2,861	3,883
20	0,687	0,860	1,064	1,325	1,725	2,086	2,528	2,845	3,850
21	0,686	0,859	1,063	1,323	1,721	2,080	2,518	2,831	3,819
22	0,686	0,858	1,061	1,321	1,717	2,074	2,508	2,819	3,792
23	0,685	0,858	1,060	1,319	1,714	2,069	2,500	2,807	3,767
24	0,685	0,857	1,059	1,318	1,711	2,064	2,492	2,797	3,745
25	0,684	0,856	1,058	1,316	1,708	2,060	2,485	2,787	3,725
26	0,684	0,856	1,058	1,315	1,706	2,056	2,479	2,779	3,707
27	0,684	0,855	1,057	1,314	1,703	2,052	2,473	2,771	3,690
28	0,683	0,855	1,056	1,313	1,701	2,048	2,467	2,763	3,674
29	0,683	0,854	1,055	1,311	1,699	2,045	2,462	2,756	3,659
30	0,683	0,854	1,055	1,310	1,697	2,042	2,457	2,750	3,646
40	0,681	0,851	1,050	1,303	1,684	2,021	2,423	2,704	3,551
60	0,679	0,848	1,046	1,296	1,671	2,000	2,390	2,660	3,460
120	0,677	0,845	1,041	1,289	1,658	1,980	2,358	2,617	3,373
∞	0,674	0,842	1,036	1,282	1,645	1,960	2,326	2,576	3,291

a. O u-ésimo percentil da distribuição t com graus de liberdade d.
Fonte: Reproduzida da Tabela III de Fisher e Yates: "Statistical Tables for Biological, Agricultural and Medical Research," publicado pela Longman Group Ltd., London (publicação original de: Oliver and Boyd Ltd., Edinburgh).

TABELA 6 Percentis da distribuição qui-quadrado $(\chi^2_{d,u})$[a]

d	0,005	0,01	0,025	0,05	0,10	0,25	0,50	0,75	0,90	0,95	0,975	0,99	0,995	0,999
1	$0,0^4393$[b]	$0,0^3157$[c]	$0,0^3982$[d]	0,00393	0,02	0,10	0,45	1,32	2,71	3,84	5,02	6,63	7,88	10,83
2	0,0100	0,0201	0,0506	0,103	0,21	0,58	1,39	2,77	4,61	5,99	7,38	9,21	10,60	13,81
3	0,0717	0,115	0,216	0,352	0,58	1,21	2,37	4,11	6,25	7,81	9,35	11,34	12,84	16,27
4	0,207	0,297	0,484	0,711	1,06	1,92	3,36	5,39	7,78	9,49	11,14	13,28	14,86	18,47
5	0,412	0,554	0,831	1,15	1,61	2,67	4,35	6,63	9,24	11,07	12,83	15,09	16,75	20,52
6	0,676	0,872	1,24	1,64	2,20	3,45	5,35	7,84	10,64	12,59	14,45	16,81	18,55	22,46
7	0,989	1,24	1,69	2,17	2,83	4,25	6,35	9,04	12,02	14,07	16,01	18,48	20,28	24,32
8	1,34	1,65	2,18	2,73	3,49	5,07	7,34	10,22	13,36	15,51	17,53	20,09	21,95	26,12
9	1,73	2,09	2,70	3,33	4,17	5,90	8,34	11,39	14,68	16,92	19,02	21,67	23,59	27,88
10	2,16	2,56	3,25	3,94	4,87	6,74	9,34	12,55	15,99	18,31	20,48	23,21	25,19	29,59
11	2,60	3,05	3,82	4,57	5,58	7,58	10,34	13,70	17,28	19,68	21,92	24,72	26,76	31,26
12	3,07	3,57	4,40	5,23	6,30	8,44	11,34	14,85	18,55	21,03	23,34	26,22	28,30	32,91
13	3,57	4,11	5,01	5,89	7,04	9,30	12,34	15,98	19,81	22,36	24,74	27,69	29,82	34,53
14	4,07	4,66	5,63	6,57	7,79	10,17	13,34	17,12	21,06	23,68	26,12	29,14	31,32	36,12
15	4,60	5,23	6,27	7,26	8,55	11,04	14,34	18,25	22,31	25,00	27,49	30,58	32,80	37,70
16	5,14	5,81	6,91	7,96	9,31	11,91	15,34	19,37	23,54	26,30	28,85	32,00	34,27	39,25
17	5,70	6,41	7,56	8,67	10,09	12,79	16,34	20,49	24,77	27,59	30,19	33,41	35,72	40,79
18	6,26	7,01	8,23	9,39	10,86	13,68	17,34	21,60	25,99	28,87	31,53	34,81	37,16	42,31

(continua na próxima página)

TABELA 6 Percentis da distribuição qui-quadrado $(\chi^2_{d,u})^a$ *(continuação)*

							u						
d	0,005	0,01	0,025	0,05	0,10	0,25	0,50	0,75	0,90	0,95	0,975	0,99	0,995	0,999
20	7,43	8,26	9,59	10,85	12,44	15,45	19,34	23,83	28,41	31,41	34,17	37,57	40,00	45,32
21	8,03	8,90	10,28	11,59	13,24	16,34	20,34	24,93	29,62	32,67	35,48	38,93	41,40	46,80
22	8,64	9,54	10,98	12,34	14,04	17,24	21,34	26,04	30,81	33,92	36,78	40,29	42,80	48,27
23	9,26	10,20	11,69	13,09	14,85	18,14	22,34	27,14	32,01	35,17	38,08	41,64	44,18	49,73
24	9,89	10,86	12,40	13,85	15,66	19,04	23,34	28,24	33,20	36,42	39,36	42,98	45,56	51,18
25	10,52	11,52	13,12	14,61	16,47	19,94	24,34	29,34	34,38	37,65	40,65	44,31	46,93	52,62
26	11,16	12,20	13,84	15,38	17,29	20,84	25,34	30,43	35,56	38,89	41,92	45,64	48,29	54,05
27	11,81	12,88	14,57	16,15	18,11	21,75	26,34	31,53	36,74	40,11	43,19	46,96	49,64	55,48
28	12,46	13,56	15,31	16,93	18,94	22,66	27,34	32,62	37,92	41,34	44,46	48,28	50,99	56,89
29	13,12	14,26	16,05	17,71	19,77	23,57	28,34	33,71	39,09	42,56	45,72	49,59	52,34	58,30
30	13,79	14,95	16,79	18,49	20,60	24,48	29,34	34,80	40,26	43,77	46,98	50,89	53,67	59,70
40	20,71	22,16	24,43	26,51	29,05	33,66	39,34	45,62	51,81	55,76	59,34	63,69	66,77	73,40
50	27,99	29,71	32,36	34,76	37,69	42,94	49,33	56,33	63,17	67,50	71,42	76,15	79,49	86,66
60	35,53	37,48	40,48	43,19	46,46	52,29	59,33	66,98	74,40	79,08	83,30	88,38	91,95	99,61
70	43,28	45,44	48,76	51,74	55,33	61,70	69,33	77,58	85,53	90,53	95,02	100,42	104,22	112,32
80	51,17	53,54	57,15	60,39	64,28	71,14	79,33	88,13	96,58	101,88	106,63	112,33	116,32	124,84
90	59,20	61,75	65,65	69,13	73,29	80,62	89,33	98,64	107,56	113,14	118,14	124,12	128,30	137,21
100	67,33	70,06	74,22	77,93	82,36	90,13	99,33	109,14	118,50	124,34	129,56	135,81	140,17	149,45

a. $\chi^2_{d,u}$ = U-ésimo percentil da distribuição χ^2 com graus de liberdade d.
b. = 0,0000393
c. = 0,000157
d. = 0,000982
Fonte: Baseado no Biometrika Trustees, da Tabela 3 do Biometrika Tables for Statisticians, Volume 2, publicado por E. S. Pearson e H. O. Hartley.

TABELA 7 Limites de confiança para a média de uma variável Poisson (μ)

	Nível de confiança $(1 - \alpha)$									
	0,998		0,99		0,98		0,95		0,90	
x	Inferior	Superior	Inferior	Superior	Inferior	Superior	Inferior	Superior	Inferior	Superior	x
0	0,00000	6,91	0,00000	5,30	0,0000	4,61	0,0000	3,69	0,0000	3,00	0
1	0,00100	9,23	0,00501	7,43	0,0101	6,64	0,0253	5,57	0,0513	4,74	1
2	0,0454	11,23	0,103	9,27	0,149	8,41	0,242	7,22	0,355	6,30	2
3	0,191	13,06	0,338	10,98	0,436	10,05	0,619	8,77	0,818	7,75	3
4	0,429	14,79	0,672	12,59	0,823	11,60	1,09	10,24	1,37	9,15	4
5	0,739	16,45	1,08	14,15	1,28	13,11	1,62	11,67	1,97	10,51	5
6	1,11	18,06	1,54	15,66	1,79	14,57	2,20	13,06	2,61	11,84	6
7	1,52	19,63	2,04	17,13	2,33	16,00	2,81	14,42	3,29	13,15	7
8	1,97	21,16	2,57	18,58	2,91	17,40	3,45	15,76	3,98	14,43	8
9	2,45	22,66	3,13	20,00	3,51	18,78	4,12	17,08	4,70	15,71	9
10	2,96	24,13	3,72	21,40	4,13	20,14	4,80	18,39	5,43	16,96	10
11	3,49	25,59	4,32	22,78	4,77	21,49	5,49	19,68	6,17	18,21	11
12	4,04	27,03	4,94	24,14	5,43	22,82	6,20	20,96	6,92	19,44	12
13	4,61	28,45	5,58	25,50	6,10	24,14	6,92	22,23	7,69	20,67	13
14	5,20	29,85	6,23	26,84	6,78	25,45	7,65	23,49	8,46	21,89	14
15	5,79	31,24	6,89	28,16	7,48	26,74	8,40	24,74	9,25	23,10	15

(continua na próxima página)

TABELA 7   Limites de confiança para a média de uma variável Poisson (μ) *(continuação)*

	\multicolumn{10}{c	}{Nível de confiança (1 – α)}	
	0,998		0,99		0,98		0,95		0,90		
x	Inferior	Superior	Inferior	Superior	Inferior	Superior	Inferior	Superior	Inferior	Superior	x
18	7,66	35,35	8,94	32,09	9,62	30,58	10,67	28,45	11,63	26,69	18
19	8,31	36,70	9,64	33,38	10,35	31,85	11,44	29,67	12,44	27,88	19
20	8,96	38,04	10,35	34,67	11,08	33,10	12,22	30,89	13,25	29,06	20
21	9,62	39,38	11,07	35,95	11,82	34,36	13,00	32,10	14,07	30,24	21
22	10,29	40,70	11,79	37,22	12,57	35,60	13,79	33,31	14,89	31,42	22
23	10,96	42,02	12,52	38,48	13,33	36,84	14,58	34,51	15,72	32,59	23
24	11,65	43,33	13,25	39,74	14,09	38,08	15,38	35,71	16,55	33,75	24
25	12,34	44,64	14,00	41,00	14,85	39,31	16,18	36,90	17,38	34,92	25
26	13,03	45,94	14,74	42,25	15,62	40,53	16,98	38,10	18,22	36,08	26
27	13,73	47,23	15,49	43,50	16,40	41,76	17,79	39,28	19,06	37,23	27
28	14,44	48,52	16,24	44,74	17,17	42,98	18,61	40,47	19,90	38,39	28
29	15,15	49,80	17,00	45,98	17,96	44,19	19,42	41,65	20,75	39,54	29
30	15,87	51,08	17,77	47,21	18,74	45,40	20,24	42,83	21,59	40,69	30
35	19,52	57,42	21,64	53,32	22,72	51,41	24,38	48,68	25,87	46,40	35
40	23,26	63,66	25,59	59,36	26,77	57,35	28,58	54,47	30,20	52,07	40
45	27,08	69,83	29,60	65,34	30,88	63,23	32,82	60,21	34,56	57,69	45
50	30,96	75,94	33,66	71,27	35,03	69,07	37,11	65,92	38,96	63,29	50

Nota: Se uma variável aleatória X denota o número observado de eventos e μ_1, μ_2 são inferior e superior ao limite confiável para a expectativa, μ, então $\Pr(\mu_1 \le \mu \le \mu_2) = 1 - \alpha$.
Fonte: Biometrika Tables for Statisticians, 3rd edition, Volume 1, editado por E. S. Pearson e H. O. Hartley. Publicado pela Biometrika Trustees, Cambridge University Press, Cambridge, England, 1966.

TABELA 8   Percentis da distribuição F ($F_{d_1,d_2,p}$)

df para o denominador, d_2	p	\multicolumn{11}{c	}{df para o numerador, d_1}
		1	2	3	4	5	6	7	8	12	24	∞
1	0,90	39,86	49,50	53,59	55,83	57,24	58,20	58,91	59,44	60,71	62,00	63,33
	0,95	161,4	199,5	215,7	224,6	230,2	234,0	236,8	238,9	243,9	249,1	254,3
	0,975	647,8	799,5	864,2	899,6	921,8	937,1	948,2	956,7	976,7	997,2	1018,0
	0,99	4052,0	5000,0	5403,0	5625,0	5764,0	5859,0	5928,0	5981,0	6106,0	6235,0	6366,0
	0,995	16211,0	20000,0	21615,0	22500,0	23056,0	23437,0	23715,0	23925,0	24426,0	24940,0	25464,0
	0,999	405280,0	500000,0	540380,0	562500,0	576400,0	585940,0	592870,0	598140,0	610670,0	623500,0	636620,0
2	0,90	8,53	9,00	9,16	9,24	9,29	9,33	9,35	9,37	9,41	9,45	9,49
	0,95	18,51	19,00	19,16	19,25	19,30	19,33	19,35	19,37	19,41	19,45	19,50
	0,975	38,51	39,00	39,17	39,25	39,30	39,33	39,36	39,37	39,42	39,46	39,50
	0,99	98,50	99,00	99,17	99,25	99,30	99,33	99,36	99,37	99,42	99,46	99,50
	0,995	198,5	199,0	199,2	199,2	199,3	199,3	199,4	199,4	199,4	199,5	199,5
	0,999	998,5	999,0	999,2	999,2	999,3	999,3	999,4	999,4	999,4	999,5	999,5
3	0,90	5,54	5,46	5,39	5,34	5,31	5,28	5,27	5,25	5,22	5,18	5,13
	0,95	10,13	9,55	9,28	9,12	9,01	8,94	8,89	8,85	8,74	8,64	8,53
	0,975	17,44	16,04	15,44	15,10	14,88	14,74	14,62	14,54	14,34	14,12	13,90
	0,99	34,12	30,82	29,46	28,71	28,24	27,91	27,67	27,49	27,05	26,60	26,13
	0,995	55,55	49,80	47,47	46,20	45,39	44,84	44,43	44,13	43,39	42,62	41,83
	0,999	167,00	148,5	141,1	137,1	134,6	132,8	131,6	130,6	128,3	125,9	123,5
4	0,90	4,54	4,32	4,19	4,11	4,05	4,01	3,98	3,95	3,90	3,83	3,76
	0,95	7,71	6,94	6,59	6,39	6,26	6,16	6,09	6,04	5,91	5,77	5,63
	0,975	12,22	10,65	9,98	9,60	9,36	9,20	9,07	8,98	8,75	8,51	8,26
	0,99	21,20	18,00	16,69	15,98	15,52	15,21	14,98	14,80	14,37	13,93	13,46
	0,995	31,33	26,28	24,26	23,16	22,46	21,98	21,62	21,35	20,70	20,03	19,32
	0,999	74,14	61,25	56,18	53,44	51,71	50,53	49,66	49,00	47,41	45,77	44,05
5	0,90	4,06	3,78	3,62	3,52	3,45	3,40	3,37	3,34	3,27	3,19	3,10
	0,95	6,61	5,79	5,41	5,19	5,05	4,95	4,88	4,82	4,68	4,53	4,36

(continua na próxima página)

TABELA 8 Percentis da distribuição $F(F_{d_1,d_2,p})$ *(continuação)*

df para o denominador, d_2	p	\multicolumn{10}{c	}{df para o numerador, d_1}
		1	2	3	4	5	6	7	8	12	24	∞
5	0,99	16,26	13,27	12,06	11,39	10,97	10,67	10,46	10,29	9,89	9,47	9,02
	0,995	22,78	18,31	16,53	15,56	14,94	14,51	14,20	13,96	13,38	12,78	12,14
	0,999	47,18	37,12	33,20	31,09	29,75	28,83	28,16	27,65	26,42	25,13	23,79
6	0,90	3,78	3,46	3,29	3,18	3,11	3,05	3,01	2,98	2,90	2,82	2,72
	0,95	5,99	5,14	4,76	4,53	4,39	4,28	4,21	4,15	4,00	3,84	3,67
	0,975	8,81	7,26	6,60	6,23	5,99	5,82	5,70	5,60	5,37	5,12	4,85
	0,99	13,75	10,92	9,78	9,15	8,75	8,47	8,26	8,10	7,72	7,31	6,88
	0,995	18,64	14,54	12,92	12,03	11,46	11,07	10,79	10,57	10,03	9,47	8,88
	0,999	35,51	27,00	23,70	21,92	20,80	20,03	19,46	19,03	17,99	16,90	15,75
7	0,90	3,59	3,26	3,07	2,96	2,88	2,83	2,78	2,75	2,67	2,58	2,47
	0,95	5,59	4,74	4,35	4,12	3,97	3,87	3,79	3,73	3,57	3,41	3,23
	0,975	8,07	6,54	5,89	5,52	5,29	5,12	4,99	4,90	4,67	4,42	4,14
	0,99	12,25	9,55	8,45	7,85	7,46	7,19	6,99	6,84	6,47	6,07	5,65
	0,995	16,24	12,40	10,88	10,05	9,52	9,16	8,89	8,68	8,18	7,65	7,08
	0,999	29,25	21,69	18,77	17,20	16,21	15,52	15,02	14,63	13,71	12,73	11,70
8	0,90	3,46	3,11	2,92	2,81	2,73	2,67	2,62	2,59	2,50	2,40	2,29
	0,95	5,32	4,46	4,07	3,84	3,69	3,58	3,50	3,44	3,28	3,12	2,93
	0,975	7,57	6,06	5,42	5,05	4,82	4,65	4,53	4,43	4,20	3,95	3,67
	0,99	11,26	8,65	7,59	7,01	6,63	6,37	6,18	6,03	5,67	5,28	4,86
	0,995	14,69	11,04	9,60	8,81	8,30	7,95	7,69	7,50	7,01	6,50	5,95
	0,999	25,42	18,49	15,83	14,39	13,49	12,86	12,40	12,04	11,19	10,30	9,33
9	0,90	3,36	3,01	2,81	2,69	2,61	2,55	2,51	2,47	2,38	2,28	2,16
	0,95	5,12	4,26	3,86	3,63	3,48	3,37	3,29	3,23	3,07	2,90	2,71
	0,975	7,21	5,71	5,08	4,72	4,48	4,32	4,20	4,10	3,87	3,61	3,33
	0,99	10,56	8,02	6,99	6,42	6,06	5,80	5,61	5,47	5,11	4,73	4,31
	0,995	13,61	10,11	8,72	7,96	7,47	7,13	6,88	6,69	6,23	5,73	5,19
	0,999	22,86	16,39	13,90	12,56	11,71	11,13	10,70	10,37	9,57	8,72	7,81
10	0,90	3,29	2,92	2,73	2,61	2,52	2,46	2,41	2,38	2,28	2,18	2,06
	0,95	4,96	4,10	3,71	3,48	3,33	3,22	3,14	3,07	2,91	2,74	2,54
	0,975	6,94	5,46	4,83	4,47	4,24	4,07	3,95	3,85	3,62	3,37	3,08
	0,99	10,04	7,56	6,55	5,99	5,64	5,39	5,20	5,06	4,71	4,33	3,91
	0,995	12,83	9,43	8,08	7,34	6,87	6,54	6,30	6,12	5,66	5,17	4,64
	0,999	21,04	14,91	12,55	11,28	10,48	9,93	9,52	9,20	8,45	7,64	6,76
12	0,90	3,18	2,81	2,61	2,48	2,39	2,33	2,28	2,24	2,15	2,04	1,90
	0,95	4,75	3,89	3,49	3,26	3,11	3,00	2,91	2,85	2,69	2,51	2,30
	0,975	6,55	5,10	4,47	4,12	3,89	3,73	3,61	3,51	3,28	3,02	2,72
	0,99	9,33	6,93	5,95	5,41	5,06	4,82	4,64	4,50	4,16	3,78	3,36
	0,995	11,75	8,51	7,23	6,52	6,07	5,76	5,52	5,35	4,91	4,43	3,90
	0,999	18,64	12,97	10,80	9,63	8,89	8,38	8,00	7,71	7,00	6,25	5,42
14	0,90	3,10	2,73	2,52	2,39	2,31	2,24	2,19	2,15	2,05	1,94	1,80
	0,95	4,60	3,74	3,34	3,11	2,96	2,85	2,76	2,70	2,53	2,35	2,13
	0,975	6,30	4,86	4,24	3,89	3,66	3,50	3,38	3,29	3,05	2,79	2,49
	0,99	8,86	6,51	5,56	5,04	4,69	4,46	4,28	4,14	3,80	3,43	3,00
	0,995	11,06	7,92	6,68	6,00	5,56	5,26	5,03	4,86	4,43	3,96	3,44
	0,999	17,14	11,78	9,73	8,62	7,92	7,44	7,08	6,80	6,13	5,41	4,60
16	0,90	3,05	2,67	2,46	2,33	2,24	2,18	2,13	2,09	1,99	1,87	1,72
	0,95	4,49	3,63	3,24	3,01	2,85	2,74	2,66	2,59	2,42	2,24	2,01
	0,975	6,12	4,69	4,08	3,73	3,50	3,34	3,22	3,12	2,89	2,63	2,32
	0,99	8,53	6,23	5,29	4,77	4,44	4,20	4,03	3,89	3,55	3,18	2,75
	0,995	10,58	7,51	6,30	5,64	5,21	4,91	4,69	4,52	4,10	3,64	3,11
	0,999	16,12	10,97	9,01	7,94	7,27	6,80	6,46	6,19	5,55	4,85	4,06
18	0,90	3,01	2,62	2,42	2,29	2,20	2,13	2,08	2,04	1,93	1,81	1,66
	0,95	4,41	3,55	3,16	2,93	2,77	2,66	2,58	2,51	2,34	2,15	1,92
	0,975	5,98	4,56	3,95	3,61	3,38	3,22	3,10	3,01	2,77	2,50	2,19
	0,99	8,29	6,01	5,09	4,58	4,25	4,01	3,84	3,71	3,37	3,00	2,57
	0,995	10,22	7,21	6,03	5,37	4,96	4,66	4,44	4,28	3,86	3,40	2,87
	0,999	15,38	10,39	8,49	7,46	6,81	6,35	6,02	5,76	5,13	4,45	3,67
20	0,90	2,97	2,59	2,38	2,25	2,16	2,09	2,04	2,00	1,89	1,77	1,61
	0,95	4,35	3,49	3,10	2,87	2,71	2,60	2,51	2,45	2,28	2,08	1,84
	0,975	5,87	4,46	3,86	3,51	3,29	3,13	3,01	2,91	2,68	2,41	2,09
	0,99	8,10	5,85	4,94	4,43	4,10	3,87	3,70	3,56	3,23	2,86	2,42
	0,995	9,94	6,99	5,82	5,17	4,76	4,47	4,26	4,09	3,68	3,22	2,69
	0,999	14,82	9,95	8,10	7,10	6,46	6,02	5,69	5,44	4,82	4,15	3,38

(continua na próxima página)

TABELA 8 Percentis da distribuição $F(F_{d_1,d_2,p})$ (continuação)

df para o denominador, d_2	p	\multicolumn{10}{c}{df para o numerador, d_1}
		1	2	3	4	5	6	7	8	12	24	∞
30	0,90	2,88	2,49	2,28	2,14	2,05	1,98	1,93	1,88	1,77	1,64	1,46
	0,95	4,17	3,32	2,92	2,69	2,53	2,42	2,33	2,27	2,09	1,89	1,62
	0,975	5,57	4,18	3,59	3,25	3,03	2,87	2,75	2,65	2,41	2,14	1,79
	0,99	7,56	5,39	4,51	4,02	3,70	3,47	3,30	3,17	2,84	2,47	2,01
	0,995	9,18	6,35	5,24	4,62	4,23	3,95	3,74	3,58	3,18	2,73	2,18
	0,999	13,29	8,77	7,05	6,12	5,53	5,12	4,82	4,58	4,00	3,36	2,59
40	0,90	2,84	2,44	2,23	2,09	2,00	1,93	1,87	1,83	1,71	1,57	1,38
	0,95	4,08	3,23	2,84	2,61	2,45	2,34	2,25	2,18	2,00	1,79	1,51
	0,975	5,42	4,05	3,46	3,13	2,90	2,74	2,62	2,53	2,29	2,01	1,64
	0,99	7,31	5,18	4,31	3,83	3,51	3,29	3,12	2,99	2,66	2,29	1,80
	0,995	8,83	6,07	4,98	4,37	3,99	3,71	3,51	3,35	2,95	2,50	1,93
	0,999	12,61	8,25	6,59	5,70	5,13	4,73	4,44	4,21	3,64	3,01	2,23
60	0,90	2,79	2,39	2,18	2,04	1,95	1,87	1,82	1,77	1,66	1,51	1,29
	0,95	4,00	3,15	2,76	2,53	2,37	2,25	2,17	2,10	1,92	1,70	1,39
	0,975	5,29	3,93	3,34	3,01	2,79	2,63	2,51	2,41	2,17	1,88	1,48
	0,99	7,08	4,98	4,13	3,65	3,34	3,12	2,95	2,82	2,50	2,12	1,60
	0,995	8,49	5,80	4,73	4,14	3,76	3,49	3,29	3,13	2,74	2,29	1,69
	0,999	11,97	7,77	6,17	5,31	4,76	4,37	4,09	3,86	3,32	2,69	1,89
120	0,90	2,75	2,35	2,13	1,99	1,90	1,82	1,77	1,72	1,60	1,45	1,19
	0,95	3,92	3,07	2,68	2,45	2,29	2,17	2,09	2,02	1,83	1,61	1,25
	0,975	5,15	3,80	3,23	2,89	2,67	2,52	2,39	2,30	2,05	1,76	1,31
	0,99	6,85	4,79	3,95	3,48	3,17	2,96	2,79	2,66	2,34	1,95	1,38
	0,995	8,18	5,54	4,50	3,92	3,55	3,28	3,09	2,93	2,54	2,09	1,43
	0,999	11,38	7,32	5,78	4,95	4,42	4,04	3,77	3,55	3,02	2,40	1,54
∞	0,90	2,71	2,30	2,08	1,94	1,85	1,77	1,72	1,67	1,55	1,38	1,00
	0,95	3,84	3,00	2,60	2,37	2,21	2,10	2,01	1,94	1,75	1,52	1,00
	0,975	5,02	3,69	3,12	2,79	2,57	2,41	2,29	2,19	1,94	1,64	1,00
	0,99	6,63	4,61	3,78	3,32	3,02	2,80	2,64	2,51	2,18	1,79	1,00
	0,995	7,88	5,30	4,28	3,72	3,35	3,09	2,90	2,74	2,36	1,90	1,00
	0,999	10,83	6,91	5,42	4,62	4,10	3,74	3,47	3,27	2,74	2,13	1,00

Nota: $F_{d_1,d_2,p}$ = o iésimo percentil de uma distribuição F com graus de liberdade d_1 e d_2.
Fonte: Baseado em Biometrika Trustees, from Biometrika Tables for Statisticians, Volume 2, editado por E. S. Pearson e H. O. Hartley.

TABELA 9 Valores críticos para a estatística DSE (Desvio Studentizado Extremo) ($DSE_{n,1-\alpha}$, $\alpha = 0{,}05,\ 0{,}01$)

	$1 - \alpha$			$1 - \alpha$	
n	0,95	0,99	n	0,95	0,99
5	1,72	1,76	25	2,82	3,14
6	1,89	1,97	26	2,84	3,16
7	2,02	2,14	27	2,86	3,18
8	2,13	2,28	28	2,88	3,20
9	2,21	2,39	29	2,89	3,22
10	2,29	2,48	30	2,91	3,24
11	2,36	2,56	35	2,98	3,32
12	2,41	2,64	40	3,04	3,38
13	2,46	2,70	45	3,09	3,44
14	2,51	2,75	50	3,13	3,48
15	2,55	2,81	60	3,20	3,56
16	2,59	2,85	70	3,26	3,62
17	2,62	2,90	80	3,31	3,67
18	2,65	2,93	90	3,35	3,72
19	2,68	2,97	100	3,38	3,75
20	2,71	3,00	150	3,52	3,89
21	2,73	3,03	200	3,61	3,98
22	2,76	3,06	300	3,72	4,09
23	2,78	3,08	400	3,80	4,17
24	2,80	3,11	500	3,86	4,23

Nota: Para valores de n não encontrados na tabela, os percentuais podem ser avaliados usando a fórmula

$$DSE_{n,1-\alpha} = \frac{t_{n-2,p}(n-1)}{\sqrt{n(n-2+t_{n-2,p}^2)}}, \text{ em que } p = 1 - [\alpha/(2n)].$$

TABELA 10   Valores críticos para o teste de sinais de Wilcoxon bilateral

n[a]	0,10 Inferior	0,10 Superior	0,05 Inferior	0,05 Superior	0,02 Inferior	0,02 Superior	0,01 Inferior	0,01 Superior
1	—		—		—		—	
2	—		—		—		—	
3	—		—		—		—	
4	—		—		—		—	
5	0	15	—		—		—	
6	2	19	0	21	—		—	
7	3	25	2	26	0	28	—	
8	5	31	3	33	1	35	0	36
9	8	37	5	40	3	42	1	44
10	10	45	8	47	5	50	3	52
11	13	53	10	56	7	59	5	61
12	17	61	13	65	9	69	7	71
13	21	70	17	74	12	79	9	82
14	25	80	21	84	15	90	12	93
15	30	90	25	95	19	101	15	105

a. n = número de pares.
Fonte: Figura de "Documenta Geigy Scientific Tables," 6th edition.

TABELA 11   Valores bicaudais críticos para o teste de soma de pontos Wilcoxon

	$\alpha = 0,10$ n_1[a]						$\alpha = 0,05$ n_1					
n_2[b]	4	5	6	7	8	9	4	5	6	7	8	9
	T_l[c] T_r[d]	T_l T_r	T_l T_r	T_l T_r	T_l T_r	T_l T_r	T_l T_r	T_l T_r	T_l T_r	T_l T_r	T_l T_r	T_l T_r
4	11–25	17–33	24–42	32–52	41–63	51–75	10–26	16–34	23–43	31–53	40–64	49–77
5	12–28	19–36	26–46	34–57	44–68	54–81	11–29	17–38	24–48	33–58	42–70	52–83
6	13–31	20–40	28–50	36–62	46–74	57–87	12–32	18–42	26–52	34–64	44–76	55–89
7	14–34	21–44	29–55	39–66	49–79	60–93	13–35	20–45	27–57	36–69	46–82	57–96
8	15–37	23–47	31–59	41–71	51–85	63–99	14–38	21–49	29–61	38–74	49–87	60–102
9	16–40	24–51	33–63	43–76	54–90	66–105	14–42	22–53	31–65	40–79	51–93	62–109
10	17–43	26–54	35–67	45–81	56–96	69–111	15–45	23–57	32–70	42–84	53–99	65–115
11	18–46	27–58	37–71	47–86	59–101	72–117	16–48	24–61	34–74	44–89	55–105	68–121
12	19–49	28–62	38–76	49–91	62–106	75–123	17–51	26–64	35–79	46–94	58–110	71–127
13	20–52	30–65	40–80	52–95	64–112	78–129	18–54	27–68	37–83	48–99	60–116	73–134
14	21–55	31–69	42–84	54–100	67–117	81–135	19–57	28–72	38–88	50–104	62–122	76–140
15	22–58	33–72	44–88	56–105	69–123	84–141	20–60	29–76	40–92	52–109	65–127	79–146
16	24–60	34–76	46–92	58–110	72–128	87–147	21–63	30–80	42–96	54–114	67–133	82–152
17	25–63	35–80	47–97	61–114	75–133	90–153	21–67	32–83	43–101	56–119	70–138	84–159
18	26–66	37–83	49–101	63–119	77–139	93–159	22–70	33–87	45–105	58–124	72–144	87–165
19	27–69	38–87	51–105	65–124	80–144	96–165	23–73	34–91	46–110	60–129	74–150	90–171
20	28–72	40–90	53–109	67–129	83–149	99–171	24–76	35–95	48–114	62–134	77–155	93–177
21	29–75	41–94	55–113	69–134	85–155	102–177	25–79	37–98	50–118	64–139	79–161	95–184
22	30–78	43–97	57–117	72–138	88–160	105–183	26–82	38–102	51–123	66–144	81–167	98–190
23	31–81	44–101	58–122	74–143	90–166	108–189	27–85	39–106	53–127	68–149	84–172	101–196
24	32–84	45–105	60–126	76–148	93–171	111–195	27–89	40–110	54–132	70–154	86–178	104–202

a. n_1 = mínimo de dois tamanhos de amostra.
b. n_2 = máximo de dois tamanhos de amostra.
c. T_l = valor crítico inferior para a soma de postos na primeira amostra.
d. T_r = valor crítico superior para a soma de postos na primeira amostra.

(continua na próxima página)

TABELA 11 Valores bicaudais críticos para o teste de soma de pontos Wilcoxon *(continuação)*

	α = 0,10 n_1^a						α = 0,05 n_1					
n_2^b	4	5	6	7	8	9	4	5	6	7	8	9
	T_l^c T_r^d	T_l T_r	T_l T_r	T_l T_r	T_l T_r	T_l T_r	T_l T_r	T_l T_r	T_l T_r	T_l T_r	T_l T_r	T_l T_r
27	35–93	50–115	66–138	83–162	101–187	120–213	30–98	44–121	59–145	76–169	93–195	112–221
28	36–96	51–119	67–143	85–167	103–193	123–219	31–101	45–125	61–149	78–174	96–200	115–227
29	37–99	53–122	69–147	87–172	106–198	126–225	32–104	47–128	63–153	80–179	98–206	118–233
30	38–102	54–126	71–151	89–177	109–203	129–231	33–107	48–132	64–158	82–184	101–211	121–239
31	39–105	55–130	73–155	92–181	111–209	132–237	34–110	49–136	66–162	84–189	103–217	123–246
32	40–108	57–133	75–159	94–186	114–214	135–243	34–114	50–140	67–167	86–194	106–222	126–252
33	41–111	58–137	77–163	96–191	117–219	138–249	35–117	52–143	69–171	88–199	108–228	129–258
34	42–114	60–140	78–168	98–196	119–225	141–255	36–120	53–147	71–175	90–204	110–234	132–264
35	43–117	61–144	80–172	100–201	122–230	144–261	37–123	54–151	72–180	92–209	113–239	135–270
36	44–120	62–148	82–176	102–206	124–236	148–266	38–126	55–155	74–184	94–214	115–245	137–277
37	45–123	64–151	84–180	105–210	127–241	151–272	39–129	57–158	76–188	96–219	117–251	140–283
38	46–126	65–155	85–185	107–215	130–246	154–278	40–132	58–162	77–193	98–224	120–256	143–289
39	47–129	67–158	87–189	109–220	132–252	157–284	41–135	59–166	79–197	100–229	122–262	146–295
40	48–132	68–162	89–193	111–225	135–257	160–290	41–139	60–170	80–202	102–234	125–267	149–301
41	49–135	69–166	91–197	114–229	138–262	163–296	42–142	61–174	82–206	104–239	127–273	151–308
42	50–138	71–169	93–201	116–234	140–268	166–302	43–145	63–177	84–210	106–244	129–279	154–314
43	51–141	72–173	95–205	118–239	143–273	169–308	44–148	64–181	85–215	108–249	132–284	157–320
44	52–144	74–176	96–210	120–244	146–278	172–314	45–151	65–185	87–219	110–254	134–290	160–326
45	53–147	75–180	98–214	123–248	148–284	175–320	46–154	66–189	88–224	112–259	137–295	163–332
46	55–149	77–183	100–218	125–253	151–289	178–326	47–157	68–192	90–228	114–264	139–301	165–339
47	56–152	78–187	102–222	127–258	154–294	181–332	48–160	69–196	92–232	116–269	141–307	168–345
48	57–155	79–191	104–226	129–263	156–300	184–338	48–164	70–200	93–237	118–274	144–312	171–351
49	58–158	81–194	106–230	132–267	159–305	187–344	49–167	71–204	95–241	120–279	146–318	174–357
50	59–161	82–198	107–235	134–272	162–310	190–350	50–170	73–207	97–245	122–284	149–323	177–363

	α = 0,02 n_1^a						α = 0,01 n_1					
n_2^b	4	5	6	7	8	9	4	5	6	7	8	9
	T_l^c T_r^d	T_l T_r	T_l T_r	T_l T_r	T_l T_r	T_l T_r	T_l T_r	T_l T_r	T_l T_r	T_l T_r	T_l T_r	T_l T_r
4	— —	15–35	22–44	29–55	38–66	48–78	— —	— —	21–45	28–56	37–67	46–80
5	10–30	16–39	23–49	31–60	40–72	50–85	— —	15–40	22–50	29–62	38–74	48–87
6	11–33	17–43	24–54	32–66	42–78	52–92	10–34	16–44	23–55	31–67	40–80	50–94
7	11–37	18–47	25–59	34–71	43–85	54–99	10–38	16–49	24–60	32–73	42–86	52–101
8	12–40	19–51	27–63	35–77	45–91	56–106	11–41	17–53	25–65	34–78	43–93	54–108
9	13–43	20–55	28–68	37–82	47–97	59–112	11–45	18–57	26–70	35–84	45–99	56–115
10	13–47	21–59	29–73	39–87	49–103	61–119	12–48	19–61	27–75	37–89	47–105	58–122
11	14–50	22–63	30–78	40–93	51–109	63–126	12–52	20–65	28–80	38–95	49–111	61–128
12	15–53	23–67	32–82	42–98	53–115	66–132	13–55	21–69	30–84	40–100	51–117	63–135
13	15–57	24–71	33–87	44–103	56–120	68–139	13–59	22–73	31–89	41–106	53–123	65–142
14	16–60	25–75	34–92	45–109	58–126	71–145	14–62	22–78	32–94	43–111	54–130	67–149
15	17–63	26–79	36–96	47–114	60–132	73–152	15–65	23–82	33–99	44–117	56–136	69–156
16	17–67	27–83	37–101	49–119	62–138	76–158	15–69	24–86	34–104	46–122	58–142	72–162
17	18–70	28–87	39–105	51–124	64–144	78–165	16–72	25–90	36–108	47–128	60–148	74–169
18	19–73	29–91	40–110	52–130	66–150	81–171	16–76	26–94	37–113	49–133	62–154	76–176
19	19–77	30–95	41–115	54–135	68–156	83–178	17–79	27–98	38–118	50–139	64–160	78–183
20	20–80	31–99	43–119	56–140	70–162	85–185	18–82	28–102	39–123	52–144	66–166	81–189
21	21–83	32–103	44–124	58–145	72–168	88–191	18–86	29–106	40–128	53–150	68–172	83–196
22	21–87	33–107	45–129	59–151	74–174	90–198	19–89	29–111	42–132	55–155	70–178	85–203
23	22–90	34–111	47–133	61–156	76–180	93–204	19–93	30–115	43–137	57–160	71–185	88–209

(continua na próxima página)

TABELA 11 Valores bicaudais críticos para o teste de soma de pontos Wilcoxon *(continuação)*

	$\alpha = 0{,}02$ $n_1{}^a$						$\alpha = 0{,}01$ n_1					
$n_2{}^b$	4	5	6	7	8	9	4	5	6	7	8	9
	$T_l{}^c\ T_r{}^d$	$T_l\ T_r$	$T_l\ T_r$	$T_l\ T_r$	$T_l\ T_r$	$T_l\ T_r$	$T_l\ T_r$	$T_l\ T_r$	$T_l\ T_r$	$T_l\ T_r$	$T_l\ T_r$	$T_l\ T_r$
26	24–100	37–123	51–147	66–172	83–197	100–224	21–103	33–127	46–152	61–177	77–203	94–230
27	25–103	38–127	52–152	68–177	85–203	103–230	22–106	34–131	48–156	63–182	79–209	97–236
28	26–106	39–131	54–156	70–182	87–209	105–237	22–110	35–135	49–161	64–188	81–215	99–243
29	26–110	40–135	55–161	71–188	89–215	108–243	23–113	36–139	50–166	66–193	83–221	101–250
30	27–113	41–139	56–166	73–193	91–221	110–250	23–117	37–143	51–171	68–198	85–227	103–257
31	28–116	42–143	58–170	75–198	93–227	112–257	24–120	37–148	53–175	68–204	87–233	106–263
32	28–120	43–147	59–175	77–203	95–233	115–263	24–124	38–152	54–180	71–209	89–239	108–270
33	29–123	44–151	61–179	78–209	97–239	117–270	25–127	39–156	55–185	72–215	90–246	110–277
34	30–126	45–155	62–184	79–215	99–245	120–276	26–130	40–160	56–190	73–221	92–252	112–284
35	30–130	46–159	63–189	81–220	101–251	122–283	26–134	41–164	57–195	75–226	94–258	114–291
36	31–133	47–163	65–193	83–225	103–257	125–289	27–137	42–168	58–200	76–232	96–264	117–297
37	32–136	48–167	66–198	84–231	105–263	127–296	28–140	43–172	60–204	78–237	98–270	119–304
38	32–140	49–171	67–203	86–236	107–269	129–303	28–144	44–176	61–209	79–243	100–276	121–311
39	33–143	50–175	69–207	88–241	109–275	132–309	29–147	45–180	62–214	81–248	102–282	123–318
40	34–146	51–179	70–212	90–246	111–281	134–316	29–151	46–184	63–219	82–254	103–289	126–324
41	34–150	52–183	72–216	91–252	113–287	137–322	30–154	46–189	65–223	84–259	105–295	128–331
42	35–153	53–187	73–221	93–257	116–292	139–329	31–157	47–193	66–228	85–265	107–301	130–338
43	35–157	54–191	74–226	95–262	118–298	142–335	31–161	48–197	67–233	87–270	109–307	133–344
44	36–160	55–195	76–230	97–267	120–304	144–342	32–164	49–201	68–238	88–276	111–313	135–351
45	37–163	56–199	77–235	98–273	122–310	147–348	32–168	50–205	69–243	90–281	113–319	137–358
46	37–167	57–203	78–240	100–278	124–316	149–355	33–171	51–209	71–247	91–287	115–325	139–365
47	38–170	58–207	80–244	102–283	126–322	152–361	34–174	52–213	72–252	93–292	117–331	142–371
48	39–173	59–211	81–249	103–289	128–328	154–368	34–178	53–217	73–257	95–297	118–338	144–378
49	39–177	60–215	82–254	105–294	130–334	157–374	35–181	54–221	74–262	96–303	120–344	146–385
50	40–180	61–219	84–258	107–299	132–340	159–381	36–184	55–225	76–266	98–308	122–350	148–392

Fonte: Os dados desta tabela são de *Documenta Geigy Scientific Tables*, 6th edition.

RESPOSTAS PARA PROBLEMAS SELECIONADOS

CAPÍTULO 2

2.4–2.7 A mediana, a moda, a média geométrica e a amplitude são todas multiplicadas por c. **2.13** $\bar{x} = 19{,}54$ mg/dL **2.14** $s = 16{,}81$ mg/dL **2.16** Mediana = 19 mg/dL

CAPÍTULO 3

3.1 Pelo menos um dos pais tem gripe. **3.2** Ambos os pais têm gripe. **3.3** Não. **3.4** Pelo menos um dos filhos tem gripe. **3.5** A primeira criança tem gripe. **3.6** $C = A_1 \cup A_2$ **3.7** $D = B \cup C$ **3.8** A mãe não tem gripe. **3.9** O pai não tem gripe. **3.10** $\bar{A}_1 \cap \bar{A}_2$ **3.11** $\bar{B} \cap \bar{C}$ **3.50** 7% **3.52** 63% **3.53** 0,20 **3.54** 0,5. Esta é a probabilidade condicional. A probabilidade no Problema 3.53 é uma probabilidade conjunta condicional incondicional. **3.55** 0,2 **3.56** Não, porque $\Pr(M|F) = 0{,}6$ enquanto $\Pr(M|\bar{F}) = 0{,}2$ **3.57** 0,084 **3.58** 0,655 **3.59** 0,69 **3.60** 0,486 **3.61** 0,373 **3.62** Não. **3.63** Não. **3.68** 0,05 **3.69** 0,326 **3.70** 0,652 **3.71** 0,967 **3.72** 0,479 **3.73** 0,893 **3.74** 0,975 **3.75** 0,630. É menor do que o valor preditivo negativo baseado na autoavaliação (ou seja, 0,893). **3.83** 0,95 **3.84** 0,99 **3.85** 0,913 **3.86** o novo teste tem um custo 13,6% menor.

CAPÍTULO 4

4.1 $\Pr(0) = 0{,}72$, $\Pr(1) = 0{,}26$, $\Pr(2) = 0{,}02$ **4.2** 0,30 **4.3** 0,25 **4.4** $F(x) = 0$ se $x < 0$; $F(x) = 0{,}72$ se $0 \le x < 1$; $F(x) = 0{,}98$ se $1 \le x < 2$; $F(x) = 1{,}0$ se $x \ge 2$. **4.8** 362,880 **4.11** 0,1042 **4.12** 0,2148 **4.13** $E(X) = Var(X) = 4{,}0$ **4.24** $\Pr(X \le 2) = 0{,}62$ **4.25** 0,202 **4.26** 0,385 **4.27** 0,471 **4.28** 0,144 **4.29** 1,24 **4.33** 0,23 **4.34** 0,882 **4.35** $\Pr(X = 0) = 0{,}91$, $\Pr(X = 1) = 0{,}08$, $\Pr(X = 2) = 0{,}01$ **4.36** 0,10 **4.37** 0,11 **4.38** 6 meses, 0,25; 1 ano, 0,52 **4.39** 0,435 **4.40** 0,104 **4.41** 10,4 **4.48** Baseado na distribuição de Poisson, $\Pr(X \ge 27) = 0{,}049 < 0{,}05$. Então, há um excesso significativo. **4.49** 0,0263 **4.50** Se Y = número de casos de fenda palatina, então baseado na distribuição de Poisson, $\Pr(Y \ge 12) = 0{,}0532 > 0{,}05$. Este é um resultado limítrofe porque esta probabilidade está próxima a 0,05.

CAPÍTULO 5

5.1 0,6915 **5.2** 0,3085 **5.3** 0,7745 **5.4** 0,0228 **5.5** 0,0441 **5.12** 0,079 **5.13** 0,0004 **5.14** 0,352 **5.15** 0,268 **5.16** 0,380 **5.17** 0,023 **5.18** 0,067 **5.19** 0,0058 **5.20** 0,435 **5.25** 0,018 **5.26** 0,123 **5.27** 0,0005 **5.28** ≥43 **5.29** ≥69 **5.30** ≥72 **5.36** 0,851 **5.37** Sensibilidade. **5.38** 0,941 **5.39** Especificidade. **5.40** $\Delta = 0{,}2375$ mg/dL, conformidade = 88% em cada grupo **5.47** 63.5% **5.48** 32.3% **5.49** Não. As distribuições são muito assimétricas.

CAPÍTULO 6

6.5 0,079 para homens normais, 0,071 para homens com limitação crônica do fluxo de ar **6.15** 0,44 **6.16** 0,099 **6.17** (0,25, 0,63)

6.18

	Estimativa pontual	IC 95%
E. coli	25,53	(24,16-26,90)
S. aureus	26,79	(24,88-28,70)
P. aeruginosa	19,93	(18,60-21,27)

6.19

	Estimativa pontual	IC 95%
E. coli	25,06	(23,73-26,38)
S. aureus	25,44	(24,60-26,29)
P. aeruginosa	17,89	(17,09-18,69)

6.20

	Estimativa pontual	IC 95%
E. coli	1,78	(1,21-3,42)
S. aureus	2,49	(1,68-4,77)
P. aeruginosa	1,74	(1,17-3,32)

6.21

	Estimativa pontual	IC 95%
E. coli	1,73	(1,17-3,31)
S. aureus	1,10	(0,75-2,12)
P. aeruginosa	1,04	(0,70-1,99)

6.27 0,130 **6.28** (0,033, 0,228) **6.29** Devido a 10% estarem dentro de IC 95%, os dois medicamentos são igualmente eficazes. **6.30** (6,17, 7,83) **6.31** (2,11, 9,71) **6.32** n = 0,251 **6.36** 0,544 **6.37** (0,26, 1,81) **6.38** 0,958 **6.39** 0,999 **6.52** 0,615 **6.53** 0,918 **6.54** Para 0,5 lb, proporção observada = 0,615. Para 1lb, proporção observada = 0,935. Há uma boa concordância entre as proporções observadas e esperadas estão em boa concordância. **6.55** Sim. **6.75** IC 95% = (2,20, 13,06). Devido a esse intervalo não incluir 1,8, há um número excessivo de casos de câncer de bexiga entre pessoas que trabalham com pneus. **6.76** IC 95% = (1,09, 10,24). Por causa desse intervalo incluir 2,5, não há um número excessivo de casos de câncer de estômago entre pessoas que trabalham com pneus.

CAPÍTULO 7

7.1 $z = 1{,}732$, aceitar H_0 ao nível de 5%. **7.2** $p = 0{,}083$ **7.4** $t = 1{,}155 \sim t_{11}$, $p = 0{,}27$ **7.4** (0,82, 1,58) **7.5** O IC 95% contém 1,0, que está consistente com nossa decisão de aceitar H_0 ao nível de significância de 5%. **7.17** $z = 0{,}952$, aceitar H_0 ao nível de 5%.

7.18 $p = 0,34$ **7.19** Aceitar H_0 ao nível de 5%. **7.20** $p = 0,71$ **7.27** $z = 7,64$, $p < 0,001$ **7.28** 31 **7.29** 0,770 **7.35** $H_0: \mu = \mu_0$ versus $H_1: \mu \neq \mu_0$. σ2 desconhecido. μ = média verdadeira da ingestão diária de ferro para meninos de 9 a 11 anos de idade, abaixo do nível de pobreza, μ_0 = média verdadeira da ingestão diária de ferro para meninos de 9 a 11 anos de idade na população geral. **7.36** $t = -2,917 \sim t_{50}$, rejeitar H_0 ao nível de 5%. **7.37** $0,001 < p < 0,01$ (valor-p exato = 0,005) **7.38** $H_0: \sigma^2 = \sigma_0^2$ versus $H_1: \sigma^2 \neq \sigma_0^2$. σ^2 = variância representativa na população de baixa renda, σ_0^2 = variância representativa na população geral. **7.39** $X^2 = 36,49 \sim \chi_{50}^2$ sob H_0, aceitar H_0 ao nível de 5%. **7.40** $0,1 < p < 0,2$ (valor-p exato = 0,15) **7.41** (15,80, 34,86). O intervalo contém $\sigma_0^2 = 5,56^2 = 30,91$, então as variâncias representativas da população geral e de baixa renda não são significativamente diferentes. **7.52** Teste binomial para uma amostra, método exato. **7.53** $p = 0,28$ **7.54** Teste binomial para uma amostra, método para amostras grandes. $z = 3,08$, $p = 0,0021$ **7.55** (0,058, 0,142)

CAPÍTULO 8

8.7 135 meninas em cada grupo ou um total geral de 270. **8.8** 106 meninas em cada grupo ou um total geral de 212. **8.9** 96 meninas no grupo abaixo da pobreza, 192 meninas no grupo acima da pobreza. **8.10** Energia = 0,401 **8.11** Energia = 0,525 **8.12** Energia = 0,300 **8.13** Energia = 0,417 **8.19** Use o teste t pareado. $t = -3,37 \sim t_9$, $0,001 < p < 0,01$ (valor-p exato = 0,008) **8.20** Use o teste t pareado. $t = -1,83 \sim t_{29}$, $0,05 < p < 0,10$ (valor-p exato = 0,078) **8.21** o IC 95% para o grupo droga tópica e metazolamida é (–2,67, –0,53) e para o grupo droga tópica é (–1,48, 0,08) **8.22** Use o teste t para duas amostras com variâncias iguais. $t = -1,25 \sim t_{38}$, $p > 0,05$ (valor-p exato = 0,22). **8.31** $H_0: \mu_1 = \mu_2$ versus $H_1: \mu_1 \neq \mu_2$, onde μ = média verdadeira VEF em criança cujos pais fumam, μ_2 = média verdadeira de VEF em crianças cujos pais não fumam. **8.32** Primeiro, execute o teste F para a igualdade de duas variâncias, $F = 3,06 \sim F_{22,19}$, $p < 0,05$. Portanto, use o teste t para duas amostras com variâncias diferentes. **8.33** $t = -1,17 \sim t_{35}$, aceitar H_0 ao nível de 5%. **8.34** (–0,55, 0,15) **8.35** 212 crianças em cada grupo. **8.36** 176 crianças em cada grupo. **8.37** 0,363 **8.38** 0,486 **8.44** O teste t pareado. **8.45** Escala original, $t = -3,49 \sim t_9$, $0,001 < p < 0,01$ (valor-p exato = 0,007), Escala In, $t = -3,74 \sim t_9$, $0,001 < p < 0,01$ (valor-p exato = 0,005). A escala In é preferível porque a mudança na escala original parece estar relacionada ao nível inicial. **8.46** A proteína urinária diminuiu em 56,7% em 8 semanas. **8.47** IC 95% para diminuição de 8 semanas = (28,2%, 73,9%) **8.49** O teste t para duas amostras com variâncias iguais **8.50** $H_0: \mu_1 = \mu_2$ versus $H_1: \mu_1 \neq \mu_2$; onde μ_1 = verdadeiro nível médio de colesterol para homens; μ_2 = verdadeiro nível médio de colesterol para mulheres; $t = -1,92 \sim t_{90}$, $0,05 < p < 0,10$ (valor-p exato = 0,058) **8.51** $H_0: \mu_1 = \mu_2$ versus $H_1: \mu_1 > \mu_2$; $t = -1,92 \sim t_{90}$, $0,95 < p < 0,975$ (valor-p exato = 0,97) **8.52** Não. Os pares de gêmeos não são observações independentes. **8.62** Teste F para a igualdade de duas variâncias, $F = 1,15 \sim F_{35,29}$, $p > 0,05$. Portanto, use o teste t para duas amostras com variâncias iguais. **8.63** $t = 1,25 \sim t_{64}$, $0,2 < p < 0,3$ (valor-p exato = 0,22). **8.64** RA, 0,32; OA, 0,43 **8.65** 133 indivíduos em cada grupo AR e AO. **8.66** Teste t pareado. **8.67** $t = 2.27 \sim t_{99}$, $0,02 < p < 0,05$ (valor-p exato = 0,025) **8.68** Teste F para a igualdade de duas variâncias, $F = 1,99 \sim F_{98,99}$, $p < 0,05$. Use o teste t para duas amostras com variâncias diferentes. **8.69** $t = -4,20 \sim t_{176}$, $p < 0,001$.

CAPÍTULO 9

9.1 Use o teste do sinal. Os valores críticos são $c_1 = 6,3$ e $c_2 = 16,7$. Porque $c_1 \leq C \leq c_2$, onde C = número de pacientes que melhoraram = 15, aceitamos H_0 ao nível de 5%. **9.7** A distribuição do tempo de internação é muito assimétrica e longe de ser normal, que faz o teste t não ser muito útil aqui. **9.8** Use o teste da soma de postos de Wilcoxon (teste para amostras grandes). $R_1 = 83,5$, $T = 3,10 \sim N(0,1)$, $p = 0,002$ **9.13** $H_0: F_1 = F_2$ versus $H_1: F_1 \neq F_2$, onde F_1 = distribuição da duração da efusão para bebês amamentados, F_2 = distribuição da duração da efusão para bebês alimentados com mamadeira. **9.14** A distribuição da duração da efusão é muito assimétrica e longe de ser normal. **9.15** Teste de postos com sinais de Wilcoxon (teste para amostras grandes). **9.16** $R_1 = 215$, $T = 2,33 \sim N(0, 1)$, $p = 0,020$. Os bebês amamentados tem menor duração de efusão do que os bebês alimentados com mamadeira. **9.22** Teste de postos com sinais de Wilcoxon (teste para amostras grandes). **9.23** $R_1 = 33,5$, $T = 1,76 \sim N(0, 1)$, $p = 0,078$. A PAS média é levemente, mas não significativamente maior com o manguito padrão. **9.24** Teste de postos com sinais de Wilcoxon (teste para amostras grandes). **9.25** $R_1 = 32$, $T = 1,86 \sim N(0, 1)$, $p = 0,062$. A variabilidade com o manguito padrão é levemente, mas não significativamente, menor do que com o zero aleatório.

CAPÍTULO 10

10.8 Teste de McNemar para proporções pareadas. **10.9** $X^2 = 4,76 \sim \chi_1^2$, $0,025 < p < 0,05$ **10.10** 87 **10.11** 13 **10.12** Teste de McNemar para proporções pareadas, teste exato; $p = 0,267$ **10.13** Usar o teste do qui-quadrado para tabelas 2 × 2. $X^2 = 32,17 \sim \chi_1^2$, $p < 0,001$ **10.15** Usar o teste do qui-quadrado para tabelas $R \times C$. $X^2 = 117,02 \sim \chi_2^2$, $p < 0,001$. Há uma associação significativa entre a origem étnica e o tipo genético. **10.27** Teste de McNemar para proporções pareadas. **10.28** $X^2 = 4,65 \sim \chi_1^2$, $0,02 < p < 0,05$ **10.32** Teste de McNemar para proporções pareadas (teste de amostras grandes). **10.33** $X^2 = 6,48 \sim \chi_1^2$, $0,01 < p < 0,025$ **10.34** Teste de McNemar para proporções pareadas (método exato). **10.35** $p = 0,387$ **10.36** 0,9997 **10.42** 0,304 **10.43** 0,213 **10.44** 284 indivíduos em cada grupo. **10.45** Pacientes consumidores de medicamentos para baixar o colesterol, 0,218; pacientes consumidores de pílula placebo, 0,295 **10.46** 390 indivíduos em cada grupo. **10.48** 12, 0,273; 13, 0,333; 14, 0,303; 15, 0,091; 16, 0; 17, 0. **10.49** 15,13 anos = 15 anos, 2 meses **10.50** Usamos os grupos de idade, ≤12,9, 13,0–13,9, 14,0–14,9, ≥15,0, e executamos teste de qui-quadrado de qualidade do ajuste. $X^2 = 1,27 \sim \chi_1^2$, $0,25 < p < 0,50$. A distribuição normal fornece um bom ajuste para a distribuição da idade na espermatogênese.

ÍNDICE DO SOFTWARE ESTATÍSTICO

Capítulo	Seção	Tópico	Comando	Pacote Estatístico Usado				
				R	Minitab	SAS	Stata	Excel
2	2.2	calcula média aritmética	mean	X				
	2.2	calcula a mediana da amostra	median	X				
	2.2	calcula a média geométrica	programa para calcular a média geométrica	X				
	2.4	calcula os quantis de uma amostra	quantile	X				
	2.2	lê os dados da planilha	read.xlsx	X				
	2.4	calcula média aritmética	media					X
	2.4	calcula o desvio-padrão	desvpad					X
	2.7	gera a distribuição de frequência	PROC FREQ			X		
	2.8	diagrama ramo-e-folha	stem.leaf	X				
	2.8	diagrama ramo-e-folha	PROC UNIVARIATE			X		
	2.8	diagrama de caixas	PROC UNIVARIATE			X		
	2.9	diagrama de caixas	diagrama de caixas		X			
4	4.7	calcula combinações	comb				X	
	4.7	calcula combinações	choose	X				
	4.8	calcula fmp e fda para a distribuição binomial	distrbinom					X
	4.8	calcula fda para a distribuição binomial	pbinom	X				
	4.8	calcula fmp para a distribuição binomial	dbinom	X				
	4.8	gráfico de barras	barplot	X				
	4.11	calcula fmp e fda para a distribuição de Poisson	POISSON					X
	4.13	calcula $Pr(X \geq k)$, onde X segue uma distribuição de Poisson	poissontail				X	
5	5.4	calcula fda para uma distribuição $N(0,1)$	dist.normp					X
	5.4	calcula os percentis para uma distribuição $N(0,1)$	qnorm	X				
	5.5	calcula fda e fdp para uma distribuição $N(\mu,\sigma^2)$	dist.norm					X
	5.5	calcula os percentis para uma distribuição $N(\mu,\sigma^2)$	inv.norm					X
	5.5	calcula cdf para uma distribuição $N(\mu,\sigma^2)$	pnorm	X				
	5.5	calcula os percentis para uma distribuição $N(\mu,\sigma^2)$	qnorm	X				
	5.5	calcula fdp para uma distribuição $N(\mu,\sigma^2)$	dnorm	X				

(continua na próxima página)

Capítulo	Seção	Tópico	Comando	Pacote Estatístico Usado				
				R	Minitab	SAS	Stata	Excel
6	6.5	exibir histogramas	PROC CHART			X		
	6.5	percentis de uma distribuição t	qt	X				
	6.7	percentis de uma distribuição de qui-quadrado	inv.qui					X
	6.7	percentis de uma distribuição de qui-quadrado	qchisq	X				
	6.8	obtém um IC de amostra grande para um parâmetro binomial p	cii				X	
	6.8	obtém um IC exato para um parâmetro binomial p	cii				X	
	6.9	obtém IC exato para parâmetro λ de Poisson	cii				X	
	6.11	obtém amostras Bootstrap	sample	X				
	6.11	obtém quantis da amostra	quantile	X				
7	7.3	calcular percentis da distribuição t	invt					X
	7.3	calcular o cdf para a distribuição t	pt	X				
	7.3	calcular o cdf para a distribuição t	distt					X
	7.4	executar um teste t para uma amostra baseado nos dados resumidos	ttesti				X	
	7.5	calcular os percentis da distribuição t	qt	X				
	7.6	calcular o poder para um teste t para uma amostra	sampsi				X	
	7.7	calcular o tamanho da amostra para um teste t para uma amostra	sampsi				X	
	7.8	calcula a área da cauda à direita em uma distribuição de qui-quadrado	dist.qui					X
	7.9	para executar a versão para amostras grande do teste binomial para uma amostra com a correção de continuidade	prop.test	X				
	7.9	para executar a versão exata do teste binomial para uma amostra	bitesti				X	
	7.9	calcular o poder e o tamanho da amostra para um teste binomial para uma amostra	sampsi				X	
	7.10	calcular cdf de uma distribuição de Poisson	ppois	X				
	7.11	calcular o valor-p bilateral para o teste t para uma amostra	distt					X
8	8.2	realizar o teste t pareado	t.test	X				
	8.5	executar o teste t para duas amostras com as variâncias iguais baseada nos dados resumidos	ttesti				X	

(continua na próxima página)

Capítulo	Seção	Tópico	Comando	Pacote Estatístico Usado				
				R	Minitab	SAS	Stata	Excel
8	8.6	obter o cdf para a distribuição *F*	pf	X				
	8.6	executar o teste *F* para a igualdade de 2 variâncias baseadas nos dados resumidos	sdtest				X	
	8.7	executar o teste *t* de duas amostras com as variâncias desiguais baseada nos dados originais	totest				X	
	8.8	executar o teste *t* de duas amostras com variâncias iguais ou desiguais e o teste *F* para paridade de 2 variâncias	PROC TTEST			X		
	8.9	estimar o tamanho da amostra para comparar as médias de 2 amostras independentes	sampsi				X	
	8.9	estimar o poder para comparar as médias de 2 amostras independentes	sampsi				X	
	8.10	Macro SAS para realizar o DSE usando o procedimento dos valores extremos na Equação 8.29	gesd macro			X		
9	9.2	executar a versão para amostras grandes do teste do sinal	prop.test	X				
	9.3	realizar o teste de classificação de sinal de Wilcoxon	wilcox.test	X				
	9.4	realizar o teste da soma de pontos de Wilcoxon	wilcox.test	X				
	9.6	executar o teste de permutação correspondente ao teste de soma de pontos de Wilcoxon	sample	X				
10	10.2	executar o teste do qui-quadrado com correção de Yates para as tabelas 2 x 2	chisq.test	X				
	10.3	avaliar as probabilidades usando a distribuição hipergeométrica	dist.hipergeom					X
	10.3	executar o teste exato de Fisher	fisher.test	X				
	10.4	executar a versão para amostras grandes do teste de McNemar para proporções pareadas	mcnemar.test	X				
	10.5	estimar o tamanho da amostra necessária para comparar duas proporções binomiais	sampsi				X	
	10.5	estimar o poder de um estudo para comparar duas proporções binomiais	sampsi				X	
	10.6	executar o teste do qui-quadrado para tabelas r × c	chisq.test	X				

(continua na próxima página)

Capítulo	Seção	Tópico	Comando	Pacote Estatístico Usado				
				R	Minitab	SAS	Stata	Excel
10	10.7	executar o teste de qualidade de ajuste do qui-quadrado para o modelo especificado externamente	chisq.test	X				
	10.7	executar o teste de qualidade de ajuste do qui-quadrado para o modelo especificado internamente	custom program	X				
	10.8	calcular o coeficiente Kappa e testar a sua significância estatística	kap				X	

ÍNDICE REMISSIVO

A
Amostra aleatória, 148
Amostra da População, 3, 148-150
Amostra simples aleatória, 148
amostra, 189
Amostra, 3,148-150
    aleatória, 148
    amostra por conglomerado, 148-149
    bootstrap, 188
    independente, 378-381
    mediana, 9-10
    pareadas, 382-387
Amostragem por conglomerado, 148-149
Amostras independentes, 378-381, 385-386
Amostras pareadas, 382-288
Amostras rescalda/transformada, 14-15
Amostras transformadas, 13-15
Aproximação de Poisson, 98-99
Aproximação normal para distribuição binomial, 126-131
    distribuição de Poisson, 131-133
Atribuições aleatórias, 151

B
Bioestatística, 1
BIRTHWEIGHT.XLS, 153, 194
Bogalusa Heart Study, 349
BONEDEN.DAT (Conjunto de dados), 31, 37, 105, 197, 258, 346
Bootstrap, O, 188-192

C
Cegamento, 156
CHIDIST, 234
Christmas Bird Count (CBC), 144
Coeficiente de regressão padronizado (bs),
Coeficiente de variação (CV), 21-22
Combinações lineares de variáveis aleatórias, 124-126
    definição, 124
    valor esperado de, 124-126
    variância de, 124-126
    variância de, 124-126
    variáveis aleatórias independentes, 125
Combinações, 81-85
Complemento, 43
Correção de continuidade, 123
Curva característica de operação do receptor (ROC), 57-59
Curva ROC (característica de operação do receptor), 57-59
CV (coeficiente de variação), 21-22

D
Dados agrupados, 22-24
Dados cardinais, 319
Dados cardinais, 319
    escala intervalar 319
    escala nominal, 320
    ordinal, 320
Dados ordinais, 320
Definição da frequência de probabilidade, 56-57
Desvio da média, 19 18
Desvio-padrão, 17-19
    de variáveis aleatórias, 78
    propriedades de, 19-21
Diabetes Prevention Trial (DPT), 143
DIABETES.DAT (Conjunto de dados), 313, 347
Diferença da média estimada, 3
Diferença da média verdadeira, 4
    verdadeiro grau ou realidade, 204
Dígitos aleatórios, 150
Diretrizes de avaliação, 407
Dispersão, 15
DIST.HIPERGEOM, 366-367
DIST.NORM, 118, 122-124
DIST.T.CD, 207-209
DISTR.BINOM, 88
Distribuição bimodal, 12
Distribuição binomial, 73, 85-90
    contínua, 3
    distribuição F, 275-277
    frequência, 3, 22-24, 74-77
    hipergeométrica, 366-369
    moda, 11-12
    negativamente assimétrica, 11
    normal, 111-114
    qui-quadrado, 173-175
Distribuição contínua, 3
Distribuição da frequência, 3, 23-24, 75-76
Distribuição de Gauss, 111-114
Distribuição de Poisson, 183-186
    variância da distribuição, 172-173
Distribuição de Poisson, 73,92-95
    aproximação normal para, 131-133
    estimação de intervalo, 184-186
    estimação para, 183-186
    estimação pontual, 183-186

inferência com base em uma amostra, 244-249
tabelas eletrônicas, 96
valor esperado de, 96-98
Distribuição discreta, 92,97
Distribuição do qui-quadrado, 173-177
Distribuição F, 275-277
    graus de liberdade do denominador, 275-276
    graus de liberdade do numerador, 275-276
    O percentil, 276-277
    para paridade de duas variâncias, 278
    percentis mínimos de, 276-277
    teste F277-279
    usando o computador para a paridade de duas variâncias, 297-298
    usando o computador para obter percentis e áreas para, 295 277
Distribuição hipergeométrica, 366-369
Distribuição negativamente assimétrica, 11
Distribuição normal padrão, 114-120
    Consulte também a Distribuição normal (110 x u)o percentil, 119
    da variável normal, 121
    função da distribuição cumulativa, 116Tabelas eletrônicas, 118-120
    percentil, 123
    propriedades de simetria, 116
    tabelas normais, 116-120
Distribuição normal,.111-114
    Consulte também as Tabelas eletrônicas da distribuição normal padrão, 118-120
Distribuição positivamente assimétrica, 10-11
Distribuição t de Student, 165-171
    População-alvo, 148
Distribuição t, 165-171
    usando o computador para duas amostras, 384
Distribuição trimodal, 12
Distribuição unimodal, 12
Distribuições da amostragem, 157-158
Distribuições da assimétrica, 10-11
Distribuições da probabilidade, 75-76
Distribuições de probabilidade contínua, 109-133
    aproximação normal para distribuição binomial, 126-131
    aproximação normal para distribuição de Poisson 131-133
    combinações lineares de variáveis aleatórias 124-126
    conceitos gerais, 115-118, 109-111
    conversão de $N(\mu, s2)$ para distribuição $N(0,1)$, 120-124
    distribuição normal padrão, 114-120
    distribuição normal, 111-114
Distribuições discretas de probabilidade, 73-101
    aproximação de Poisson para distribuição binomial, 98-100
    combinações, 81-85
    distribuição binomial, 85-90
    distribuição de Poisson, 92-95

função da distribuição acumulada da variável aleatória discreta, 79-80
função da distribuição acumulada, 79
função de massa de probabilidade para, 74-77
função de massa de probabilidade, 74-77
permutações, 81-85
probabilidades de Poisson, 95-96
valor esperado da variável aleatória discreta, 76-78
valor esperado de, 76-78
variância da variável aleatória discreta, 78-79
variância de, 78-79
variável aleatória discreta, 74
variável aleatória, 74
Duplo cego, 156

E

EAR.DAT (Conjunto de dados), 417
Ensaios clínicos aleatorizados, 153-157
    características do alinhamento, 154-157
    duplo cego, 156
    estratificação, 156
    não cego, 156
    simples cego, 156
Ensaios clínicos, 384-387
Erro padrão (se), 160
Erro padrão da média 160-162
Erro tipo I, 203
Erro tipo II, 203
Escala de intervalo, 319
Escala de razão, 319
Escala nominal, 320
Especificidade dos sintomas, 52
Estatística aplicada, 1
Estatística de teste, 206
Estatística descritiva, 5-33
    análise descritiva no computador, 33
    coeficiente de variação, 21-22
    dados agrupados, 22-24
    estudo de caso, 30-33
    média aritmética, 13-15
    medidas de dispersão, 15-19
    medidas de localização, 6-13
    métodos gráficos, 25-30
Estatística do Desvio Studentizado Extremo (DSE), 292-296
Estatística do DPE (Desvio Extremo, sigla em inglês), 312-316, 292-296
Estatística Kappa, 404-408
Estatística matemática, 1
Estatística, 1, 4
    diagrama de ramo-e-folha, 26-28
    função escada 80
Estimação combinada de variância, 271
Estimação de poder. Consulte também Estimativa no estudo clínico, 378-387
    comparando duas médias, 291-292
    para comparar duas proporções binomiais, 378-387

usando o computador para, 225, 381-382
Estimação pontual, 172
Estimação pontual. Consulte também Estimação; distribuição binomial de estimação de intervalo, 177-178
    média da distribuição, 157-158
Estimação por intervalo, 148, 165, 175-177
    comparação das médias de duas amostras independentes, 273-274
    comparação das médias de duas amostras pareadas 268-269
    método da teoria normal, 178-180
    métodos exatos, 180-182, 184-185
    para a distribuição de Poisson, 184-186
Estimações pontuais, 148
Estimador, 158-159
Estimador independente da variância mínima, 158-159
Estimativa do tamanho da amostra, 226-232
    Consulte também a estimação baseada na largura de IC, 231-232
    alternativas bilaterais, 229-230
    amostras independentes, 378-381, 384-386
    amostras pareadas, 382-384
    e poder, 241-242
    em estudos clínicos, 384-387
    para comparar duas proporções binomiais, 378-388
    testes unilaterais, 226-229
    usando o computador para, 381-382
Estimativa, 147-186
    Consulte também Estimativa do intervalo; Estimativa de ponto; Distribuição binomial da estimativa do tamanho da amostra, 178-182
    amostra, 147-150
    de poder, 291-292
    distribuição de Poisson, 183-186
    distribuição qui-quadrado, 173-175
    distribuição *t*, 165-171
    erro padrão da média, 160-162
    estudos clínicos aleatorizados, 153-157
    intervalo, 165, 175-177, 177-182, 184-186
    intervalos de confiança unilateral, 186-188
    média da distribuição, 157-171
    pontual, 157-159, 172-173, 177-178, 183-184
    população, 147-150
    tabelas de números aleatórios, 150-153
    teorema do limite central, 163-164
    usando o computador, para estimar o poder, 225-226
    usando o computador, tamanho da amostra, 230-231, 290-291
    variância da distribuição, 172-177
Estimativa, 3-4
    erro em, 3
Estratificação, 156
Estudo ARIC (Atherosclerosis Risk in Communities), 311

Estudo clínico cego, 156
Estudo da densidade mineral óssea, 31-33, 171-172, 249
Estudo de acompanhamento, 264
Estudo de Doenças Respiratórias Infantis (DRI), 35
Estudo de mortalidade proporcional, 239
Estudo de Woburn, 183-184
Estudo DRI (Doenças Respiratórias da Infância), 35
Estudo observacional, 417
Estudo sobre o chumbo em El Paso (LEAD.DAT), 30-31
Estudo transversal, 264
Eventos dependentes, 44-45
Eventos exaustivos, 50
Eventos independentes, 43
Eventos mutuamente exclusivos, 41, 50-51
Eventos, 40
    complemento, 43
    dependente, 44-45
    exaustivo, 50
    independente, 43
    mutuamente exclusivos, 41, 50
    símbolo para, 41
    simultâneos, 42
    teste binomial com base em uma amostra (alternativa bilateral), 238-240
    teste McNemar, 375-376
Excel, 4, 88
Exemplos de estudo de caso
    gráficos dos dados, 30-33
    intervalo de confiança, 171-172
    métodos estatísticos não paramétricos, 337-338
    teste de hipótese bilateral, 286-288
    teste de Poisson com base em uma amostra, 249

F

Falso negativo, 52
Falso positivo, 52
Fatorial, 82-83
Fluxogramas
    inferência estatística para duas amostras, 301
    método dos dados categóricos para a inferência estatística, 438
    métodos de inferência estatística, 252
Framingham Eye Study, 50-51
Função DIST.QUI, 234
Função da densidade de probabilidade, 110
Função da distribuição acumulativa (FDA), 79, 111, 115-116
Função de massa de probabilidade, 74-75
Função DIST.HIPERGEOM, 367
Função DISTR.BINOM, 88, 181
Função normal inversa 119
Função NORMDIST (NORM.DIST) do Excel, 118, 122-124
Função NORMINV do Excel, 122
    função de densidade probabilidade de, 115

O percentil, 123
padrão, 114-120
teste unilate, 204-211
Função INV.NORM, 122
Função DIST.T.CD, 207-209

G
Gossett, William, 166
Gráfico de barra, 5-6, 26
Gráfico de caixa, 28-30
Gráfico de dispersão, 5,7
Graus de liberdade (gl), 166
Graus de liberdade do denominador, 275
Graus de liberdade do numerador, 275

H
Harvard Medical Practice Study, 416
Harvard Pilgrim Health Care, 196
Hipótese nula, 201-203
Homogeneidade da proporção binomial, 357
HORMONE.DAT (Conjunto de dados), 306, 346
HOSPITAL.DAT (Conjunto de dados), 33, 190-191, 280
HOSPITAL.DOC, 33

I
Incidência cumulativa, 60
Incidência, 59-60
  incidência cumulativa, 60
Índice médio de toques no pulso, 298
Indivíduo-ano, 183
INFANTBP.DAT (Conjunto de dados), 306
INFANTBP.DOC, 306
Inferência baseada em duas amostras, 201
Inferência baseada em duas amostras, 236-317
  comparação das médias de duas amostras independentes, 273-274
  estimação de intervalo, 268-269, 273-274
  estimação do poder, 291
  estimação do tamanho da amostra, 288-290
  estudo de caso, 286-288
  outliers, 292-299
  paridade de duas variâncias, 275-280
  teste F, 277-279
  teste t para duas amostras independentes com variâncias desiguais, 280-284
  teste t para duas amostras independentes com variâncias iguais, 270-273
  teste t pareado, 265-269
Inferência Bayesiana, 56-57
Inferência Bayesiana, 56-57
  a posteriori, 57
  a priori, 57
  condicional, 47-51
  curva característica de operação do receptor (COR), 57-59
  definição de frequência de, 56-57
  definição, 40-41
  espaço amostral, 40
  evento 40
  eventos mutuamente exclusivos, 41
  incidência, 59-60
  lei da multiplicação da probabilidade, 43-45
  notações, 41-43
  prevalência, 59-60
  regra da probabilidade total, 49-50
  testes de triagem, 51-58
Inferência estatística, 3
Inferência para uma amostra, 201-252
  alternativas bilaterais, 211-217
  conceitos gerais, 201-204
  determinação do tamanho da amostra, 226-229
  estimação do poder e tamanho da amostra, 241-242
  método da teoria normal, 235-237
  métodos exatos, 238-239
  para a distribuição binomial, 235-244
  para a distribuição de Poisson, 244-249
  poder do teste, 220-224
  teste para a variância de uma distribuição normal, 232-234
  teste unilateral para a média da distribuição normal, 204-217
Intervalo normal, 118
Intervalo, 15-19
  soma dos postos 328 Testes de postos 327
intervalos de confiança (IC), 189-191
Intervalos de confiança unilateral, 186
INV.NORM, 122-123
INV.T.BC, 206

L
LEAD.DAT (Conjunto de dados), 30, 37, 195
LEAD.DOC, 30
Lei da adição da probabilidade, 45-47

M
Margens da coluna, 356
Margens da linha, 356
MAXCHG (valor do teste FAIR), 140
MAXFWT (índice médio de toques no pulso), 318
Média aritmética 7-9, 13-15
  erro padrão de, 160-162
  geométrica, 12-13
Média aritmética, 7-9
  amostras reescalonadas 14-15
  amostras transladadas 13-14
  Atherosclerosis Risk in Communities (ARIC), 311
  Média, 7-9
  propriedades de, 13-15
  versus mediana, 10-11
Média da distribuição, 157-171
  distribuição t, 165-171
  erro padrão da média, 160-162
  estimação de ponto, 157-159
  estimativa de intervalo, 165

estimativa de, 157-171
    intervalo de confiança, 168-171
    teorema do limite central, 163-165
    teste unilaterais, 204-211
Média geométrica, 12-13
Mediana 9-10
Medical Research Council de 1946, 420
Medida de localização, 6-13
    média aritmética 7-9
    média geométrica, 12-13
    mediana, 9-10
    moda, 11-12
Medidas de dispersão, 15-19
    desvio-padrão, 17-19
    intervalo, 15-17
    quantis (percentis), 16-17
    variância, 17-19
Método da tabela de contingência, 355-357
    tabela de contingência 2 x 2, 355
    tabela esperada, 357-360
    tabela observada, 357
    teste de significância 357-362
    teste do qui-quadrado corrigido de Yates, 360-362
Método da teoria normal, 178-180, 235-237
    Consulte também Métodos exatos do teste de McNemar, 374-376
    teste do sinal, 321-326
    teste para duas proporções binomiais, 352-355
Método de Sattherwaite, 281-282
método do valor crítico, 206, 208
Métodos estatísticos não paramétricos, 319-343
    estudo de caso, 337-338
    teste de qualidade do ajuste do qui-quadrado, 399-404
Métodos estatísticos paramétricos, 319
Métodos gráficos, 25-30
    gráfico Ramo-e-folha, 26-28
    gráficos de barras, 26
    gráficos de caixa, 28-30
Mini Mental Status Test (CMMS), 65-66
Mini Mental Status Test (CMMS), 65-66
Minnesota Heart Study, 149
Moda, 11-12
Modelo da probabilidade 4

N
National Survey or Health dos Estados Unidos, 420
NIFED.DAT (Conjunto de dados), 136, 196, 257, 304
Nível de significância, 203
Números aleatórios ou aleatorização, 2, 153-154
Números aleatórios, 149-150
Números pseudoaleatórios, 150
    método exato, 325-326
    percentil, 16
    PV- (valor preditivo negativo), 52
    PV+ (valor preditivo positivo), 51

teste de adequação do ajuste do qui-quadrado, 401
teste do qui-quadrado para a tendência nas proporções binomiais, 392-395
teste F para a igualdade de duas variâncias, 278-279
valor-p, 206-211
Nurses Health Study, 149, 262, 418

P
Par concordante, 372
Par discordante, 372-373
Penetrância completa, 67
Penetrância completa, 67
    reduzida, 67
Penetrância reduzida, 67
Percentis, 16-17
Permutação, 81-85, 339-343
    testes, 339-343
    usando o computador para executar, teste, 341-343
Physicians Health Study, 387, 411, 419
PIRIFORM.DAT (Conjunto de dados), 140
Poder do teste, 220-226
Poisson, 73
    amostragem, 158-159
    positivamente assimétrica, 10-11
    probabilidade, 74-77
    simétrica, 10-11
    t, 165-171
Poisson, 95-96
    distribuição de Poisson, 96-97
    distribuição normal padrão, 116-118
    números aleatórios, 2, 150-153
    tabela de contingência R x C, 388-399
População de referência, 148
População-alvo, 148
Prevalência, 59-60
Probabilidade *a posteriori*, 57
Probabilidade *a priori*, 57
Probabilidade condicional, 47-51
    comparação das médias de duas amostras pareadas, 268-269
    e teste de hipótese, 217-219
    estimação do tamanho da amostra, 231-232
    fatores afetando o tamanho de, 170
    Intervalo de confiança. Consulte também o bootstrap da estimativa do intervalo, 189-190
    para a média da distribuição normal, 168-171
    regra da probabilidade total, 49-51
    risco relativo, 48
    unilateral, 186-188
Probabilidade, 40-60
    lei da adição de, 45-47
Probabilidades de Poisson, 95-96
Problema de Behrens-Fisher, 280
Problema do teste da hipótese em duas amostras, 263

Problemas de mascaramento, 295-296
    amostras emparelhadas, 81
    concordante, 372
    dados pareados, 371-378
    discordante, 372
    par discordante tipo A, 372
    par discordante tipo B, 372-373
    teste de duas proporções binomiais, 371-378
PROC TTEST, 286-288
Procedimento SAS FREQ, 23-24
Procedimento SAS UNIVARIATE, 28,30
Procedimentos do pacote estatístico do Excel
Programa de Triagem Genética da Califórnia, 63-64
Programa R, 4, 369, 395
    definição 388
    regiões de aceitação e rejeição, 390
    tabela de contingência R x C, 388-399
    tabela esperada, 388-389
    test t, 284-285
    teste da soma de classificação de Wilcoxon, 396-397
    teste do qui-quadrado para a tendência nas proporções binomiais, 392-395
    teste do qui-quadrado, 389-390
    teste para associação, 388-399
    usando para executar o teste t pareado, 267
    valor-p, 390

Q
Qualquer Preço, A (livro e filme), 183
Quantis,

R
Raciocínio dedutivo, 147
Raciocínio indutivo, 147
Randomização de bloco, 163
    aleatorização em bloco, 154
Região de aceitação, 205
    estatística de Kappa, 405
    teste binomial com base em uma amostra (alternativa bilateral), 235-236
    teste de adequação do ajuste do qui--quadrado, 401
    teste de qui-quadrado para a tendência nas proporções binomiais, 393-394
    teste do qui-quadrado para as tabelas de contingência R x C, 390
    teste F para a igualdade de duas variâncias, 279-280
    teste McNemar, 374
    teste X2 de uma amostra para variância da distribuição normal, 232-233
    testes da teoria normal, 354
Região de rejeição, 205
    estatística Kappa, 406
    teste binomial com base em uma amostra (método da teoria normal), 235
    teste de adequação do ajuste do qui--quadrado, 401
    teste de qui-quadrado para a tendência nas proporções binomiais, 393
    teste do qui-quadrado para as tabelas de contingência R x C, 390
    teste McNemar, 374
    teste X2 uniamostral para variância da distribuição normal, 232
Regiões de aceitação e rejeição do teste do qui-quadrado, 390, 393
    e teste da soma dos postos de Wilcoxon, 396-398
    para tabelas de Contingências R x C, 389-390
    para tendência nas proporções binomiais, 392-395
    para variância de uma distribuição normal, 232-234
    teste de qualidade do ajuste, 399-404
    usando o computador para executar, 362-364, 391-392, 395, 402-404
    valor-p, 390, 394-395
Regiões de aceitação e rejeição, 406
Registro de Câncer (SEER), 40, 69-70, 261, 412-413
Regra da probabilidade total, 49-51
Risco relativo (RR), 48
RR (risco relativo), 48

S
SAS, 4, 23-25, 287
Seleção aleatória, 151
Sensibilidade dos sintomas, 52
SEX.DAT (Conjunto de dados), 103, 195, 257
SHEP (Hipertensão Sistólica no Programa do Idoso), 154
Simples cego, 156
Soma total dos quadrados,
SPSS, 4
Stata, 4, 239-241- 284
Swiss Analgesic Study, 310
SWISS.DAT (Conjunto de dados), 310
SWISS.DOC, 310
Systolie Hypertension in the Elderly Program (SHEP), 154-155

T
Tabela de contingência 2 x 2, 357-362
    binomial, 86-88
    distribuição binomial, 85-90
    distribuição normal, 114- 115
    eletrônico, 88
    esperadas, 357, 388-389
    observado, 357
Tabela esperada, 357-360, 388-389
Tabelas binomiais, 85-88
Tabelas binomiais, 86-87
Tabelas de contingência observada, 357-358
Tabelas de Contingências R x C, 390
    significância estatística de, 208
    teste do qui-quadrado corrigido de Yates, 360

teste do sinal (método da teoria normal), 321-326 ou 321-323, 323-326
teste do sinal (método exato), 325-326
teste t para duas amostras independentes com variâncias desiguais, 280-286
Tabelas de contingências R x C, 390
teste de duas proporções binomiais (teste da teoria normal), 353
teste de sinal (método da teoria normal), 321-323
teste do qui-quadrado corrigido de Yates, 360
teste do sinal, 321
Tabelas de Contingências R x C, 390
teste de sinal, 321
teste do qui-quadrado corrigido de Yates, 361
teste para duas proporções binomiais (teste da teoria normal), 353
teste t para duas amostras independentes com variâncias iguais, 271
Tabelas de números aleatórios, 150-153
Tabelas de Poisson, 95-96
Tabelas de Poisson, 95-96
variância de, 96-98
Tabelas eletrônicas, 88-90
aproximação de Poisson, 98-101
aproximação normal para, 126-131
estimação pontual, 177-179
estimação por intervalo, métodos da teoria normal, 178-180
estimação por intervalo, métodos exatos, 180-183
estimativa para, 177-183
inferência com base em uma amostra, 235-244
valor esperado de, 90-92
variância de, 90-92
Taxa de adesão, 384-385
Taxa de evasão, 385
Taxa de fatalidade do caso, 67
Taxa de mortalidade padronizada (SMR), 246
Taxa de mortalidade padronizada, 246
Taxa de reincidência, 182
TEAR.DAT (Conjunto de dados), 260
TEAR.DOC, 260
TENNIS.DAT (Conjunto de dados), TENNIS1.DOC,
TENNIS2.DAT (Conjunto de dados), 307, 344
TENNIS2.DOC, 307
Teorema de Bayes, 53-56
Teorema de Bayes, 53-56
Teorema do limite central, 243, 249, 251
Teste (unilateral), 204-205
Teste da associação, 357
Teste da independência, 357
Teste da soma de classificação de Wilcoxon, 332-337
e teste do qui-quadrado para a tendência, 395

procedimento de atribuição, 328
procedimento de atribuição, 333
teste da classificação de sinal de Wilcoxon, 326-332
testes de permutação, 339-342
usando o computador para executar, 331
usando o computador para executar, 336-337
valor-p, 329
valor-p, 334
Teste de adequação do ajuste, 75-76
Teste de hipótese de dados categóricos, 351-426
Teste de hipótese, 147, 351-426
comparação das médias de duas amostras pareadas, 268-269
e intervalos de confiança (IC), 234
estudo de caso, 249, 286-288
igualdade de duas variâncias, 275-280
método do valor crítico, 206, 208
teste de qualidade do ajuste do qui-quadrado 399-404
Teste de Mantel-Haenszel, 364
Teste de permutação, 339-343
Teste de qualidade do ajuste, 399-403
Teste de sinal, 321-326
método da teoria normal, 321-323
método exato, 325-326
regiões de aceitação e rejeição, 322
usando o computador para executar (método da teoria normal), 324-325
valor-p, 322-323
Teste do qui-quadrado corrigido de Yates, 360-362
para tabela de contingência 2 x 2, 360
regiões de aceitação e rejeição, 361
valor-p, 360
Teste exato de Fisher, 364-371
alternativas unilaterais, 204-211
conceitos gerais, 201-204
determinação do tamanho da amostra, 226-232
erro tipo I, 203
erro tipo II, 203
estimação de intervalo, 273-274
estimação do poder para a comparação das proporções binomiais, 378-387
estimação do tamanho da amostra para comparar as proporções binomiais, 378-387
hipótese nula, 202
inferência baseada em duas amostras, 263-300
inferência para a distribuição binomial com base em uma amostra, 235-239
poder do teste, 220-226
problema de uma amostra, 201
tabela de contingência R x C, 388-398
teste para duas proporções binomiais, 352-364

teste t para duas amostras independentes
com variâncias desiguais 279-284
teste t para duas amostras independentes
com variâncias iguais, 270-273
teste t pareado, 265-268
teste unilaterais para a média da distribuição
normal, 204-211
teste X2 para a variância da distribuição
normal, 232-234
valores extremos, 294
Teste exato de Fisher, 364-371
disposição geral dos dados 365
distribuição hipergeométrica, 366-369
probabilidade exata da tabela obtida com
células, 366-367
procedimento geral, 368
usando o computador para executar, para
tabelas 2 x 2, 369-371
valor-p, 368-369
Teste exato de Fisher, 364-371
estatística Kappa, 404-408
poder e tamanho da amostra, 378-388
tabela de contingência R x C, 388-398
teste da soma de postos com sinais de
Wilcoxon, 332-337
teste de permutação, 339-343
teste de postos com sinal de Wilcoxon,
326-332
teste de sinal, 321-326
teste McNemar, 371-378
Teste exato de Fisher, 368-369
estatística Kappa,
método da teoria normal, 321-325
teste binomial com base em uma amostra
(método exato), 238
teste de McNemar, 375
teste t para a média de uma distribuição
normal, 213
teste t pareado
testes da teoria normal, 354
Teste FAIR, 140
Teste McNemar, 371-378
para proporções pareadas, 373,375
regiões de aceitação e rejeição, 374
teste da teoria normal, 373-375
teste exato, 374-376
usando o computador para executar, para
proporções pareadas, 377-378
valor-p, 374, 375-376
Teste para a homogeneidade das proporções
binomiais, 357
Teste para duas proporções binomiais, 352-264
determinação do tamanho da amostra
229-230
intervalos de confiança IC, 234
método da tabela de contingência, 355-357
método da teoria normal, 352-355
para dados de par, 371-378
poder do teste, 220-226
regiões de aceitação e rejeição, 354

testes bilaterais, 211-217
valor-p, 354
Teste *t* de uma distribuição normal
binomial, usando o computador para
executar, 237,239-241,242-244
determinação do tamanho da amostra,
226-232
poder do teste, 220-226
teste z, 216-217
testes bilaterais, 211-217
testes unilaterais, 204-211
Teste *t* pareado, 265-269
Teste X2 para a variância da distribuição normal,
232-234
teste z, uma amostra, 216-217
Testes bilaterais 211
Testes de triagem, 51-52
especificidade dos sintomas, 52
falso negativo, 52
falso positivo, 52
sensibilidade dos sintomas, 52
valor preditivo, 51-52
Total geral, 356

U

Usando o computador para estimativa, 407-408
Usando o computador, estimando
o poder para comparar duas média, 292

V

VALID.DAT (Conjunto de dados), 36, 138, 195,
196, 257
Valor absoluto, 214
Valor distante extremo, 29
Valor distante, 29
Valor esperado para tabelas de contingência 2 x
2, 357-360
da distribuição binomial, 90-92
da distribuição de Poisson, 96-98
da distribuição hipergeométrica, 366-367
da variável aleatória contínua, 111
da variável aleatória discreta, 76-78
das combinações lineares de variáveis
aleatórias, 124-126
Valor-*p* 405-407
Valor preditivo negativo (PV-), 52
Valor preditivo positivo (PV+), 51
Valores críticos, 206
Valores extremos, 292-299
Variabilidade, 15
aleatória, 74, 78, 110, 124, 126
aleatório contínuo, 74, 112
independente, 125
normal, 121
Variância da distribuição normal, 172-177
distribuição do qui-quadrado, 173-177
estimação de intervalo, 175-177
estimação pontual, 172-177
Variância populacional, 78-80
Variância, 17-19

da distribuição binomial, 90-91
da distribuição de Poisson, 96-98
da distribuição hipergeométrica, 366-367
da variável aleatória contínua, 111
da variável aleatória discreta, 77-78
das combinações lineares de variáveis aleatórias, 124-126
estimação agrupada de, 271
estimação de, 172-177
população, 78
propriedades de, 19-21
Variâncias iguais, 275-280
distribuição F, 275-277
teste F, 277-279

Variáveis aleatórias, 74
combinação linear de, 124-125
contínua, 74
desvio-padrão, 78
discreta, 74
função da distribuição acumulada, 111
função de densidade probabilidade, 110
independente, 125
Variável aleatória contínua, 74
valor esperado de, 111
variância de 111
Variável independente, 126
Variável normal, padronização de, 120-121

Impressão e acabamento:

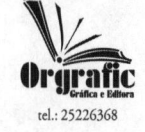

Orgrafic
Gráfica e Editora
tel.: 25226368